Gerhard Jaeckel

Die Charité

Das Buch
„Spannender als jeder Kriminalroman", so schrieb der Münchner Merkur schon 1963, als die erste Auflage von Gerhard Jaeckels Buch erschien. Für diese Ausgabe neu durchgesehen und bebildert, fesselt die packend erzählte Geschichte der 300-jährigen Charité auch heute noch. Als Pesthaus vor den Toren der Stadt errichtet und später Bürgerspital, wurde das Krankenhaus im Laufe des 19. Jahrhunderts zur weltberühmten Klinik und zum Mekka der Medizin, an der Mediziner wie Dieffenbach, Gräfe, Virchow, Behring, Koch und Sauerbruch wirkten. Sie treffen in den Krankensälen auf die selbst im Elend noch schlagfertigen und witzigen Berliner, woraus das Buch sein typisches Kolorit bezieht.
Günter Grau schildert die Geschichte der Charité ab 1945 bis zur Wiedervereinigung.

Die Autoren
Gerhard Jaeckel (1913-1993), geboren in Berlin-Schöneberg (der Vater starb 1921 in der Charité). Als politisch ungeeignet 1933 keine Zulassung zur Reichspresseschule; 1935 Pressechef der Heinckel-Flugzeugwerke Rostock; im Zweiten Weltkrieg Kampfflieger. 1948 Chef vom Dienst beim Echo der Woche, München; 1950–1960 Textredakteur bei der Illustrierten Quick, München; seit 1960 freier Journalist und Schriftsteller in München.

Dr. Günter Grau, Studium der Volkswirtschaft und Psychologie in Leipzig. Nach Tätigkeit im Verlagswesen, 1986-1990 Aspirant am Institut für Geschichte der Medizin an der Universität Leipzig, 1991 bis 1998 wissenschaftlicher Mitarbeiter am Institut für Geschichte der Medizin der Charité, ab 1999 u. a. am Institut für empirische und angewandte Soziologie der Universität Bremen und am Institut für Sexualwissenschaft der Universität Frankfurt/M.

Gerhard Jaeckel

Die Charité

Die Geschichte eines Weltzentrums der Medizin von 1710 bis zur Gegenwart

Mit einem Beitrag von Dr. Günter Grau

lehmanns
media

Impressum

Bibliografische Information der Deutschen Nationalbibliothek
Die Deutsche Nationalbibliothek verzeichnet diese Publikation in der Deutschen Nationalbibliografie; detaillierte bibliografische Angaben sind im Internet unter www.dnb.de abrufbar.

Alle Rechte vorbehalten
Dieses Werk, einschließlich aller seiner Teile, ist urheberrechtlich geschützt. Jede Verwertung außerhalb der engen Grenzen des Urheberrechtsgesetzes ist ohne Zustimmung des Verlages unzulässig und strafbar. Das gilt insbesondere für Vervielfältigungen, Übersetzungen, Mikroverfilmungen, Verfilmungen und die Einspeicherung und Verarbeitung auf DVDs, CD-ROMs, CDs, Videos, in weiteren elektronischen Systemen sowie für Internet-Plattformen.

Mit freundlicher Genehmigung der Bauer Media Group, Hamburg
© 1963 und 1986 by Hestia Verlag GmbH, Bayreuth
© 2018 Lehmanns Media GmbH
Helmholtzstr. 2-9
10587 Berlin

Korrigierter Nachdruck 2020
Umschlaggestaltung: Bernhard Bönisch, Berlin
Umschlagfoto: Benjamin Zuckschwerdt, Berlin
Lektorat: Bernhard Thieme, Berlin
Satz & Layout: LaTeX(Zapf Palatino) Volker Thurner, Berlin
Druck und Bindung: CPI Clausen & Bosse • Leck
ISBN 978-3-86541-943-9   www.lehmanns.de

Inhaltsverzeichnis

Ein Pesthaus an der Spree	1
Dr. Speners Gruselkabinett	12
„Ich bin der Doktor Eisenbarth"	30
Schreie im Maison Royale de Charité	42
Kindesmörderin Dorothea Steffin	50
Woran leidet Kronprinz Fritz?	64
Wahnsinn durch Krätze geheilt	78
Sein erster Kaiserschnitt	93
Kindbettfieber und Monddoktor	115
Lebensluft für einen Vielgeliebten	129
Krankenhäuser – Mördergruben für die unteren Klassen	146
Der Tod im Sack – Können Geisteskranke geheilt werden?	156
Fürst von Hardenberg und die Somnambule	176
Der Opfertrunk des Doktor Calow	200
Das Mädchen mit der goldenen Maske	222
Operation „Böser Blick"	246
„Nonnen raus!"	264
Narkose – der gesteuerte Tod	285
Geburtshelfer macht Weltgeschichte	307
Dr. Bärensprungs unheimliche Experimente	324
Das Haus der blauen Brillen	348
Krach um Karbol	367

Tuberkulose-Sturm über Berlin	394
Diphtherie – Ein Engel schwebt durch die Kinderklinik	421
Das Geheimnis der blassen Spirochäte	452
Halbgötterdämmerung	472
Professor Lubarsch und die Juden	491
Sauerbruch, Oberpfleger Schmidt und die Weltgeschichte	504
Adolf Hitlers Polypen	525
Aktion „Gnadentod"	539
Die Russen sind da!	569
„Nur der sozialistische Arzt ist der wahre Helfer der Menschheit" – Die Charité 1946–1990 Ein Beitrag von Günter Grau	577
Register	624
Bildquellen	634

Ein Pesthaus an der Spree

> *„Als in den Jahren 1709 und 1710 das Königreich Preußen von dem Allerhöchsten mit einer wütenden Pest heimgesucht wurde und zu befürchten war, dass sothane Landplage auch wohl gar in die hiesige Residenz geschleppt werden könte: So waren Sie, Königliche Majestät in Preussen Friderich der Erste aus wahrer Menschen-Liebe mit Christlöblichem Eifer beflissen alle nur möglichen Anstalten dagegen vorzukehren. Anerwogen Höchstdieselben geruhten, sowol Tägliche Abend-Betstunden anzuordnen, um durch wahre Busse und herzliches Gebet den Allerhöchsten zu bewegen, dieser Plage Einhalt zu thun. Als auch im Leiblichen Vorkehrungen zu machen, dass wenn, ohne erachtet der starken Postirungen an den Gräntzen, das Übel dennoch hereinbrechen solte, den Armen und dürftigen geholfen und die Angestekten von den Gesunden abgesondert werden möchten. Zur erhaltung dieses Zwecks, liessen Sie, Königl. Majestät Anno 1710 ausserhalb der Stadt an derselben West-Nord-Seite auf einem freyen Platz, ein grosses Gebäude von ausgemauertem Fachwerk, auf Dero Kosten errichten."*

(Johann Friedrich, Kurzgefaßte historische Nachrichten von den öffentlichen Armenanstalten in der königlichen Residenzstadt Berlin)

Als wolle er mit den Wolken Schritt halten, die der Sturm am fahlen Vollmond vorübertreibt, rumpelt der Wagen dahin. Die Straße ist jämmerlich. Nur wenn der Mond durch das Gewölk bricht, kann der Kutscher den unruhigen Gäulen die Zügel lassen. Voraus im Dunkel schwanken Lichtpunkte, die Laternen der Vorreiter; denn die Gegend an der polnischen Grenze ist unsicher in jenem Oktober des Jahres 1709.
Die Kutsche kommt von Marienwerder. Es war eine Schnapsidee, in die Nacht hineinzufahren, aber ER, König Friedrich I., hat es gewollt. Und nun sitzt er in der schwankenden Prachtkutsche und reibt sich hustend, fluchend und stöhnend die Glieder. Doch wenn nur einmal die Gäule in Schritt fallen, ist sofort sein spitznasiges Gesicht am Fenster, und er schreit: „He, Saukerle! Schlaft ihr?"
Die Lichtpunkte voraus scheinen plötzlich stillzustehen. Ein Offizier galoppiert heran und schwenkt seine Laterne. Der Wind verweht sein Rufen: „Haaalt!"

Er fällt den Kutschgäulen in die Zügel, aber die scheuen plötzlich und preschen los. Erst knapp vor dem Hindernis, das hoch und dunkel über der Straße aufragt, kriegt er sie zum Stehen. In allen Federn krachend, schleudert die Kutsche. Und schon ist ER wieder am Fenster. Aber die Worte sterben ihm auf den Lippen, als er im fahlen Mondlicht die Silhouette des Galgens sieht. Zwei Gehenkte schaukeln wie riesige Schatten im Wind.
Ein Vorreiter leuchtet sie mit der Laterne an, nackte, ausgemergelte Füße ragen aus ausgefransten Hosenbeinen hervor. Darunter hängt eine schwarze Tafel, auf der mit weißer Farbe etwas geschrieben steht. Inzwischen ist auch das Gefolge mit seinen Kutschen herangekommen und eine halbe Schwadron Reiter vom 2. Dönhoffschen Regiment. Ein Oberst beugt sich über die Tafel. Doch bevor er noch liest, weichen die Reiter unter Schreckensrufen zurück. „Die Pest... die Pest..."
Der Oberst liest: „Lebensstrafe vor diejenige, welche sich von verdächtigen Orten aus Pohlen und denen darzu gehörigen Provinzien oder anderen infizierten Orten wegen der Pest durch die Schlupfwege einschleichen wollen."
Der Oberst tritt an den Schlag der Kutsche.
„Was gibt's?", näselt der König. Seine dunkelbraune, kunstvoll gelockte Perücke unter dem Dreispitz fällt ihm bis auf die Schultern. Um den Hals hat er ein Spitzentuch, das die kostbare blaue Uniform halb verdeckt.
„Wir können nicht weiter, Majestät", meldet der Oberst.
„Habt ihr Angst vor ein paar Galgenvögeln?"
„Es sind Pestvögel, Majestät!", sagt der Offizier.
„Macht einen Bogen und fahrt weiter", zischt der König mit zusammengepressten Lippen, als fürchte er, sonst den giftigen Hauch der Seuche einzuatmen. Dann schließt er eilig das Fenster.
Fluchend suchen die Reiter einen Seitenpfad, um dem Pestgalgen auszuweichen. Friedrich I., König von Preußen und Kurfürst von Brandenburg, sinkt in die Polster zurück und wischt sich den kalten Schweiß von der Stirn. Warum musste er auch gegen alle Warnungen auf dieser Reise bestehen! Noch am 9. Oktober hatten die besorgten Leibärzte und Professoren vom Collegium medicum ihm mit Kurier nach Wollup im Netzebruch die Botschaft nachgesandt, dass die Pest in sein Königreich Preußen eingebrochen sei. Seit zwei Jahren schon haust sie in Polen – und wenn nicht von wandernden Tieren, Händlern und Reisenden, dann musste sie durch die Schweden Karls XII. eingeschleppt worden sein, als sie nach der

Niederlage von Poltawa quer durch Polen und die brandenburgische Neumark nach Schwedisch Pommern fluteten. Weniger logisch, doch nicht minder bestimmt hatte das einfache Volk das Unheil vorausgesagt. Es hält sich an absonderliche Lichter am Nordhimmel, an Kometen und Meteore, an ungewöhnliches Wetter, Überschwemmungen oder Windstillen zur unrechten Zeit; da deutete man aus der Stechfreudigkeit der Fliegen, aus dem Überhandnehmen von Käfern, Kröten und Heuschrecken auf die Nähe des Schwarzen Todes. Und als im Juni schon viele Hunde toll wurden, als Raupen und Schmetterlinge ihren Kot in Kreuzesform ablegten, als das Obst am Baum und das Fleisch in der Rauchkammer faulte – da konnte es nur noch Wochen dauern, bis das große Sterben anhob. Der Zustimmung der Geistlichkeit war derlei Prophetie immer sicher; hat in ihren Augen die Menschheit doch grober und gehäufter Sünden wegen stets eine Heimsuchung durch den gerechten Gott verdient.

*

In Danzig fing es an; 1.313 Bürger nahm die Pest im Juli, 6.000 im August, 8.000 im September. Dann griff sie über nach Elbing. Trotzdem hat Friedrich der Pest entgegenreisen müssen. In ganz Europa ist Krieg; wie ein Gaukler tanzt Preußen-Brandenburg auf dem schwankenden Selle der Neutralität. Macht, um seine Grenzen zu schützen, besitzt Friedrich nicht. Zwanzigtausend Soldaten hat er dem Kaiser Joseph I. geliehen, die kämpfen in Flandern für Habsburgs Erbfolgerechte in Spanien. Schutzlos liegen Ostpreußen, Hinterpommern und die Neumark zwischen Schweden und Moskowitern, den Krieg führenden nordischen Mächten. Um Schonung Preußens von ihm zu erlangen, musste Friedrich sich in Marienwerder mit dem Zaren treffen. Nach hartem Feilschen hat Peter der Große nachgegeben. Vor den Moskowitern ist Preußen nun sicher, gegen die Pest aber schützt kein Staatsvertrag. Zwar sind alle Grenzübergänge ins Polnische gesperrt, die Brücken zerstört, die Flussfähren aufs Trockene gezogen, die Pestgalgen zur Abschreckung aufgerichtet. Aber der Schwarze Tod schert sich nicht daran, und im Preußen sind die Menschen überreif für ihn, ausgemergelt durch zwei Jahre Missernten und Hungersnot, und die Kornkammern sind leer. Was das Land an Steuern hergibt, das geht für den Hofstaat in Berlin und Charlottenburg drauf, wo Friedrich von Preußen es dem Sonnenkönig Ludwig XIV. gleichtun will...
Friedrich trifft auf verödete Dörfer, die Häuser sind mit Brettern vernagelt, die Toten nur dürftig bestattet, meist liegen sie noch, wie sie

gefallen sind. Hunde nagen an den Kadavern und werden von der Eskorte des Königs erschossen. Wenn sie durch Wälder fahren, geschieht es, dass sie von zerlumptem Volk angesprungen werden wie von Heuschreckenschwärmen. Zuerst schlagen die Reiter mit scharfen Klingen auf die Elendsgestalten ein. Aber der König fürchtet, sie könnten damit die Pest auf sich ziehen, er lässt Pfennige, vermengt mit einigen Silbergroschen, unter die Elenden streuen, und bis die Balgerei um die Münzen aufhört, ist die Kolonne schon weit. Irres Gelächter und düstere Verwünschungen verfolgen den Konvoi auf seinem Irrweg zum Frischen Haff. Mit Drohung oder Gewalt müssen sie die Durchfahrt durch Dörfer erzwingen, die von der Pest noch verschont sind. Aus den Kirchen schallt dumpfer Gesang, die Christenheit sucht Schutz bei Gott, nachdem die Obrigkeit und die Collegia medica versagen. Besonders ein Lied muss dem König wie Hohn in den Ohren klingen:

> *Erde bist du, gehst auf Erden*
> *Lebst von Erd und wirst einmal*
> *Erde wieder müssen werden*
> *in dem finstern Todesthal.*
> *Was will denn der Staub viel prangen?*
> *Was macht er so großen Staub?*
> *Kommt in Stolz hereingegangen?*
> *Was hebt er empor die Haub?*
> *Ist er nicht ein Maden-Aas*
> *Ein aus Staub geblasnes Glas?*
> *Maden werden – lasst ihn prahlen –*
> *Ihn zu Staub bald wieder mahlen.*

Das sind andere Gesänge, als man sie vor 52 Jahren für Friedrich gesungen hat, als er auf dem Königsberger Schloss zur Welt kam. Damals hat Simon Dach, Dichter des „Ännchen von Tharau", ihn als aufgehenden Stern des Nordens gepriesen. Jetzt fährt er als Flüchtender aus der Provinz, die seinem Königtum den Namen gab. Er sehnt sich nach Berlin, nach dem gewaltigen Schloss an der Spree, nach den schnurgeraden, breiten Straßen, nach den Gärten von Monbijou und Charlottenburg.

Am 12. November 1709 rollt der königliche Reisewagen durch das Georgentor im Nordostteil der Festungsmauern Berlins. Die Nacht ist hereingebrochen, in der Königstraße ist jedes dritte Haus vorschriftsmäßig mit einer Laterne beleuchtet. Die Straßen sind leer,

hinter den Fenstern zeigen sich neugierige Köpfe, als die Kolonne vorüberrasselt.
Tief atmet der König die Berliner Luft. Sie riecht nach dem Holzfeuer in den Kaminen der Bürgerhäuser, dazwischen scharfer Gestank von den Schweinekoben, die manche Berliner ungeachtet des königlichen Verbots behalten haben. Kein lieblicher Geruch, aber man kann ihn atmen, ohne Furcht vor der Pest.
Ungeduldig stürmt der König die Treppe zu seinen Gemächern hinauf, er hat seine Ankunft durch einen Reiter melden lassen. Aber nicht Königin Sophie Luise, seine junge dritte Gemahlin, begrüßt ihn, sondern Gräfin Katharina von Wartenberg, seine offizielle Geliebte. Auch darin eifert Friedrich I., Herrscher über zwei Millionen Preußen, dem Sonnenkönig Louis XIV. nach: er hält sich eine Mätresse. Und die er gewählt hat, kann es an Sinnlichkeit und Ehrgeiz mit den berühmten Kurtisanen von Versailles aufnehmen.
Katharina Gräfin Wartenberg ist 35 Jahre alt, vollreif, vielleicht einen Grad zu kokett für ihr Alter. Ehemann ist der am Hofe gefürchtete, vom Volk gehasste Reichsgraf Johann Kasimir von Wartenberg. An der Wiege war Katharina solche Ehre nicht gesungen worden. In der Weinschenke ihres Vaters in Emmencham am Niederrhein spielte sie den Lockvogel, als König Friedrichs Kammerdiener Biedenkamp dort zum Weinkauf für den Berliner Schlosskeller kam. Dem Vater Ricker schanzte Biedenkamp gute Dauergeschäfte mit dem Berliner Hof zu, dafür durfte er die Tochter heiraten. In Berlin verliebte sich Friedrichs Oberhofmeister Freiherr von Kolbe in die blutjunge Kammerdienerfrau – und der Kammerdiener drückte beide Augen zu. Er erkannte zwei Kinder, die Katharina ihm schenkte, als seine eigenen an und war so taktvoll, dass er bald darauf starb. Kolbe heiratete Katharina, stieg zum Oberkammerherrn auf und schließlich zum Premierminister von Preußen, Kaiser Leopold I. erhob ihn zum Reichsgrafen, und als Gräfin Wartenberg war Katharina in den Stand gesetzt, die Favoritin des Königs zu werden.
Jetzt beherrscht Katharina den König; sie sagt ihm, wen er befördern soll, sie flüstert ihm Geschäfte ein, an denen sie und ihr Mann dann profitieren, und sie presst ihm ab, dass sie nach den Prinzessinnen von königlichem Blut als Erste Dame der Residenz anerkannt wird. Der Herzogin von Holstein zahlt Friedrich 10.000 Taler Abstand, damit sie Katharina den Vortritt lässt.
Vor ein paar Monaten hat es einen furchtbaren Auftritt gegeben: Eine Enkelin des Königs sollte getauft werden. Die Gattin des holländischen Gesandten, Frau von Lintlo, hatte sich zwischen die Gräfin

und die königlichen Taufgäste gedrängt. Da war Katharina handgreiflich geworden, es gab eine regelrechte Schlägerei. Katharina hatte als Trophäe einen Zopf aus der Perücke der Gegnerin vom Kampfplatz getragen. Der König verlangte vom holländischen Gesandten, seine Frau solle sich bei der Gräfin entschuldigen. Als der Diplomat sich weigerte, drohte Friedrich mit Abbruch der diplomatischen Beziehungen, und da hatte der Holländer nachgegeben...

Noch hat der König die Schreckensbilder seiner gespenstischen Reise vor Augen, da berichtet Katharina ihm von einem neuen Skandal. Diesmal klagt sie seine Frau an, die 24-jährige Königin Sophie Luise. Folgendes ist geschehen: Die Königin hat sie eines Nachmittags mit ein paar Hofdamen in ihr Boudoir bitten lassen, weil sie sich unpässlich fühlte, die Damen machten Handarbeiten. Plötzlich erschien ein Diener mit einem Kaffeetablett. Was der Mann wolle, habe die Königin gefragt. Gräfin Katharina darauf: „Das ist mein Kaffee, ich pflege ihn um diese Zeit zu nehmen." – Entrüstet über so viel Vertraulichkeit verwies die Königin sie des Zimmers. Aber die Gräfin trumpfte auf: „Das möchte ich doch wohl sehen..." Darauf befahl die Königin der Schlosswache, sie solle die Gräfin aus dem Fenster werfen. Doch Katharina verschwand vorher.

Der König ist in einen Sessel gesunken, ausgelaugt von den Strapazen der Reise, müde der Skandale Katharinas. Doch es wird ihm keine einzige Minute der Ruhe gegönnt. Ein Poltern und Türenschlagen draußen in den Gängen, schnelle Schritte, ein Stoß gegen die Glastür des Saals, die klirrend in Scherben geht. Eine hohe Gestalt in weißem, wallendem Gewand stürzt herein. Lange, aschblonde Haare fallen ihr wild über Gesicht und Schultern; mit Händen, von denen Blut zu Boden tropft, deutet sie auf den König, mit schriller Stimme schreit sie:

„Seht ihn, den König Babylons... Seht ihn, denn die Strafe für seine Sünden ist nahe... Verschlingen wird ihn die Pest..."

Der König greift nach seinem Herzen, seine Sinne verwirren sich. Die Gräfin Wartenberg flieht durch eine Tapetentür. Mit dem Schreckensseufzer: „Die Weiße Frau!", sinkt König Friedrich I. ohnmächtig zurück. Er glaubt, das Schlossgespenst sei ihm erschienen, das immer dann auftritt, wenn ein Hohenzoller sterben muss. In Wirklichkeit war es seine Frau, Königin Sophie Luise. Ihr gespenstischer Auftritt war der erste Ausbruch eines Wahnsinns, der sie bald völlig umnachten wird.

König Friedrich I. erwacht in den Armen seiner Leibärzte, der Professoren Krug von Nidda und Hoffmann. Sie versichern ihm, dass seine Zeit zu sterben noch nicht gekommen sei. Doch Friedrich lässt sich durch nichts davon abbringen, dass er die Weiße Frau gesehen hat. Ihre Anklage und ihre Prophezeiung haben sein böses Gewissen wachgerüttelt und Todesahnungen in ihm erweckt. Als wolle er die Weiße Frau damit versöhnen, lässt er noch am gleichen Tag ein Collegium sanitatis aus Räten, Ärzten und Predigern zusammenrufen und verlangt, dass ein neues, umfassenderes Pestreglement ausgearbeitet wird. Aber die gelehrten Räte, „wie es bei jetzigen gefährlichen Pest-Läufften in Städten, Flecken und Dörfern soll gehalten werden", haben das längst besorgt. Am 14. November 1709 unterschreibt der König das Reglement. Darin heißt es unter Kapitel IX, „daß weit außerhalb jeder Stadt / insonderheit bei dero Residentzien / Lazareth-Häuser zu errichten sind, an solchen Orten / die luftig seyn / und von Winden bestrichen werden können, die zwar außer der Circumvallation, doch aber nicht gar zufern von derselben umb commoderes Einbringen der Inficirten / liegen". Friedrich stellt aus dem Besitz der Krone ein Grundstück zur Verfügung, das diesen Vorstellungen entspricht: es liegt im Nordwesten der Stadt, am nördlichen Spreeufer zwischen dem Einfluss des Pankeflüsschens und dem Kanal, auf dem in den Sommermonaten die königlichen Treckschuten mit ausgelassener Gesellschaft zum Lustschloss Schönhausen gleiten. Dort lässt er auf seine Kosten ein Pesthaus bauen, wie es Berlin vorher niemals gehabt hat, ein großes Gebäude „von ausgemauertem Fachwerk, 162 Fuß (50,7 Meter) im Quadrat, zwei Etagen hoch, auf allen vier Ecken mit Erckern oder sogenannten Pavillons versehen, welche gleichsam die dritte Etage ausmachen, inwendig mit einem geräumigen Hoff und auf dreyen Seiten mit Zaungehägen umgeben".

Die Namen der Planer und Architekten sind nicht überliefert, aber man muss ihnen lassen, dass ihr Pesthaus an der Spree alle damaligen Begriffe von Hygiene und Komfort in öffentlichen Hospitälern weit in den Schatten stellt. Zu einer Zeit, als in den großen Spitälern Europas oft drei bis acht Kranke sich ein Bett teilen oder abwechselnd die Tag- und Nachtstunden auf Bänken zubringen müssen, gilt für das Berliner Pesthaus:

„Zwischen den Bett-Städten von beyden Seiten muß genugsamer Raum bleiben / damit den Kranken notwendige Handreichung geschehen könne / auch / wenn etwa ein- oder ein anderer derselben gestorben / daß er ohngehindert möge weggebracht werden. Ist auch nöthig / daß in den Gemächern sowol ausserwerts als innwerts genugsame Fenster gemachet werden / so zu weilen bey klarem Wetter und temperirter Luft geöfnet werden müssen / damit dieselben durchstreichen / und die inficirte Dämpfe / so vonen denen Patienten ausdünsten / wegführen können. Zu welchem Ende auch in den Fenstern oben Lufft-Löcher und Klappen / die man aufziehen und wieder niederlassen und zuschließen kann / gelassen werden müssen / um bey rauhem Wetter die dampfige Lufft auszulassen / und die übrige ein wenig zu erfrischen. / Auch müssen besondere Oerter zum Abtritte oder anderen Commoditaeten sowol vor Gesunde als Krancken gelassen werden."

Am 16. November schreibt König Friedrich an seine Schwiegermutter aus erster Ehe, die Kurfürstin Sophie von Hannover: „In meinem Königreich Preussen ist nuhn auch die pest, hoffe aber die kälte werde es veretreiben und aufhören machen ... daß ich Gott lob glücklich alhier aber nicht ohne sonderbare Gefahr der Pest angekommen bin."

Doch die Pest wandert ungeachtet königlicher Wünsche weiter nach Westen; Pommern wird ergriffen, Mecklenburg, Holstein und die Neumark. Dreißigtausend Berliner bangen: wann werden die Stadttore ganz geschlossen, wann die Märkte abgesagt werden, von denen die Stadt lebt? Schon jetzt muss jeder, der nur vor dem Spandauer Tor die Spree hinunterspazieren und den Bau des neuen Pesthauses bewundern will, einen Passierschein vorweisen. Flugschriften überschwemmen die Stadt. Ärzte und Quacksalber, Prediger und Wundergläubige verbreiten widersprechende Lehren. Und nichts gibt es, was nicht geglaubt würde.

Als verdächtiges Zeichen für die Pest gelten: Fieberhitze, Angst und Bedrängnis ums Herz, große Unruhe, Haupt- und Rückenweh, Reißen in Schultern und Schenkeln, Schrecken, Auffahren, Zucken in den Gliedern, Ohnmacht, starkes Niesen, Schlafsucht oder Schlaflosigkeit, Schwindel, tiefe, trübe, halbgebrochene oder entzündete und tränende Augen. Ohrensausen, Schwerhörigkeit, Gesichtsröte. Trockene, schwarze, zitternde Zunge, angelaufene Adern unter derselben, übel riechender Atem, Atembeschwerden, trockener Husten, Herzklopfen, Durst, Übelkeit, Erbrechen, Magendruck, Appetitlosigkeit, Durchfall, Nasenbluten, rote Ruhr, matter Puls...

Kein Wunder, wenn viele schon beim leisesten Übel Panik ergreift. Das ist die „Vorpest", sagen die Ärzte und können sich vor Kranken kaum retten. In den Apotheken werden 150 Mittel gegen die

Pest angeboten – von der Dresdner Goldtinktur, zu 2¾Thaler, bis zum Giftessig, dessen Zutaten für einen Groschen zu haben sind; die ganz Armen mischen 2 Lot Schwefel mit 4 Lot Salz und streuen zwei Messerspitzen davon aufs Butterbrot oder ins Warmbier. Man trägt einen mit Giftessig getränkten Schwamm bei sich und bestreicht Schläfen, Nasenlöcher, Puls und Herzgrube damit, wenn schlechte Luft oder übler Geruch einen anweht. Man trägt Amulette, die mit Quecksilber und Arsenik gefüllt sind, Herzbeutel, Smaragde oder Saphire. Man laxiert, nimmt Brechmittel, lässt zur Ader, setzt Blutegel an. Beneidet wird, wer an offenen Beinen leidet oder an Syphilis, denn der sei vor Ansteckung sicher. – Jungen Eheleuten wird der Rat zuteil: „Die Liebespflicht soll auch hier mehr der Notdurft als der Lust und Geilheit zu Dienste stehen, insbesondere bey denne, die in diesem Kriege noch Neugeworbene und unerfahrenen Soldaten seyn; maßen auch aus einigen Pestbeschreibungen zu erweysen, daß Braut und Bräutigam eher und mehr als andere Personen von der Pest etwas erwischen und draufgehen." Und auch genau umgekehrt kann man's hören. In den Häusern brennen Räucherfeuer zum Reinigen der Luft; wer nie zuvor Tabak geraucht hat, lässt jetzt die Tonpfeife nicht ausgehen. Was der eine lobt, wird vom nächsten verdammt.

Plötzlich, am 4. August 1710, eine Schreckensnachricht: die Pest in Prenzlau, siebzig Kilometer von Berlin. Bei dem jungen Fräulein von Mudersbach hat man die Anzeichen entdeckt – rote Flecken zuerst, die blau und schwarz wurden und in wenigen Stunden zu Beulen anwuchsen.

Krachend werden die Riegel vor die Stadttore geschoben.

Zweihundert Schritt vor dem Tor muss jeder, der hinein will, seinen Pass auf den Boden legen und zurücktreten. Ein Posten nimmt mit langer Zange das Dokument, hält es über ein stark räucherndes Feuer und bringt es dem Wachhabenden. Wird der Reisende eingelassen, muss er sein ganzes Geld auf der Wache in Essig waschen lassen.

Aber der Schwarze Tod zieht an Berlin vorüber. Ist er müde geworden? 200.000 Menschen hat er allein in Ostpreußen hinweggerafft. Von der Weichsel bis zur Memel sind die Dörfer ausgestorben, liegen die Felder verödet. Jahrzehnte wird es dauern, bis in der menschenleeren Wüste wieder Menschen leben, bis auf den Weiden wieder gesunde Kühe grasen werden.

In Berlin jedoch lebt man schnell und vergisst rasch. Vom Jahr der Pestfurcht bleibt nichts zurück als ein stattlicher Fachwerkbau an der Spree, zwei Stockwerk hoch, mit Raum für 400 Menschen. Damit er nicht leer steht, werden obdachlose Arme, Bettler und streunende Dirnen dort einquartiert. Ihr Brot müssen sie sich mit „Spinnen und allerhand Woll-Arbeit" verdienen, das Pesthaus wird zum „Spinnhaus vor dem Spandauer Thor".

Was für Volk sich da sammelte, zeigt ein Bericht aus den „Berliner geschriebenen Zeitungen" vom 9. September 1713:

„Es ist hier ein gewisses Weib, so die dicke Schneiderin genannt wird. Diese ist dazu bestellet, daß sie alles leichtfertige Gesindel aufsuchen und in gute Gewahrsam muss bringen laßen; wie ihr denn zu ihrer Sicherheit nicht allein eine Wache zugegeben wird, sondern sie verkleidet sich auch öffters in Manneshabit und hat sie schon innerhalb 8 tage an die 100 Huren ins hiesige Spinnhauß geliefert. Dieses Weib ist vordem selbst unter einer Diebes-Bande gewesen, und hat sie wegen vielfältig verübten Diebstahls verurtheilet werden sollen. Da sie aber im fall sie pardon erhalten sollte, versprochen, die Stadt von allem diebischen Volke, weil sie es von andern ganz genau zu unterscheiden wüste, zu reinigen, hat man ihr nicht allein pardon ertheilet, sondern hat sie auch ihr Versprechen bishero wohl gehalten. Sie ist aber gestern in ihren Ambtsgeschäften durch beygebrachtes Gifft eines plötzlichen Todes gestorben."

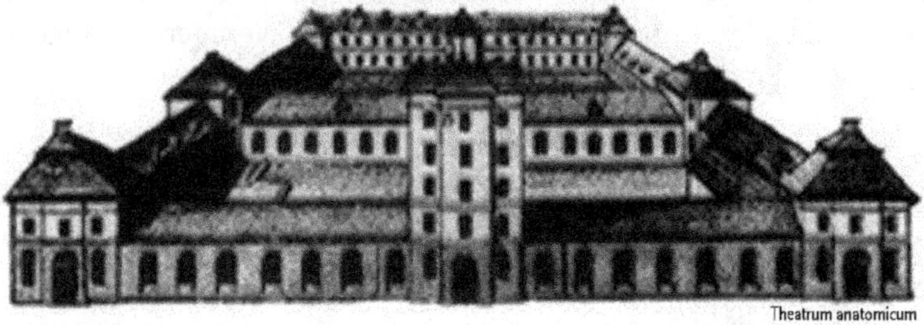

Abbildung 1: Theatrum anatomicum, im nordwestlichen Eckpavillon des Marstalls an der Charlottenstraße, Ecke Dorotheenstraße.

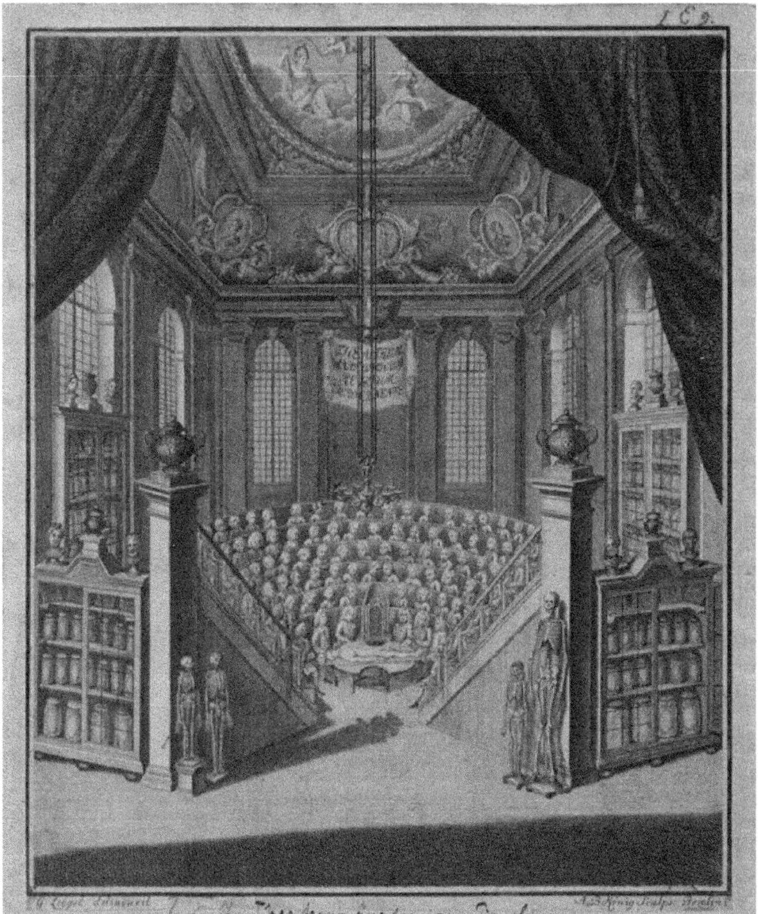

Abbildung 2: Älter als das Charité-Krankenhaus war das Anatomische Theater zu Berlin, an der Stelle der späteren Staatsbibliothek. Hier drückten Ärzte und Studenten, Barbiere und Feldschere die Bänke des Hörsaals. An der Leiche und am lebenden Menschen wurden sie in der hohen Kunst der Chirurgie unterwiesen.

Dr. Speners Gruselkabinett

„Friedrich Wilhelm , König von Preußen und Kurfürst von Brandenburg, gründete dieses Anatomische Theater im Jahre 1713. Er stiftete es anno 1724 dem Collegio der Professoren Medico Chirurgico und versah es zur fortwährenden Ausübung der Kunst mit einem überfluß an Leichen, zum Heil der Armee und des Volkes, zum Nutzen der Bürger und Fremden."

(Inschrift am Anatomischen Theater im früheren Marstall in Berlin Unter den Linden)

Schaudernd wenden die Bürger, die am Abend des 19. April 1714 die Straße Unter den Linden hinunterspazieren, den Blick zur Seite und weichen dem Karren aus, der von zwei Invaliden in Richtung Charlottenstraße geschoben wird. Unter dem schwarzen Tuch, mit dem das zweirädrige Gefährt verhängt ist, zeichnet sich ein länglicher Kasten ab. An der Marstall-Ecke biegt der Karren nach links ein und verschwindet in einem der Seitentore. Die ehrbaren Frauen hängen sich fester bei ihren Männern ein, den abenteuerlustigen Soldaten und den mundfertigen Jungfrauen läuft es kalt über den Rücken. Es ist nicht mehr geheuer um den Marstall Unter den Linden, seit König Friedrich I. tot ist. Die riesigen Ställe und Remisen stehen leer, tausend Pferde, die der prunkliebende erste König aus marmornen Krippen füttern ließ, hat sein vierschrötiger Sohn Friedrich Wilhelm verkauft, kaum dass der Alte auf seinem Sterbelager erkaltet war. Keine glänzenden Kaleschen rollen mehr sechsspännig aus dem Marstall hinüber zum Schloss, die Stallungen sind als Werkstätten an Handwerker vermietet, und im hinteren Marstall-Turm treibt der Professor der Anatomie, Christian Maximilian Spener, sein Unwesen. Seitdem rumpeln die schwarzverhängten Totenkarren beladen in den Marstall und kommen leer wieder heraus; denn wen der Professor Spener einmal unterm Messer hat, von dem bleibt nicht viel für ein christliches Begräbnis. Professor Spener sammelt menschliche Skelette wie andere Leute Schnupftabaksdosen oder seltene Steine, und die Eingeweide stellt er in Gläsern unter Spiritus zur Schau. Ganz besonders unheimlich aber ist den Berlinern das Interesse, das ihr junger König am Treiben des Spener nimmt. Als erste Leiche, gewissermaßen zur Eröffnungsvorstellung des Anatomischen Theaters, hat er seinen eigenen Kammerlakaien zur Verfügung gestellt, der an der Schwindsucht und am Suff gestorben war.

Ein lebendiger Leibdiener namens Thomas Körner ist als Anatomiediener zu dem unheimlichen Dr. Spener abkommandiert worden. Was hat Friedrich Wilhelm dabei im Sinn? Will er seinen Untertanen ins Herz blicken, indem er es ihnen aus dem Leib schneiden lässt? Die Berliner gruselt es, obwohl sie sonst gar nicht so zimperlich sind mit dem Tod. Richtblock, Rad und Galgen stehen auf den Plätzen mitten in der Stadt, und die Richter vom Criminalgericht sind schon bei einfachem Diebstahl mit Todesurteilen rasch bei der Hand. Bei den Hinrichtungen auf dem Neuen Markt, vor dem Cöllnischen Rathaus und dem Hamburger Tor drängeln sich Jung und Alt, Arm und Reich um die besten Plätze; zum Andenken kauft man Traktätchen, in denen der Armesünderpfarrer von St. Nikolai, Andreas Schmidt, in blutrünstigen Farben Schreckenstaten und letztes Stündlein der Delinquenten schildert. Reißenden Absatz findet der Scharfrichter Coblentz für das Blut Enthaupteter, denn es gilt – frisch getrunken – als unfehlbares Mittel gegen Fallsucht oder Epilepsie; am teuersten kommt das Blut einer hingerichteten Jungfrau, am wohlfeilsten das eines Juden. Diese selben Berliner aber finden es grausam und unchristlich, den Leib eines Gerichteten auf der Anatomie zu zergliedern. Die breite Masse des Volkes – nicht nur in Berlin – glaubt fest an die Wiederauferstehung des Leibes am Jüngsten Tag, und wie soll einer vor den himmlischen Schöpfer und Richter treten, wenn sein Skelett in einem Hörsaal, seine Eingeweide aber in Gläsern unter Spiritus auf gelehrte Sammlungen verteilt sind? Wie tief dieser Gedanke die Menschen erregt, hatte schon der Anatom Werner Rolfinck in Jena erfahren, als er die Erlaubnis zur Sektion eines Gehenkten erwirkt hatte. Nur mit knapper Not entging er der Steinigung durch die aufgebrachten Jenenser, und fortan erbaten sich viele arme Sünder als letzte Gnade, dass man ihren Leib nach der Hinrichtung nicht „rolfincken" möge. Verbrecherliebchen und Ehefrauen, fromme Bürger und sogar Geistliche griffen tief in die Tasche, um Galgenvögel von der Anatomie loszukaufen und ihnen ein christliches Begräbnis sowie unversehrte Auferstehung zu sichern. An einer heimlich sezierten Leiche wies Rolfinck zum ersten Mal nach, dass der graue Star tatsächlich durch Trübung der Augenlinse entstand und nicht durch ein Hautgewächs, wie man vorher angenommen hatte. Aber das regte die Mehrzahl der Zeitgenossen nicht auf. So wie Kopernikus und Galilei das Weltall erklärt, Kolumbus und Vasco da Gama den Erdball erkundet hatten, so brachen schon um 1540 die Anatomen auf, um die Terra incognita des menschlichen Körpers zu erforschen. Doch von allen Vorstößen ins naturwissenschaftliche Zeitalter blieb der für die Menschen hautnaheste, der medizinische, am längsten ignoriert. 1.300 Jahre lang hatten die Ärzte blindgläubig das anatomische Lehrgebäude übernommen, das der Grieche Galenos von Pergamon im 2. Jahrhundert n. Chr. beim Sezieren von Affen, Hunden, Schweinen, Bären und Ziegen gewonnen und einfach auch für den Menschen als gültig erklärt hatte. Andreas Wytink aus Brüssel, genannt Vesalius, hatte endlich diesen Irrtum entlarvt, sein Schüler Gabriele Falloppia das System der Blutgefäße, der Gehirnnerven, des inneren Ohres und der weiblichen Geschlechtsorgane richtig beschrieben, der Engländer William Harvey, Arzt am St.-Bartholomäus-Hospital in London, 1628 das grandiose Schema des Blutkreislaufs entdeckt. Die Zeit nahm davon nur geringe Kenntnis. Studierte Ärzte beurteilten und behandelten Krankheiten mehr nach philosophischen denn naturwissenschaftlichen Einsichten. Die meisten Chirurgen, die ihre Lehrzeit in Barbierstuben absolviert hatten, operierten ohne jede anatomische Kenntnis. Das breite Volk aber, dem die wenigen Ärzte und studierten Chirurgen ebenso unerreichbar wie unbezahlbar waren, vertraute den teils mystischen, teils auf uralter Erfahrung beruhenden Rezepten der Schäfer, Köhler, Kräuterweiber und Gesundbeter...

Anno 1709 ernannte noch König Friedrich I. von Preußen den Scharfrichter Coblentz gnädigst zum Hof- und Leibmedicus. Auf den Protest der gelehrten Leibärzte entgegnete er, dass keiner von ihnen so gründliche Kenntnisse der menschlichen Anatomie aufweisen könne, wie sie Coblentz sich beim Foltern und Vierteilen erworben habe; jedenfalls könne ihm beim Einrichten von Brüchen und Verrenkungen keiner der Gelehrten das Wasser reichen.

Womöglich veranlasste dieser königliche Seitenhieb den Leibarzt und Professor an der Universität Halle, Friedrich Hoffmann – Erfinder der Hoffmanns-Tropfen –, dass er am 29. Januar 1711 vor der medizinisch-physikalischen Klasse der Berliner Akademie der Wissenschaften die Errichtung eines Anatomischen Theaters forderte, wo er „mit Hülfe einiger Cadaver Anatomie vortragen" wolle. Der Leibarzt Krug von Nidda schloss sich dem Antrag an, und es wurde beschlossen, die Anatomie im Turmpavillon des Marstalls einzurichten, wo die Akademie schon ihr astronomisches Observatorium hatte. Doch bei dem Beschluss blieb es. Erst als auf Friedrich I. der ungestüme Friedrich Wilhelm folgte, kam plötzlich Schwung in die Sache. Friedrich Wilhelm nannte – zu Unrecht – alles, was die Akademie bis dato unter dem Präsidium des großen Philosophen

Gottfried Wilhelm Leibniz zustande gebracht hatte, „Narrenpossen für der dollen Menschen Curieusitet". Nur was „vor der Veldt und Menschenbeste" rasche und praktische Resultate versprach, wollte der Grobian künftig als Wissenschaft gelten lassen: Chemie, Physik, Medizin. Vom Wert der Anatomie war er überzeugt, seit er als Jüngling im holländischen Leyden die Sektion eines Leichnams erlebt hatte. So beorderte er bald nach seinem Regierungsantritt selber die Maurer in den Marstall-Turm und ließ sie die Decke zwischen zwei Stockwerken herausbrechen, um Raum für Auditorium und Seziersaal zu schaffen. Auch um einen Professor der Anatomie war er nicht lange verlegen, stand doch auf der Besoldungsliste der Hofbediensteten, die er bei seinem Regierungsantritt mit einem Federstrich ausgelöscht hatte, der Hofrat und Medicus Dr. Christian Maximilian Spener, 35 Jahre alt.

Bei den holländischen Meistern Rau und Ruysch hatte dieser Spener es in der Kunst des Zergliederns und der Präparation von Organen und Gefäßen mittels eingespritztem Wachs zu solcher Meisterschaft gebracht, dass die Universitäten Gießen und Helmstädt ihn zum Professor der Anatomie berufen hatten. Doch Spener wollte nach Berlin, um seinem Vater nahe zu sein, dem Propst von St. Nikolai und Verfechter einer neuen, den Wissenschaften und dem Leben aufgeschlossenen lutherischen Lehre. Typisch für den damaligen Berliner Hof, hatte man den jungen Spener auch rasch zum Hofmedicus und Sekretär des Collegium medicorum bestellt, aber sein Brot musste er als Oberheroldsrat und Lehrer an der Ritterakademie mit dem Studium und der Deutung von Adelswappen und Stammbäumen verdienen.
Dieser Zweckentfremdung hat Friedrich Wilhelm I. ein Ende gemacht. Mit 400 Talern Jahresgehalt ist Dr. Spener zum Professor der Anatomie am ersten Anatomischen Theater ernannt, das außerhalb des Schoßes der Universität errichtet wurde. Am 28. November 1713 hat Spener in pompösen Druck die Einladung zur Eröffnung ergehen lassen:
„Allen Liebhabern der Anatomie wünscht Christian Maximilian Spener, Dr., Com. Pal. Caes., Sr. Königlichen Majestät in Preußen Rath, Hof- und Garnisons-Medicus, auch Professor der Anatomie, der Kaiserl. Akademie Nat. Curios. und der Preußischen Societ. Mitglied, beständige Gesundheit und entbeut seinen Dienst und Gruß."
Zu den Liebhabern der Chirurgie rechnet Dr. Spener nicht nur Chirurgen, Ärzte und Studenten. Er lässt seine Einladung in fürstlichen

Palästen, Adelshäusern und bei den Würdenträgern des Staates abgeben. Den Nutzen, den die Hautevolee aus dem grausigen Schauspiel gewinnen kann, erklärt er folgendermaßen:
„Beim Schluß erinnere ich mich, was Herodotus von den reichen Egyptern erzählet, dass wenn solche von der Mahlzeit aufgestanden, einem jedweden von den Gästen ein Sceleton oder eines ausgezehrten Menschen hölzernes Bildniß vorgehalten worden mit dem Zuruff: ‚Siehe diesen an und dann trinke und freue dich, denn nach Deinem Tode wirstu eben so sein'. Wenn jeder von den Zuschauern auf dergleichen Weise unser Subjectum ansehen wird, wird es ihn auch anreizen, seinem Trinken und Freude christliches Maß zu setzen, weil er nicht weiß, wie bald er diesen Körper gleich werden könne."
Der Sektionstisch als Katheder praktischer Lebensweisheit und Diät für sinnen- und genussfreudige Barockmenschen, als pikanter Nervenkitzel und Abwechslung im höfischen Einerlei... Aber nach diesem Tribut an den Geist der Zeit sagt Dr. Spener, worauf es ihm und seinem königlichen Mäzen ankommt. In verschnörkeltem Barockdeutsch entwirft er sein Programm, das für die Berliner Medizin ein neues Zeitalter einleitet: „....Nur aus Unwissenheit dieser nothwendigen Wissenschaft sehen wir so viel Bucklichte, Lahme und Krumme täglich vor unseren Augen wandern. Ja, aus Unwissenheit der Anatomie ist es geschehen, daß fast der größte und beste Teil der Chirurgie an Henker, Schinder, Schäfer, Marktschreyer und sonst allerley Gesindel gekommen ist...
Wachet auf endlich aus dem Schlaf, ihr Chirurgi, und bemüht Euch durch Fleiß in der Anatomie, Eure edle Kunst wieder in Blüte zu bringen und diesen Leuten die Chirurgie wieder aus den Händen zu winden. Sucht aus edlem Eiffer, den anderen Nationen, die sich durch Excolierung der Chirurgie einen Namen gemacht, künftig zuvorzukommen, da es Euch nunmehro an keiner Gelegenheit, was Rechtschaffenes zu lernen, ermangeln wird!
Da nun solche Erkenntnis aus künstlicher Eröffnung und Zerschneidung der menschlichen Körper herrührt, so haben die Chirurgi höchste Ursache, die große Gnade zu preisen, so ihnen aus Allerhöchster Königlicher Milde widerfährt. Bedient Euch der Gelegenheit und sammelt Euch ein, was Euch hernach nützet, denn es möchte sich solche Gelegenheit nicht immerfort äußern."
Dreimal wöchentlich – montags, mittwochs und sonnabends – von 5 bis 6 Uhr früh hält Dr. Spener seinen Demonstrationskursus an der Leiche im Hörsaal des Theatrum Anatomicum. Täglich von 9 bis

11 und von 2 bis 4 Uhr nachmittags werden unter seiner Anleitung in den kleineren Zimmern Skelette und Extremitäten, Organe und Blutgefäße präpariert, konserviert, mit Wachs ausgegossen und unter Spiritus für die Nachwelt zubereitet. Es ist eine Gelegenheit zum Lernen, wie sie kaum ein Doktor je an seiner Universität und keiner der aus dem Barbierhandwerk hervorgegangen Chirurgen jemals gehabt hat. Trotzdem scheint König Friedrich Wilhelm I. vom freiwilligen Streben der Mediziner und Wundärzte weniger überzeugt zu sein als sein enthusiastischer Anatom; denn er befiehlt, wie die „Berliner geschriebene Zeitung" berichtet, dass sie „täglich bey einer Geldstraffe im Fall ihres Ausbleibens erscheinen, umb sich mehrers in ihrer Profession zu habilitieren."

Zuerst lächelt man an den alten Universitäten Europas – in Paris, Montpellier und Leyden, in Padua, Edinburgh und Halle – über diese Nachricht aus Preußisch Berlin. Anatomie zu lehren ist ein Vorrecht der Universitäten, und Berlin hat keine Universität. Anatomie wird überall nur in lateinischer Sprache gelehrt, ein Vorrecht der Gebildeten. In Berlin jedoch zwang der König von Preußen gelehrte Doktoren auf eine Lehrbank mit Barbier-Chirurgen und Kompanie-Feldscheren, und gelehrt wird in deutscher Sprache.

Doch bald lächelt man nicht mehr in Paris, Montpellier, Leyden, Padua, Halle und Edinburgh. Am 16. Dezember, 18 Tage nach der ersten Sektion in Berlin, meldet die „Berliner geschriebene Zeitung: „Gestern wurde ein Grenadier, so nicht nur desertiret sondern auch verschiedene Diebereyen verübt hatte, vom Leben zum Tode gebracht. Er wurde dem Theatro Anatomico der Königlichen Verordnung gemäß überliefert. Vorgestern wurde an dem Leichnam das Auge seziret, dabei der Prinz vom hochseligen Markgraf Philip in hoher Person zugegen war." Der Prinz, der vom König zur Sektion abkommandiert war, ist der dreizehnjährige Markgraf Friedrich Wilhelm von Brandenburg-Schwedt.

Am 3. Februar 1714 berichtet die „Berliner geschriebene Zeitung": „Gestern hat man allhier einen Soldaten, so etzliche mal von einem Regiment zum anderen desertiret, dessen Körper den Medicus und Chirurgis zur Anatomie übergeben, und ist dieser der dritte, welcher in kurzem denselben geschencket..."

10. Februar 1714: „Ein gewissenloses Weibsmensch, welche ihre Frucht abtreyben wollen, die starcke Artzney aber derselben in wenigen Stunden das Leben genommen, hat man in die Anatomie-Cammer gebracht und geöffnet, wozu alle Hebammen eine Stunde

geladen, nachhero auch den Medicis und Chirurgis dergleichen verstattet, worauf sie der Erde einverleibet worden."
Vier Sektionen in knapp zehn Wochen... Vor dieser Frequenz können die Anatomieprofessoren der Universitäten in Italien, Frankreich, Holland und England nur neidisch erblassen. Sie müssen manchmal mit einer Leiche ein ganzes Jahr lang haushalten oder ihre Toten nachts aus frischen Gräbern oder vom Galgen stehlen. In England und Schottland beschaffen Mörderbanden den Anatomien ihren Bedarf zu Wucherpreisen, an anderen Universitäten begnügen sich die Professoren damit, ihren Studenten an Tierkadavern die terra incognita humana zu demonstrieren. In Berlin aber sorgt der König selbst dafür, dass seinen Anatomen das Material niemals ausgeht. Fünf Monate nach der Eröffnung des Anatomischen Theaters zu Berlin lädt Dr. Spener zur zehnten Sektion ein... 20. April 1714.
Die Morgendämmerung fällt durch die hohen Fenster des Anatomischen Theaters. Der gewaltige barocke Saal ist in fahles Zwielicht getaucht. Frei im Raum scheint der sechzehnkerzige Kronleuchter zu schweben. Unruhig flackern die Kerzen, und manchmal ist es, als rege sich die Gestalt des Toten, die unter dem weißen Tuch auf dem ovalen Seziertisch liegt.
Raunend drängt sich die Menge um die Glanzstücke, die Professor Spener ausgestellt hat. Da sieht man „sieben Gerippe von kleinen Kindern, welche allerhand Musikinstrumente in den Händen haben". Da steht vor einem Mauerpfeiler „ein ordentlich gestaltetes Gerippe, welches eine rote Zunge von Samt hat, aber auch sonst so geschickt zusammengefügt ist, daß fast alle Bewegungen wie natürlich gemacht werden..." Schon ernsteres wissenschaftliches Interesse verdient „ein Foetus einer Mohrin, welcher hin und wieder schwarze Flecken hat" oder „ein Stück von einer Lunge, deren Blutgefäße mit Wachs ausgesprützt sind..."
Fünf Uhr schlägt es von der Marienkirche. Das Publikum drängt zu den Bänken. Die erste Reihe ist reserviert für Doktoren und Professoren der Medizin sowie für die Hautevolee. Dahinter sieht man Regimentschirurgen aus ganz Preußen, Medizinstudenten, Amtschirurgen und Apotheker. In der dritten Reihe dürfen Feldschere der Berliner Garnison Platz nehmen. Auf den Stehplätzen drängeln sich Barbiere und Apotheker. Ein derart gemischtes Auditorium bei einer anatomischen Demonstration ist etwas ganz Neues, fast revolutionär. Anatomie wird sonst ausschließlich an den Universitäten gelehrt, in lateinischer Sprache und vor künftigen Doktoren der Medizin, die davon in ihrer späteren Praxis kaum Gebrauch machen

können. Denn die Mediziner dürfen nur innere Krankheiten behandeln, chirurgische Eingriffe sind ihnen verboten. Chirurgische Eingriffe und äußerliche Wundbehandlungen sind den Chirurgen vorbehalten, die der Barbier- oder Bader-Zunft angehören und auf die die Mediziner mit mehr oder weniger Verachtung herabblicken. Echte Wundärzte, die sowohl Medizin wie Chirurgie studiert haben, sind selten.

Diese unselige Trennung hatte es bis zum frühen Mittelalter nicht gegeben. Sie entstand erst im 11. Jahrhundert, als die ärztliche Kunst ausschließlich von Priestern und Mönchen ausgeübt und gelehrt wurde. Damals setzte sich in der Kirche die scholastische Theologie durch, die alle Gebiete der Wissenschaft dem Kirchenrecht unterwarf. Auf die Medizin angewandt bedeutete das unter anderem, dass die Schuld am Tode eines Menschen zum Priesteramt unfähig macht. Eigentlich hätte das für Innere Medizin und Chirurgie gleichermaßen gelten müssen, doch da blutige Eingriffe als Todesursache augenfälliger sind als falsche Rezepte und Kuren, spitzte sich das Verbot auf die Formel zu „Ecclesia abhorret a sanguine", die Kirche bebt zurück vor dem Blut. Das Verbot wurde bis ins 17. Jahrhundert von allen Konzilien bekräftigt.

Geistliche Professoren, die bei der Chirurgie bleiben wollten, zogen sich an norditalienische Universitäten zurück, wo sie vor dem Zugriff der Kurie sicher waren. In Padua und Bologna bildeten sie weiter Vollmediziner aus. Deutsche Kaiser und Landesfürsten holten sich von dort mit Vorliebe ihre Leibärzte und schickten Adels- und Patriziersöhne zum Studieren dorthin. An deutschen Universitäten, die vom 14. Jahrhundert an in Deutschland gegründet wurden, gab es kein Chirurgie-Studium, und Medizin und Anatomie erstarrten in wirklichkeitsferner Theorie.

Dass die Chirurgie schließlich auf die Barbiere kam, daran hatten, neben den Theologen, die Mode und die Kriegstechnik mitgewirkt. Im Einvernehmen mit Papst Urban III. befahl Erzbischof Wilhelm von Rouen im Jahre 1092 den Priestern und Mönchen, sich ihre üppigen Haupt- und Barthaare kurzscheren zu lassen. Die streitbaren Kleriker sahen nicht ein, weshalb sie sich der Manneszier berauben lassen sollten, die weltlichen Herren sie jedoch weiterhin tragen durften. Der fromme König Ludwig von Frankreich (1173–1180) ließ sich, um den Zwist zu beenden, den Bart scheren und das Haar stutzen. Dass ihn seine Gemahlin Eleonore von Aquitanien daraufhin verließ und den bärtigen Heinrich II. von England heiratete, war eine politische Nebenwirkung des Streits um den Bart. Die meisten

deutschen Fürsten hatten schon vorher den Reiz des glatten Kinns erkannt. Das änderte sich gegen Ende des Mittelalters wieder, doch wurden deshalb die Bartscherer nicht brotlos; denn man pflegte jetzt den individuellen Schnitt von Bart und Frisur, die Moden wechselten, und die Bartscherer wurden als Haarkünstler für höhere Kreise unentbehrlich. Ihr Fingerspitzengefühl und sicherer Umgang mit scharfen Messern und spitzen Scheren verschafften ihnen allmählich die Zulassung zur sogenannten „kleinen Chirurgie", dem Aderlassen und Setzen von Schröpfköpfen, der Wundbehandlung und dem Anlegen von Verbänden.
Trotzdem galten die Haarscherer oder Barbiere, wie sie später genannt wurden, weiterhin als „unehrliche Leute", das heißt, sie durften sich nicht wie die übrigen Handwerker zu Zünften zusammenschließen, und ihre Kinder konnten nicht in „zünftige" Familien einheiraten. Erst auf dem Reichstag zu Augsburg 1548 wurden Barbiere und Bader für „ehrlich" erklärt und in die Zunftordnung aufgenommen.
Aber zurück zum Theatrum Anatomicum in Berlin. Die Regimentschirurgen in der zweiten Reihe des Auditoriums haben alle ihre Laufbahn als Barbierlehrlinge begonnen. Der Anatomiediener kündigt Professor Spener an. Wie immer, in tadellos sitzendem, dunkelbraunen Rock und schneeweißem Spitzenjabot, verneigt er sich stumm, er nimmt seinen Zierdegen von der Hüfte, überreicht ihn dem Diener. Dann spricht er, der erste deutsche Anatom, der nicht in Latein, sondern in der Landessprache unterrichtet: „Nachdem Seine königliche Majestät in Preußen, Unser Allgnädigster König abermahlen ein Subjectum gnädigst gewidmet..."
Bei diesen Worten streift der Diener das weiße Tuch von dem reglosen Körper. In den hinteren Sitzreihen werden Lorgnons gezückt. Ein Raunen geht durch die Reihen: „Einer von den langen Kerls..." Der Mann, der da kalt und steif auf dem Seziertisch liegt, muss fast zwei Meter groß sein. Tiefschwarzes Haupthaar und ein kräftiger Schnauzer unter der geschwungenen Nase unterstreichen noch die Totenblässe. Größe und Haartracht bestätigen die Vermutung, dass es sich um einen der „Großen Grenadiere" handelt, jener Riesengarde, die der soldatennärrische König schon als Kronprinz zusammengeworben, wie Leibeigene gekauft oder geraubt hatte. Eines natürlichen Todes kann der Riese nicht gestorben sein, denn dann hätte der König ihn zwar vom Regimentsfeldscher obduzieren lassen, um die Todesursache festzustellen, aber er wäre mit allen Gliedmaßen und Organen ehrenvoll begraben worden. Selbst wenn er desertiert und

eingefangen worden wäre, hätte Friedrich Wilhelm ihn nicht exekutieren lassen; denn dazu hat ihn der Mann zu viel an Handgeld und Werbegeldern gekostet, manchmal bis zu 7.000 Taler. Als Friedrich Wilhelm im Februar 1713 den Thron bestieg, hatten die Langen Kerls geglaubt, sie würden nun aus ihren entlegenen märkischen Garnisonen in die Residenz verlegt werden, nach Berlin. Doch der König dachte nicht daran, seine kostbaren Paradesoldaten den Lockungen der Berliner Weiblichkeit auszusetzen, und verlegte sie in das damals noch wenig reizvolle Potsdam. Seitdem hat es immer wieder Gerüchte von Aufsässigkeiten gegeben, ja einige „verwegene Kerle" sollen bei Visierübungen ihr Gewehr verbotswidrig scharf geladen haben, und dem Major von Kleist und sogar dem König seien Kugeln haarscharf am Kopf vorbeigeflogen. War der stumme Tote auf dem Seziertisch etwa ein Meuterer, vielleicht sogar ein Rädelsführer, oder hatte er einen verhassten Korporal umgebracht?

Aber manche der Männer im Anatomischen Theater denken jetzt weniger an die Tat, die er begangen haben könnte, als an das Schicksal, das ihn hier enden ließ. Dem Aussehen nach dürfte er aus einem südlichen Land stammen. Vielleicht war er dort Fischer oder Bauer, vielleicht Student oder starker Mann in einem Wanderzirkus. Haben ihn die tausend Taler Handgeld und drei Taler Monatssold gelockt, die in Preußen für Kerle wie ihn geboten werden – dreimal so viel Sold wie der normale preußische Soldat empfängt? Sicher ist nur, dass ihn die Preußen in eine enge Uniform gepresst und ihm einen hohen, metallbeschlagenen Helm aufgesetzt haben. Er hat „richtig" marschieren gelernt und beim Paradenmarsch die Beine bis in Bauchnabelhöhe hochwerfen müssen. Mit einem riesigen Schießprügel hat er Griffe geklopft und nach stundenlangem Drill Uniform und Lederzeug putzen müssen. Er ist in einer Sprache angebrüllt worden, die er nicht verstand; ein großer, dicker Oberst, von dem es jetzt hieß, er sei der König, hat ihm leutselig auf die Schultern und Backen geklopft, und ein rotgesichtiger Sergeant hat ihn nachher mit dem Stock verprügelt, ohne dass er sich wehren durfte, denn darauf steht Spießrutenlaufen... Und nun hat ihn sein Oberst, der König, gnädigst der Anatomie gewidmet, „zum Heil der Armee und des Volkes, zum Nutzen der Bürger und Fremden".

*

Professor Spener tritt in eine der Einbuchtungen, die links und rechts in die Platte des Seziertisches geschnitten sind. Gewöhnlich beginnt er seine Demonstrationen mit einer kurzen Beschreibung des menschlichen Körpers und seiner Einteilung in Sektionen. Für heute hat er die Öffnung der Bauchhöhle angekündigt. Doch jetzt steht er wie in Gedanken versunken da; die Zuschauer in den vorderen Reihen sehen, dass er totenbleich geworden ist und dass sich seine Lippen bewegen, als murmle er ein Totengebet.

Das Auditorium beginnt unruhig zu werden. Erst als der Anatomiediener Thomas Körner sich räuspert und ihm das Samtkissen mit den Instrumenten hinhält, reckt Spener sich auf, greift nach einem Skalpell, zeigt mit der Spitze auf zwei bräunlich verfärbte Spuren am Hals der Leiche und sagt:

„Diese Spuren, die deutlich als Abdruck eines derben Stricks zu erkennen sind, deuten auf einen gewaltsamen Tod durch Erhängen oder Erdrosseln hin. Aber die äußeren Zeichen können trügen. Um Gewissheit über die Todesursache zu gewinnen, lege ich deshalb diejenigen Teile frei, die zum Atemholen dienen. Ich öffne also den Brustraum..."

Im Auditorium ziehen die Fachleute die Augenbrauen hoch und stoßen einander an. Was der Spener da machen will, hat nichts mit einer anatomischen Demonstration zu tun, das ist eine Obduktion, wie sie die Stadtchirurgen durchführen müssen, wenn bei einer Leiche der Verdacht auf Mord besteht. Will der Spener bei diesem Toten, der doch offenbar auf Befehl des Königs aufgehängt worden ist, einen kriminalärztlichen Befund erheben? Gegen wen denn, etwa gegen den König? Unbeirrt von dem Getuschel lässt Spener sich eine Goldschmiedeschere reichen, die einer Kneifzange ähnlich sieht. Damit kneift er die Rippenknorpel beiderseits des Brustbeins auf und klappt die Rippen zur Seite. Er schneidet das Brustfell auf, Herz und Lunge liegen frei. Als er die Lunge aufschneidet, sieht man, dass sie mit dunklem venösem Blut gefüllt ist. Von der Lunge führt Spener einen langen Schnitt zum Hals und präpariert die Halsschlagader frei, die zwar eingedrückt, aber nicht zerrissen ist. Dann schneidet er das Herz auf und zeigt, dass die rechte Herzkammer ebenfalls mit dunklem Blut gefüllt, die linke dagegen leer ist. Als er dann die Bauchhöhle öffnet, findet er die Arterien und Venen voller Blut.

„Damit sind alle Anzeichen vorhanden, dass dieser Mann durch plötzliches Würgen am Hals aus dem Leben befördert worden ist", sagt Spener und fügt nach einigem Zögern hinzu:

„Ob er sich selbst erhängt hat oder gehängt wurde, das festzustellen, ist nicht das Amt des Anatomen..."

Wieder diese versteckte Anspielung! Doch diesmal geht Spener rasch über das befremdete Raunen im Auditorium hinweg und beginnt am geöffneten Leichnam eine Demonstration des Blutkreislaufs, wie ihn William Harvey in London hundert Jahre vor ihm zum ersten Mal aufgeklärt hatte. Es wäre sicher eine glanzvolle Demonstration gewesen, wenn Spener nicht plötzlich hätte abbrechen müssen. Er legt den Zeigestock aus der Hand, schwankt, hält sich an der Kante des Seziertisches fest. Schweiß tritt ihm auf die Stirn. Ein Wink zum Anatomiediener: „Schluss!" Und Thomas Körner begreift sofort.

„Die nächste Demonstration an dieser Leiche findet in drei Tagen statt", ruft er ins Auditorium. „Also Sonnabend um die gleiche Stunde. Darin wird abgehandelt werden von den Teilen, die zur Chylifikation oder Verdauung gehören – als da sind Magen, Gedärme und so weiter..."

Langsam leert sich das Auditorium. Erst als der letzte gegangen ist, schleppt der Professor sich mühsam in eine Nebenkammer. Sie steht voll von Gläsern mit Präparaten, von Schädeln und halbfertigen Skeletten. Schwer atmend sinkt er in einen Sessel.

Der Diener streckt besorgt den Kopf durch die Tür. Spener bittet, er möge in der Spenerschen Apotheke am Spreekanal Bescheid sagen, dass der Apotheker Spener, sein ältester Bruder, ihm freundlichst seinen Wagen schickt. Denn zu Fuß, das spürt Professor Spener, könnte er den Weg über die Linden- zur Breiten Straße nicht mehr schaffen.

Zwei Wochen später, am 5. Mai 1714, stirbt Professor Christian Maximilian Spener. Ungeklärt bis heute bleibt sein rascher, früher Tod. War es eine Infektion, die er sich beim Sezieren einer Leiche zuzog? War es ein plötzlicher Kräfteverfall dieses rastlos fleißigen Mannes? Die königlichen Leibärzte, die ihn behandelt haben, verschanzen sich hinter der nichtssagenden Diagnose Febris continua – anhaltendes Fieber. Doch der Geheimkorrespondent Franz Hermann Ortgies berichtet unter dem 12. Mai 1714:

„Der unlängst verstorbene Hof- und Garnisons-Medicus Spener hat bey seiner Krankheit grausamlich geraset und nur von denen Körpern gesprochen, so er seciret, und gleichfalls mit denen immer gefochten. Dahero hat der gemeine Mann Anlaß genommen zu reden, daß dieselben Körper ihn so gequälet hätten, weil viele der armen Sünder so bisher gehäncket und justificiret worden, vor ihrem Ende dawider protestieret, daß man ihren Körper dem Dr. Spener nicht zur Anatomie geben sollte. Und dabei haben sie Reden verlauten

lassen, daß sie demselbigen widrigenfalls keine Ruhe lassen, sondern ihn bis in den Tod quälen wollten..."
Ob dieser Bericht auf seriösen Informationen beruht oder ob er nur wiedergibt, was in Berlin über den Tod des Anatomen aus prominenter Familie gemunkelt wurde, wissen wir nicht. Aber er entspricht sicher einer damals weit verbreiteten Stimmung.

König Friedrich Wilhelm übernimmt die Begräbniskosten, 60 Taler, und setzt der Witwe eine Pension von 27 Talern aus. Der Tod Speners war ein schwerer Verlust für die Anatomie, und die Wahl seines Nachfolgers wird zum Rückschlag für die Reformpläne der chirurgischen Ratgeber des Königs. Doktor Heinrich Henrici, bis dahin Leibarzt des Generalfeldmarschalls Fürst Leopold von Anhalt-Dessau und von diesem beim König protegiert, ist ein guter Therapeut und Pathologe, jedoch kein Anatom und erst recht kein Chirurg. Er lässt die Sektionen durch einen Prosektor ausführen, und bald beschweren sich ärztliche Mitglieder der Akademie der Wissenschaften über seine angebliche Faulheit.

Im Sommer 1715 zieht der König mit 20.000 Mann nach Vorpommern, um den Schwedenkönig Karl XII. und seine Truppen zu vertreiben. Greifswald, Anklam, Wolgast, Peenemünder Schanze, die Insel Rügen und die Festung Stralsund werden in blutigen Kämpfen erobert. Es bleibt der einzige Krieg, den Friedrich Wilhelm I. in den 27 Jahren seiner Regierungszeit führt. Und es sind die ersten Schlachtfelder, die er erlebt, seit er als achtzehnjähriger Kronprinz und Obrist der 6. Garde-Grenadiere am Spanischen Erbfolgekrieg in Flandern teilgenommen hatte. Damals lernte er den ihm gleichaltrigen Kompaniefeldscher Ernst Conrad Holtzendorff kennen, der ihm erklärt hatte, dass die meisten Soldaten nicht deshalb starben, weil ihre Wunden tödlich wären, sondern weil die Wunden falsch, unzureichend oder gar nicht versorgt würden. In den Pommerschen Feldzug hat Holtzendorff den König als Leibchirurg begleitet. Hat sich in den elf Jahren seit ihrer Bekanntschaft etwas zum Besseren gewendet? Holtzendorff schüttelt den Kopf, und auch der junge Bataillonsfeldscher Friedrich Brandhorst von den in Brandenburg an der Havel stationierten Grenadieren stimmt dem zu. Ungeduldig wie alle Despoten hat sich der Soldatenkönig von der Gründung des Anatomischen Theaters zu schnelle Erfolge versprochen. Man kann aber nicht in zwei Jahren aufholen, was in Preußen und im ganzen Deutschen Reich in Jahrhunderten versäumt worden ist.

Das kann Holtzendorff dem König klarmachen. „Was soll geschehen?", knurrt der König.

Holtzendorff schlägt vor, am Anatomischen Theater nicht nur Schausektionen abzuhalten, sondern auch Feldschere selbst sezieren und unter Anleitung geübter Chirurgen bei Operationen an der Leiche lernen zu lassen. Vor allem hält er es für unerlässlich, junge, begabte Feldschere an eine der ausländischen Chirurgenschulen zu schicken, am besten nach Paris, wo seit zwei Jahren das alte Collège St. Côme der Chirurgengilde zur Académie de Chirurgie erhoben worden ist. Aber der König hasst die Franzosen, und Paris gilt ihm als Sündenbabel und Höllenpfuhl.

Trotzdem wagt Holtzendorff den Vorschlag, und wirklich gelingt es ihm, dem König nach anfänglichem Poltern den Befehl abzuringen, dass die drei Regimentsfeldschere Brandhorst, Bouness und Cassebohm auf drei Jahre nach Paris abkommandiert werden. Da muss der Sparsame tief in die Schatulle greifen; 300 Reichstaler verlangen die Franzosen pro Mann und Monat für den Kursus in Chirurgie, plus 12½ Taler Aufschlag für Geburtshilfe und 6 Taler 6 Groschen für Anatomie, 30 Taler für jede Operation. Dazu kommen 10 Taler Sold und 10 Taler Spesen für das Leben im teuren Paris. Ein Jahr später wird der Minister von Knyphausen dem König die Bilanz des ersten Jahres vorlegen: 13.806 Taler, das ist so viel wie der Jahressold für 1.150 gemeine Soldaten. Dabei kam der König von Preußen noch verhältnismäßig billig davon, denn der französische Livre hatte seit dem Tod des Sonnenkönigs Louis XIV. im Jahr 1715 um ein Drittel an Wert verloren und fiel weiter.

Für Ernst Conrad Holtzendorff endet die anstrengende Auseinandersetzung mit einer Überraschung. Friedrich Wilhelm ernennt ihn zum Generalchirurgen der Armee, eine Stellung, die es bisher in keiner Armee gegeben hat, und zum Direktor der Chirurgie in Preußen und überträgt ihm so auch die Aufsicht über die zivilen Wundärzte und Barbier-Chirurgen. Aber die chirurgische Versorgung der Armee ist nicht das einzige Problem, das den Soldatenkönig umtreibt: In dem Feldzug starben beinahe ebenso viele Soldaten an Krankheiten wie an Verwundungen. Gegen Fieber und Durchfälle sind die Feldschere ebenso hilflos, wenn die bekannten Hausmittel versagen. Doch auch bei dem Lieblingsspielzeug des Königs, der Potsdamer Riesengarde, die gar nicht im Felde gewesen war, häuften sich schwere Krankheits- und Todesfälle durch Wasser- und Schwindsucht. Die Ärzte sind ratlos. Vielleicht hätte Leibarzt Professor Stahl eine Erklärung gewusst, der in seiner „vitalistischen" Theorie die Auffassung vertritt, dass fehlende „Lebenskraft", die zu Krankheit und Tod führt, nicht nur körperliche, sondern auch

seelische Ursachen haben kann. Aber wie sollte er dem König klarmachen, dass seine Langen Kerls an Gemütskrankheit eingehen? Stahl hat so seine Erfahrungen mit dem Grobian.
Wenn die Ärzte nichts tun können, dann muss der Crone her, scheint sich der König gesagt zu haben. Dieser Crone, ein in Gefangenschaft geratener schwedischer Capitän, war ihm als Alchimist und Hellseher vorgestellt worden; er behauptete, es gebe im Harz ein Mineral gegen das Fieber der Grenadiere – allerdings bedürfe es hellseherischer Fähigkeiten, um es zu finden. Der König schickt Crone in den Harz, lässt aber gleichzeitig verlauten, der Schwede ginge über Wismar in seine Heimat zurück. Drei Monate später meldet der Geheimkorrespondent Ortgies dieses Täuschungsmanöver des Königs. Offenbar hinterging Friedrich Wilhelm seine Leibärzte nicht ganz ohne Gewissensbisse.
Trotzdem sollte es bald zu einem schweren Konflikt zwischen dem König und dem Generalchirurgen, dem Leibarzt und dem Obercollegium medicum kommen. Es geht um den berühmten Doktor Eisenbarth.

*

Februar 1716
Aus Stargard in Pommern wird dem König gemeldet, dass Oberstleutnant von Grävenitz vom Regiment von Borck einen schweren Augenschaden erlitten hat und zu erblinden drohe. Friedrich Wilhelm I. beruft Holtzendorff und die Berliner Regimentschirurgen zu sich: „Der Grävenitz muss operiert werden!" Auch Holtzendorff hat die Nachricht erhalten, aber nicht wie der König vom Adjutanten, sondern vom Regimentschirurgen, und der schreibt, dass es sich um einen tiefen Riss in der Hornhaut handelt, durch den Teile des Glaskörpers ausgetreten sind. Da gibt es nichts zu operieren. Ja, wenn es sich um einen Augenstar, eine Trübung der Linse handeln würde, dann könnte ein Okulist (Augenoperateur) durch einen seitlichen Einschnitt mit einer Starnadel die undurchsichtige Linse aus der Sehlinie drücken. Im Falle des Oberstleutnants von Grävenitz aber bleibt nichts zu tun, als das zerstörte Auge herauszunehmen, um schlimme Entzündungen zu vermeiden. Aber gerade dagegen wehrt sich der Offizier; deshalb hat er sich an den König und den Regimentschirurgen Holtzendorff gewandt.
Holtzendorff will dem König erklären, dass Grävenitz auf dem unverletzten Auge weiterhin sehen wird und dass es schon recht gute

Glasaugen gibt. Doch der König unterbricht ihn wütend: „Arschlöcher! Blattscheißer, Hirnochsen!"
„Halten zu Gnaden, aber nur ein Scharlatan würde versprechen..."
„Was, Scharlatan sagt Er?" Holtzendorff nickt stumm. Der König lacht höhnisch auf und ruft nach dem Sekretär. Er diktiert: „...befehlen dem Magdeburg. Regierung hiermit in Gnaden, den dortigen Oculisten Eisenbarth, sobald er wieder da selbst wird angelegt seyn, in dero Nahmen anzubefehlen, sich alsofort nach Stargard zu begeben, woselbst er sich beim Obristen Lieutenant von Gäbernitz vom Borck'schen Regiment, als welcher einen Schaden ans Auge bekommen, angeben. Und soll er seinen äußersten Fleiß anwenden, solchem wieder zu helfen. Signatum Berlin den 7. Februar 1716. Friedrich Wilhelm."
Das Gesicht des Generalchirurgen läuft hochrot an, nur mühsam bewahrt er Haltung. Keine vierzehn Tage zuvor, am 28. Januar, hat der König ihm und dem Obercollegium medicum einen Erlass unterschrieben, in dem es heißt:
„Diejenigen Markschreier oder sogenannte Quacksalber, welche von Unserm Collegia Medico nicht examinieret und darüber ein glaubwürdiges Attestatum im Originale nicht aufzuweisen haben, sind auf denen Jahrmärkten gar nicht zugelassen. Diejenigen aber, so dergleichen Attestatum und Concession zum öffentlichen Verkauff ihrer Medicamenta vorzuweisen haben, sollen dennoch keinen Hanswursten oder Pickelhäring aufstellen, sondern ohne dergleichen Narreteidingen ihre Artzneyen verkauffen."
Der Name Eisenbarth war in diesem Erlass nicht ausdrücklich genannt, aber gerade ihn, den bekanntesten und erfolgreichsten Marktschreier und Wunderdoktor, haben die Ratgeber des Königs treffen wollen. Und jetzt der Auftrag an Eisenbarth! Für sie ist er wie ein Schlag ins Gesicht...

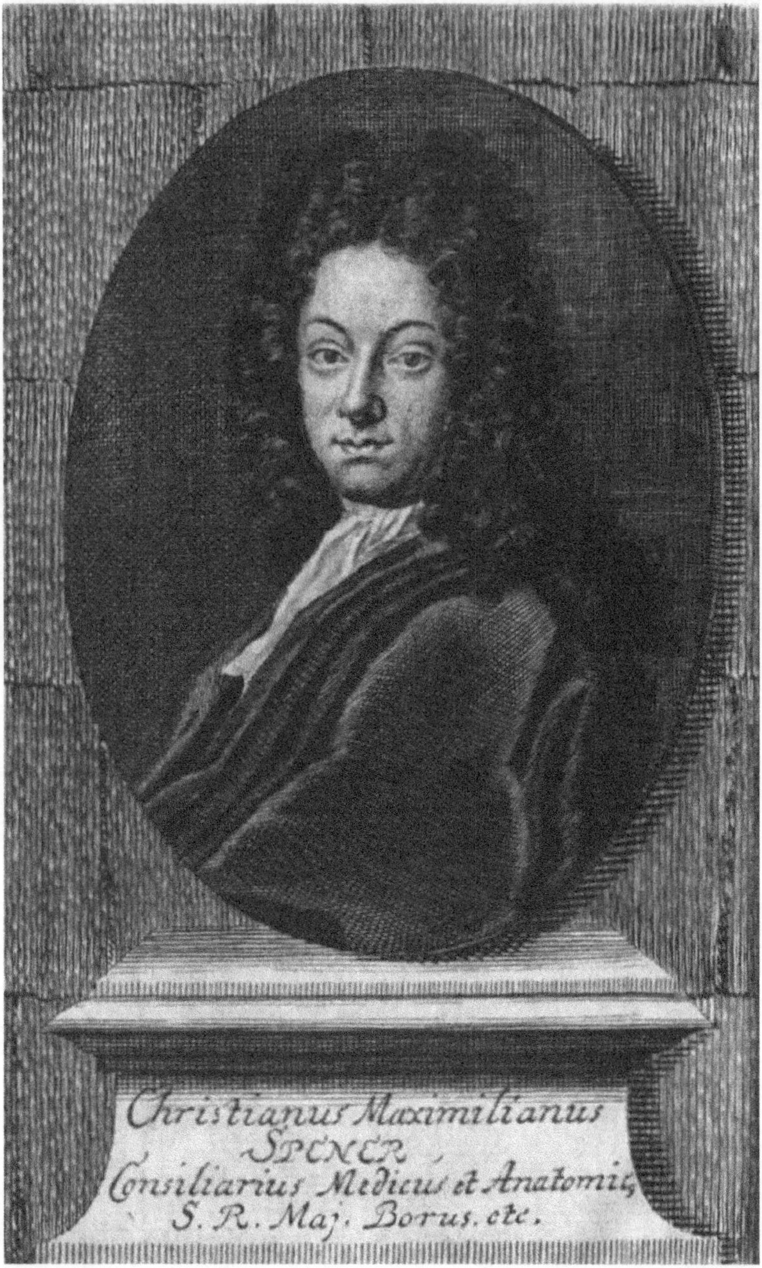

Abbildung 3: Christian Maximilian Spener.

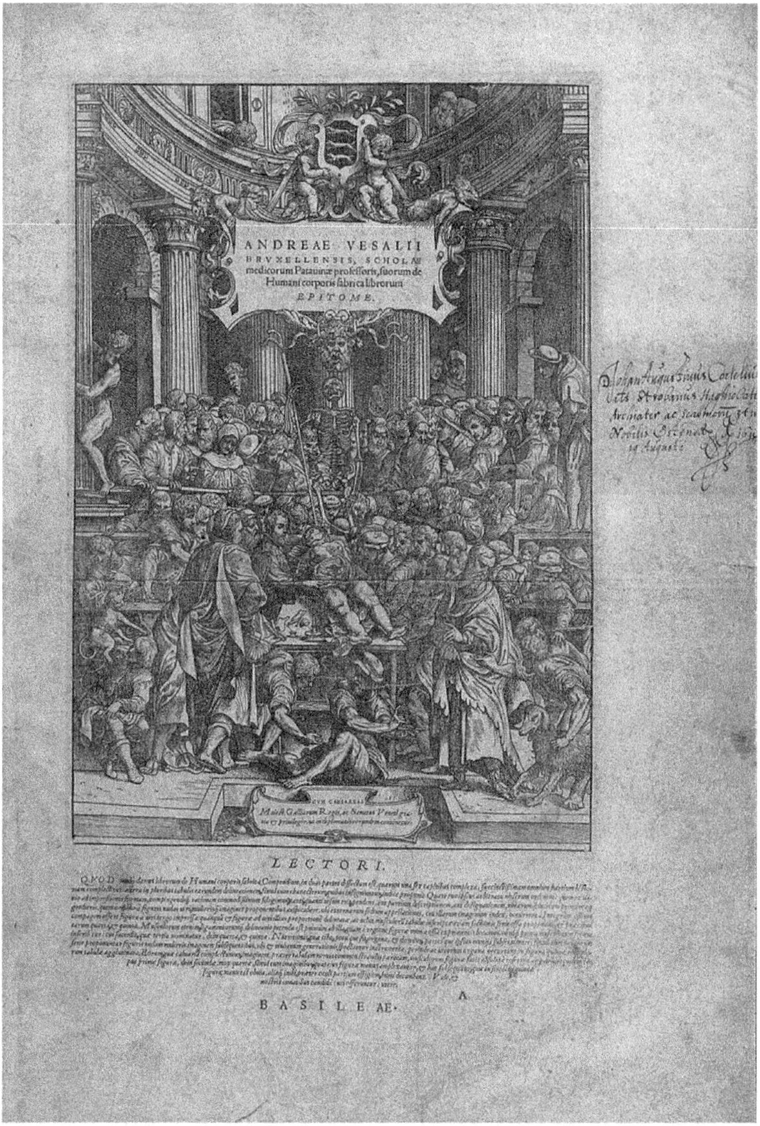

Abbildung 4: Anatomische Leichenöffnung vor zahlreichen Beobachtern, durchgeführt von Andreas Vesalius. Holzschnitt 1543.

„Ich bin der Doktor Eisenbarth"

„Daß der Königl. Preuß. Rath Eysen-Barth von Magdeburg annoch zum Trost vieler bedrängter Patienten allhier seyn, wird hiedurch zu wissen gethan. Er hat die kurtze Zeit viele Menschen an allerhand theils gefährlichen Krankheiten rühmlichst curiret, in specie hat er den 11. Sept. von einem 25-jährigen Menschen mit geschwinder Behändigkeit und in presence vieler Leute, doch ohne grosse Schmertzen dergleichen Stein aus der Blase geschnitten. Dieser Mensch ist gottlob frisch und gesund, auch die Blase vollkommen heil; er logiret in der Heil. Geist Straße, in der Wittwe Neumeisterin Hause... Dergleichen wichtige Operationes wird der Rath Eysen-Barth noch mehrere vornehmen. Was an Augen-Curen, Brüchen, Leibsgewächsen, Hasen-Scharten von ihm verrichtet worden, achtet er gering. Hierbey wird dessen unvergleichlichere balsamischer Habt-, Augen- und Gedächtniß-Spiritus auf das Beste commandiret, das Loth à 12 gr., ingleichen dessen berühmte Tinctur in Stein- und Gliederschmertzen das Loth à 8 gr. wie auch die curieusen und bequeme Bruch-Bänder, wodurch viele Brüche nebst dienl. Medicamentis ohne Schnitt curiret werden, umb billichen Preiß zu haben. So jemand seiner Hülffe benöthiget, kann des Morgens nichtern seinen Urin auffangen und ihm zusenden. Sein Logis ist in der Spandauschen Straße bey Herrn Melchern."

(*„Vossische Zeitung von Staats- und gelehrten Sachen"* vom 24. September 1724)

Münster in Westfalen, März 1716

Zwischen Dom und Rathaus drängt sich die Menge. Hoch auf dem Seil, das zwischen zwei Masten gespannt ist, balanciert ein buntgekleideter Tänzer. Auf einem schwankenden Podium, das auf vier riesigen Weinfässern ruht, wird eine Komödie gespielt. Hanswurst und Pickelhäring, die Clowns, werben um die schöne Columbine. Plötzlich ein Trompetenstoß. Der Seiltänzer verabschiedet sich mit einem Schwenken seines Sonnenschirms. Columbine, Pickelhäring und Hanswurst verschwinden im Zelt hinter der Bühne.

Dort steht jetzt ganz allein ein Mann in einem Gewand, wie es König Ludwig XIV. von Frankreich nicht prächtiger hätte tragen können, und mit wallender, graugepuderter Allonge-Perücke. Ein zweiter Trompetenstoß. Der Mann auf der Bühne wartet, bis es totenstill ist auf dem weiten Platz. Dann ruft er mit hallender Stimme:

„Hochgeehrte Herren, ich bin der berühmte Doktor Eisenbarth..."
Ein Murmeln folgt seinen Worten, laute Rufe, Händeklatschen. Ein Gedränge in der Menge. Kranke, halb getragen, halb geschoben von ihren Angehörigen, versuchen nach vorn zu gelangen. Lahme und Blinde, Menschen, die leise vor sich hinwimmern. Ein papageienfarben gekleideter Harlekin neben dem berühmten Heilkundigen ruft dessen Titel aus:
„Hochedler, hocherfahrener, weltberühmter Doktor Johann Andreas Eisenbarth... Königlich großbritannischer und kurfürstlich Braunschweig-Lüneburgscher privilegierter Landarzt! Absonderlich kuriert er Blindheiten, teils durch Medikamente, teils durch Instrumente... Übles Gehör und sonst allerhand Mängel am Haupt... Er schneidet schrecklich viele Steine aus menschlicher Blase von Alt und Jung – sechs, acht, zwölf und mehr Loth schwer... Schneidet allerhand Leibesbrüche, kurieret manche auch ohne Schnitt... Er kann durch geschriebene Zeugnisse beweisen, dass er in seiner dreißigjährigen Praxis über zweitausend Menschen geschnitten, von Krebs und anderen Übeln zu schweigen..."
Als ginge ihn das alles nichts an, steht Dr. Eisenbarth da. Doch seine scharfen Augen fixieren die brodelnde Menge zu seinen Füßen. Um alle zu behandeln, müsste er Monate in Münster bleiben. Doch das lohnt sich nicht. Er wird sich einen Fall herausgreifen, und den muss er kurieren, umsonst oder für einen lumpigen Taler. Die Leute werden ihn als Wunderchirurgen preisen, vor allem aber werden sie sich um die Medizin reißen, die er ihnen anbietet. Das ist sein eigentliches Geschäft. Damit finanziert er die Schaustellertruppe, mit der er reist, und wenn er all diese Unkosten abzieht, bleibt noch immer ein Vermögen für ihn...

*

„Der Junge da!" Eisenbarth deutet auf einen Knaben, der bleich, mit schwarzumrandeten Augen und schmerzverzerrtem Gesicht in den Armen seiner Mutter hängt, dahinter einer der Gehilfen, die sich stets in der Menge umhorchen und ihm mit Handzeichen signalisieren, um was für einen Schaden es sich handelt. Ein Knabe mit einem Blasenstein – das ist immer die beste Reklame.
„Platz da!" Eisenbarths Leute bugsieren den Jungen aufs Podium. Eisenbarth hebt ihm das Kinn, blickt ihm in die Augen, murmelt ein paar lateinische Worte.
„Der Doktor zieht sich zur schwierigen Operation zurück", verkündet der Harlekin. Hinten im Zelt wirft Dr. Eisenbarth den prächtigen

Rock ab und sogar die Allonge-Perücke. Drei kräftige Kerle greifen den Jungen, ziehen ihm die Hose herunter. Ein vierter bindet ihm einen Schwamm unter die Nase, der mit betäubender Flüssigkeit getränkt ist.

Schon liegt der Junge auf dem Tisch. Zwei Kerle spreizen seine Beine, zwei halten ihn an den Handgelenken. Ein altes Weib nimmt den Kopf zwischen die flachen Hände und murmelt beschwichtigende Worte. Eine dralle Jungfer reicht Eisenbarth die blinkenden Instrumente.

Fünf verschiedene Sonden hat Eisenbarth zur Auswahl, je nach Größe und Alter des Patienten. Der Stiel ist gekrümmt, beinahe in einem rechten Winkel. Das Ende läuft in einer Rinne aus. Sorgfältig wählt er die Sonde, taucht sie in ein Gefäß mit Öl. Er lässt sich auf das rechte Knie nieder. Behutsam führt er die Sonde durch den Harnkanal in die Blase ein. Dann wechselt er den Griff in die Linke, die er mit dem Ellbogen fest auf das linke Knie stützt. Seine rechte Hand greift das Messer.

Ein tiefer Schnitt. Mit dem rechten Zeigefinger tastet Eisenbarth sich durch die Wunde bis zur Blase vor. Die Linke bewegt die Sonde so, dass er sie mit dem Finger durch die Blasenwand spürt. Nun kann er von der Wunde aus die Blase aufschneiden, ohne fürchten zu müssen, dass er sie auf der anderen Seite durchbohrt. Denn die Sonde fängt die Spitze des Messers auf. Leise stöhnt der Junge. Die Knechte halten ihn fester. Von draußen hört man die Stimme des Ausrufers:

„Kauft den köstlichen Haupt- und Augenspiritus für zwölf Groschen ein Loth. Heilt trübe Augen, schwaches Gedächtnis und behütet vor Schlagflüssen... Ausführliche Beschreibung ist beigefügt... Kauft Doktor Eisenbarths köstliche Steintinktur gegen Schmerzen im Rücken, beim Wasserlassen und im Leib. Acht Groschen ein Loth..."

Inzwischen hat Eisenbarth mit neuen Instrumenten den Stein in der Blase seines Patienten getastet. „Zange!", ruft er leise. Mit beiden Händen führt er das Instrument in die Blase ein. Er dreht und wendet es, bis er den Stein gefasst hat. Vorsichtig zieht er an, um sich zu überzeugen, dass er nicht etwa die Blasenwand mit eingeklemmt hat. Und dann ein Ruck. Die Assistenten starren auf die Zange. Großer Stein, kleiner Stein – das ist die Frage. Großer Stein, große Reklame. Große Reklame, großer Verdienst.

Eisenbarth verbindet den wimmernden Jungen selber.

Eine trockene Kompresse leicht auf die Wunde gelegt, darüber ein T-förmiger Verband. Dann lässt er die Mutter rufen. Die gute Frau fällt fast in Ohnmacht, als er ihr den Stein zeigt. Er ist zackig und so groß wie ein Hühnerei. Dass der Meister den echten Stein ihres Jungen geschickt gegen ein Prachtexemplar aus seiner Sammlung vertauscht hat, ahnt sie nicht.

„Drei Tage soll er viel trinken", sagt er zu der Mutter. „Gerstenwasser und Tee von Bärentraubenblättern..." Plötzlich lautes Schimpfen vor dem Zelt. „Lasst mich durch, ich habe eine Botschaft für den hochgelehrten Herrn", ruft eine Stimme. Eisenbarth tritt von dem Knaben zurück.

Der Bote ist ein Knecht aus dem „Goldenen Apfel" in Magdeburg, dem Besitz Eisenbarths. Er übergibt dem Wunderdoktor ein Schreiben der Magdeburgischen Regierung. Hastig erbricht Eisenbarth das Siegel, liest, bricht in schallendes Gelächter aus, schlägt sich auf die Schenkel. Also der König von Preußen ruft Eisenbarth, derselbe König, der ihm vor sechs Wochen erst durch die Blume zu verstehen gegeben hat, dass er ihn künftig in seinen Landen nicht mehr zu sehen wünscht... Aber dahinter steckte bestimmt nur der hochnäsige Professor Stahl, der von Eisenbarths Pülverchen und Tinkturen für den Absatz seiner „roten Pillen" fürchtet.

Tatsächlich tun die Berliner und Halleschen Professoren dem Johannes Andreas Eisenbarth bitter Unrecht, wenn sie ihn wegen seiner Schaustellerei als Pfuscher und Scharlatan abtun. Als Sohn des „ehrenfesten und kunstreichen Herrn Mathias Eisenbarthen, Bürgern, Oculisten, Stein- und Bruch- schneidern allhier zu Obern Viechtach" wurde er 1663 geboren. Zehn Jahre lernte er in Bamberg bei dem privilegierten Stein- und Bruchschneider-Meister Alexander Biller und wurde 1684 vor dem Dresdner Medizinalkollegium durch den Leibarzt des Kurfürsten Johann Georg IV. von Sachsen, Dr. Erndei, und den Arzt Dr. Schurig geprüft. Der erste Inhaber eines deutschen Lehrstuhls für Chirurgie, Professor Lorenz Heister, hat ihn als Operateur erlebt und lobt seine Kunstfertigkeit. Er hat selber chirurgische Instrumente konstruiert, darunter eine Nadel zum Stechen des Augenstars und einen Haken zum Entfernen von Nasenpolypen...

Nun lässt der König von Preußen ihn rufen – express! Weil die Herren Professores und Chirurgi in Berlin zwar geschraubte Erlasse entwerfen können, aber nicht heilen; weil sie mit dem Federkiel umgehen können, aber nicht mit dem Skalpell. Er, Eisenbarth, muss den Oberstleutnant von Grävenitz in Stargard von seinem Augenschaden kurieren! Triumph, Triumph!

Sehr eilig scheint es Eisenbarth mit der Reise trotzdem nicht gehabt zu haben; denn erst am 9. Juni meldet die „Stettiner Ordinaire Postzeitung": „Es ist auf Verlangen vieler Patienten allhier angelangt der im gantzen Römischen Reich wohl bekannte Operator Herr Eisenbarth, in Magdeburg wohnhaft... Den 6. dieses Monats hat er einen stockblinden Mann und den 7. noch eine blinde Person allhier in Gegenwart vornehmer Herren wiederum sehend gemacht. Logieret zu Stargardt in Oldehoffs Haus..."

Ob einer der Geheilten der Oberstleutnant von Grävenitz war, an dessen Augenlicht dem König so viel lag? Kein Dokument berichtet davon. Bekannt ist nur, dass dem Oberstleutnant irgendwann ein Auge herausgenommen wurde, dass er später Stadtkommandant von Magdeburg geworden ist und noch 40 Jahre gelebt hat. Jedenfalls kann König Friedrich Wilhelm mit Eisenbarth nicht gerade unzufrieden gewesen sein; denn im Jahre 1717 wird der Wunderdoktor zum preußischen Hofrat ernannt. Der Wert dieses Titels wird allerdings eingeschränkt durch eine Meldung der geschriebenen Zeitung vom 27. Februar 1717: „An die Collegia ist kund gemachet, so einer in oder außer denselben ein höher Praedicat verlangete, solches nach einer leidlichen Taxa erhalten sollte, als dasjenige von Geheimen Raht vor 500 rthlr (Reichsthaler), vom Hoffraht vor 200, vom Raht vor 100 und vom Secretario vor 50 rthlr... Der berühmte Zahnarzt usw. Eysenbarth hat hiervon profitieren wollen und ist Hoffraht geworden."

Es war einer der Tricks des unberechenbaren Königs, um aus der Titelsucht ein paar tausend Taler für die Staatskasse herauszuschlagen, zugleich aber auch ein Schlag ins Gesicht jener Ratgeber, die sich ihre Ämter durch Leistung erworben hatten. Nicht einmal seine Leibärzte und Armeechirurgen waren vor solchen Demütigungen sicher.

*

September 1723

Es schlägt acht Uhr von den Kirchtürmen. Im Roten Saal des Schlosses stehen auf langen, blank gescheuerten Tischen riesige Bierhumpen bereit. Tabakspfeifen aus Ton an jedem Platz, derbe Soldatenstiefel auf kostbarem Parkett. Schmutzige Witze und wieherndes Lachen.

Der 35-jährige König erscheint an der Spitze seiner Tabakskollegen. Hier ist er Gleicher unter Gleichen, hier gilt der General nicht mehr als der Hauptmann, der Soldat nicht mehr als der Beamte. Damit immer Leben in der Bude ist, hält sich der König seine Hofnarren. Gegenwärtig ist der Geheime Hofrat Gundling dran, einst angesehener Professor der Philosophie und Geschichte in Halle, jetzt vom Suff ruiniert. Friedrich Wilhelm hat das verkommene Genie zum Präsidenten der Akademie der Wissenschaften und zum Baron gemacht. Eine ungeheure Verhöhnung dieser Körperschaft, die den großen Philosophen Leibniz zum Gründer und Mitglied hat. Heute sollen nun die Mediziner ihr Fett abbekommen.
„Gundling!", brüllt der König.
„Was soll's?", lallt Gundling, längst sternhagelvoll. Der König deutet auf Holtzendorff, den Generalchirurgen, und auf den Leibarzt Professor Stahl. „Was sind das für Kerls, Gundling?"
„Hochgelehrte... hochverdiente..."
„Quatsch, Paviansgehirn!", brüllt der König. „Sieh dir ihre Visagen an, glotz genau hin. Und dann sag, was das für Kerle sind..."
Trotz seines Suffs merkt Gundling, dass der König eine Teufelei vorhat, und will es nicht mit den großen Männern verderben. Er stiert stumm vor sich hin.
„Dann will ich's sagen", knurrt Friedrich Wilhelm . Seine vorquellenden blauen Augen bekommen einen tückischen Ausdruck, er brüllt: „Leibärzte wollen sie sein... Aber ich werde euch sagen, was sie in Wahrheit sind... Blattscheißer..., Urinspekulanten..., Windriecher..., Nachttopfschwenker."
Mit einem Ruck steht Generalchirurg Holtzendorff auf, gleich nach ihm Professor Stahl.
„Dageblieben!", herrscht der König sie an. Militärisch macht Holtzendorff kehrt und geht zur Tür. Mit einer Verbeugung folgt der Professor. Die Stirnadern des Königs schwellen an, aber er bezwingt seine jähe Wut. „Meine Leibärzte sind gegangen", sagt er. Und schreit: „Wer will jetzt mein Leibarzt sein?" Keiner rührt sich. Die Augen des Königs mustern die Versammlung. An einem riesigen Kerl mit Schnauzbart bleiben sie hängen. „Jäckel!", schreit er. „Er ist fortan mein Leibarzt!"
„Zu Befehl!", kommt es zackig zurück. Jäckel ist Tambour beim Leibregiment gewesen, jetzt pensioniert. Als Spaßmacher darf er im Tabakskollegium erscheinen.
„Ich hab das Reißen", sagt der König.
„Das kuriere ich", antwortet Jäckel.

„Wann beginnst du mit der Kur?"
„Morgen."
„Morgen ist Jagd in Wusterhausen."
„Dann nach der Jagd. Aber Majestät muss alles tun, was der Leibarzt verordnet."
„Alles", verspricht Friedrich Wilhelm.
Am nächsten Abend, nach der Jagd, geht Jäckel mit seinem Patienten durch den Park von Wusterhausen. Sie kommen an einen flachen Graben. Jäckel deutet auf das Wasser. „Hineinspringen!"
Böse sieht der König ihn an.
„Das gehört zur Kur!"
„Narr!", brummt Friedrich Wilhelm.
Sie gehen über einen Steg. Und plötzlich greift der ausgediente Tambour den König und stößt ihn ins Wasser. Brüllend und prustend klettert der König heraus. Er rennt ins Schloss.

Noch am gleichen Abend tritt in Schloss Wusterhausen ein Gericht aus Mitgliedern des Tabakskollegiums zusammen. Das Urteil: „Tod durch das Schwert, sofort zu vollziehen." Dem Delinquenten werden die Augen verbunden. Er ist kalkbleich und zittert. Aber er bringt kein Wort hervor. Man nimmt ihm die Halsbinde ab, zieht den Rock bis auf die Hüften hinunter. So führt man ihn an den Ort seines Verbrechens.
„Niederknien!", kommandiert der König. Jäckel gehorcht.
„Scharfrichter vor!" Einer vom Tabakskollegium tritt vor. Er hält eine riesige, frisch gestopfte Bratwurst in beiden Händen. „Walte er seines Amtes!" Klatschend trifft die Wurst den Knienden im Genick. Er stürzt vornüber. Wieherndes Lachen; dem König laufen vor Vergnügen die Tränen über die Wangen. Er tritt auf Jäckel zu, um ihn aufzurichten. Im Schloss werden schon die Bierkrüge zum Versöhnungstrunk gefüllt. Doch der Tambour steht nicht mehr auf. Seine Arme baumeln leblos herunter, als man ihn aufhebt. Der Kopf fällt auf die Brust. Seine Augen sind gebrochen – die Angst hat ihn getötet.
„Holtzendorff!", brüllt der König, dass es durch den Park hallt. Aber Holtzendorff ist nicht da. Er schreibt in Berlin sein Abschiedsgesuch. Plötzlich, mitten in der Nacht, wird der Generalchirurg aus dem Schlaf geklopft. Der König ist da, weiß wie ein Leichentuch. Seine Lippen zittern, er weint... Nach einer langen, gemeinsam durchwachten Nacht ist die Aussöhnung besiegelt. Der Rückfall des Königs in Wunderglauben und Quacksalberei ist vorüber. Holtzen-

dorff hat ihm ein großes Bild der künftigen Medizin in Preußen entworfen. Sein Ziel: Die Kluft zwischen Ärzten und Chirurgen muss verschwinden. Die Chirurgen müssen voll ausgebildete Mediziner werden, die Mediziner Chirurgen. So soll das Vermächtnis Professor Speners erfüllt werden.

Das ist mit anatomischem Unterricht allein nicht zu erreichen. Darüber ist sich Holtzendorff mit seinen Kollegen von Militär und Zivil einig. Es müssen Vorlesungen auch in Physiologie, Pathologie, Innerer Medizin und Chirurgie geboten werden, in Chemie, Botanik, Arzneimittellehre und Mathematik. Der theoretische Unterricht muss von praktischen Übungen in allen Fächern begleitet werden. Aber das wird ins Geld gehen. Mindestens fünf neue Professorenstellen müssen geschaffen werden, samt Hilfspersonal, Vorlesungs- und Übungsräumen.

Doch Friedrich Wilhelm ist Feuer und Flamme. Er beauftragt Holtzendorff, zusammen mit dem Minister und Oberhofmarschall von Printzen die Gründung dieses Collegium Medico Chirurgicum vorzubereiten. Dabei kommt er ständig mit Anregungen und Befehlen. So am 2. Dezember 1723: „...daß den Professores zur Pflicht gemacht wird, ihre lectiones bei 50 Thaler Strafe accurat in Teutscher Sprache ohne Entgelt" zu halten. Ihre Gehälter sollen niedrig angesetzt werden; denn die gelehrten Herren wissen schon, wie sie ihren Ruf privatim in bare Münze umwandeln können. Vielleicht denkt der König dabei an die Professoren Stahl und Hoffmann, die sich mit ihren Patentmedizinen goldene Nasen verdient haben.

Von der Armee soll Holtzendorff alljährlich „acht junge Compagniechirurgen von der Garde, Landeskinder von gutem Naturell und gehöriger Tüchtigkeit" zu dem Collegium kommandieren. Drei Jahre sollen sie dort studieren und eine „Pension" von jährlich 50 Talern beziehen. Ihr Titel: „Königlicher Pensionärchirurg". Nach erfolgreichem Abschluss sollen sie zu Regimentschirurgen befördert werden und auch bürgerliche Kranke behandeln dürfen. Für zivile Studenten, auch für Nichtpreußen, soll das Studium kostenlos sein. Ärzte, die ihren Doktor an einer Universität gemacht haben und sich in Preußen niederlassen wollen, müssen eine Prüfung vor dem Collegium Medico Chirurgicum ablegen.

Am 18. März 1724 unterzeichnet der Soldatenkönig das „Reglement wie es bey dem von Sr. Königlichen Majestät in Preußen zur Aufnahme der studii medici und chirurgici in Dero Residenzien neu aufgerichteten Königlichen Collegio Medico-Chirurgico mit den auf dem Theatro Anatomico angeordneten Praelectionibus zu halten". Gleichzeitig erscheint das erste Vorlesungsverzeichnis. Es kann sich sehen lassen. Die Professoren sind:

- Augustin Buddaeus, Anatomie;
- Heinrich Henrici, Physiologie und Pathologie;
- Johann Theodor Eller, Innere Medizin;
- Gabriel Senff, Chirurgie;
- Caspar Neumann, Chemie und Arzneikunde;
- Michael Mathias Ludolff, Botanik.

Der Chemieprofessor Neumann ist den Berlinern als Chef der Hofapotheke im Königsschloss bekannt, in der die Rezepte der Armenärzte kostenlos eingelöst werden. International ist er als Chemiker und Pharmakologe berühmt. Sein Ziel ist es, die Wirkstoffe der pflanzlichen Heilmittel chemisch zu analysieren – ein weiter Weg. Das Laboratorium der Schlossapotheke wird zur Übungsstätte der Collegiaten. Sein Kollege, der Botaniker Ludolff, ist Direktor des Botanischen Gartens (später Kleistpark) am Schöneberger Weinberg, den der König dem Collegium zu Züchtung und Anbau von Heilpflanzen übergibt.

Sechsundachtzig Jahre vor Gründung der Universität hat Berlin somit eine Medizinhochschule, die es mit jeder medizinischen Fakultät aufnehmen kann. Was den Männern um Holtzendorff jetzt noch fehlt, ist eine Klinik, ein großes Krankenhaus, in dem Kranke behandelt und zugleich Studenten am Krankenbett in der Diagnose und Therapie ausgebildet werden können. Eine derartige Klinik gibt es bisher nur im niederländischen Leyden bei Professor Hermann Boerhaave (1668–1738). Bei ihm gehen Beobachtung und Erfahrung vor Theorie. Aus seinem theoretischen Wissen wählt er aus, was in diesem oder jenem Fall praktisch anzuwenden ist. Boerhaaves Klinik mit ihren nur zwölf Betten wurde zum Wallfahrtsort für Mediziner, die sich mit der Theorie nicht zufrieden geben wollten. Einer der Lieblingsschüler war Johann Theodor Eller, jetzt Professor für Innere Medizin am Berliner Collegium.

Wenn die Berliner Reform nicht Stückwerk bleiben soll, dann muss eine Klinik geschaffen werden. Darüber ist sich Generalchirurg Holtzendorff mit Professor Eller einig. Und sie wissen auch, wo sich das Projekt verwirklichen ließe – im alten Pesthaus vor dem Spandauer Tor, das noch immer eine Mischung von Altenhospital und Bewahranstalt für Bettler und Streuner ist.

Doch der König hat seine eigenen Pläne für das Haus. Die Tagediebe lässt er mit Gewalt in das Spinn- und Arbeitshaus in der Festung Spandau schaffen. Den Berliner Regimentern befiehlt er, ihre bettlägerigen Kranken in die freigewordenen Stuben zu legen. Für die Alten und Gebrechlichen plant er ein neues Logis in der Friedrichstadt, für das er Grundstück und Baumaterial schon bereitgestellt hat. Und dann soll das Haus vor dem Spandauer Tor zum Lazarett für die Berliner und Potsdamer Garnison werden; die Revierstuben in der Stadt, in denen die Regimenter ihre Kranken pflegen, will er auflösen.

Gerade das passt aber den Regimentern überhaupt nicht, aus vielerlei Gründen. Die Kommandeure und Regimentsfeldschere würden dabei die pauschalen Medizingelder einbüßen, aus denen sie gute Nebeneinnahmen abzweigen können. Die Feldschere haben keine Lust, zu jeder Krankenvisite einen Marsch zum Spandauer Tor anzutreten. Die kranken Soldaten wollen in der Nähe ihrer Frauen, Kinder und Liebsten bleiben. Auch ein Despot wie Friedrich Wilhelm I. scheitert an der Sturheit des Kommisses. Revierkranke, die ins Lazarett verlegt werden müssten, werden plötzlich gesund. Die wenigen Garnisonsstuben im Haus vor dem Spandauer Tor stehen leer.

Um den König von seinem eigensinnigen Vorhaben abzubringen, steckt sich Holtzendorff hinter den für das Armenwesen zuständigen Minister von Katsch. Auf dessen Eingabe krakelt Friedrich Wilhelm:

„Dieses Haus hört noch meinem Regiment, soll mit solchen Possen mir nit ärgern. Fr. W."

Erst ein Jahr später wagt Holtzendorff einen neuen Vorstoß. Diesmal schickt er den Stadt- und Amtschirurgen Christian Habermaaß vor, ein vom König geschätztes Mitglied des Armendirektoriums. Habermaaß appelliert in seiner Eingabe vom September 1726 an die Eitelkeit und an die Sparsucht des Monarchen. Er rechnet ihm vor, dass die laufenden Kosten einer Heil- und Lehrklinik jährlich auf etwa 14.000 Taler kämen, etwa so viel wie die Ausbildung eines einzigen Pensionärchirurgen in Paris kostet. Jetzt hat Berlin durch des

Königs Gnade selber die fähigen Professoren – es fehlt nur noch die Klinik, damit Berlin es „mit Gottes Beystand und Ew. Königl. Majestät Hülffe in wenigen Jahren den Parisischen wo nicht vor zu thun, doch gleich kommen vermöge".

„Da steckt doch wieder Er dahinter", fährt der König den Generalchirurgen an. Holtzendorff macht ein unschuldiges Gesicht. Muss denn immer er verantwortlich sein, wenn andere Leute dem König vernünftige Ideen vortragen?

Zwei Monate spricht der König kein Wort mit Holtzendorff. Aber am 18. November 1726 setzt er seinen „Friedrich Wilhelm" unter die Kabinettsordre, in der „Seine Königliche Majestät in Gnaden erlauben, daß in dem Garnison-Lazareth vor dem Spandowschen Thor auch ein Bürger-Lazareth angelegt werden soll... Es sollen auch die Kranken darin, sowohl Soldaten als Bürger, vom Doctor Eller und Regiments-Feldscher Senffen tractiret werden. Und soll jeder Zeit ein Feldscher von den acht Königlichen Pensionärs darin Beständig wohnen und monatlich nebst frey essen und quartier acht Thaler tractament genießen."
Noch sieht Friedrich Wilhelm nicht ein, dass ihm damit seine Lieblingsidee, das Garnisonslazarett, völlig zweckentfremdet worden ist. Aber er zahlt willig die Gelder, die für den Ausbau des Hauses benötigt werden. Ein Wirtschaftsgebäude muss aufgebaut werden, Stallungen, ein Speisesaal, eine eigene Brauerei und ein Inspektorhaus. Der König schießt 580 Reichstaler vor, den Rest soll die städtische Armenkasse aufbringen.
Doch wie steht es mit der Verpflegung im Bürgerhospital?
Den Roggen zum Brotbacken soll das Spital vom Stadtmagazin beziehen. Doch das Stadtmagazin verlangt den üblichen Preis: Einkaufspreis plus Kornsteuer. Gegen die Steuer protestiert Inspektor Habermaaß, der erste Verwaltungsdirektor des Krankenhauses an der Spree.
Wieder muss der König entscheiden.
Und wieder entscheidet Friedrich Wilhelm . In seiner krakeligen Schrift setzt er auf den Rand der Eingabe die Worte: „Es soll das Hauß die Charité heißen. F. W."
Damit verfügt der König, dass die Charité ihr Brotkorn steuerfrei beziehen soll. Und „Charité" heißt auf Deutsch so viel wie Wohltätigkeit, Barmherzigkeit. Zur Wohltätigkeit ist der Staat ebenso verpflichtet wie seine wohlhabenden Bürger...
Berlin hat seine „Charité" bekommen.

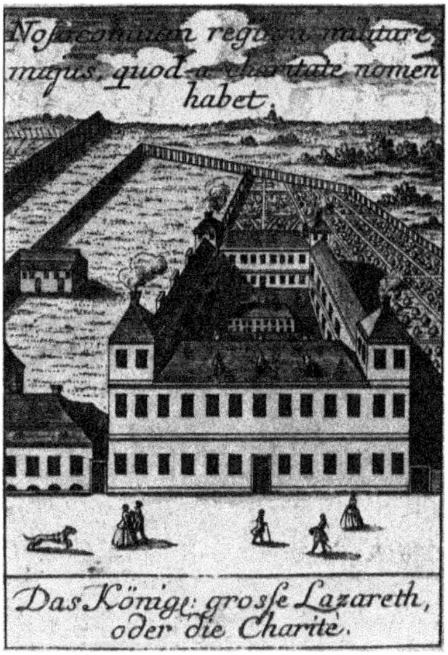

Abbildung 5: Die Ur-Charité um 1740, dreißig Jahre nach der Errichtung des ursprünglichen Pesthauses an der Spree. 55 Jahre lang war dieser Fachwerkbau Schauplatz bedeutender medizinischer Ereignisse.

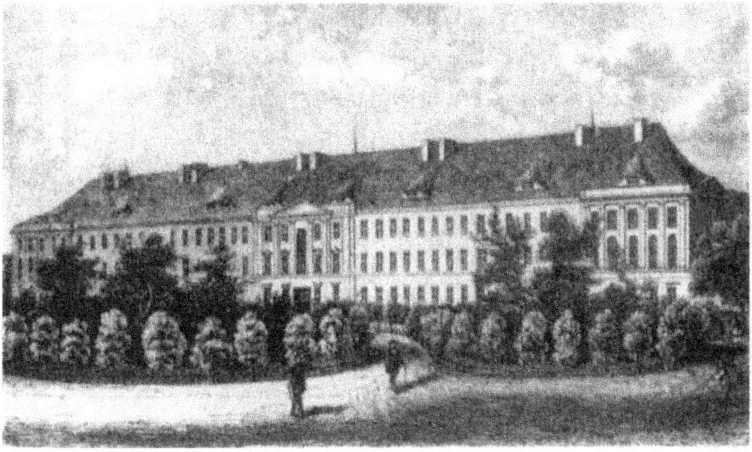

Abbildung 6: Unter Friedrich dem Großen wurde 1785 der Grundstein zur neuen Charité gelegt. Unter seinem Großneffen Friedrich Wilhelm III. wurde der Bau im Jahre 1800 vollendet. Ein imposantes, für damalige Ansprüche hochmodernes Krankenhaus.

Schreie im Maison Royale de Charité

> „Vor jeder Thür war mit großen Buchstaben angemahlet, was für Patienten in der Stube. In einer Stube hatten sie diese Krankheit, in der anderen ein ander Krankheit; Manns-Personen waren allein, und die Frauns-Personen waren auch allein. Eine jede Person hatte ihr eigen Bett, die Bettsponden waren alle numeriret. In dem Bette war ohngefähr ein Unterbette, ein oder zwei Küssen und nur eine weiße Decke zum Oberbette. Die Stuben waren alle reindlich, helle und ziemlich warm. Mit dem Krancken hat es diese Beschaffenheit: wer arm und krank in Berlin und den Vorstädten ist, der wird per modum supplicationis, oder wenn der Prof. Eller oder Senff nur ein Billet an dem Inspectore geben, sogleich in die Charité aufgenommen, und werden auch in allem löblich und hinlänglich verpflegt. Wenn sie aber gesund worden sind, so kommen sie ins Arbeits- oder Irrenhaus und müssen solches wieder abverdienen, doch nur auf die Helfte. Sind es aber Leute, so noch etwas Mittel haben, so kommen sie doch in die Charité, sie müssen aber wöchentlich für ihre Verpflegung 8 Groschen, auch wohl gar 12 gr. geben. Dieses ist nur ein Drittheil von demjenigen, was sie verzehren, denn sie bekommen alle Tage Fleisch, auch Braten."

(Aus dem Reisetagebuch des Johann Georg Bethmann aus Aderstädt bei Halberstadt, 1733)

Der grauenhafte Schrei kommt aus dem dritten Stockwerk der Charité. Im zweiten Stock fahren die Fiebernden angstvoll in den Betten hoch. Im Erdgeschoss, dem Asyl und Altersheim, bewegen ausgemergelte Greise ihre zahnlosen Münder, als beteten sie. Und ganz oben unterm Dach in den Abteilungen für krätzige und venerische Kranke stecken junge Männer und Frauen die Köpfe unter die Bettdecke, halten sich die Ohren zu oder hämmern verzweifelt gegen die Türen. Denn in dieser gefährlichen Abteilung haben die Türen innen keine Klinken. Doch der Schrei schwillt an, bis er nichts Menschliches mehr hat. Dann bricht er jäh ab...
„Jetzt ist er hin", murmelt ein junger Soldat in Zimmer 73, dessen Tür außen ein Schild mit der Aufschrift „Männer-Inficierten-Stube" trägt. – „Der kommt auf Nummer vierzig", murmelt ein Bettnachbar. Zimmer Nr. 40 liegt im zweiten Stock. „Tothen-Kammer" steht auf dem Türschild.

In die bleierne Stille hinein dringt jetzt ein schwaches Wimmern. „Er lebt noch", flüstert der Soldat. – „Lieber Gott, gib, dass er durchkommt", antwortet sein Bettnachbar.

Das Wimmern kommt aus Zimmer Nr. 52. Zimmer 52 im dritten Stockwerk ist der Operationssaal, acht Meter breit, fünf Meter tief, mit den Fenstern zur Spree, nach Süden. An der Fensterseite ein paar verschieden hohe, einfache, längliche Operationstische ohne jede Verstellvorrichtung: wenn die Operation eine bestimmte Lagerung des Patienten erfordert, werden Kissen untergelegt. Manche, auch schwere Operationen werden am sitzenden Patienten vorgenommen, dafür stehen Sessel bereit, auf denen der Patient festgeschnallt werden kann. Einfachere Eingriffe geschehen im Bett des Patienten auf der Stube, und alle Insassen schauen zu...
An das Schreien und Stöhnen aus diesem Raum gewöhnt man sich, wenn man ein paar Tage in der Charité ist. Doch heute, am 9. Oktober 1728, geht es jedem der 300 Patienten, als läge sein eigenes Kind auf der Schlachtbank.
„Ludwig Lappie, seines Alters vierzehn Jahr, hiesigen Zeugmachers Sohn", so ist er im Journal eingetragen. Wegen schmerzhafter Harnverhaltung ist er eingeliefert worden. An der Trübung des wenigen Urins, den er noch lassen konnte, und durch Sondierung der Harnblase haben die Professoren Eller und Senff einen Blasenstein festgestellt. Vierzehn Tage lang hat er Unmengen von Kräutertees trinken und sich immer wieder der schmerzhaften Prozedur des Katheterisierens unterziehen müssen. Aber der Stein wollte sich nicht auflösen. In dieser Zeit war Ludwig zum Liebling aller Kranken und Armen in der Charité geworden, und nun bangen sie um sein Leben.
Als ein Feldscher ihn am frühen Morgen aus der Krankenstube abholte, war er noch benommen von der opiumhaltigen Medizin, die man ihm in der Nacht mit einer Tasse Baldriantee eingeflößt hatte. Seine Stubengenossen wussten das nicht, und der Feldscher musste energisch dazwischen gehen, als Ludwigs Bettnachbar dem Jungen noch einen Schluck aus der Schnapsflasche verabreichen wollte. Die ganze Stube schimpfte und fluchte über solche Grausamkeit.
Im Operationssaal fiel Ludwig sofort ein Offizier in goldbestickter Uniform auf; man hatte ihm vorher gesagt, dass der Generalchirurg Holtzendorff extra seinetwegen aus Potsdam kommen wird. „Ich muss doch sehen, wie sich unser kleiner Held benimmt", sagte Holtzendorff und strich dem Jungen über den Schopf. Den Mann, der

ihn operieren wird, kannte Ludwig von den Visiten. Es ist Professor Gabriel Senff, der chirurgische Direktor der Charité. Er ist zwar schon seit vielen Jahren am Collegium Medico-Chirurgicum tätig, trägt aber immer noch die blaue Uniform eines Regimentschirurgen der Infanterie. Auch er hatte als Barbierlehrling angefangen, war Kompaniefeldscher gewesen und auf Königs Kosten in Paris zum perfekten Chirurgen ausgebildet worden. Er ist kein Neuerer der Chirurgie, kein Erfinder genialer Operationen, aber er ist ein beidhändig unheimlich geschickter Operateur, kennt jeden Muskel, jede Ader und jeden Nerv und ist obendrein ein hervorragender Lehrer, worauf es in der Charité besonders ankommt. Er hat nie eine Zeile veröffentlicht; der Bericht über die Operation an dem vierzehnjährigen Ludwig Lappie findet sich in dem Buch „Nützliche und auserlesene Medicinische und Chirurgische Anmerckungen", das Senffs Kollege, der erste medizinische Direktor der Charité, Professor Thomas Eller, über die ersten drei Jahre im Haus vor dem Spandauer Tor 1730 in Berlin veröffentlicht hat.

Auch den Professor Eller hat Ludwig schon kennengelernt. In seinem hellbraunen Rock und dem Spitzenjabot statt militärischer Halsbinde hebt er sich vom Pensionärschirurg Sode und Kompaniefeldscheren ab, die den Jungen jetzt auf einen länglichen, mit Decken und weißen Laken überzogenen Tisch heben, während sich Professor Senff zum Instrumentenschrank wendet.

„Kommt jetzt das große Messer?", fragt Ludwig Lappie; davor haben ihn seine Stubengenossen ständig gewarnt. Und plötzlich ist er gar kein kleiner Held mehr. Mit einem Satz springt er vom Tisch, verbeißt sich in die Fäuste der Feldschere, die ihn zurücktragen.

„Festbinden!", befiehlt Senff. Breite Gurte werden über dem mageren Knabenkörper angezogen.

„Mutter, Mutter", wimmert Ludwig Lappie. Man schiebt ihm einen feuchten Stoffballen zwischen die Zähne, für den Fall, dass er einen Beißkrampf bekommen sollte, und breitet ihm ein Tuch übers Gesicht. An Kopf, Armen und den auseinander gespreizten Beinen packen ihn eiserne Fäuste. Dann ein kurzer Schmerz, den er kannte; ein Hohlkatheter wird ihm in die Harnröhre geführt. Ein warmes Rieseln im Unterbauch: warmes Wasser wurde in die Blase geleitet. Mit den Fingerspitzen fühlt der Chirurg, wie sie sich spannte.

„Genug", sagt er und greift nach dem Bistouri, einem im Handgriff ver- und feststellbaren Messer. Unmittelbar über der Schambeinfuge setzt er es an.

Und dann kam der Schrei.

Professor Senff ist, als hätte er ihn schon gehört, bevor die Spitze des Messers die Haut des Jungen geritzt hat. Aber wer in dieser anästhesielosen Zeit zum Chirurgen taugen will, der muss, wie der Römer Aulus Celsus (25 v. Chr. bis 35 n. Chr.) verlangte, „unerschrocken und unbarmherzig sein"; seine Barmherzigkeit ist der Wille zu heilen. Er darf sich durch das Schreien nicht verleiten lassen, mehr oder weniger zu schneiden als notwendig. Weil zu viel Schmerz ebenso wie zu großer Blutverlust einen „Operationsschock" herbeiführen kann, bemühen sich die Chirurgen, immer schneller, immer sicherer zu operieren.

Deshalb hat Holtzendorff darauf gedrängt, an der Charité den „hohen Blasenschnitt nach englischer Manier" einzuführen. Er verspricht sich davon in erster Linie weniger Nebenverletzungen als beim Blasenschnitt vom Damm her, von dem häufig üble Blasen- oder Harnröhrenfisteln zurückbleiben. Außerdem – wichtig für die Chirurgie im Felde – weniger Bedarf an Assistenten und Instrumentarium. Das sieht auch Senff ein. Er hat diese Methode bisher nur an der Leiche studiert, und daher weiß er, dass sie ein anderes, nicht geringeres Risiko birgt.

Von der Schambeinfuge her spaltet er auf der Mittellinie des Bauchs die Haut etwa zweieinhalb Fingerbreit lang, dann die Bauchdecke und – mit einem nur anderthalb fingerbreiten langen Schnitt – die Sehnenplatten zwischen den geraden Bauchmuskeln. Mit den beiden vorderen Fingern seiner Linken tastet er zwischen den Pyramidenmuskeln nach unten, bis er die leicht gespannte Wölbung der Blase spürt.

Jetzt muss Senff sehr vorsichtig vorgehen; denn die Harnblase ist in ihrem oberen Teil von einer Falte des Bauchfells überzogen, und wenn er da hineinschnitte, wäre das der sichere Tod des kleinen Ludwig Lappie. Das Bauchfell, die innere Hülle der Bauchhöhle, ist damals und bleibt es fast noch anderthalb Jahrhunderte hindurch für die Chirurgen ein unantastbares Heiligtum, in das einzuschneiden so gut wie immer mit einer tödlichen Bauchfellentzündung endet.

Die zwei Finger der Linken noch immer in der Wunde, lässt er sich ein längeres, ganz schmales Bistouri reichen und sticht mit ihm unter Führung der Finger, den Rücken des Messers zum Bauchfell gewendet, die Blase an. Wasser quillt heraus. Er vergrößert die Öffnung so weit, dass er eine kleine Zange einführen kann. Der Stein ist klein, hat sich im unteren Teil des Blasenhalses festgesetzt, und es kostet Senff bei der kleinen Öffnung einige Mühe, ihn herauszuziehen. Er ist rund, gelblich, porös und wiegt zweieinhalb Lot, ca. 40 Gramm.

Die Operation hat vier Minuten gedauert. Ludwig Lappie hat davon nichts mehr gespürt; nach dem ersten Schnitt ist er in eine gnädige Ohnmacht gesunken.
Was nun folgt, heute nennt man es „postoperative Versorgung", zeigt die Charité als frühes Beispiel von Intensivstation. Die Wunde wird nicht genäht, weil nach einem solchen Eingriff der Urinabfluss durch die Harnröhre zunächst unterbrochen bleibt und durch die Wunde erfolgen muss. Die äußere Wunde wird mit zwei Heftpflastern zusammengezogen, darüber kommt ein großes Pflaster aus Scharpie, bestrichen mit warmem *Unguentum digestivum*, einer Eiterungssalbe aus Terpentin, Eigelb, Johanniskrautöl, Weihrauch und Myrrhe. Zu beiden Seiten der Wunde werden schmale Kompressen gelegt, darüber ein warmer mit Rosenöl getränkter Umschlag. Eine große rechteckige Kompresse wird in warmen Wein getunkt, ausgewrungen und um den ganzen Leib geschlungen; und das Ganze dann von einer anderthalb Hand breiten Ruhigstellungsbinde zusammengehalten.
Dazu Professor Thomas Eller: „Mit solcher Art von Verband ward alle zwey Stunden, so lange der Urin aus der Wunde floß, fortgefahren, jedoch also daß bei jedem frischen Verbinden der Patiente sich ein paar Minuten lang auf den Leib sich legen mußte, damit alles, was sich in der Blase von Geblüthe und dergleichen gesammelt, hiedurch evacuiret werden möchte."

Der frischoperierte Junge wird auf die Stube Nr. 52 gelegt, eine der beiden „Männer offen Schaden Stuben", links und rechts vom Operationssaal. Seine neuen Stubengenossen werden vergattert, darüber zu wachen, dass er zwischen den Verbandswechseln schön brav auf dem Rücken liegt. Nach sechs Stunden, beim dritten Verbandswechsel, findet sich in der Tiefe der Wunde noch ein kleinerer Stein. Ludwig hat leichtes Fieber, stellt der Pensionärchirurg fest, indem er seine Hand auf die Stirn des Jungen legt. Es gibt zwar längst Thermometer, doch die Fieberkurve über dem Bett des Patienten liegt noch in weiter Ferne.
Schon am Tag nach der Operation geht etwas Urin auf dem natürlichen Weg ab; am fünften Tag hört der Ausfluss aus der Wunde ganz auf, ebenso das Fieber. Ludwig und die ganze Stube mit ihm freuen sich, „dett ick nu wieda richtich pissen kann", wenn auch nur in die Bettflasche. Am siebenten Tag darf er sich aufsetzen, muss aber noch im Bett bleiben, bis am 1. November 1728 die äußere Wunde völlig verheilt ist. Der Zeugmacher Lappie bekommt seinen

Jungen gesund zurück. Und Professor Eller berichtet, „daß dieser glückliche Ausgang des ersten Versuchs, auf diese Art zu operieren, nicht wenig anreitzte, mit mehreren dergleichen Krancken auf eben selbige Art zu verfahren".

Darin irrte Professor Eller. Gabriel Senff führte nur noch wenige „hohe Steinschnitte" aus. Die Enge des Blasenschnitts zwischen Schambein und gefährlichem Bauchfell erlaubte bei größeren Steinen kaum das Einführen einer größeren Zange. Professor Senff zog den Blasenschnitt von unten, seitlich der Mittellinie des Dammes, vor. Wie er dabei verfuhr, beschrieb der damals führende deutsche Chirurg Laurentius Heister, Professor an der Universität Helmstädt (1683–1758), in seinem Werk „Chirurgie". Weil er Gabriel Senff über alles schätzte, hatte ihm Heister seinen Sohn im Jahre 1735 zur Ausbildung nach Berlin geschickt. Und der junge Heister berichtete dem Vater:

„Der Patient kam auf einen Tisch, der so hoch war, daß er dem Chirurgen, wenn er kniete, bis an den Nabel reichte. Ein Kissen kam unter den Steiß, ein zweites unter den Kopf. Der Steiß schnitt mit dem Tischrand ab. Zwei Diener beugten die Knie des Patienten, so daß die Fersen die Nates (Gesäß) berührten, und banden die Fersen an den Händen des Kranken fest. Ein Dritter befestigte von hinten her die Schultern; ein Vierter kniete auf dem Tisch, um mit der rechten Hand das Scrotum (Hodensack) anzuheben und mit dem Zeigefinger beider Hände die Haut im Operationsgebiet anzuspannen. Ein fünfter Assistent dirigierte die Instrumente."

Die Operation wurde bei entleerter, also schlaffer Blase ausgeführt. Um die Blase zu spannen, kam durch die Harnröhre „erst ein mit einer Rinne versehener Katheter, ein Modell aus Silber mit besonders starker Krümmung, eingeölt in die Blase. Dann ließ sich Senff auf das rechte Knie nieder, brachte mit der linken Hand die Handhabe des Katheters nach dem rechten Schambogen zu, wodurch das Ende des Instruments in die Gegend des linken Tuber ischii (Sitzbeinhöckers) kam. Hieraus schnitt er der entstandenen Vorwölbung entgegen mit einem breiten Steinmesser, welches bis zur Mitte mit Leinwand umwickelt war (in den Damm). Jetzt nahm er das Messer quer in den Mund und tastete mit dem rechten Zeigefinger in die Wunde nach dem Katheter, brachte das Messer wieder in die Hand und schnitt in die Katheterrinne auf die Blase ein, die damit eröffnet war. Unter Festhalten des Messers beugte er alsdann mit der linken Hand den Kathetergriff etwas auf sich zu, ließ das Messer mit der rechten Hand in der Rinne weitergleiten und schnitt dadurch die Blase weiter auf. Nun mußte der vierte Diener den Katheter halten. Er selbst hielt mit der rechten Hand das Messer ruhig und brachte daneben mit der Linken einen ‚männlichen' Konduktor[1] in die Blase. Nun wurde das Messer aus der Wunde genommen, über dem ‚männlichen' der ‚weibliche' Konduktor eingeführt, und der Katheter entfernt. Dafür brachte er zwischen den Konduktoren die Zange herein, die Konduktoren heraus, suchte, faßte und extrahierte mit der Zange den Stein und beendete damit die Operation, der der Verband folgte."[2]

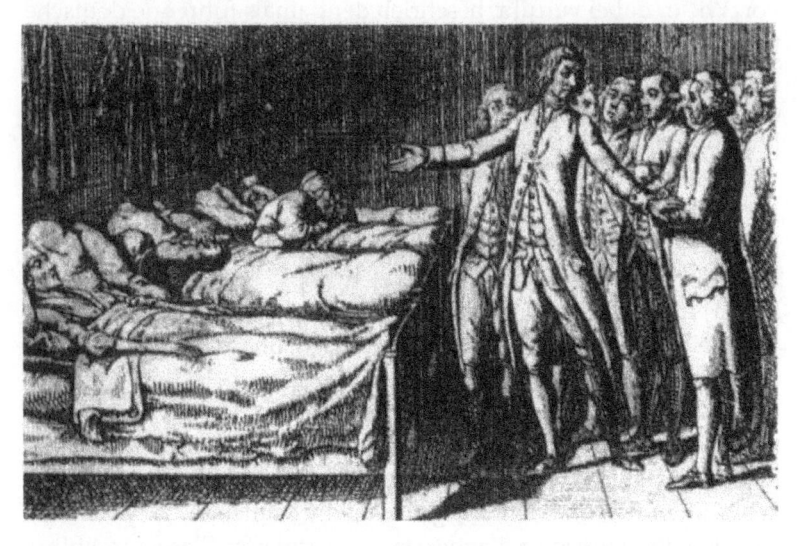

Abbildung 7: Chef-Visite in der Charité zur Zeit des Alten Fritz, dargestellt von Daniel Chodowiecki. Die Methode, angehende Ärzte am Krankenbett zu unterweisen, wurde in großem Maßstab zuerst hier geübt. Die Assistenten waren sogenannte Pensionär-Chirurgen, ausgewählte Kompanie-Feldschere, die am Anatomischen Theater ihr Examen mit der besten Note bestanden hatten.

[1] Breite Rinnensonde als Leiter beim Einführen von Instrumenten; von gleicher Krümmung wie der durch die Harnröhre eingeführte „Katheter". „Männlicher" Konduktor: seine Wölbung passt in die Rinne des „weiblichen".
[2] Dem Bericht seines Sohnes fügte Heister senior leicht skeptisch hinzu: „Senff machte die Operation öfter in den Jahren 1735 und 1736 vor seinen Schülern sowohl an der Leiche wie am Lebenden. Er verlor von den damals operierten Patienten nicht einen einzigen und brauchte zur ganzen Operation angeblich nur 2 bis 3 Minuten."

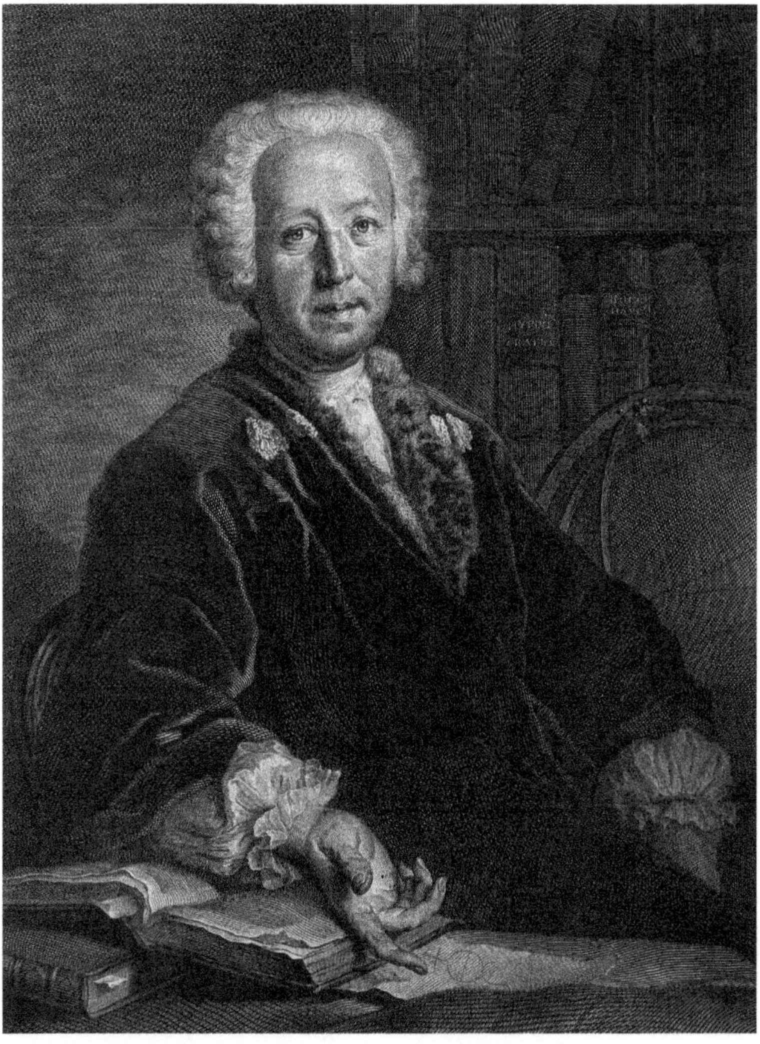

Abbildung 8: Johann Theodor Eller (* 29. November 1689 in Plötzkau; † 13. September 1760 in Berlin) leitete zusammen mit dem Chirurgen und Militärarzt Gabriel Senff († 1738) acht Jahre lang die Charité in Berlin.

Kindesmörderin Dorothea Steffin

„An einer Thür stund ‚Sage Femme', so wird hier in Berlin genennet die Weise-Mutter, das ist die Hebamme. An einer anderen Thür stund ‚Accoucheur', ist derjenige Chirurgus, der der Weise-Mutter die Hand bietet. Wir kamen auch in zwey Kindbetterinnen-Sechs-Wochen-Stuben. Diese waren lauter Huren, hatten ihre Kinder bey sich im Bette; etliche Kinder waren erst ein Tag, 2 Tage, 3 oder 4 Tage und immer so weiter alt. Etliche hatten ihre 6 Wochen schon gehalten, welchen angedeutet wurde, daß sie sich retirieren oder ihre logis bezahlen sollten. Sie wollten aber nicht davon; die eine schützte dieses für, die andere jenes. Auch unter diesen waren charmante Seelen, und die Visitatores versicherten mir, daß wenn sie wieder aus der Charité und aus dem Arbeits-Hause kämen, so fingen sie ihre Hurerey wieder an. Die Berlinischen Frauen nehmen ihre Ammen aus der Charité; diejenigen Huren, so noch gewisse Manns-Personen haben, die bey Mitteln sind, müssen zu ihrem Unterhalt in der Charité was contribuiren, wenn sie nemlich kundig und gewiss sind, die Manns-Personen."

(Aus dem Reise-Tagebuch des Herrn Johann Georg Bethmann, Anno 1733)

Fluchend fährt Paul Wilhelm Sode, Erster Chirurg an der Charité, aus dem Bett. Draußen klopft jemand an seine Tür, als wollte er sie aus den Angeln sprengen. „Mach Er schnell, Herr Chirurg", ruft eine raue, atemlose Stimme. „Um Jesu Christi willen, mach Er schnell..."
Sode zündet eine Kerze an, sucht seine Kleider zusammen und tappt zur Tür. Im trüben Flackern erkennt er eine Frauengestalt. Volles Haar fällt wirr über üppige Schultern, ihre Hände raffen das weite Hemd über der Brust zusammen, doch die Geste enthüllt mehr als sie verbirgt. Sie können nicht verleugnen, wo sie herkommen, diese Weiber aus der Schwangeren- und Wöchnerinnenstube, dieser Abschaum der Menschheit, der seine Brut hier kostenlos zur Welt bringen darf – auf allerhöchsten, auf königlichen Befehl.
„Komm Er schnell, Herr Chirurg", keucht das Weib und zerrt an seinem Arm. „Die Dorothea stirbt." Hastig berichtet sie, dass die gestern erst aufgenommene ledige schwangere Dorothea Steffin ganz plötzlich in die Wehen gekommen sei, kurz vor Mitternacht. Jetzt aber geht es schon bald auf den Morgen zu.

„Wo ist die Wickelfrau?", fragt der Chirurg.
„Bei der Dorothea..."
Das Weib steht so dicht bei ihm, dass er ihren Atem spürt, der nach Fusel riecht. Fluchend knöpft Sode seinen Rock zu. Er flucht auf die Charité und auf ihren Gebärsaal, auf den Professor Eller, der dem König diesen Floh ins Ohr gesetzt hat, auf die Hebammen der Stadt, die sich weigern, aus ihren bequemen Wohnungen heraus in die entlegene Charité zu ziehen. Er flucht auf die dummen, stumpfen, versoffenen Weiber, die von der Verwaltung als Wickelfrauen und Aufwärterinnen für die Schwangerenstube angestellt worden sind. Und er flucht auf seine Vorschrift, in der es unter Punkt 9 heißt: „Die zum Accouchieren (Entbinden) in die Charité entsandten Personen muß er in der Geburth selbst bedienen und nicht gestatten, daß sich die Weibes-Stücke untereinander die Kinder hohlen. Auch muß er sich selbst dabei dergestalt gewissenhaft in acht nehmen, daß keine an ihrer Gesundheit verwahrloset werde."
Im gegenüberliegenden Flügel des Hauses liegt die Entbindungsstation. Sode eilt durch die langen, von Ölfunzeln nur spärlich erleuchteten Korridore. An einer Ecke stößt er gegen einen hölzernen Nachtstuhl, der da gegen alle Vorschrift abgestellt ist und scheppernd umfällt. Von weitem hört er wirre, erregte Frauenstimmen vor Zimmer 44, dem Entbindungssaal. Ein Schwarm halbnackter Gestalten rennt auseinander, als er um die letzte Ecke biegt. Nun hört er auch das jammervolle, unterdrückte Stöhnen.
Der Kopf der jungen Frau hängt nach hinten über die Lehne des breiten Gebärstuhles. Ihre Hände haben sich in die hölzernen Handgriffe verkrallt, wie ein Bogen spannt sich ihr Körper, wenn die Wellen des Schmerzes sich ankündigen. Sie atmet stoßweise durch die Nase, ihre weißen Zähne graben sich in die blutige, zerfetzte Unterlippe.
Zu Füßen der Kreißenden hockt auf den Knien eine unförmige Gestalt. Das Haar des Frauenzimmers hängt in fettigen Strähnen herunter, aus wässrigen Fischaugen starrt sie vor sich hin, ihr zahnloser Mund murmelt monoton immer wieder dieselben Worte: „Was Gott will erquicken, kann sich nicht erdrücken..."
Das ist der jahrhundertealte Spruch der Hebammen und Wehmütter, wenn eine Geburt zum Stehen gekommen ist, weil ein zu enges Becken die Austreibung des Kindes verhindert, wenn die Wehen zu schwach sind oder die Lage des Kindes anormal. Dass es hier an dem ist, hat Sode schon gestern bei der Aufnahmeuntersuchung der Dorothea Steffin vermutet. Aber gestern sah es so aus, als wür-

de es mit der Geburt gut und gern noch ein paar Tage Zeit haben. Dass es so plötzlich kommen würde, wer konnte das ahnen; und wer konnte voraussehen, dass die Wickelfrau Annamaria Krappin ausgerechnet in diese Geburt hineinpfuschen würde, statt ihn auf der Stelle zu holen. Nach der preußischen Medizinalordnung vom 27. September 1725 wie auch nach der Charité-Instruktion ist es den Wickelfrauen strengstens verboten, selbst bei der einfachsten Geburt Hand anzulegen. Sie haben sich nur um die Pflege der Schwangeren, Wöchnerinnen und Kinder zu kümmern.

„Mach sie Platz!", herrscht Sode die Wickelfrau an und stößt sie zur Seite. Er kniet nieder, beugt sich über die Wöchnerin, untersucht vor allem, ob das Kind im Mutterleib noch lebt.

Das Kind lebt.

Aber wie lange noch? Und wie lange wird die Dorothea Steffin diese Qual aushalten? Mit einem Ruck steht Sode auf, geht rasch auf die Tür an der linken Seite des Entbindungssaales zu. Dort in der Hebammenkammer sind in einem verschlossenen Schrank die Instrumente für schwierige Geburten aufbewahrt. Er stößt die Tür auf.

Erschrecktes Kreischen. Auf dem Bett der Wickelfrau hocken drei Weiber und blicken ihm angstvoll entgegen. Zwei Flaschen stehen auf dem Tisch, bis auf einen kleinen Rest leer. Nun weiß Sode, was geschehen ist: Diese Weiber aus der Sechswochenstube haben heimlich mit der Krappin gesoffen. Als die Wehen der Dorothea Steffin einsetzten, haben sie beschlossen, die Geburt allein zu bewerkstelligen. Vielleicht war es die Feindschaft der mit ihren Kindern allein gelassenen Frauen gegen alles Männliche, vielleicht die eingewurzelte Meinung, dass kein männliches Wesen bei einer Geburt etwas zu suchen habe.

Unwissend und ahnungslos haben sie das Falscheste getan, was man bei unnormaler Kindslage tun kann: Sie haben die Kreißende ermuntert, tüchtig zu pressen, haben ihr vielleicht sogar einen jener Zaubertränke eingeflößt, der die Wehen anfeuern soll. Und nun liegt das Kind quer; für Dorothea Steffin und ihren Balg besteht höchste Gefahr, und für peinliche Verhöre ist keine Zeit mehr. Mit fliegender Hand schließt Sode den Instrumentenschrank auf. Ganz vorne liegt die neueste Errungenschaft der Geburtshilfe – eine „englische Zange", wie sie der Holländer Palfijin der medizinischen Welt vor fünf Jahren bekannt gemacht hat. Wenn die Lage des Kindes normal, die Wehen aber nicht stark genug sind, dann greift man mit Palfijins Zange nach dem Kopf des Kindes und zieht es heraus.

Doch liegt das Kind quer oder mit dem Steiß voran vor dem natürlichen Ausgang, dann kann auch Meister Palfijins Werkzeug nicht helfen. Sode nimmt ein Knäuel seidene Schnur aus dem Schrank. Außerdem greift er nach einem zerschlissenen Buch. Es hat den umständlichen Titel:

*Die Königlich Preußische und Chur-Brandenburgische
Hoff-Wehe-Mutter*
Ein höchst-nötiger Unterricht von schweren und unrecht-stehenden
Geburten wie nehmlich durch Göttlichen Beystand eine
wohl-unterrichtete und geübte Wehe-Mutter mit Verstand und
geschickter Hand das Kind wenden könne ...
Gott zu Ehren und dem Nechsten zu Nutz auf eigene Unkosten zum
Druck befördert von Justinen Siegemundin, gebohrner Dittrichin von
Ronnstock aus Schleßien
Mit Röm. Kayserlichem Mayestät nach ChurSächs. und
Chur-Brandenburgischen Special Prifilegien
Berlin 1723

Dieses Buch der Justine Siegemundin (es ist die dritte Auflage seit 1690) gibt dem Paul Wilhelm Sode den Mut, den schweren Versuch zu wagen.
Denn Justine Siegemundin hat, um Kinder aus unnormaler Lage im Mutterleib zu befreien, eine geniale Methode gefunden – den „doppelten Handgriff".
Justine Dittrich wurde 1648 als Tochter eines Pastors geboren und heiratete mit neunzehn Jahren einen ältlichen Amtmann. Mit einundzwanzig Jahren fühlte sie sich schwanger; die Regel blieb aus, sie erbrach häufig, ihre Brüste schwollen an und schließlich auch ihr Leib.
Als die vierzigste Woche herankam, stellte die Hebamme fest, dass das Kind richtig liege. Vierzehn Tage lang kreißte Justine, mehrere Hebammen bemühten sich, aber so viel sie auch presste, es kam kein Kind.
Die Frauen redeten von „versetztem Blut", oder das Ungeborene sei verstockt und wolle nicht auf die Welt. Denn damals wurde noch geglaubt, das Kind und nicht die Mutter leiste die Geburtsarbeit.
Erst eine einfache Soldatenfrau, die als Marketenderin auch etwas vom Kinderkriegen verstand, war auf den Gedanken gekommen, dass die Siegemundin vielleicht gar nicht schwanger sei. Ein Arzt

bestätigte die Vermutung, stellte eine Vergrößerung und Senkung der Gebärmutter fest und brachte sie „mit Gottes Segen wieder zurecht".

Die Siegemundin hat diesen Fall in ihrem Buch geschildert. Die psychiatrische und gynäkologische Literatur enthält zahlreiche Berichte über solche „nervösen" oder eingebildeten Schwangerschaften, die meist auf übermächtigen Wunsch nach einem Kind oder große Angst davor zurückgeführt werden. „Diese Gefahr nun, nachdem sie überstanden, war die erste Stufe zu meinem Beruf", schreibt Justine Siegemundin. Sie verließ ihren Mann, ging bei einer Stadthebamme in die Lehre, und bald war ihre Kunst so anerkannt, dass der Magistrat von Liegnitz sie mit 35 Jahren zur Stadthebamme ernannte. Friedrich Wilhelm von Brandenburg, der Große Kurfürst, berief sie kurz vor seinem Tod als Hof-Wehemutter nach Berlin, wo im selben Jahr, am 15. August 1688, der künftige König Friedrich Wilhelm I. zur Welt kam. Die Hof-Wehemutter starb als Achtzigjährige 1728, dem Jahr, in dem der Pensionärchirurg Sode an der Charité zum ersten Mal den „doppelten Handgriff" zur Wendung des quer liegenden Kindes auf die Füße ausführt, der ihren Namen unsterblich gemacht hat.

Am Collegium Medico-Chirurgicum hat auch der Kompaniefeldscher Paul Wilhelm Sode den „doppelten Handgriff" gelernt, aber nur an der Leiche und in der Theorie. Jetzt, am Ende seines praktischen Jahres an der Charité, jetzt, wo er seine Bestallung als Regimentsfeldscher beim Stillschen Infanterieregiment in Magdeburg schon in der Tasche hat, soll er den Meistertrick der Siegemundin zum ersten Mal in der Praxis ausführen. Das Leben eines Kindes steht auf dem Spiel.

An die Mutter verschwendet der Regimentschirurg Sode keinen Gedanken. In seinen Augen ist die ledige Dorothea Steffin nichts weiter als eine Hure. Als solche ist sie gestern in das Journal der Charité eingetragen worden. Für sie und ihresgleichen hat der König die Einrichtung einer Gebäranstalt in der Charité befohlen, nachdem der Finanzminister von Katsch ihm am 15. März 1727 geschrieben hatte:

„Ich bin diesen Morgen mit General-Feldmarschall Graf Wartensleben in dem neuen Hospithal und Lazareth ‚La Charité' gewesen. Derselbe hat die guten Anstalten, die in so kurzer Zeit gemacht wurden, sehr bewundert.

Der Doctor Eller besucht das Lazareth fleißig und war auch heute gegenwärtig. Wobei er heilsamlich erinnerte, daß es höchst nöthig sein würde, eine Stube in dem Hospithal einzurichten, worin alle liederlichen Weibes-Stücke der Stadt, welche schwanger und nicht ein Bund Stroh zu ihrer Accouchierung (Entbindung) haben, zwangsweise oder durch gütliche Mittel hingebracht werden können, um dort zu entbinden. Viele unschuldige Kinder, die sonst theils aus Mangel, theils durch die Unverständigkeit der Weyse-Mütter verwahrlosen, wenn nicht gar ums Leben kommen, könnten dadurch gerettet werden. Insonderheit könnte das auch den guten Effekt haben, daß die unverständigen Weyse-Mütter zugleich unterrichtet werden."

Haarscharf auf die Denkweise Friedrich Wilhelms I. war dieser Vorschlag berechnet und formuliert, denn des Königs Einstellung zu den unehelichen Müttern und den Kindern der Liebe ist zwiespältig. Er lässt die unehelichen Mütter öffentlich auspeitschen, sie müssen öffentlich in der Kirche Buße tun und, wenn sie Geld haben, außerdem hohe Strafe zahlen. Aber so grimmig er die Unsittlichkeit hasst, so viel Wert legt der Soldatenkönig auf die Kinder seiner sündigen Untertanen, denn nichts braucht Preußen dringender als immer mehr Menschen – Rekruten für die Regimenter, Arbeiter für die neuen Manufakturen. Deshalb hat der König die Gebäranstalt in der Charité genehmigt. Deshalb müssen die Kompanie- und Regimentsfeldscher den Hebammen und Weisemüttern Konkurrenz machen. Deshalb muss er nun der Dorothea Steffin in ihrer schweren Stunde beistehen.

Statt mit dem Kopf, wie es normal wäre, liegt das Kind der Dorothea Steffin mit der Bauchseite quer vor den Geburtswegen. Es muss also im Mutterleib gewendet werden. Wie das zu geschehen hat, hat die Justine Siegemundin beschrieben: „...muß man die Gebärende rückwärts legen und die Lage des Kindes innerlich damit erforschen. Doch muß man allemal, wenn eine Wehe kommt, die Hand stille halten, bis die Wehe vorüber. Dann folgt man mit der Hand von dem Glied, so das Kind anbietet, dem Leib entlang bis an die Füße. Wenn man selbige hat, ziehet man sie gelind an sich..."

Buchstabengetreu folgt Sode dieser Vorschrift. Er spürt die kleinen Füße in seiner rechten Hand. Jetzt braucht er die seidene Schnur aus dem Instrumentenschrank. Aus den beiden Enden knüpft Sode zwei Schlingen, die er in die rechte Hand nimmt. Denn die Siegemundin schreibt vor: „Liegen diese beiden Füße im Leibe der Mutter zusammen, so schlingt man, nachdem man erst einen Fuß heruntergebracht hat, diesen mit einer Schnur fest und verfährt darauf mit dem zweiten ebenso. Während man jetzt die Füße mit Hilfe der Schnur anzieht, stößt man mit der anderen Hand den Kopf des Kindes in die Höhe..."

Schweißperlen treten auf Sodes Stirn, während er der Anleitung der alten Hof-Wehemutter folgt. Nur wie aus weiter Ferne hört er das leise Wimmern der Dorothea Steffin. Vorsichtig zieht er an der Schnur, merkt, wie das Kind dem leichten Aufwärtsdruck seiner Finger gegen Kopf und Schulter folgt. In den Fingerspitzen spürt er, wie das Blut in dem kleinen Körper pulsiert. Wenn nur die Mutter jetzt nicht versagt!

Die Siegemundin schreibt vor: „Jetzt wird die Schnur gelöst und das Kind mit den Füßen zuerst auf die Welt gebracht. Anbey muß die Kreißende, wenn es soweit gekommen, mit Geduld und Nachpressen das ihrige mit thun. Um die Arme des Kindes darf man sich alsdann nicht kümmern, weil selbige ordentlich mit und neben dem Kopf folgen..."

Als begreife Dorothea Steffin, worauf es jetzt ankommt, presst sie mit. Als das Kleine unter den Händen der Wickelfrau Krappin den ersten Schrei tut, weint Dorothea. Sie hofft, dass sie stirbt – schnell, noch ehe sie es lieb gewinnt.

*

Für Liebespaare ist der Wedding in den 1720er Jahren das ideale Revier. Weite, sandige Heide, viel dichtes Weidengebüsch und kein Haus weit und breit, außer den vier Windmühlen des Müllers Steffin. Die sechzehnjährige Müllerstochter Dorothea Steffin sehnte sich in die Stadt. Sie wollte auch wie die Stadtmädchen abends Unter den Linden oder im Tiergarten flanieren. Aber Müller Steffin hielt seine Tochter so streng, wie der König und die Kirche befahlen. Im Mai 1716 passierte es trotzdem.

Mutter Steffin war krank, und Dorothea musste allein zur Abendandacht. Den Kopf gesenkt, das goldgeschnittene Gesangbuch züchtig vor der Brust haltend, kam sie zurück. Ihr weiter, schwarzer Mantel deckte alles zu, was an ihr weiblich war. Und doch drehte der Reiter, der an ihr vorbeigaloppierte, sich nach ihr um, parierte sein Pferd und kam im Schritt zurück. Ob er das schöne Fräulein begleiten dürfe, fragte er. Dass sie schön sei, hatte Dorothea noch nie gehört, und noch nie hatte ein so vornehmer Herr mit ihr gesprochen. Er trug einen hellblauen Rock, eine gestickte Weste darunter und einen

Dreispitz mit Silbertressen. Eine halbe Stunde zu spät kam Dorothea nach Hause. Ihre Wangen glühten, und sie atmete schwer.
Als der Müller wenige Tage später morgens vors Haus trat, stand das Kammerfenster seiner Tochter weit offen. Er ging hinein und fand ihr Bett leer und unberührt.
Der Müller rannte auf die Stadtpolizei und meldete die Entführung. Man versprach ihm, sich zu bemühen. Gleichzeitig empfahl man ihm eine Anzeige im „Intelligentz-Blatt". Müller Steffin gab die Anzeige auf, aber sie erschien nie. Stattdessen meldete sich am gleichen Nachmittag in der Mühle ein Herr und verlangte den Müller vertraulich zu sprechen. In der Unterredung erfuhr Steffin, was bisher nur er allein zu wissen glaubte – nämlich, dass er seit Jahren viel mehr Korn vermahlen, als er bei der „Akzise" versteuert hatte. Er hatte den König von Preußen um Tausende von Talern betrogen, und darauf stand lebenslängliches Zuchthaus, wenn nicht der Galgen. Meist pflegte der König sich für den Galgen zu entscheiden. Also...
Müller Steffin erkannte, dass er einem „Fiskal" in die Hände gefallen war, einem Steuerspitzel, der gegen 20 Prozent Erfolgsbeteiligung Akzisensünder aufspürte und dem Generalfiskal meldete. Zum Generalfiskal in Preußen hat der König einen Dragoner namens Wagener ernannt, einen aus dem Amt gejagten Schulrektor aus dem Braunschweigischen. Da es Hunderte der unsinnigsten Steuern gibt, ist praktisch jeder Untertan diesem Wagener ausgeliefert. Seine Unterfiskale dürfen jedes Haus durchschnüffeln, und Hunderte von Denunzianten stehen in ihrem Sold.
Der Unterfiskal machte dem Müller die Rechnung auf: entweder Zuchthaus oder Galgen, in jedem Fall Einziehung des Vermögens – oder keinen Lärm um die Tochter. Müller Steffin entschied sich für sein Vermögen und willigte ein, dass Dorothea dem Papier nach Haushälterin des Unterfiskals für Berlin wurde. Dafür blieben ihm seine Freiheit, sein Leben und seine vier Mühlen.
So wurde Dorothea Steffin die Geliebte des Unterfiskals.
Er schien nicht ohne wunderliche menschliche Regungen zu sein. So malte er nach einer zärtlichen Stunde spielerisch auf Papier ein paar Buchstaben – Zauberformeln der Liebe, wie er sagte. Und Dorothea musste sich in den Fingern ritzen und mit ihrem Blut unterschreiben. Wenn es um fette 20 Prozent ging, kannte der Unterfiskal keine Eifersucht, dann durfte Dorothea flirten, freigebig lieben und – denunzieren. Sie bekam teure Kleider, Schmuck und führte nun das Leben, nach dem sie sich am Wedding so gesehnt hatte.

Das ging so lange, bis sie fühlte, dass sie Mutter wurde.
Noch am selben Tag flog sie aus dem Haus – nur mit dem Kleid, das sie auf dem Leib trug, ohne Schmuck, mit einem Kind unter dem Herzen und – ohne Papiere. Das war das schlimmste für ein lediges Mädchen in Berlin, denn Herrschaften, die ein Mädchen ohne Papiere einstellten, mussten bis zu 100 Taler Strafe zahlen. Manche Knechte und Mägde machten daraus ein Geschäft. Sie verdingten sich ohne „Dienstschein" einer Herrschaft, die dringend Dienstboten suchte. Hatten sie das Handgeld in der Tasche, so denunzierten sie die Herrschaft beim Unterfiskal und steckten den fünften Teil der Strafe als Belohnung ein.
Dorothea Steffin beschloss, ehrlich zu werden. Nur das Kind durfte nicht auf die Welt kommen. Sie hatte von einer Hebamme in Köpenick gehört, die besonders gute Arzneien für diesen Zweck haben sollte. Für ihre letzten Groschen fuhr Dorothea mit der Post nach Köpenick.
Die Hebamme namens Holle stellte sich zunächst taub. Schließlich meinte sie, es ließe sich vielleicht etwas machen, aber die Medizin koste viel Geld. – Nein, Geld habe sie nicht, antwortete Dorothea; sie werde alles später bezahlen.
Die Hebamme sagte, sie würde von sich hören lassen, und fragte nach der Adresse. Dorothea gab das Haus in der Friedrichstadt an, wo sie untergeschlupft war. Es stand leer, wie viele Häuser in diesem neuen Stadtteil Berlins. König Friedrich Wilhelm reizte nämlich seine begüterten Untertanen durch Steuerbefreiungen und billige Materiallieferungen zu einer wilden Bautätigkeit an. Viele der neuen Häuser standen dann leer, weil sich weder Mieter noch Käufer fanden. Böse Zungen behaupteten, der König wolle auf diese Weise nur Quartiere schaffen, um eines Tages seine ganze Armee von 80.000 Mann in Berlin unterzubringen. Viele der Bauherren gingen in Konkurs. Unterdessen dienten die Häuser allem möglichen lichtscheuen Volk zum Unterschlupf.
Statt der Hebamme Holle mit der Medizin erschienen wenige Tage darauf zwei Stadtpolizisten und nahmen Dorothea fest. Die Hebamme hatte sich an den von ihr geleisteten Eid und an die Hebammenordnung erinnert, wonach alle Hilfeleistungen zur Abtreibung der Leibesfrucht unter schwerste Strafen gestellt waren. Wie es die Hebammenordnung vorschrieb, hatte sie Dorothea der Obrigkeit gemeldet.
Die Stadtpolizisten brachten Dorothea in ein äußerlich stattliches Haus, Krausenstraße 29. Im Volksmund hieß es „Dollhaus". Im

bunten Durcheinander waren hier Irre und Asoziale untergebracht, die kein Richter je verhört oder verurteilt hatte. Ein Zeitgenosse berichtete über dieses Haus: „Die Irrende, also werden sie hier genannt, halten sich in dem untersten Quartier auf und dürfen auf dem Hof herumgehen. Oben sind diejenigen, so arbeiten und hierdurch in Zucht stehen. Darunter sind auch Bettler beyderley Geschlechts nebst Kindern. Unter der Zucht stehen auch solche Eheleute, so sich nicht vertragen, Kinder, so ihren Eltern nicht gehorsam, ebenso Huren und andere Verbrecher. Etliche müssen in der Wollkammer Wolle spinnen als Strafe und Züchtigung. Etliche sind aus der Charité hergebracht, nicht als Arrestanten, sondern weil sie in der Charité viel gekostet, und müssen sies hier im Doll- und Arbeitshaus wieder abverdienen."

Als Dorotheas Niederkunft unmittelbar bevorstand, führten Polizisten sie in die Charité. Dort untersuchte sie der Erste Chirurg Sode, dann führte man sie auf Zimmer 48, Schwangerenstube.

15 Augenpaare blickten auf Dorothea, als sie in der Tür stand. Die Wärterin zeigte Dorothea ihr Bett, ein Bett für sie allein, im Dollhaus hatten sie zu dritt geschlafen. Doch nur eine Nacht lang genoss sie diesen Luxus. In der zweiten Nacht setzten die Wehen ein, und jetzt liegt ein winziges, schreiendes Wesen neben ihr in der Wöchnerinnenstube.

„Nach der Niederkunft sollen diese Menschen, den Umständen der Gesundheit nach, nicht länger als vier bis sechs Wochen in der Charité bleiben", so lautete die Vorschrift.

So erfüllt sich auch an der Dorothea Steffin die Meinung der Charité-Kontrolleure, dass die unehelichen Mütter draußen wieder den gleichen Weg einschlagen, auf dem sie im Accouchier-Saal landeten. Die Steffin weiß nicht wohin, als sie entlassen wird. Ihren Vater hat der Unterfiskal nun doch denunziert; er ist im Spandauer Arbeitshaus und schippt an den Festungswällen, seine Mühlen sind konfisziert. Anfang Oktober des Jahres 1728 wird sie wegen Unsittlichkeit in den Kalandshof, das Untersuchungsgefängnis von Berlin, eingeliefert. Sie wehrt sich mit Händen und Füßen. Sie schreit nach ihrem Kind, das ins Waisenhaus gebracht werden soll.

Man bringt ihr das Kleine.

Kurz darauf fällt dem Wärter die merkwürdige Stille in der Zelle auf. Er findet das Kind tot, die Mutter mit blutenden Pulsadern auf ihrer Pritsche. Ihr Leben wird gerettet. Aber nur für kurze Zeit, denn auf Kindesmord steht eine grausame Strafe – das Sacken. Die Kindsmörderin selber muss sich den Sack nähen, in den sie dann eingebunden und bei der Spandauer Vorstadt in die Spree gestürzt wird.

Sobald ihre Wunden verheilt sind, wird Dorothea vor den Untersuchungsrichter geführt. Der glaubt, mit ihr schnell fertig zu werden. Aber darin täuscht er sich, denn die Müllerstochter vom Wedding erzählt eine so merkwürdige Geschichte, dass der Richter gleich nach dem Pastor Schmidt von der Kirche St. Nikolai schickt. Und auch Pastor Schmidt stehen die Haare zu Berge.

Im März 1726, sagt Dorothea Steffin, sei ihr auf dem Wedding der Teufel begegnet. Er war schön, trug einen hellblauen Rock, gestickte Weste und Silbertressen am Hut. Er habe ihr schöngetan und eines Tages habe er ihr zwei Zettel gegeben mit drei Buchstaben darauf. Diese Papiere habe sie mit ihrem Blut unterzeichnen müssen. Als das geschehen war, habe der Herr gesagt, er sei der Teufel. Mit ihrem Blut hatte sie sich ihm verschrieben. Den einen Zettel nahm der Teufel an sich, den anderen musste sie auf seinen Befehl hin stets in einem Lederbeutelchen auf dem Leibe tragen. Zum Beweis holte Dorothea Steffin ein kleines Beutelchen von gelbem Leder aus ihrem Kleid hervor, nimmt den Zettel heraus und legt es vor die Herren auf den Tisch.

„Kein Zweifel, sie ist eine Hexe", sagt Pastor Schmidt.

Warum sie ihr Kind umgebracht hat, will der Richter wissen.

„Weil nur das Opfer einer unschuldigen Seele meinen Bund mit dem Teufel lösen konnte", sagt Dorothea und lächelt merkwürdig dabei.

Die Richter am Berliner Kriminalgericht sind fromme Leute und als solche bereit, den Hexenprozess gegen Dorothea Steffin zu eröffnen. Aber sie sind auch gehorsame Untertanen des Königs, und der hat 1721 alle Hexenprozesse verboten. Die Brandpfähle, an denen die Unglücklichen früher hingerichtet wurden, hat er ausreißen lassen. Die Juristen finden einen Ausweg. Der König hat Hexenprozesse vor allem deshalb verboten, weil sie zumeist auf Denunziation beruhen. Die Steffin aber hat sich selbst angeklagt. Sie selbst hat das Corpus delicti geliefert – den Teufelspakt mit ihrem Blut unterzeichnet.

Das Verfahren wird also eingeleitet. Als vorsichtige Leute ziehen die Richter den Stadtarzt Dr. Johann Georg Lesser hinzu. Der soll den Pastor Schmidt in die Zelle begleiten, wenn dieser der Steffin durch Gebete den Teufel auszutreiben versucht.

Was Dr. Lesser da erlebt, erfüllt ihn mit Grauen. Dorothea liegt in Ketten. Ihre Augen flackern wild, und sobald der Pastor mit dem Beten beginnt, verfällt sie in entsetzliche Krämpfe, Schaum tritt vor ihren Mund. Doch je schlimmer sie tobt, desto lauter singt und betet der Pastor.

Für Dr. Lesser steht fest, dass die Steffin keine Hexe, sondern eine Wahnsinnige ist. Das gibt er vor Gericht zu Protokoll und zieht sich damit die tödliche Feindschaft des Pastors Schmidt zu. Das Kriminalkollegium berät lange im Geheimen.

Endlich, am 10. Dezember 1728, wird Dorothea Steffin in Ketten vor die Richter geführt. Sie fleht sie an, aber nicht um ihr Leben, sondern um den Tod. Ängstlich hängen ihre Blicke am Munde des Schreibers, der ihr Urteil verliest:

„Obwohl es den Anschein hat, daß die Angeklagte wegen des Bündnisses mit dem Teufel den Tod durch das Feuer oder mindestens doch durch das Schwert verdient, so kann doch das Bündnis mit dem Teufel auch die Folge der Schwermütigkeit sein. Die von ihr erzählten Umstände sind so unwahrscheinlich, ja ungereimt, daß man auf Verstandes-Verrückung und wunderliche Einbildung durch ihre Krankheit schließen muß. Deshalb soll die Angeklagte nicht am Leben bestraft werden. Damit sie sich aber ferner nicht in dem Wege des Satans verstricken kann, ist sie lebenslänglich in das Spandauer Spinnhaus zu bringen und zu leidlicher weiblicher Arbeit anzuhalten, ihr dort auch leibliche Arznei und geistlicher Zuspruch zu ertheilen.

Von Rechts wegen."

Und noch ein Wunder geschieht: König Friedrich Wilhelm bestätigt das Urteil.

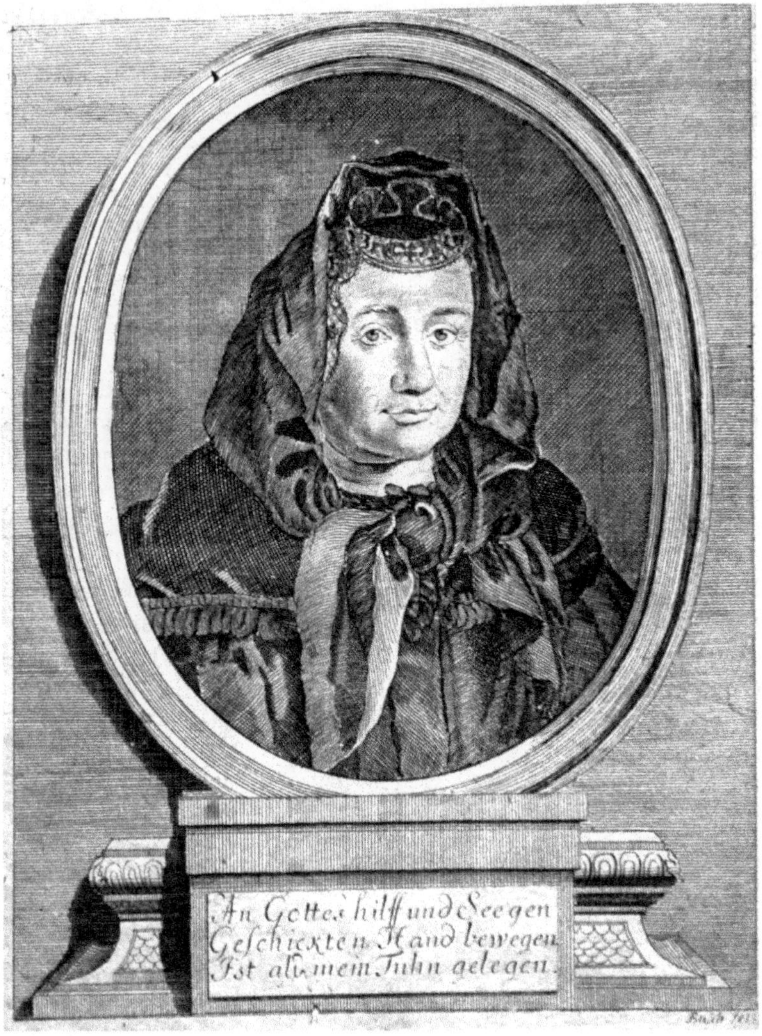

Abbildung 9: Justine Siegemundin, * 26. Dezember 1636 in Rohnstock; † 10. November 1705 in Berlin veröffentlichte das erste deutsche Lehrbuch für Hebammen (Erstausgabe 1690). Sie wurde 1683 vom Großen Kurfürsten Friedrich Wilhelm als „Chur-Brandenburgische Hof-Wehemutter" (Hebamme) nach Berlin berufen.

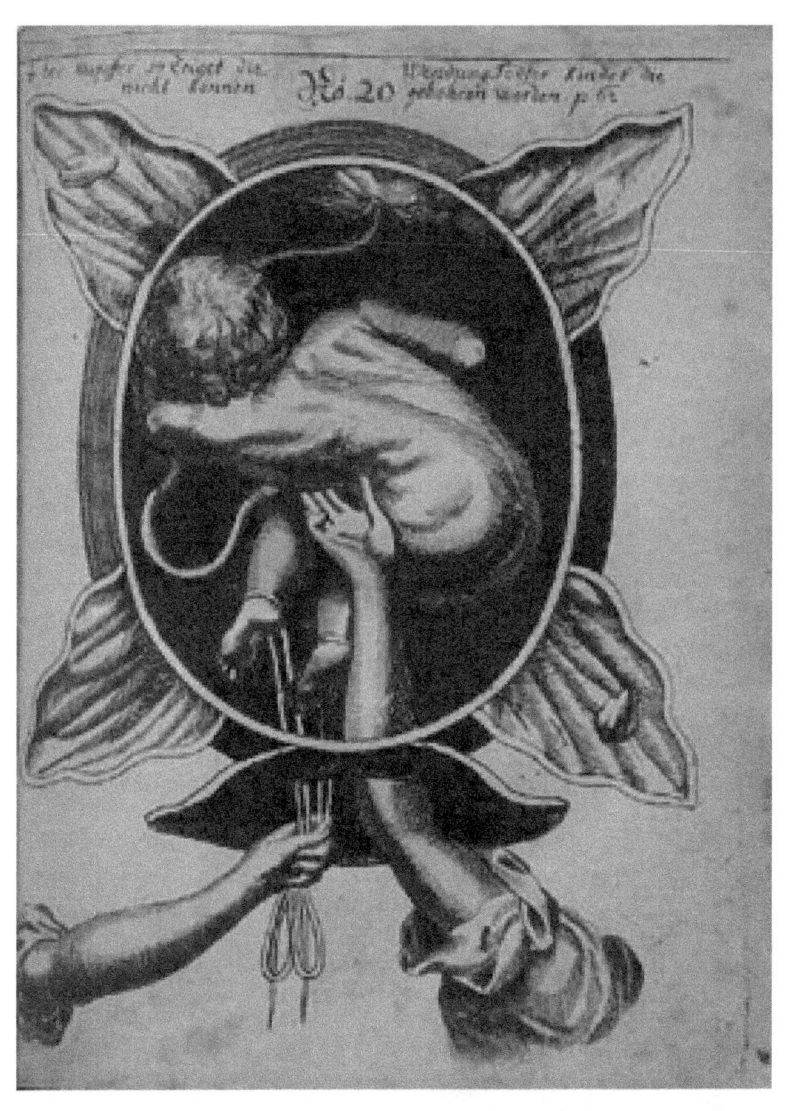

Abbildung 10: Gedoppelter Handgriff der Justine Siegemundin, erstmals publiziert 1690. Kupferstich aus der 2. Auflage ihres Lehrbuches von 1723.

Woran leidet Kronprinz Fritz?

> *„Mein ältester Sohn ist sehr krank und wie eine Abzehrung. Sie können sich einbilden wie mir zu Mute ist. Ich will bis Montag warten. Wo alsdann nit besser wird, ein Consilium aller Doktoren halten. Denn nit sagen können, wo es ihm sitzet, und er so mager als ein Schatten, doch nit hustet. Also sei Gott anbefohlen, dem müssen wir uns alle unterwerfen. Er hat es gegeben, er kann es nehmen, auch wieder geben. Ich wünsche Euer Liebden, daß Sie der liebe Gott möge vor alle Unglücke und solchen Kummer bewahren. Wenn die Kinder gesund sind, dann weiß man nit, daß man sie lieb hat."*

(Brief Friedrich Wilhelms I. an Fürst Leopold von Anhalt-Dessau, März 1728)

Als Professor Johann Eller Ende März des Jahres 1728 dringend zum Potsdamer Stadtschloss befohlen wird, glaubt er zunächst, König Friedrich Wilhelm habe wieder einen seiner bösen Anfälle von Wechselfieber. Außerdem wundert er sich; denn seit er medizinischer Leiter der Charité wurde, ist er nur noch dem Titel nach königlicher Leibarzt. Wer ständig Umgang mit Krätzigen, Venerischen und sonst wie Infizierten hat, könnte die kostbare Gesundheit der Königsfamilie gefährden.

Ein Offizier der Wache führt den Professor in einen Flügel des Schlosses, den er noch nie betreten hat. Auf einem Korridor kommt ihm eilig eine hagere Gestalt entgegen. Unter riesiger Allonge-Perücke ein hageres Geiergesicht. Eller grüßt mit tiefer Verbeugung; das Geiergesicht hellt sich auf. Der Erste Leibarzt Professor Ernst Georg Stahl begrüßt in Eller seinen früheren Schüler an der Universität Halle. Stahl gilt als einer der drei bedeutendsten Mediziner seiner Zeit. Seine Theorie vom „Phlogiston", dem allem Brennbaren und Lebendigen eigenen Stoff, der bei der Verbrennung „entweicht", und seine „animistische" Lehre, die in der Seele die über Gesundheit und Krankheit entscheidende Kraft sieht, sollten noch bis zum Ende des Jahrhunderts von allen Lehrstühlen Europas verkündet werden. „Es geht um Seine Königliche Hoheit, den Kronprinzen", erklärt Professor Stahl und bittet Eller, den Prinzen zunächst allein zu untersuchen.

Ein Vorzimmer, eine Glastür. Rasche, leichte Schritte. Eine hohe, affektierte Stimme, französische Worte: „Mon très cher professeur..."

„Königliche Hoheit haben befohlen?"
Tief verneigt sich der 39-jährige Professor vor dem 16-jährigen Kronprinzen Friedrich von Preußen .
„Königliche Hoheit haben nichts zu befehlen, sondern nur zu gehorchen, cher professeur..." Diese müde, gekünstelte Stimme, der krumme Rücken, das bleiche, für die sechzehn Jahre viel zu alte Gesicht. Als Eller den Kronprinzen zuletzt sah, war er ein frischer, lebendiger Junge und sprühte vor Temperament. Und jetzt? Eller ist entsetzt...
Oberst von Kalkstein tritt ein, einer der Gouverneure des Thronfolgers. Er gibt Eller das Billet des Königs. In einer unglaublich chaotischen Handschrift, in elendem Deutsch liest er:
Meyn Sohn ist krank. Ich mache mir Sorgen. Untersuchen Sie ihn. Ich wünsche ein Consilium meiner Leibärzte.
„Der König meint, ich hätte die Schwindsucht", sagt der Kronprinz.
„Und der sagt?"
„Schweigt", meint der Kronprinz.
„Husten, Königliche Hoheit?"
Friedrich schüttelt den Kopf.
Aus der Wäschekammer lässt Eller Schnupftücher des Thronfolgers holen. Die untersucht er auf Blutspuren, das sicherste Anzeichen eines schweren Prozesses in der Lunge. Man ahnt noch nicht, dass bestimmte Krankheiten ihre typischen Temperaturkurven haben. Noch ist die Perkussion, das aufschlussreiche Abklopfen des Brustkorbs, nicht entdeckt. Und doch ist Eller nach eingehender Untersuchung felsenfest überzeugt: Kronprinz Friedrich von Preußen hat keine Schwindsucht. Er hat überhaupt keine bekannte Krankheit. Und doch ist er krank. ob heilbar oder unheilbar, das kann Professor Eller nicht sagen. Denn Kronprinz Fritz, wie sein Vater ihn nennt, ist liebeskrank. Und Professor Eller weiß auch, wo er sich diese „Krankheit" geholt hat. Hätte der Hofklatsch es ihm nicht zugetragen, dann wüsste er es aus den Weiberstuben der Charité, denn dort ist die Dresdener Liebespremiere des Thronfolgers Lieblingsthema. Zur Zeit des Karnevals hatte König August von Sachsen und Polen, den man später seiner 250 Nachkommen wegen „den Starken" nennen wird, den preußischen König nach Dresden eingeladen. König Friedrich Wilhelm war gereist, hatte aber den Kronprinzen Fritz erst nachkommen lassen, als König August nachdrücklich darum bat.
Am Dresdener Hof ging es recht locker zu. Die schönsten Frauen Polens, Ungarns und Sachsens sind um den König. Zur Karnevalszeit atmete in den Dresdener Schlössern alles Erotik; es gab keinen Tag

mehr und keine Nacht. Venus und Bacchus sind die Götter, denen gehuldigt wurde.
Dem Weingott Bacchus opferte der derbe Preußenkönig ausführlich. Venus dagegen fand in ihm keinen Verehrer, obgleich viele Damen sich bemühten... Am 22. Januar 1728 schrieb er aus Dresden an den Dessauer: „Ich bin in Dresden und springe und tanze. Ich bin müder, als wenn ich alle Tage zwei Hirsche toht hetze. Ist gewiß kein kristlich Leben hier, aber Gott ist mein Zeuge, daß ich noch so rein bin, als ich von Hause hergekommen..."
Anders der Kronprinz. Die verschwenderische Pracht der Räume, in denen die Kerzen nie erloschen, die Illuminationen und Feuerwerke, Musik, die Tag und Nacht nicht verstummte – andere Musik als in Berlin, Potsdam und Wusterhausen. Dort befiehlt der Vater, wenn er in Laune ist, die Mohrenkapelle des Leibregiments mit Trommeln, Becken und Trompeten an die Mittagstafel.
Vor allem aber haben es die Frauen dem Kronprinzen angetan. Diese langen Augenwimpern, die aufgeklebten Schönheitspflästerchen, die unverhohlenen Aufforderungen in jeder Miene, in jeder Bewegung...
Er begegnete Anna Katharina zuerst auf der Fuchsjagd. Sie trug enganliegende Männerhosen, hatte einen Bogen über die Schulter gehängt und stellte die griechische Jagdgöttin Diana dar. Fritz sah, dass König August sehr vertraut mit ihr umging, und er wusste sofort: das ist die Orczelska. Anna Katharina, Gräfin Orczelska, ist die Tochter König Augusts mit einer französischen Schankwirtin aus Warschau. Und jetzt, mit 21 Jahren zur Gräfin erhoben, ist sie die Geliebte des eigenen Vaters.
Anna Katharina ließ sich den schüchternen Kronprinzen vorstellen. In den nächsten Tagen sah man die beiden ständig zusammen. In den Galerien des Zwingers, in der Bibliothek des Brühlschen Palais. König Friedrich Wilhelm besichtigte tagsüber Fabriken, Kasernen und Straßenbauten. Abends ließ er sich mit süßem Tokayer volllaufen und merkte nicht, dass sein Sohn nicht zum Gute-Nacht-Gruß erschien. Aber König August merkte es und fand, dass die Gastfreundschaft so weit nicht gehen dürfe. Eines Morgens war die Gräfin Orczelska abgereist, wegen dringender Geschäfte auf ihren Gütern in Polen.
Später schilderte Friedrichs Schwester Wilhelmine, Markgräfin von Bayreuth, in ihren Memoiren, wie es weiterging: „Eines Abends, nachdem man dem Bacchus gehuldigt hatte, führte der König seine Gäste unvermerkt in ein reich geschmücktes Zimmer, dessen

Meubles und ganze Anordnung von ausgesuchtestem Geschmack zeugten. Bewundernd stand mein Vater vor all den Schätzen, als sich auf einmal eine Tapetenwand hob, hinter der sich ihm ein ganz neues Schauspiel bot. Es war ein Mädchen im Kostüm unserer ältesten Vorfahren, das nachlässig auf einem Ruhebett ausgestreckt lag. Dieses Geschöpf war schöner geformt als die mediceische Venus in Florenz. Das Kabinett war von so vielen Kerzen erleuchtet, dass ihr Glanz die Schönheit dieser Göttin noch strahlender erscheinen ließ. Der Erfinder dieses Schauspiels zweifelte nicht, dass es Eindruck auf das Herz des Königs von Preußen machen würde.
Aber es kam anders. Kaum hatte mein Vater einen Blick auf die Schöne geworfen, als er sich unwillig abwandte. Er erblickte meinen Bruder Fritz hinter sich. Dem schien die Venus des Kabinetts nicht soviel Abscheu einzuflößen. Derb stieß mein Vater ihn aus dem Zimmer. Er war erbittert über den Streich. Noch am selben Abend ließ er dem König von Sachsen sagen, er werde auf der Stelle abreisen, wenn sich dergleichen Auftritt wiederhole.
Anders mein Bruder. Er hatte Zeit genug gehabt, die Venus zu betrachten. Er versprach dem König von Sachsen alles, um in die Nähe dieser Schönheit zu gelangen..."
So war statt der Gräfin Orczelska die Tänzerin Formera zur ersten Geliebten des preußischen Kronprinzen geworden. Es hieß, er habe sich mit einem fürstlichen Geschenk bei ihr revanchiert. Doch als er am 12. Februar 1728 zu seinem Vater in den Reisewagen steigen musste, trug er im Herzen das Bild der Gräfin Orczelska. Es raubte ihm den Schlaf, verfolgte ihn auf dem Exerzierplatz, wo der sechzehnjährige Oberstleutnant brüllende Feldwebel bei der Rekrutendressur überwachen musste. Bei der Mittagstafel saß er stumm neben seinem Vater und rührte mit dem Löffel in der Biersuppe, während der Alte von seinen riesigen Grenadieren erzählte. Er magerte ab. Einmal, als er abends den Vater ins Tabakskollegium begleiten musste, wurde ihm so schlecht, dass auch der Alte aufmerksam wurde. Schreckensbleich starrte er in das schmal gewordene Gesicht seines Ältesten. Am Tag darauf schrieb er an seinen Herzensfreund, Feldmarschall Leopold zu Anhalt Dessau:
„Mein ältester Sohn ist sehr krank und wie eine Abzehrung. Sie können sich einbilden, wie mir zu Mute ist. Ich will bis Montag warten. Wo alsdann nit besser wird, ein Consilium aller Doktores halten. Denn nit sagen können, wo es ihm sitzet, und er so mager als ein Schatten wird, doch nit hustet. Also sei Gott anbefohlen, dem müssen wir uns alle unterwerfen. Er hat es gegeben, er kann

es nehmen, auch wieder geben. Ich wünsche Euer Liebden, dass Sie der liebe Gott möge vor alle Unglücke und solchen Kummer bewahre. Wenn die Kinder gesund sind, dann weiß man nit, daß man sie lieb hat."

Das Consilium der Leibärzte tritt zusammen. Professor Stahl führt den Vorsitz. Professor Eller ist aus der Charité gekommen, außer ihm Professor Christian Horch und der General-Chirurg von Holtzendorff. Es gibt kein Protokoll ihrer langen Beratung, die nicht ohne heftige Meinungsverschiedenheiten abgelaufen sein soll. Das Ergebnis mutet nach fast 250 Jahren modern an:

Die gelehrten Herrn sind sich darüber klar, dass der Kronprinz weder die Schwindsucht hat, noch ein schleichendes Fieber. Ihrer Meinung nach befindet er sich in einem Konflikt zwischen innerer Neigung – Kunst, Literatur, Malerei – und aufgezwungener Pflicht; nämlich dem Einerlei des Kasernenhofs, dem grausamen Drill. Das führe zu Konvulsionen sowohl der Nerven wie auch des Verdauungs- und Atmungssystems. Das sei der Ursprung der Krankheit.

Als Therapie schlagen sie „alleruntertänigst" vor, dem jungen Mann die Zügel etwas lockerer zu lassen, ihm den strengen Dienst zu erleichtern. Auch eine Abwechslung könnte nicht schaden. Vielleicht eine Reise ins Ausland. Auch wäre es an der Zeit, sich nach einer geeigneten Frau für ihn umzusehen. Denn sonst bestünde die Gefahr großer Ausschweifungen mit bedrohlichen Folgen.

„Faxen!", schnaubt Friedrich Wilhelm, als er das liest.

Wenn die Herren bei all ihrem Latein nicht wissen, wo es dem Sohn fehlt, sollen sie den Mund halten. Um Erziehungsratschläge habe er sie nicht gefragt. Davon verstehe er mehr. Zum Heiraten sei der Prinz noch lange nicht reif. Und was die gefährlichen Ausschweifungen angeht, werde er dem jungen Herrn die Lust darauf schon austreiben.

Plötzlich, Mitte Mai 1728, geht es dem Prinzen besser. Das Heilmittel heißt: Anna Katharina. König August der Starke kommt zum Gegenbesuch nach Berlin. Die Orczelska bringt er mit.

„Seine Freude, die Orczelska wiederzusehen, und das Entgegenkommen, das sie ihm durch geheime Zusammenkünfte zeigte, machte ihn vollends gesund", berichtet Schwester Wilhelmine. Im Jahr darauf gibt es einiges Gemunkel, weil ein Baby der schönen Polin bei dem Richter Carrel in Frankfurt an der Oder untergebracht wird. Ist Fritz der Vater? Die Berliner behaupten es steif und fest.

Für den Kronprinzen ist jedoch mit der Abreise des Dresdener Hofs ein Traum zu Ende. Düsterer denn je liegt die Zukunft vor dem geist- und temperamentvollen Jüngling. Immer härter packt der Vater ihn an, immer renitenter wird Fritz.
Allmählich regt sich in König Friedrich Wilhelm ein böser Verdacht: Fritz konspiriert gegen ihn. Und damit hat er gar nicht so Unrecht. Denn der ganze Hofstaat in Berlin, Potsdam und Wusterhausen, die eigene Familie des Königs, ist in jener Zeit ein einziges Nest giftigster, erbittertster Intrigen.
Aus dem Hannoverschen Kurfürstenhaus stammt Königin Sophie Dorothee ab, Mutter von neun lebenden Kindern. Ihr Vater war als Georg I. König von England geworden. Jetzt herrscht dort ihr Bruder, Georg II. Mit diesem Vetter und Schwager versteht sich Friedrich Wilhelm überhaupt nicht. Geringschätzig nennt Georg II. den Schwager „Bruder Unteroffizier" oder „des Heiligen Römischen Reiches Erz-Sandstreuer". Friedrich Wilhelm dagegen spricht nur von seinem „lieben Vetter Komödiant".
Diese persönliche Feindschaft des Königs wirkt sich politisch aus. Preußen schwenkt in die Reihen der Festlandsgegner Englands ein. Königin Sophie Dorothee dagegen spinnt Liebesfäden zwischen Berlin und London. Ihrem Sohn Fritz zeigt sie die neuesten Miniaturbilder seiner hübschen englischen Cousine, der Prinzessin Amelia. Es soll eine preußisch-englische Doppelhochzeit werden, Fritzens Schwester Wilhelmine soll den Prince of Wales heiraten. Um Fritz ganz auf ihre Seite zu ziehen, holt Königin Dorothee den berühmten Dresdner Flötenvirtuosen Quantz nach Berlin, damit er Fritz heimlich Flötenunterricht gibt. Sie verschafft ihm verbotene französische Bücher, stellt ihm Räume in ihrem Schloss Monbijou zur Verfügung, wo er ungestört Flöte spielen, lesen und philosophieren kann. Zum Dank dafür leistet er der Mutter Spionagedienste. Nicht nur Heiratspläne, auch politische und militärische Geheimnisse werden so nach Schloss Windsor getragen.
Doch auch der König hat seine Spione. Hofdamen und Kammerfrauen der Königin sind von den Ministern des Königs und vom kaiserlichen Gesandten, dem Grafen Seckendorff, bestochen.
Fritz muss die Rache des Vaters über sich ergehen lassen. Vor der Dienerschaft, vor Ministern, Generälen und Offizieren beschimpft, ohrfeigt und misshandelt gar Friedrich Wilhelm den künftigen König. Manchmal geht er ernsthaft mit dem Gedanken um, Fritz von der Thronfolge auszuschließen. Dann wiederum gibt er dem Gouverneur des Prinzen Ratschläge, wie aus ihm vielleicht doch noch

ein „ehrlicher Kerl und honetter Offizier" zu machen wäre. Unter anderem befiehlt er, dass Friedrich häufig in die Charité geführt wird, damit er eine Vorstellung von menschlichem Elend bekommt und Mitgefühl lerne.

Die beiden Krankenwärter von Saal Nr. 26 – „Innerliche Krankheitsstube für Männer" – springen zu spät dazwischen. Das junge Mädchen hat sich schon vor Professor Eller in die Knie geworfen, krallt sich mit beiden Händen an seinem Rock fest und schreit: „Habt doch Erbarmen, bringt unsern Vater nicht um..."
Die Visite stockt. Im engen, halbdunklen Flur der Charité drängen sich Feldschere, Chirurgen und Ärzte. Teils betretene, teils mokante Gesichter. Zwischenfälle dieser Art sind nicht vorgesehen im eisernen Reglement. Schon gar nicht, wenn allerhöchster Besuch anwesend ist, wie an diesem Apriltag des Jahres 1730. Alle Augen richten sich auf den blutjungen Offizier, der zur Rechten des Professors den Vorgang beobachtet: den achtzehnjährigen Kronprinzen Friedrich.
„Was will diese Jungfer?", fragt er.
„Erkläre es Seiner Königlichen Hoheit selber", sagt Eller zu dem Mädchen.
Aber das junge Ding blickt nur angstvoll auf die vielen Männer und jammert stereotyp vor sich hin: „Erbarmen... bringt ihn doch nicht um."
Dem Professor Eller scheint der Zwischenfall keineswegs peinlich zu sein. Lächelnd, als gäb es keinen allerhöchsten Besuch, wendet er sich seinem Gefolge zu: „Es kann uns gar nicht oft und eindringlich genug vor Augen geführt werden, in welch geringem Ansehen unsere ärztliche Kunst bei der Masse des Volkes steht..." Und dann erzählt Professor Eller, weshalb dieses Mädchen sich in die streng bewachte Charité eingeschlichen hat: Sie will ihren Vater aus den Klauen der Ärzte retten.
Der 60-jährige Invalide Moritz Fellner erlitt vor einem Jahr einen Schlaganfall mit rechtsseitiger Lähmung. „Weil er zufällig mein Nachbar in der Friedrichstadt ist", sagt Eller, „hatte er das zweifelhafte Glück, von mir behandelt zu werden. Die Lähmung konnte ich nicht beseitigen. Das Wechselfieber, das ihn anschließend immer wieder befiel, bekämpfte ich mit Chinin. Der Mann verfiel immer mehr... Appetitlosigkeit, Bleichsucht und immer wieder Fieberanfälle, immer wieder Chinin... Der Zufall wollte, dass ich nach einer solchen Behandlung wieder einmal unseren alten Lehrmeister Hippokrates nachlas. Und da fand ich – Buch sechs, Absatz 51 und an

mehreren anderen Stellen – die Anmerkung, dass sowohl Schlagfluss wie auch andere Nervenkrankheiten durch Fieber geheilt werden können."

Es war, wie Professor Eller erklärte, eine Erleuchtung über ihn gekommen. Vielleicht war dieses Fieber eine Abwehrmaßnahme der Natur. Vielleicht sollte man es nicht mit Chinin niederschlagen, sondern sich austoben lassen.

Halb mit List, halb mit Gewalt hat Professor Eller den alten Fellner in die Charité gebracht. Er hat nicht das Fieber bekämpft, sondern hat versucht, das verdickte, „schleimige Geblüt", welches die feinen Adern im Gehirn verstopft hat, mit einem Elixier zu verteilen. Daneben hat er ganz leichte Dosen von Fieberpulver angeordnet und eine kräftige, aber leicht verdauliche Diät.

„Wenn nicht alles täuscht", sagt Professor Eller, „wird der Invalide Moritz Fellner noch ein paar Jahre die Gnadenpension des Königs in Anspruch nehmen. Das Fieber hat tatsächlich die Lähmung fast geheilt. Ein ungewöhnlicher Fall..."

Das Mädchen hat von alldem kein Wort verstanden. Aber die ruhige Stimme des berühmten Arztes scheint die Angst um den Vater von ihr genommen zu haben. Schamhaft will sie sich an dem Schwarm der Männer vorbeidrücken.

Aber Eller hält sie fest. „Du kommst mit", sagt er.

Die Tür zu Saal Nr. 26 geht auf. Voraus geht die Räucherfrau, die einen dampfenden Kupferkessel mit desinfizierenden Kräutern schwenkt. „Nach Euch", sagt der Kronprinz und lässt Professor Eller den Vortritt.

Sechzehn Betten stehen in dem Raum, alle einheitlich mit Strohsack, Laken, Kopfkissen und weißer Wolldecke ausgestattet, über jedem Bett eine Nummer und eine Tafel mit Namen, Krankheit und Einlieferungsdatum. Vor dem Bett Nr. 6 bleibt Professor Eller stehen. Ein hagerer, weißhaariger Mann richtet sich in den Kissen auf.

„Man sachte, Moritz", sagt Eller „Hier ist deine Jüngste und will deine Leiche abholen".

„Nanana", sagt der Alte. Mit der rechten Hand, die so lange gelähmt war, streicht er über den Scheitel der Tochter.

„Sag man Muttern, dass sie mich noch nicht los wird..."

„Und sag deiner Mutter auch, dass sie das Geld für die Gesundbeterin lieber sparen soll", fügt Professor Eller hinzu. Dann tritt er an das nächste Bett. Ein neues Krankheitsbild, ein anderes Menschenschicksal, ein anderer tastender Versuch zur Therapie.

Das letzte Zimmer im zweiten Stockwerk der Charité ist besichtigt.

„Das wär's für heute", sagt Professor Eller.

Der Kronprinz nickt erleichtert. „Ich möchte gern wissen, wie viele Friedhöfe ein Arzt füllen muss, bevor er so viel von der Kunst versteht wie Ihr", sagt er spöttisch zu Eller.

„Nicht so viele wie ein Oberster Kriegsherr", gibt Professor Eller schlagfertig zurück.

Oberst von Rochow, Adjutant und Erzieher des Kronprinzen, tritt zu Eller und flüstert ihm etwas ins Ohr. „Das halte ich nicht für richtig", sagt Eller.

„Aber es ist der ausdrückliche Befehl Seiner Majestät..."

Professor Eller schüttelt den Kopf. Er findet es zwar durchaus in Ordnung, dass der künftige Herrscher erfährt, was Elend ist und was ärztliche Kunst dagegen vermag. Aber ihn auch noch ins dritte Stockwerk zu führen, das geht dem Professor Eller zu weit. Denn dort oben hausen die elendesten Kranken in strenger Isolierung. Dort führt er mit seinen Helfern einen fast aussichtslosen Kampf gegen die heimtückischste und verheerendste aller Seuchen – gegen die Geschlechtskrankheit. Schlimm genug, wenn Ärzte und Pfleger täglich den grausigen Anblick dieser Kranken ertragen müssen – aber ein junger Mensch, ein leicht zu beeindruckendes Gemüt...

Das hält Professor Eller dem Oberst von Rochow vor.

Doch für den Offizier gilt nur der Befehl des Königs. Und der König hat allen Grund, seinen Sprössling mit den Schrecken dieser Krankheit bekannt zu machen, denn Kronprinz Fritz ist in schlechte Gesellschaft geraten. Mit seinen Freunden, den Leutnants von Katte und von Keith, stürzt er sich in amouröse Abenteuer, und nicht immer gerät er dabei an die besten Adressen.

Es bleibt also dabei, Kronprinz Fritz muss mit hinaufsteigen in den dritten Stock und die Abteilung der venerischen Kranken besichtigen.

Vom Wärter lässt Eller die Tür von Stube Nr. 74 aufschließen. „Salivations-Stube für Männer", steht auf dem Türschild. Pestilenzialischer Gestank und heiße Luft schlagen den Eintretenden entgegen. Die Tür ist von innen mit Wolldecken verhängt, ebenso das Fenster. Der Kachelofen knistert vor Hitze. Wie die meisten Zimmer dieser Abteilung kann die Tür nur von außen geöffnet werden. Die Kranken sind in ihrem heißen, stinkenden Käfig gefangen.

„Das gehört zu der Kur", erklärt Professor Eller.

Ein Pensionärchirurg löst die Verdunkelung des Fensters.

Jetzt erkennt der Kronprinz die bleichen, ausgemergelten Gestalten in den acht Betten. Sie haben große Eimer neben sich stehen, in die sie ständig hineinspeien.

Die Salivations- oder Speichelkur ist seit Jahrhunderten die einzige halbwegs wirksame Therapie gegen die Syphilis. Ihr liegt die uralte „humoralpathologische" Auffassung zugrunde, dass Krankheiten durch fehlerhafte Zusammensetzung der Körpersäfte, durch zu große oder geringe „Schärfe" in Blut, Magensäften usw. entstehen. Quecksilber regt die Speichelbildung ungemein an. Es wird in Pulverform oder flüssig eingenommen, mit Salben aufgeschmiert. Noch weiß man nichts von der Existenz eines Syphiliserregers, noch glaubt man, mit dem massenhaft abgesonderten Speichel das Gift aus dem Körper zu schwemmen.

„Zwei Liter Speichel soll ein Kranker am Tag von sich geben", erklärt Eller. Dazu müsse es warm im Raum sein, denn bei jedem kühlen Luftstrom zögen sich die Speicheldrüsen zusammen. Deshalb werden die Patienten auf eine Diät von Habergrütze, Gerstentrank und dünnem Bier gesetzt, um dem Körper viel Flüssigkeit zum Ausspeien zuzuführen.

Doch Quecksilber ist ein schweres Gift. Rachen, Zunge, Gaumen und Zahnfleisch der „Salivanten" schwellen an, werden geschwürig. Die Zähne fallen aus, die Harnwege schwellen an, und vielen Kranken muss der Urin mit dem Katheter abgelassen werden. Sie fühlen sich schwindlig, zittern am ganzen Körper, ihre Sprache ist stammelnd. Dabei geht Professor Eller mit dem Quecksilber viel vorsichtiger um als die meisten Ärzte seiner Zeit. Die Kur dauert bei ihm allerdings auch Wochen und Monate.

So werden bei vielen Kranken die äußeren Merkmale der Syphilis, der Gonorrhöe und des Schanker tatsächlich ausgeheilt. Dass der Erreger weiter im Blut kreist und in Jahren und Monaten wieder hervorbrechen wird, ahnt damals noch niemand. Und erst recht kommt niemand auf die Idee, dass mancher Insasse der Irrenanstalten ein Opfer des letzten Stadiums jener Krankheit ist, von der er vor zehn oder fünfzehn Jahren nach barbarischer Speichelkur angeblich geheilt worden war.

Aber auch Patienten muss der junge Fritz sehen, denen keine Kur mehr zu helfen vermag. Er darf den Blick nicht abwenden, als sie ihm vorgeführt werden – ohne Nasen, mit zerfurchten Augenlidern, mit bleckenden, lippenlosen Mündern. Er muss ihr Fluchen und Stöhnen mit anhören, den pestigen Hauch aus ihren Mündern atmen.

Zum ersten Mal sieht Oberst von Rochow seinen Zögling erbleichen. Erst viel, viel später wird er den Sinn dieser Lehre begreifen. Noch vier Jahre, und er wird am eigenen Leib spüren, dass diese Seuche nicht nur die Armen und Dummen anspringt, sondern auch vor königlichen Prinzen nicht haltmacht.

*

Im Frühjahr 1734 ist es soweit. Im kleinen Palais an der Stadtmauer von Ruppin geht es hoch her. Der Kommandeur des Ruppiner Regiments residiert dort, Generalmajor Kronprinz Friedrich von Preußen. Der Dienst lässt ihm viel Zeit. Im kleinen Palais wird Theater gespielt, musiziert, getanzt und geliebt. Für weibliche Gesellschaft hat der Kammerjunker und Busenfreund des Prinzen, Karl Friedrich von Natzmer, zu sorgen. Hübsch müssen die Damen sein und auf keinen Fall prüde. Im Morgengrauen, wenn die Hirne benebelt und die letzten Gläser an der Wand zerschellt sind, zieht die Gesellschaft durchs Städtchen. Da werden Kaufleuten, die keinen Kredit mehr geben wollen, die Fenster eingeworfen; da fliegen dem Herrn Pastor Knallfrösche und Schwärmer ins Schlafzimmer; da steigt Kronprinz Fritz auf der Leiter zum Kammerfest einer spröden Glasertochter auf.
Weniger Umstände macht eine Köhlerstochter, die der Kronprinz eines Tages rußverschmiert beim Meiler ihres Vaters trifft. Er badet sie eigenhändig im See. „Diana vom Kalksee" nennt er sie oder auch „Bine", denn sie heißt Sabine Schott. Später, als König, wird Fritz ihr ein schönes Gut schenken, das er selbst „Binenwalde" tauft.
„So eine Dorf-Nymphe, die nach Knoblauch duftet, ist mir lieber als die Komtess Dönhoff mit ihrem gezierten Getue", gesteht Friedrich dem Minister von Grumbkow.
Aber auch Dorfnymphen scheinen ins Geld zu gehen.
Ewig ist Ebbe in der kronprinzlichen Kasse. Die Botschafter von Österreich, Sachsen und Russland können ein Lied davon singen, denn er pumpt sie reihum an.
General von dem Schulenberg, ein Vertrauter des Königs, redet dem Kronprinzen ernst ins Gewissen: „Ein solcher Lebenswandel kann Sie fürs Leben ruinieren. Denken Sie an Ihre Gesundheit!"
„Was wollen Sie", sagt Fritz von oben herab. „Wenn ich mich wirklich mal anstecke..., das heilt Doktor Eller im Handumdrehen."
Kopfschüttelnd wendet der General sich ab. Hat der Kronprinz vergessen, was er damals im dritten Stock der Charité gesehen hat?

Doch im Frühjahr 1734 wird Kronprinz Friedrich mit Gewalt daran erinnert. Ganz plötzlich wird ihm klar, dass er sie hat – diese Krankheit le vérol. Und es sind nur noch ein paar Wochen bis zu seiner Hochzeit mit Prinzessin Elisabeth Christine von Braunschweig-Bevern.

Soll er sich an Dr. Eller wenden? Der Gedanke allein ist ihm furchtbar. Außerdem müsste er sich bei Eller der „Speichelkur" unterwerfen. Er könnte keinen Dienst beim Regiment machen, müsste sich beim König krank melden. Und es würde keine Woche dauern, bis der König durch seine Spitzel über die wahre Natur seiner Krankheit im Bilde wäre. Eine Katastrophe...! In seiner Verzweiflung vertraut er sich seinem Vetter, dem Prinzen Friedrich Heinrich von Brandenburg-Schwedt, an. Der stimmt eine meckernde Lache an. Solche Kümmerchen kennt er, denn er unterhält auf dem Gut Malchow im Norden Berlins einen regelrechten Harem. Da kommt es öfter zu kleinen Unglücksfällen, und ein Arzt ist immer zur Hand. Da Prinz Heinrich sowieso ständiger Gast bei den Ruppiner Orgien ist, fällt es nicht weiter auf, dass er seinen Wunderdoktor gleich mitbringt.

Wie dieser Arzt wirklich heißt, ob er jemals studiert hat oder aus der riesigen Gilde der Quacksalber und Scharlatane stammt – niemand weiß es. Spätere Historiker, denen die Geschichte nicht in das heroische Bild vom großen Preußenkönig passt, werden seine Existenz einfach bestreiten. Aber bei den brandenburgisch-preußischen Kavalieren jener Zeit ist der „Doktor von Malchow" bestens bekannt, bei ihnen erfreut er sich regen Zuspruchs.

Und auch über die Kur, mit der er seine Patienten weniger qualvoll und rascher zu „heilen" verspricht, tappen wir nicht im Dunklen. Der Nachfolger von Professor Eller an der Charité, Dr. Samuel Schaarschmidt, äußert sich bitterböse darüber in den von ihm herausgegebenen „Medicinischen und Chirurgischen Berlinischen wöchentlichen Nachrichten":

„Einige Autoren raten, um die Krankheit gleich in der ersten Geburt zu ersticken, die Injektionen an, und zwar solche, die eine Kraft besitzen, das venerische Gift zu dämpfen und so zu vermindern daß es seine irritierende und fressende Eigenschaft verliere und folglich ohne schädliche Wirkung weggespület werde. Es wird davon gerühmt, daß einer durch den fleißigen Gebrauch solcher Injektionen binnen 3, höchstens 5 Tagen vollkommen wieder von der Krankheit befreiet werden müßte."

Das verspricht auch der Doktor von Malchow dem Kronprinzen Fritz. Und nach wenigen Tagen schon fühlt der Patient auch tatsächlich keine Beschwerden mehr.
Wie es sich jedoch in Wirklichkeit mit der „Heilung" verhält, sagt Dr. Samuel Schaarschmidt, der den Kronprinzen und späteren König Fritz oft behandelt hat:
„O Eitelkeit, O große Prahlerei! Es ist, mit Ehren zu melden, erstunken und erlogen. In meiner Praxis habe ich mir alle Mühe von der Welt gegeben, eine so viel wie möglich gewinnende Cur anzubringen. Aber soll ich aufrichtig anzeigen, was für Wirkungen ich wahrgenommen, so haben diejenigen, die innerlich nichts weiter als erwähnte Injektionen gebraucht, ihre Krankheit später nur noch stärker bekommen, und man hat Mühe gehabt, durch innerliche Mittel derselben abzuhelfen."
Der Doktor von Malchow aber erklärt lächelnd:
„Königliche Hoheit sind vollkommen geheilt. Sie können mit ruhigem Gewissen heiraten..."

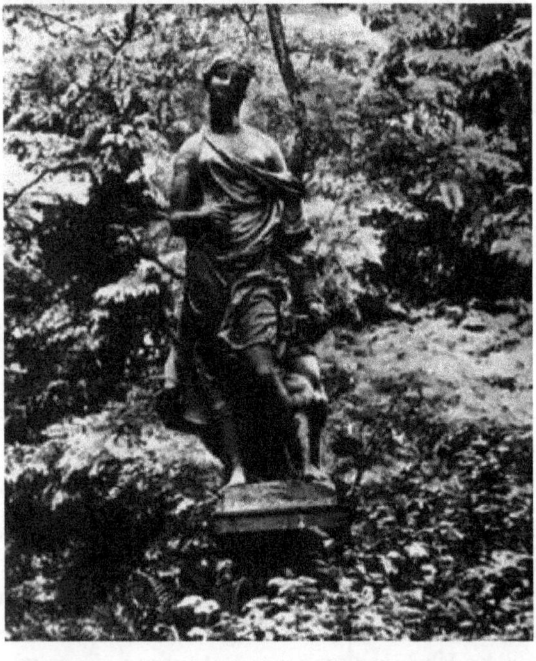

Abbildung 11: Das 1843 errichtete und 1945 mutwillig zerstörte „Sabinendenkmal" zur Erinnerung an Sabine Schott, die 1734 den Förster Ernst Ludwig Cusig aus Rüthnik geheiratet hat.

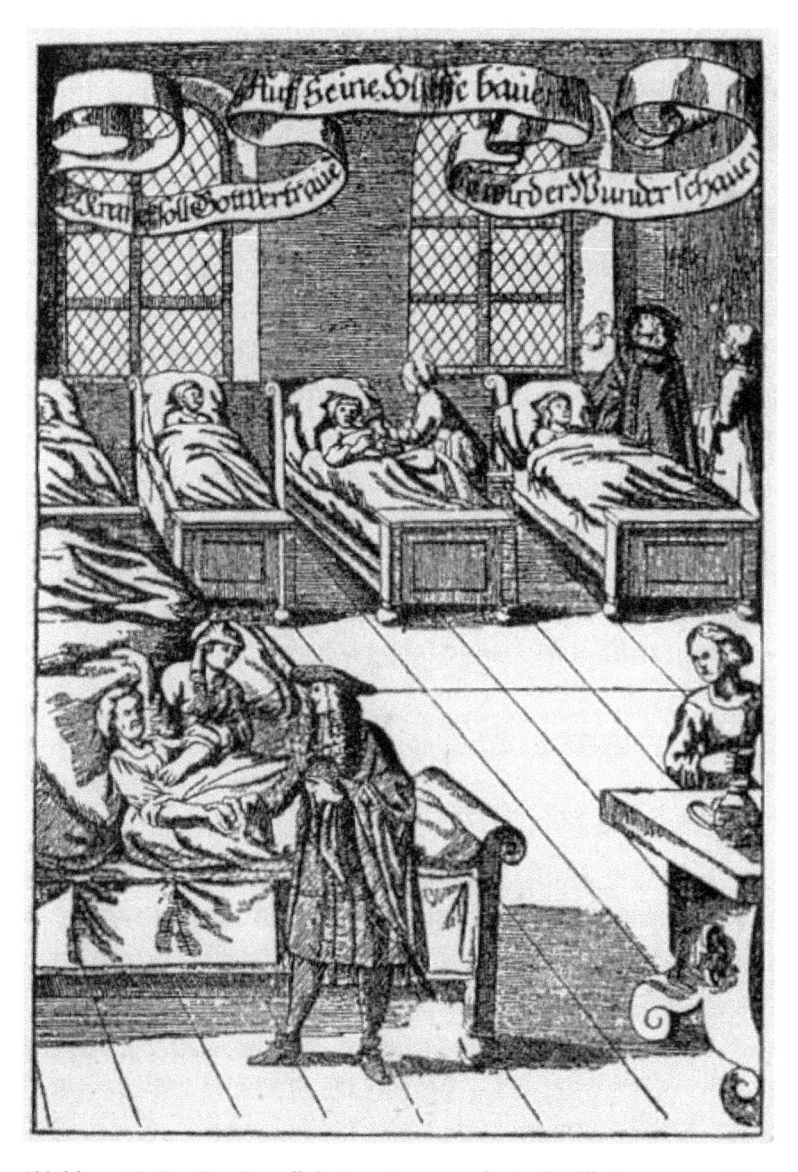

Abbildung 12: Der Kranke soll Gott vertrauen, auf seine Hülffe bauen, so wird er Wunder schauen. Beispiel für ein Krankenzimmer aus dieser Zeit, während eine Visite durchgeführt wird.

Wahnsinn durch Krätze geheilt

> „*...Jetzt muß ich nur noch melden, daß in Straßburg bereits vor einigen Jahren ein Studiosus Medicinae aus der Schweitz, Nahmens Toggenburger, diesen Einfall zum themate seiner Dissertation genommen und denselben theoretisch ausgeführt hat. Dieser geschickte Mensch war damahls, wie ich die Operation mit dem melancholischen Schuster machen ließ, Lazareth-Feldscher in der Charité, und wurde bey der Inoculation der Krätze bey demselben mitgebraucht, daher ihm denn alle Umstände sehr wohl bekannt waren."*

(Professor Friedrich Hermann Ludewig Muzell, dirigierender Charité-Arzt, in „Medicinische und Chirurgische Wahrnehmungen", Berlin 1764)

Im Zimmer 30, der „kleinen Männer-Pflegestube", drängen sich die Feldschere, Studenten und fremden Ärzte um das Bett Nr. 8. Dort hockt regungslos ein etwa dreißigjähriger Mann. Er hat die Knie an den Leib gezogen, die Hände darauf gelegt und blickt starr auf die gegenüberliegende Wand. Seit acht Tagen sitzt er schon so, seit man ihn an einem heißen Augusttag des Jahres 1760 in dieser Stellung am Brandenburger Tor aufgefunden und in die Charité eingeliefert hat.
Johannes Krage, seines Zeichens ein Schuster, ist erst vor kurzem aus der Gegend von Sagan nach Berlin gekommen. Angehörige scheint er nicht zu haben. Seine Zimmergenossen auf Nummer 30 haben ihn gleich am ersten Tag den „hölzernen Hans" getauft...
„Sie sehen hier einen Fall von melancholischer Starrheit, wie ich ihn selber in meiner Laufbahn noch nicht erlebt habe", doziert Professor Friedrich Hermann Muzell. Er nimmt die rechte Hand des Patienten und reckt den Arm so, dass er schräg nach oben zeigt. Keine Miene verzieht der hölzerne Hans. Wie eine Marionette hält er den Arm in dieser Stellung.
Professor Muzell wendet sich an einen jungen rothaarigen Feldscher: „Sie wachen hier bei dem Kranken. Achten Sie darauf, dass sich niemand ihm nähert, und nachher berichten Sie uns, was Sie beobachtet haben."
„'S ischt mir eine Ehre", antwortet der junge Mann in unverfälschtem Schweizer Dialekt.
Feldscher Karl Toggenburg stammt aus Luzern. Bis dorthin hatte es sich herumgesprochen, dass man in Berlin auf billige Art Medizin

studieren kann. Da gibt es zwar keine Universität, aber ein Collegium Medico-Chirurgicum, und der König von Preußen bezahlt die Professoren für ihre Vorlesungen. Und wenn man sich außerdem als Feldscher ans Charité-Krankenhaus verpflichtet, hat man auch als ausländischer Student in Berlin keine Sorgen um Brot und Bett. Also war Karl Toggenburg als fahrender Scholar quer durch Deutschland nach Preußen getippelt, in den fernen, finsteren Osten Europas. Deshalb sitzt er jetzt im August des Jahres 1760 am Bett Nr. 8 und lässt seine Augen keine Sekunde von dem merkwürdigen Melancholiker.

Der hölzerne Hans hält seine Hand so starr und steif ausgestreckt, als wäre sie festgebannt. Feldscher Toggenburg macht es nach, aber schon nach einer Minute wird ihm der Arm schwer, und bald sinkt er Zentimeter um Zentimeter nach unten. Woher nimmt der hölzerne Hans die Kraft? Toggenburg blickt in ein stumpfes, ausdrucksloses Gesicht, in Augen, in denen kein Funken von Verstand, von Freude oder Leid aufleuchtet.

Was will der Professor überhaupt mit diesem Mann in der Charité? Bildet er sich etwa ein, er könne ihn heilen? Schon den Gedanken findet Feldscher Toggenburg absurd. Irre sind keine Kranken, sondern Besessene. Noch wird es so an allen Hochschulen Europas gelehrt. Noch holt man, wenn sich einem der Geist verwirrt, nicht den Arzt, sondern den Priester, damit der dem Besessenen den Teufel austreibe. Und noch kommt es vor, dass man die Unseligen auf dem Scheiterhaufen verbrennt, wenn es allen Beschwörungen nicht gelingt. Bestenfalls sperrt man sie in Tollhäuser und lässt sie verkommen, schlimmer als je ein Tier, pflegt sie vielleicht auch aus Mitleid. Aber heilen? Womit denn – mit Medizin vielleicht?

Vergeblich rätselt Feldscher Toggenburg herum, was Professor Muzell mit dem hölzernen Hans vorhaben könnte. Eine Stunde vergeht, dann kehrt die Visite zurück.

Triumphierend deutet Professor Muzell auf den Arm des Patienten. „Hat er sich bewegt?", fragt er den Feldscher. Der Schweizer schüttelt den Kopf und berichtet von seinem eigenen Experiment. „Sehr gut", lobt Muzell. Zwei Feldschere müssen dem Patienten das Hemd über den Kopf ziehen und ihn systematisch untersuchen. Aber sie stellen weder Fieber fest, noch irgendein anderes Krankheitssymptom. Auffällig ist nur, dass der Patient mager ist wie ein Skelett und dass sein Puls ungewöhnlich langsam geht.

Die Abmagerung, erklärt Muzell, sei nicht auf Schwindsucht oder Auszehrung zurückzuführen, sondern nur ein Ergebnis der Starre.

Der Patient isst nur, was man ihm in den Mund stopft. Lässt der Krankenwärter ihm beim Füttern einen Bissen zwischen den Zähnen, so schluckt er ihn von selber niemals hinunter. „Was fehlt also diesem Mann?", fragt Muzell. Betretenes Schweigen.

„Wenn ich den hochehrwürdigen Prediger unserer Charité fragen würde", sagt Muzell, „so würde die Antwort lauten: ‚Dieser Mann ist vom Teufel besessen...' Unsere urältesten ärztlichen Vorfahren in Griechenland dagegen fanden in der Milz verstorbener Irrender oft einen Überfluss an dunklem, geronnenem Blut. Sie nannten es irrtümlich ‚schwarze Galle', griechisch melancholia... Der Irrtum ist längst erkannt, aber der Name ist geblieben..."

Und nun entwickelt Muzell seine Theorie. Er hat in der Praxis gefunden, dass Melancholiker fast immer ein schweres seelisches Erlebnis hinter sich hatten.

„Ein Mensch, der viel Gram hat, denkt viel über die Ursachen seines Grams nach", sagt er. „Dadurch wird das Gehirn geschwächt, und damit leiden alle Nerven, die vom Gehirn entspringen. Bald wird der ganze Körper in Mitleidenschaft gezogen. Der Blutkreislauf wird langsam, das Blut wird schleimig und dickflüssig, die feinsten Äderchen im Unterleib und im Gehirn verstopfen sich."

Professor Muzell hat sich in Feuer geredet, unter dem Samtbarett kullern dicke Schweißtropfen hervor. Er zieht ein Tuch aus dem spitzenbesetzten Rockärmel und wischt sich die Stirn. Prüfend sieht er sich im Kreise um.

„Was schlagen Sie also zur Heilung oder Besserung dieser armen Menschen vor?", fragt er den Feldscher Toggenburg.

„Alle Mittel, durch die Körpersäfte verdünnt und der Blutkreislauf in Bewegung gesetzt wird", kommt die Antwort.

„Gut! Sie werden unter Aufsicht des Herrn Pensionärchirurgen die Behandlung dieses armen Menschen übernehmen", sagt Muzell.

Zunächst entscheidet man sich für weinsaures Kalium, ein harntreibendes und abführendes Mittel. Einige leichte Fälle von Melancholie hat Muzell damit wieder zur Vernunft gebracht. Alle zwei Stunden zwei Löffel, schreibt er vor. Acht Tage lang führt Feldscher Toggenburg geduldig den Auftrag aus. Jeden Abend und Morgen fühlt er dem Patienten den Puls. Aber der will und will nicht schneller werden. Wochenlang wird die Weinsteinkur fortgesetzt, aber der hölzerne Hans sitzt nach wie vor wie ein Fakir in seinem Bett. Immer unheimlicher wird er den Nachbarn und Aufwärtern.

Eine Woche lang lässt Muzell die Kur aussetzen. Doch dann muss Toggenburg wieder alle zwei Stunden laufen. Jeden zweiten Tag bekommt Johannes Krage zusätzlich Abführmittel. Und das acht Wochen lang. Von Erfolg keine Spur.

„Wenn die Körpersäfte nicht in Bewegung zu bringen sind", sagt Muzell, „dann müssen eben die festen Teile des Körpers gereizt werden." Zwischen den Schulterblättern lässt er ein scharfes, Blasen ziehendes Senfpflaster auflegen. Sobald sich eine große Wasserblase gebildet hat, zieht er die Haut ab und legt gleich wieder ein Pflaster auf die Wunde, diesmal etwas ganz Scharfes, die „Spanische Fliege". Normalerweise wird sie nur für Stunden angewendet, Johannes Krage aber muss sie vier Wochen lang aushalten. Zwischen seinen Schulterblättern hat sich eine hochrote, entzündete Wunde bis auf die blanken Knochen durchgefressen. Aber – kein Fieber.

Die folgenden zwei Monate versucht Professor Muzell es mit Stößen der verschiedensten Medikamente – Olea Essentiale, Kampfer, Brechmittel. Erst auf die Riesendosis von 1,5 Gramm des stärksten Brechmittels muss Johannes sich einige Male übergeben. Aber das geht ohne jedes Würgen vonstatten, und gerade darauf kommt es Professor Muzell an. Es ist ja seine fixe Idee, dass nur eine Erschütterung des Nervensystems – ein Schock, wie man später sagen wird – die Starre brechen kann.

Eines Tages bei der Visite sagt der Professor: „Feldscher Toggenburg, rasch, holen Sie lange Nadeln aus dem Operationssaal!" Vorsichtig erst, dann immer heftiger und tiefer, sticht Muzell in die empfindlichen Körperteile des Kranken. Johannes zuckt nicht einmal.

Jetzt lässt Muzell lange Weidenruten holen. „Auspeitschen!", befiehlt er. Toggenburg zögert nur wenige Sekunden, dann lässt er die Ruten auf die Arme, Schenkel und den Rücken des Unglücklichen sausen. Und da – ein Freudenschrei des Professors. Johannes schüttelt den Kopf, rümpft einmal die Nase, grunzt undefinierbar. Eine erste Regung nach fünf Monaten der Starre. Aber dabei bleibt es auch.

Es ist November geworden. An den Fenstern bilden sich Eisblumen, durch die Heizkamine der Charité heult der Wind. Das bringt Professor Muzell auf eine neue Idee. Er lässt einen hölzernen Badezuber auf den Korridor schleppen und mit eiskaltem Brunnenwasser voll gießen. Vier Mann müssen den hölzernen Hans hoch über die Wanne halten und langsam, den Kopf voran, ins Wasser tauchen. Und wirklich, er wehrt sich. Er gurgelt Unverständliches, bevor sein Kopf untertaucht, es klingt wie: „Lasst mich zufrieden!" Aber kaum in seinem Bett zurück, verfällt er wieder in die gewohnte Starre. Immer neue Schikanen erfindet Muzell. Die Wärter müssen dem Kranken

den Kopf kahlscheren und stundenlang kaltes Wasser von oben auf den Schädel tropfen lassen. Ein Eisklumpen wird ausgehöhlt und dem Patienten wie eine Mütze aufgesetzt.
"Lasst mich zufrieden", bittet Johannes wehmütig. Muzell fühlt ihm den Puls; tatsächlich, er geht schneller, wenn auch nur für kurze Zeit. Mit noch drastischeren Mitteln müsste es endlich gelingen. Also wird Johannes unten im Hof unter der Pumpe festgebunden und minutenlang dem eiskalten Wasserstrahl ausgesetzt.
"Lasst mich zufrieden!", wimmert er.
"Wie heißt du?", brüllt Muzell ihn an.
"Johannes ... Krage", kommt es stockend. Er fleht um Gnade, er betet.
An allen Fenstern, die zum Charité-Hof hinausgehen, drängen sich Patienten und Wärter. Im Speisesaal des Hospitals, wo Pastor Baumann gerade Betstunde für die Alten hält, bricht jäh der fromme Gesang ab. In wallendem Talar stürzt der Prediger auf den Hof.
"Ich flehe Sie an, Professor..."
Doch der milde, konziliante Professor Muzell, der sonst immer und jedem gefällig ist, brüllt den Gottesmann wütend an: "Ich habe Sie nicht gebeten..."
Halberfroren wird Johannes Krage schließlich nach oben getragen. Zum ersten Mal, seit er in der Charité ist, streckt er sich in seinem Bett aus. Der Wahn scheint gebrochen.
Aber eine Stunde später meldet der Stubenwärter: "Er hockt wieder und hat wieder seinen alten Blick..."
Selbst Professor Muzell ist jetzt bereit, das schicksalsschwere "Unheilbar" unter die Krankengeschichte des Johannes Krage zu schreiben. Nur eins hält ihn davon ab: der Feuereifer und unerschütterliche Glaube des Feldschers Toggenburg. Hat er denn wirklich alle Mittel versucht?
In langen, schlaflosen Nächten geht Muzell alle Melancholikerfälle durch. Alle, die er geheilt, alle, in denen ihm der Erfolg versagt blieb. Dabei drängt sich ihm die Geschichte eines Patienten auf, den er nie in seinem Leben vergessen wird. Es ist ein Fall, der ihn in tiefe Gewissenskonflikte stürzte, bei dem seine ärztliche Kunst versagte...

*

Vor vier Jahren war es, im Winter 1755 und 1756. Vor der Privatwohnung Muzells in der Mauerstraße fuhr ein Gespann vor. Der

Polizeipräsident von Berlin, Geheimrat Kircheisen, bat den ärztlichen Direktor der Charité dringend um eine Unterredung.
„Es handelt sich um eine Sache, die äußerste Diskretion erfordert", sagte der Polizeipräsident, als er im Arbeitszimmer Platz nahm.
„Diskretion ist für den Arzt selbstverständlich", sagte Muzell.
Der Polizeipräsident deutet eine entschuldigende Verbeugung an.
„Ich handle im allerhöchsten Auftrag..."
Muzell hielt nicht viel von allerhöchsten Aufträgen. Er war nun schon zwölf Jahre an der Charité, aber noch nie war er zum König gerufen worden, noch nie hatte Seine Majestät ihm die Stellung eines Leibarztes angeboten. Er war ganz glücklich dabei, denn König Friedrich II. war ein schwieriger Patient. Er wechselte seine Ärzte wie die Hemden, eher noch öfter, nannte sie nach Laune, Befinden und Kriegslage „Mein lieber Getreuer" oder „Idiotenpack".
Muzell atmete daher auf, als der Polizeipräsident sagte, es handle sich um einen gewissen Heinrich Kruse. „Dieser Kruse", erklärte Geheimrat Kircheisen, „hat plötzlich den Verstand verloren, er ist seit gestern im Tollhaus. Aber bevor man einen Menschen auf Lebenszeit hinter Irrenhausmauern verschwinden lässt..."
„Sie wollen also ein Gutachten?", unterbrach Muzell den Redefluss des hohen Beamten.
„Ganz recht", sagte Geheimrat Kircheisen.
„Die Charité ist ein öffentliches Krankenhaus", wandte Muzell ein. „In Krankensälen mit zwölf bis vierundzwanzig Betten lässt sich schwer Diskretion wahren..."
Daraufhin schlug Geheimrat Kircheisen vor, den Patienten Kruse in einer der Feldscherstuben unterzubringen. Nach einigem Überlegen sagte Muzell zu. „Ich werde mich des armen Menschen annehmen."
„Ich weiß, dass Sie der Meinung sind, Geisteskranke heilen zu können..." Der Polizeipräsident lächelte. „Aber stehen Sie damit nicht im Gegensatz zur gesamten Wissenschaft?"
„Das lässt sich zuweilen nicht vermeiden", lächelt Muzell zurück. Er hatte das deutliche Gefühl, dass dem Herrn Polizeipräsidenten an einer Heilung des Patienten Kruse nicht viel gelegen sei. Dieser Eindruck verstärkte sich, als er am anderen Tag dem Patienten in der rasch zum Krankenzimmer umgewandelten Feldscherstube gegenübertrat.
Er fand einen schlanken, etwa 1,80 Meter großen Menschen, das Alter schätzte er auf Mitte Dreißig. Das Gesicht war gut geschnitten, nur die Augen lagen in tiefen Höhlen und wichen jedem Blick aus. Seine Kleidung war weit vornehmer und gepflegter als sonst bei

Charité-Patienten üblich. Sein Auftreten war gewandt und höflich. Auf den ersten Blick kein Mensch, den man ins Tollhaus sperrt. Doch schon nach den ersten Floskeln des Gesprächs, das Muzell anknüpfte, wurde er eines Besseren belehrt.

„Die Lage in Europa gleicht einem Pulverfass", sagte Kruse unvermittelt und ließ von da an den Professor nicht mehr zu Wort kommen. Was er sagte, hätte Hand und Fuß haben können, wenn er nicht ständig mit Redensarten um sich geworfen hätte wie: „Das hat mir mein Freund Marquis XYZ kürzlich im Vertrauen gesagt..." Er jonglierte mit Namen von Fürsten, Staatsmännern, Diplomaten und Generalen. Er tat, als horche er an den Schlüssellöchern sämtlicher Geheimkabinette und Boudoirs von Berlin, Paris, Wien, London und Petersburg. Ein politisch Wahnsinniger?

Einmal, als Kruse eine Atempause machte, erwähnte Professor Muzell wie zufällig den Namen Kircheisen. Schlagartig veränderte sich Kruses Gesicht. Er wurde ernst, beinahe feierlich. Er flüsterte: „Kircheisen, Polizeipräsident von Berlin..., mein bester Freund... Im Vertrauen – er hat mich hergeschickt, damit ich vor meinen Feinden sicher bin."

„Wer sind Ihre Feinde?", fragte Muzell.

Kruses Miene verzerrte sich. „Die Namen dieser Kreaturen nehme ich nicht in den Mund", zischte er.

Muzell verabschiedete sich eilig. Doch schon auf der Treppe wartete Pensionärchirurg Steindorf. „Ich muss Sie dringend sprechen, Herr Professor..."

Muzell folgte dem Oberfeldscher in seine Stube. Hastig zog Steindorf die Tür zu und schloss ab. „Dieser Mensch dort, der Neue...", flüsterte er. „Herr Professor, Sie müssen wissen, dass er nicht Heinrich Kruse heißt, sondern in Wahrheit Heinrich Anderson, und er ist auch kein reisender Kunsthändler aus Amsterdam, wie er bei uns ins Regiment eingetragen wurde, sondern ein fortgejagter Kammerdiener des Königs."

Einen Augenblick musste sich Professor Muzell zusammennehmen, um nicht laut loszulachen. Deshalb also wurde ein Polizeipräsident in Bewegung gesetzt, ein Charité-Professor im Unklaren gehalten, weil ein Kammerdiener des Königs zu spinnen begonnen hatte. Doch das Gesicht des Oberfeldschers blieb ernst. „Der Anderson war einmal mehr als ein Kammerdiener..." Und Steindorf erzählte dem Professor Muzell die Tragödie dieses Mannes, dessen Verstand zerbrochen war und der das „Geheimnis Nummer eins" des Königs von Preußen gefährdete.

*

Heinrich Anderson war 23 Jahre alt gewesen, als er nach Ruppin zur Hofhaltung des Kronprinzen kommandiert wurde. Sein Auftrag war eindeutig. Er sollte sich in das Vertrauen des jungen Herrn einschleichen und dem König über alles berichten, was in der Umgebung des Kronprinzen geschah.
Am Hof von Ruppin war Anderson mit dem gleichaltrigen Michael Gabriel Fredersdorf zusammengekommen, der schon zwei Jahre länger beim Kronprinzen war – mit dem gleichen Auftrag. Die beiden waren sich schnell darüber einig, dass ihnen der junge Herr tausendmal lieber war als der knausrige und grausame König in Berlin.
Sie hatten die tollsten Jahre des Kronprinzen Fritz miterlebt, waren seine linke und rechte Hand geworden. Sie hatten die ärgsten Spuren seiner wüsten Nächte beseitigt, wussten um jedes seiner flüchtigen Abenteuer. Sie hatten auch seine Verzweiflung erlebt, als sich die üblen Folgen einer solchen Eskapade einstellten – eine Infektion. Und als der „Doktor von Malchow" nach Ruppin kam, um den Prinzen heimlich und rasch mit Quecksilberspritzen zu kurieren, waren sie die verschwiegenen Mitwisser und Pfleger bei der Gewaltkur.
Drei Monate später hatten sie ihren Kronprinzen zur traurigen Hochzeit mit der Prinzessin Elisabeth Christine von Braunschweig begleitet, die er nicht liebte. Obgleich ihnen auch die Prinzessin leid tat, hatten sie weiter eisern zu ihrem Herrn gehalten, auch als die angeblich geheilte Krankheit wieder hervorbrach. Da war mit Spritzen nichts mehr zu machen gewesen, jetzt drohte der „Kalte Brand", „Gangräne" wird man das später nennen. Nur noch das chirurgische Messer konnte helfen. Aber das musste heimlich geschehen, und deshalb kam keiner der großen Meister des Skalpells aus Berlin in Frage.
Zwei Chirurgen vom Regiment Goltz, dessen Oberst der Kronprinz war, führten die Operation aus. Und dabei musste ihnen jenes Missgeschick passiert sein, das sich nachher nie wieder gutmachen ließ, aus dem allein die Kinderlosigkeit Friedrichs des Großen zu erklären ist. Heinrich Anderson und Michael Fredersdorf waren Mitwisser dieses Geheimnisses.
Die Freundschaft der beiden Leibdiener bekam den ersten Bruch, als Kronprinz Fritz im Juli 1740 König Friedrich II. wurde. Fredersdorf, der Intelligentere, spürte, dass es jetzt nicht mehr um die süßen Freuden des Lebens ging, sondern um Macht. Er wuchs mit dem jungen

König, wurde zum Geheimen Kämmerer ernannt, die Verwaltung der Königlichen Privatschatulle wurde ihm anvertraut. Der König verkuppelte ihn mit der Tochter des reichen Bankiers und Gewehrfabrikanten Daum in Potsdam.
Heinrich Anderson aber blieb der Kammerdiener, auch für die jungen, adligen Pagen, mit denen der König sich gern umgab. Fredersdorf nutzte seine Stellung zu Geschäften aus und wurde schwerreich. Heinrich Anderson versuchte es einmal und kam haarscharf an der Festung vorbei. Fredersdorf wurde krank, und der König machte den Ärzten die Hölle heiß. Anderson wurde krank, und der König schimpfte ihn „faul, tückisch und eingebildet" und kürzte ihm den Sold.
Neid und Eifersucht verwandelten sich allmählich in Hass, und der Hass schlug sich aufs Gemüt. Heinrich Anderson verlor den Verstand. Der König sah es nicht oder wollte es nicht sehen. Erst als Anderson sich eines Tages als den Sieger von Czaslau bezeichnete, einer Schlacht im Schlesischen Krieg, da warf Friedrich ihn kurzerhand aus dem Dienst, ohne Sold und ohne Pension.
Anderson machte seiner Wut in wilden Bosheiten über den König und Fredersdorf Luft – Wahn, Lüge und Wahrheit bunt gemischt. Der König erfuhr es und unternahm nichts. Heinrich lief zu fremden Gesandtschaften und plauderte aus, was er in der Umgebung des Königs aufgeschnappt hatte. Dem König wurde es hinterbracht, doch er reagierte wieder nicht.
Da drohte eines Tages Anderson, das Staatsgeheimnis Nummer eins preiszugeben, und jetzt schlug Friedrich blitzschnell zu. Stunden später wurde Heinrich Anderson ins Tollhaus eingeliefert, dann in die Charité. König Friedrich II. wollte nicht, dass es hieß, er habe Anderson stillschweigend beiseiteschaffen lassen. Falls von seinen Behauptungen etwas laut werden sollte, dann würden es die Behauptungen eines Wahnsinnigen sein.
So stand es also um Heinrich Kruse alias Anderson. Professor Muzell aber wollte Anderson alias Kruse vor dem jämmerlichen Verfaulen im Tollhaus bewahren. Wochenlang versuchte er verschiedene Kuren: Weinstein, Brechmittel, kaltes Wasser. Anderson wurde immer schwieriger. Er ließ sich kaum noch ansprechen, jeden, der ihm nur näher kam, begegnete er mit Misstrauen. „Ihr wollt mich umbringen, Fredersdorf hat euch den Befehl gegeben..."
Eines Tages stieß Professor Muzell bei der Lektüre auf einen Satz des altgriechischen Urvaters der Ärzte, des Hippokrates: „Der feuchten Krätze weicht der Wahn..."

Irgendwie leuchtete ihm das ein: eine tüchtige Krätze am ganzen Körper, das furchtbare Jucken, die Entzündungen, das Fieber – das musste doch auf das Nervensystem wie ein Schlag wirken, musste die gestauten Säfte in Wallung bringen bis in die feinsten Blutgefäße des Gehirns. Mit Oberfeldscher Steindorf heckte er den Plan aus. Unter dem Vorwand, sein Bett müsse frisch bezogen werden, sollte man Anderson das Laken eines Krätzekranken aus der Infiziertenstube im dritten Stock ins Bett schmuggeln.

Aber es war, als hätte Anderson einen sechsten Sinn entwickelt. Er bekam einen Tobsuchtsanfall, als der Krankenwärter mit dem Laken erschien. Er riss es ihm aus der Hand, stürzte zum Fenster und schleuderte es hinaus. Von da ab weigerte er sich hartnäckig, überhaupt noch zu Bett zu gehen. Er schlief auf dem Fußboden, bedrohte jeden, der ihm zu nahe kam.

Professor Muzell meldete dem Polizeipräsidenten, dass er den Patienten Heinrich Kruse für unheilbar geisteskrank halte. Ein Jahr später starb dieser im Tollhaus.

*

Vier Jahre sind seitdem vergangen. Damals hat Andersons Misstrauen das Experiment mit der Krätze vereitelt. Jetzt, bei dem hölzernen Johannes, wird sich Muzell nicht mit einem infizierten Laken begnügen. Er wird „Krätzegift" direkt ins Blut von Johannes Krages bringen, er wird es ihm einimpfen.

Der nächste Tag ist ein Sonntag, aber gleich nach dem Gottesdienst treibt es den Professor Muzell in die Charité. Der diensthabende Oberfeldscher Rode ist verlegen, als der Professor gemeldet wird. Er hat von der letzten Nacht ein schönes Kind aus der Dorotheenstadt auf seiner Bude. Aber Dienst ist Dienst.

„Was für Krätzekranke haben wir?", fragt Muzell.

Der Feldscher grinst. Will der Professor ihn auf den Arm nehmen? Er weiß doch selbst, dass im dritten Stock jedes zweite Bett mit Krätzigen belegt ist.

„Ich brauche einen Fall, bei dem die Krankheit in voller Blüte steht", sagt Muzell.

„Die dicke Else aus Nummer siebenundsechzig", sagt Rode auf Anhieb.

„Aber das Mensch darf sonst keine Krankheiten haben!"

„Dafür verbürge ich mich."

Gleich darauf wird Feldscher Toggenburg zur dicken Else geschickt. Er nimmt ihr von den schlimmsten Wundstellen die Flüssigkeit ab. Aus dem Operationssaal holt Rode inzwischen eine Lanzette. Hans der Hölzerne verzieht keine Miene, als der Oberfeldscher die Lanzette aus dem Etui holt. Er zuckt nicht, als Rode ihm tief in beide Beine und Oberarme einschneidet. Mit einem Spatel reibt Professor Muzell das „Krätzegift" in die Wunden. Feldscher Toggenburg legt Walnussschalen darüber und umwickelt sie mit einer Bandage, sodass der Patient sich nicht kratzen kann, wenn das große Jucken beginnt.

Am Abend des dritten Tages glaubt Toggenburg, bei Johannes eine leichte Beschleunigung des Pulses zu spüren. Am Morgen darauf verweigert er das Frühstück und das Mittagessen, sein Puls geht rascher. Bei der Visite am nächsten Tag ist Professor Muzell hell begeistert. Johannes hat starkes Fieber. Am siebenten und achten Tag bricht ihm der Schweiß mit Macht aus. Am Morgen des neunten Tages zeigt sich ein krätzeartiger Ausschlag am ganzen Körper.

Es ist am frühen Nachmittag, die stillste Zeit in der Charité. Die Kranken auf Stube 30 schlafen oder dösen vor sich hin. Plötzlich fährt der Patient in Nummer eins, gleich am Fenster, aus dem Schlaf hoch. Er blickt in ein völlig fremdes Gesicht. Ein Mann in dem weiten, groben Charité-Hemd beugt sich über ihn.

„Ich wollte dich nicht erschrecken", sagt der Fremde und lacht ein wenig verlegen.

„Bei mir gibt's nischt zu stehlen", sagt der Patient. „Scher dich zurück, wo du herkommst."

„Wenn ich das man wüsste", sagt der Fremde und deutet hinüber auf das Bett des hölzernen Hans. Das Bett ist leer.

„Wo ist der Hans?", fragt der Patient und weckt seine Nachbarn.

„Der Hans Krage bin ich", sagt der Fremde.

Misstrauisch blicken die Zimmergenossen ihn an. Aber plötzlich kommt er ihnen doch irgendwie bekannt vor, und als er sich jetzt drüben auf das leere Bett hockt, die Knie anzieht und kopfschüttelnd vor sich hinstarrt, da ist kein Zweifel mehr. Das ist er, der Hans Krage.

„Ich wache auf und liege hier in dem Bett", sagt Hans Krage. „Wie bin ich hierhergekommen?" Er spricht ganz ruhig, sein bisher so stumpfes, idiotisches Gesicht ist halb nachdenklich, halb belustigt. Sie erklären ihm, dass er in der Charité ist.

„Aber ich bin doch nicht krank!"

Allgemeines Gelächter. Schon fast acht Monate in der Charité und nicht krank?

„Fast acht Monate?"

Ein Aufwärter steckt den Kopf durch die Tür, um zu sehen, was es in der Stube 30 zu brabbeln gibt, wenn die Hausordnung Ruhe vorschreibt. Eine Minute später steht er atemlos vor Oberfeldscher Rode.

„Der Johannes..., der Johannes..." Mehr bringt er nicht heraus. Böses ahnend, sucht Rode den Feldscher Toggenburg. Aber der ist in der Stadt, im Collegium Medico-Chirurgicum, wo Professor Muzell um diese Stunde seine Vorlesung über Physiologie hält, und diese Vorlesung versäumt Toggenburg nie. Allein rennt Rode zur Männerpflegestube. Auch er braucht einige Minuten, um das Wunder zu glauben, das hier geschehen ist. Ein Läufer wird ins Collegium Medico-Chirurgicum geschickt.

Eine halbe Stunde später rumpelt der Wagen des Professors über die Bohlen der Weidendammer Brücke und biegt in lebensgefährlichem Tempo nach links in den Schiffbauerdamm ein. Kopfschüttelnd blicken die Zimmerleute auf den Bootswerften dem schleudernden Gefährt nach.

„Als ich in die Charité kam", wird Muzell später berichten, „traf ich denselben im Bett sitzend und ganz vernünftig an, und er antwortete auf alles mit vieler Munterkeit. Auf mein Befragen, wie ihm die Zeit über zu Muthe gewesen, sagte er, daß er von der gantzen Zeit sich nichts bewußt wäre. Es käme ihm vor, als ob er aus tiefem Schlaf erwacht. Er wußte sich von allen Proceduren, welche mit ihm vorgenommen worden, nicht zu erinnern, außer daß er im kalten Wasser wäre gebadet worden und etwas gesprochen ... Den zwölften Tag nach der Operation war der Patient ohne alles Fieber, aber sein Puls blieb in einer natürlichen Geschwindigkeit. Vom Gemüth war er recht sehr munter, ja ich erinnere mich nicht, jemahlen eine stärkere Veränderung bei einem Menschen im Gesichte und gantzen Betragen gesehen zu haben. Der krätzige Ausschlag verließ ihn auch in der Zeit von 14 Tagen. Ich frug den Patienten, ob er wohl sonsten, ehe er in diese Kranckheit gefallen, eine andere gehabt. Worauf er versicherte, daß er sich keiner leiblichen Kranckheit erinnern könne. Wohl aber habe er viel Gram und Bekümmerniß in seinem Hauswesen, an seinem verarmten Vater und seiner Schwester gehabt, welche eine übliche Lebensart geführt und ihm viel Hertzeleid verursachet, so daß er davon ungesund geworden und in diese traurigen Umstände geraten. Man kann leicht erachten, daß er mir mit dem allerbewegtesten Hertzen gedanckt, daß ich ihn nebst göttlicher Hülfe aus dieser unglückseligen Verfassung herausgeholfen hatte. Er verließ die Charité gesund, munter und recht vergnügt. Er besuchte hernach die Patienten, mit welchen er in einer Stube zusammen gelegen hatte, noch öfters und diente denselben in seinem Metier als Schuster."

Der Feldseher Karl Toggenburg aber schnürt bald darauf sein Bündel und zieht nach Straßburg, dort will er fertig studieren. Seine Doktordissertation in Straßburg schreibt er über das Thema „Von einer sehr hartnäckigen Melancholie, welche mit einer Unempfindlichkeit verknüpft war, aber dennoch durch Inoculierung der Krätze kuriert wurde".

So kommt der Fall des „hölzernen Hans" zur Kenntnis der internationalen Medizin. Ein berühmter Professor fragt misstrauisch bei einem Berliner Kollegen nach, ob es denn mit dieser wunderbaren Heilung wirklich seine Richtigkeit habe.

„Ich verschaffte demselben ein Attestat", berichtet Muzell, „welches von allen Bediensteten in dem Charité-Lazarett unterschrieben wurde. Diese konnten den gemeldeten Casum um so zuverlässiger attestieren, da sie den Patienten nicht nur in seiner Kranckheit, als ich ihn eine Zeitlang unter dem Brunnen mit kaltem Wasser bepumpen ließ, sondern auch nachdem er durch die Inoculierung der Krätze wieder gesund geworden war, vielfältig gesehen und gesprochen hatten."

Und doch bleibt der bemerkenswerte Fall, bleiben die bedeutenden Versuche und Erfolge Muzells von der offiziellen Medizin unbeachtet. Denn in den medizinischen Fakultäten von Paris, Wien und Padua wird mehr philosophiert als echte Forschung betrieben. Fast noch anderthalb Jahrhunderte müssen vergehen, bis die Medizin ernsthaft dazu übergeht, Geisteskranke nicht nur zu verwahren, sondern aktiv zu behandeln. Eine jener Sternstunden wird der 14. Juni 1917 werden. An diesem Tag infiziert der Wiener Psychiater Julius Wagner-Jauregg einen an Paralyse Erkrankten mit Malariaerregern. Der Mann wird geheilt. Dieselbe Behandlung, bei anderen Paralytikern angewendet, endet tödlich. Gegen einen Sturm von Kritikern muss Wagner-Jauregg seine Theorie verteidigen. Im Jahre 1927 nimmt er dafür aus der Hand König Gustavs V. von Schweden den Nobelpreis entgegen. Auch der große Psychiater des 20. Jahrhunderts ist wie sein Vorläufer Muzell in der Charité mehr oder weniger zufällig auf diese kühne, umwälzende Idee gestoßen.

Dem jungen Assistenten Dr. Wagner-Jauregg an der Wiener Psychiatrischen Klinik passierte es nämlich, dass eine Geisteskranke auf seiner Station an Rotlauf erkrankte.
Sie wurde vom Rotlauf geheilt, und gleichzeitig war auch ihre Geistesstörung wie fortgeblasen. Das war im Jahre 1883. Vier Jahre später hatte Wagner-Jauregg schon 200 ähnliche Fälle gesammelt. Damals sprach er den kühnen Satz aus:
„Wenn ein Geisteskranker im ersten Halbjahr des Bestehens seiner Geisteskrankheit von Bauchtyphus, Cholera, Wechselfieber, Rückfallfieber oder Rotlauf befallen wird, so ist die Wahrscheinlichkeit eine sehr große, dass er dadurch von seiner Psychose geheilt wird..."
Genau dreißig Jahre braucht er, um diese Behauptung zu beweisen. Er zerbrach damit jene Mauer der Hoffnungslosigkeit, der Hilflosigkeit und der Tatenlosigkeit, hinter denen bis dahin die Geisteskranken verdämmern mussten. 1936 wird der Insulinschock eingeführt, bei dem man Schizophrene durch hohe Dosen des Hormons Insulin in tiefste Bewusstlosigkeit versetzt. Ähnlich der Cardiazolschock gegen Katatonien, das sind Starrezustände, wie Professor Muzell sie bei dem „hölzernen Hans" erlebte. Auch der Elektroschock gehört hierher, bei dem Geisteskranke durch starke Ströme künstlich in epileptische Anfälle versetzt werden.
Seinerzeit nannte man diese Methoden „heroische Therapie". Wer sie kennt, der wird die Methoden des Professors Muzell nicht mehr so grausam finden. Er wird eher bewundern, wie „modern", wie richtig dieser Arzt der Charité gedacht hat – in einer Zeit, die kaum etwas Genaues über die Funktionen der Körperorgane, der Nerven, des Hirns wusste. In einer Epoche, die noch keine Ahnung hatte von Bakterien und Viren.
So wusste zwar Professor Muzell schon, als er dem Johann Krage das „Krätzegift" einimpfte, dass bei dieser Krankheit ein winziges Lebewesen auftritt, die Krätzemilbe. Aber dass sie der Erreger dieser Krankheit war, das ahnte er nicht. Denn sonst hätte er sich auch bei Johannes mit einem infizierten Laken begnügen können.

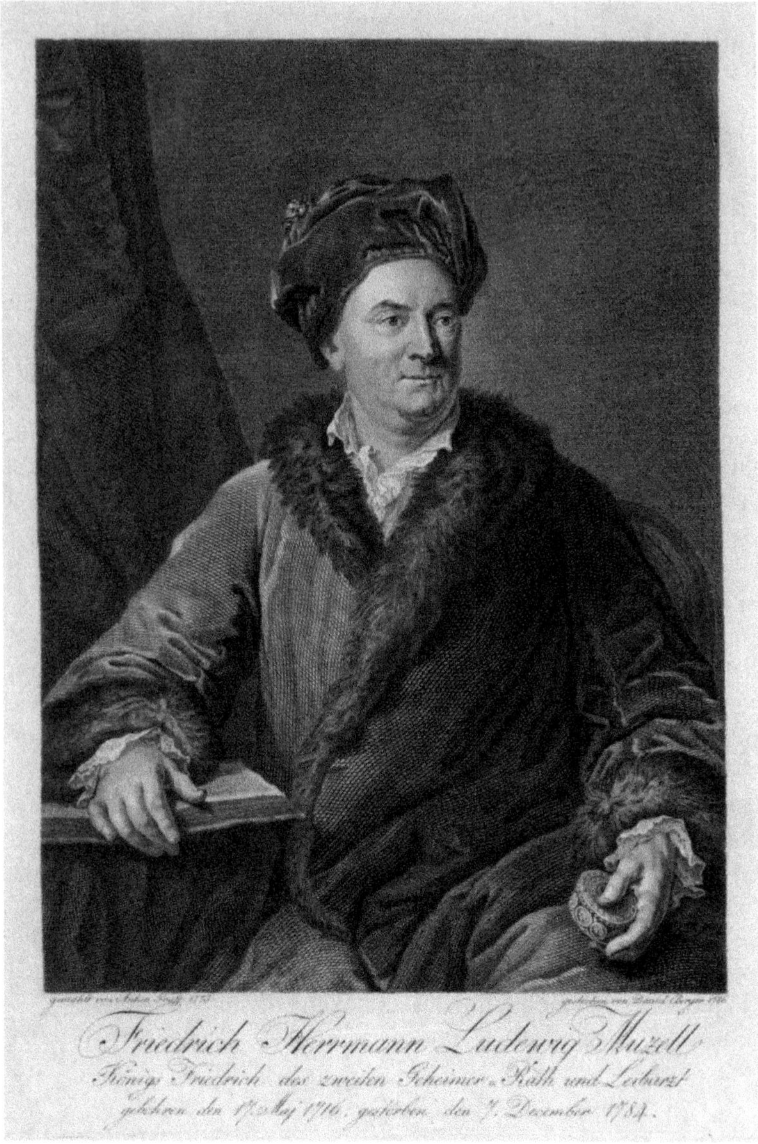

Abbildung 13: Friedrich Herrmann Ludewig Muzell (1715–1784).

Sein erster Kaiserschnitt

> *„Vor wenigen Jahren noch zog eine Mutter, bei der diese Operation dringend angezeigt wäre, es vor, sich vereint mit dem Kinde einem unabwendbaren Schicksal zu unterwerfen. Die große Zahl der widernatürlichen Geburten, die mir in der Praxis begegnet sind, zeigt wie nothwendig der Arzt eine umfangreiche und kunstgerechte Theorie jener Fälle braucht, die wegen unüberwindlicher Schwierigkeiten den Kaiserschnitt unvermeidbar machen."*

(Charité-Chirurg Joachim Friedrich Henckel: „De sectione caesarea", Nürnberg 1773)

Zischend verlischt die Kerze am Kopfende des Bettes, als Doktor Joachim Friedrich Henckel in das Schlafzimmer des Fräuleins von D. stürmt. Durch die schweren Gardinen kriecht das erste Licht des Tages. Eine massige Frau, der das wirre Haar unterm Rand des weißen Häubchens hervorquillt, tritt schwer atmend vom Bett zurück.
Doktor Henckel stutzt, als er die Hebamme Plessmann erkennt. Die Plessmann ist eine der tüchtigsten Wehmütter Berlins, aber auch Henckels geschworene Feindin. Sie ist die engste Vertraute des berühmten Anatomen und Lehrers für Geburtshilfe am Collegium Medico-Chirurgicum, Professor Johann Friedrich Meckel. Dieser Professor Meckel ist zugleich der Arzt der oberen Tausend von Berlin. Als Geburtshelfer ist er ein reiner Theoretiker, der seinen Unterricht an Frauenleichen und hölzernen Modellen im Anatomischen Theater hält. Den Gebärsaal der Charité hat er nie betreten, niemals hat er bei einer Kreißenden selber Hand angelegt. Aber er prüft die Hebammen und entscheidet, ob sie zur Praxis zugelassen werden. Die Wehemutter Plessmann ist sein ergebenes Werkzeug.
„Ausgerechnet Sie hat mich rufen lassen?", fragt Doktor Henckel misstrauisch.
Die Hebamme nickt stumm, doch aus ihren übermüdeten Augen schreien nackte Angst, Verzweiflung und Schuldbewusstsein. Der Grund ist dem Dr. Henckel klar, noch bevor er sich über die stöhnende junge Frau in dem zerwühlten Bett beugt.
Er kennt das Fräulein von D. vom Sehen; oft hat er ihre knabenhafte Gestalt bewundert, wenn sie im Tiergarten an ihm vorüber ritt. Als

ehemaliger Regimentsarzt des feudalen Kürassierregiments Gens d'Armes kennt er auch die Geschichten, die über sie im Offizierskorps erzählt wurden. Als Hofdame der Königin war das Fräulein unmöglich geworden, als der Gehilfe des spanischen Botschafters sich ihretwegen eine Kugel durch den Kopf schoss. Als reiche Erbin konnte sie auf das Hofamt verzichten. Wie das Fräulein allerdings zu dem Kind gekommen sein mochte, ist Dr. Henckel schleierhaft; denn die Damenwelt des friderizianischen Berlin ist doch in Dingen der Liebeshygiene sonst nicht so unerfahren.

„Wann ist das Fruchtwasser abgegangen?", herrscht Henckel die Hebamme an.

Die Plessmann drückt sich um eine klare Antwort; aber schließlich bekommt er heraus, dass die Geburt schon vor zweimal 24 Stunden eingesetzt hat. Er könnte die Plessmann erwürgen, weil sie nicht früher um ärztliche Hilfe geschickt hat. Doch ist es wahrscheinlich nicht ihre Schuld allein. Zu solchen diskreten Niederkünften bemüht man in vornehmen Kreisen ohne Not nicht gern einen Geburtshelfer. Wenn man die Sache schon nicht mit einer Krankheit und anschließender Badereise ins Ausland vertuschen kann, dann ist eine Hebamme noch immer das geringste Übel. Denn der kann man mit viel Geld den Mund stopfen.

Doch jetzt geht es nur noch um das nackte Leben des Fräuleins von D. Das Becken dieser Amazone ist außergewöhnlich eng. Die inneren Geburtsorgane sind durch das zwei Tage lange Anpressen des Kindes so verschwollen, dass eine normale Entbindung ausgeschlossen erscheint.

Zwei Möglichkeiten sieht die Lehre von der Geburtshilfe in solchem Fall vor: entweder man legt die Hände in den Schoß und wartet, bis Mutter und Kind ausgelitten haben, oder man zerstückelt mit dem „scharfen Haken" den Schädel des Kindes im Mutterleib, bis die Trümmer die enge Pforte passieren können.

Wofür wird Dr. Joachim Henckel sich entscheiden, der kühnste, erfahrenste, aber auch der umstrittenste Arzt, Chirurg und Geburtshelfer im Berlin des Jahres 1769? Henckel spürt die Frage im Nacken, als er sich von der Kreißenden aufrichtet. An der Tür flüstert Baron von D. mit seiner Fau, dann tritt er dicht an Henckel heran: „Rette Er unsre Tochter", sagt er. „Nehm Er den Haken, Docktor", fällt die Baronin mit altersbrüchiger Stimme ein.

Henckel schwankt. Natürlich hat er den scharfen Haken in seiner Instrumententasche, und er hat ihn unzählige Male benutzen müssen. Aber dieses Instrument kommt ihm vor wie die verkörperte Kapi-

tulation vor dem Tod, das „Mordgewehr" nennt er es... Als er den Leib der Patientin abfühlte, hat er deutlich gespürt, dass das Kind trotz der 48-stündigen Tortur noch lebt. Er müsste dieses Leben kaltblütig vernichten, wenn die Aussicht bestünde, damit das Leben der Mutter zu retten. Aber bei dem Körperbau und dem Zustand des Fräuleins von D. wäre es auch für sie der sichere Tod.
Das sagt er den Eltern.
„Dann muss unsere Tochter also sterben?", stammelt die Baronin. Henckel antwortet nicht. Es gibt noch eine Möglichkeit, bei der die Aussicht zu überleben allerdings für das Kind größer wäre als für die Mutter. Er hat die ganze Zeit an diese Operation gedacht, über die in Wochenstuben und Boudoirs nur angstvoll geflüstert wird, über die von gelehrten Männern dicke Bände geschrieben worden sind, die von wenigen gepriesen, von den meisten aber verdammt wird, und vor der in der Praxis jeder zurückschreckt: Kaiserschnitt. Die alte Baronin schreit auf und klammert sich an ihren Mann.
„Nein, nur das nicht!", jammert sie.
Auch die Hebamme Plessmann erwacht plötzlich aus ihrer Lethargie. „Der Kaiserschnitt", murmelt sie, „das heißt Gott versuchen." Aber da kommt vom Bett her die Stimme des Fräuleins von D. Sie stützt sich mühsam auf. In einem Ton, dem man die Qual anhört, und doch ganz ruhig und fest sagt sie: „Der Doktor soll den Schnitt machen."
„Hör Er nicht auf sie!", schreit der Baron. „Sie ist nicht bei Sinnen."
„Ich weiß wohl, was ich sage", stöhnt Fräulein von D. „Und ich will, dass der Doktor schneidet."
Es ist eine groteske Situation: Zum ersten Mal in der langen Praxis des Dr. Henckel entscheidet sich eine Gebärende für den Kaiserschnitt. An einigen Patientinnen hat er die Operation vollzogen, aber erst, nachdem sie gestorben waren. In einem Fall hat er das Kind noch lebend ans Licht gefördert, an einer Lebenden hat er den Kaiserschnitt noch nie ausgeführt. Hier bietet sich nun die Gelegenheit; doch ohne Einwilligung der Eltern ist das nicht möglich. Außerdem braucht er Assistenz, vier Gehilfen wenigstens, die das Fräulein von D. festhalten. Und – er braucht die Anwesenheit eines zweiten erfahrenen Arztes, der ihm bestätigt, dass der Kaiserschnitt hier der letzte und einzige Ausweg ist. Und er braucht ihn als Zeugen dafür, dass die Operation nach den Regeln der Kunst ausgeführt wurde.
Denn darüber ist Dr. Henckel sich klar: Wenn ihm der Kaiserschnitt misslingt, dann werden sie wie die Hyänen über ihn herfallen, die

Herren vom Collegium Medico-Chirurgicum, an der Spitze Professor Meckel und Professor Simon Pallas, der Charité-Chirurg. Dann werden sie endlich die Gelegenheit haben, auf die sie seit Jahren gelauert haben – ihn zu vernichten. Aber wenn das Wagnis gelingt, dann wird sich keiner mehr unterstehen, ihn einen Scharlatan und Glücksritter zu nennen, einen Vieloperateur, der stets mit dem Messer bei der Hand ist, wo ein paar Pillen oder Umschläge genügen würden. Dann wird niemand mehr seine Fähigkeit anzweifeln können – auch König Friedrich nicht, der ihn seit 14 Jahren oft geduckt und gedemütigt hat.

In Sekundenschnelle wägt Joachim Henckel das alles ab. Er wendet sich an den Baron und sagt: „Ich ziehe mich also zurück."

Exzellenz von D. zerrt Henckel in ein Nebenzimmer. „Besteht eine geringe Möglichkeit, das Leben meiner Tochter zu retten?"

„Die Baroness ist durch die Wehen erschöpft, aber ich halte es für möglich, dass sie durchkommt."

„Dann tu Er, was in seinen Kräften steht."

Doch als Henckel fordert, dass ein zweiter Arzt zugezogen wird, ist die Exzellenz entsetzt. Die Öffentlichkeit, die Schande. Er berät sich mit seiner Frau: Schweren Herzens beschließen sie, den Doktor Marcus Eliser Bloch zuzuziehen, einen der bestrenommiertesten und diskretesten Ärzte Berlins.

Henckel rast nach Hause in die Wallstraße, um zu holen, was er für die Operation braucht. Auf dem Rückweg zum Palais D. überholt er den Einspänner von Dr. Bloch. Der schüttelt nachdenklich den Kopf, noch bestehe kein Anlass zum Kaiserschnitt. Worauf er seinen Optimismus stützt, sagt er nicht. Henckel hat ihn im Verdacht, noch dem längst widerlegten Irrtum anzuhängen, dass sich das weibliche Becken bei der Geburt selbsttätig weitet. Aber Irrtum hin, Irrtum her – in den alten Exzellenzen weckt Dr. Bloch neue Hoffnung. Keine Rede mehr von Geburtshaken, kein Gedanke mehr an Kaiserschnitt. Vergeblich fleht die Baroness, sie von ihrer Qual zu erlösen.

Jetzt führt die Hebamme Plessmann wieder das Kommando, der Optimismus des Dr. Bloch hat sie angesteckt. „Nur tüchtig pressen", ermuntert sie das Fräulein von D. Henckel wendet sich ab; ohne ein Wort verlässt er das Palais, schwingt sich auf den Kutschbock und schlägt mit der Peitsche auf die Klepper ein, dass sie in wilder Jagd lospreschen. Henckel muss seinen Hass austoben.

Hass gegen Dr. Bloch und die alten Exzellenten, gegen seinen Widersacher Professor Meckel, obwohl der mit diesem Fall nicht das Geringste zu tun hat.

Was für ein Mensch ist dieser Dr. Henckel, was treibt ihn um?

*

Joachim Friedrich Henckel wurde 1712 im Städtchen Preußisch-Holland in Ostpreußen geboren, wo sein Vater Stadtrichter, Postmeister und Wundarzt war, also auch Inhaber einer Barbierstube. Schon früh nahm er den Jungen zu Visiten und Operationen mit, ließ ihn Latein lernen und anatomische und chirurgische Bücher lesen. Mit 17 Jahren machte Joachim Friedrich vor dem Chirurgischen Amt in Königsberg die Gehilfenprüfung und wurde „von viel Geschicklichkeit" befunden. Aber Vater Henckel wollte mehr aus ihm machen als einen simplen Barbierchirurgen, Joachim sollte richtiger Mediziner werden und schließlich Professor. Zwei Jahre lang bildete er sich in Königsberg und Danzig weiter, zeigte sich aber auch als ziemlicher Bruder Leichtfuß und machte Schulden. Kurzerhand sperrte ihm der Vater den Wechsel und schickte ihn nach Berlin zum befreundeten Regimentsfeldscher Borckenhagen vom Kleist'schen Regiment. Auf drei Jahre musste er sich als Kompaniefeldscher verpflichten, die Kompanie rasieren, von 4 Taler 3 Groschen Monatssold leben, am Anatomischen Theater Kurse besuchen und an der Charité volontieren. Inzwischen sparte Vater Henckel das nötige Geld fürs Studium in Halle an. Doch es kam alles ganz anders.
Den Abschied schon in der Tasche, ging Henckel in die letzte Anatomievorlesung von Professor Buddaeus. Plötzlich wurde der Professor hinausgerufen. Der zweite Generalchirurg Brandhorst war aus Potsdam gekommen, vom König. In der letzten Woche waren zwei lange Kerls von der Leibkompanie gestorben. Der König hatte den Feldscher auspeitschen lassen und eingesperrt. Noch heute will er Ersatz: „Ich brauche den besten Mann vom Kursus!"
Adieu Universität, ab nach Potsdam, um den größten Soldaten der Welt das Kinn zu schaben und die Wehwehchen zu kurieren. Und das immer mit einem Bein am Prügelpfahl. Doch scheint Joachim Henckel kein Missgeschick unterlaufen zu sein, denn nach zwei Jahren wurde er „durch gnädiges Wohlgefallen" des Königs zum Penionärchirurgen ernannt. Neue Aussichten ergaben sich: Noch zwei Jahre Kursus am Collegium bei 50 Taler Jahressold, dann ein Jahr als 1. Pensionärchirurg an der Charité, und dann ist ihm eine Regimentsstellung sicher. Die Regimentsfeldschere dürfen privat praktizieren und verdienen gut dabei. Er wird sich ein eigenes Haus leisten können.

Und wieder kam es anders, diesmal besser.

Im Herbst 1737 wurde Henckel nach Paris zum Studium an der Académie de Chirurgie kommandiert. Dort kam ihm Berlin wie ein verschlafenes Provinznest vor, das Collegium Medico-Chirurgicum wie eine Klosterschule, verglichen mit dem brodelnden wissenschaftlichen Leben an den medizinischen Lehrstätten von Paris. Hier war die Lehre dicht mit Praxis und Forschung verknüpft. Hier trugen die Professoren den Streit um Theorien und Methoden in die Hörsäle, ergriffen die Studenten Partei, und der Disput setzte sich fort in den Kneipen des Quartier Latin. Die zwei Jahre vergingen ihm wie zwei Tage. Der größte Gewinn war für ihn der Kursus in Geburtshilfe bei Professor Gregoire. Der riet ihm, zurück über Straßburg zu reisen, und gab ihm eine Empfehlung an Dr. Johann Jakob Fried mit, der dort den ersten Lehrstuhl für Geburtshilfe erhalten und im Bürgerhospital eine Geburtshilfeschule für Ärzte und Hebammen errichtet hatte. Wenn er so etwas für Berlin durchsetzen könnte...
Der Soldatenkönig hörte ihm zwar aufmerksam zu, war aber schon vom Tode gezeichnet und überwies die Sache dem Collegium. Henckel jedoch ernannte er auf der Stelle zum Regimentsfeldscher bei den Langen Kerls.
„Ich muss noch meinen Kursus beim Collegium zu Ende machen", sagte Henckel schüchtern. „Denn sonst wird es nichts mit der Professur für Geburtshilfe und der Praxis". Den Kursus schenkt ihm der König: „Wenn Er nur meine großen Kinder hübsch gesund hält."
Am 31. Mai 1740 starb der Soldatenkönig. Seinem Sohn Fritz hinterließ er einen Staat von 119.000 Quadratkilometern mit 2,24 Millionen Untertanen, einen Kronschatz von 8,7 Millionen Talern, eine Armee, die er in 27 Jahren Regierungszeit von 15.000 auf 72.000 Mann vergrößert hatte, und eine Residenzstadt Berlin mit 61.000 Einwohnern, davon allein 20.000 Soldaten.
Den letzten Dienst erwies Henckel dem König bei der Einbalsamierung der Leiche. Bei der Begräbnisparade marschierte er hinter dem Tambourkorps mit. Es war die letzte Parade der Langen Kerls. Denn unmittelbar darauf löste der junge Friedrich die Riesengarde auf. Die Altgedienten und die Kriegsverwendungsfähigen wurden auf verschiedene Regimenter verteilt, die größten der Riesen übernahm Friedrich II. als Heiducken (Türsteher) in den Hofdienst, die meisten wurde er reißend an kleinere Fürstenhöfe los. Die Nachricht schlug in Potsdam und Berlin ein wie ein Blitz. Hieß das, dass die Ära des Korporalstocks nun den sanften Tönen eines preußi-

schen Rokoko weichen sollte? Joachim Friedrich Henckel wurde als Regimentschirurg zu den Gens d'Armes in Berlin versetzt, den feudalen, weißuniformierten Kürassieren. Aber wenn er in Berlin eine Privatpraxis betreiben wollte, dann brauchte er den Abschluss am Collegium. Das schrieb er an König Friedrich II. , seinen Altersgenossen. Doch der junge Fritz hatte schnell den despotischen Stil seines Vaters angenommen.

„Kann auch so tüchtig seinen Dienst versehen", setzte er an den Rand des Gesuchs.

Der achtundzwanzigjährige Regimentsfeldscher dachte an die Professur, an die Privatpraxis, sein gleichaltriger König strebte nach Ruhm und plante die Eroberung Schlesiens. Am 16. Dezember 1740 rückte Friedrich II. mit 20.000 Preußen in Schlesien ein. Mit den Gens d'Armes zog Joachim Friedrich Henckel in den Krieg.

Am ärgsten traf der Krieg die Charité und das Collegium Medico-Chirurgicum. Professor Johann Eller war als Generalfeldstabmedicus und Direktor aller medizinischen und chirurgischen Anstalten überfordert. Sein Nachfolger als medizinischer Direktor, Professor Samuel Schaarschmidt, musste als Leibmedicus den König ins Feld begleiten. Als er auf seine Unabkömmlichkeit in der Charité verwies, schrieb ihm Friedrich:

„Lieber Getreuer. Ich gebe Euch auf Euer Schreiben vom 7. ds. in Antwort, daß Ihr die Reyse, welche ich vorhabe, mit Thun und mir folgen müßet, wohergegen Ich auch solches nicht umsonst verlange, sondern Euch schadlos halten, und vom Monath Dezembris an Monathl. 50 tal. zahlen lassen werde. Berlin 8. Dec. 1740."

Einrücken musste auch der chirurgische Charité-Direktor Professor Simon Pallas – als Regimentsfeldscher. Eller reklamierte ihn dringend, der König beschied ihn:

„Hochgelahrter Rath, Lieber Getreuer! Ich gebe Euch hierdurch zur Resolution, daß der Regimentsfeldscheer Pallas anitzo absolute bey dem Regimente bleiben muß, und nur dieses eigentlich seine Function ist. Wofür er so viele Jahre bezahlt worden, und wird sich schon ein anderer finden, der Bey dem Theatro anatomico in deßen seyne Stelle vertrete.

Berlin, 1. Febr. 1741."

Kein Wort verschwendete Majestät an die Kranken der Charité. Die bleiben ganz dem Pensionärchirurgen und seinen Feldschergehilfen überlassen. Um die inneren Abteilungen kümmerte sich der Charité-Inspektor Habermaas, ein approbierter Wundarzt. Mit vielen neuen Erfahrungen, besonders in der Verbandtechnik, kehrte Henckel aus dem Feldzug zurück. Am Collegium drängten sich die Studenten zu den Vorlesungen, viele konnten nicht zugelassen werden. Kurzentschlossen mietete Henckel ein Haus auf der Wallstraße und kündete am Schwarzen Brett des Collegium eine Vorlesung über „Chirurgische Operationen und Bandagen" an. Und zwar zur selben Stunde, in der Professor Pallas seine Vorlesung am Anatomischen Theater hielt. Pallas dozierte vor fast leeren Bänken, Henckels größtes Zimmer war überfüllt. Im Hochgefühl des Erfolgs versprach er als nächstes eine Demonstration an der Leiche.

Doch Leichen für private Vorlesungen waren nicht vorgesehen. Henckel schrieb an den König. Der gab das Gesuch mit dem Vermerk „Soll seinen Kadaver haben" an den Minister von Viereck weiter. Der Tote, den Henckel erhielt, war von einer vierspännigen Kutsche überfahren worden. Thema der Vorlesung: „Von den komplizierten Rippenbrüchen, ihren tödlichen Folgen im Brustraum und den Lehren, die der praktische Chirurg daraus ziehen kann."

Schon am Tag darauf hatte der König einen geharnischten Protest Ellers auf dem Tisch: „...und ist es ganz abzulehnen, daß Leichnahme dem Anatomischen Theater entzogen und in Privathäuser auf unverantwortliche Weise zerfleischt werden."

„Soll der Henckel seine Vorlesungen eben auf dem Anatomischen Theater halten", entschied Friedrich. Erneuter Protest: „Laut Medizinalanordnung sind öffentliche Vorlesungen nur ordentlichen Professoren erlaubt. Herr Regimentfeldscher H. hat weder seine Prüfung am Collegium abgelegt, noch hat er den Doctor-Titel."

Am 17. Februar 1743 wartete vor dem Anatomischen Theater ein Schwarm von Studenten auf Henckel, aber die Türen blieben verschlossen, und kein Pförtner war zu finden. So zogen sie wieder in Henckels Wohnung. Weil ihm Leichen verwehrt blieben, ließ Henckel sich Phantome anfertigen, hölzerne aufklappbare Modelle, und demonstrierte an ihnen Operationen. Die Studenten murrten, manche verlangten ihr Geld zurück. „Wo nehme ich eine Leiche her!?", seufzte Henckel. Ein Pensionärchirurg aus der Charité hörte davon, brach nachts in die Totenkammer ein und ließ eine Leiche zu Henckel schaffen. Die Träger sollten ihm ausrichten: „Die schickt Euch der König."

Anderntags reklamierte eine trauernde Witwe vergeblich die sterblichen Überreste ihres Verschiedenen, den sie von der Anatomie freigekauft hatte. Strenge Untersuchung. Die Spuren führten zur Wallstraße. In die überfüllte Vorlesung platzte die Polizei. Henckel konnte seine Unschuld glaubhaft machen, doch der Makel des Leichenräubers blieb an ihm haften. Er musste einsehen, dass er es auf diese Weise nie zur wissenschaftlichen Karriere bringen würde, und beantragte die Zulassung als Pensionärchirurg beim Collegium Medico-Chirurgicum und bekam die Genehmigung vom König. Er schrieb die Abhandlung über die Methoden zur Operation des Augenstars und reichte sie als Dissertation zur Erlangung der Doktorwürde bei der Universität Frankfurt an der Oder ein.

Einunddreißig Jahre nach Beginn der preußischen Medizinalreform mit dem Ziel, die Trennung zwischen Medizin und Chirurgie aufzuheben, setzte der Rektor der Universität Frankfurt dem ehemaligen Barbierchirurg den Doktorhut auf. Das Diplom erreichte den frischgebackenen „Medicinae et Chirurgiae Doctor" irgendwo in Böhmen während des 2. Schlesischen Krieges. Hilflos erlebte er mit, wie von den 36.000 Preußen, die im September 1744 Prag erobert hatten, jeder zweite Mann an der Ruhr zugrunde ging. „Die Männer nahmen Kohle ein und starben innerhalb weniger Tage", sagte Friedrich der Große in „Geschichte meiner Zeit".

Mit eisiger Miene nahm Professor Simon Pallas Henckels Meldung als neuer Pensionärchirurg der Charité entgegen. Und bald prallten sie aufeinander. Laut Charité-Instruktion machte der leitende Chirurg zweimal in der Woche Visite mit seinen Studenten, und nur an diesen Tagen operierte er auch. Das konnte in dringenden Fällen tödlich sein, etwa wenn ein Patient mit Wundbrand eingeliefert wurde; denn der Pensionärchirurg durfte nur unter Aufsicht des Professors oder mit dessen ausdrücklicher Genehmigung operieren. Das war nichts für einen Mann von Henckels Erfahrung und Temperament. Er operierte, wenn er es für notwendig hielt, und fand dafür Rückendeckung bei dem Mediziner Professor Muzell und dem Inspektor Habermaas, der als Wundarzt einigermaßen sachverständig war. Wenn auch widerwillig, musste Pallas in den meisten Fällen die Eigenmächtigkeit Henckels nachträglich billigen. Und sie war ihm sogar willkommen, soweit sie sich auf die Schwangerenstation bezog. Da sich Geburtstermine nicht nach dem Stundenplan richten, ersparte Henckel ihm manche nächtliche Ruhestörung.

Aber Friedrich Joachim Henckel schlug die Hände über dem Kopf zusammen ob der Zustände im Gebärsaal der Charité. Die Hebamme wollte im Gebärsaal am liebsten überhaupt keinen Mann sehen, und die Schwangeren ebenso. Das wäre in Ordnung gewesen, wenn es an der Charité nicht so viele schwere und gefährliche Geburten gegeben hätte. Ehe die meist unehelichen Schwangeren sich beim zuständigen Armenarzt meldeten, hatten sie gewöhnlich schon vergebliche Abtreibungen versucht. Um der Charité Kosten zu ersparen, warteten die Armenärzte mit der Einweisung bis zum nächsten von der Bezirkshebamme angesagten Termin. Nicht selten ging den Hochschwangeren das Fruchtwasser schon auf dem langen Weg zur Charité ab.

Für schwierige Geburten fehlte es den meisten Hebammen an Kenntnissen. Ihre Ausbildung war auf dem Stand der Medizinalordnung von 1725 geblieben, wonach sie bei den auf dem Anatomischen Theater anfallenden Frauenleichen ein bis zwei Stunden zugelassen wurden, um sich „vom Professor Anatomiae die Beschaffenheit und Structur der Geburts-Glieder des weiblichen Geschlechts zeigen und instruieren zu lassen".

Worauf es bei einer Geburt ankommt, konnten angehende Hebammen nur bei approbierten Bezirkswehemüttern lernen. Und die ließen sich gut bezahlen, dass eine Junge ihr als „Stuhlfrau" den Wehemutterstuhl zu der Gebärenden tragen oder ihr als „Wickelfrau" zur Hand gehen durfte. Die Fähigkeiten der Hebammen, Komplikationen rechtzeitig zu erkennen und mit ihnen fertig zu werden, waren infolge der schlechten Ausbildung nicht auf der Höhe der Zeit. Der Vorschrift, in komplizierten Fällen einen Chirurgen oder Arzt hinzuzuziehen, kamen sie aus Angst, ihren Führungsanspruch am Wochenbett zu verlieren, nur widerwillig und meistens zu spät nach. Aber auch die Chirurgen und Ärzte drängten nicht ans Wochenbett. Noch am Ende des 18. Jahrhunderts besaßen nur zehn von den fünfzig Berliner Wundärzten die Approbation als Geburtshelfer.

Wehmütig dachte Dr. Henckel an die Eindrücke, die er 1739 bei Dr. Fried in Straßburg gewonnen hatte – Medizinstudenten und Hebammenschülerinnen bei der theoretischen und praktischen Ausbildung vereint. Dafür kämpfte er nun und gewann Verbündete in der Armendirektion, bei Minister von Viereck und Professor Muzell. Im Februar 1751 erschien Henckels sechzehnseitige Schrift „Anmerkungen von widernatürlichen Geburten zur Verbesserung der Hebammen-Kunst". Hinter dem Verfassernamen stand außer dem „Medicinae & Chirurgiae Doctor" auch „Mitglied der Königl. Französischen Académie der Chirurgie zu Paris". Die Schrift war dem König gewidmet. Fast gleichzeitig landete auf Friedrichs Schreibtisch eine Eingabe des Berliner Stadtpräsidenten von Kircheisen, in der er die Schaffung einer Professur für Geburtshilfe beim Collegi-

um Medico-Chirurgicum und einer Hebammenschule an der Charité empfahl. Es war eine gut abgestimmte Aktion.
Der König griff sofort zu. Aber nicht den Regimentsfeldscher Dr. Henckel ernannte er zum Professor für Geburtshilfe, sondern den Anatomen Professor Johann Friedrich Meckel, gebürtig aus Wetzlar. In seinem Fach besaß Meckel internationalen Ruf. Er hatte 1748 das Ganglion submaxillare (Nervenknoten unter dem Oberkiefer) entdeckt. Und er war ein gesuchter Arzt. Der französische Philologe Dieudonné Thiebault, Mitglied der Berliner Akademie der Wissenschaften, schrieb über ihn:
„Meckel behandelte als Arzt wohl den vierten Teil aller Berliner. Um seine Praxis zu bewältigen, hielt er sich stets sechs ausgezeichnete Pferde; jedes der drei Paare hatte zwölf Stunden Dienst, ohne andere Pause als eine ganz kurze Fütterung. Sein Kutscher mußte mit Windeseile durch die Straßen fahren, denn Meckel hatte niemals Zeit. Immer außer Atem, trat er lachend bei seinen Kranken ein, hörte eine oder zwei Minuten lang an, was man ihm zu sagen hatte, sah sich den Patienten einen Augenblick an, schrieb ein sehr langes Rezept und verschwand wieder lachend. Er war der größte Rezeptschreiber, den ich je gekannt habe; man behauptete von ihm, er selbst bekäme von den Apothekern einen Anteil an ihrem Gewinn. Eines Tages wollte er mir beweisen, der märkische Sand sei sehr heilkräftig für Lungenkranke. Die Sandkörner seien nämlich, wie man sich durch mikroskopische Untersuchung überzeugen könne, so tadellos kugelrund und feinpoliert, daß die Lungen dadurch nicht verletzt, sondern im Gegenteil gewissermaßen ausgefegt würden. Wenn diese Theorie nicht richtig war, so bewies sie jedenfalls, daß Dr. Meckel ein sehr eifriger brandenburgischer Patriot war."
Die Bestellung Meckels zum Hebammenlehrer war ein schwerer Missgriff. Meckel hatte noch nie einer Kreißenden beigestanden, er hatte noch nie einen Fuß in den Gebärsaal der Charité gesetzt, und sollte das auch bis zum Ende seiner Tage nicht tun. Hatte niemand den Mut gefunden, dem König diesen Unsinn auszureden? Am meisten Anlass dazu hätte Professor Pallas gehabt, der Charité-Chirurg. Bitter vermerkte Henckel später dazu: „... der Herr Professor Chirurg zu selbiger Zeit schwieg dazu stille, dessen Gründe ich auch nicht in Erwägung ziehen mag."
Henckel fraß seine Wut in sich hinein, Hass auf den König, auf Pallas und vor allem auf Meckel. Beim Regiment Gens d'Armes machte er sich durch Launen und Techtelmechtel mit Soldatenfrauen unmöglich, wurde aber mit offenen Armen vom Regiment Holstein-

Gottorp aufgenommen, anscheinend ohne Wissen des Königs. Es schien, als hätte er auf seine hochfliegenden Ambitionen verzichtet. Plötzlich, 1754, verbot König Friedrich den Regimentschirurgen, privat zu praktizieren. Henckel bat seinen alten Gönner, den Minister von Viereck, ihm zu Vorlesungen auf dem Theatrum anatomicum zu verhelfen; schließlich bestände ja noch die Kabinettsordre aus dem Jahre 1743. Der König genehmigte, doch am 17. April 1754 bekam der Minister von Viereck eine Kabinettsordre, die sich gewaschen hatte: „Ihr habt mir verschwiegen, daß der H. bei den Gens d'Armes wegen Kaprizen und übler Conduite abgeschafft worden ist. Die alte Kabinettsordre ist ungültig. Der H. ist ein miserables Subjekt und soll weiters nicht unterstehen, sich Ordres zu erschleichen."

Wütend nahm Henckel seinen Abschied von der Armee, doch nur, um ein Jahr darauf wieder mit ihr in den Krieg zu ziehen, den Siebenjährigen (1756–1763). In den Winterpausen dieses irrwitzigen Bewegungskrieges kreuz und quer, vor und zurück durch Sachsen, Böhmen, Schlesien und Brandenburg schrieb er fünf Abhandlungen und Sammlungen von Anmerkungen über chirurgische, medizinische und geburtshilfliche Fragen.

Die Berliner hatten Dr. Joachim Henckel nicht vergessen. Aus allen Kreisen strömten ihm Patienten zu. Und sehr bald hatte er wieder ständig einen Schwarm von Studenten um sich, die ihn am liebsten zu jeder Operation oder Entbindung begleitet hätten. In den bürgerlichen Häusern verbot sich das von selbst. Doch in den elenden Mietskasernen, die Friedrich der Große vor dem Prenzlauer und dem Hamburger Tor für Bau- und Manufakturarbeiter hatte hochziehen lassen, war man nicht so prüde, sofern Dr. Henckel versprach, es mit der „Erkenntlichkeit" nicht so genau zu nehmen. Manchmal steckte er ganz armen Schluckern mit dem Rezept auch gleich das Geld für die Apotheke in die Hand. Er operierte und entband in Herrschaftshäusern, in lichtlosen Alkoven, auf Küchentischen. Er behandelte Fälle, wie sie einem Geburtshelfer und Chirurgen sonst nur auf der Charité vorkommen konnten.

„Wenn man in Berlin als Chirurg oder Geburtshelfer etwas lernen will, muss man nicht ans Collegium Medico-Chirurgicum gehen, sondern zu Dr. Henckel", schrieben ausländische Studenten im Sommer 1767 an den König.

Der König horchte auf. Hatte er diesem Henckel Unrecht getan? Er befahl, den Dr. Henckel in Gottes Namen seine Vorlesungen halten zu lassen, falls das Obercollegium der Professoren nichts Entscheidendes dagegen hat. Allein die Professoren hatten eine Menge dagegen, und so blieb alles beim Alten.

*

Die ganze Nacht hindurch läuft Joachim Friedrich Henckel wie ein gefangener Panther in seinem Haus an der Oberwallstraße auf und ab. Vom Schlafzimmer in den Salon, wo in halbvollen Gläsern der Wein schal wird, vom Salon ins Ordinationszimmer, vom Sprechzimmer in die Halle. Er hält einen großen Leuchter in der Hand, wo der Kerzenschein hinfällt, sieht er Verfall. Von den Wänden blättert der Kalk, die Fensterscheiben und Spiegel haben trübe Flecken. Und Verfall spürt Dr. Joachim Friedrich Henckel auch in sich selbst.
57 Jahre ist er jetzt alt. Bisher hat er immer noch geglaubt, dass er ein Pionier der Chirurgie sein wird. Heute weiß er, dass man wissenschaftlich nichts Bahnbrechendes leisten kann, wenn man in einer Riesenpraxis den Groschen der kleinen Leute nachlaufen muss. Das Erlebnis dieses Morgens im Haus des Baron von D., die schändliche Schlappe, die er einstecken musste, haben ihm das blitzartig klargemacht. Wäre ihm das widerfahren, wenn er auf eine Professur hätte pochen können? Würde er nicht schon zehnmal den Kaiserschnitt gemacht haben, wenn er Herr über den Gebärsaal der Charité wäre?
Ein wildes Klopfen an der Haustür schreckt Dr. Henckel aus seinen trüben Gedanken. Draußen steht ein Diener des Hauses von D. „Der Herr Doktor möge schnell kommen!" Zunächst will Henckel die Tür mit einem Fluch zuschlagen. Dann aber sieht er das Fräulein von D. vor sich, ihr von Todesschmerzen entstelltes Gesicht, ihren Amazonenleib, der ein Kind wohl empfangen, aber nicht gebären kann.
„Sag er der Herrschaft, ich komme sofort", ruft er dem Diener zu. Dann schickt er nach seinen Assistenten.
Schon auf der Schwelle des Hauses von D. tritt Dr. Bloch ihm entgegen, übernächtigt und mutlos.
„Also doch Kaiserschnitt?", fragt Henckel.
„Also doch..."
Nur schattenhaft nimmt Henckel die alten Exzellenzen wahr. Er stürmt die geschwungene Treppe hinauf ins Zimmer der Kreißenden. Immer noch murmelt die Hebamme Plessmann am Bett des Fräuleins von D. beruhigende Worte. Als er zu der Leidenden tritt, greift sie nach seiner Hand und drückt sie dankbar. Wie ein Wunder

erscheint es Henckel, das er das Kind noch lebend spürt. Und auch die Gebärende ist erstaunlich bei Kräften.
„Sie brauchen mich nicht festzuhalten", sagt die Baroness, als Henckels Assistenten ihre Hände und Beine packen. Doch Henckel tut, als höre er nicht. Er breitet seine Instrumente so auf dem Tisch aus, dass die Kreißende sie nicht sehen kann. Henckel weiß genau, welches Messer er nehmen wird; jeder Handgriff, jeden Zentimeter seiner Schnittführung hat er im Kopf. Was er jetzt beginnt, haben die Ärzte zu allen Zeiten als Eingriff in den göttlichen Machtbereich erkannt. Theologen haben über den Kaiserschnitt heftig debattiert. Die einen nennen ihn Frevel und Mord, die anderen ein gottwohlgefälliges Werk. Erst kürzlich hatte Henckel mit seinem Assistenten, dem Studiosus der Chirurgie Eustachius Gottwald, ein langes Gespräch über den Kaiserschnitt geführt. Gottwald war katholisch.
„Die Frage liegt doch klar", hatte er gesagt. „Wenn die Mutter stirbt, geht dem Herrgott keine Seele verloren; denn sie hat ja die heilige Taufe schon empfangen. Wird aber das Kind gerettet, so haben wir eine Seele gewonnen..."
Einen halben Zoll unterhalb des Nabels setzt Henckel den Schnitt an, genau auf der Mittellinie des Bauchs. Verblüffte Gesichter ringsum. Dr. Bloch schüttelt den Kopf, denn alle Lehrbücher schreiben beim Kaiserschnitt den seitlichen Schnitt vor. Henckel hält das für ein Vorurteil, sogar für einen Fehler. Bei Sektionen hat er festgestellt, dass bei einem seitlichen Schnitt erheblich mehr Blutgefäße verletzt werden, als bei einem Schnitt auf der Mittellinie, der linea alba, der weißen Linie.
Etwa zehn Zoll lang ist der Schnitt durch die Bauchdecke.
Jetzt braucht er nur noch die Sehne zwischen den beiden geraden Bauchmuskeln zu durchtrennen, dann ist er am Bauchfell. Bis hierher und nicht weiter, heißt es bei allen anderen Operationen. Nur beim Kaiserschnitt muss das Bauchfell geöffnet, muss die heilige Unberührtheit der Bauchhöhle verletzt werden. Darin liegt die große Gefahr, das tödliche Risiko dieser Operation.
Mit einem kurzen Schnitt durchbohrt er das Bauchfell.
Vorsichtig führt er zwei Finger der linken Hand in die Öffnung, und wie an einer Sonde lässt er das Messer zwischen den Fingern hindurchgleiten bis zum Schambein. Behutsam drängt er den hervorquellenden Dünndarm zurück.
Wie eine pralle Blase liegt die Gebärmutter vor ihm. Ganz schwaches Zucken lässt Henckel noch spüren, dass er einen, nein zwei lebendige Menschen unter dem Messer hat. Das Stöhnen des Fräu-

leins von D. hat jetzt ganz aufgehört. Eine Ohnmacht schirmt ihr Bewusstsein ab gegen den Schmerz.

Ein rascher Schnitt in die straffe, muskulöse Wand der Gebärmutter. Mit den Fingern spürt er die dünne Eihülle. Mit einer Sonde erweitert er den Schnitt. Mit den Fingern in die schleimige Tiefe vortastend, fühlt er etwas Kompaktes: die linke Schulter des Kindes. Er drängt weiter vor, bis er die Füße ergreifen kann, dann packt er zu und zieht vorsichtig. Der schmale Leib wird sichtbar, der Kopf. Die Nabelschnur hat sich um den Hals geschlungen und wird sofort abgetrennt.

„Jetzt bin ich dran", hört er die Plessmann dicht neben sich flüstern.

„Werden Sie nähen?", fragt Dr. Bloch.

Eine Sekunde überlegt Henckel, dann schüttelt er den Kopf. Wie die meisten Chirurgen seiner Zeit hält er nicht viel vom Nähen. Schon gar nicht in einem so empfindlichen Gebiet wie der Bauchhöhle, wo jede Reizung gefährlich werden kann. Die elastische Gebärmutter wird sich von selber zusammenziehen und bald heilen. – Noch über hundert Jahre werden Chirurgen und Geburtshelfer nach diesem Prinzip verfahren und nicht wissen, dass gerade darin die tödlichste Gefahr beim Kaiserschnitt liegt. Denn nicht von außen, sondern von innen, aus den Geburtsorganen, dringen die Entzündungserreger in die Bauchhöhle und rufen dort die gefürchtete, fast immer tödliche Bauchfellentzündung hervor. Selbst nach der Entdeckung der Bakterien werden noch Jahrzehnte vergehen, bis diese Erkenntnis dämmert. Und dann erst wird aus dem Vabanquespiel des Kaiserschnitts die Routineoperation werden. Dann erst werden ungezählte Mütter und Kinder ihr das Leben verdanken.

Mit großen Heftpflastern zieht Dr. Henckel die Wunde zusammen. Darüber kommen Kompressen mit Heilsalbe. Eine straffe Bandage hält das Ganze zusammen. Von alldem spürt Fräulein von D. nichts. Aber es lebt. Sein Atem geht stoßweise; der Puls ist rasch, aber kräftig und regelmäßig.

Erst jetzt wendet sich Dr. Henckel dem Neugeborenen zu, einem Mädchen. Gerührt nimmt die alte Baronin das Enkelkind in die Arme. Die Schande der Tochter vergisst sie.

Als Dr. Henckel am nächsten Morgen ganz früh zu Fräulein von D. kommt, geht es ihm recht gut. Es spürt kaum Schmerzen und hat verhältnismäßig ruhig geschlafen. Es beißt die Zähne zusammen, als Henckel den Verband wechselt. Er reinigt die Wunde, spült mit einer Lösung von Heilkräutern und Rosenhonig, legt nach unten einen Tampon, der durch einen Faden aus der Wunde gesichert ist. Noch wagt er nicht zu hoffen, dass ihm das Wunder gelungen sein könnte – ein Kaiserschnitt, bei dem Kind und Mutter am Leben bleiben. Deshalb zögert er auch am dritten Morgen noch, bevor er die Wunde aufdeckt. Er fürchtet, dass seine Hoffnung grausam zerstört werden wird.

Fräulein von D. hat die Augen geschlossen. Er weiß nicht, ob es schläft. Mit einem raschen Handgriff löst er die Heftpflaster der letzten Kompresse. Frisch und rosarot sind die Ränder der riesigen, acht Zoll langen Wunde. In der Tiefe hat sich die Gebärmutter schon fast auf ihre normale Größe zusammengezogen. Darüber, etwas verklebt, das geöffnete Bauchfell. Aber kein zerfallenes Gewebe, keine schwarzen, brandigen Stellen, kein giftiges Entzündungsrot, keine vorgefallenen Eingeweide.

Ein Stoßseufzer der Baroness lässt ihn hochblicken. Sie hat die Augen aufgeschlagen. Unnatürlich groß und dunkel blicken sie aus dem abgezehrten Gesicht. Er lächelt ihr aufmunternd zu. Aber sie erwidert das Lächeln nicht, unbewegt starrt sie ihn an. Es ist ein rätselhafter Blick, den er nicht deuten kann. Feindseligkeit scheint ihm darin, beinahe Hass. Aber warum sollte sie ihn hassen, der sie von der Qual befreit hat, der ihrem Kind das Leben rettete und vielleicht auch ihr?

„Was macht das Kind?", spricht er sie an.

Sie schließt die Augen und wendet den Kopf zur Seite. Jetzt glaubt er zu wissen, was in ihr vorgeht. Die gepflegte Atmosphäre dieses Hauses, der Reichtum, der aus jedem Möbel, jedem Teppich, jedem Vorhang spricht, hat ihn völlig vergessen lassen, dass dieses erschöpfte, gequälte Wesen ja unverheiratet ist. Auch in ihrem Innern geht nichts anderes vor als in den verzweifelten, ledigen Müttern, die er früher im Gebärsaal der Charité oder in jämmerlichen Elendsstuben des armen Berlin entbunden hat. Da hat er sie erlebt, jene Mädchen, die alles verfluchen – die wenigen Augenblicke der Empfängnis, den Mann, der sie in diese Lage gebracht hat, ihren Leib, das Kind. Nur ganz selten schlugen Hass und Verzweiflung in Liebe um, wenn man diesen armseligen Müttern dann das schreiende Bündel Leben in den Arm legte...

Noch nicht ein einziges Mal hat Fräulein von D. in den drei Tagen nach seinem Kind verlangt oder gefragt. Eine Amme hat das kleine Wesen mitgenommen. Fräulein von D. aber ist für seine bisherige Welt gestorben. Irgendwo in einem Stift für adlige Damen wird ein

Mädchen heranwachsen in dem Glauben, der Vater sei in einem Krieg verschollen, die Mutter bei der Geburt gestorben.

Für Dr. Joachim Friedrich Henckel aber wird dieser Fall ein großer Triumph werden. Er wird ihn veröffentlichen und beweisen, dass der Kaiserschnitt auf der linea alba, der Mittellinie des Leibes, die beste Schnittführung ist und nicht, wie allgemein angenommen und empfohlen, der seitliche Schnitt. Er, Dr. Henckel, hat als erster den Mittelschnitt ausgeführt. Unter solchen Gedanken erneuert Dr. Henckel den Verband und fährt in seiner klapprigen Kutsche nach Hause.

Zu seiner Vormittagsvisite reitet er heute wieder einmal aus wie in alten Zeiten, als er noch Regimentsfeldscher bei den Gens d' Armes war und das Leben vor ihm lag. Vielleicht wird er den Visitenritt bei der verwitweten Madame Schowitz in der Behrenstraße abschließen.

Sie ist Besitzerin der bestrenommierten Kaffeeschenke Berlins. Außerdem besitzt sie noch ein großes Landhaus an der Tiergartenstraße, wo es nachts meist sehr laut und nicht gerade sittsam zugeht.

Dr. Henckel jedenfalls kommt gern zu der Witwe Schowitz.

Nicht selten bleibt er zum Essen dort, denn sie kocht vorzüglich, und in punkto Gesellschaftsklatsch können die Redakteure der Vossischen Zeitung „für Staats- und gelehrte Sachen" sich von ihr ein paar Scheiben abschneiden. Das ist für Dr. Henckel nicht unwichtig; denn die Schowitzen weiß immer voraus, welche Favoritin des Kronprinzen Friedrich Wilhelm demnächst seines diskreten Beistandes bedürfen wird.

Wo die Schreckensbotschaft aus dem Palais D. den Dr. Henckel erreichte, hat er nicht berichtet. Was im Palais D. geschehen war, hat er selbst folgendermaßen geschildert:

„Zwei Studiosi, die bis dahin gütigst zur Wache gewesen und sich Tag und Nacht abgewechselt, warn zum Essen gegangen. Kaum waren sie fort, so läßt die Wöchnerin sich aufrichten, die Kissen unter sich verändern und sich auf die Seite legen. Darauf fängt sie heftig zu brechen an, so daß Gedärme mit Gewalt durch die äußere Wunde drangen... Der Verband wurde sofort abgenommen. Ich bemühte mich, die Gedärme allmählich wieder in den Leib zu bringen. Dann erneuerte ich den Verband wie vorher, machte aber die Befestigung stärker. Innerlich ordnete ich ein Anti-Brechmittel aus Opium und einen Thee aus Sambuci-Blüten und Kamillen an. Allein das Brechen hielt so stark an, daß ein Gehilfe der starken

Bandage mit seinen beiden Händen zu Hilfe kommen mußte, um die Därme im Leib zu halten..."

Die ganze Nacht wacht Henckel am Bett des Fräuleins von D. Am nächsten Morgen steht auch Dr. Bloch am Lager der wild phantasierenden, hoch fiebernden Baroness. Die beiden Ärzte können der Gequälten nur noch Linderung verschaffen, für Rettung ist es zu spät.

Gegen Mittag stirbt die Baroness von D. Joachim Friedrich Henckel hat zu früh triumphiert.

Anderntags lässt ihn die Exzellenz von D. zu sich bitten. Er ist auf bittere Vorwürfe gefasst. Nun, da er die Partie verloren hat, werden sie ihn anklagen, zuerst die Eltern, dann das Collegium Medico-Chirurgicum und dann ganz Berlin.

Doch der Baron von D. kommt ihm mit ausgestreckter Hand entgegen. „Sie haben einen guten Kampf gekämpft", sagt er leise. Und dann sagt er etwas, was Henckel gespannt aufhorchen lässt. Der Baron berichtet nämlich, dass seine Tochter schon seit Jahren immer wieder unter heftigen, rätselhaften Brechanfällen gelitten hat. Oft hätten diese Anfälle bis zu vier oder sechs Wochen angehalten. Kein Arzt konnte ihr helfen.

Erregt springt Henckel auf. Er bittet den Baron von D. ihm und der Wissenschaft einen großen Dienst zu erweisen, indem er ihm erlaubt, die Tote zu sezieren. Die alte Exzellenz stimmt zu.

Wenige Stunden später öffnet Dr. Henckel zum zweiten Mal den Leib des Fräuleins von D. Doktor Bloch und zwei weitere Ärzte sind Zeugen, auch der Studiosus Gotthard und ein paar andere angehende Chirurgen.

An der Wunde erklärt Dr. Henckel, weshalb er sich zum Schnitt auf der Mittellinie entschlossen hat. Dann präpariert er die Gebärmutter frei. Bis auf die Schnittwunde ist sie völlig normal, innen und außen. In der Leibeshöhle keinerlei ausgelaufenes Blut. Hier kann also die Todesursache nicht liegen. Rasch erweitert Henckel den Schnitt. Als er die Bauchhöhle zur Seite klappt, geht ein Raunen durch die Reihen seiner Zuschauer. Der Dünndarm ist fast an allen seinen Windungen mit dem Dickdarm und dem Netz an der Innenseite des Bauchfells verwachsen. In den Zwischenräumen findet sich eine Menge gelber, in Zersetzung übergegangener Lymphflüssigkeit.

Auch der skeptischste Zeuge weiß jetzt, weshalb Henckel auf dieser Sektion bestanden hat. Fräulein von D. hat, wie die Verwachsungen zeigen, schon seit langem an Entzündungen in der Bauchhöhle laboriert. Die schweren Brechanfälle waren die Folge. Und ein solcher

Anfall hat sie ausgerechnet in der Zeit überkommen, als ihre Bauchhöhle geöffnet war. Daran ist sie gestorben – nicht am Kaiserschnitt.

*

Einer der ersten, die von den Vorgängen im Haus des Barons von D. erfahren, ist König Friedrich II. Er hat seine Späher und Horcher überall. Böse Zungen behaupten, dass ihn Henckels Beweisführung über die wahre Todesursache des Fräuleins von D. kalt gelassen hätte. Fasziniert habe ihn nur, dass Henckel das Kind durch den Kaiserschnitt gerettet hat.
Der Alte Fritz sorgt sich um die Zukunft der Dynastie Hohenzollern. Er selbst ist kinderlos, ebenso Prinz Heinrich, der einzige Begabte unter seinen vier Brüdern. Der jüngste von ihnen, Prinz Ferdinand, hat bisher nur Mädchen oder Totgeburten zustande gebracht; wie die Fama will, mit Beihilfe seines Hofmarschalls von Schmettau. Kronprinz, weil einziger mannbarer Erbe, ist Friedrichs Neffe Friedrich Wilhelm, ein Brocken von einem Kerl, aber nach Meinung seines Onkels völlig unbegabt. 1765 verheiratete der ihn mit seiner Lieblingsnichte Prinzessin Elisabeth von Braunschweig. Doch der Kronprinz vernachlässigte seine Frau, zog ihr Schauspielerinnen, Hofdamen und Küchenpersonal vor. Erst achtzehn Monate nach der Hochzeit kam die Kronprinzessin endlich nieder. Vor dem Berliner Schloss war Artillerie aufgefahren, um den Salut für das Neugeborene zu schießen, 72 Schuss für einen Prinzen, 32 für eine Prinzessin. Weiter als 32 brauchten die Berliner nicht zu zählen. Missmutig ritt der König hinüber zum Kronprinzenpalais. „Ein süßes Prinzesschen", sagte die alte Hofhebamme Madame Türk und hielt ihm ein strampelndes, schreiendes Etwas entgegen. „Für den Prinzen müssen Sie nun selber sorgen, Sire!" Friedrich zog ein saures Gesicht.
Monate vergingen, und keine Meldung, dass im Kronprinzenpalais wieder etwas Kleines unterwegs wäre. Friedrich schickte der Kronprinzessin Elisabeth seinen Kammerherrn Baron Edelsheim. Ein Prinz müsse her, ließ er ausrichten. Und wenn sie ihn partout nicht von ihrem Mann wollte, würde er gern einen jungen Gardeoffizier nach ihrer Wahl abkommandieren. „Noch ein Wort, und ich befehle Ihnen, es selber zu tun", schrie die Prinzessin den Baron Edelsheim an. Der war schon in den Sechzigern und verließ fluchtartig das Palais.
Im Übrigen war auch die Prinzessin keine Freundin von Traurigkeit. Bei Hof sickerte durch, dass sie ihr Prinzesschen immer „Müllekin"

nannte, zur Erinnerung an den Hofmusiker Müller, den man diskret vom Hof entfernt hatte.

Am 24. Januar 1768 platzte die Bombe. Königsgeburtstag und Maskenball im Palais des Prinzen Heinrich Unter den Linden. Der Kronprinz erschien. Eine Maske trat an ihn heran und übergab ihm einen Brief. Schon auf dem Umschlag erkannte er die Handschrift seiner Frau. Er brach den Brief auf und las, was nicht für ihn bestimmt war:

„Lieber Pietro! Du musst mich von hier fortbringen. Lieber will ich trocken Brot essen, als länger mit meinem dicken Tölpel leben, Elisabeth."

Dieser Pietro, ebenfalls ein Musiker bei Hofe, wurde verhaftet und gestand: er und die Prinzessin seien seit einiger Zeit Mann und Frau. Elisabeths Bruder, Prinz Wilhelm von Braunschweig, habe sie, als Pfarrer verkleidet, heimlich getraut. Prinzessin Elisabeth wurde nach Stettin verbannt, die Ehe geschieden.

Im Juli 1769 verlobte sich der Kronprinz mit Prinzessin Friederike Luise von Hessen-Darmstadt. Und diesmal musste es einen Thronerben geben, möglichst mehrere; denn die Neugeborenen hatten auch meist kein langes Leben – Pocken und Fieber machen vor Schlossmauern nicht halt. Gerade hatte seine Nichte Prinzessin Louise von Oranien nach schweren Wehen ein totes Kind zur Welt gebracht. Dass ausgerechnet die Prinzessinnen sich mit dem Kinderkriegen so schwer tun! Vielleicht ist es die ewige Heiraterei von Vettern und Basen... Auf jeden Fall musste ein erstklassiger Geburtshelfer her.

Schon trug der Alte Fritz sich mit dem Gedanken, sich einen der tüchtigsten Accoucheure aus Paris kommen zu lassen. Doch nun hatte sich dieser Henckel durch seinen mutigen Kaiserschnitt ins Blickfeld geschoben. Schließlich war das „kapriziöse Subjekt", der „üble Schlingel" inzwischen älter geworden. Der König berät sich mit den Professoren Cothenius und Muzell. Beide empfehlen ohne zu zögern Henckel.

Am 13. November 1769 ernennt König Friedrich II. den Doktor Joachim Friedrich Henckel zum Professor der Chirurgie und zum Hofrat beim Kronprinzen Friedrich Wilhelm. Im Frühjahr 1770 stirbt Professor Pallas und Henckel zieht als chirurgischer Direktor in die Charité. Davon hat er vierzig Jahre geträumt.

Zweiundsiebzig Kanonenschüsse verkünden am 3. August 1770 die Geburt eines Prinzen. Es war, was Henckel eine „widernatürliche Geburt" nennt. Er musste das Kind auf die Füße wenden. In seinen

Erinnerungen heißt es: „Gott stehe diesen Verrichtungen bey damit das Donnern der Kanonen allemal fernerhin die geschehene glückliche Hülfe ankündigen möge. In welchen Ängsten bin ich nicht in etlichen Stunden gewesen bey der Entbindung unseres künftigen Königes! In diesen Ängsten gab Gott endlich neue Gedanken und Hülfe."

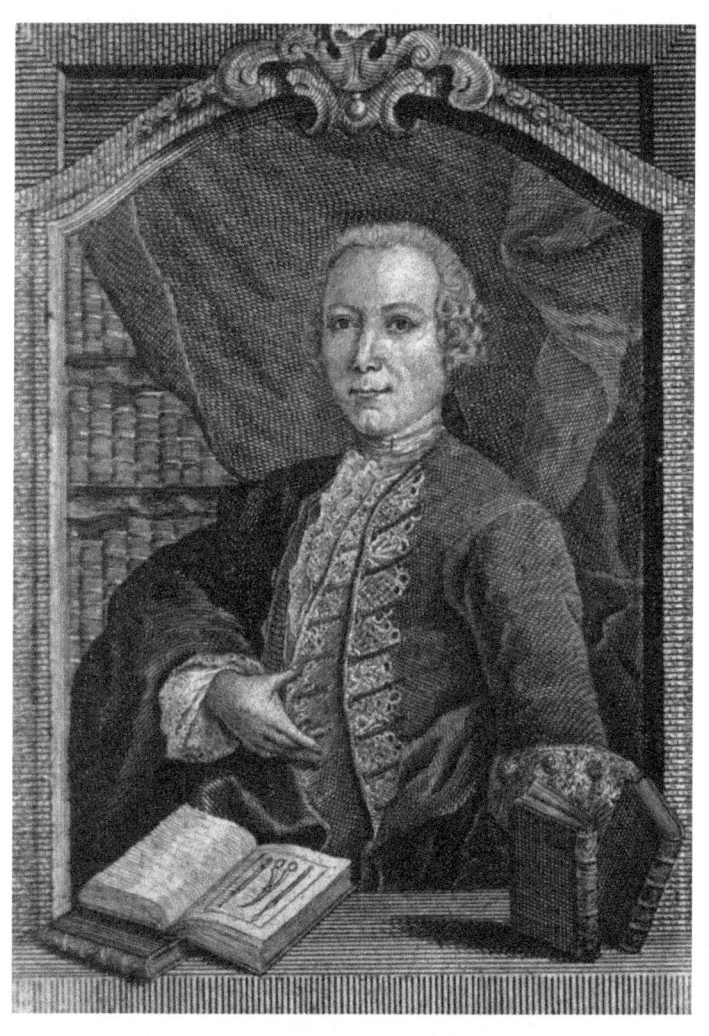

Abbildung 14: Joachim Friedrich Henckel (1712 - 1779) führte 1769 den ersten Kaiserschnitt im Verlauf der Linea alba an einer lebenden Frau durch und hat gleichzeitig einen der aufschlussreichsten Berichte über diese Prozedur hinterlassen.

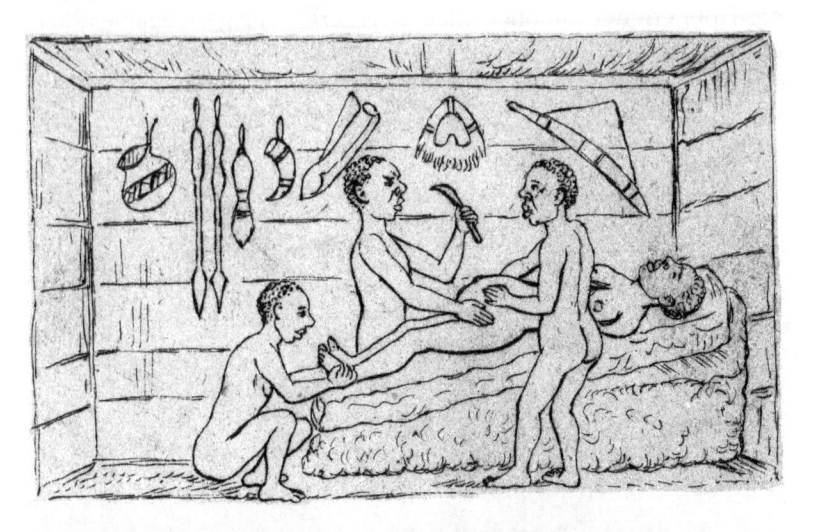

Abbildung 15: Zu allen Zeiten und auf der ganzen Welt (hier: Uganda) haben Geburtshelfer versucht, unmögliche Geburten durch Aufschneiden des Mutterleibs zu vollenden. Ganz selten wurde das Kind gerettet, niemals jedoch die Mutter.

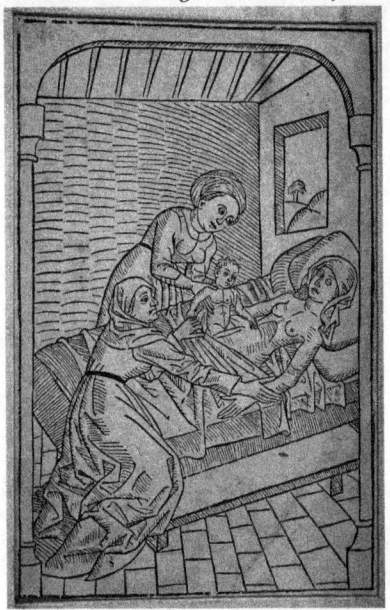

Abbildung 16: Kaiserschnitt. Holzschnitt ca. 1483.

Kindbettfieber und Monddoktor

"Wir kamen Nachmittag gegen fünf Uhr in die Jakobstraße, die wir voll der prächtigsten Equipagen fanden, durch die wir uns drängen mussten. An einer Treppe ließ ein wachhabender Soldat immer nur zu zwölfen Leidende vor. Die Wache rief gerade: ‚Sind die Brüche nun alle? Die Tauben herauf?' – Ich hielt ihm ein Achtgroschenstück auf die Höhe. ‚Haha', rief er, ‚Sie haben einen Bruch? Platz da!' Als wir hineinkamen, sahen wir einen bejahrten, langen, hageren Mann in einem groben blauen Kleide, der ungeniert mit seiner Tabakspfeife in der Stube herumging. Dies war der Mond-Doktor selbst. Nun legte er die Pfeife nieder. ‚Wir wollen nun dabei gehen', sagte er, ‚es wird spät.' Darauf rief er einen Knaben von ungefähr vier Jahren zu sich, stellte ihn zur Linken ans Fenster, öffnete ihm die Beinkleider, legte die linke Hand auf die verletzte Stelle, während er den Mond, der in der That gar nicht zu sehen war, anzugaffen schien und einige Worte murmelte. Darauf faltete er beide Hände gegen den Mond, sprach noch einige leise Worte und setzte den Knaben herunter.

Der Vater nahm ihn auf die Seite, und ich hörte mit einer Art von Wehmuth diesen gesetzten Mann das Kind fragen: ‚Wie ist es, mein Sohn, thut es noch wehe wie vorher?' – ‚Oh ja, Papa') erwiderte dieser."

(Stadt-Physikus Doktor Johann Theodor Pyl in der „Berliner Monatsschrift", Anno 1780)

Der guten Frau Adele Bothmann kullern Tränen über die Wangen. Sie schüttelt verzweifelt ihren Geldbeutel, tritt unter die Ölfunzel, die den Korridor vor dem Gebärsaal der Charité notdürftig erleuchtet, und sucht verzweifelt, ob nicht irgendwo noch ein paar Groschenstücke versteckt sind. Die Gesichter um sie herum grinsen schadenfroh. Hinter der angelehnten Tür des Gebärsaals hört Frau Adele Bothmann das Wimmern der Kreißenden. Aber sie, die Hebammenschülerin Bothmann, darf nicht zu ihr hinein, obgleich man sie mitten in der Nacht zu dieser Geburt geholt hat. Denn sie bringt die Taxe nicht auf, die das Charité-Personal von ihr verlangt. Es ist eine schamlose Erpressung. Um ihr Patent zu bekommen, müssen Hebammenschülerinnen in der Charité mindestens drei schwere Geburten unter Aufsicht des Geburtshelfers glücklich vollbringen. Das nutzt der Charité-Klüngel aus, um sich zu bereichern.

Zwei Pfennige hat Adele Bothmann dem Läufer geben müssen, der sie zur Charité geholt hat. Sechs Pfennige hat ihr der Torhüter

als Entree abgeknöpft; zwei Groschen hat die angestellte Charité-Hebamme Madame Domnicken eingesteckt und zwei Groschen der für den Gebärsaal zuständige Pensionärchirurg. Nun hat sie nichts mehr. Doch jetzt fordern die Charité-Pflegerinnen noch sechs Groschen von ihr, dass sie sich in ihrer schweren Stunde von einer Schülerin beistehen lässt. Die Bothmann verlegt sich aufs Bitten; sie muss diese Entbindung noch machen, damit sie ihr Hebammenpatent erhält. Ihr Mann ist durch einen bösen Unglücksfall erblindet und kann nicht mehr als Schuhmacher arbeiten. Aber so dringend sie das auch vorbringt, sie spricht gegen eine Wand.
„Das Geld oder..." Die Charité-Hebamme Domnick deutet unmissverständlich zur Treppe.
„Ich werde mich bei Herrn Professor Henckel beschweren", droht die Bothmann in ihrer Not.
Ein Hohngelächter antwortet ihr. Soll sie getrost hinlaufen zu Professor Henckel; helfen wird ihr der nicht. Denn Professor Joachim Friedrich Henckels Stern strahlt längst nicht mehr so hell wie vor acht Jahren, als der König ihn zum Charité-Chirurgen berief. Statt bahnbrechende Operationen zu vollbringen, die ihm vorgeschwebt hatten, hat er sich im Kleinkrieg mit dem königlichen Armendirektorium und dessen ergebenstem Diener, dem Charité-Inspektor Habermaas junior, aufgerieben. Die Akten des Armendirektoriums quellen über von seinen Klagen über die Missstände in der Charité: „Bin ich gezwungen nochmahlen zu wiederholen, daß heute das Brod nicht schlechter hat seyn könen." – „Der Hausvater von der Charité mus mehr für die Reinigung angehalten werden, weil letzthin wegen Gestanck in den Gängen fast nicht gehen konnte..."– „Ferner bin ich gedrungen nach meiner Pflicht anzuzeigen, daß ich mich habe letzthin schämen müssen für denen frembden Studiosis, da eine Kranckin mir ihre Nahrung vorzeigte."
Dagegen könnte Inspektor Habermaas mindestens ebenso gravierende Missstände bei der Chirurgie, besonders auf der Gebärstation, anführen. Diplomatisch hat er Henckel angeboten, sich einmal darüber zu unterhalten, „welches Er aber niehmalen thun will, und lieber, um mir nicht zu sehen und zu sprechen, hinter meinem Hause nach seinen Wagen fortschleicht". Habermaas hat dem Professor Henckel vorzuwerfen, dass Schwangere zu lange vor ihrer Geburt in die Charité kommen und dort unnütz Betten und Verpflegung beanspruchen. Henckel hat geantwortet, er tue zwar sein Bestes, um den Zeitpunkt der Geburt so genau wie möglich vorherzubestimmen, „aber der Malice (Bosheit) einer gottlosen Hure ist keinem

guten Menschen möglich allemahl gehörig zu preveniren (vorzubeugen)". Und des ewigen Streits mit den Bürokraten satt, hat er schließlich resigniert: „Je besser ich handle, je mehr stoße ich an. Ich will aufhören, sonst heißt es wieder, daß ich mit allen zancke..."
In seinem 66. Lebensjahr ist Professor Henckel nur noch ein Schatten seiner selbst. Die Hände zittern ihm, wenn er das Skalpell führt, und seine Augen sind schwach. Bei manch einer Operation wären ihm böse Fehler unterlaufen, wenn die tüchtigen Pensionärchirurgen nicht eingegriffen hätten. Die Studenten machen sich lustig über ihn und ziehen ihm den Stuhl unterm Hintern weg, wenn er am Krankenbett Vortrag hält. Wildfremde junge Leute, Offiziere und Durchreisende, schmuggeln sich aus Sensationslust unter die Studierenden, wenn er im Gebärsaal praktischen Unterricht hält, und treiben Schabernack mit den Schwangeren.
Professor Henckel lässt alles durchgehen, damit das Armendirektorium und das Ministerium nicht auf seine Schwächen aufmerksam werden. Damit ist er vollkommen in der Hand seiner Assistenten, der Pensionärchirurgen. Anfang April 1778 ist die Berliner Garnison mobil gemacht worden; Krieg wegen der Erbfolge in Bayern steht bevor. Die besten Pensionärchirurgen sind schon mit ihren Regimentern abgerückt. Geblieben ist Pensionärchirurg Albin, ein äußerst gewandter Operateur und Geburtshelfer, charakterlich aber ein Schurke.

Mit sicherem Blick hat Albin erkannt, was sich aus dem königlichen Krankenhaus herausschlagen lässt. Kreaturen, die ihm blind ergeben sind, hat er rasch gefunden – unter den Feldschern und Wärtern, bei der Verwaltung, beim Küchenpersonal, in der Apotheke. Medikamente, Lebensmittel, Bettwäsche und Decken verschwinden aus den Magazinen. Auf dem Weg von der Küche zu den Krankenstuben wird die Suppe dünn, verkleinern sich die Fleischportionen. Wenn ein Kranker dagegen aufmuckt, muss er damit rechnen, dass der Pensionärchirurg ihn bei der nächsten Visite als geheilt entlässt. Für jeden Handgriff wird den armen Patienten abgeluchst, was sie noch an Pfennigen im Beutel haben. Taxen werden erhoben, die das Charité-Reglement nicht vorsieht – von Kranken, von Besuchern und Hinterbliebenen, die ihre teuren Toten mit blanken Talern für ein christliches Begräbnis freikaufen müssen.
Vor allem aber hat sich Pensionärchirurg Albin mit der Charité-Hebamme verbunden, mit Madame Domnicken. Die Huren aus der Dorotheenstadt können, wenn ihnen das kleine Missgeschick wider-

fahren ist, in der Charité einliegen, so lange sie wollen, wenn sie nur zahlen. Syphilitisch verseuchte Wöchnerinnen werden als Ammen an gut zahlende Familien vermittelt – wenn sie Tribut an die Domnicken abführen. Hebammenschülerinnen dürfen die für ihr Patent notwendigen Geburten verrichten – aber nur gegen Kasse.
Ausnahmen werden nicht gemacht. Das muss die gute Frau Adele Bothmann in der Nacht vom 9. zum 10. Juni 1778 erfahren. „Lass Sie sich nicht mehr blicken", fährt Albin sie an. Während Frau Bothmann schluchzend abzieht, schließt Albin die Stube Nummer 40, Totenkammer, auf. Drinnen liegt ein Mädchen, das am Tage zuvor gestorben ist. Vom Kopf der Toten will er ein Präparat herstellen, bei dem die Venen plastisch herausgearbeitet sind. An dem Anatomischen Theater hat Albin sich den Ruf eines äußerst geschickten Präparators erworben und dafür manchen Nebenverdienst eingesteckt. Für das Präparat der Kopfvenen hat ihm Professor Mayer in Altdorf 25 Taler geboten. Bald ist er so in die Präparierarbeit versunken, dass er den Lärm aus dem Gebärsaal nicht wahrnimmt. Erst als die Tür der Totenkammer aufgerissen wird, blickt er unwillig hoch. „Schnell, es ist soweit", ruft die Wickelfrau von der Wöchnerinnenstation.
Ärgerlich legt Albin die Injektionsspritze aus der Hand und löscht die Kerze unter dem Wachstiegel. Gerade wollte er anfangen, die Schläfenvene der Toten mit flüssigem Wachs auszuspritzen; nun muss er zu der Lebenden. Dass er dabei den Tod in den Gebärsaal hinüberträgt, ahnt der Pensionärchirurg nicht.
Es wird eine schwere Geburt, und Albin gibt sich alle Mühe. „Ein Flügelmann für die Garde", ruft er, als die Domnick das Gewicht des Neugeborenen ansagt: zehn Pfund. Er drückt der jungen Mutter den Säugling in den Arm.
„Der Vater kann stolz sein", sagt er. Ein Schatten huscht über das abgehärmte Gesicht der Wöchnerin. Es gibt keinen Vater zu diesem Kind. „Dann übernehme ich die Gevatterschaft", sagt Albin.
Dann hat er es plötzlich wieder sehr eilig. Durch die Fenster des Gebärsaals fällt helles Morgenlicht. Es wird ein heißer Tag werden, und Albin zieht es zu seiner Toten in Stube 40. Er muss das Präparat für Professor Mayer vollenden, bevor die Hitze des Junitages ihr zerstörerisches Werk an der Leiche beginnt.
Erst 24 Stunden später wird er wieder an seinen Patensohn erinnert. „Die frisch Entbundene fiebert", sagt die Domnick, als sie ihm zur Mittagsstunde des 11. Juni am Beamtentisch des Charité-Speisesaals gegenübersitzt.

„Das ist das Milchfieber", will er sie kurz angebunden abfertigen.
„Das Milchfieber kommt nie vor dem dritten Tag", sagt die Domnick.
„Außerdem hat sie Stiche im Unterleib und unter den Rippen."
„Ist der Leib geschwollen?", fragt Albin.
„Noch nicht", sagt die Domnick, doch ihr Ton verrät bereits die Gewissheit: Bald wird der Leib der Wöchnerin anschwellen. Dann wird es da sein, das Übel, vor dem man in allen Geburtssälen zittert: Kindbettfieber.
Niemand weiß Genaues über diese furchtbare Krankheit. Solange es Ärzte gibt, berichten sie über Fieber, von denen Frauen auch nach der Geburt heimgesucht werden. Aber das bleiben Einzelfälle mit sehr verschiedenen Symptomen, Verlauf und Ausgang. Von einem massenhaften Ausbrechen dieses Fiebers in allen Zeiten ist nichts bekannt.
Die lange Kette der Epidemien begann im Jahr 1652. Plötzlich starben im Pariser Hôtel Dieu kurz hintereinander 20 Wöchnerinnen; seitdem sind die Opfer unzählbar. Erst 1776 raste das Kindbettfieber in Italien; ein ganzes Jahr soll in der Lombardei keine einzige Frau die Schwangerschaft überlebt haben.
Was kann die Ursache der neuen Seuche sein? Warum tritt sie vor allem in Hospitälern auf und fast nie bei Frauen, die zu Hause entbunden werden? Ein heißer Kampf entbrennt unter den Theoretikern. Die einen behaupten, das Fieber entstehe, wenn der Abfluss des Geburtswassers unterdrückt wird. Nein, falsch, widerspricht eine andere Schule: die Versetzung der Muttermilch ist der wahre Grund.
In der Charité hatte man sich am Streit der Meinungen bisher nicht beteiligt, denn in den 51 Jahren, in denen hier Mütter entbunden wurden, hatte man kein epidemisches Kindbettfieber erlebt. Aber man studierte die Berichte der Pariser Kollegen und kennt die Symptome. Deshalb ist Pensionärchirurg Albin unruhig. Er möchte nicht der erste sein, unter dem eine Kindbettfieberepidemie ausbricht.
„Geb'n Sie ihr Weinstein-Rahm in Tee aufgelöst", herrscht er die Domnick an. „Und reib Sie den Leib mit Linimentum antispasmaticum ein." Damit wird die Sache in Ordnung kommen, hofft er. Der Weinstein bannt die Entzündungsgefahr, die krampflösende Salbe lockert die Spannung in den Eingeweiden. So steht es in den Lehrbüchern.
Am Freitag, dem 12. Juni 1778, ist der Pensionärchirurg nicht mehr so zuversichtlich. Der Leib der Wöchnerin ist angeschwollen wie eine Trommel. Ihr Puls geht hart und voll. Er öffnet die Armvene

und lässt zehn Unzen Blut ab, ordnet Brechmittel und Klistiere an. Aber auch eine andere Wöchnerin bekommt Fieber, auch sie klagt über Schmerzen im Unterleib und über einen bitteren Geschmack im Mund. Doch nach Sterben sehen beide nicht aus. Erleichtert denkt Albin daran, dass morgen Sonnabend ist, also Professor-Visite. Da kann er die Verantwortung auf den alten Henckel abwälzen.

Doch Professor Henckel ist krank, und der medizinische Direktor Christian Gottlieb Selle wird deshalb auch die chirurgische Abteilung und den Gebärsaal visitieren. Dem Pensionär Albin ist dabei unbehaglich zumute. Selle ist erst 29 Jahre alt, hat sich vor allem durch seine Arbeit „Anfangsgründe einer methodischen Fieberlehre" einen Namen gemacht. In der Akademie der Wissenschaften und im Collegium Medico-Chirurgicum war seine Berufung heiß umkämpft. Generalfeldstabsarzt und Leibarzt Cothenius warf ihm vor, mit immer neuen Medikamenten an den Kranken herumzuexperimentieren. An der Charité hat er sich mit scharfen Augen und ebenso scharfer Zunge rasch Respekt verschafft und in seiner Inneren Abteilung mit Schlendrian, Korruption und Durchstecherei aufgeräumt.

Albin wirft sich in die Brust. In der Chirurgischen soll der Herr es nur versuchen, neue Seiten aufzuziehen, denn schließlich sind Mediziner und Chirurgie immer noch zweierlei Stiefel. Sollte er ihm dumm kommen, wird er ihn fragen: „Bei welchem Regiment hat Er gedient, Herr Professor?"

Aber dazu kommt es nicht. Zwar reicht Professor Selle dem Pensionärchirurgen nur knapp bis zur Schulter, und doch verlässt Albin unter dem Blick der großen, dunkelbraunen, forschenden Augen jede Bravour. Frack, Spitzenjabot und Perücke des Professors sind von letzter pariserischer Eleganz. Die stark entwickelten Kinnbacken verraten, dass dieser zierliche Mann unerbittlich sein kann.

Wie ein Wirbelwind fegt Professor Selle durch die Chirurgische Abteilung. Aufmerksam hört er die Krankengeschichten, die Albin herunterschnurrt, fragt nach der Therapie, nickt und ist schon am nächsten Bett.

Von der Chirurgischen in die Wöchnerinnenstube. Wie festgenagelt bleibt Professor Selle am Bett der fiebernden Wöchnerin stehen. Er tastet den gespannten Leib ab, fühlt den Puls, fragt, wie es denn mit der Milch und dem Stillen sei. Nachdenklich geht er weiter, und als er am nächsten Bett die gleichen Symptome findet, schnarrt er den Pensionärchirurgen an:

„Einmal etwas vom Kindbettfieber gehört?"

„Wie meinen Herr Professor?", stammelt Albin.
„Sie werden diese Fälle nicht aus den Augen lassen", ordnet Selle an.
„Sie werden getreulich jede Veränderung notieren, die bei diesen Kranken vorgeht..."

„Den Sechzehnten verminderte sich der Schmerz im Becken und in der Rippengegend", schreibt Albin in den Bericht für Professor Selle. „Aber der Schmerz zog sich mehr nach den Lenden hin. Gegen Mittag wurde sie von einer Lähmung der Zunge in der linken Seite befallen. Der Puls sank und blieb aus, und nachmittags erfolgte der Tod."
Am nächsten Tag berichtet er über die zweite Wöchnerin:
„Den Sechzehnten war der Puls klein und geschwinde, und die übrigen Umstände dieselben. Gegen Mittag fanden sich Deliria, gallichte und unwillkürliche Stuhlgänge, und sie starb gegen Morgen."
Am Morgen des 17. Juni 1778 ist wieder Visite.
„Was machen die Wöchnerinnen?", fragt Professor Selle. Albin hebt die Hände, ewige Geste der Ärzte und Chirurgen, wenn ihre Kunst versagt hat.
„Schon obduziert?", fragt Selle. Albin zeigt ihm die Protokolle. Bei beiden Frauen waren die Geburtsteile, vor allem die Gebärmutter, nicht krankhaft verändert. Bei beiden hatte sich in der Bauchhöhle eine grünlichgelbe Flüssigkeit angesammelt. Denselben Befund zeigt die Charité-Statistik bei zwanzig weiteren Müttern, die zwischen dem 10. Juni und 10. Juli 1778 entbunden werden. Einige Schicksale aus den Aufzeichnungen Selles:
„Zwanzigjähriges Waisenmädchen, während der ganzen Schwangerschaft sich wohlbefunden hat. – Dreiundzwanzigjähriges Mädchen, dessen Liebhaber sich abwesend befand; war in den letzten Tagen immer traurig. – Frauenzimmer, 29 Jahre alt, von einer durch Unzucht geschwächten, aber reizvollen Leibesbeschaffenheit. – Frau von 36 Jahren, die schon oft geboren, befand sich recht wohl. Den 28. Juni besuchte sie ihr Mann, über den sie sich, weil schon recht besoffen, sehr ärgerte. Bald darauf wurde ihr Leib aufgetrieben und schmerzhaft. – Soldatenfrau von einigen dreyßig Jahren, von starker Leibesbeschaffenheit und die schon öfter glücklich geboren hatte, befand sich ungefähr in der Mitte der Schwangerschaft, als ihr Mann desertiert und sie diesem soviel sie konnte behilflich war. Man ertappte sie beide wieder. Der Mann erhielt seine Regimentsstrafe, und die Frau wurde auf lebenslang zum Zuchthaus verurteilt. Um ihre Wochen zu halten, wurde sie in die Charité gebracht. Die ausge-

standene Angst und die Furcht für ihr künftiges Schicksal mussten natürlich auf ihr Nervensystem sehr gewürckt haben, und wir waren ihres Wochenbetts wegen schon in Sorge. Inzwischen kam sie mit einem gesunden Kind leicht und natürlich nieder. Sie ließ nunmehr ihren Mann zu sich bitten. Aber er kam nicht, sondern ließ ihr sagen, daß er nichts von ihr wissen wolle. Sie ärgerte sich darüber heftig, und unmittelbar stellten sich Fieberbewegungen ein..."

Bei allen am Kindbettfieber gestorbenen Frauen fand sich jene grünlichgelbliche Flüssigkeit in der Bauchhöhle, Eiterklumpen am Bauchnetz und an den Gedärmen, aber kaum Entzündungen der Gebärmutter. Diese Befunde und die Geschichten der Mütter bestärkten Professor Selle in seiner Theorie, dass Kindbettfieber eine Folge seelischer Störungen sei, die bei den unglücklichen Müttern eine Versetzung der Muttermilch verursachen. Entweder kann eine solche Frau ihr Kind überhaupt nicht säugen, dann staut sich die Flüssigkeit im Unterleib, gärt, fault und führt das Fieber herbei. Übermäßig sinnliche Frauen dagegen haben zu viel Milch, sodass bei ihnen auch ohne seelische Komplikationen die Milch versetzt wird.

Um diese Theorie zu beweisen, lässt Professor Selle ein Glas ums andere dieser gelblichgrünen Flüssigkeit von seinem Freund, dem Chemiker Dr. Hermbstädt, untersuchen. Hermbstädts Befund: „Das ist Milch, zweifellos alkalisch versetzte Muttermilch."

Exakte chemische Formeln für organische Substanzen kannte man damals noch nicht. Es ist daher anzunehmen, dass der Chemiker einfach einen Finger in die grünlich gelbe Substanz gesteckt und daran geleckt hat. Weil sie säuerlich und zugleich bitter schmeckte, und weil sie aus den Leibern gestorbener Wöchnerinnen stammte, schloss er auf „Muttermilch, alkalisch versetzt..."

Noch Jahrzehnte lang wird sich der Irrtum, dass versetzte Muttermilch das tödliche Kindbettfieber hervorruft, in der medizinischen Wissenschaft fortpflanzen. Das Verdienst von Professor Christian Selle bleibt es zwar, dass er das Krankheitsbild des seuchenhaften Kindbettfiebers richtig beschrieben und gegen all die anderen fieberhaften Erkrankungen bei Wöchnerinnen abgegrenzt hat. Doch mit seiner Erklärung der Ursachen schoss er meilenweit daneben. Was er für „versetzte Milch" hielt, die sich statt in die Brüste in den Unterleib ergossen hat, ist in Wirklichkeit Eiter. Dieser Eiter ist nicht die Ursache des tödlichen Fiebers, sondern eine Folge. Die Wahrheit über das Kindbettfieber ist grausamer – für die Opfer und für die Geburtshelfer.

Nicht die seelischen Aufregungen haben im Juni / Juli 1778 zwanzig Wöchnerinnen den Tod gebracht, sondern kein anderer als der Pensionärchirurg Albin.
Aus der Totenkammer, wo er die Kopfvenen des Mädchens präparierte, hat er an seinen Fingern Leichengift in den Gebärsaal getragen. Mit seinen Händen hat er es in die offenen Leiber der Kreißenden gebracht. Von dort ist es rasch in den Blutkreislauf gedrungen und hat die tödliche Sepsis, die Blutvergiftung, hervorgerufen.
Und dieser Vorgang ereignet sich überall, wo Schwangere durch Geburtshelfer entbunden werden, die viel mit Leichen und mit eiternden Wunden in Berührung kommen. Deshalb ist das Kindbettfieber die Seuche der öffentlichen Gebärsäle. Je mehr Geburtsanstalten gegründet werden, je größer sie werden, desto häufiger und verheerender tritt auch das Kindbettfieber auf. Bis zu 20 Prozent aller Mütter rafft es dahin.
Noch 70 Jahre werden vergehen, bis im Wiener Allgemeinen Krankenhaus Dr. Ignaz Semmelweis hinter das furchtbare Geheimnis kommen wird. Aber noch schreibt man das Jahr 1778, noch herrscht in den Gebärsälen der ganzen Welt das große Sterben.

In der Schwangerenstube der Charité liegt die junge Katharina Neuber und horcht auf das ruhige Atmen ihrer Bettnachbarinnen.
„Dass die schlafen können...", murmelt sie vor sich hin. Sie selbst hat schon viele Nächte kein Auge zugedrückt. Wie Blei liegt ihr die Müdigkeit in den Knochen, aber sie kann nicht schlafen vor Angst. Sieben Frauen sind vor ihr in den Gebärsaal gebracht worden. Sechs davon sind tot, und von der siebenten heißt es, dass sie es nicht mehr lange machen wird. Soll sie die achte sein?
In ihrem Leib spürt Katharina die Bewegungen des Kindes.
Sie fühlt, dass ihre Stunde ganz nahe ist. Sie wird einem Kind das Leben schenken. Und dann..., glühend heiß schießt ihr die Angst durch die Adern. Sie will nicht sterben, sie muss hinaus, fort aus diesem Haus, das sich Charité nennt – Barmherzigkeit –, in Wirklichkeit aber ein Totenhaus ist. Aber wo soll sie hin? Katharina hat keinen einzigen Menschen in der großen Stadt Berlin. Sie hat keine Bleibe, nicht einmal einen Strohsack, auf den sie ihr Kind betten könnte. „Katharina Neuberin, Soldatenfrau", hat man ihr bei ihrer Aufnahme ins große Register geschrieben. Soldatenfrau – das klingt nach etwas. Aber was heißt das in Wirklichkeit? Der Mann, dessen Kind Katharina trägt, stand bei der Garde in Potsdam. Der König, der Alte Fritz, will unter keinen Umständen, dass seine Sol-

daten heiraten; sie taugen dann nicht mehr für das Kriegshandwerk, meint er. Andererseits kann der König den Grenadieren die Frauen nicht verbieten; und Nachwuchs für seine Armee und die Fabriken braucht er auch. Deshalb hat er sich einen Trick ausgedacht. Wenn ein Grenadier ein Mädchen in die Umstände gebracht hat, muss er es seinem Kompaniechef melden. Der stellt dem Mädchen einen „Liebsten-Schein" aus. Damit ist sie „ehrlich" gemacht; keiner darf sie mehr eine Hure nennen. Sie darf mit ihrem Soldaten im Quartier leben, obgleich kein Pfarrer ihr Verhältnis gesegnet hat. Nur der Kompaniechef kann diese merkwürdige Ehe wieder auflösen, falls der Soldat plausible Gründe dafür anführt. Und das hat Katharinas Mann getan, kurz bevor er ins Feld rückte. Vor ihren Augen hat der Kompaniechef den Liebsten-Schein in Fetzen gerissen.

Verzweifelt ist Katharina in Potsdam umhergeirrt, halb wahnsinnig vor Gram, halb verhungert. Endlich ist sie nach Berlin gewandert, zur Charité, damit ihr Kind wenigstens in einem richtigen Bett zur Welt kommen wird. Zunächst hat sie sich geborgen gefühlt in der großen, sauberen Schwangerenstube. Aber dann begann das Sterben. Jetzt hat sie nur noch würgende, quälende Angst. Durch das Fenster sieht sie die schmale, silberne Sichel des zunehmenden Mondes. Ehe er halb voll ist, wird sie nicht mehr am Leben sein.

Leise richtet Katharina sich in ihrem Bett auf. Vorsichtig tappt sie zur Tür. Sie fröstelt in dem groben, hellbraunen Charité-Kittel. Soll sie so hinaus in die Nacht? Sie geht zurück, zieht die graue Wolldecke vom Bett und hängt sie sich um die Schultern.

Totenstill ist es auf dem endlos langen Korridor, die alten Dielen knacken. Plötzlich bleibt Katharina stehen. Rasche Schritte auf der Treppe. Sie drückt sich hinter einen Mauervorsprung. Eine dunkle Gestalt geht schnell vorüber. Der scharfe Geruch brennender Wacholderbeeren steigt Katharina in die Nase. Das ist die Räucherfrau, die alle zwei Stunden mit ihrem Rauchkessel durch die Charité geht, um üble, krankmachende Dünste zu vertreiben.

Jetzt verschwindet sie in der Schwangerenstube. Wenn sie das leere Bett bemerkt, wird sie Alarm schlagen.

Katharina rennt die Treppe hinunter.

Wie soll sie aus dem Haus kommen? Das schwere Bohlentor ist Tag und Nacht verschlossen und bewacht. Aber im untersten Stock sind die Stuben des Altenhospitals. Verstohlen drückt Katharina eine der Klinken herunter, schleicht durch den schmalen Gang zwischen den Betten zum Fenster. Hinter ihr eine Stimme – aber es ist nur ein alter Mann, der im Schlaf redet. Sie öffnet verstohlen das Fenster. Sie

fürchtet sich davor, mit ihrem unbeholfenen Leib hinauszuklettern. Aber noch mehr fürchtet sie sich vor dem Tod.
Als sie festen Boden unter den Füßen hat, beginnt sie zu laufen. Sie rennt den holprigen Sandweg hinunter zur Spree. Erst als sie über die hölzerne Brücke ist, fällt sie in Schritt. Ihr Atem geht schwer, ihre Knie sind weich, in ihrem Leib spürt sie wilde Schmerzen. Aber sie bleibt nicht stehen. Sie irrt durch dunkle Straßen, immer auf den Mond zu, nur fort von der Charité! Einmal nähert sich ein Licht, ein Nachtwächter! Wenn der sie aufgreift, kommt sie auf die Wache und von dort zurück in die Charité. Katharina drückt sich in eine Seitenstraße. Die Häuser werden kleiner, das Kopfsteinpflaster hört auf. Gärten, Scheunen, Schuppen, Ställe. Dann ein einzelnes kleines Haus, in dem Licht brennt.
Plötzlich kann Katharina nicht mehr weiter. Wie ein Schlag sind die Wehen da. Sie schreit auf wie ein Tier. Auf einem Sandhaufen gegenüber dem letzten Haus bringt sie ihr Kind zur Welt. Aber sie ist nicht allein. Ihr Schrei ist gehört worden. Ein Mann beugt sich über sie. Sie blickt in ein hageres, abgezehrtes Gesicht.
„Muss ich sterben?", fragt sie halb wahnsinnig vor Schmerz. Der Mann schüttelt den Kopf. Er deutet auf die Sichel des Mondes und sagt: „Nicht, wenn der Mond im ersten Viertel steht." Dann führt er sie ins Haus. Er trägt das Kind, einen Jungen.

„Man stirbt nicht, wenn der Mond im ersten Viertel steht!" Das hat der Strumpfwirker Anton Weisleder nicht nur so vor sich hingesagt, als er Katharina Neuber vor seinem Hause fand. Anton Weisleder glaubt wirklich an die heilende, rettende Wirkung des milden Gestirns. Er selbst spürt in sich eigenartige Kräfte, sobald der Mond am Himmel aufsteigt. Er hat viel gelesen, dieser Anton Weisleder, und er weiß daher, dass die Gezeiten des Meeres, Ebbe und Flut, auf der Anziehungskraft des Mondes beruhen. Auch in den Säften der Menschenkörper ruft der Mond Ebbe und Flut hervor.
So jedenfalls hat der Strumpfwirker seinen Arbeitskollegen die Sache erklärt. Manche haben ihn ausgelacht, manche haben geschwiegen, die meisten haben ihm geglaubt. Denn der Glaube an Wunder steckt tief in den äußerlich so schnoddrigen, hellen Berlinern.
Als die ersten Kranken zu Weisleder kamen, schickte er sie fort. Sie sollten wiederkommen, sobald der Mond im ersten Viertel steht. Bald gab es im Köpenicker Viertel eine ganze Reihe Leute, denen Weisleder angeblich geholfen hatte. Und da sich so etwas in Berlin schnell herumspricht, hatte Weisleder die Strumpfwirkerei an den

Nagel hängen können. Jetzt lebt er nur noch von der Heilkraft des Mondes.
Da Weisleder Witwer ist, kann Katharina mit ihrem Kind bei ihm bleiben. Bald glaubt auch sie fest an den Mond. Nach jener furchtbaren Nacht hat er sie nämlich noch ein zweites Mal gerettet. Die Anstrengungen der Flucht waren nicht spurlos vorübergegangen. Sie bekam starke Schmerzen in der Gegend des Bauchnabels.
„Ein Bruch", hatte Weisleder festgestellt. „Warte bis zum nächsten Mond." Und als die schmale Mondsichel ins Fenster schien, hat er seine Hand flach auf die schmerzende Stelle gelegt und unverständliche Worte gemurmelt. Im gleichen Augenblick spürte Katharina keine Schmerzen mehr. Seitdem ist sie fest davon überzeugt, dass ihr Bruch geheilt ist. Von der Zeit an hat Katharina Glück. Sie bekommt eine Stelle als Waschmagd im vornehmen „Hôtel du Soleil d'Or", später „Hôtel de Russie", Unter den Linden. Ihre Herrin ist die Witwe Dieterich, eine reiche Frau mit Beziehungen zu den besten Kreisen der Stadt. Aber Frau Dieterich plagt ein großer Kummer: Sie hat einen Nabelbruch. Einmal ist sie schon daran operiert worden, doch die Schmerzen sind geblieben. Und das Bruchband ist der lebenshungrigen Witwe nicht nur unbequem, sondern zuweilen auch äußerst peinlich.
Irgendwann am Anfang des Jahres 1780 erzählt Katharina der Witwe von ihrem Schicksal, vom Kindbettsterben in der Charité, ihrer Flucht, von Weisleder, seinem Mondglauben und von ihrem geheilten Bruch.
Frau Dieterich spitzt die Ohren. Ein Monddoktor? Katharina muss ihr das ganz genau erklären. Schließlich bestellt sie den Anton Weisleder diskret zu sich ins Haus.
Seine Hand bringt auch Frau Dieterich augenblicklich Erleichterung. Noch dreimal in drei Monaten, wenn der Mond im ersten Viertel steht, beschwört Weisleder den Bruch der Frau Dieterich. Dann endlich erklärt er: „Madame können das Bruchband verbrennen."
„Sie haben einen Bruch? Dann gehen Sie zum Monddoktor!", rät die Witwe Dieterich mancher Freundin, manchem Hotelgast und manchem Besucher ihres Salons. Zuerst wird sie belächelt. Dann aber spricht es sich herum, dass die Witwe tatsächlich kein Bruchband mehr trägt. Bald kommen die ersten verschämten Fragen, und jetzt halten merkwürdig oft vornehme Kaleschen vor einem ärmlichen Haus in der Kommandantenstraße, wenn der Mond im ersten Viertel steht. Das Haus des ehemaligen Strumpfwirkers ist bald zu klein.

Da meldet sich bei ihm der Wirt der Langeschen „Tabagie" – so heißen die Bierlokale in Berlin – in der Hasenhegergasse. Er schlägt Weisleder vor, seine „Praxis" in das Lokal zu verlegen. Weisleder sagt zu. Der bescheidene Mann ist nicht mehr wiederzuerkennen, seit das Geld im Kasten rollt. Er verlangt zwar nie Honorar; aber wenn die Patienten gegangen sind, findet er fast immer ein paar Taler, oft auch einen Golddukaten auf seinem Tisch.
Solche Konkurrenz bleibt den Ärzten der Stadt nicht lange verborgen. Der erste, der der Sache auf den Grund geht, ist Professor Voitus, Nachfolger des alten Henckel als Chirurg an der Charité. Er selber hat seinerzeit den Nabelbruch der Witwe Dieterich operiert. Damals nannte sie ihn ihren Lebensretter. Jetzt empfängt sie ihn kalt, lehnt es ab, sich von ihm untersuchen zu lassen. Sie zeigt auf den Ofen, als er nach ihrem Bruchband fragt.
„Sie spielen mit Ihrem Leben, Madame", ruft Voitus.
Da bricht alles aus der Witwe hervor, was Katharina ihr von der Charité und vom Kindbettfieber erzählt hat. Sie nennt den verdutzten Professor und seine Kollegen allesamt Mörder. Dann weist sie Voitus die Tür. Er geht achselzuckend. Dass er eine Patientin verloren hat, das kann er verschmerzen. Aber was soll aus den vielen werden, die ihre schweren, lebensgefährlichen Leiden diesem Scharlatan anvertrauen?
Das fragt sich bald auch das Oberste Medizinalkollegium.
Eine Kommission soll dem Monddoktor auf die Finger sehen. Man befragt etwa zwanzig Patienten. Alle behaupten, Weisleder habe sie geheilt; aber keiner will sich untersuchen lassen. Man kann dem Monddoktor amtlich nicht beikommen. Ja, wenn er unerlaubte Eingriffe vornähme, wenn er bedenkliche Medizinen verschriebe. Aber das tut er nie. Der Mond, seine Hand, seine Beschwörungsformeln – das ist seine Therapie. Außerdem ermahnt er die Patienten stets, fest an Gott zu glauben.

Es ist ein Sommertag im Jahre 1782. Über die hölzerne Spreebrücke am Unterbaum rennt eine Frau. Sie presst die Hand in die Seite. Aber sie hört nicht auf zu laufen, bis sie vor dem riesigen Tor der Charité steht.
„Zum Professor", keucht sie.
„Welchen Professor meinen Sie?", fragt der Türhüter barsch. „Professor Voitus", stammelt Katharina.
Professor Johann Christoph Voitus operiert gerade. Erst eine halbe Stunde später erfährt er, was geschehen ist:

Die Witwe Dieterich ist in Lebensgefahr. Als sie einen Sessel rücken wollte, muss ihr Bruch plötzlich vorgefallen sein und sich eingeklemmt haben. Seit Stunden deliriert die Wirtin der „Goldenen Sonne". Aber der Katharina Neuber, inzwischen nicht mehr Waschmagd, sondern ihre beste Freundin, hat sie verboten, den Professor zu holen. Da ist Katharina auf eigene Faust losgerannt.

Doch zu spät. Als Professor Voitus im Hotel eintrifft, werden gerade die großen Spiegel im Vestibül mit Tüchern verhängt. Die Witwe Dieterich ist tot. Für den Monddoktor Anton Weisleder ist es das Ende einer großen Zeit. Unauffällig verschwindet er aus dem Blickfeld der Öffentlichkeit, mit ihm Katharina Neuber.

Für die Professoren der Charité jedoch wird der Kampf gegen die Scharlatane nie zu Ende sein. Auf einen bloßgestellten Wunderdoktor kommen drei neue. Bald sind es keine Strumpfwirker mehr, sondern Männer mit Namen, Bildung und Rang; bald werden Scharlatane ganz Preußen beherrschen. Denn am 17. August 1786 stirbt in Sanssouci der Alte Fritz, der Philosoph und Anwalt des kühlen Verstandes, in den Armen des Professors Selle. Nachfolger wird sein Neffe Friedrich Wilhelm II., den die Berliner den „dicken Wilhelm" nennen und die Kokotten der Dorotheenstadt den „Vielgeliebten". Der neue König ist ein willenloses Werkzeug in den Händen von Mystikern.

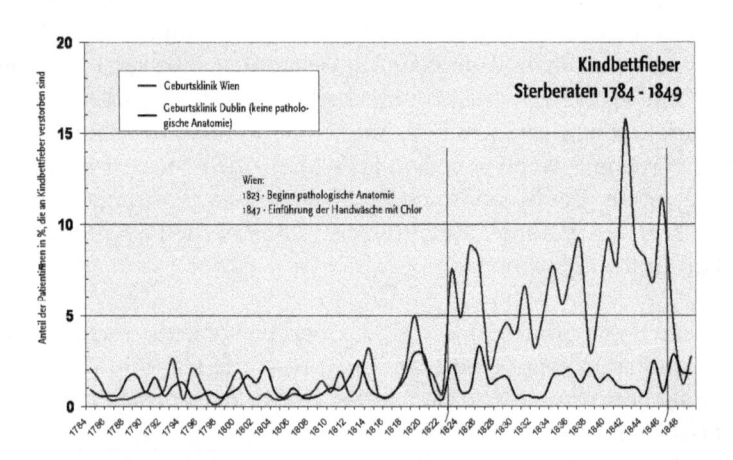

Abbildung 17: Erst 1861 belegte Ignaz Semmelweis den Zusammenhang zwischen der Aufnahme pathologisch-anatomischer Aktivitäten in Wien 1823 (1. vertikale Linie) und dem Auftreten tödlichen Kindbettfiebers. Der Beginn obligatorischer Handwäsche mit Chlor im Jahr 1847 wird durch die 2. vertikale Linie markiert. Zum Vergleich die Werte für die Dubliner Geburtsklinik (ohne pathologische Anatomie).

Lebensluft für einen Vielgeliebten

„Mit Allerhöchster Kabinettsorder vom 3. Octobris 1797 erhielt ich den immidiaten Befehl, nach Potsdam zu kommen, weil der Monarch mich sprechen wolle. Allerhöchstderselbe eröffnete mir dann, daß ich die zum Gebrauch Sr. Majestät verordnete Lebensluft hierselbst anfertigen und Sr. Majestät appliciren sollte. Diesem Geschäft habe ich mich von der Zeit an unterzogen. – Ob nun gleich meiner Ansicht nach die angewendete Lebensluft bei dem Krankheitszustand des Königs sich keineswegs als ein reelles Heilmittel ansehen ließ, und mehr dabei auf ihre Unschädlichkeit und das Vertrauen, welches der Monarch darauf gesetzt hatte, als auf ihre arzneylichen Kräfte Rücksicht genommen werden konnte, so schien sie nichtsdestoweniger einen gewünschten Effect zu veranlassen. Die lange vermißte nächtliche Ruhe kam allmählich wieder, die natürlichen Funktionen des Körpers gingen ungezwungen vonstatten, und mit ihnen stellten sich Kräfte und Heiterkeit des Geistes wieder ein..."

(Hofapotheker Siegmund Friedrich Hermbstädt: „Beitrag zur Geschichte der letzten Krankheit und der letzten Lebenstage des Hochseligen Königs Friedrich Wilhelm II.", Berlin 1798)

„Heil Dir im Siegerkranz!", hallt es dem Professor Christian Selle entgegen, als er die breite Treppe zum Saal der Börse hinaufeilt. Das Bankett zu Ehren des Königs hat also schon angefangen, und der Professor setzt sich der allerhöchsten Ungnade aus, weil er zu spät kommt. Doch er hat in der Charité noch Patienten versorgen müssen, und dann war kein Durchkommen mehr durch die Menschenmassen, die sich im Lustgarten drängten.

Ganz Berlin feiert an diesem Sonnabend, dem 19. August 1797, die glückliche Wiedergenesung des Königs Friedrich Wilhelm II. Alle Häuser und Plätze sind mit bunten Lampions illuminiert. Im Lustgarten sprühen Feuerwerksfontänen, auf allen Plätzen der Stadt spielen die Musikkorps der Berliner Regimenter zum Tanz. In der Börse gibt die Bürgerschaft zu Ehren des „Vielgeliebten" ein Bankett.

Mit einem Blick umfasst Professor Selle vom Eingang aus die groteske Situation: Auch im Sitzen ragt die mächtige Gestalt Friedrich Wilhelms II. aus seiner Umgebung hervor, die goldstrotzende Uniform trägt dazu bei. Zu seiner Rechten steht eine Dame im wallenden weißen Gewand einer griechischen Göttin. Im hochgekämmten goldblonden Haar trägt sie ein Diadem, das von Diamanten funkelt. Fragend blickt die „Göttin" den König an. Der nickt ermunternd. Die Dame winkt zur Kapelle auf der Empore hinauf. Ein Tusch, dann Stille im Saal. Feierlich und getragen setzt die Musik ein. Die weiße „Göttin" singt, und ihre schöne Altstimme könnte fast die jammervollen Verse entschuldigen:

> *„Glänzend war die Morgenröte,*
> *Freudig endigt dieser Tag.*
> *Jawohl, freudig, weil er heute*
> *Friedrich Wilhelm uns geschenkt..."*

Donnernder Jubel der Bürgerschaft unterbricht die Sängerin. Erst als der König um Ruhe winkt, kann sie fortfahren:

> *„Welch ein Jubel, welch Entzücken!*
> *Vater, Sohn so Hand in Hand..."*

Bei diesen Worten ergreift der König die Hand des neben ihm sitzenden jüngeren Offiziers. Aber der blickt starr und peinlich berührt vor sich hin, als die griechische Göttin weitersingt:

> *„Söhne schaut den Sohn hier an,*
> *Väter, folgt dem edlen Vater*
> *In der Hütte, auf dem Thron..."*

Die Musik spielt einen brausenden Schlussakkord. Gerührt küsst der König der Göttin die Hand, mit verquältem Gesicht wendet der Kronprinz sich ab.

Professor Selle, der schon viele merkwürdige Schicksale erlebt hat, kann nur den Kopf schütteln. Da steht der König von Preußen – zweimal offiziell verheiratet, einmal geschieden und seit der zweiten Ehe mit Einwilligung der Kirche zweimal „zur linken Hand" getraut –, ein gesegneter Trigamist, wenn man so will. Ihm nicht offiziell angetraut und doch seine eigentliche Frau ist die weißgekleidete Göttin und Verfasserin des elenden Liedes, Wilhelmine Gräfin Lichtenau. Jetzt zwingt der König seinen Sohn sogar, dieser Frau öffentlich die Hand zu küssen.

Noch mehr als dieser Skandal empört Professor Selle die Lüge, in deren Zeichen dieses Fest steht. Der König, der sich jetzt schwerfällig erhebt, ist nicht gesund, sondern ein todkranker Mann. Die sechswöchige Kur in Pyrmont, von der er gerade zurückgekommen

und „seinem Volke neu geschenkt" ist, hat ihn nicht geheilt. Nur die Sonne und die scharfen Schnäpse, die der „Vielgeliebte" so schätzt, haben sein Gesicht hektisch gerötet. Das Auge des Arztes erkennt darunter die fahle Blässe jener Herzkrankheit, die man im Volk die Wassersucht nennt. Dringend hat Professor Selle den König vor diesem anstrengenden Fest gewarnt. Der „Vielgeliebte" hatte auch von selber schon auf den Trubel verzichtet, denn er fühlte sich miserabel. Nur ein Mensch kann ihn umgestimmt haben: die weiße Göttin.
Wilhelmine Gräfin Lichtenau, des Königs älteste Mätresse, brauchte wohl diesen öffentlichen Triumph an der Seite des dicken Wilhelm. Seit er regiert, verkauft sie in seinem Namen Handelsprivilegien, Monopole, Hoflieferantenstellen und Freibriefe. Professor Selle braucht sich nur im Saal umzusehen; jeder zweite hier verdankt seinen Reichtum und seine Stellung der Gräfin. Offenbar hat die Krankheit des Königs sie alarmiert. Wenn Friedrich Wilhelm stirbt, ist es auch vorbei mit dem Einfluss der Lichtenau und mit ihren Privilegien. Ist es an der Zeit, sich um die Gunst des Nachfolgers zu bemühen? Nur um zu zeigen, dass es noch nicht so weit ist, hat die Gräfin dieses Fest inszeniert.
Ebenso wie die Lichtenau und ihre Günstlinge zittern fast alle Minister, Geheimen Räte und Direktoren der Verwaltung um das Leben des Königs. Sie verdanken ihre Ämter nicht ihrer Tüchtigkeit, sondern der Zugehörigkeit zur Bruderschaft der „Rosenkreuzer", einem geheimen Orden religiöser Schwärmer und okkulter Scharlatane. Die „Rosenkreuzer" geben vor, den „Stein der Weisen" zu besitzen und das Elixier der ewigen Jugend. Sie beschwören Geister, lassen sich von ihnen die Zukunft voraussagen und die Staatspolitik diktieren. Und das zu einer Zeit, da es unter den Völkern der Erde gärt, da Franzosen und Amerikaner im Namen der Vernunft und der Menschenrechte die Selbstherrschaft des souveränen Volkes ausgerufen haben.
Den Professor Selle schaudert. Was ist in den elf Jahren, seit der Alte von Sanssouci in seinen Armen die Augen schloss, aus dem Staat Friedrichs des Großen geworden?
Schon zu Lebzeiten Friedrichs des Großen war sein Neffe und Thronfolger diesen beiden Mächten verfallen: Lichtenau und Rosenkreuz. Damals hieß die spätere Gräfin und Beherrscherin Preußens allerdings noch Wilhelmine Enke. Ihr Vater, der Stabstrompeter Elias Enke, spielte in der königlichen Opernkapelle das Waldhorn. Die älteste seiner beiden Töchter hatte der Vater als Figurantin bei der Oper untergebracht. Zu den regelmäßigen Besuchern der schönen

Statistin gehörte Kronprinz Friedrich Wilhelm. Dort sah er die kleine Wilhelmine und entbrannte in Liebe zu ihr. Er wartete, bis die Kleine 13 Jahre alt war und konfirmiert wurde; dann nahm er sie zu sich in sein Potsdamer Palais. Persönlich erteilte er ihr Unterricht in Sprachen, schöner Literatur und vornehmer Lebensart.

Sein erlauchtigster Onkel und König jedoch, obwohl sonst kein Moralprediger, nahm an diesem „Lehrverhältnis" Anstoß und drohte dem Neffen mit Kürzung der Apanage, wenn das Mädchen nicht sofort verschwinde. Der dicke Wilhelm schickte Wilhelmine zur Vervollständigung ihrer Ausbildung nach Paris. Blanke 30.000 Taler ließ er sich das kosten; dafür kehrte Wilhelminchen aber auch als perfekte Mätresse nach Potsdam zurück.

Dort war inzwischen die erste Ehe des Kronprinzen geschieden worden, und seine zweite Hochzeit stand unmittelbar bevor. Doch bevor er mit der legitimen Braut zum Altar schritt, vermählte er sich auf romantische Weise mit der Trompeterstochter. Mit einem Federmesser schnitt er sich in den Ballen der linken Hand und schrieb mit seinem Blute: „Bei meinem fürstlichen Ehrenwort, ich werde dich nie verlassen! Friedrich Wilhelm, Prinz von Preußen."

Wilhelmines erstes Kind kam vor dem der Prinzessin von Preußen zur Welt. Es war eine Tochter, die Prinzessin dagegen schenkte dem Hause Hohenzollern endlich den lang ersehnten Stammhalter. Besorgt, dass auch die zweite Ehe des Thronfolgers auseinander gehen könnte, verbannte Friedrich der Große die „Trompeter Hure" aus Potsdam. Er gab seinem Neffen 20.000 Taler, damit er ihr irgendwo weit vom Schuss ein Haus kaufen konnte. Wilhelmine entschied sich für ein hübsches Landhaus in der Nähe des Schlosses Charlottenburg. Damit nach außen alles seine Richtigkeit hatte, verheiratete der Vielgeliebte die Enke mit seinem Kammerdiener Johann Friedrich Riez. Es war eine Proforma-Ehe; geschäftlich jedoch verstanden sich die beiden Eheleute ausgezeichnet. Auch die zweite Macht, die Gewalt über Friedrich Wilhelm II. besitzt, verdankt ihren Einfluss im Grunde seiner ungezügelten Sinnlichkeit. In einsamen Nächten quälte ihn die Furcht, seine Sünden einmal durch einen qualvollen Tod büßen zu müssen. Todesangst peinigte ihn. Um Trost in der Philosophie zu finden, wie sein königlicher Onkel, war er zu einfältig; zu echter religiöser Einkehr fehlte ihm die seelische Tiefe. So war er geradezu prädestiniert, die Beute von Frömmlern oder Okkultisten zu werden.

Dem Okkulten begegnete Friedrich Wilhelm in der imposanten Gestalt des Johann Rudolf von Bischoffswerder, einer der glänzendsten jungen Offiziere der sächsischen Armee. Fast zwei Meter groß, ein kühner Reiter und blendender Fechter – so trat Hauptmann von Bischoffswerder im Manöver 1781 dem Prinzen von Preußen gegenüber. In durchzechter Nacht lallte der Vielgeliebte die Frage, die ihn verfolgte: Gibt es ein Leben nach dem Tod?
Damit war er bei Bischoffswerder an die richtige Adresse geraten. Der Graf von Saint Germain – berühmtester Goldmacher, Heilkünstler, Spion und Schwindler des Jahrhunderts und angeblich 1000 Jahre alt – hatte dem Bischoffswerder das Geheimrezept seines Lebenselixiers vermacht. Vom Leipziger Großmeister des Rosenkreuzordens, dem Kaffeewirt Schrepfer, hatte er die Kunst der Geisterbeschwörung erlernt und das dazu notwendige Instrumentarium direkt mit übernommen; einen Satz sinnreich konstruierter Hohlspiegel, mit denen man Kupferstiche in Lebensgröße auf Weihrauchwolken projizieren konnte.
Am 7. August 1781 führte Bischoffswerder in Dresden den Kronprinzen von Preußen in den Orden der Rosenkreuzer ein. Einen Tag dauerte die okkulte Messe. Vor einem Altar aus menschlichen Skeletten leistete der preußische Kronprinz den Schwur, den eine Geisterstimme vorsprach: Jedes Geheimnis, das ihm anvertraut werde, schwor er unverzüglich dem Oberhaupt mitzuteilen; Gift und Eisen nicht zu scheuen, um dem Orden zu nützen. Wäre ein Mord unklug, so versprach er, Störenfriede „blödsinnig" zu machen. Kein Amt werde er annehmen, keine Verpflichtung eingehen, kein religiöses Versprechen leisten, ohne Einwilligung des Oberen. Und er übergab dem Orden die Gewalt über sein Leben und seinen Tod.
„Fliehe die Versuchung, jemals zu verraten, was du hier hörst und siehst", dröhnte die Stimme aus dem Jenseits, „denn wo immer du auch seiest, schneller als der Blitz wird der Dolch dich erreichen."
Wilhelm musste ein Gläschen Blut leeren und sich mit dem roten Lebenssaft waschen lassen. Dann führte man ihn in ein Bad; als er gereinigt war, reichte man ihm eine Mahlzeit aus rohen Wurzeln. Er wurde auf den Ordensnamen „Ormesus" getauft. Rasch erklomm Kronprinz Friedrich Wilhelm alias „Ormesus" den fünften Grad auf der Stufenleiter des Ordens. Er erwarb damit die Fähigkeit, „die philosophische Sonne zu schauen und Wunderkuren zu tun", wie es in den Satzungen hieß. Friedrich Wilhelm nahm das ernst. Regelmäßig erschien er in der Freimaurerloge „Zu den drei Weltkugeln", in der die Rosenkreuzer sich breitgemacht hatten. Er beugte seine fürst-

lichen Knie vor dem Berliner Großmeister, dem Generalchirurgen der preußischen Armee, Johann Christian Theden, einem ehemaligen Schneiderlehrling aus dem Mecklenburgischen. Dieser biedere Meister der Wunderheilkunde ahnte wahrscheinlich ebenso wenig wie der Prinz, welch „höheren" Zwecken ihr rosenkreuzlerischer Hokuspokus diente. Schon damals wurde behauptet, die Rosenkreuzlerei sei nichts weiter als ein Versuch der Jesuiten, die dem Katholizismus gefährliche, ganz im Geist der Aufklärung segelnde Freimaurerei von innen her auszuhöhlen. Das ist nie bewiesen worden; sicher ist jedoch, dass zwei Männer durch die Rosenkreuzer die Macht über Preußen anstrebten: Kammerrat Johann Christoph Wöllner, ehemaliger Pfarrer und Domänenverwalter, und Major von Bischoffswerder, der inzwischen in preußische Dienste übergetreten war. Diese beiden erwarteten nichts sehnlicher als den Tod Friedrichs des Großen.

Ihre Stunde schlug am 17. August 1786, als Friedrich Wilhelm II. seinen Preußen den „Übergang Friedrichs des Einzigen in die Gefilde der Vollendung" bekannt gab. Der neue König ernannte den Major und Geisterbeschwörer Bischoffswerder zum Generaladjutanten. Der durchtriebene, frömmelnde Kammerrat Johann Christoph Wöllner wurde Staats- und Justizminister sowie Chef des Departements für geistliche Angelegenheiten. Er führte also das „Generalkommando in dem Krieg gegen die Aufklärung", wie er sagte.

„Was soll aus einem Regiment werden, in das sich Geistliche, Geisterseher und leichtsinnige Weiber teilen?", schrieb der französische Beobachter Graf Mirabeau an Talleyrand in Paris. Doch die Rosenkreuzer waren nicht gewillt, die Macht mit Wilhelmine Riez, geb. Enke, zu teilen. Schon im Oktober 1786 kam es zur ersten Machtprobe.

In Charlottenburg spielte Friedrich Wilhelm gerade mit seinem Lieblingssohn Alexander aus Wilhelminens Schoß, den er als Grafen von der Mark geadelt hatte. Da ließ sich Bischoffswerder melden. Seine Majestät habe doch immer eine Geisterbeschwörung miterleben wollen. Nun sei es soweit; eine gleich günstige Sternenkonstellation werde es so bald nicht wieder geben.

Aufgeregt folgte Friedrich Wilhelm seinem Adjutanten und Ordensoberen zum Belvedere im Schlosspark. In einem großen, vollkommen abgedunkelten Gemach, erfüllt von betäubendem Wohlgeruch, blieb der Kronprinz allein. Aus dem Nebenzimmer hörte er leise Zauberformeln; dann erklang die betörende Musik einer Glasharmonika. Plötzlich strahlte die gegenüberliegende Wand hell auf.

Die Musik brach ab. Eine schattenhafte Männergestalt in altrömischer Toga bewegte sich vor der Wand – Kaiser Marc Aurel. Mit Grabesstimme sagte der Geist:
„Kehre dich ab, o Prinz, von deinem lasterhaften Leben. Gib auf die schamlose Sünderin, an die du dich gekettet hast – Wilhelmine Riez. Kehre zurück zu deiner rechtmäßigen Gemahlin." Dem Geist des alten Römers folgte der Philosoph Leibniz und schloss sich der Mahnung des Vorredners an. Als dritter erschien des Kronprinzen Urahn und Namensvetter: Friedrich Wilhelm, der Große Kurfürst. Der dicke Wilhelm schrie nach Bischoffswerder. Der brachte den Zerbrochenen zur Kutsche und in gestrecktem Galopp nach Potsdam. Dort, vor den versammelten Oberen des Rosenkreuzordens, hörte Friedrich Wilhelm erneut: „Lasse ab von der Riez."

Jetzt zeigte sich, dass Wilhelmine Riez Format hatte. Sie klagte nicht und berief sich nicht auf das mit Blut geschriebene Versprechen. Sie sagte auch nicht, dass sie Bischoffswerders Geisterbeschwörung für einen elenden Taschenspielertrick hielt.
„Ich bin bereit, jedes Opfer zu bringen", sagte sie, „wenn du mir nur deine Freundschaft erhalten willst..." Das versprach Friedrich Wilhelm und schenkte ihr dazu noch ein prächtiges Haus Unter den Linden.
Die Rosenkreuzer waren zufrieden. Nachdem die gefährliche Riez ausgeschaltet war, durfte der Vielgeliebte seinen amourösen Lebenswandel fortsetzen. Zweimal ließ sich Friedrich Wilhelm „zur linken Hand" trauen – mit den Hofdamen Elisabeth von Voss und Sophie von Dönhoff. Die erstere starb nach der Geburt einer Tochter an der Schwindsucht, die letztere fiel dem dicken Wilhelm so auf die Nerven, dass er sie in die preußische Enklave Neuchâtel in der Schweiz verbannte. Ihre beiden Kinder behielt er in Potsdam und übergab sie zur Erziehung der Wilhelmine Riez. Denn zu der Trompeterstochter zog es ihn immer wieder mit unwiderstehlicher Gewalt zurück. Anlass zur völligen Versöhnung gab der plötzliche Tod ihres Sohnes, des kleinen Alexander Graf von der Mark. Die Todesursache blieb von den Ärzten ungeklärt. Diskret deutete Wilhelmine an, die Sippschaft der Voss hätte ihre Hand dabei im Spiel gehabt. Jedenfalls sah der König im Tod des Lieblingskindes eine Rache des Himmels für seine Untreue, und Wilhelmine tat ihr Möglichstes, ihn in dieser Ansicht zu bekräftigen.
Eines Tages führte sie ihn in das Sterbezimmer des kleinen Alexander. Die Jalousien wurden heruntergelassen; der König stand allein

im Dunkeln. Und plötzlich sah er auf den wallenden Gardinen das tote Söhnchen im Sterbehemd. Flehend bat die Erscheinung: „Verlasse meine Mutter nicht, niemals!" An dieses Vermächtnis fühlte sich der Vielgeliebte zeit seines Lebens gebunden. Dem Sohn ließ er vom Hofbildhauer Schadow einen prächtigen Marmorsarkophag in der Dorotheenstädtischen Kirche setzen; der Mutter schenkte er zum Trost zwei Güter in der Mark und ward fortan wieder unregelmäßiger Gast in Charlottenburg und im Palais Riez Unter den Linden.

Die Rosenkreuzer meldeten jetzt keine Bedenken mehr gegen die Riez an. Die adelige Verwandtschaft der Gattinnen zur Linken hatte sich nämlich als politisch gefährlicher für die Bischoffswerder und Wöllner erwiesen als die Riez und deren bürgerlicher Anhang, dem es nur aufs Geld ankam. Bischoffswerder hatte Frieden mit Wilhelmine gemacht und ihr für den posthumen Auftritt des Söhnchens Alexander sogar die Spiegelapparatur geliehen.

Von da an beherrschte Wilhelmine ihren Dicken mit leichter Hand. Sie ließ ihn gewähren, wenn er für Sängerinnen, Balletteusen oder französische Aristokratinnen entbrannte. Zu ihr kehrte er immer wieder zurück. Sie durfte ihn begleiten, als er 1793 mit der Reichsarmee gegen die Truppen der Französischen Revolution ins Feld zog. Rat Johann Wolfgang von Goethe begegnete Wilhelmine im Frankfurter Hauptquartier und widmete ihrem Charme anerkennende Worte.

Aus diesem Feldzug kehrte Friedrich Wilhelm II. als kranker Mann zurück. Zunächst fühlte er nur gewisse Ausfallerscheinungen, die ihm während des Feldzugs beim Verkehr mit französischen Damen peinlich geworden waren. Dagegen wusste Bischoffswerder allerlei Medikamente; Diavolini nannte er sie, „Teufelchen". Sie halfen dem König über einige Schwächen hinweg. Doch sie zehrten auch an seiner längst ruinierten Substanz.

Allein Professor Selle nannte nach eingehender Untersuchung die Krankheit beim Namen: Wassersucht. „Keine Überanstrengung, keine scharfen geistigen Getränke, höchstens abgelagerte milde Weine", verordnete er. „Auf keinen Fall aufpeitschende Drogen!"

Das war in den Wind geredet. Im Palais Unter den Linden veranstaltete die Riez, inzwischen zur Gräfin Lichtenau erhoben, Nacktballetts, um die Lebensgeister des Vielgeliebten aufzupeitschen. Wenn auch das nicht mehr helfen wollte, reiste der König nach Pyrmont, doch die Quellen zehrten noch mehr an seinen Kräften. Und am 19. August 1797 ist er kränker als je zuvor. Obwohl ihm elend zumute

ist, hat er sich von der Gräfin auf das Bankett schleppen lassen. Jetzt ringt er nach Luft und reißt an dem engen Kragen. Durch ein Spalier von gebeugten Rücken schleppt er sich zum Ausgang. Professor Selle tritt ihm entgegen.
„Ich habe Sie nicht rufen lassen", wehrt Friedrich Wilhelm den Leibarzt ab. „Ich fahre nach Potsdam..."

*

Keuchend liegt Friedrich Wilhelm II. auf dem Ruhebett im „blau lackierten Salon" des Marmorpalais. Kaum gelingt es dem Kammerlakaien, ihm die Stiefel von den geschwollenen Beinen zu ziehen. Alles an ihm ist aufgeschwollen, denn das malträtierte Herz kann den Kreislauf der Flüssigkeiten in dem gewaltigen Körper längst nicht mehr bewältigen. Mit großen, weit aufgerissenen Augen sieht Wilhelmine Gräfin Lichtenau den Ruin des lebensvollen, gewaltigen Mannes. Instinktiv weiß sie, dass hier nur Selle helfen könnte, der nüchterne, erfahrene Charité-Kliniker. Doch der König stöhnt: „Wo bleibt nur Bischoffswerder..."
Der Generaladjutant berät mit auserwählten Rosenkreuzern zu dieser nächtlichen Stunde auf seinem Herrensitz Schloss Marquardt, was gegen die Krankheit Seiner Majestät zu tun wäre. Aus Magdeburg hat er Bergrat Clemens und Geheimrat Baumann eiligst beordert. Diese beiden Herren haben in der Nähe von Magdeburg das Bergwerk Alvensleben angelegt; dort sollte Roherz nach Rosenkreuzer-Rezepten in Gold verwandelt werden. Aus dem Goldmachen war nichts geworden, und das Unternehmen steht mit einer halben Million Talern in der Kreide. Jetzt erwartet Bischoffswerder von den Erzalchimisten, dass sie dem König das Leben retten. Als dritten Mann hat er den Marquis Pinotti Villeclair de Mercy hinzugezogen, einen französischen Emigranten, der wie viele seiner Landsleute in Preußen Zuflucht vor der Guillotine gefunden hat. Der König hat diesen angeblich begnadeten Physiker als Oberhofarzt angestellt; denn er ahnt nicht, dass der Marquis in Wirklichkeit nur der Kammerlakai des echten Marquis Pinotti ist, mit dessen Frau er auf und davon gegangen ist.
Bei der Konsultation über die Heilung des Königs von Preußen führt Pinotti das Wort. Kühn verkündet er: „Nur die Ausdünstung ungeborener Kälber kann uns das teure Leben der Erlauchten Majestät retten."
Das klingt neu, interessant und verheißungsvoll. Pinotti rechnet vor, wie viele tragende Kühe in den Ställen der königlichen Güter stehen.

Man muss die Kälber mit Kaiserschnitt herausnehmen, aus ihren Häuten und Därmen Luftkissen nähen und den König auf diese Kissen betten. Als ergänzende Therapie schlägt Pinotti „jungfräuliche Wärme" vor.

Vierzehn Tage lang wälzt Friedrich Wilhelm den gequälten Leib auf den Häuten ungeborener Kälber. Zwei Wochen hindurch spendet Signorina Schulsky vom italienischen Ballett ihm jungfräuliche Wärme. Doch dann entlarvt der Berliner Professor Kaufmann den Pinotti als Hochstapler. Der Vielgeliebte kann den Gestank der Kälberhäute nicht mehr aushalten, und die jungfräuliche Qualität von Fräulein Schulskys Körperwärme hat sich als wenig haltbar erwiesen.

Aber die Magdeburger Alchimisten Clemens und Baumann haben schon ein neues Elixier bereit: „Lebensluft".

Mit Lebensluft meinen sie den Sauerstoff der Luft, den der deutsche Apotheker Scheele und der Engländer Priestley 1772 und 1775 unabhängig voneinander entdeckt haben. Der Franzose Lavoisier hatte 1777 die Rolle des Sauerstoffs bei der Verbrennung nachgewiesen und erkannt, dass auch die menschliche Atmung ein Verbrennungsorgan ist, bei dem durch Oxydation von Kohlenstoff Wärme erzeugt wird.

An der Charité hatte Professor Selle frühzeitig die Bedeutung der neuen Entdeckung erkannt. „Lebensluft", also reiner Sauerstoff, musste in die Krankenstuben geleitet werden. Die Apparatur dazu entwarfen ihm die Chemiker Achard und Klaproth, der Entdecker des Urans; das Geld für den kostspieligen Versuch spendete Prinz Heinrich, der Bruder des Alten Fritz. Auf einem Flur der Inneren Abteilung wurde ein Ofen gesetzt, über dem eine riesige Glasretorte angebracht wurde. Die Hälse der Retorte ragten durch Mauerdurchbrüche in ein Krankenzimmer mit 24 Betten. Chemiker Achard füllte ein Pfund Salpeter in die Retorte; ein flottes Feuer wurde angezündet. Durch Erhitzen des Salpeters musste Sauerstoff frei werden und in das Krankenzimmer strömen.

Misstrauisch sahen die Kranken dem geschäftigen Experimentieren zu. Achard hielt eine brennende Kerze an die Mündung der Retorte. Plötzlich wurde die Flamme groß und hell. Die Lebensluft strömte. Doch ehe die Kranken sie genießen konnten, gab es auf dem Flur einen heftigen Knall. Eine Wolke von braunem Qualm drang durch die Wand, ein beizender Gestank, der die Kranken zum Husten reizte. Die Retorte war geplatzt, und der erste Versuch, Sauerstoff zu Heilzwecken zu produzieren, kläglich gescheitert.

Jahrelang versuchten die Chemiker vergeblich, Retorten herzustellen, die der Hitze und dem Salpeter widerstanden. Porzellan hätte es getan, aber das war fast so teuer wie Gold. Erst drei Jahre später kam der Hofapotheker Dr. Hermbstädt auf die Idee, Sauerstoff ohne Erhitzen zu erzeugen, indem er Braunstein mit Salpetersäure übergoss. Doch was dabei an Sauerstoff gewonnen wurde, war zu wenig, um die großen Krankenzimmer der Charité zu füllen. „Dieselbe Wirkung erzielt man, wenn man einfach die Fenster aufmacht und frische Luft hereinlässt", erklärte der nüchterne Selle.
Dabei blieb es zunächst. Die Alchimisten und Wunderdoktoren jedoch, bei denen die Phantasie immer dem Verstand davonläuft, sahen in der Lebensluft das große Allheilmittel. Wenn König Friedrich reinen Sauerstoff atmet, wird er rasch genesen, versprach Bergrat Clemens.
Am 3. Oktober 1797 wird Hofapotheker Dr. Hermbstädt durch Allerhöchste Kabinettsorder nach Potsdam befohlen. Der Vielgeliebte empfängt ihn unter vier Augen. Ob die Lebensluft auch gewiss unschädlich sei, will er wissen. Das kann Hermbstädt mit gutem Gewissen bejahen. Aber ob sie dem Wassersüchtigen helfen wird? Das bezweifelt Dr. Hermbstädt. Er fühlt sich wie ein Judas an seinem Freund Professor Selle, dem er hier so rosenkreuzerisch ins Handwerk pfuscht. Im „Grünen Haus" neben dem Marmorpalais wird für den Hofapotheker eine kleine Sauerstofffabrik eingerichtet. Als Aufpasser gibt Bischoffswerder ihm den Leutnant Randel bei, einen ergrauten Seefahrer und treuen Rosenkreuzler. Misstrauisch beobachtet er jeden Handgriff. Hermbstädt füllt den Sauerstoff in Ballons, die er aus der serösen, elastischen Innenhaut von Ochsenblinddärmen anfertigen lässt. Am Nachmittag des 4. Oktober werden die ersten Ballons mit Lebensluft hinübergetragen ins Marmorpalais. Dort sind schwere Vorhänge vor den Fenstern zugezogen, auf dem Kamin brennen Kerzen in durchsichtigen Alabastervasen. Der König ruht mit hochgelegten Beinen im Lehnstuhl, zur Rechten sitzt die Gräfin Lichtenau, ihre Augen sind gerötet von vielen durchwachten Nächten. Vor dem Kamin spielen die Kinder des Königs und der Gräfin Dönhoff mit einem Kätzchen. Sanfte Blasmusik dringt aus einem entfernten Raum herein; zu ihren Klängen schwebt elfengleich und äußerst sparsam bekleidet die Signorina Schulsky durch den Raum.
Zu Füßen des Königs hockt auf einem Schemel ein junger, abenteuerlich gekleideter Mann, der sich Graf St. Ygnon nennt. Die Gräfin Lichtenau hat ihn auf einer Reise in Wien aufgegabelt und als Vorle-

139

ser an den Potsdamer Hof gebracht. Später wird sich herausstellen, dass er für den kaiserlichen Hof in Wien spioniert. Jetzt liest er dem König aus dem „Eingebildeten Kranken" von Molière vor; der Vielgeliebte hat dieses Stück verlangt. Dieses ganze Arrangement ist ein Teil der Therapie, die Bergrat Clemens empfohlen hat. Vergeblich hat die Lichtenau versucht, dem Hokuspokus ein Ende zu machen. Sie hat den König beschworen, die Scharlatane fortzuschicken und die Leibärzte zu bestellen, vor allem Selle. Als er den Namen hört, bekommt Friedrich Wilhelm einen Wutanfall. Er wird ohne diesen arroganten Charité-Professor gesund werden; die Lebensluft seiner Ordensbrüder wird Wunder an ihm bewirken.
Andächtig sieht der König zu, wie der Hofapotheker die Verschnürung der ersten Ballons lockert, wie er eine Serviette aus schwerem Damast darüber legt, unter deren leichtem Druck nun der Sauerstoff mit leisem Zischen entweicht. Er zieht den Ozongeruch ein, versucht tief zu atmen. „Es riecht wie im Wald, wenn es nach einem heißen Sommertag geregnet hat", sagt er. Und ein Wunder geschieht; seit Wochen schläft Friedrich Wilhelm II. zum ersten Mal wieder eine ganze Nacht durch. Überschwänglich bedankt er sich bei dem Hofapotheker; ein reitender Bote bringt die frohe Nachricht zu General Bischoffswerder. Der Generaladjutant atmet auf. Obwohl das königliche Krankenlager hermetisch gegen die Außenwelt abgeriegelt ist, spricht man in Berlin schon ungeniert vom bevorstehenden Tod. In der Armee und in den Verwaltungen mehren sich Zeichen der Auflehnung gegen das Regime der Rosenkreuzer. Zwar hat Bischoffswerder längst seine Fühler zur Gegenseite ausgestreckt, er versorgt sie mit Material über die Lichtenau. Aber noch ist Bischoffswerders Netz nicht fertig gesponnen, noch braucht er den König. Friedrich Wilhelm II. muss sich in der Öffentlichkeit zeigen. Am 7. Oktober erscheint der König in der Potsdamer Oper, am Tag darauf bei einem Konzert; am 9. Oktober hält er im Marmorpalais eine Konferenz mit den Staatsministern. Mit Genugtuung stellt Bischoffswerder fest, dass einige jüngere Obristen des Generalstabs lange Gesichter machen.
Aber die Natur lässt sich nicht betrügen. In der Nacht zum Oktober stürzt ein Büchsenspanner des Königs in das Kavaliershaus, in dem der Hofapotheker und der Leibchirurg untergebracht sind:
„Der König stirbt!"
Dr. Hermbstädt, der Alchimist Randel und der Leibchirurg Rhode finden Friedrich Wilhelm in der blaulackierten Kammer. Brechreiz würgt ihn, doch er kann sich nicht erleichtern. Alles Blut drängt

ihm zum Kopf, er atmet japsend und kann nur noch stoßweise und undeutlich sprechen. In aller Eile fertigt Dr. Hermbstädt aus Rhizinus, Seife, etwas Kampfer und Rhabarber eine Abführpille an, sogenannten „Teufelsdreck". Aber der verschafft dem Kranken nur vorübergehende Erleichterung.
Jetzt handelt die Lichtenau.
Heimlich schickt sie einen Boten nach Berlin zu Professor Selle. Er muss sofort kommen. „Allerhöchster königlicher Befehl", lügt sie. Obgleich Selle die List durchschaut, jagt er nach Potsdam. Der König ist so schwach, dass er sich ohne Widerspruch untersuchen lässt. Doch was heißt hier Untersuchung. Nur einmal, als Selle den Puls des Königs fühlt, berührt er den Patienten. Alles andere sagt ihm sein Auge: fahles, gedunsenes Gesicht, geschwollene Gliedmaßen, keuchender Atem. Das Übrige teilt dem Professor der Leibchirurg Rhode mit: chronische Schlaflosigkeit, Angstzustände, sobald der Kranke auf dem Rücken oder auf der Seite liegt, Herzklopfen und stechende, quer durch die Brust gehende Schmerzen.
Also Brustwassersucht!
Diese Krankheit hat Selle dem König schon vor zehn Jahren prophezeit. Es ist dieselbe Krankheit, an der Selle Friedrich den Großen sterben sah; nur mit dem Unterschied, dass sich der Alte Fritz für den Staat ruinierte, sein Neffe Friedrich Wilhelm dagegen durch maßlosen Lebensgenuss. Aus dem Herzklopfen und den Schmerzen in der Brust schließt Selle, dass sich Wasser im Herzbeutel gesammelt hat. Wie er die Aussichten für den Patienten einschätzt, steht in seinem Gesicht geschrieben, als er die blaulackierte Kammer verlässt: „Hoffnungslos!"
„Und die Behandlung mit Lebensluft?", fragt Dr. Hermbstädt. Er hockt nun schon seit acht Tagen im Neuen Garten; wie ein Chemikerlehrling muss er am Ofen stehen und die Zubereitung der Lebensluft überwachen, ohne Nachtruhe und von misstrauischen Blicken der Rosenkreuzer verfolgt. Und in Berlin warten seine Studenten und Berge chemischer Probleme: Er will nach Hause.
Aber zu seiner größten Überraschung ist Professor Selle anderer Meinung. Die Behandlung mit Lebensluft soll fortgesetzt werden wie bisher. „Gesund machen wird sie den König zwar nicht", sagt er mit einem Seitenblick auf Bischoffswerder.
„Sie wird sein Leben auch nicht verlängern, aber seine Leiden lindern."
Der Vielgeliebte jedoch wiegt sich in der Illusion, dass ihm ein neues Leben bevorsteht. Die Scharlatane um ihn herum bestärken ihn in

diesem Glauben. Am 12. November fühlt er sich so frisch, dass er ein glänzendes Diner anordnet. Sämtliche Minister sind anwesend, zahlreiche französische Emigranten, aber kein einziges Mitglied der königlichen Familie. In glänzender Uniform, das orangefarbene Band des Schwarzen Adlerordens quer über der Brust, führt der Vielgeliebte die Gräfin Lichtenau zu Tisch. In silbernen Kübeln wird eiskalter Champagner hereingetragen.

Ein Pfropfen knallt. Und plötzlich erstarren alle Gesichter.

Der König schwankt, greift nach der Tischplatte. Doch er fasst das Tischtuch; Teller und Gläser klirren. Bischoffswerder fängt den Ohnmächtigen auf. In panischem Schrecken stiebt die Gesellschaft auseinander. In den Kavaliershäusern werden hastig Koffer gepackt; die Schmarotzer haben eingesehen, dass für sie an diesem Hof nichts mehr zu gewinnen ist.

Auch der Vielgeliebte weiß jetzt, dass er sterben muss. Er fleht die Lichtenau an, sofort nach England abzureisen. Der reiche Lord-Bischof von London, Lord Bristol, will sie heiraten. Für die Güter und Häuser in Preußen will der König sie mit zwei Millionen in bar abfinden. Er sieht schwarz für sie, wenn er nicht mehr sein wird.

Am 15. November verlangt der König nach seiner Frau und dem Kronprinzen. Er will Abschied nehmen von ihnen, für die er im Leben nie Zeit und kaum einen Gedanken übrig gehabt hat. Die Königin bittet er um Verzeihung, dass sie für ihn zu nichts anderem gut war, als ihm legitime Nachkommen zu gebären. Den Kronprinz bittet er niederzuknien, damit er ihm den väterlichen Segen erteilen kann. Aber er ist so schwach, dass die Lichtenau seine Arme dabei halten muss.

Nachher, im Vestibül, fällt die Königin ihrer Nebenbuhlerin um den Hals und dankt ihr, dass sie so treu bei dem Kranken ausgehalten hat. Der Kronprinz geht ohne ein Wort. Er hat es eilig, zurück nach Berlin zu kommen. Er will ins Theater gehen.

Abends zwischen 8 und 9 Uhr schüttelt ein schwerer Hustenanfall den König. Die Gräfin hält ihm ein Taschentuch vor. Plötzlich schreit sie auf. Dickes, dunkles Blut färbt das weiße Tuch! Sie stürzt in das Schreibkabinett nebenan, wo sich Professor Selle für die Nacht einquartiert hat. „Das ist das Ende", sagt er, als er das Blut sieht.

Was dann geschah, schilderte die Gräfin Jahre später in ihren „'Bekenntnissen", die zu einem Bestseller werden sollten: „Ob ich gleich hierauf schon länger vorbereitet war, so ergriff es mich doch so heftig, daß ich in der Angst und Verzweiflung in den Garten lief, um Luft zu schöpfen. Dort beggenete mir meine Kammerjungfer Henri-

ette Plöger, die mich in einem solchen Zustand der Bewußtlosigkeit sah, daß man mich nach Hause und zu Bette bringen musste. Der Geheimrath Selle fand meinen Zustand bedenklich, und es musste ein reitender Bote nach der Stadt um Arzney eilen.
Nach einigen Stunden, als ich meine Besinnung wieder erhielt, ließ ich dem Geheimrath Selle meinen dringenden Wunsch, wieder zum König zu gehen, zu wissen thun. Dieser kam darauf zu mir, erlaubte mir aber nicht, das Bette zu verlassen. Nach einer Stunde schickte ich abermals an den Geheimrath, ließ ihm sagen, ich würde mich nicht mehr zurückhalten lassen, und wünschte von dem Befinden des Königs Nachricht zu erhalten. Die Antwort war, der König schlafe..."
In Wirklichkeit kämpft Friedrich Wilhelm II. seinen furchtbaren Todeskampf. Dieses Mal stellt sich keine wohltätige Ohnmacht ein; bei vollem Bewusstsein muss der Vielgeliebte die letzten Qualen ertragen. Er rast in seinem Liegestuhl vor Schmerzen. Seine Hände zerfressen die Lederpolster der Armlehnen. Er betet, schreit und fleht:
„Mein Gott, einen so schweren Tod habe ich nicht verdient! Ich habe es immer gut mit meinem Volk gemeint."
Mit blutunterlaufenen Augen blickt er sich um, sucht die Gräfin. Aber da sind nur die zwei französischen Kammerlakaien, die mit kalten, abweisenden Blicken an der Türe stehen.
„Wo ist die Gräfin?" stöhnt er.
Achselzucken. Also lässt auch sie ihn in seiner letzten Stunde allein. Kein Sohn, keine Frau, keine Geliebte, kein Freund, nur bezahlte Kreaturen um ihn herum. Bittend streckt er einem der Lakaien beide Hände entgegen: „Mein lieber Offel, verlassen Sie mich nicht!"
Als es sechs Uhr morgens schlägt, gähnt der zweite Lakai ungeniert und sagt, sodass der König es hören kann: „Wie lange soll das noch dauern? Will er denn gar nicht krepieren?"
Am 16. November 1797 um 8 Uhr 58 stellt Geheimrat Selle den Tod fest. Um dieselbe Zeit lässt Bischoffswerder der Gräfin Lichtenau ausrichten: „Der König hat gut geschlafen und ist etwas besser." Gleich darauf schwingt sich der Generalmajor aufs Pferd und jagt im Galopp nach Berlin, um als erster dem neuen König zu huldigen.
Von innerer Unruhe getrieben, tritt die Lichtenau in ihrem Kavaliershaus ans Fenster. Eine Kompanie des ersten Bataillons der Leibgarde marschiert zum Palais. Sie tragen hohe, spitze Blechmützen mit dem Gardestern und weiße Stiefeletten. Das ist die Trauermontur!

Mit einem Schrei bricht die Gräfin Wilhelmine Lichtenau zusammen.
Gegen Mittag klirren Sporen im Vestibül ihres Hauses. Ein Oberst und ein Major bitten die gnädigste Gräfin sprechen zu dürfen. Sie klappen die Hacken zusammen, verneigen sich und sagen: „Im Namen des Königs, wir müssen Sie in Arrest nehmen.
Dreizehn Wochen bleibt die Lichtenau in Haft. Die Volkswut rast. Man wirft ihr vor: Verrat von Staatsgeheimnissen an fremde Mächte; Diebstahl an den königlichen Kassen und Kronjuwelen, Erschleichung von Staatsgütern. Jedermann erwartet ein Gerichtsverfahren. Aber Friedrich Wilhelm III., der junge König, setzt eine außerordentliche Kommission aus höchsten Beamten ein. Die Untersuchung dauert dreizehn Wochen. Ergebnis: Die Gräfin Lichtenau hat weder Staatsgeheimnisse verraten, noch Gelder oder Kronjuwelen gestohlen. Lediglich Güter und Häuser hat sie sich schenken lassen – wie alle anderen Günstlinge des Verstorbenen, wie seine Räte und Minister. Trotzdem verfügt Friedrich Wilhelm III.:
„Daß sie die ihr von meinem Vater geschenkten Güter, ihre beiden Häuser in Berlin und Charlottenburg und jene 500.000 Taler, welche mein Vater ihr geschenkt hat, herausgebe, da dies alles von dem hochseligen König durch Erpressung erlangt ist..."
Selbst die Feinde der Lichtenau schütteln die Köpfe über diese Willkür. Um den schlechten Eindruck zu verwischen, setzt der König als Besitznachfolger der väterlichen Mätresse ein Institut ein, das dringend neue Einkünfte und Mittel nötig hat – die Charité. Drei Güter, darunter die gräfliche Herrschaft Lichtenau, und zwei Häuser werden ihr durch Schenkungsurkunde vermacht. Darin wird bestimmt, „... daß sie alles Vorgenannte eigenthümlich behalten wie sie ehemals von der Gräfin Lichtenau besessen worden, den Ertrag der Grundstücke zu ihren mildthätigen Endzweck gebrauchen werden."
Das klingt sehr nobel, doch die Wirklichkeit ist weniger rosig. Die Lichtenauschen Güter bringen der Charité einen Jahresertrag von 5.000 Talern. Das reicht nicht einmal für die Wäschereikosten. Der Erlös von 140.000 Talern, der beim Verkauf der beiden Paläste der Gräfin erzielt wird, deckt nur einen Teil der Ausgaben für die Reparaturen und dringend notwendigen Erweiterungsbauten in der Charité.

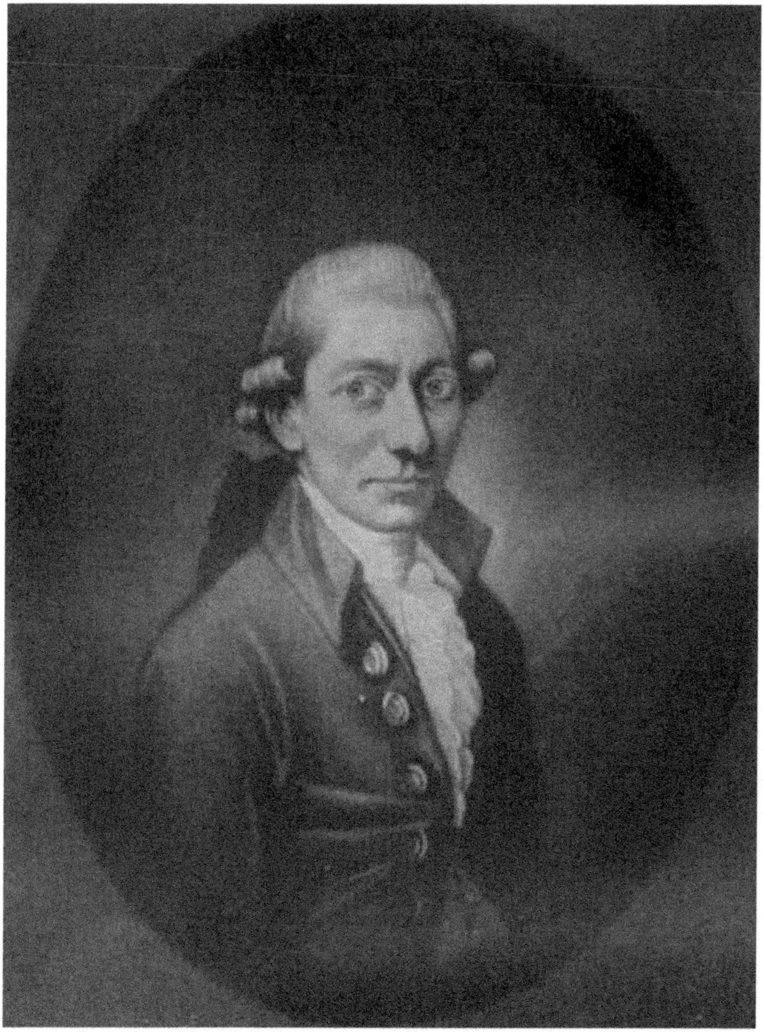

Abbildung 18: Bildnis Christian Gottlieb Selle (1748–1800).

Krankenhäuser – Mördergruben für die unteren Klassen

> *"Großer Gott, welche Menschenschlächterey! Nie haben Kriege, Pest, Hunger, Wuth, Blut und alle Strafen des Himmels zusammen etwas ähnliches hervorgebracht. Und nirgends ist sie so fürchterlich als zu Paris im Hôtel de Dieu etc. – im Gotteshaus zu Paris! Ist es nicht eine Satyre, eine wahre Lästerung, diesen Namen einem Hause zu geben, das einem Schlund gleicht, der alle Tage das menschliche Geschlecht verschlingt?"*

(Der deutsch-französische Arzt Daignau über die Sterblichkeit in den Krankenhäusern, 1791)

Als das Krankenhaus an der Spree im Jahre 1727 eröffnet wurde, hatte Berlin 72.000 Einwohner. Jetzt, siebzig Jahre später, sind es 169.000. Damals hatte die Charité 300 Kranken- und 100 Hospitalbetten. Unter der Regierungszeit Friedrichs des Großen war die tägliche Belegung auf durchschnittlich 700 Kranke und Hospitaliten angestiegen. Vorbei jene musterhaften Zustände, wie sie der reisende Herr Johann Georg Bethmann aus Aderstädt bei Halberstadt im Jahre 1730 bewundert hatte. Zwar hat auch jetzt noch jeder Kranke sein eigenes Bett, aber die Betten waren aufs engste zusammengerückt, die Stuben überfüllt. Wiederholt hatten Armendirektorium und Professoren beim König auf einen Erweiterungsbau gedrängt. Friedrich II. interessierte sich zwar brennend für medizinische Probleme, doch für die Charité hatte er nie Geld. Seine Armee vergrößerte er von 80.000 auf 220.000 Mann. Von seinen 46 Regierungsjahren führte er elf Jahre Krieg, in denen Berlin zweimal von kaiserlichen und russischen Truppen besetzt und geplündert wurde. Er plünderte dafür Sachsen und eroberte Schlesien, Westpreußen fiel ihm in der ersten Polnischen Teilung (1772) zu. In Friedenszeiten baute er wichtige Kanäle und ließ Sümpfe trockenlegen. Er schuf neue Industrien: Zuckersiederei, Papierfabrikation, Porzellanmanufaktur, Kattundruckerei, Baumwollspinnerei und -weberei. Er baute bei Potsdam Schloss Sanssouci und das Neue Palais, in Berlin die Oper, die königliche Bibliothek und das riesige Palais für seinen Bruder Heinrich, das später und noch bis heute die Universität beherbergen sollte.

Pläne für den Neubau der Charité, die der Architekt Hauptmann Karl von Gontard schon 1771 mit Kostenvoranschlägen vorgelegt hatte, verschwanden auf rätselhafte Weise in den Schubladen des Königs oder der Hof-Baudirektion. Erst 1785, ein Jahr vor seinem Tod, bewilligte der Alte Fritz endlich 40.000 Taler für den Neubau eines von drei dringend benötigten Flügels. Dabei wurde der Vorschlag der Professoren Selle und Voitus in den Wind geschlagen, die Krankenhäuser wie bei der alten Charité an der Außenfront und die Korridore an der Hofseite zu belassen. Stattdessen wurden sie jetzt beiderseits eines Mittelganges angeordnet – eine schon damals im Krankenhausbau überholte Lösung. Bei der Grundsteinlegung am 3. August 1785 überschlug sich der Oberkonsistorialrat Teller in Danksagungen für die Güte und Mildtätigkeit des allergnädigsten Königs.

Viel besser sollte es der Charité auch unter dem Vielgeliebten nicht ergehen. Ein zweiter neuer Seitenflügel des U-förmigen Grundrisses war 1793 unter Dach, stand jedoch ein Jahr lang leer, weil der König die 29.500 Taler für den Ausbau nicht zahlen konnte. Schließlich pumpte er das Geld laut Kabinettsordre vom 4. Juli 1794 ausgerechnet aus dem Fonds der Armendirektion – zu vier Prozent Zinsen. Und das wiederholte sich. Am 27. März 1797 schrieb der Geheime Oberfinanzrat und Intendant des Oberhof- und Baukontors, Boumann, dem König in einem Brandbrief über das seit nunmehr 97 Jahren bestehende Mittelstück zwischen den beiden neuen Flügeln: „...ist so baufällig, dass es kaum durch Reparaturen mehr zu erhalten stehet und dabey äusserst Feuer unsicher, so dass in abgewichenem Winter ich schon gezittert habe weil, wenn darin Feuer auskommt, beinahe nichts zu retten ist, denn ich würde mich höchst wahrscheinlich verantwortlich machen, wenn nicht Ew. Königl. Majestät wiederholentlich allerunterthänigst (an)flehete, allergnädigst Augenmerk auf dieses so äusserst desolate Gebäude, welches wegen der vielen darin vorhandenen nöthigen Feuerungen, ein wahres Feuernest ist, zu nehmen geruhen."

Der Vielgeliebte erschrak über die Feuersgefahr ebenso wie über den Kostenvoranschlag von 131.775 Talern. Wieder musste das Armendirektorium der Königlichen Kasse vorschießen „Abtragung dieses Darlehens succesive alljährlich Zehntausend Thal. mit 4 pro Cent Zinsen. Ich überlasse Euch das weitere..."

Tilgung und Zinsendienst für diese Schuld hinterlässt der Vielgeliebte mit seinem Tode dem Sohn, König Friedrich Wilhelm III. Aber diese Hinterlassenschaft ist nicht nur in finanzieller Hinsicht verheerend. Drei Monate später bricht eine Welle von Enthüllungen über die inneren Zustände der Charité los.

*

Im Februar 1798 erscheint in Leipzig ein „Taschenbuch für Freunde des Scherzes und der Satire", herausgegeben von dem Studenten der Theologie Johann Daniel Falk. Unter dem Pseudonym Scaramuz und dem Titel „Bittschrift der Berliner Destillateure" bringt Falk eine fingierte Eingabe der Berliner Schnapsbrenner an die Obrigkeit, ihnen die Aufstellung von mehr Brennöfen zu genehmigen. Denn nur so könne das rapide, für den Bestand der Gesellschaftsordnung gefährliche Bevölkerungswachstum gehemmt werden. Gefährlich, denn Überbevölkerung erzeugt Teuerung, Hunger, Verzweiflung und damit den Keim zur Revolution.
„Wie ist diesem Unglück vorzubeugen?", fragt Scaramuz alias J. D. Falk.
„Die Aufgabe gehört zu den verwickeltsten der Politik; denn die Geneigtheit der unteren Volksklassen zur Vermehrung ist grenzenlos. Verschiedene Staaten ergriffen die verschiedensten Maßregeln. Zu Paris, Lyon und Amsterdam sind es Guillotinen und Findelhäuser. Von 5.989 Kindern starben zu Paris vor dem fünften Lebensjahr 5.105, also von hundert immerhin 87. Dies erhellt unumstößlich aus den Sterbelisten jener menschenfreundlichen Anstalt. Im Hospital zu Lyon waren nach Ablauf dieses Jahres 750 von 800 draufgegangen. In Amsterdam waren von 1761 bis 1770 Findlinge aufgenommen 205. Davon waren den 31. Dezbr. noch 36 am Leben. Also fiel dem Findelhaus von 100 immer nur die Erziehung des Zehnten zur Last."
Und in Berlin? fragt Scaramuz.
„In Ermangelung gleichförmiger Entvölkerungs-Institute sehen wir uns in Berlin bloß auf die Charité und die Destillateur-Läden eingeschränkt. In der Charité sterben jährlich von 6.000 Personen circiter 3.000, doch der Branntwein rafft jährlich mehr Europäer hin, als Krieg, Pest und alle ansteckenden Krankheiten zusammen."
Aus Dankbarkeit für diese Würdigung ihrer Verdienste, erzählt Scaramuz, veranstalteten „die armen bedrängten Destillateure" ihm zu Ehren ein Bankett. „Als ich nach Hause ging, war es schon tief um Mitternacht. Der Mond schien nicht, man sah kaum eine Hand vor Augen. Unglücklicherweise war gerade die Berliner Laternenpracht mit dem letzten April zu Ende gegangen, und die Straßen wurden

nun bis zum Anfang des September nicht erleuchtet. Ich hatt' mich glücklich bis in die Gegend der Todtenstraße fortgetappt. Aber hier strauchelte ich und brach ein Bein. Wie man mich darauf zum Armenchirurgen und von dort zur Charité gebracht hat, übergeh ich mit Stillschweigen. Man erlaube mir nur ein paar Worte über diese letzte, ihrem Zweck nach so heilsame Anstalt.
Die Charité liegt sehr gesund unter Wiesen, die jedes Frühjahr überschwemmt sind. Die kranken Personen haben mit den Genesenden ein Wohnzimmer gemeinsam, so daß die Unterhaltung nie ausgehen kann. Der leitende Arzt – der vortreffliche Selle – kommt zwey Mahl die Woche hinaus. Doch ist man auch in der Zwischenzeit unter der Aufsicht junger Doctores und Chirurgi, die hier aus allen Gegenden Deutschlands zusammenströmen, sehr wohl aufgehoben. Diese liegen ihren Übungsversuchen mit der sorgsamsten Gewissenhaftigkeit ob, und nicht leicht wird ein Patient, ist er einmahl unter ihre Hände gefallen, wieder aufstehen sich über sie zu beklagen.
Eben fing ich an, mich wieder mit ein paar Krücken zwischen Tisch und Stühlen fortzubewegen, als ein epidemisches Lazareth-Fieber ausbrach, wie dies beynahe jährlich geschieht. Die Leichen wurden zu Hunderten hinausgetragen. Alle Verbindung zwischen der Charité und Berlin war gleichsam abgeschnitten. Die Sterblichkeit unter den Offizianten und Aufwärtern war ungeheuer..."
Infolge der strengen Zensur, der Druck-Erzeugnisse aus nicht-preußischen Landen unterliegen, wird das Pamphlet in Berlin zunächst kaum bekannt. Aufmerksam wird man in gebildeten Kreisen erst, als in der Aprilnummer der „Berlinischen Blätter", der Lieb- und Magenpostille der aufklärerisch gesinnten Intelligenz, eine flammende Entgegnung aus der Feder des Herausgebers erscheint, des Hofbibliothekars Dr. Johann E. Biester. Anhand der Charité-Statistik weist er nach, dass Falk alias Scaramuz in die Berechnung der Sterblichkeit auch die natürlich hohe Mortalität unter den Insassen des Altenhospizes einbezogen hat. In den Krankenabteilungen sei also nicht jeder zweite Patient gestorben, sondern laut Monatslisten der Charité kommt nur ein Todesfall auf 6,7 Patienten – 14,46 Prozent. J. D. Falk hat mit seiner Behauptung weit übers Ziel geschossen. Aber die Charité-Statistik wiederum ist geschönt. 1796 hat der Leib- und Feldmedicus Doktor Ludwig Formey bei der Auswertung der Zahlen für sechs Jahre kritisiert, dass die Todesfälle nicht nach Art der Krankheiten aufgeschlüsselt sind. „Wenn man die große Zahl der Venerischen, Krätzigen und äußerlichen Kranken mit in Anschlag bringt, welche doch selten an der Krankheit sterben, so ist

das Resultat noch ungünstiger." Allein der Anteil der Geschlechtskrankheiten betrug in den sechs Jahren 15,6 Prozent, womit sich laut Formey die Sterblichkeit auf 17,3 Prozent erhöhte. Vergleiche mit anderen Krankenhäusern sind kaum möglich. Lediglich für das Jahr 1784 gibt es vergleichende Angaben über die Charité (15,8 %), das Pariser „Hôtel de Dieu" (22,2 %) und das Allerheiligen-Hospital in Breslau (24,7 %).
So furchtbar diese Zahlen sind – verglichen mit der ersten Charité-Statistik aus dem Jahre 1731 kennzeichnen sie einen gewaltigen Fortschritt. Von den damals aufgenommenen 761 Kranken starben 225 in der Charité, fast jeder dritte – 29,6 Prozent...
Für ungeheure Aufregung sorgt im September dieses Jahres 1798 der lutherische Prediger der Charité Wilhelm Prahmer. In einem schmalen Heftchen mit dem Titel „Einige Worte über die Berlinische Charité zur Beherzigung aller Menschenfreunde" prangert er rücksichtslos die Missstände in der Charité an: 1. Mangel an Pflege; 2. Mangel an reinlichem und schmackhaftem Essen; 3. Mangel an sauberer Wäsche; 4. Verweigerung der von den Ärzten verordneten Maßnahmen durch die Verwaltung.
Prahmers Kritik gilt ausschließlich der Verwaltung der Charité und ihrer Aufsichtsbehörde, dem Armendirektorium. Doch in Berlin fragt man sich, ob denn die dirigierenden Ärzte der Charité von alldem nichts bemerkt, sich nicht zur Wehr gesetzt haben. Aber Geheimrat Selle und Generalchirurg Mursinna hüllen sich in Schweigen.
Nicht so Daniel Falk. Er bringt, diesmal in Weimar, eine neue Streitschrift heraus: „Denkwürdigkeiten der Berliner Charité aufs Jahr 1797 in alphabetischer Ordnung nebst einem Gegenstück zu Herrn Biesters Darstellung aus Acten". In seinem Charité-Abc heißt es unter „E":

> *„Essen wird schmackhaft zubereitet*
> *von den Schönen aus dem Pavillon.*
> *Wer sie nur sieht, kriegt Appetit.*
> *Erkenn es dankbar, mein Gemüth."*

Die Schönen aus dem Pavillon sind die Insassinnen der Station für venerische Frauen. Zu Einzelheiten zitiert Falk den Pastor Prahmer: „Die Küchenmädchen sind nun die lüderlichsten Personen, die gewöhnlich zuvor krätzig oder venerisch waren und auf ihren Leib nicht soviel Sorgfalt verwendeten, daß sie sich in die vor einigen

Jahren errichtete Hurencurcasse einkauften, und daher für den monatlichen Sold von vier Groschen gewissermaßen zum Zwange dienen müssen. Diese Personen, die der Hurerey und dem liederlichen Leben ergeben sind, setzten gewöhnlich als Küchenmädchen ihr Geschäft fort..."
Unter „F" dichtet der Spötter Falk:

> „Frösche!
> Sie quaken im Gesundheitsbad
> der Charité dies Jahr gar sehr.
> Und Stuten tranken Chocolat
> in der EcoleVeterinaire."

Dazu Zitat Prahmer: „Das sogenannte warme Bad der Charité hat keinen Abzug. Diesen hat der Baumeister anzubringen vergessen, so daß das Wasser wieder abgetragen werden muss und, da dies nicht selten mit Nachlässigkeit geschieht, oft morastig wird. So schlagen dann die Frösche, die lauten Bewohner der Sümpfe, unter dem zurückgebliebenen Schlamm ihren Wohnsitz auf."
Und zur „EcoleVeterinaire": „Zu eben dieser Zeit, wo sich also die Patienten der Charité unter Fröschen badeten und man den auf den Tod operierten eine Matratze versagte, schaffte man in der Thierarzney-Schule eine kostbare Elektrisiermaschine und künstliche Dampfbäder für kranke Pferde an. Während man dort für eine kranke Stute Chokolade zur Stärkung zubereitete und für den Wurf eines einzigen Fohlens oft 80 Thaler verwendete, wußten sich hier die kranken Wöchnerinnen mit den angehenden Weltbürgern in enge und schmutzige Stuben eingesperrt, ohne Fenstervorhänge den brennenden Strahlen des Mittags ausgesetzt, vor ganzen Schwärmen von Mücken, Fliegen und anderen Insekten kaum zu lassen. Während jene glücklicheren vierbeinigen Mütter auf einem schönen, freien, mit Platanen eingefaßten Rasen neben ihren Füllen in ungestörter Ruhe grasen konnten..."
Johann Daniel Falk schoss die Pfeile seiner ätzenden Satire aus dem sicheren Hort des Herzogtums Sachsen-Weimar ab. Prediger Prahmer griff ungeschützt öffentlich seine beiden höchsten vorgesetzten Behörden an, das Oberkonsistorium der lutherischen Kirche und das Armendirektorium. Und zwei Tage vor Auslieferung seiner Schrift hatte er je ein Exemplar dem König Friedrich Wilhelm III. und der Königin Luise zukommen lassen. Ein in Preußen unerhörter Vorgang.

Der König glaubte zunächst an pure Verleumdung. Aber die Königin schrieb an Prahmer: „Ihre kleine Schrift ... verräth das Ihnen so sehr zur Ehre gereichende Gefühl, Menschenwohl zu befördern, aufs sichtbarste; aufrichtig wünsche ich, dass sie diesen Zweck nicht verfehlen möge. Ihre affectionierte Königin Luise."
In Abwesenheit des zuständigen Ministers des geistlichen Departements, von Massow, beauftragt der König den Oberkonsistorialpräsidenten und Präsidenten des Armendirektoriums, von Scheve, mit der Bildung einer Untersuchungskommission. Also ausgerechnet den Mann, dessen oberster Aufsicht die Charité untersteht. Deshalb verwundert es nicht, wenn der König in seiner Kabinettsordre vom 27. Oktober 1798 erfreut feststellt, „... daß die allerdings begründeten Mängel dieser heilsamen Anstalt weder der Nachlässigkeit des Armendirectorii, noch dem bösen Willen der subalternen Officianten zuzuschreiben sind, sondern hauptsächlich nur der Unzulänglichkeit der Fonds..."
Auf das, was in der Sache herauskommt, kann der mutige Prediger Wilhelm Prahmer einigermaßen stolz sein. Er hat zwei einschneidende Reformen erreicht:

1. Das Altenhospiz wird im Februar 1799 in das Gebäude der aufgelösten Tabakmonopolverwaltung verlegt.

2. Verwaltung und Ökonomie werden den dirigierenden Ärzten unterstellt. Damit wird die Diktatur der Verwaltung über die Medizin beendet, die sich unter Friedrich dem Großen etabliert hatte.

3. Der ordinierende Arzt soll ständig in der Charité wohnen und auf seine Stadtpraxis verzichten, Gehaltsaufbesserungen zugesagt. Auch die Selbstherrlichkeit mancher Pensionärchirurgen soll durch ständige ärztliche Aufsicht gedämpft werden.

Zur Verbesserung des „Fonds" verspricht der König „10.000 Reichsthaler auf die zu vermehrende Einnahme der Claßenlotterie anzuweisen. Bis dahin muss sich das Armendirektorium mit den jetzigen Fonds so gut als möglich behelfen, die nötigen Verbesserungen mit dem größten Menagement vornehmen und die Aufnahme der zu Verpflegenden auf die Hilfsbedürftigsten einschränken."
Von der Auswechslung der hölzernen Bettstellen gegen eiserne versprach der König sich „keinen so großen Nutzen für die Reinlichkeit, daß die großen Kosten dadurch aufgewogen würden. Ebensowenig

wird für jeden Kranken ein eigener Tisch erforderlich sein. Daß aber jeder einen angestrichenen Schemel erhalte, ist nicht mehr als billig, so wie es auch gut seyn wird, für Fenster Rouleaux wenigstens auf der Sonnenseite zu sorgen... übrigens halte Ich Mich von Euch und dem Armendirectorio versichert, daß dasselbe mit der angestrengtesten Sorgfalt für die Abstellung aller Mißbräuche und immer mehrere Verbesserungen der Charité sorgen werde."

Doch inzwischen war längst eine neue ungeheure Belastung auf das mitten im Umbau befindliche Krankenhaus an der Spree hereingebrochen.

*

Wie der große Brand in der Berliner Innenstadt in der Krausenstraße 259 wirklich entstanden ist, konnte trotz eingehender polizeilicher Untersuchung nie geklärt werden. Als einziger Mensch hätte der Invalide und Zuchtmeister der Anstalt, Valentin Wiesinger, Auskunft geben können, aber der wurde am 2. September 1798, dem Morgen nach dem Brande, mit schweren Verbrennungen vor dem Halleschen Tor aufgegriffen. Sein Geist war verwirrt, und er konnte sich an nichts mehr erinnern. Einige Eingeweihte machten sich jedoch einen Vers auf die Katastrophe, und der lautete etwa so: Zwischen dem Arzt des Irrenhauses, Dr. Roloff, und dem Zuchtmeister Wiesinger war es am Abend vor dem Brand zu einer heftigen Auseinandersetzung um den Pfarrer Bethmann gekommen. Dieser Bethmann, vor Jahren einmal geistlicher Betreuer der Anstalt, galt als friedlicher Irrer. Den Tag über pflegte er still in einer Ecke zu sitzen. Nur wenn er ein Licht oder ein Fenster sah, wachte er aus seinem Stumpfsinn auf. Dann machte er Bewegungen, als zünde er wie einst die Lichter auf dem Altar an, und sang dazu Texte der Liturgie.

Am Abend des 1. September jedoch, als im Aufenthaltsraum zu irgendwelchem Zweck eine Kerze angezündet wurde, stürzte sich Pfarrer Bethmann auf den Wärter und entriss ihm die Kerze. Dr. Roloff entschied: „In den Dollkasten mit ihm!"

Der Dollkasten in der Krausenstraße bestand aus einer Reihe von vergitterten Koben im Hof. Meist wurden die tobenden Irren nackt dort eingesperrt, manchmal in Ketten gelegt. Gegen solche Behandlung des Pfarrers Bethmann verwahrte sich Zuchtmeister Wiesinger: „Ein gutes Wort von mir und ick wickle ihn um den kleinen Finger." Dr. Roloff verwahrte sich gegen die Einmischung. Nun erst recht musste Bethmann in den Dollkasten.

Zwischen elf Uhr und Mitternacht machte Wiesinger seinen letzten Rundgang. Als er am Dollkasten vorüberkam, hörte er die Stimme Bethmanns: „Lasse dein Licht leuchten in der Finsternis." Ob nun den Zuchtmeister das Mitgefühl übermannt hatte oder ob er dem Dr. Roloff die Harmlosigkeit des Bethmann beweisen wollte – jedenfalls schloss er den Dollkasten auf und ging hinein. Seine Laterne stellte er neben sich auf den Lehmboden und befreite den geistig umnachteten Pfarrer von seinen Ketten. So wollte es nachher ein Zeuge aus dem Fenster des großen Schlafsaals im zweiten Stock beobachtet haben. Da dieser Zeuge selber ein Insasse der Anstalt war, wurde seiner Aussage offiziell kein Gewicht beigemessen, obwohl sie zeitlich mit der Angabe des Nachtwächters vom Bezirk Friedrichstadt übereinstimmte:
„Kurz vor Mitternacht sah ich einen Lichtschein, der sich rasch durch das Erdgeschoß des Dollhauses bewegte." Und der Stadtpfeifergeselle, der auf dem Turm der Französischen Kirche die Brandwache hielt, berichtete: „Zehn Minuten nach Mitternacht schlugen plötzlich helle Flammen aus einem Haus in Richtung der Krausenstraße. Ich läutete sofort die Sturmglocke."
In der Friedrichstadt wurde es lebendig. Verschlafene Hausfrauen stellten volle Wassereimer vor die Türen, wie die Feuerordnung es vorschrieb. Handwerksmeister und Gesellen fuhren rasch in die Hosen und rannten zum Spritzenhaus. Besonders strengten sich die Schornsteinfegermeister an, denn sie waren laut Feuerordnung verpflichtet, „... die Dächer des brennenden Hauses zu besteigen und zu retten". Aus allen Richtungen holperten Feuerspritzen auf den blutroten Feuerschein zu, in halsbrecherischer Fahrt, denn die Feuerordnung bestimmte: „Derjenige, welcher die erste Spritze anfährt, hat 2 Thaler zu bekommen. Der Folgende 1 Thaler, der Dritte und der Vierte 12 Groschen. Wer den ersten Kübel Wasser anfährt, erhält 1 Thaler und 12 Groschen..."
Doch die Löscher vergaßen jede Belohnung, als sie die Brandstelle erreichten. Das Dollhaus brennt – 162 Geisteskranke sind in den Flammen eingeschlossen. 91 Männer und 71 Frauen hängen drinnen an den Fenstergittern und schreien ihre Todesangst hinaus in die Nacht.
Zuchtmeister Wiesinger ist überall. Er zeigt den Maurern, wo sie mit der Spitzhacke die erste Bresche in die Mauer schlagen müssen. Dann stürzt er in das brennende Haus; bis zu den Dollkästen dringt er vor, reißt stählerne Riegel auf, die vor Hitze schon glühen. Und die Chronik wird später melden: „Indessen gelang es, daß man alle,

viele fast ganz nackt, besonders diejenigen, die sich in den Cojen als Wütende befanden, retten konnte..."

An der Ecke Krausen- und Friedrichstraße trifft der Irrenarzt Dr. Roloff auf den Polizeipräsidenten Eisenhardt.

„Wohin mit den Irren?", schreit Dr. Roloff.

„In die Charité mit ihnen!", entscheidet der Polizeipräsident. So wird in der Nacht vom 1. zum 2. September 1798 die Charité um eine dritte Abteilung erweitert – die Station für Geisteskranke. Sie belastet das chronisch an Raum- und Geldmangel leidende Krankenhaus schwer. Sie wird eine Stätte des Grauens, aber auch der Schauplatz verzweifelter Experimente in einer Zeit, die den Geisteskranken nicht länger nur als menschlichen Abfall betrachten will, sondern als Patienten.

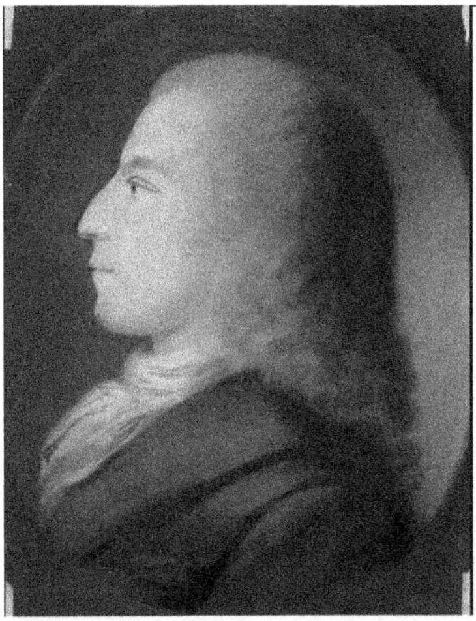

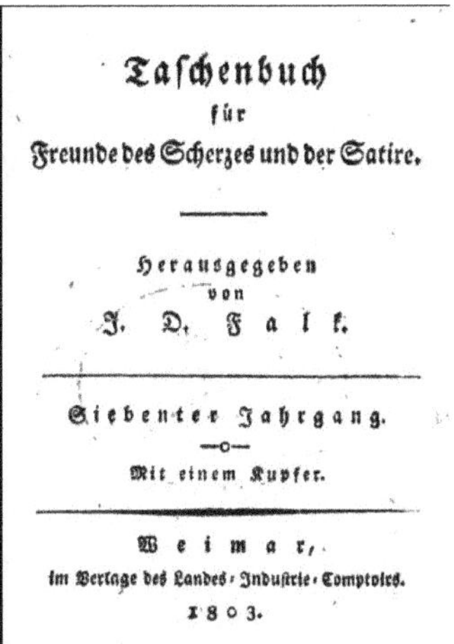

Abbildung 19: Johannes Daniel Falk gilt als Begründer der Jugendhilfe, dem die berufliche Ausbildung der Jugendlichen neben der Befriedigung elementarer Bedürfnisse ganz besonders am Herzen lag. Neben frommen Publikationen finden sich aber auch zeitkritische Äußerungen, so auch im zitierten Taschenbuch.

Der Tod im Sack – Können Geisteskranke geheilt werden?

„Am allerschrecklichsten geht es aber auf der melancholischen Station zu, und nur ein Barbar kann dazu schweigen, was dort bis an das selige Ende der so genannten Heilbaren geschieht. Sie werden gedrillt in der englischen Schwungmaschine, man begießt sie mit kaltem Wasser (100 Eymer pro Dosi), man gibt ihnen Brechmittel und Abführ-Pulver, man reibt ihnen Autenrieths Märtyrersalbe von Tartarus emeticus auf den Kopf ein, und macht ihnen einen Sterbesack. Noch gestern früh hat der Herr Hofrath Horn eine mit dem Tode ringende Kranke, die Demoiselle T., die in der Herzensangst fortdauernd schrie, in einen Sack stecken lassen und verordnet, sie nicht früher, als bis zu seiner Zurückkunft heraus zu lassen. Da er dabei nicht des Essens und Trinkens gedachte, so fand er die Person schon vier Stunden vor seiner des Abends erfolgten Rückkunft verstorben. Im Rapport steht sie als an ‚apoplexia post maniam' Verstorbene. Eine Wiederholung der so häufig vorkommenden falschen Benennung von Krankheiten, die häufig um Fehler zu decken, fabricirt werden."

(Anzeige des Geheimrats Dr. Kohlrausch, Charité-Chirurg, gegen den 2. dirigierenden Arzt und Leiter der Irren-Abteilung, Hofrat Dr. Horn, vom 2. September 1812).

„Durst... Durst... Durst". Dumpf, wie von fern und doch ganz deutlich, dringen diese Worte ins Bewusstsein der unverehelichten Beate Scheidling, Aufwärterin in der Abteilung für Geisteskranke. Die Aufwärterin fährt sich mit der Hand über die Augen, als sie aus ihrem Nickerchen erwacht. Und plötzlich weiß sie auch, was da nicht stimmt: die Stille ist es, die unheimliche Stille in 26.
Vor einer Stunde, als sie die Wache übernahm, war der ganze große Raum erfüllt von einem schrillen, wahnsinnigen Geschrei. Jetzt ist nur noch das leise Wimmern da. Es kommt aus einem großen Sack, der auf dem Fußboden liegt. Wenn man genau hinsieht, bemerkt man, dass sich in dem Sack etwas bewegt. Dieses Etwas hat eine menschliche Stimme, und diese Stimme wimmert:
„Durst... Durst... Durst..."
Beate Scheidling ist schon seit ein paar Jahren auf der Irrenabteilung der Charité. Sie hat Nerven wie Drahtseile; trotz des ohrenzerreißenden Geschreis war sie eingenickt. Aber die Stille hat sie geweckt. Sie

hat einen schweren Kopf und einen bitteren Geschmack im Mund. Sie greift nach dem großen, irdenen Kaffeetopf, der neben ihr auf dem Tisch steht, und hebt ihn in Richtung des Sackes.
„Na, denn Prösterchen", sagt sie.
Sie trinkt in langen, durstigen Zügen. Dann schüttelt sie sich. In dem Kaffeetopf ist nämlich Bier. Das ist zwar streng verboten auf der Irrenabteilung, aber der Dr. Horn ist an diesem Tag außer Haus. Erst gegen Abend wird er wiederkommen.
Es ist Sonntag, der 1. September 1811.
Beate Scheidling wendet sich dem Sack zu und fragt:
„Willste mal kosten?" Keine Antwort. „So isset richtisch", brummt Beate.
„Erst een de Ohrn vollbrülln und denn uff vornehm markiern... Haste nu Durscht oder nich?"
Die Gestalt in dem Sack gibt jetzt keinen Laut mehr von sich, und Beate Scheidling wird es unheimlich. Sie hat freiwillig die Wache in Nummer 26 übernommen, weil ihre Freundin, die Witwe Voigt, sie darum gebeten hat.
„Nur uff'n kleenet Viertelstündchen", hat sie gesagt, und jetzt ist sie schon eine geschlagene Stunde weg. Die Scheidling verwünscht ihre Gutmütigkeit. Wenn mit der Kranken in dem Sack etwas passiert, dann wird der Dr. Horn natürlich ihr die Schuld geben. Dreimal hat er sie schon in Strafe genommen, weil sie ein bisschen zu energisch mit den Irren umgegangen ist: Fünf, acht und zehn Groschen hat sie blechen müssen. Kein Pappenstiel, wenn man nur 32 Groschen im Monat verdient.
Unschlüssig tritt Beate Scheidling an den Sack heran. Sie stößt mit der Fußspitze dagegen und sagt: „Nu mach keene Menkenke, Herzeken." Aber das Wesen im Sack bleibt stumm. Beate Scheidling reißt die Tür auf und ruft in den Gang hinaus: „Mariechen, wo bleibste denn?" Unruhig rennt sie den Korridor hinunter. Gott sei Dank biegt die Witwe Voigt jetzt um die Ecke; natürlich, sie kommt von links, von der Chirurgischen her, wo die jungen Militärärzte ihre Stuben haben.
„Die Thiele sagt keen Mucks nich mehr", berichtet die Scheidling.
„Wird eingeschlafen sein", meint die Voigt. „Lange genug hat sie ja gebrüllt, das macht müde." Sie löst den Knoten, mit dem der Sack zugebunden ist, greift nach den Beinen der Kranken.
„Die schläft", sagt sie. „Aufs Bett mit ihr, aber vorsichtig, damit sie nicht aufwacht." Für die beiden kräftigen Frauen ist die Demoiselle Louise Thiele nur eine halbe Portion. Von den Füßen her rollt

die Voigt den Sack auf. Die Arme der Kranken stecken in einer Zwangsjacke. Nun kommt der Kopf zum Vorschein, und im gleichen Augenblick faucht die Voigt: „Verdammich, schnell, hol den Chirurgen...!"
Die Uhr über dem Haupteingang der Charité schlägt gerade dreimal an. Türenklappern, Stimmengewirr, Lachen und Weinen, Singen und Schimpfen. Die harmlosen Kranken treten vor ihren Stuben an, um in den Garten ausgeführt zu werden. Denn für sonntags von drei bis sechs Uhr nachmittags stehen „Vergnügungen und Spiele im Garten und auf dem Hofe" auf dem Stundenplan.
Durch das Gewühl auf dem Korridor der Frauenstation im Erdgeschoss drängen sich eilig der Pensionärchirurg Spaltholz, Unterchirurg Beyer und die Wärterin Beate Scheidling. Vor der offenen Tür von Zimmer 26 stauen sich die Kranken; das Zimmer füllt sich mit Neugierigen, die mit aufgerissenen Augen auf die leblose Gestalt der Demoiselle Thiele starren.

Mit ausgebreiteten Armen versucht die Scheidling, die Frauen zur Tür zu drängen. Aber sie kommt gegen die Menge nicht an. „Wird's bald?", schreit der Chirurg. Die Scheidling greift den Sack und wirbelt ihn gegen die widerspenstigen Weiber. Ein furchtbarer Schrei gellt auf und pflanzt sich zum Korridor fort: „Der Sterbesack... der Sterbesack..."
Unterdessen reibt die Witwe Voigt den Körper der Demoiselle Thiele mit feuchten Servietten ab. „Hol Essig und Wein!", ruft sie der Scheidling zu. Aber die traut sich nicht hinaus unter die aufgeregten Patientinnen. Sie ruft aus dem Fenster, bis man in der Nachbarstation aufmerksam wird. Schüsseln, Flaschen und Tücher werden durch das vergitterte Fenster hereingereicht.
„Kaum noch Puls", sagt der Chirurg Spaltholz. Als er das Handgelenk der Demoiselle Thiele loslässt, fällt der Arm schlaff herunter wie bei einer Gliederpuppe. Er hält ihr ein Fläschchen mit Salmiakgeist unter die Nase. Von der Witwe Voigt lässt er einen Einlauf mit starker, warmer Salzlösung machen. Unermüdlich muss die Scheidling Gesicht und Körper mit warmem Weißwein einreiben. Gegen vier Uhr gibt er den Kampf auf. Das Fräulein Louise Thiele ist tot.
Draußen hat der Hausvater Seiffert einige Wärter aus der Männerstation holen lassen, um alle Kranken wieder auf ihre Stuben einzusperren. Doch der ganze riesige Bau der Charité summt und vibriert, Angst und Empörung herrschen in den 200 Sälen, Stuben und Kam-

mern: Ein hilfloses, krankes Wesen wurde in den Sack gesteckt, weil es zu laut schrie, und musste ersticken.
Das ist Mord. Und der Mörder heißt: Hofrat Dr. Horn.

*

Um 7 Uhr abends rollt die Kutsche des Dr. Ernst Horn über die Spree-Brücke am Unterbaum und biegt in die Charité-Straße ein. Die Gäule müssen sich tüchtig ins Zeug legen, denn die Straße ist miserabel und die Kutsche bis auf den letzten Platz besetzt.
Dr. Ernst Horn ist bester Laune. Seiner Frau und seinen drei Kindern hat er endlich mal wieder einen Sonntag gewidmet. Bis weit über Spandau hinaus sind sie gefahren. Besonders froh macht den Dr. Ernst Horn aber noch ein anderer Umstand: Er hat zwei Patienten aus der Irrenabteilung auf diese Landpartie mitgenommen, den Apotheker Pauli und das junge Fräulein von A. Vor Monaten waren die beiden in die Charité eingeliefert worden. Sie hatten getobt, gerast und geschrien, sich die Kleider vom Leib gerissen, Essen und Trinken verweigert. Sie hatten um sich geschlagen, gebissen und gekratzt, sobald ein Wärter oder ein Arzt in ihre Nähe kam.
Jetzt thront der Apotheker Pauli vorn auf dem Kutschbock, die Zügel in der Hand. Von Spandau bis Berlin hat er kutschiert, und nicht einmal hat Kutscher Herrmann eingreifen müssen. Das Fräulein von A. sitzt zwischen Frau Horn und der jüngsten Tochter. Auf dem Schoß hat sie eine große Botanisiertrommel und erklärt die Namen und den Nutzen der Kräuter, die sie im Spandauer Forst gepflückt haben.
Für Dr. Horn steht es fest, dass er diese beiden Menschen niemals geheilt hätte ohne seine ureigene Erfindung – den Sack. Er hat es mit allen anderen Mitteln versucht. In heiße Bäder hat er sie gesetzt und anschließend mit hundert und mehr Eimern eiskaltem Wasser begießen lassen. Das sogenannte „Haarseil" wurde ihnen angelegt: die Haut wurde im Nacken zu einer Flate gerafft und mit einer großen Stopfnadel ein starker, seidener Faden hindurchgezogen. Dieser Faden, mit einer Zugsalbe eingeschmiert, wurde mehrmals täglich in der Wunde hin- und her bewegt, bis sich ein lästiges Geschwür bildete und die Kranken versprachen, lieber ruhig zu sein, nur um die Qual loszuwerden.
Kaum waren sie jedoch von dem Haarseil befreit, verfielen sie wieder ins Toben und Rasen. Man hatte ihnen dreimal täglich Brechmittel eingegeben und ihnen Tücher mit stinkenden Substanzen vor

Mund und Nase gebunden. Auf der großen Drehschleuder und im Drehstuhl hatte man sie mit 100 Umdrehungen pro Minute rotieren lassen, bis ihnen die Augen aus dem Kopf quollen und sie um Gnade flehten. All das hatte immer nur für Minuten Erfolg gehabt. So hatte Dr. Horn schließlich zum Sack gegriffen.

Ein Zufall hatte ihn auf dieses einfache Mittel gebracht:

An einem Winterabend war er zu einem Tobenden gerufen worden. Durch einen heftigen Luftzug beim Öffnen der Tür war die Öllampe erloschen. Und sofort war aus dem gefährlichen Amokläufer ein winselndes Häufchen Elend geworden. „Licht ... Licht ... Licht", flehte er. Sobald aber das Licht wieder angezündet war, hatte er von neuem getobt.

„Ruhig sein – oder ich lösche die Lampe!", hatte Dr. Horn gedroht, und das wirkte wie eine Zauberformel. Der Kranke war wie Wachs in seinen Händen, wie ein unartiges Kind, dem man droht, es in den Keller zu sperren. Mit anderen Kranken hatte Dr. Horn das Experiment wiederholt, niemals ganz ohne Erfolg. Das Ergebnis: Dunkelheit ist eines der stärksten Mittel, um Geisteskranke zur Vernunft zu bringen.

Diese neue Erfahrung bestärkt Dr. Horn in der Theorie, die er sich über die Geisteskrankheit und ihre Heilung gebildet hat: Geisteskrankheit ist für ihn ein Rückfall in urmenschliche Zustände, in denen nur Hunger, Angst und der Geschlechtstrieb den Menschen beherrschten. Das erste „höhere Wesen", das der Urmensch anerkannte, war die Sonne, weil ihr Licht das Dunkel vertrieb, die Kälte des Winters, und weil sie die dumpfe Angst von ihm nahm, die ihn im Dunkel befiel. Was für den Urmenschen die Sonne, das ist für den Wahnsinnigen das Licht. Wer Herr über Licht und Dunkel ist, wer die Angst von ihm nehmen kann, der ist auch Herr über ihn, Autorität, ruhender Pol, um den sich das Chaos der Triebe allmählich wieder ordnet.

Deshalb steckt Dr. Horn die irren Patienten in den Sack, manche tagelang, manche nur Stunden. Bei vielen genügt bald der bloße Anblick des Sackes, und sie lassen sich an die Hand nehmen und allmählich zurückführen in die menschliche Gemeinschaft.

Horn weiß, dass man seine Therapie mit Foltermethoden vergleicht, dass man ihn einen Sadisten und Scharfrichter nennt, seine Wärter als Henkersknechte beschimpft. Und er weiß, dass man sich im gleichen Atemzug über die Spielstunden lustig macht, die er eingeführt hat, über die Kegelbahn, die er im Charité-Hof bauen ließ,

über die Exerzierübungen mit Holzgewehr und Tornister, zu denen männliche und weibliche Blödsinnige täglich antreten müssen.
Aber einmal werden auch die Verbohrtesten seiner Gegner einsehen, dass er Recht gehabt hat. Sprechen denn die Zahlen nicht jetzt schon für ihn?
Im Herbst 1806 hat er die Leitung der Medizinischen Abteilung der Charité übernommen, in der schlimmsten Zeit, die das Krankenhaus je durchgemacht hat. 400 Betten mussten für die französische Besatzung freigemacht werden. 800 Berliner Patienten wurden auf ein Drittel des Raumes der Charité zusammengedrängt. Fleckfieber brach aus, Hungersnot herrschte, und es konnten keine Gehälter und Löhne mehr gezahlt werden.
Aber die Zahl der Geisteskranken, die in der Charité von Stumpfsinn, Tobsucht oder Hysterie kuriert wurden, stieg trotzdem mit jedem Jahr. Jeder vierte Kranke wurde als geheilt aus der Irrenanstalt entlassen. Und jetzt, am Sonntag, dem 1. September 1811, ist Dr. Horn überzeugt, dass er auch die Demoiselle Thiele gesundmachen wird. Zurzeit ist die Demoiselle noch sein Sorgenkind. Über ihre Krankengeschichte steht im Krankenjournal:
„Demoiselle L. Th., 21 Jahre alt, unverehelicht, Tochter eines Geheimen Sekretärs, war von schwächlichem Körperbau. Schon früh zeigte die Th. einen sehr regen Geist und sehr viel Fassungsgabe. Jeder Zweig des in der Schule genossenen Unterrichts hatte für sie Reiz, doch besonders der Religions-Unterricht, welchen ihr Lehrer vielleicht zu sorgfältig genährt hat. Überhaupt waren Eltern und Lehrer bemüht, die Ausbildung der Seele der des Körpers vorzuziehen.
So erreichte sie die Jahre der Mannbarkeit; doch leistete ihr Körper die hierzu nöthigen Prozesse nicht. Sie verfiel in ein Fieber (welcher Natur ist unbekannt), welches sehr bald in Geisteszerrüttung überging. Es wurde bey ihr zur fixen Idee, daß sie nicht kauen könne – und alle Mittel, ihr feste Speisen beyzubringen, waren vergebens; ihr fortgesetztes Sträuben dagegen endete jederzeit mit einem Geschrey. Geheimrath Doctor Stosch wandte drastische Mittel an, um einen schnelleren Kreislauf im Unterleibe zu bewirken, und diese Methode brachte die Th. allmählig auf einen Grad von Gesundheit zurück.
Allein bald wirkten der Tod ihres Bruders, der im Wasser erfolgte, und der Tod unserer verewigten Königin Louise auf sie so heftig ein, daß sie sehr lange, allen Freuden entsagend, die Einsamkeit suchte und in dieser nur mit der Lektüre religiöser Bücher sich beschäftigte.

Ihres Vaters Umstände, der durch den Krieg einen ziemlich guten Posten verloren, verschlimmerten sich, ihre Mutter ward krank – für die Th. die nächste Veranlassung des Rückfalles in die vormalige Gemüthskrankheit. Sie setzte das größte Mißtrauen in alle Handlungen ihrer Schwester, was so zur fixen Idee bey ihr wurde, daß sie sich mit dem Gedanken, jene sey Schuld an ihrer Krankheit, beständig beschäftigte, und ein Heer von verworrenen Phantasien erregte …"

Am 21. August 1811 wurde Louise Thiele in die Charité eingewiesen. Dr. Horn brachte sie zuerst im großen „Saal der unruhigen Weiber" unter. Acht Tage lang berührte sie ihr Bett nicht, acht Tage lang musste man sie gewaltsam füttern, bis er sie dann zu dem Fräulein von A. legte auf das Einzelzimmer Nr. 26.

Er hofft, dass das geheilte Fräulein von A. allmählich Einfluss auf die Demoiselle Thiele gewinnt. So hat er auch in der Raserei der Thiele an diesem Sonntagmorgen ein günstiges Zeichen gesehen, als er Fräulein von A. zur Landpartie abholte.

Blitzschnell war sein Plan gefasst: Er hat die Demoiselle Thiele in den Sack stecken lassen und angeordnet, dass sie darin bleibt, bis sie zu toben aufhört, notfalls bis zu seiner Rückkehr. Er will, dass das Fräulein von A. selber die Thiele aus dem Sack befreit. So hofft er, ihren heilsamen Einfluss zu stärken...

Erwartungsvoll läuft er, kaum, dass er in seiner Wohnung den Staub von den Stiefeln gebürstet hat, den langen Korridor zur Irrenabteilung hinunter. Leise öffnet er die Tür von Nummer 26. Drinnen brennt Licht. Er sieht das leere Bett und am Boden den leeren Sack. Die Witwe Voigt packt gerade die Habseligkeiten der Demoiselle Thiele zusammen. Sie braucht ihm kein Wort zu sagen. „Apoplexia post maniam", hat der Pensionärchirurg Spaltholtz schon in das Journal eingetragen:

„Gehirnschlag nach Tobsucht". Der Chirurg berichtet dem dirigierenden Arzt auch von der Parole, die in der Charité umgeht: Demoiselle sei in dem Sack elend erstickt.

Die ganze Nacht über brennt das Licht in Dr. Horns Studierzimmer. Aufgewühlt läuft er auf und ab, er hält Gericht mit sich selber.

*

In noch einem anderen Zimmer der Charité erlischt in dieser Nacht das Licht nicht. Im gegenüberliegenden Flügel, in der Chirurgischen Klinik, sitzt ein hochgewachsener Mann am Schreibtisch. Mit fliegender Hand führt er die kratzende Gänsefeder über das Papier, Bogen auf Bogen füllt er.

Er schreibt:

„...Am allerschrecklichsten geht es aber auf der Melancholischen Station zu. Nur ein Barbar kann dieses wissen und mit ansehen, und dazu schweigen ... Der Oberinspektor des Krankenhauses, der alte Rittmeister Felgentreu, ist ein abgestumpfter Husar. Aber ich kann, so gewiß wie ich lebe, versichern, daß er schon öfter zu mir getreten ist, mir ein oder das andere Greuel zu erzählen.

Ohne jemals auf diese Abtheilung zu gehen, weiß ich alles, was dort bis an das selige Ende der sogenannten Heilbaren geschieht. Sie werden gedrillt in der englischen Schwungmaschine, man begießt sie mit kaltem Wasser (100 Eymer pro Dosis), man gibt ihnen Brechmittel, man reibt ihnen Autenrieths Märtyrersalbe von Brechweinstein auf den Kopf und macht ihnen einen Sterbesack.

Der Hofrat Horn will allein regieren und versteht durchaus nichts davon. Noch gestern morgen früh hat er zum Exempel eine mit dem Tode ringende Kranke, die Demoiselle T., die in der Herzensangst fortdauernd schrie, nicht nur in die Zwangsweste, sondern in einen Sack stecken lassen und verordnet, sie nicht früher als bis zu seiner Rückkunft herauszulassen. Da er dabei nicht an das menschliche Bedürfnis des Essens und Trinkens gedacht, so war die Person schon vier Stunden vor seiner Rückkunft verstorben. Alle in der Umgebung sagten uns, daß man schon den Tag vorher allerlei auf diesen Ausgang deutende Zeichen wahrnahm.

Im Rapport steht, sie sey an ‚Apoplexia post maniam' verstorben. Eine Wiederholung der so häufig vorkommenden falschen Benennung von Krankheiten, die niemals nach der Natur der Fälle, sondern immer nach dem eigensinnigen Willen des Herrn Horn und häufig, um Fehler zu decken, fabriziert werden..."

Der dies schreibt, ist der Geheime Medizinalrat Dr. Heinrich Kohlrausch, Oberarzt der Chirurgischen Abteilung und der Geburtsklinik. Die Schwangeren und Wöchnerinnen himmeln ihn an. In seiner Privatpraxis Unter den Linden geben die Damen der großen Welt und der Halbwelt einander die Klinke in die Hand. Er ist ein Gesellschaftslöwe und besessen von einem brennenden, verzehrenden Ehrgeiz. Eine glänzende Praxis in Hannover hat er aufgegeben, um in Berlin Karriere zu machen. Dazu soll die Oberarztstelle in der Charité ihm als Sprungbrett dienen. Seine Eitelkeit aber verträgt es nicht, dass in der Charité der Dr. Horn als der Dienstälteste vor ihm rangiert. Jetzt sieht er die Gelegenheit gekommen, den Rivalen abzuschießen.

Dr. Kohlrausch zeigt in seinem Brief dem Innenministerium nicht nur den Fall der Demoiselle Thiele an. Er bezichtigt Horn unsauberer Geschäfte mit den Lebensmittellieferanten. Er wirft ihm vor, dass er Krankenwärter als Kutscher und persönliche Bedienstete missbrauche, dass er Medikamente aus der Charité-Apotheke verschleudere, dass er sich von Privatpatienten Riesenhonorare bezahlen lasse. Er adressiert seine Anklage an den Staatsrat Langermann, den Chef der Medizinalabteilung im Innenministerium. Und es gibt noch viele Menschen und viele Büros in Berlin, wo Dr. Kohlrausch offene Ohren zu finden hofft.

Denn Dr. Horn hat nie eine Gelegenheit versäumt, sich unbeliebt zu machen – so auch als Leiter der Prüfungskommission für das ärztliche Staatsexamen, das Preußen als erster Staat eingeführt hat. Wer in Preußen Arzt werden will, muss bei Dr. Horn seine Prüfung bestehen, und die ist verdammt scharf. Einmal hat er von fünfzig Kandidaten zehn durchfallen lassen, darunter Söhne von angesehenen Berliner Ärzten.

Erfolg verspricht sich Dr. Kohlrausch auch bei der Berliner Armendirektion, beim Medizinaldepartement der Polizei, beim Innenministerium. In diesen Behörden sind die Akten „Charité" zu Bergen angewachsen, größtenteils bestehen sie aus Eingaben des Dr. Horn. Er fordert die Einrichtung von Baderäumen in allen Stockwerken der Charité. Er verlangt die Abschaffung der hölzernen Unratkübel und Einführung von Stechbecken und Nachttöpfen aus Zink. Er fordert Verdoppelung des Lohns für Krankenwärter, besseres Essen, frisches Gemüse, zartes Fleisch. Dr. Horn fordert, dass die gesamte Berliner Hurenkasse dem Charitéfonds einverleibt wird. In diese Kasse zahlen die Berliner Prostituierten einen Teil ihres Verdienstes als Kranken- und Verdienstausfallversicherung. Da die Geschlechtskrankheiten dieser Mädchen ausschließlich in der Charité behandelt werden, hat Dr. Horn seine Forderung durchgesetzt. Jedoch beliebt gemacht hat er sich bei den Behörden nicht.

*

Am Nachmittag des 2. September 1811 liegt der Obduktionsbericht über Louise Thiele vor Dr. Horn. Er streicht die Stelle an, aus denen klar hervorgeht, dass die Thiele nicht erstickt ist. Denn am Vormittag, als er in der Stadt war, ist der Dr. Horn von einem Kollegen

angesprochen worden. Der angehende Praktiker hat ihn kalt angeredet: „Das ist keine Therapie, Herr Hofrat, das ist Mord!"
Aber da steht es im Sektionsprotokoll:
„Bey Eröffnung der Brusthöhle sah man sehr marmorierte, an mehreren Stellen blaßrot gefärbte, kleine Lungen, von denen die linke mit dem Zwerchfell verwachsen war. Sie waren sehr mit Blut überfüllt..."
Dr. Horn atmet auf. Die Lungen erstickter Menschen sind niemals blassrot, sondern dunkelblau. Sie sind nicht klein, sondern durch Luft und Blut so ausgedehnt, dass sie die ganze Brusthöhe füllen, und das Blut in ihnen ist schaumig. Von alldem ist hier keine Rede. Horn liest weiter: „Der Herzbeutel war gesund. In dem kleinen Herzen war die rechte Kammer voll Blut, die linke leer, so auch die großen Gefäße."
So ist der Befund auch bei Erstickten, aber auch bei andern Todesarten tritt diese Erscheinung auf.
Wie elektrisiert fährt Dr. Horn hoch. Da steht in der Beschreibung des Gehirns:
„In der Mitte des Randes des linken Hirnlappens befand sich ein Knochenstück von der Länge eines Nagels am Finger und der Dicke einer Stecknadel. Nicht weit davon saß ein ähnliches Stück, mit der Spitze das Gehirn berührend..."
Zwei Knochensplitter im Gehirn!
Waren sie die Ursache für die Krankheit der Demoiselle Thiele, der Grund für ihre furchtbaren Kopfschmerzen, für ihre Raserei? Wenn das wahr ist, dann war er einem furchtbaren Irrtum zum Opfer gefallen. Dann hat er eine Krankheit für heilbar gehalten, die in Wirklichkeit unheilbar ist, es sei denn durch eine Operation am Gehirn. Aber daran wagt zu Anfang des 19. Jahrhunderts der Dr. Horn ebenso wenig zu denken wie seine chirurgischen Kollegen.
Für Dr. Horn ist nur eins entscheidend: die Sektion beweist, dass Demoiselle Thiele in dem Sack nicht erstickt ist. Er wird also bei dieser Behandlungsmethode bleiben. Noch heute wird er den tobsüchtigen Herrn B. in den Sack stecken. Für einen Tag, vielleicht für zwei Tage, so lange, bis er zur Vernunft kommt.

*

„Konnten Sie die Tote als Ihre Nichte Demoiselle Louise Thiele identifizieren?", fragt Kriminalrat Friedel den stattlichen Herrn, der sich nach einem kurzen Blick in den offenen Sarg ein Taschentuch vor

den Mund presst. Stumm nickt Stadtrat Dr. Rehfeld. Am vierten Tag nach dem Tod seiner Nichte hat er beim Kammergericht die Exhumierung beantragt wegen Verdachts auf Tötung durch gefährliche Behandlungsmethoden.
Mit Hinweis auf den ordnungsgemäßen Totenschein der Charité, unterzeichnet von Geheimrat Dr. Ernst Horn, hatte sie das Gericht abgelehnt, weil es sich für die Beurteilung von Heilverfahren nicht kompetent fühle.
Inzwischen hatte aber der Brief des Dr. Kohlrausch seine Wirkung getan. Das Innenministerium wies den Polizeipräsidenten an, in der Charité diskret zu ermitteln. Zwei Tage lang schnüffelte der Kriminalinspektor Holthoff als angeblich verirrter Besucher eines Patienten in den Korridoren herum. Dort war der Fall immer noch Hauptgesprächsstoff, und er fand Personal und Patienten, die sich bereitwillig bei einem Bier im Hotel „Stadt Hamburg" aushorchen ließen. Als Fazit fasst er zusammen:
„Die Thiele ist in dem Sack rein erstickt, mag der Arzt auch die Todesursache ‚Apoplexia' oder Hirnschlag nennen. Dieses unmenschliche, beispiellose Verfahren verdient eine strenge Untersuchung und Bestrafung."
Das genügt dem Innenministerium, um Druck auf die Justiz auszuüben: „Ein Mensch ist ums Leben gekommen, der Fall macht ungeheures Aufsehen. Das rechtfertigt eine gerichtliche Untersuchung." Auch das Justizministerium hat es jetzt eilig. Es ordnet die Exhumierung der Thiele und eine gerichtliche Leichenöffnung für Sonntag, den 8. September, in aller Frühe an. In der kleinen Totenkammer des Georgenfriedhofs hat sich dazu eingefunden der Geheime Kammergerichtsrat Dr. Skalley. Ihm hat man die Untersuchung übertragen, weil er ganz frisch von Königsberg nach Berlin versetzt worden, also noch nicht in die Berliner Verhältnisse verstrickt ist. Die Obduktion wird Obermedizinalrat Dr. von Koenen vornehmen, der obere Gerichtsmediziner.
Schon nach einem kurzen Blick auf die Tote schüttelt von Koenen den Kopf. Unter dem Haaransatz verläuft eine dünne, verkrustete Naht – Zeichen dafür, dass der Schädel geöffnet worden ist. Er schlägt das Totenhemd auseinander und sieht einen langen Schnitt vom Brustbein bis zum Schambein, der nur mit groben Stichen geheftet ist.
„Haben Sie denn nicht erfahren, dass die Leiche schon obduziert wurde?", fährt er die Kriminalisten Friedel und Holthoff an. Die zucken verlegen mit den Schultern. Ob das Fräulein Thiele wirklich

im Sack erstickt ist oder vom Hirnschlag getroffen wurde, ist nun nicht mehr festzustellen. Eine zum zweiten Mal obduzierte Leiche ist wie ein Tatort, an dem alle Spuren verwischt sind.

„Ich muss in die Charité und mir das Obduktionsprotokoll ansehen", sagt von Koenen zum Untersuchungsrichter. Doch zunächst fährt er in die Mittelstraße zu Geheimrat Kohlrausch. Der sitzt gerade beim Frühstück.

„Wussten Sie, dass die Thiele in der Charité obduziert worden ist?"
Nach einigem Zögern sagt Kohlrausch: „Ja, der Kollege Horn hatte es damit sehr eilig."

„Der ordinierende Arzt hat das Recht, sich von der Todesursache zu überzeugen."

„Oder sie zu verschleiern", sagt Kohlrausch.

„Eine ziemlich ungeheuerliche Behauptung, Herr Geheimrat!"

„Manches ist ungeheuerlich in der Charité..." Kohlrausch gibt zu, dass er das Obduktionsprotokoll in der Registratur eingesehen hat. Es habe seine Zweifel an der Diagnose „Hirnschlag nach Tobsucht" erhärtet.

Wer die Obduktion durchgeführt hat, fragt von Koenen.

„Der Pensionärchirurg Spaltholtz und der Subchirurg Beyer", sagt Kohlrausch.

„Also keine unmittelbar Untergebenen von Dr. Horn", stellt von Koenen fest.

„Disziplinarisch nicht, aber in ihrer Laufbahn von ihm abhängig. Schließlich ist er der wichtigste Mann in der Prüfungskommission... Aber lesen Sie erst mal das Protokoll..." Die Registratur der Charité ist sonntags geschlossen. Der Hausvater lässt einen Läufer bei Hofrat Horn anfragen, ob er dem Obermedizinalrat von Koenen die Akte Thiele lesen lassen darf. Auf diese Weise erfährt Horn zum ersten Mal, dass gegen ihn ermittelt wird.

Tod durch Erstickung infolge von Atemnot schließt Dr. von Koenen aus, nachdem er die Befunde über den Bauch- und Brustraum gelesen hat. Stutzig macht ihn der Befund über das Gehirn. Bei einem klassischen „blutigen Gehirnschlag" hätten die Gehirnkammern mit Blut aus einer geplatzten Arterie gefüllt sein müssen. Aber nicht davon, und die Hirnarterien waren intakt und mit Blut gefüllt. Wenn also Schlaganfall vorlag, dann konnte es nur ein „innerer" gewesen sein, der durch Krämpfe und Erregungszustände eine Blutleere im Gehirn und damit auch eine „Erstickung von innen" herbeiführte. Heute weiß man, dass 95 Prozent aller Gehirnschläge „innere" sind, verursacht durch Gefäßverengungen (Stenosen), Ver-

stopfungen (Embolien), Übererregung. Der Gerichtsmediziner von Koenen ahnte mehr, als er beweisen konnte, dass die Demoiselle Thiele – gefesselt in eine Zwangsjacke und stundenlang in dem Sack eingesperrt – diesen Tod gestorben war.
Keinen Augenblick glaubt von Koenen, dass die Obduzenten Spaltholtz und Beyer ihren Befund frisiert hätten, um Horn zu decken. Sie haben sich geirrt.

*

Dr. Ernst Horn hat sich in sein Arbeitszimmer eingeschlossen. Er ist fertig mit sich und der Welt.
Wenn man ihn wegen des Todes der Demoiselle Thiele offen zur Rede gestellt hätte – er hätte es verstanden. Ja selbst, wenn ihm die Oberste Medizinalbehörde befohlen hätte, den Sack abzuschaffen. Aber man hat ihn nicht einmal gefragt. Man hat heimlich gegen ihn ermittelt. Hinter seinem Rücken hat man seine Leute über ihn ausgefragt. Wie einen verdächtigen Verbrecher hat man ihn behandelt, wie einen Scharlatan oder Giftmörder. Selbst wenn er gerechtfertigt aus dieser Untersuchung hervorgeht – wie soll er jemals wieder Autorität in der Charité ausüben? Müssen die Wärter und Unterärzte sich nicht ins Fäustchen lachen bei seinem nächsten Befehl? Wie soll er jetzt das Vertrauen der Patienten wiedergewinnen, das für den Arzt ebenso wichtig ist wie Medikamente und Heilmethoden? Wird noch einer von ihnen ohne Hintergedanken und geheime Furcht ein paar Tropfen einnehmen, die er ihm verschreibt – er, der Mörder?
Darauf will Dr. Horn es nicht ankommen lassen. Er wird sofort seinen Abschied einreichen.
Ein Klopfen an der Tür lässt ihn hochfahren.
„Ich bin's." Seine Frau bringt ihm Kaffee, eine ganze Kanne. Das ist eine unerhörte Kostbarkeit, denn ganz Europa ist von den Einfuhren aus Übersee abgeschnitten, seit Napoleon die „Kontinentalsperre" errichtet hat, um den britischen Welthandel zu vernichten.
Das belebende Getränk bestärkt Ernst Horn in seinem Entschluss.
„Du hast es immer gewollt", sagt er zu seiner Frau. „Jetzt ist es soweit: Ich gebe die Charité auf."
Frau Horn bringt kein Wort heraus. Gewiss, sie hat ihrem Mann immer gesagt, dass er sich in der Charité kaputtmachen werde. Ständig fast 600 Patienten, und um jeden Fall kümmert er sich persönlich. Durchwachte Nächte, unterbrochener Schlaf. Dazu 60 Praktikanten, angehende Militär- und Zivilärzte, Vorlesungen, Unterricht am Krankenbett, Prüfungen.

Für die wissenschaftlichen Arbeiten bleiben nur die Nachtstunden. Und wofür das alles?
1.800 Taler bezieht Dr. Horn jährlich, dazu freie Wohnung, bestehend aus zwei riesigen Krankensälen, zwei zweifenstrigen Stuben, zwei Kammern. Aber diese Wohnung ist ständig überlaufen von Patienten. Schwerkranke, für die auf den Stationen kein Einzelzimmer frei ist, quartiert Dr. Horn in seiner Wohnung ein. Geisteskranke, die auf dem Weg zur Heilung sind, nimmt er in den Familienkreis auf.
Sein Vorgesetzter, der Staatsrat und 1. Direktor der Charité, Professor Hufeland, macht es sich nicht halb so schwer. Nur zweimal im Monat kommt er in die Charité. Dafür bringt ihm seine riesige Privatpraxis jährlich an die 10.000 Taler ein. Und als Dank hat Dr. Horn nichts als Schereien; Kampf mit drei vorgesetzten Behörden, mit einer bürokratischen Verwaltung, der er nichts vorzuschreiben hat, Verzweiflung über unausgebildetes, unzuverlässiges, ständig wechselndes Personal, abgelebte Straßendirnen und Halunken als Krankenwärter. Dr. Horn hatte lange dazu nur gelächelt, geschwiegen, manchmal auch argumentiert: „Ich brauche einfach die Charité, das große Krankenhaus in der großen Stadt, die vielen Kranken. Hier sind Fälle alltäglich, die mancher Praktiker draußen sein Leben lang nicht zu sehen bekommt. Hier kann man einen ganzen Saal mit Kranken belegen, die alle dasselbe Leiden haben. Nur so kann man das Gemeinsame und die feinen Unterschiede, die individuellen Abweichungen und Spielarten der Kranken erkennen, kann feststellen, wie verschieden Patienten bei gleicher Kost, zur gleichen Zeit, im selben Raum auf die gleichen Heilmittel reagieren. Hier kann man helfen und zugleich forschen."
So etwa hatte Dr. Horn seiner Frau immer geantwortet.
Nur eines hat er nie ausgesprochen: dass er an dieses Haus sein Herz gehängt hat – trotz seiner tausend Mängel, trotz seiner verzapften Verwaltung, seiner zerlumpten, schmutzigen Patienten, seiner schlecht gelüfteten, ewig überbelegten Säle, der stinkenden, finsteren Korridore, des durch Alter, Besatzung und Vandalismus ramponierten Mobiliars, der verwanzten Bettstellen.
Und jetzt will er auf einmal gehen? Jetzt, wo man ihm an die Ehre will, an seinen in ganz Europa verbreiteten Ruf als Arzt und Forscher?
„Wenn du jetzt aufgibst", sagt Frau Horn, „dann gibst du denen recht, die dich vernichten wollen. Dann war alles umsonst, wofür du dich abgerackert hast."

Sie kann ihren Gedanken nicht zu Ende sprechen.
„Herr Obermedizinalrat Dr. von Koenen", meldet der Diener.
„Es ist also schon zu spät", sagt Dr. Horn müde. „Sie kommen mir zuvor und lassen es mir durch den Gerichtsarzt bestellen..."

*

„Ich will Ihnen doch nur helfen", bringt Dr. von Koenen schüchtern hervor. Aber Horn will nicht Hilfe, sondern Rechtfertigung. Deshalb lehnt er es ab, mit dem Gerichtsarzt über die Ursache des Todes der Demoiselle Thiele zu diskutieren. Es sei nicht seine Schuld, dass der Fall in die Öffentlichkeit getragen worden ist. Nun könne er aber nur noch durch ein Gerichtsurteil aus der Welt geschafft werden. „Und ich werde gerechtfertigt aus der Sache hervorgehen."
„Sind Sie dessen so sicher?", fragt von Koenen.
„Kommen Sie mit!" Horn führt den Obermediziner in den zweiten Stock, wo die unruhigen geisteskranken Männer liegen. Wie zwei Schatten folgen ihnen die Kriminalisten Friedel und Holthoff. Leise öffnet Horn die Tür zu einer der großen, zweifenstrigen Krankenstuben. Es ist bereits dämmrig. Aber die beiden Säcke auf dem Boden sind noch deutlich zu unterscheiden.
„Hier meine Antwort", sagt Dr. Horn. Im selben Augenblick zerreißt ein tierisches Gebrüll die Stille. Der rechte der beiden Säcke kommt in Bewegung. Kein Mensch lehnt sich in hilfloser, sinnloser Wut gegen seine Fesseln auf. Plötzlich bricht das Gebrüll ab. Man sieht, wie der Kranke in sich zusammenfällt. Ein unartikuliertes Gurgeln, stoßweißer, röchelnder Atem dringt aus dem Sack.
Dieses Röcheln und Stöhnen ist für Dr. von Koenen nichts Neues. Er hat es oft erlebt, denn als Gerichtsarzt wird er immer wieder zu Wahnsinnigen gerufen. Niemand darf laut Gesetz vom Jahre 1773 in Preußen ohne richterliche Verfügung in eine Irrenanstalt eingeliefert oder aufgenommen werden. Und die Richter verlangen stets ein Gutachten des Amtsarztes, bevor sie entscheiden. Wie oft hat er solche Gutachten ausgestellt – einfach aus Mitgefühl mit den Angehörigen des Kranken. War es nicht unmenschlich, ihnen das Zusammenleben mit dem Menschenwrack zuzumuten? Ein paar befürwortende Zeilen, eine Unterschrift, und die Angehörigen atmen auf.
Aber ist das Elend damit aus der Welt? In der Charité trägt Dr. Horn die Last hundertfach, die für die anderen schon im Einzelfall unerträglich ist. Wenn er einen Kranken loswerden will, dann muss er nachweisen, dass er keine Gefahr mehr bedeutet für seine Umwelt.

Dr. von Koenen beginnt, den Hofrat Horn in einem anderen Licht zu sehen. Und auch den Sack, den er eben noch für eine ebenso grausame wie gefährliche Erfindung gehalten hat. „Kommen Sie", sagt er zu Kriminalrat Friedel. Im gleichen Augenblick erklärt Inspektor Holthoff vernehmlich: „Im Namen des Königs beschlagnahmt!" Er hat zwei von Horns Säcken über dem Arm, die er in der Wäschekammer aufgetrieben hat. „Sind diese Säcke identisch?" Er deutet auf die beiden gefüllten Säcke am Boden.
„In Gottes Namen, ja", sagt Dr. Horn. „Sie können jeden Zucker- oder Kartoffelsack nehmen, vorausgesetzt, dass er vorher gereinigt ist." Sein Gesicht hat sich völlig entspannt.

Am 26. Oktober 1811 eröffnete das Kammergericht in der Berliner Lindenstraße den Kriminalprozess gegen Dr. Ernst Horn. Die Anklage lautete auf

1. Amtsverletzung aus Eigennutz;

2. Vernachlässigung der technisch-medizinischen Aufsicht;

3. Schuldbare Veranlassung des Todes der wahnsinnigen Demoiselle Thiele.

Es war ein Inquisitionsprozess, wie er in Deutschland bis zum Jahre 1848 üblich war. In nichtöffentlicher Sitzung legte der Untersuchungsrichter die Ergebnisse seiner Beweisaufnahme vor. Die Zeugenaussagen zu 1. und 2. waren durchweg entlastend für Dr. Horn. Zum Punkt 3. lagen umfangreiche Gutachten des Professors Johann Christian Reil von der neu eröffneten Berliner Universität und des Stadtphysikus Dr. Merzdorf vor. Sie wurden in aller Ausführlichkeit vorgetragen und sprachen zu Gunsten des Angeklagten. Doch das Gericht erklärte sich wie schon im Vorverfahren unzuständig in Fragen der Medizin:
„Unendlich schwankend und unsicher ist die Wissenschaft, unendlich mannigfaltig und verschieden das Maß der Erkenntnis und des praktischen Talents unter den Ärzten. Der eine wirft dem anderen als Quelle allen Irrtums vor, worin der andere die Summe aller Wahrheit findet. Der Staat aber kann nicht bestimmen, was wahr ist, weil die Wahrheit ewig der Freiheit wissenschaftlicher Entwicklung überlassen bleiben muss."
Das Gericht lehnt es also ab, ein Urteil über den Wert des Sackes als Heilverfahren zu fällen. Es will nur Antwort auf eine Frage: Schließt

der Sack den Zutritt der Atemluft aus, und ist es daher fahrlässig, einen Menschen in diesen Sack einzusperren?

Drei namhafte Wissenschaftler werden beauftragt, diese Frage als Sachverständige zu prüfen: der Professor der Physik Paul Erman, der Professor der Medizin Johann Christian Reil und der praktische Arzt Dr. Merzdorf.

„Durch dieses Zeug hindurch können sich die Flöhe begatten", meint Professor Erman, als man ihm den Sack vorlegt. Ihm leuchtet nicht ein, weshalb die Richter sich nicht einfach selbst einen Sack über den Kopf stülpen und feststellen, dass man durch dieses Gewebe ungehindert atmen kann.

Aber der Physiker Erman stellt ernsthafte Versuche an, legt das Sacktuch achtfach übereinander und presst es auf den Mund. Er kann ungehindert atmen. Er spannt den Sack zu. Die Lampe brennt eine Stunde lang, ohne dass die Flamme auch nur eine Idee schwächer wird. Ergebnis: „Es ist absolut unmöglich, daß ein Mensch durch Einsperrung in besagtem Sack erstickt werden könnte."

Noch drastischer drückt sich der Mediziner Reil aus:

„Ich habe in den Sack, vierfach und achtfach zusammengelegt, Möhrensaft gegossen, der augenblicklich, wenngleich langsam, durchfloß. Ein Huhn, in einen Zipfel des Sackes gesteckt, habe ich nach zwölf Stunden ganz frisch herausgenommen, obgleich die Vögel empfindlicher gegen Stickgas sind als Säugetiere, auch eher verhungern. Nach all diesem beruht die Anklage auf einer physikalischen Nullität. Daß ein poröser Sack zwar eingekochte Pflanzensäfte, aber keine Luft durchlasse, das glauben nicht einmal die Bauern, die ihre Ferkel in Säcken zu Markte tragen. Man sollte daher glauben, daß man eher auf den Bäumen ersaufen und im Brunnen verdursten, als in einem solchen Sack ersticken könne."

Am 8. Mai 1812 wird Dr. Horn freigesprochen.

Dem Geheimen Medizinalrat Dr. Kohlrausch bescheinigt das Gericht, dass er den Dr. Horn „nicht ohne Absicht und wider besseres Wissen" denunziert hat. Weil jedoch eine Staatsbehörde, die Oberste Medizinalabteilung, sich diese Denunziation zu Eigen gemacht hat, sieht man davon ab, ihm die Kosten des Verfahrens aufzuerlegen.

Das ist eine Ohrfeige für Dr. Kohlrausch, eine Ohrfeige für die Oberste Medizinalbehörde und auch für den Vorgesetzten des Dr. Horn, den berühmten Leibarzt und Freund Goethes, den 1. Direktor der Charité, Staatsrat Hufeland. Keine Hand hat er gerührt, als alle über Horn herfielen.

Dr. Horn darf fortfahren wie bisher. Und auch nach seiner Pensionierung wird man in der Charité noch 40 Jahre lang Geisteskranke nach der Methode Horn in den Sack stecken, auf der Drehschleuder herumwirbeln bis zum Erbrechen, wird sie mit kaltem Wasser übergießen. Einige werden als dauernd geheilt entlassen, bei vielen tritt zeitweise Besserung ein.
Erst vierzig Jahre später wird aus England eine neue Richtung ihren Siegeszug antreten. Sie heißt „No restraint – ohne Zwang". Das Los der Irren bessert sich. Neue, freundlichere Anstalten werden gebaut. Die Methoden des Dr. Horn werden als unmenschlich und roh aus der Irrenpflege verbannt, auch in der Berliner Charité.
Aber in der Therapie kommt man keinen Schritt weiter.
Eine tiefe Resignation wird sich der Ärzte bemächtigen. Bis plötzlich – 124 Jahre nach dem Tod der Demoiselle Thiele – ein Zauberwort neue Hoffnung weckt:
Schocktherapie.
In blitzsauberen Anstalten, in weißen Betten, von hervorragend geschulten Pflegern betreut, liegen die Kranken. Eine Injektion in die Vene. Der Kranke verändert sich, manchmal allmählich, manchmal schlagartig. Schweißausbrüche, Krämpfe, tiefe, todesähnliche Ohnmachten. Künstlich erzeugt durch Insulin, Cardiazol oder Azoman. Anderen Kranken legt man metallene Elektroden an die Schläfe. Ein Schalter wird gedreht. Der Kranke bäumt sich auf, seine Muskeln ziehen sich krampfartig zusammen, dass es manchmal zu Knochenbrüchen kommt. Künstliche Anfälle von Epilepsie werden durch Wechselstrom hervorgerufen, der mit 80 bis 100 Volt und 300 Milliampere durch den Kopf des Patienten gejagt wird.
Doch auch alle diese Therapien sind schon wieder Vergangenheit, überwunden durch sogenannte sanfte Drogen – Psychopharmaka.

Als der Prozess Horn begann, war er „die Sensation" für ganz Berlin. Als das Urteil verkündet wird, beachtet man es kaum. Denn inzwischen wird in Europa wieder einmal Weltgeschichte gemacht. Napoleon 1. und seine Große Armee marschieren nach Russland. Als Hilfstruppen ziehen 25.000 Preußen und 20.000 Bayern mit. Vor dem brennenden Moskau endet Napoleons europäischer Traum. Der russische Winter verschlingt die Große Armee.

Dezember 1812
Durch Berlin kriecht ein Elendszug. Zerlumpte, halb verhungerte, mutlose Wracks – die Reste der Grande Armee. „Mit Mann und Roß

und Wagen hat sie der Herr geschlagen", singen ihnen Gassenjungen und erwachsene Patrioten nach. Aber es werden auch Eimer und Kaffee und Bouillon, Körbe mit Stullen zu den Durchmarschstraßen geschleppt. Scharfe Zungen, warmes Herz – so können Berliner sein. In der Charité wird unaufhörlich amputiert, zerschossene, vor allem aber erfrorene Gliedmaßen. Für manche Krieger der „Grande Armee" endet der Marsch nach Russland auf dem Friedhof.
1813. Aufruf des Königs von Preußen: „An mein Volk!"
Das Volk steht auf, der Sturm bricht los. Völkerschlacht bei Leipzig. Einzug der Verbündeten in Paris. Napoleon nach Elba verbannt. 1815 noch einmal zurückgekehrt, bei Waterloo geschlagen und endgültig auf St. Helena. Dann endlich der Friede.
Der wahre Sieger in diesem Krieg war das Volk, nicht die Aristokratie, nicht die bevorrechtete Kaste der Grundbesitzer. Das Volk fühlt sich mündig und erwartet, dass der König ihm endlich die lange versprochene Verfassung gibt. Als sein Anwalt gilt der Staatskanzler Fürst Hardenberg – ein großer Diplomat, ein moderner Geist, erfüllt von hohem Gedankenflug, mit 66 Jahren noch ein Feuerkopf.
Doch ist er das wirklich noch?
Niemand weiß, woher das Gerücht aufgetaucht ist. Hardenberg sei nicht mehr der alte. Er ist krank, und er ist unter den Einfluss geheimer Mächte geraten. Sie saugen ihm das Mark aus den Knochen. Sie bedienen sich dazu einer Frau, die magische Kräfte besitzt.
Aber nur wenige ahnen, was wirklich geschah. Nur drei Menschen wissen, wo und wie es anfing...

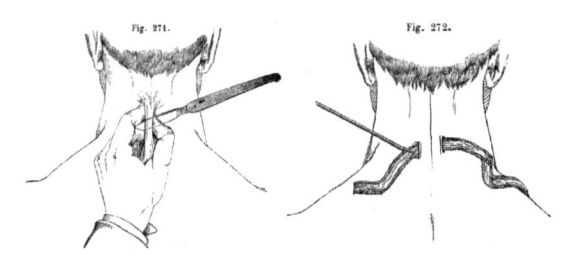

Abbildung 20: Setzen eines Haarseils: Eröffnen des Kanals (links) und Durchziehen des Haarseils (rechts). Mit einer Haarseilzange wurde ein Stück Nackenhaut angehoben und mittels Haarseilnadel ein Stück Schnur durchgezogen. Die Stelle entzündete sich und nach einigen Tagen bildete sich Eiter, der, so glaubte u. a. Horn, der „Ableitung böser Säfte" dient. Das Entstehen bakterieller Infektionen oder Fisteln war keine Seltenheit.

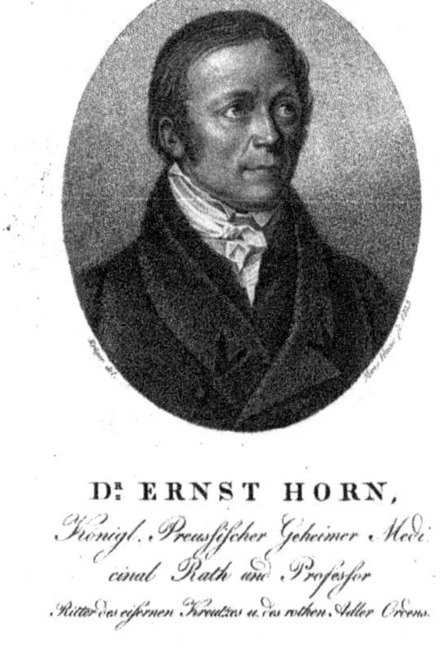

Abbildung 21: Ernst Horn, Kupferstich von Johann Meno Haas (1752–1837).

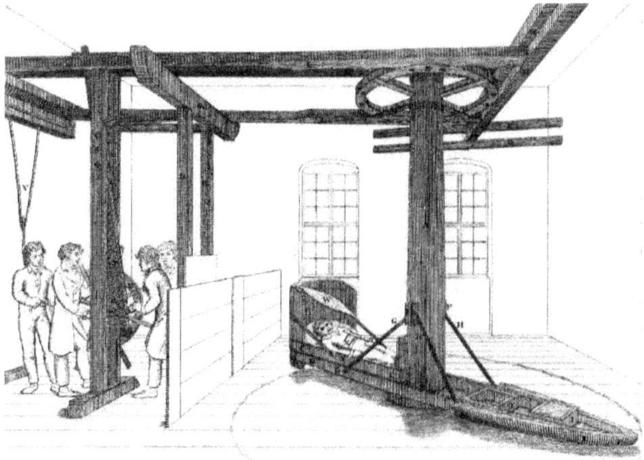

Abbildung 22: Englische Schwungmaschine oder Cox'sche Schaukel. Die „Folterkammer" des Professors Ernst Horn nannten die Berliner die Behandlungsräume für Geisteskranke in der Charité. Im Drehbett wurden die Kranken mit 40-60 Touren in der Minute geschleudert. Dr. Ernst Horn schreibt: „Kranke, die 1½ bis 2 Minuten gedreht werden, kündigen durch Schreien und Rufen den unbehaglichen Zustand an, der dadurch bewirkt wird. Eben diese Erweckung einer widrigen Empfindung, diese Erregung der Furcht, reihen diese Verrichtung an die Klasse der indirekt psychischen Heilmittel."

Fürst von Hardenberg und die Somnambule

„...welch ein Ärgernis, wenn man die freche Gesellschaft musterte, die sich in diesen vornehmen Räumen umhertrieb und den großmütigen Hausherrn an seinem eigenen reichen Tische verhöhnte: die magnetischen Ärzte Koreff und Wolfart, die Somnabule Friederike Hähnel, späterhin Frau von Kimsky genannt. Diese abgefeimte Gaunerin war dem Fürsten zuerst auf einem Zauberabend bei Wolfart begegnet und hatte durch ihre krankhaften Verzückungen sein weiches Herz im Sturme erobert. Seitdem ließ sie ihn nicht mehr los; sie wurde der Fluch seiner alten Tage. Unerschöpflich in geheimnisvollen Krankheitserscheinungen und in den Künsten sanfter Plünderung begleitete sie ihn überall, selbst zu den Kongressen der Monarchen, und ruhte nicht, bis auch seine dritte Ehe tatsächlich getrennt wurde... Der schlechte Ruf des Hardenbergischen Hauses bot den zahlreichen Spähern, welche Metternich in Berlin unterhielt, reichen Stoff, allen Feinden des Staatskanzlers eine gefährliche Waffe. Sie bemerkten schadenfroh, wie der König dem Staatsmanne, der seine weißen Haare so wenig achtete, kälter und fremder begegnete."

(Heinrich von Treitschke, Deutsche Geschichte im Neunzehnten Jahrhundert. Zweiter Teil. 7. Auflage, Berlin 1912, Seite 186 f)

Eine unauffällige, geschlossene Kutsche biegt am Abend des 9. Februar 1816 von den Linden her kommend in die Behrenstraße ein. Nachdem der Kutscher sich vergewissert hat, dass keine Passanten in der Nähe sind, hält er vor dem Hause Behrenstraße 43. Zwei Herren in weiten, grauen Umhängen, deren Kragen hochgeschlagen sind, huschen eilig ins Haus. „Dr. med. Wolfart, Privatdozent", steht auf dem Messingschild am Portal.

Doktor Carl Christian Wolfart empfängt die Besucher im Vestibül. Er ist von zierlichem Wuchs, aus einem bleichen Asketengesicht glühen dunkle, auffallend große Augen. Er verneigt sich tief vor dem größeren der beiden Besucher: „Welch hohe Ehre, Durchlauchtigster Fürst."

„Wir sind ungestört?", fragt Staatskanzler Karl August Fürst Hardenberg.

„Bis auf die bewusste Person ist kein Mensch im Haus", versichert Dr. Wolfart.

Der Staatskanzler wirft den Umhang ab. „Ich brenne vor Wissbegierde, Doktor Koreff', sagt er zu seinem jüngeren, hochelegant gekleideten Begleiter südländischen Typs.
„Ihre Erwartungen werden gewiss übertroffen, Durchlaucht", erwidert Doktor Koreff.
Eine schwere, purpurrote Portiere wird zurückgeschlagen.
Vor den Besuchern dehnt sich ein tiefer Raum, dessen Wände im irisierenden Licht verdeckter Lampen verschwimmen. In der Mitte ragt eine anderthalb Meter hohe Urne vom Boden auf, die mit ägyptischen Hieroglyphen bemalt ist; ihr Deckel trägt den Kopf einer Sphinx. Am Körper des Gefäßes sind glänzende Metallstäbe befestigt. In einem Sessel neben der Vase sitzt weit zurückgelehnt eine Frauengestalt. Sie scheint zu schlafen. Ihre rechte Hand umklammert einen Stab aus der Urne, das Ende eines zweiten Stabes liegt in der Gegend der Herzgrube auf ihrem leichten Gewand auf.
„Das ist Demoiselle Hähnel", erklärt Dr. Wolfart dem Staatskanzler, „ein Medium, wie es vielleicht in Jahrhunderten nur einmal vorkommt. Ich habe es schon in magnetischen Schlaf versetzt, um Durchlaucht kostbare Zeit zu ersparen."
Doch der Staatskanzler Fürst Hardenberg scheint vergessen zu haben, dass er zu einem medizinischen Experiment in die Behrenstraße 43 gekommen ist. Versunken blickt er in das blasse, ebenmäßige Gesicht der Schlafenden. Er fährt sich mit der Hand über sein schlohweißes Haar. „Ein Engel", murmelt er.
„Ein sehr kranker Engel", sagt Dr. Wolfart.
Der Staatskanzler nickt zerstreut. Ein Experiment beginnt, das den preußischen Staatskanzler Fürst Hardenberg zum willenlosen Sklaven einer achtzehnjährigen Bäckerstochter machen wird.

*

Der Privatdozent Dr. med. Carl Christian Wolfart fühlt sich als geistiger Erbe eines Mannes, der wie kein zweiter die Medizin des vergangenen 18. Jahrhunderts herausgefordert hatte – des Österreichers Dr. Franz Anton Mesmer aus Iznang am Bodensee. Mesmer glaubte, dass die Kraft, die das Universum der Sterne in Harmonie und Bewegung hält, die Ebbe und Flut auf den Meeren erzeugt, auch auf den Menschen wirken müsse. Mesmer stellte sich diese Kraft als einen äußerst feinen, lichtähnlichen Stoff vor, den er „Fluidum" nannte. Es kann im Menschen wunderbare körperliche und geistige Veränderungen hervorrufen. Solange der Mensch in Einklang mit dem Fluidum lebt, ist er gesund; wird die Harmonie gestört, ist er krank. Im magnetisierten Eisen, glaubte Mesmer, sei dieses geheimnisvolle Fluidum eingefangen. Er legt den Patienten Magneteisen auf die kranken Körperpatien, und siehe da, sie fühlten sich erleichtert. Die Medikamente, die er ihnen verschrieb, schlugen besser an, wenn die Kranken vorher mit dem Magneten behandelt worden waren. Seine Heilerfolge sprachen sich herum, und die Praxis blühte auf. Er heiratete eine reiche ältere verwitwete Adelige und verlegte seine Praxis in ihr Palais an der Wiener Landstraße. In seinem Haus trafen seine Patienten die besten Geister aus Kunst und Wissenschaft. Die erste Spieloper des Knaben Wolfgang Amadeus Mozart, „Bastian und Bastienne", wurde im Park des Palais Mesmer uraufgeführt. – Eines Tages jedoch erkannte Mesmer, dass er sich in der Heilkraft des Magneten geirrt hatte. Nicht von dem toten Eisen ging das heilende Fluidum aus, sondern von ihm, dem Arzt. Wenn er den Kranken mit den Spitzen seiner Finger über die Schläfen strich, die Nervenbahnen entlangfuhr, die Nervengeflechte umkreiste, dann fühlten sich die Schmerzgepeinigten erleichtert, die Hektischen wurden ruhig, und die Schlaflosen schliefen ein.

Ganz dicht war Dr. Mesmer an Phänomene herangekommen, die ein Jahrhundert später als Hypnose, Suggestion und Psychotherapie Allgemeingut werden sollten. Als Sohn seines Jahrhunderts jedoch verfiel Mesmer dem Irrtum, dass die von seinen Fingerspitzen ausgehende Wirkung eine materielle Quantität besitze, so wie die unsichtbaren und doch wirksamen Naturkräfte Elektrizität und Magnetismus. Er nannte sein ärztliches Fluidum „tierischen Magnetismus". Er war überzeugt, dass sich sein tierischer Magnetismus auf lebendige Wesen ebenso übertragen ließe wie auf Gegenstände. So magnetisierte er die Bäume seines Parks und ließ die Patienten darunter spazieren; so magnetisierte er Brunnenwasser, zog es auf Flaschen und versorgte so seine bald riesige Klientel mit Vorräten der heilenden Kraft.

Das Verhängnis brach über Dr. Mesmer herein, als er im Jahre 1774 behauptete, die junge, seit dem vierten Lebensjahr erblindete Komponistin Maria Theresia vom Paradies wieder sehend gemacht zu haben. Das Mädchen war ein Patenkind der Kaiserin Maria Theresia, und so traf den Magnetopathen außer dem Zorn der Fachwelt auch der kaiserliche Bannstrahl, als sich vor einer hohen Kommission die Stockblindheit der angeblich Geheilten erwies. Bei Nacht und Nebel begab sich der Meister nach Paris. Hier, im vorrevolutionären Sündenbabel, strömten ihm Kranke und Sensationshungrige in Scharen

zu. Um den Andrang zu bewältigen, richtete er in seinem prächtigen Haus Baquets ein, große magnetisierte Wannen, um die sich gleichzeitig Dutzende von Heilungssuchenden versammelten und der Kraft des Meisters teilhaftig werden konnten. Zur Suggestion des einzelnen kam die Massensuggestion.
Die Wissenschaft blieb misstrauisch. Eine von König Louis XVI. eingesetzte Kommission, der so erlauchte Geister wie Lavoisier und der Erfinder des Blitzableiters aus den USA, Benjamin Franklin, angehörten, konnte am Baquet keinerlei nachweisbare physikalische Wirkung feststellen. Die nachgewiesenen Heilerfolge Mesmers wurden auf seine hervorragenden arzneiwissenschaftlichen Kenntnisse und auf die Einbildungskraft der Patienten zurückgeführt, auf Suggestion. Aber diese völlig neue Wege in die Zukunft weisende Erklärung befriedigte Mesmer und die große Schar seiner Jünger in allen Teilen Europas nicht. Sie schworen auf die Existenz des tierischen Magnetismus. Sie schrieben den hypnotisierten, in magnetischen Schlaf versetzten Medien hellseherische Fähigkeiten zu. Sie sollten imstande sein, in ihren Körper hineinzusehen und Aussagen über krankhafte Störungen zu machen, auf die keine ärztliche Diagnostik je kommen könnte.

Im nüchternen Berlin hatte man sich der neuen Kunst mit jenem Gemisch von Neugier und Skepsis genähert, die für die Wissenschaft dieser Stadt charakteristisch ist. Als erster hatte der Pensionärchirurg Lohmeyer in der Charité einige Patienten durch Bestreichen mit den Händen in Schlaf versetzt. Professor Selle ermunterte ihn, in den Versuchen fortzufahren. Bald machten alle Feldschere, Ärzte und Chirurgen im Haus Experimente mit der Hypnose. Aber konnten die Hypnotisierten auch hellsehen? Um diese Frage ging es Professor Selle.
In der kranken Glaserstochter Jahn aus Potsdam glaubte Lohmeyer ein Medium mit hellseherischen Fähigkeiten gefunden zu haben. Über einen Versuch am 2. Januar 1790 berichtet Selle in der „Berlinischen Monatsschrift":
„Es wurden in Gegenwart des Herrn Kanzler von Hoffmann, Herrn Geh. Fin. Rath Gerhard, Herrn Prof. Meckel aus Halle, Herrn Prof. Herz, Herrn Dr. Stosch und Herrn General-Chirurgus Mursinna die von Herrn Lohmeyer angezeigten Versuche von mir wiederholt, und es gelang eigentlich keiner. Ich zog das gedruckte Wort Thüre aus der Tasche, fixierte es mit meinen Augen und fragte, ob ich Haus, Thüre oder Thor läse. Sie antwortete: Haus. Der Versuch wurde mit

drei anderen Wörtern wiederholt, unter welchen sie nur eins errieht. Ebenso unrichtig gab sie die Namen der Metalle an, die ich ihr in Papier eingewickelt in die Hand gab. Ich fragte sie heute wiederum nach meinem Gesundheitszustande. Sie antwortete mir, daß ich etwas Schmerzen im Unterleib habe; und Herr Lohmeyer gestand, dass er mit ihr über neuliches Nichtzutreffen gesprochen habe.

Um nun endlich zu erfahren, ob die Person auch wirklich schlafe, drückte General-Chirurgus Mursinna unversehens ein geladenes Pistol los, welches eben keine auffallende Veränderung in ihr hervorbrachte. Es ward nun der rechte Arm noch besonders mit dem scharfen Rand des Daumens bestrichen und nach der Lehre der Magnetisten gelähmt. Herr Mursinna machte hierauf mit dem Bistouri einen sehr tiefen Einschnitt in diesen Arm, ohne daß man die kleinste Bewegung wahrgenommen hätte. Die Wunde blutete sogleich, welches sie doch nach der Lehre der Magnetisten nicht hätte thun sollen. Die beiden letzten Versuche schienen nun die Wirklichkeit ihres tiefes Schlafes zu erweisen; aber es blieb doch noch die Möglichkeit der Verstellung übrig, und, da alle übrigen Versuche mißrathen waren, blieb freilich auch der Verdacht, daß die ganze Schlafrednerei ein Possenspiel sei."

Nach diesem Versuch legt Selle sein „Glaubensbekenntnis über den thierischen Magnetismus" ab:

1. „Ich glaube, daß es Körper gibt, die durch gehöriges Streichen in einen künstlichen Schlaf gesetzt werden können.

2. Wie es natürliche Somnambulisten und Schlafredner giebt, so sehe ich auch nicht ein, warum es ungereimt sein sollte, daß manche Personen im magnetischen Schlaf reden...

3. Es kann sehr wohl sein, daß magnetische Schlafredner Dinge sagen, die sie wachend für sich behalten, oder deren sie sich nur sehr dunkel bewußt sind. Auch können sie sich vielleicht mancher Veränderung ihres Körpers weit deutlicher in diesem Schlaf als im wachenden Zustand bewußt sein...

4. Aber mehr als wahrscheinlich ist, daß kein Schlafredner solche Fragen beantworten kann, wozu ihm schlechterdings der Stoff fehlt. Es ist daher auf das, was sie über die Ursache und Dauer ihrer Krankheit, über die Heilmittel und über den künftigen Ausgang derselben sagen, nicht viel zu bauen."

So der unvoreingenommene Selle. Es lag weniger an Wissenschaftlern wie ihm, dass die weitere Erforschung „tierischen Magnetismus" unterblieb, als an den Mesmeristen. Immer tiefer verloren sie sich im Gestrüpp des Unbeweisbaren und Ungereimten, des Okkulten und der beutelschneiderischen Scharlatanerie. Als das 19. Jahrhundert anbrach, lebte der Vorläufer der Psychotherapie, Anton Mesmer, nur noch ein Eremitendasein am Bodensee. Seine Lehre aber wirkte weiter in den Geistern der jungen romantischen Bewegung, die sich gegen den dürr gewordenen Vernunftglauben des Jahrhunderts der Aufklärung auflehnten. Die Früchte der exakten Naturwissenschaften reiften ihnen zu langsam – sie wandten sich der Naturphilsophie zu. Die magnetischen Phänomene nahmen sie zur Bestätigung dafür, dass es „Dinge zwischen Himmel und Erde gibt, von denen sich unsere Schulweisheit nicht träumen lässt".

Merkwürdige Ironie, dass ausgerechnet in Berlin, dem Hort der pragmatischen Medizin, der Magnetismus in die höchsten Kreise des Staates, der Gesellschaft und des Medizinalwesens eindringen konnte. Ganz unauffällig hatte sich im Jahre des Franzosen-Einfalls 1806 der neunundzwanzigjährige Dr. Karl Christian Wolfart aus Hanau als praktischer Arzt in der Behrenstraße etabliert. Ein hochgebildeter Mediziner, hatte er in sich mesmerische Fähigkeiten entdeckt und unterstützte die Wirkung seiner Rezepturen durch die Ausstrahlung seiner feingliedrigen Hände und seiner dunklen, tiefliegenden Augen. Wie zu jeder Zeit und an allen Orten gab es in Berlin genügend Kranke, die an den Ärzten und an ihrer Kunst verzweifelten. Für ihresgleichen wurde die Praxis in der Behrenstraße zur letzten Zuflucht, und viele verließen die Sprechstunde des Dr. Wolfart gebessert oder gar geheilt.

Jedenfalls erfreute sich Dr. Wolfart bald steigenden Zulaufs, besonders auch der besser situierten Damenwelt Berlins. Unter den Ärzten blieb er ein Außenseiter. Umso mehr musste es ihn überrascht haben, als um das Jahr 1810 der Staatsrat, Königliche Leibarzt und Direktor der Charité, Professor Christoph Wilhelm Hufeland, ihn ins Gespräch zog. Hufeland – in jüngeren Jahren ein Busenfreund Goethes – hatte lange den Dr. Mesmer als „sich selbst betrügenden Schwärmer" und den „tierischen Magnetismus" als Hirngespinst abgetan. Seine Bekehrung verdankte Hufeland, wie er selbst bekannte, eigenen Erfahrungen mit einer ältlichen, nervenschwachen königlichen Prinzessin. Weil bei ihr kein Medikament und keine Behandlung mit kaltem Wasser mehr anschlagen wollte, hatte er die alte Dame durch seinen Assistenten Dr. Kluge in magnetischen

181

Schlaf versetzen lassen. Dabei hatte sie die Fähigkeit entwickelt, bei geschlossenen Augen mit den Fingern zu lesen. Von da an galt ihm Mesmer als „Entdecker einer der wichtigsten Naturkräfte" und der „tierische Magnetismus" als „ein hoher wissenschaftlicher Gegenstand, als eine höchstwichtige Acquisition der heilenden Kunst". Wolfart und Hufeland fanden verwandte Seelen in einer Reihe von Professoren der neugegründeten Berliner Universität. Der Philosoph Oken und der Mediziner Johann Christian Reil beknieten den zuständigen Minister Schuckmann, Mesmer an die Akademie der Wissenschaften nach Berlin zu berufen. Hufeland verstand es, den phantasielosen König Friedrich Wilhelm III. für Mesmers Lehren zu interessieren.

Aber Minister Schuckmann winkte ab. Er würde ja gern die Charité durch ein Mesmerisches Baquet und die medizinische Fakultät durch ein Medium ersetzen, schon weil der Staat dadurch Unsummen sparen könnte. Doch vorher müßte Mesmer oder einer seiner Adepten vor seinen, des Ministers, Augen eine Unze Arsenik verschlucken und durch Magnetismus vor dem Tode bewahrt werden. Die Kosten des Experiments würde er gern aus eigener Tasche bezahlen.

So blieb Mesmer am Bodensee. Doch immerhin wurde eine königliche Kommission zum Studium des Mesmerismus eingesetzt. Als ihr Beauftragter reiste im Frühjahr 1812 Dr. Karl Christian Wolfart, inzwischen als Privatdozent habilitiert, in die Klause am Bodensee. Mit dem Segen Mesmers versehen und als sein legitimer geistiger Erbe gesalbt, kehrte er an die Spree zurück. Sein Traum, einen Lehrstuhl für tierischen Magnetismus und eine Klinik in der Charité zu erhalten, erfüllte sich nicht; dafür überwog in der medizinischen Fakultät noch immer zu sehr der nüchterne naturwissenschaftliche Geist. Die Praxis in der Behrenstraße jedoch blühte zu ungeahnter Größe auf.

Als Speicher für seine magnetische Kraft ließ Wolfart eine hölzerne Vase im Empire-Stil und eine tönerne Urne in altägyptischer Form anfertigen. Als Füllung wählte er einen Zentner Kohlenschlacke, 50 Pfund Eisenspäne, je 25 Pfund Weizenkörner und Glasabfälle. Jedes Stück Schlacke, jeden Eisenspan, jede Handvoll Weizenkörner, jedes Glasstück nahm er in beide geschlossene Hände und presste die Daumen gegeneinander. So ließ er langsam seinen tierischen Magnetismus auf die Materie überströmen. Er brauchte Wochen dazu. Die Praxis blieb inzwischen geschlossen. Zum Schluss wurde die Füllung der Urnen mit einem Eimer magnetisierten Wassers übergossen. Zehn blank polierte Eisenstangen mit Handgriffen ragten aus den Urnen nach allen Seiten heraus. Sie sollten in Zukunft die heilenden Hände Wolfarts ersetzen.

Ende November 1812 wurde die erste magnetische Klinik in Berlin eröffnet. Vormittags von 9 bis 11 war Poliklinik für jedermann kostenfrei; von 4 bis 7 Uhr nachmittags Gemeinschaftsbehandlung 1. Klasse für zahlende Patienten; Einzelbehandlung nach Vereinbarung. Regelmäßig war das Haus schon um 8 Uhr morgens belagert. Die Patienten mussten einzeln an Dr. Wolfart vorbeidefilieren. Er fragte jeden, woran es ihm fehle, und je nachdem, ob ein Übel an Kopf, Herz, Lunge, Bauch oder Gliedmaßen angegeben wurde, bedeutete er dem Kranken, auf welchen Körperteil er den Magnetstab zu richten hatte. Immer zwanzig durften auf einmal eintreten, dann schloss sich die dunkelrote Portiere vor dem Allerheiligsten.

Manche der Kranken fielen in tiefen Schlaf, sobald sie den Leitungsstab nur berührten, andere spürten sofort ein wohltuendes Wärmegefühl, ein Prickeln oder Ziehen in den kranken Gliedern, die dritten schrien vor Schmerzen auf. Wolfart ging von einem zum anderen, fühlte den Puls und ließ sich die Zunge zeigen. Auf bunte Kärtchen schrieb er seine Diagnose und verordnete Medikamente, die zur magnetischen Bestrahlung gleich aus der Apotheke herbeigeholt wurden.

Ausgesprochene Sorgen bereiteten dem Dr. Wolfart die Patienten, die im Schlaf hellzusehen glaubten und zu reden anfingen. Ungeniert gaben sie ihre intimsten Geheimnisse preis – und nicht nur das. Sie schienen auch ins Innere der anderen durch die Urne magisch verbundenen Kranken zu sehen. Zu einem Skandal kam es, als der pensionierte Oberst von R. der jungverheirateten Gräfin M. im besten Kasinoton erklärte: „Ist ja keen Wunder, dass Jneedichste Jräfin keene Kindchen bekommen." Und es folgte eine minutiöse Schilderung intimer anatomischer Details, deren Kenntnis sich der alte Haudegen allerdings, wie sich später herausstellte, bei den Vorlesungen des Anatomen Rudolphi und des Generalchirurgen Mursinna angeeignet hatte.

Noch am gleichen Tag ließ Wolfart an den Wänden der beiden Säle ein halbes Dutzend Kabinen zimmern. Sobald sich bei einem Patienten die ersten Anzeichen von Somnambulismus einstellten, wurde er isoliert.

In Privatsprechstunden empfing Wolfart so auserlesene Patienten wie die Frau Karoline des Staatsministers Wilhelm von Humboldt. Der Theologieprofessor und umschwärmte Prediger an der Dreifaltigkeitskirche, Friedrich Schleiermacher, ließ bei ihm sein Gallenleiden behandeln. Gräfin Morawska, Hofrätin Kölz sowie einige Dutzend andere Damen der besten Gesellschaft suchten und fanden an der Quelle des Magnetismus Heilung ihrer Beschwerden. In seiner Zeitschrift „Neues Asklepion" berichtete Wolfart ausführlich über die Erfolge seiner Klinik. Von 1814 bis 1822 erhöhte sich die Zahl der Behandelten von 375 auf 1.488. Außer Syphilis und Krätze, deren Behandlung er ablehnte, gab es kein Leiden, das er nicht lindern, bessern oder vollständig heilen konnte.

Mit Behagen ließ er sich über Fälle aus, an denen die Kunst der Charité oder anderer namhafter Mediziner versagt hatte. Kein Wunder, dass er sich damit bei seinen Kollegen unbeliebt machte.

*

Die große Stunde für Dr. Wolfart und den Mesmerismus schlägt gegen Ende des Jahres 1815. Napoleon Bonaparte war bei Waterloo endgültig besiegt und nach St. Helena verbannt. Durch das Brandenburger Tor marschierten Marschall Blüchers siegreiche Truppen. In der Karosse des Staatskanzlers Fürst Hardenberg saß beim Triumphzug sein Leibarzt Dr. Koreff.

Dr. David Ferdinand Koreff, geboren 1783 in Breslau, hat in Halle Medizin studiert, war dann nach Paris gegangen und hatte es dort, nicht zuletzt durch geschickte Anwendung des Mesmerismus, zum gesuchten Modearzt gebracht. 1812 hatte Bonaparte ihm die Stellung eines Chefarztes in der Grande Armee angeboten, die er als gebürtiger Preuße aber ablehnte. Nach der Eroberung von Paris und der ersten Verbannung Napoleons im März 1814 fand er begeisterten Anklang bei Staatskanzler Hardenberg und den Damen des preußischen Gefolges. Frau Karoline von Humboldt, die leidenschaftliche Frau des Außenministers Wilhelm von Humboldt, befreite er von Herzkrämpfen. Fürst Hardenberg machte ihn zu seinem Leibarzt und nahm ihn zum Wiener Kongress mit. Am Rande dieser schillernden Versammlung von Potentaten, Diplomaten und dazugehörenden Damen behandelte er Migränen und schlichtete amouröse Skandale. Fürst Hardenberg versprach ihm eine Professur in Berlin und entscheidenden Einfluss auf Wissenschaft und Kunst in Preußen, wenn er ihm nach Berlin folgen würde. Koreff war von der Persönlichkeit Hardenbergs fasziniert und von dessen Mission überzeugt, in Preußen die konstitutionelle Monarchie durchzusetzen. Es reizte ihn auch, in die offizielle Berliner Medizin etwas von den posi-

tiven Erfahrungen einbringen zu können, die er dem Mesmerismus abgewonnen hatte. Koreff folgte dem Staatskanzler nach Berlin.
Einer der ersten, die ihn dort aufsuchten, war Dr. Wolfart.
Ein Medium, erklärt er, habe ihm Koreffs Ankunft als „die eines stärkenden Gleichgesinnten" vorausgesagt, und er begrüße ihn als den Verbündeten.
Dr. Koreff ging es darum, den Staatskanzler für eine mesmerische Behandlung seiner beiden Leiden zu gewinnen, eines sich verschlimmernden Herzasthmas und einer Schwerhörigkeit, die ihn bei seinen politischen Geschäften immer stärker behinderten.
„Haben Sie ein Medium, das auf den Kanzler Eindruck machen kann?", fragte ihn Koreff.
Wolfart zögerte keine Sekunde. Er hatte ein Medium, wie es ihm niemals vorher begegnet war. Friederike Hähnel, Bäckerstochter aus Neubrandenburg in Mecklenburg, war in Berlin bei ihrem Onkel, dem königlichen Bratenmeister Boudin, zu Besuch, als sie von der Lungensucht befallen wurde. Sie kam in die Charité und wurde vom dirigierenden Arzt Dr. Horn als geheilt entlassen. Wenige Monate später hustete sie wieder, und diesmal schickte ihr Onkel sie zu Wolfart. Zu dem engelhaften Mädchen mit den blonden Locken und den tiefbraunen Augen fand er einen magnetischen „Rapport" wie noch nie zuvor bei einem Patienten. Sie schlief ein, ohne dass er sie berührte. Tage voraus konnte er ihr befehlen, zu einer bestimmten Stunde und Minute einzuschlafen. Das Unglaublichste war aber – Friederike Hähnel sagte hellsichtig jede Krise im Verlauf ihrer Krankheit voraus.
In einem seiner Berichte schreibt Wolfart:
„Die Kranke erklärte, daß sich seit langem ein heftiger Blutsturz vorbereitet habe. Er werde am kommenden Freitag zum Ausbruch kommen, aber nur noch als leichtes, nicht gefahrvolles Blutauswerfen. Dieses werde Freitag morgen um 7 Uhr anfangen, sich stärker um 10 Uhr wiederholen und abends um 7 Uhr nochmals mit Fieberschauern und Hitze eintreten... Es war Montag, als sie das sagte..."
Am Freitag, dem 10. November 1815, wurde er früh zu der Kranken gerufen. Sie starrte auf einen dunklen Fleck auf der Bettdecke. „Das ist mein Blut", keuchte sie tödlich erschrocken. Im Wachzustand wusste sie nichts mehr von dem, was sie im magnetischen Schlaf prophezeit hatte.
Die Vorgänge in ihrer Brust beschrieb sie nach Wolfarts Aufzeichnungen so:

„Sie sieht schwarzes Blut vom Herzen zur Lunge strömen, doch durch ungleichen Herzschlag bleiben Kügelchen von Blut in der Lunge zurück und würden durch andere vermehrt, die sie wie kleine Brüste dem innern Bau nach darin sähe. Immer mehr Blut treibt sich auf eigene Faust umher, käme nicht mehr zurück und zöge immer neues Blut nach... Gewaltsame innere Zerreißung der Lunge müsse folgen..."

Hingerissen wie von einer Offenbarung schrieb Wolfart diese hellsichtige Beschreibung einer Phtisis tuberculosa, der knotigen Lungensucht, nieder. Was das Mädchen „kleine Brüste" nannte, waren die Lymphdrüsen, um die herum sich die Knötchen in dichten Trauben angesiedelt hatten. Und doch war dieses Bild falsch.

Dr. Wolfart und die Ärzte seiner Zeit hielten die Tuberkeln für Klümpchen abgestorbenen Blutes, das sich durch Versagen der Herztätigkeit in der Lunge ansammle. Sie ahnten noch nicht, was sechs Jahrzehnte später Robert Koch nachweisen wird: dass die Tuberkeln wucherndes Lungengewebe sind, eine Abwehrreaktion des Körpers gegen einen heimtückischen winzigen Eindringling – den Tuberkelbazillus.

Was das Medium angeblich hellsichtig offenbarte, ist nichts weiter als die vorherrschende Meinung über die inneren Vorgänge bei Lungenschwindsucht, die Dr. Wolfart ihr suggeriert. Und ebenso übertrug er ihr seine Gedanken über Verlauf und Behandlung der Krankheit.

Drei Monate lang magnetisierte er sie beinahe täglich. Sie erlebte sein Fluidum wie ein Licht, das sie von innen erleuchtete, und es war ihr, wie man recht gut verstehen kann, „als riefen ihr ferne Stimmen etwas zu". Eines Tages sprach aus ihr seine Zuversicht, dass sie gesund würde.

„Durch das magnetische Licht vereinigt das irre getriebene Blut sich wieder mit dem gesunden. Ich werde gewiß noch Blut auswerfen, aber nicht mehr so viel..."

Auch unangenehme Gedanken hörte Wolfart aus ihrem Mund, wie er später berichtete:

„Besonders teilte sie mir wochenlang im voraus Todesbotschaften mit, einige Male von Kranken, bei denen nach gewöhnlicher Ansicht gar nichts Schlimmes zu erwarten stand. Bei einem sehr vornehmen Kinde sagte sie zu meinem größten Verdruß sieben Monate vorher mit äußerster Bestimmtheit den Tod voraus. Ich gestehe, daß sich leise Zweifel in mir regten. Aber bald entwickelte sich in einer furchtbar rasch fortschreitenden nervösen Abzehrung die Richtigkeit ihres

Vorschauens. Die nachherige Öffnung der Kindesleiche zeigte, daß zureichende Gründe dafür bestanden hatten."

Anfang Februar 1816 führte Wolfart Friedrike Hähnel dem Dr. Koreff vor. Der Leibarzt des Staatskanzlers war frappiert von den somnambulen Fähigkeiten des Mädchens, vor allem aber von seiner Schönheit, die ihren Eindruck auf den alternden Kanzler nicht verfehlen würde. Er bat Wolfart, das Medium den Termin für die Sitzung mit dem Fürsten von Hardenberg bestimmen zu lassen.

„Am Sonnabend abends um neun Uhr", sagte Friederike Hähnel.

*

In seinem Tagebuch gestand Fürst Hardenberg, dass Friederike Hähnel an diesem Abend im Februar 1816 sein Herz erobert hat. Seit der ersten Sekunde steht er unter dem Zauber dieses schlafenden Mädchens, und er empfindet es als eine grausame Tortur, sie über den Tod in ihrer Brust auszufragen.

„Womit fühlst du denn die Schmerzen?", fragt Wolfart sie jetzt.
„Sage mir, was du siehst." Er legt ihr die flache Hand leicht auf den Scheitel.
„Wie Bäume sieht es aus... Bäume mit großen und kleinen Ästen... tausend kleine Äste."

Dr. Koreff beugt sich zum Fürsten Hardenberg und erklärt: „Sie beschreibt das Nervensystem."

Ob er selbst ein paar Fragen an die bezaubernde Demoiselle stellen dürfe, fragt der Staatskanzler. Wolfart ist dankbar für so viel Interesse. Um mit dem Medium in Rapport zu treten, muss der Fürst jedoch alles Metall ablegen, das er am Körper trägt. Schlüsselbund, Münzen, ein Medaillon mit zwei Frauenbildnissen, von denen keins die Fürstin Hardenberg darstellt, kommen zum Vorschein. Siegelring, Taschenuhr, und endlich muss auch der Stern des Schwarzen-Adler-Ordens vom Rock getrennt werden.

Koreff schlägt vor, Friederike über die Gesundheit des Staatskanzlers zu befragen. Aber der winkt energisch ab. Keine Indiskretionen: Die Gesundheit des Vertreters Preußens in der Heiligen Allianz der Christlichen ist Staatsgeheimnis. Lieber würde der Fürst etwas über seine Frau wissen. Ob das möglich sei?

Zögernd wiegt Wolfart den Kopf. Hier könnten allzu delikate Dinge berührt werden. Es ist ein offenes Geheimnis, dass die dritte Ehe des Kanzlers mit der ehemaligen Schauspielerin Charlotte Schönemann längst zerrüttet ist. Mit ihren 36 Jahren führt sie auf Schloss

Glienicke beinahe das Dasein einer Witwe, während ihr dreißig Jahre älterer Gemahl der ganz jungen weiblichen Generation die Köpfe verdreht. – Es komme auf den Versuch an, ob der Kanzler den richtigen Rapport zu dem Medium gewinnt, sagt Wolfart vorsichtig.

Doch der 66-jährige Kanzler ist optimistisch. Wolfart legt seine Linke auf Friederikes Scheitel, mit der Rechten fasst er Hardenbergs linke Hand, sodass sich ihre Daumen berühren. Die magische Kette ist geschlossen.

Sofort wird Friederike Hähnel unruhig. „Er steht im Licht!", ruft sie. Sie beschreibt den Fürsten, wie er nackt über die Glienicker Uferwiesen läuft und sich kopfüber in den See stürzt. Sie sieht eine Frauengestalt einsam die Parkwege entlanggehen. Jetzt steigt der Mann aus dem Wasser. Er legt beide Hände wie einen Trichter an den Mund und ruft der Frau etwas zu. Aber sie geht weiter, ohne sich umzudrehen.

„Sie hört ihn nicht", sagt das Medium.

„Das ist phänomenal, mein Kind!", ruft der Staatskanzler aus. Seit einigen Jahren haben sich bei seiner Frau die ersten Anzeichen der Schwerhörigkeit eingestellt, jetzt ist sie fast taub. Alle Ärzte waren ratlos.

Und auch die Hähnel scheint zu versagen. Sie fasst nach ihren Ohren, schüttelt den Kopf. „Da fehlt nichts", sagt sie schließlich. Doch legt durch ihren Mund Dr. Wolfart ein Glanzstück früher psychosomatischer Diagnostik ab. Die Bäckerstochter aus Neubrandenburg erklärt dem preußischen Staatskanzler, dass seiner Frau am Gehör überhaupt nichts fehle, dass ihre Taubheit vielmehr der unbewusste Protest einer vernachlässigten Frau sei. Ihre Durchlaucht fühle sich zu wenig beachtet und einsam. Um die Aufmerksamkeit ihres Mannes auf sich zu lenken, produziere sie die Symptome der Taubheit...

Der Staatskanzler findet diese Diagnose offenbar nicht peinlich, sondern amüsant. Er wird dafür sorgen, dass Ihre Durchlaucht nicht mehr einsam ist. Er wird ihr eine charmante Gesellschafterin geben: Friederike Hähnel. Die Fürstin wird das Medium gesundpflegen, und Friedericke wird mit ihrer Ausstrahlung die Wunden in der Seele ihrer Durchlaucht – und damit auch die Taubheit – heilen. Auch über die Vernachlässigung durch den Fürsten wird sich die Gemahlin künftig nicht mehr beklagen können. Er wird wieder öfter und länger in Glienicke sein, wenn dort ein Engel wie Friederike Hähnel ihn erwartet.

Schon am nächsten Tag siedelt das kranke Medium nach Schloss Glienicke über. Eine Kutsche des Fürsten Hardenberg steht ständig bereit, um Dr. Wolfart zu seiner Patientin zu bringen. Und die Hähnel verlangt oft nach ihm. In der ersten Sitzung erklärt sie sehr bestimmt, dass sich in ihrer Brust ein neues Geschwür heranbilde. Als Therapie verordnet sie sich im magnetischen Schlaf ein drastisches Mittel – ein Haarseil soll über dem Sitz des Geschwürs durch ihre Brust gezogen werden.

Schreckensbleich steht die Fürstin Hardenberg dabei, als Koreff und Wolfart mit der barbarischen Prozedur beginnen. Jetzt im Wachzustand weiß Friederike nichts davon, dass sie selbst danach verlangt hat. Verzweifelt sträubt sie sich dagegen, ihre ebenmäßige Brust entstellt zu sehen. Zwei Diener müssen sie halten, als Koreff eine lange Nadel durch einen Hautwulst sticht, den Wolfart mit beiden Händen zusammendrückt. Ein dicker Faden aus Hanf wird mit Entzündung fördernden Mitteln eingerieben und durch die Wunde gezogen. Mehrmals täglich muss dieser Faden hin und her bewegt werden, um die Wunde ständig zu reizen und die Entzündung nach innen zu treiben. Auf diese Weise will man dem inneren Geschwür einen Ausgang verschaffen.

„Im Übrigen ging alles nach Wunsch", berichtete Wolfart.

„Sie hatte den 20. März zum Aufgehen des Eitersacks bestimmt. Am genannten Tag warf die Kranke nach vorhergehendem hektischen Abendfieber einen guten halben Tassenkopf Eiter mit Blutstreifen aus. Noch mehrere Tage hindurch folgte Eiterauswurf, mit schwärzlichen Blutklümpchen untermischt. Das Haarseil musste nach ihrer Vorschrift noch einen Monat hindurch offen erhalten werden. Währenddessen schwanden die Brust-Symptome (Husten, Stechen, Auswurf und Fieber) nach und nach völlig. Und endlich blieb nach dem Gebrauch magnetisierter Pomade nur eine wider Erwarten geringe Narbe zurück."

Hingerissen von der Kunst seiner beiden Günstlinge schwärmt der Staatskanzler: „Alle anderen Ärzte erscheinen mir dagegen wie blinde Apotheker. Auf gut Glück greifen sie in ihre Büchsen und verlassen sich auf die Gesetze der Wahrscheinlichkeit. „

Entschlossen, den Widerstand der Fakultät und der Charité gegen den Magnetismus zu brechen, fordert Hardenberg von Wolfart eine Aufstellung seiner bisherigen Heilerfolge zur Vorlage beim König. Da der König sich in erster Linie als Soldat fühlt, hebt Wolfart in diesem Bericht die Wunder hervor, die seine magnetische Methode an den Versehrten der Napoleonischen Kriege gezeigt hat. Schluss-

pointe und Krönung aber ist „der Fall der Jungfrau Hähnel, Nichte des königlichen Bratenmeisters Boudin".
Am 2. Mai 1816 reicht Wolfart seine Denkschrift ein. Am 5. Mai ergeht eine königliche Kabinettsordre an den Kultusminister. Darin befiehlt Friedrich Wilhelm III. „dem Wolfart eine Anerkenntnis seines nützlichen Bestrebens durch eine Anstellung bei der hiesigen Universität zu geben". Über die Lehre des Magnetismus soll „in meinen Staaten in ordentlichen Lehrvorträgen" Unterricht erteilt werden.
Triumph in der Behrenstraße 43 und auf Schloss Glienicke. Koreff sieht sich nach dem Sieg schon als künftigen Kultusminister in Preußen. Schon überlegt Wolfart, wie viele magnetische Behälter er in der Charité aufstellen wird. – Doch die medizinische Fakultät denkt nicht daran, sich den Dr. Wolfart als ordentlichen Professor aufzwingen zu lassen, und beruft sich auf die akademische Selbstregierung, die sich auch königlichen Befehlen nicht zu beugen habe. Sie verschafft sich eine Abschrift des Wolfartschen Memorandums. Genauestens wird jede Krankengeschichte aus der Behrenstraße überprüft. Das Ergebnis ist für Wolfart wenig schmeichelhaft. Ein Brustgeschwür, das Wolfart „auf dringendes Bitten magnetisiert und innerhalb von 9 bis 10 Wochen verteilt" haben will, muss ein halbes Jahr später in der Charité operiert werden. „Das arme Weib blieb mir kalt unterm Messer", sagte Generalchirurg Mursinna. „Vielleicht hätten wir sie retten können, wäre sie nicht erst dem magnetischen Schwindel nachgerannt."
Drei Patienten, die Wolfart von schweren Hautausschlägen geheilt haben will, liegen jetzt mit fortgeschrittener Syphilis in der Charité. „Ihre Behandlung mit Quecksilber wurde um Monate verzögert", erklärt der dirigierende Arzt Dr. Horn. Nur wenige Fälle bleiben zugunsten des Dr. Wolfart unentschieden. So vor allem die wunderbare Heilung der lungenkranken Friederike Hähnel.

„Aus der Charité haben wir sie als ungeheilt entlassen", sagt Dr. Horn.
„Wer beweist uns, dass der Wolfart sie wirklich geheilt hat?" fragt der Anatom Rudolphi.
„Ich habe die junge Dame gestern im Schlosspark von Glienicke beobachtet, als sie Reitstunden nahm", erklärt Professor Hufeland. Der königliche Leibarzt und Direktor der Charité wagt zwar nicht, offen eine Lanze für den Magnetismus zu brechen, aber er will die Schützlinge des Staatskanzlers auch nicht völlig im Stich lassen.

Schließlich einigt man sich darauf, Wolfart mit dem Titel eines außerordentlichen Professors abzufinden. Es ist eine Professur ohne Wirkungsbereich; denn die Errichtung eines Lehrstuhls für tierischen Magnetismus lehnt die Fakultät einstimmig ab. Wenn der König schon Mittel für einen weiteren Lehrstuhl bewilligen möchte, dann bitte für Physiologie, für Augen- und Kinderheilkunde. In diesem Vorschlag erkennt der Staatskanzler sofort die Möglichkeit, Wolfarts Niederlage in einen Sieg für Koreff umzumünzen. Der hat seinen Doktor in Halle mit einer physiologischen Dissertation bei Professor Reil gemacht, dem 1813 gestorbenen letzten Inhaber dieses Lehrstuhls in Berlin. Da die Fakultät selber keinen besseren Kandidaten vorschlagen kann, setzt Hardenberg – wenn auch gegen Protest – die Ernennung Koreffs durch.

Die Kabinettsordre wird dem Kanzler mit Kurierpost nach Bad Teplitz nachgesandt, wo er mit Gemahlin, Gesellschafterin und Leibarzt eine Brunnenkur macht. Feierlich entfaltet der Fürst das Dokument vor Dr. Koreff. Der liest und erbleicht. „Das stimmt ja nicht", stammelt er und deutet auf eine Zeile in den Angaben zur Person. Da steht: „Evangelisch-lutherische Konfession."

„Ich bin nicht getauft", sagt Koreff.

Nun ist es am Kanzler, blass zu werden. Ihm ist es zu verdanken, dass die Juden in Preußen gleichberechtigte Bürger geworden sind, allerdings mit einer Ausnahme: in den Staatsdienst wird nur aufgenommen, wer einem christlichen Bekenntnis angehört. Viele Juden haben sich bereits taufen lassen. Hardenberg ist in dieser Frage indifferent. Es ist ihm überhaupt nicht eingefallen, seinen Leibarzt nach der Konfession zu fragen. Doch die Beamten im Ministerium für Unterricht, die Koreffs Berufung ausgefertigt haben, setzen stillschweigend voraus, dass der Staatskanzler diesen Punkt berücksichtigt habe. Und nun steht er da mit einem Dokument, dessen Unterschrift er dem König unter falschen Voraussetzungen förmlich abgenötigt hat...

„Wir reisen sofort ab", entscheidet Hardenberg. Am 12. August 1816 trifft seine Wagenkolonne in Dresden ein. In der preußischen Gesandtschaft herrscht Ferienbetrieb, Legationsrat Dr. Wilhelm Dorow vertritt den Gesandten. Ihn nimmt der Staatskanzler sofort beiseite und setzt ihm die „sehr verdrießliche Angelegenheit" auseinander. Ein Taufschein muss her, sofort. Aber da kein Pastor einen Taufschein zurückdatieren kann, muss ein weiterer Beweis dafür geschaffen werden, dass Koreff sich schon seit langem zur evangelisch-lutherischen Kirche bekennt. Das zustande zu bringen, überlässt der Staatskanzler dem jungen Diplomaten: „Ich verlasse mich vollkommen auf Ihre Mithilfe, mein Schatz" und verspricht ihm dafür drei Monate Extraurlaub und Beförderung. Seine Wagenkolonne rollt weiter nach Berlin. Dr. Koreff bleibt in der Obhut des Legationsrats Dorow zurück.

Am frühen Morgen des 13. August 1816 wird der Domprediger in Meißen aus dem Schlaf geklopft. Der preußische Geschäftsträger Dr. Dorow überreicht ihm eine Erklärung des mit ihm erschienenen Dr. David Ferdinand Koreff, in der es heißt:

„Mein Vater, welcher der mosaischen Religion zugethan war, befahl mir, vor meinem 30. bis 40. Lebensjahr mich zu keiner Religionsparthei zu bekennen, alsdann aber zu derjenigen, welche ich nach angestellten Prüfungen für die beste halten würde. – Ich habe nun sowohl das mosaische als das christliche Religionssystem, als auch alle übrigen christlichen Glaubensbekenntnisse sorgfältig studiert und mich überzeugt, dass die evangelisch-lutherische Konfession die wahre Gewissensfreiheit, Ruhe und Herzensfreudigkeit gewährt, und daher bin ich entschlossen, mich zu dieser zu bekennen und mich zum Christentum also einweihen zu lassen."

Der Partner sah wohl die Dringlichkeit ein, seiner Kirche diese Seele zu retten. Er ließ als Zeugen auch den Küster aus dem Bett holen, nahm den Taufakt vor und erteilte anschließend das Abendmahl. In den Taufschein setzte er statt „David" als ersten Vornamen „Johann" ein. Per Handschlag nahm Dorow dem Prediger das Versprechen ab, über die Begebenheit Stillschweigen zu bewahren.

Nichts kann jetzt mehr die Karriere des Professors Koreff aufhalten. Im Jahre 1818 wird er auf Vorschlag Hardenbergs Geheimer Oberregierungsrat und Abteilungsleiter im Unterrichtsministerium, wo er sich der Förderung der schönen Künste annehmen soll. Er ist auf diesem Gebiet ebenso zu Hause wie auf dem der Medizin. Er gehört zum engsten Freundeskreis des Kammergerichtsrats E. T. A. Hoffmann, in dessen „Serapionsbrüdern" er als „Vivenz" verewigt wurde.

*

Über die belebten „Linden" jagt vom Brandenburger Tor her eine zweispännige Kalesche in verbotswidrigem Tempo Richtung Schloss. Auf dem Bock steht aufrecht eine junge Frau in enganliegendem Reitkleid. Behäbige Bürger springen schimpfend beiseite. An der Ecke Friedrichstraße steigen plötzlich die Pferde, und die

tolle Fahrerin kann sich nur mit Mühe auf dem Bock halten. Gefährlich schleudert der Wagen auf den Bürgersteig. Ein Aufschrei. Ein alter Mann ist zu Boden gerissen worden. Die Kutsche biegt in die Gegenfahrbahn ein und rast zur Wilhelmstraße. Auf beiden Türen trägt sie das Wappen des Fürstkanzlers. Und bald weiß auch ganz Berlin, wer die Fahrerin war: Friederike Hähnel, die Geliebte Hardenbergs.
Seit Friederike ganz gesund ist, gilt sie offiziell als Gesellschaftsdame der Fürstin. Doch man braucht den greisen Kanzler nur einmal mit der Bäckerstochter zu sehen, um zu wissen, wie es um ihn steht. Das erfährt am Abend nach dem Unfall auch der Königliche Oberkammerherr Fürst Wittgenstein.
„Majestät haben mit Befremden von dem Ärgernis Kenntnis genommen", sagt der Höfling zum Kanzler.
„Ich werde ihr tüchtig den Kopf waschen", lacht Hardenberg.
„Das wird Seiner Majestät nicht genügen..."
Die Züge des Staatskanzlers werden hart. „Sie meinen ... Trennung?"
Der Oberhofmarschall nickt.
„Das werde ich nie tun", sagt der Staatskanzler leise. „Lieber trete ich zurück..."
Kaum hat der Oberkammerherr sich kühl verabschiedet, als die Fürstin erscheint. Sie macht ihrem Mann eine Eifersuchtsszene. „Das Weib muss aus dem Haus!"
„Friederike bleibt", sagt der Fürst. „Eher lasse ich mich von dir scheiden..."
Die unglückliche Frau tröstet sich damit, dass auch diese Liebschaft ihres Mannes rasch erkalten wird – wie so viele andere vorher. Doch diese Hoffnung wird enttäuscht.
Was fesselt den Fürsten an diesem Mädchen? Wodurch verhext sie ihn? Die Fürstin findet nur eine Erklärung: Sie magnetisiert ihn, sie macht ihn willenlos. Das sagt sie Friederike auf den Kopf zu.
Aber die lacht nur höhnisch. Mit ihren langen, schmalen Händen streicht sie an ihrem leichten Hauskleid herunter, dass ihr schöner Körper hervortritt. Und die Fürstin versteht diese Geste: Er liebt mich, weil ich schön und jung bin. Er ist mir hörig, weil er noch nie so geliebt worden ist wie von mir.
Aber da ist noch etwas anderes.
Zwar ist Friederike von der Lungensucht völlig geheilt.
Aber sie ist nicht gesund. Zuweilen verfällt sie plötzlich in Zuckungen. Wie vom Blitz getroffen sinkt sie zu Boden. Ihr Gesicht wird

kalkweiß, ihre Lippen laufen blau an. Ein grauenerregender Anblick.
Zum ersten Mal geschieht es, als in Schloss Glienicke eine glänzende Gesellschaft versammelt ist. Friederike erscheint wie meistens zu spät. Man sitzt schon bei Tisch. Die Stühle links und rechts vom Fürsten sind besetzt. Angeregt plaudert er mit seinen beiden Nachbarinnen. Da hört er einen Fall. Er sieht Friederike am Boden hingestreckt. Er stürzt zu ihr, ruft nach Dr. Koreff.
Friederike wird hinausgetragen. Der Fürst aber lässt sich bei seinen Gästen entschuldigen und taucht nicht wieder auf. Ein unerhörter Affront gegen die Gäste...
„Durchlaucht dürfen sie nicht derart verwöhnen", sagt Dr. Koreff, als er mit Hardenberg allein ist.
„Was soll das heißen?", fragt der Kanzler scharf.
„Sie produziert diese Anfälle", erklärt Koreff.
Der Kanzler braust auf. Will Koreff damit sagen, das alles nur Verstellung ist?
„Das nicht... Jedes Symptom ist echt, genau wie es das Krankheitsbild vorschreibt... Es sind echte Krämpfe – und doch auf Befehl erzeugt. Sie ist gewissermaßen ihr eigenes Medium. Sie wird diese Anfälle immer wieder produzieren, sobald Sie anderen Menschen Beachtung schenken. Auf diese Weise ist sie sicher, Beachtung zu finden, von Ihnen, Durchlaucht! Davor möchte ich warnen..."
„Ich habe Sie nicht darum gebeten!" Zornig lässt der Staatskanzler seinen Leibarzt stehen, auf den er bisher geschworen hat wie auf einen Halbgott.
Doch Koreff muss sich weiterhin unbeliebt machen. Der Gesundheitszustand des Fürsten verschlechtert sich rapide. Er leidet schon seit einigen Jahren an Asthma. Aber damit könnte er uralt werden, wenn er vernünftig leben würde. Die Hähnel aber treibt ihn zu Ekstasen, die eines Tages tödlich werden können.
Koreff nimmt Friederike beiseite. Er fleht sie an, den Fürsten zu schonen. Friederikes Augen werden ganz dunkel vor Wut. „Sie kleiner Kurpfuscher", zischt sie ihn an. „Erst ruinieren Sie seine Gesundheit, dann suchen Sie einen Sündenbock."
Von nun an hetzt Friederike systematisch gegen den Leibarzt: Koreff verbreite das Gerücht, der Kanzler werde bald sterben. Koreff habe ein Verhältnis mit der Fürstin. Er magnetisiere sie heimlich.

*

Bei Beschütz, einem vornehmen Bekleidungsgeschäft in der Innenstadt, beobachtet ein Verkäufer, wie eine junge Dame einen teu-

ren Rock aus englischem Tuch unter ihrem Mantel verschwinden lässt. Er schlägt Alarm, die Diebin wird festgehalten, bis die Polizei kommt.
Es handelt sich um ein Fräulein von Altrock, eine Nichte des Feldmarschalls von Blücher. Zu ihrer Rechtfertigung sagt sie aus, dass sie von Dr. Wolfart magnetisiert worden sei. Im somnambulanten Zustand habe er ihr den Befehl erteilt, bei Beschütz zu stehlen.
Wolfart wird der Delinquentin gegenübergestellt. Er gibt zu, dass sie seine Patientin ist, bestreitet aber energisch, ihr irgendwelche gesetzeswidrigen Aufträge suggeriert zu haben.
„Das ist absurd!"
„Ist es auch absurd, dass ich ein Kind von dir erwarte?", schluchzt Fräulein von Altrock.
Zur allgemeinen Überraschung schweigt Dr. Wolfart auf diese Frage. Das ist auch eine Antwort. Dabei sieht der kleine, fast zwergenhafte Professor so gar nicht nach einem Don Juan aus.
Im Interesse der Familie von Altrock wird der Fall vertuscht. Aber auch ohne Prozess weiß ganz Berlin Bescheid. Es stellt sich heraus, dass noch andere junge Damen in Professor Wolfarts magnetischer Heilanstalt schöne Stunden verlebt haben. Ob er sie im magnetischen Schlaf verführt habe, will die Polizei wissen. Aber alle Zeuginnen erklären, nicht dem Magnetiseur. sondern dem Mann in Professor Wolfart erlegen zu sein. Strafrechtlich kommt er ungeschoren davon. Seine Praxis gewinnt sogar noch an Zulauf. Aber für die Sache des „tierischen Magnetismus" ist es ein schwerer Schlag.
Das bekommt auch Dr. Koreff zu spüren. Schließlich war er der große Freund und Förderer Wolfarts. Er verliert jeden Einfluss auf den Fürsten. Offen wirft Hardenberg ihm jetzt vor, ein Verhältnis mit der Fürstin zu haben. In Schloß Glienicke jagt eine peinliche Szene die andere. Ansehen und Ruf des Staatsmannes Hardenberg sinken auf den Nullpunkt.
Im April 1821 verbietet der Staatskanzler dem Dr. Koreff für immer sein Haus. Er dringt auf Trennung von der Fürstin, sie wird förmlich nach Dresden verbannt, wohin Koreff ihr folgt. Der König setzt ihr eine Rente aus.
Damit ist auch Friederikes Stellung als Gesellschaftsdame im Glienicker Schloss nicht mehr zu rechtfertigen. Schnell findet der Fürst eine neue Formel: Friederike muss heiraten, und zwar einen Mann, den er für sie aussucht – den Verwalter seines Gutes Neuhardenberg, Baron von Kimsky. Zunächst bekommt Friederike ihre Krämpfe. Doch diesmal bleibt der Kanzler hart. Am 3. Juni 1821 wird aus

Friederike Hähnel die Baronin Kimsky. Hardenbergs Hochzeitsgeschenk: 20.000 Taler. Um sie flottzumachen, muss er alten Familienschmuck verkaufen. An ihrem Verhältnis zu Hardenberg ändert sich nichts.

An Koreffs Stelle tritt Dr. Johann Nepomuk Rust. Er hat in der Charité durch kühne Operationen von sich reden gemacht und gilt als energischer Internist. Gleich nachdem er den Staatskanzler zum ersten Mal untersucht hat, erklärt er ihm, dass sein Leben äußerst gefährdet sei, wenn er sich nicht äußerste Schonung auferlege. Friederike von Kimsky erkennt in Rust ihren Feind.

Im Oktober 1822 kommt es zwischen ihnen zur Machtprobe. Ein Kongress der „Heiligen Allianz" steht bevor. In Verona wollen die Monarchen und Staatsmänner Österreichs, Preußens und Russlands zusammentreffen. Dr. Rust soll den Staatskanzler begleiten.

„Aber nur, wenn die Baronin nicht mitreist!", erklärt Rust dem Fürsten geradezu.

„Das kann ich ihr nicht antun", protestiert Hardenberg.

„Dann werden Durchlaucht ohne mich reisen."

Zum Schein gibt Hardenberg nach. Mit Friederike verabredet er, dass sie im Lauf des Kongresses nachkommen soll.

Friederike reist mit ihrem Mann nach Italien. Aber sie lässt Hardenberg warten. Sie weiß, dass jeder Tag, den sie fernbleibt, seine Sehnsucht verdoppeln wird. Und wenn sie dann endlich kommt, wird sich zeigen, dass sie stärker ist als alle – auch als Dr. Rust.

Enttäuschung unter den Staatsmännern, als der preußische Kanzler allein eintrifft. In allen Hauptstädten Europas kursieren Geschichten über die Kimsky. Umso dankbarer ist der König von Preußen, dass sein Kanzler diesmal seinen Schatten endlich zu Hause gelassen hat. Aber der Fürst ist nervös und übler Laune. Bei den Konferenzen wirkt er zerfahren, mehrfach verschenkt er günstige diplomatische Gelegenheiten.

„Er ist nicht hellsichtig geworden", wird hinter seinem Rücken gewitzelt.

Vier Wochen lang sehnt er sich nach Friederike, nach seinem Fritzchen, seinem Huckhuckhuck, seinem Hühnchen, wie er sie zärtlich nennt. Ihre Zimmer sind ein Blumenmeer, als sie am 9. November 1822 endlich eintrifft.

Aber schon bei der ersten Begegnung erschrickt er: Friederike macht den Eindruck einer glücklich verheirateten Frau, und Baron Kimsky wirkt ganz wie ein verliebter Bräutigam auf der Hochzeitsreise. Soll-

te die Zweckehe, die er gestiftet hat, etwa in Liebe ausgeartet sein? Brennende Eifersucht peinigt den Fürsten.
Friederike schürt dieses Feuer noch. Bald behandelt sie ihn wie Luft, dann wieder wie einen guten, alten Onkel.
Einmal hört Rust die beiden laut streiten; offenbar geht es um Geld, das der Fürst nicht bewilligen will. Gleich darauf wird laut nach Rust gerufen. Er findet die Kimsky in Krämpfen am Boden. Kurzentschlossen gießt er eine Karaffe voll Wasser über ihren Kopf aus.
„Sie unvorstellbarer Rohling", brüllt der Fürst.
Eine Stunde später begegnet Rust dem Ehepaar Kimsky, als es gerade aus einem Bankhaus kommt.

*

Der Kongress geht zu Ende, über Oberitalien toben eisige Stürme. Dieses Wetter ist Gift für den Fürsten. „An den Gardasee oder nach Hause", drängt Rust. Aber Friederike will Italien sehen. „Dann aber ohne Seine Durchlaucht", erklärt Rust.
„Gut, dann eben ohne ihn", triumphiert Friederike. Sie weiß, dass der Kanzler im Nebenraum jedes Wort hört. Und Hardenberg fährt mit. Gleich am ersten Abend in Mailand schleppt Friederike den Todmüden durch vier verschiedene Theater.
„Wollen Sie unbedingt, dass den Fürsten der Schlag noch auf dieser Reise trifft?", fragt Rust.
Kalt mustert ihn Friederike. Rust ist jetzt überzeugt, dass sie den Fürsten zu Tode hetzen will. Er bemerkt verstohlene Gesten, durch die sie sich mit ihrem Ehemann hinter Hardenbergs Rücken verständigt. Und immer wieder ist die Rede von Geld, immer wieder schickt der Staatskanzler seinen Sekretär zur Bank, um Kreditbriefe einzulösen.
Letzter Morgen in Mailand. Mittags soll es weitergehen nach Genua. Aber vorher muss Friederike noch um jeden Preis auf den Mailänder Dom.
„Für dich ist das nichts mehr", sagt sie zu Hardenberg. Sie weiß genau, wie sie ihn dadurch reizt. Und wirklich, der Greis rafft sich auf. Er vollführt ein paar Tanzschritte, lässt Stock und Hut bringen.
„Sie brauchen sich nicht zu bemühen", sagt er feindselig zu Rust.
Aber der lässt sich nicht abweisen. Wie ein Schatten folgt er dem ungleichen Paar bis zum Domplatz. Und am Ende der endlosen Treppe, die hinaufführt zum Dach, springt er vor. Er breitet seine Arme aus: „Keinen Schritt weiter!"

Da hebt Fürst Hardenberg seinen Stock. „Wagen Sie es, einem Edelmann Vorschriften zu machen!"
Das ist eine tödliche Beleidigung für den bürgerlichen Rust. Stumm tritt er zur Seite. Galant bietet der Fürst der Kimsky den Arm. Beinahe jünglingshaft tritt er den Aufstieg der 158 Stufen an.
„Ich hätte mich schlagen lassen müssen", gesteht Rust später.
Er zählt die Stufen. Er erwartet jederzeit einen Zusammenbruch. Doch sie erreichen den breiten Umgang um das Dach. Wie kleine Punkte sehen sie durch die Lücken der Pfeiler hindurch die Menschen auf dem Domplatz.
Nur einer hat kein Auge dafür – der Kanzler. Röchelnd, über den Knauf seines Stockes gesunken, starrt er vor sich hin.
„Einen Augenblick nur", flüstert er. „Es geht gleich wieder."
Doch jetzt kennt Dr. Rust keine Hemmung mehr. Er reißt die Kimsky am Arm und stößt sie zur Treppe zurück: „Sie gehen voran!"
„Verzeih mir, dass ich dir die Freude verderbe", sagt der Fürst zu Friederike. Wie ein Kind lässt er sich von ihr hinabführen, Stufe für Stufe. Rust würdigt er keines Blickes. Eine Stunde später rollt er neben der Kimsky Richtung Genua.
Hier sieht Dr. Rust, als er am 26. November 1822 das Zimmer des Kanzlers betritt, folgende Szene: Hardenberg hockt in einem tiefen Lehnstuhl. Sein Kopf hängt auf die Brust hinab. Er röchelt ganz leise. Ein Nervenschlag!
Vor ihm steht Friederike von Kimsky, geborene Hähnel.
Sie hält in der Hand die Geldbörse Hardenbergs. Sie starrt so gebannt auf den Sterbenden, dass sie Rust nicht gewahr wird.
„Ist das wirklich alles?", fragt sie.
Da hebt der Greis zum letzten Mal seinen Kopf. Er richtet seine blutunterlaufenen Augen auf die Kimsky. Es ist ein Blick grenzenlosen Hasses, abgrundtiefer Verachtung. Zum ersten Mal sieht Fürst Hardenberg die Frau so, wie sie ist – habgierig und ohne Herz...
Im Augenblick, als Karl August Fürst von Hardenberg tot in sich zusammensinkt, fällt Friederike wie vom Blitz getroffen zu Boden. Sie windet sich in Krämpfen, aber niemand beachtet sie. Aus der Geldbörse rollt ein Goldstück zwischen die Füße des Toten.
„Nur noch einmal habe ich ein grausigeres Sterben erlebt", hat Dr. Rust später erzählt. „Das war, als ich Berlin vor der Cholera schützen sollte..."

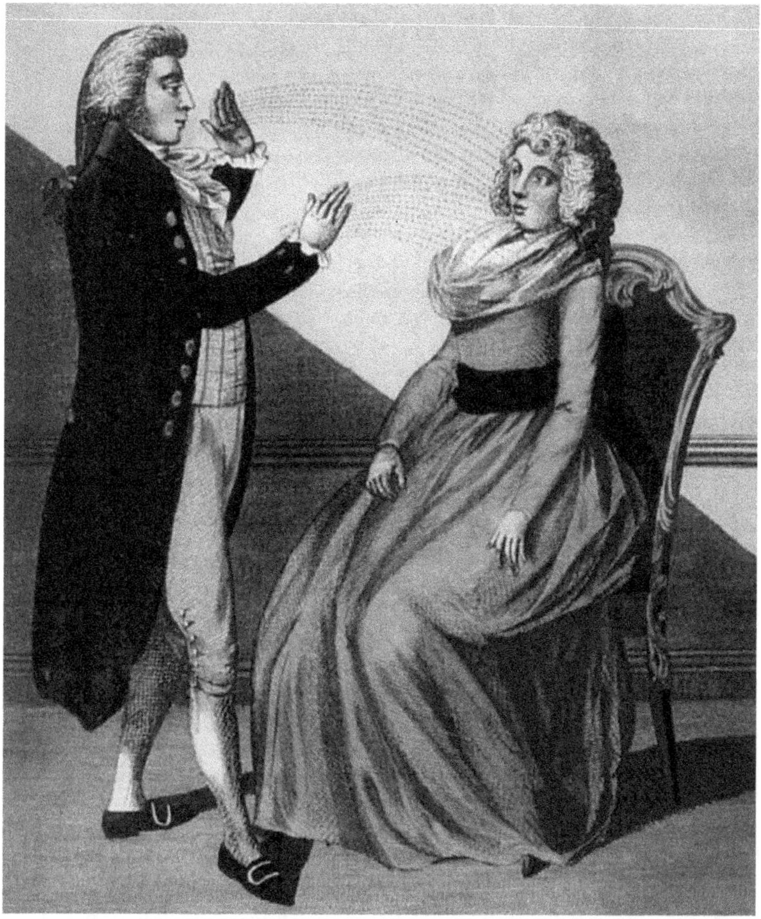

Abbildung 23: Herstellung eines hypnotischen Trance-Zustands (nach Mesmer).

Der Opfertrunk des Doktor Calow

> „Dr. Calow, ein junger Mann, der die Übertragbarkeit der Cholera von Mensch zu Mensch leugnete, kostete, um seinen Satz zu beweisen, das Blut eines Cholera-Kranken und starb zwölf Stunden später mit dem schmerzhaftesten Tode."

(„Radius-Mitteilungen" über die Berliner Cholera-Epidemie vom 17. September 1831)

> „Ein junger Arzt, Dr. Calow, hatte schon seit zehn Tagen an Dysenterie gelitten. Dennoch eilte er von einem Cholera-Kranken zum andern und hatte zuletzt einen erkrankten Tischlergesellen, den niemand angreifen wollte, allein frottiert. Nachdem dieser gerettet war, fuhr er, von Schweiß triefend, im Frack mit seiner offenen Droschke nach Hause, wo er auf der Stelle erkrankte und verschied. – Zwei Ärzte haben bei der Sektion eines der ersten Verstorbenen dessen Herzblut und selbst die Entleerung gekostet, ohne bis dahin den mildesten Nachteil zu verspüren."

(„Allgemeine Medizinische Zeitung" vom 12. September 1831)

Der Mann, mit dem die Cholera 1831 nach Berlin kommt, ist 24 Jahre alt, über einen Meter achtzig groß und semmelblond. Er heißt Johann Christian Mater. Als Heimatort ist in seinen Papieren Magdeburg angegeben. Aber seine wirkliche Heimat ist der Kahn „M 92". Auf diesem Kahn pendelt er zwischen Berlin und Nienburg an der Saale hin und her. Von der Saale bringt er Staßfurter Salz nach Berlin; mit Kiefernschnittholz für Halle an der Saale kehrt er zurück. In den Sommermonaten wohnen seine Eltern auf dem Kahn, sein Bruder Karl fährt als Schifferknecht bei ihm.

Am 21. August 1831 hat Mater beim Berliner Salzkontor am Schiffbauerdamm 500 Zentner Salz abgeladen. Aber während sonst die Rückladung schon immer bereitliegt, muss er diesmal geschlagene acht Tage im Hafen warten. Und acht Tage im Hafen zu liegen, das ist ein Verlustgeschäft. Endlich, am 29. August gegen drei Uhr nachmittags, gleitet die „M 92" schwer beladen in den Spreekanal.

Schon von weitem sieht Hans, dass vor der Schleuse vier Kähne stillliegen. Ein besoffener Schifferknecht hat beim Ausschleusen nicht aufgepasst, und ein schwerer Torfkahn hat das Schleusentor aus den Angeln gerissen. Bis das repariert ist, geht ein Tag drauf. Also noch eine Nacht in Berlin! Fluchend macht Hans Mater die „M 92" an der Jungfernbrücke im Spreekanal fest.

Schattenlos liegt der Kanal in der prallen Augustsonne. In der Luft ist das Gesumm von ungezählten Fliegen, und eine Wolke von Gerüchen hängt über der trägen, schwarzen Wasserfläche. Nirgendwo in Berlin stehen die Häuser enger, nirgends hocken die Menschen dichter aufeinander als hier am Kanal. Hunderte von Nachteimern werden hier allnächtlich ins Wasser geleert, denn die Senkgruben sind ewig überfüllt, und die Latrinenreinigung ist ein düsteres Kapitel in Berlin.

„Mach dich fort, Pest, elendige!" Wütend schlägt Hans Mater nach dem dicken, blauschillernden Brummer, der sich ihm auf die nackte Brust gesetzt hat. Nein, er wird keine Minute länger als nötig in dieser Kloake zubringen. Er wird sich landfein machen und in der Destille „Zum Nußbaum" gehörig einen zur Brust nehmen.

Um vier Uhr geht er von Bord.

Er schlendert die Straße an der Schleuse herunter. Als er einen Obstkahn sieht, überkommt ihn ein Heißhunger nach süßen Pflaumen. Er kauft eine Tüte und hat sie im Nu leer gefuttert. Aber die Pflaumen machen Durst, findet er. Rasch tritt er in eine Eckkneipe an der Königstraße und zischt ein großes Köpenicker Helles.

Schon auf dem Wege zum „Nußbaum" spürt er ein Ziehen im Unterleib. In den Gedärmen kollert es. Ein Kräuterschnaps vom „Nußbaum"-Wirt wird dafür das richtige sein. Fünf Kräuterschnäpse trinkt Hans Mater, dann ist das Bauchweh weg und auch die schlechte Stimmung.

In der hintersten Ecke der Kneipe sitzt ein alter Mann bei einer Flasche Fusel. „Juppheidi, juppheida, Schnaps ist gut für die Cholera", lallt er im Suff vor sich hin.

Hans Mater horcht auf. Da ist es, das Wort, das ihn auf Schritt und Tritt verfolgt, seit er in Berlin ist. Sprach er in einem Handelskontor wegen einer Ladung vor, so fragte man ihn, ob er die Cholera für gefährlich halte. Hielt er ein Mädchen im Arm, flennte sie ihm ihre Angst vor der unheimlichen Seuche ins Ohr. Blickte er in ein Schaufenster, schrien ihm die Ankündigungen todsicherer, unfehlbarer Vorbeugungsmittel gegen die Cholera entgegen.

14 Jahre hat Berlin Zeit gehabt, sich auf die Seuche vorzubereiten. Fern in Indien war sie im Jahr 1817 ausgebrochen und hatte innerhalb von zwölf Tagen 9.000 Mann der Garnison von Kalkutta hinweggerafft. Auch in Europa kennt man die Cholera, einen schweren Brechdurchfall, der mit Muskelkrämpfen und völliger Erschöpfung einhergeht. Aber diese „Cholera nostra", die heimische Cholera, ist selten tödlich. Die indische dagegen springt die Menschen mit einer unheimlichen Wut an, wirft sie nieder, tötet in wenigen Stunden und verbreitet sich in rasender Eile. Vierhunderttausend Opfer forderte sie in Java; 1821 starb in Bagdad jeder vierte Einwohner. Aber auch Bagdad liegt ja noch fern im Orient.

Erst als die Seuche über Persien und Turkestan nach Südrussland drang, begann Europa zu ahnen, dass die Asiatische Cholera sich an keine kontinentalen Grenzen, an kein Klima und keine geographischen Bedingungen hält. Und während die Völker sich ängstigen, streiten die Gelehrten, ob die Seuche durch Berührung von Mensch zu Mensch übertragen wird oder durch ein „Miasma", das wie giftiges Gas aus dem Boden aufsteigt und sich in unsichtbaren Wolken über die Erde wälzt. Die Ärzteschaft scheidet sich in die beiden großen Parteien der „Contagonisten" und der „Miasmatiker". Und je nachdem, welche Partei in einem Lande die Oberhand behält, werden die Maßnahmen zur Abwehr und Bekämpfung der Seuche getroffen.

In Preußen ist Professor Johann Nepomuk Rust, Geheimer Obermedizinalrat, Direktor der Charité und Diktator im Gesundheitswesen, ein überzeugter „Contagonist". Er glaubt, dass die Cholera durch Menschen von Indien nach Russland eingeschleppt worden ist. Und er hat, als im Mai 1818 die Seuche in Warschau ausbrach, dem König von Preußen eine gewaltige Maßnahme eingeredet:

Die Grenze nach Osten wurde abgesperrt. Eine ganze Armee marschierte von der Ostsee bis zur Oder hinauf. Jeder, der von Russland oder Polen nach Preußen wollte, wurde zurückgewiesen. Wer einen dringenden Grund nachwies, wurde in Quarantäne gesperrt. Und nur, wenn er nach 20 Tagen noch immer nicht die Cholera hatte, konnte er nach Preußen hinein. Kein Sack Getreide, kein Apfel, kein Pelz durfte eingeführt werden. Jeder Brief wurde zwanzig Tage aufbewahrt und mit Chlor geräuchert, ehe er zugestellt wurde. Auf Durchbrechen des Kordons stand die Todesstrafe.

Und trotzdem brach die Cholera in Ostpreußen aus, zuerst in Memel, dann in Danzig, Bromberg wurde befallen, Königsberg, Graudenz und Thorn.

Die Städte wurden von der Außenwelt abgesperrt, die Zufuhr von Lebensmitteln unterbunden. Zur Krankheit kamen Teuerung und Hungersnot. Die Reichen konnten Wucherpreise zahlen, die Armen hungerten. Werkstätten lagen still, weil kein Material hereinkam. Tausende wurden arbeitslos. Es fiel auf, dass die Krankheit vor allem kleine Leute heimsuchte. In den Armenvierteln starben sie dahin wie die Fliegen. Die Reichen wurden kaum krank oder zeigten nur leichte Symptome.

Die irrsinnigsten Gerüchte wurden verbreitet. „Die Reichen vergiften die Brunnen ... Die Ärzte geben den Reichen die wirksame Medizin, die Armen lassen sie verrecken ... Der König will das kleine Volk ausrotten, weil er fürchtet, dass es aufsässig wird ... Die Jesuiten streuen das Choleragift aus, damit die Menschen Angst bekommen und in die Kirche rennen."

Es kam zu Unruhen. Ärzte wurden auf der Straße überfallen, Quarantäneanstalten gestürmt. Das Militär musste auf die wütende Menge feuern. Es gab Tote. Am 10. August war die Cholera in Küstrin, am 25. in Stettin. Der Grenzkordon wurde auf das linke Oderufer zurückgezogen. Und doch erklärte Professor Rust: „Berlin wird von der Seuche verschont bleiben." Jede Oderbrücke, jede Fähre, jede Landstraße, jeder Feldweg wird von Posten überwacht. Da kann keiner mehr durchschlüpfen und das Choleragift einschleppen...

Hans Mater zahlt seine Schnäpse. Wenige Minuten vor sechs Uhr ist er wieder an der Jungfernbrücke. Seine Mutter tritt gerade mit einem dampfenden Topf voller Kartoffeln aus der Kajüte und gießt das kochende Wasser über Bord.

„Juppheidi, juppheida", singt er und fasst die Mutter um die Taille. Ärgerlich macht sie sich los und verschwindet in der Kajüte.

Und plötzlich ist dem Schiffer ganz kalt um die Stirn, als wehe ein eisiger Wind. Und dann wankt die Welt um ihn, der Kanal, die Häuser, der Kahn. Ein scharfer, schneidender Schlag durchzuckt seinen Leib, ein wühlender, grausamer Schmerz. Hans taumelt zur Bordwand. Dort sackt er in die Knie. Sein Kopf hängt nach draußen. Und dann strömt es aus ihm heraus. Das ist kein Erbrechen, das ist ein Ausschütten zum Munde und zum Darm hinaus.

So findet ihn seine Mutter. Sie schreckt zurück, als sie die eiskalte Stirn fühlt. Sie beugt sich vor, um sein Gesicht zu sehen, und stößt einen Entsetzensruf aus. Denn so sieht keiner aus, der nur zu viel gegessen oder zu tief ins Glas geschaut hat. Die Haut schimmert bläulich wie die eines Ertrinkenden. Seine Arme und Beine zucken in furchtbaren Krämpfen. Und schon meldet sich ein neuer Anfall des grauenhaften Brechdurchfalls. Zu dritt schaffen sie ihn in die Kajüte.

„Durst, Durst, Durst!", stöhnt Hans. Frau Mater kocht einen Kamillentee. Aber er will nur Kaltes trinken. Und jeden Schluck, den er trinkt, gibt er von sich, noch ehe er im Magen angelangt ist.

Unterdessen hetzt der Bruder in der Stadt von einem Arzt zum anderen. Der eine Doktor ist verreist, der nächste auf Krankenbesuch, der dritte selbst krank. Endlich, in der Charlottenstraße 12, klappt es. Dr. Calow greift sofort nach seiner schmalen Besuchstasche aus Wachstuch, als er die schreckensweiten Augen des Schifferknechts sieht.

*

Dr. Hans Calow ist einer der jüngsten Ärzte in Berlin. Dem hochaufgeschossenen, früh kahl gewordenen Berliner sagte man einmal eine glänzende wissenschaftliche Laufbahn voraus, aber er entschied sich für die Praxis. Er will ein forschender Praktiker werden, wie sein großes Vorbild, der schon zur Legende gewordene alte Doktor Heim in der Jerusalemer Straße.

Dr. Calow muss sich tief bücken, als er in die niedrige Kajüte des Kahnes „M 92" tritt. Er hat einen von Krämpfen und Brechanfällen geschüttelten Kranken erwartet. Aber er findet Hans Mater völlig ruhig auf seinem Bett. Zuerst fällt Dr. Calow die Gesichtsfarbe auf. Sie ist in ein fahles Aschgrün übergegangen, im Gesicht dunkler als an den Händen. Die Augäpfel sind tief in ihre Höhlen gesunken. Die Backenknochen stechen aus dem ausgezehrten Gesicht und geben ihm etwas Fremdartiges, Mongolenhaftes.

Dr. Calow greift nach dem Handgelenk, und es ist, als fasse er einen Frosch an. Der Puls ist klein, kaum spürbar, aber nur wenig beschleunigt, fast normal im Verhältnis zu den langsamen, flachen, kaum merkbaren Atemzügen. Der Arzt kann sich nicht erinnern, jemals einen ähnlichen Kranken gesehen zu haben. In den letzten Wochen – seit die Cholera-Epidemie in Ostpreußen eingebrochen war – ist er zu vielen Patienten gerufen worden, die glaubten, sie hätten die Cholera. Manche waren einfach nur Opfer der allgemeinen Furcht. Auffallend viele aber litten wirklich an Erbrechen und Durchfällen. Es schien eine besondere Neigung zu Magen- und Darmverstimmungen in diesem Jahr zu bestehen. Die meisten Ärzte führten das auf einen besonders regnerischen Mai zurück.

Aber dieser kranke Schiffer sieht ganz anders aus als alle, die Dr. Calow bisher wegen der „schnellen Kathrin" mit Opiumtropfen und pulverisierter Kohle behandelt hat. Sein Brechdurchfall ist vollkommen abgeklungen. Regungslos liegt der Kranke da, die Augen starr gegen die Decke gerichtet, Hornhaut und Bindehaut trüb wie bei einem Toten. Und doch ist Hans Mater bei vollem Bewußtsein.
„Gut... gut...", sagt er leise auf die Frage, wie es ihm geht.
Die Stimme ist tonlos, aber deutlich.
Im selben Augenblick ist sich Dr. Calow darüber klar, dass er den ersten Berliner Cholerakranken vor sich hat. Die Seuche, die auf ihrem weiten Weg von Indien 30 Millionen Menschen befallen und 20 Millionen dahingerafft hat, ist trotz der Sperre in die Hauptstadt eingedrungen. 220.000 Menschen, die sich in den Häusern dieser Stadt drängen, sind bedroht. Der Kranke auf dem Kahn „M 92" ist eine öffentliche Gefahr.
Aber daran denkt Calow jetzt nicht. Er zermartert sich den Kopf darum, wie er dem armen Menschen helfen kann. Gewiss, der allgewaltige Geheimrat Rust hat auch in diesem Punkt vorgesorgt. Seit die Cholera in Russland ausgebrochen war, hatte er Ärzte zu Studienzwecken nach Moskau und Petersburg geschickt. Ihre Erfahrungen wurden in einer Druckschrift „Therapeutische Maßnahmen bei der Asiatischen Cholera" niedergelegt, die an alle Ärzte verteilt worden ist. Calow kennt die sechzehn Punkte dieser Vorschrift auswendig. Aber kein einziger scheint ihm bei diesem Kranken angebracht.
Da wird zunächst der Aderlass empfohlen. Darauf schwören die englischen Kolonialärzte. Von ihnen haben die russischen Gesundheitsbehörden den Aderlass blind übernommen. Mindestens ein Pfund Blut müsse dem Kranken abgezapft werden, heißt es in der russischen Choleravorschrift. Ein gewisser Dr. Rein in Warschau macht es nicht unter 5 bis 6 Pfund. In Moskau und St. Petersburg sind Seuchenkommandos in die Häuser eingedrungen und haben die blutige Prozedur vorgenommen – gegen den Protest vernünftiger Ärzte – an Kranken, die sich wild wehrten und oft vor Angst starben.
Calow schüttelt den Kopf. Vielleicht mag es im ersten Stadium der Krankheit richtig sein, dem Kranken Blut abzunehmen. Aber dieser Mann da scheint überhaupt kein Blut mehr in den Adern zu haben. Ihm müsste man eher Blut einspritzen. Ebenso wenig scheinen ihm die verschiedenen Tropfen angebracht, die zur Beruhigung von Magen und Darm vorgeschlagen werden. Bei diesem Kranken gibt es nichts mehr zu beruhigen. Im Gegenteil, hier muss angeregt wer-

den, hier muss das verlöschende Leben gereizt, zu neuer Tätigkeit angefacht werden.

„Eine Bürste, bitte!", sagt Dr. Calow zu Frau Mater. „Eine ganz grobe Scheuerbürste." Die Schifferfrau springt auf. Endlich geschieht etwas.

Dr. Calow reibt den ganzen Körper mit Kampferspiritus ein. Hans Mater rührt sich nicht. Er scheint weder Schmerz noch Wohlgefühl zu empfinden. Calow fängt an, den Körper energisch zu bürsten. Aber die Haut reagiert kaum. Keine Rötung. Und doch ist Dr. Calow, als belebe sich Hans Mater. Er scheint schneller zu atmen, der Puls fühlt sich um eine Idee kräftiger an. Er lässt eine Schüssel mit kaltem und eine mit heißem Wasser bereitstellen. Er lässt Tücher darin anfeuchten und legt sie auf den Leib, abwechselnd heiß und kalt... Noch nie hat sich Calow so hilflos, so unsicher gefühlt. Er kämpft dagegen an, er will nicht einsehen, dass hier jede Hilfe zu spät kommt. Und trotzdem – von all den Sätzen des amtlichen Merkblatts scheint ihm nur noch einer zutreffend:

„Mit der Behandlung muß bei den ersten Anzeichen der Krankheit unverzüglich begonnen werden. Jede versäumte Stunde macht die Krankheit unheilbar..."

Dr. Calow nimmt das Thermometer aus der Achselhöhle des Kranken und hält es ans Licht. Es zeigt 26 Grad Reaumur (33 Grad Celsius). Das liegt weit unter der normalen Körperwärme.

Es geht auf Mitternacht.

Der Krieg gegen die Cholera in Berlin ist ausgebrochen, nur die Kriegserklärung fehlt noch. Nur noch von Dr. Hans Calow hängt es ab, wann sie ausgerufen wird. Er ist verpflichtet, den Fall Hans Mater sofort zu melden. Er muss seinen Kranken harten Maßnahmen ausliefern. Denn das oberste Gesetz gegen die Cholera lautet:

„Hermetische Absperrung des Kranken, strenge Isolierung aller, die mit ihm in Berührung gekommen sind."

In Calows Augen ist diese Vorschrift sinnlos, da er nicht an die Übertragung von Mensch zu Mensch glaubt. Er fürchtet, dass man über allen Isolierungsmaßnahmen das Wichtigste vergessen wird: unverzüglich energische Therapie und vernünftige Lebensweise. Doch angesichts der riesigen Gefahr muss er diese persönliche Ansicht zurückstellen. Der Cholerafall muss gemeldet werden.

„In spätestens einer halben Stunde bin ich wieder da", sagt er.

„Er ist doch nicht etwa... er muss doch nicht sterben?", fragt Frau Mater.

Dr. Calow muss sich zu einer frommen Lüge zwingen. „Legen Sie ihm alle Decken auf, die an Bord sind", sagt er. „Und die Umschläge alle zehn Minuten wechseln..."
Er wendet sich zum Gehen. Was er zu tun hat, ist klar. In der Königstraße alarmiert er den Stadtarzt Dr. Trantow. Aber von da aus jagt er in seiner Droschke durch die schlafende Stadt zur Wilhelmstraße.

*

Im Haus Wilhelmstraße 73 brennt noch Licht. Aus den offenen Fenstern dringt leises Stimmengewirr und Gläserklingen. In einem Hinterzimmer fantasiert ein Könner auf dem Flügel. Geheimrat Professor Rust liebt Geselligkeit über alles. Bei ihm treffen sich die interessantesten Geister aus allen Disziplinen der Wissenschaft und die besten Musiker. Bei ihm hat Spontini musiziert und Paganini gegeigt, an seinem Flügel hat Felix Mendelssohn-Bartholdy Melodien aus dem „Sommernachtstraum" vorgespielt und Carl Maria von Weber aus dem „Freischütz".
Professor Rust bemerkt den Eindringling erst, als der ihm die Unheilbotschaft ins Ohr flüstert. Er schreckt hoch. Er kann den Fremden nicht erkennen, denn er hat auf beiden Augen den grauen Star. Trotzdem operiert er noch regelmäßig in der Charité. Böse Zungen behaupten, er schneide mit dem Skalpell oft in die Hände seiner Assistenten...
„Sind Sie ganz sicher?", fragt Rust und setzt hastig seine dicke Brille auf.
„Völlig sicher!"
Mit einem Ruck steht Rust auf. Er ist klein und rundlich. „Lassen Sie sich nicht stören", sagt er zu seinen Gästen.
„Eine kleine Konsultation, nichts Ernstes." Er hoffe, die Freunde noch vorzufinden, wenn er zurückkommt.

*

„Halt und nicht weiter!", ruft der Schutzmann vor der Kajüte des Kahns „M 92". Der Adler auf seiner hohen Pickelhaube blinkt im Schein des Vollmondes auf.
„Schon gut", sagt Geheimrat Rust kurz. Der Beamte erkennt ihn und knallt die Hacken zusammen.
In der Kajüte ist es ganz still.

Professor Rust atmet schwer, als er die regungslose Gestalt auf dem Bett sieht. Er hat Hunderte von Berichten über Cholerakranke gelesen. Die gespensterartige Leichenhaftigkeit der Lebenden ist ihm oft genug beschrieben worden. Aber so hat er es sich nicht vorgestellt. Er deckt den Körper auf, spürt die Marmorkälte der Haut und den eisigen Atem. Und er weiß: Das ist das letzte, das pulslose Stadium der asiatischen Cholera, aus dem es keine Rettung mehr gibt.
Doch plötzlich richtet Hans Mater sich hoch: „Durst", flüstert er.
Die Schifferin springt auf und greift nach dem Teetopf.
Doch im selben Augenblick schwingt der Kranke die Beine aus dem Bett. Wie einer, der aus langem Schlaf erwacht ist, hockt er ein paar Sekunden auf der Bettkante. Calow will ihn auf das Lager zurückdrücken. Doch Geheimrat Rust hält ihn am Ärmel fest: „Lassen Sie ihn!"
Jetzt stellt sich Hans Mater auf die Beine. Zwei, drei Schritte macht er, fährt mit dem rechten Arm wie suchend durch die Luft. Dann bricht er zusammen.
Die Ärzte legen ihn auf sein Bett. Er dreht sich auf die rechte Seite, als wolle er schlafen. Ein paarmal zucken seine Beine. Er zieht das rechte Knie an wie zum Sprung, beugt den rechten Arm wie ein Fechter vor die Stirn. Die Hand macht spielerische Bewegungen, schließt sich zur Faust, spreizt den Daumen ab. In dieser Fechterstellung verharrt er minutenlang. Calow legt ihm die Hände auf den Leib. „Mir kommt es vor, als wäre er nicht mehr so kalt", sagt er und versucht, dem Kranken das Thermometer in die Achselhöhle zu klemmen. Doch kaum berührt er den Arm des Schiffers, sinkt der krampfhaft gespannte Körper schlaff in sich zusammen.
Mit dem Zeigefinger streicht Professor Rust über die weit geöffneten Augen. Weder Augäpfel noch Lider zucken. Calow fasst nach dem Puls und schüttelt den Kopf. Er tastet nach der Halsschlagader und spürt auch dort nichts. Als er sein Ohr an den weit offenen Mund des Schiffers legt, spürt er keinen Hauch.
Der Schiffer Hans Mater ist tot.
Seit einer halben Stunde schon ist er hinübergegangen.
Und noch immer machen seine Finger diese merkwürdigen, spielenden Bewegungen. Noch immer beugt und streckt er das rechte Knie wie ein übermüdeter Schläfer.
Fast eine Stunde lang hat der Tod die Ärzte getäuscht.
Gleich bei dem ersten Opfer der Cholera in Berlin haben sie eine Eigentümlichkeit dieser gespenstischen Krankheit kennengelernt, die bald der Schrecken der Seuchenhospitäler werden wird.

„Die Lebenden sehen wie die Toten und die Toten wie die Lebenden aus", wird Professor Rust an den preußischen Gesandten in Paris schreiben, den Weltforscher Alexander von Humboldt.

*

Durch die Fenster des Sektionszimmers im Pockenhaus der Charité fällt fahles Morgenlicht. Auf dem Obduktionstisch liegt die Leiche des Hans Mater. Geheimrat Rust hat eine Reihe von Kapazitäten aus dem Schlaf trommeln und zu dieser schicksalsschweren Leichenschau holen lassen.
Bezirksarzt Dr. Trantow seziert. Die schwarzbefrackten Herren beugen sich über den armen, geöffneten Leib. Dem Dr. Calow kommen sie wie altrömische Priester vor, die aus den Eingeweiden des Opfers die Zukunft zu lesen versuchen.
Es ist ein Befund, wie ihn keiner der Anwesenden jemals vorher gesehen hat. Am auffallendsten sind die Blutgefäße. Sie sind wie ausgetrocknet, eine durchgeschnittene Arterie gibt keinen Tropfen mehr her; ihre Wände sind hell, als wäre nie Blut in ihnen geflossen. aus den Venen kann man hier und da ein wenig helle, dünne Flüssigkeit pressen. Ihre inneren Wände sind mit einer schwarzroten, teigigen Masse verklebt. Die Drüsen an den inneren Darmwänden sind geschwollen und entzündet, der Magen ist wie ausgebleicht. Es fehlt keine jener pathologischen Veränderungen, die man anderswo bei Tausenden von Opfern dieser Seuche gefunden hat. Einstimmig wird die Diagnose des Dr. Calow richtig geheißen: Asiatische Cholera. Das Orakel hat gesprochen. Für die Stadt Berlin und ihre 220.000 Seelen heißt es: Leid, Tod und Entbehrung. Noch schläft die Stadt, noch ahnt sie nicht, dass die Gottesgeißel in ihren Mauern ist. Nur die Ärzte in dem kleinen, kahlen Leichenraum sind sich fast feierlich ihrer Verantwortung bewusst.
Aus den Herzkammern des Toten schöpft Dr. Trantow jetzt den winzigen Rest dicken geronnenen Blutes in eine Tasse und reicht sie dem Geheimrat Rust. Der betrachtet stirnrunzelnd den schwarzen Lebenssaft und sagt:
„Wenn man das Choleragift daraus freimachen könnte..."
Auch Calow hört diese Worte. Er hat vor der Sektion eine lange, erregte Auseinandersetzung mit Rust gehabt. Der Geheimrat bleibt dabei, dass auch Hans Mater das Choleragift durch Berührung mit einem Kranken aufgenommen hat.
Wo?

„Die Wege der Krankheitsgifte sind schwer erkennbar", sagt Rust.
„Bei sich selber müsste er sich dann angesteckt haben", gab Calow bissig zurück. Aber Rust hatte ihn nicht einmal einer Antwort gewürdigt. Der Medizinpapst diskutiert nicht mit den Gegnern seiner Anschauung. Womit kann man ihn widerlegen? Wie gebannt blickt Dr. Calow dem Gefäß mit dem Blut nach, wie es die Runde macht. Einen Augenblick schließt er die Augen. Dann reckt er sich auf.
„Darf ich auch einmal sehen?", fragt er. Man reicht ihm das Glas, und er blickt lange und nachdenklich hinein. Wenn Geheimrat Rust mit seiner Ansteckungstheorie Recht hat, dann müsste in diesem Blut tatsächlich das Choleragift enthalten sein. Wenn die Miasmatiker mit ihrer Theorie im Recht sind, dass die Cholera den Menschen aus der Luft anfällt, die von Indien bis an die Spree geschwebt ist – dann muss es ungefährlich sein, dieses Blut zu trinken.
Es kommt nur auf einen Versuch an, um den Streit zwischen den Lehrmeinungen zu entscheiden, auf ein bisschen Mut...
Langsam, wie von einer magnetischen Kraft angezogen, sieht er das Glas mit der dunklen, roten Flüssigkeit auf seinen Mund zukommen. Er hört noch den Schrei des Professors Rust:
„Nein! Haltet ihn..."
Aber da spürt Calow schon die Feuchtigkeit an seinen Lippen, da registrieren die Nerven seiner Zunge schon den faden, süßlichen Geschmack. Man beschwört ihn, er soll sich den Magen spülen lassen. Man schlägt ihm alle möglichen Brechmittel und Gegengifte vor. Aber er lässt sich weder zwingen noch überreden.
„Nur der Beweis gilt", sagt er. Betreten blicken einige der Herren zu Boden, gespannt warten alle, wie Professor Rust auf diese Herausforderung reagieren wird. Denn das ist klar: Nur gegen den Medizinpapst von Preußen richtet sich diese kühne Geste des Dr. Calow. Als sei er selbst über seine Kühnheit erschrocken, steht er da. Er ist fast zwei Köpfe größer als der rundliche Professor. Ein unbeholfenes Lächeln spielt um seinen Mund.
„Sie Narr, Sie grenzenloser, verblendeter Narr", sagt Rust leise. „Ich könnte Sie jetzt in dieses Haus einsperren. Aber ich werde Ihnen den Gefallen nicht tun... Ich werde mich nicht dem Vorwurf aussetzen, Ihr wissenschaftliches Experiment in irgendeiner Weise durchkreuzt zu haben... Gehen Sie. Sterben Sie. Stecken Sie vorher noch so viele Menschen an, wie Sie es mit Ihrem Gewissen vereinbaren können..."
„Ich werde nur Cholerakranke besuchen", sagt Dr. Calow ernst. Aber Rust würdigt ihn keiner Antwort mehr und geht hastig hinaus. Nach den Choleravorschriften, die er selber erlassen hat, müsste er

sich unverzüglich zum Stadtkommandanten General von Thile begeben und ihm den Ausbruch der Cholera in Berlin melden. Und der General müsste den Ausnahmezustand verhängen. Von der Stunde an würde sich die Stadt in ein einziges Quarantänelager verwandeln, in ein riesiges Gefängnis.

Zuerst müsste das Viertel um die Schleuse abgesperrt werden. Vermummte Seuchenkommandos würden Räucherfässer heranschleppen, und Wolken von beizendem Chlorgas würden sich durch die Straßen wälzen. Die Polizei wird ihre Spitzel auf die Spur des Schiffers Hans Mater ansetzen. Sie werden jeden aufspüren, der mit ihm in Berührung gekommen ist. Man wird diese Leute in ihre Häuser einsperren oder in die vorbereiteten Quarantäneanstalten. Man wird auch sie befragen, wem sie nach ihrer Begegnung mit dem Schiffer vom Kahn „M 92" die Hand gereicht, wem sie Geld oder Ware übergeben haben. Und man wird diese Spuren wiederum verfolgen, und die Quarantäneanstalten werden sich füllen. Das große Misstrauen wird in der Stadt ausbrechen. Der Freund wird dem Freunde misstrauen, der Kunde dem Händler, der Vater dem Sohn, die Frau dem Geliebten. Noch schreckt Rust davor zurück.

Am Morgen des 30. August 1831 berichtet die Polizei:

Kahn „M 92" hat vor der Mühlendammbrücke tagelang Bord an Bord mit Kähnen aus Zerpenschleuse am Finowkanal gelegen. Und in Zerpenschleuse ist schon seit acht Tagen die Cholera. Also ist es klar, wo Mater sich angesteckt hat.

Kaum hat Rust diese Meldung verdaut, kommt eine neue Hiobsbotschaft. Auf einem Spreekahn bei Charlottenburg ist der Schiffer Wegner unter verdächtigen Umständen gestorben. Bald darauf der Sektionsbefund: Asiatische Cholera.

Wieder ein Schiffer!

Doch immer noch geht Rust nicht zum General Thile. Hat ihn Dr. Calow durch seine Kühnheit vielleicht doch unsicher gemacht? Hofft der Geheime Obermedizinalrat, dass der Kelch an Berlin vorübergeht?

Da folgt der nächste Schlag. Noch am selben Nachmittag stirbt im Haus An der Schleuse Nr. 5 der Schuhmachermeister Radack. Nach Krankheitsbild und Sektionsbefund einwandfrei Cholera. Von dem Haus sind es nur ein paar Schritte zur Jungfernbrücke, wo Hans Mater gestorben ist. Es sieht schlecht aus für die Theorie des Dr. Calow und – für sein Leben.

Am Mittwoch, dem 31. August 1831 um die Mittagsstunde, setzt aus allen Teilen der Stadt eine große Wanderung ein. Die meisten sind zu Fuß, aber man sieht auch vollbesetzte Rollwagen und Kremser. Allgemeine Ziele sind: Charlottenburg und der Schiffbauerdamm. Berliner müssen immer dabei gewesen sein, ob es sich um einen Königsbesuch handelt, eine Parade oder – die Cholera. Das Gedränge um die Liegeplätze der Kähne wird so groß, dass die Polizeiposten Militär anfordern. Militär rückt an. Schritt für Schritt wird die Masse zurückgedrängt. Böse Rufe aus der Menge, Hohngebrüll: „Bangemachen jilt nich!"

In den Gartenlokalen geht es hoch her. „Juppheidi und juppheida, Schnaps is jut für de Cholera", singen die Berliner. Spott auf Geheimrat Rust, auf die Ärzte, auf die reichen Leute, die sich vom Geschrei der Medizinmänner ins Bockshorn jagen lassen. Am gleichen Abend feiert der Regierungsmedizinalrat Dr. Barez seinen Geburtstag bei Lampions. Bowle und Cotillontanz im Garten. Dr. Barez ist einer der drei Ärzte, die gestern die beiden Cholerakranken seziert haben. Gegen Mitternacht wird er dringend in die Charité gerufen. „Fall von Halsbräune auf der Kinderstation", beruhigt er Familie und Gäste.
Aber der „Fall" liegt keineswegs auf der Kinderstation und ist auch keine Halsbräune, wie man die Diphtherie damals nennt. Der Patient ist tot. Dr. Barez sieht die merkwürdige, wie im Schlaf verkrümmte Haltung des Toten, das bleigraue Gesicht, die blauen Fingernägel. Cholera in der Charité? Doch, der Mann ist von der Polizei betrunken an der Schleuse aufgelesen und in die Charité gebracht worden, weil er so elend war. Er heißt Bobach, ist Landstreicher und hat sich mehrere Tage in verrufenen Häusern am Spreekanal rumgetrieben.
Am 31. August legt Geheimrat Rust seine Uniform eines Generalstabsarztes an und lässt sich bei General Thile melden. Thile hat einen Schnauzbart, der bis unters Kinn herabhängt. Im Übrigen kann er Rust nicht ausstehen. Vor allem, weil er der Armee die Pleite mit der Cholerasperre eingebrockt hat.
„Da ham wa also den Salat", sagt von Thile. Aber Choleraalarm will er nicht ausrufen, ohne vorher den König zu fragen, und der residiert in Charlottenburg. Da ist er weit vom Schuss, hat Rust gemeint.
In der äußersten Ecke des Schlossparks Charlottenburg steht ein unscheinbares Häuschen. Jetzt ist es zum wichtigsten Teil des Schlosses geworden – zur Choleraschleuse. Diese Einrichtung hat Rust dem König aufgedrängt: „Das Leben Eurer Majestät ist kostbar..."

Jeder Küchenbote und Hoflieferant, jeder Vortragende Rat, jeder Minister, Adjutant und Kommandierende General muss die Schleuse passieren und sich mit Chlordämpfen und Weinessig desinfizieren lassen, bevor er Seiner Majestät unter die Augen treten darf.
König Friedrich Wilhelm III. ist sehr wortkarg. Er spricht nur im Telegrammstil, Tätigkeitswörter lässt er grundsätzlich aus. Er sagt: „Viermal Cholera, schlecht ... Drei Fälle am Kanal, noch schlechter ... Militärsperre miserabel ... Knochen meiner Leute zu schade ... Aber wenn meinen, Cholera in Stadt ausrufen!"
Ungnädig wird Rust entlassen.

1. September 1831
An den Straßenecken der Stadt hängen Plakate: „Cholera..." Da steht unter anderem: „Alle öffentlichen Örter, an denen Zusammenkünfte mehrerer Menschen stattzufinden pflegen, namentlich die Schulen, Theater, Wirtshäuser, müssen geschlossen werden." Die Fabriken arbeiten weiter, aber kein Arbeiter darf sie ohne Ausweis der zuständigen Gesundheitsbehörde betreten. Das Rauchen auf öffentlichen Straßen und Plätzen ist ausnahmsweise erlaubt... Das Stadtgebiet ist in 61 Zivilschutzkommissionen eingeteilt. Ihnen gehören Ärzte, Stadtverordnete, angesehene Bürger und eine größere Anzahl von Zivilschutzdienern, Kranken- und Leichenträgern an.
Als erste Zivilschutzkommission tritt die für den Bezirk Schleuse in Aktion. Vor dem Haus an der Schleuse Nr. 5 rückt ein Zivilschutzkommando an. Männer in grünen Wachstuchmänteln schleppen Chlorfässer. Männer in schwarzen Wachstuchmänteln heben eine flache, mit Wachstuch verkleidete Kiste vom Wagen – den Cholerasarg, in dem der Schustermeister Radack aus seinem Haus getragen wird. Frau und Kinder blicken hinter geschlossenen Fenstern dem Karren nach, wie er davonrumpelt. Vornweg geht ein Grüngekleideter und schlägt im Takt seiner raschen Schritte eine Handglocke an. Niemand, der die Choleraklingel einmal gehört hat, wird ihren blechernen Klang vergessen.
Die Kugel soll abschrecken. Aber für die Straßenjungen ist das ne tolle Sache. Schulfrei und auch noch was los auf der Straße! Vor, hinter und neben dem Totenwagen rennen sie auf und ab und rufen das berlinische Glaubensbekenntnis: „Bangemachen gilt nich..."
Weit vor den Mauern der Stadt, zwischen Landsberg und Frankfurter Tor, endet der düstere Zug. Auf freiem, sandigem Acker erhebt sich ein hoher Palisadenzaun. Das Holz duftet noch frisch nach Kiefernwald. Über Nacht ist dieser erste Cholerafriedhof errichtet

worden. Nur der Pfarrer und die Träger stehen an der Grube, als der Sarg versinkt. Vor dem Haus An der Schleuse Nr. 5 ziehen Choleraknechte ein Absperrseil bis zur Mitte der Straße. Die Bewohner werden in ein Zimmer eingeschlossen, dessen Fenster offenbleiben darf. Zwanzig Tage lang dürfen sie diesen Raum nicht verlassen. Türen und Fenster werden vernagelt. Fässer mit Chlorkalk und Schwefelsäure werden im Haus aufgestellt, und bald quillt aus allen Ritzen der beißende Gestank.

Zweimal täglich wird ein weiterer Zivilschutzdiener vor dem Haus erscheinen, um 9 Uhr morgens und um 5 Uhr nachmittags. Und folgendes wird geschehen:

„Nahe an dem Eingang des gesperrten Lokals ist von jenen Bewohnern ein Tisch oder eine Bank zu setzen. Sobald der Schutzdiener sich zu erkennen gibt, sind etwaige Bestellzettel, Papiergeld usw. auf diesen Tisch etc. zu legen, Metallgeld aber in ein darauf zu stellendes, mit Essig gefülltes Geschirr, worauf die Person sich zurückzieht.

Der Schutzdiener, welcher eine eiserne Zange, einen eisen-blechernen Löffel und eine Schachtel bei sich führt, nimmt das für ihn auf dem Tische bereitliegende in Empfang. Er fasst namentlich den Bestellzettel mit der Zange und wirft ihn nach einer auf der Stelle zu bewirkenden Durchräucherung mit Chlorgas in die Schachtel, die er sogleich verdeckt. Auf gleiche Weise nimmt er Papiergeld in Empfang, Metallgeld aber mit dem Löffel nach einigem Umrühren aus dem Essig heraus und an sich.

Er entfernt sich, nachdem er sich noch mit Chlorauflösung gewaschen hat, um alles im Lokal der Schutzkommission abzuliefern. Dortselbst werden die gebrachten Papiere inklusive Papiergeld einer monatlichen Desinfektion unterzogen.

Bringt der Schutzdiener nach einiger Zeit die geforderten Lebensmittel usw., so stellen die Abgesperrten nach vernommener Anmeldung seiner Ankunft Körbe, Schüsseln oder andere Gefäße, namentlich auch einen mit Wasser gefüllten Eimer, auf den Tisch etc. und ziehen sich zurück. Der Schutzdiener legt die Lebensmittel in die dazu bestimmten Gefäße, das Fleisch wirft er in den Wassereimer, und nachdem er auch den Bestellzettel beigefügt, entfernt er sich wieder, und der Eingang wird wieder verschlossen wie vorher..." So lautet die Vorschrift.

Bald riecht es auf der ganzen Ostspitze der Spreeinsel nach Chlor. Wie in einem Teufelskreis schlägt die Cholera bald hier, bald da zu im Gewirr der Gässchen und Gassen, im Dunstkreis der träge

fließenden Spree, vor allem aber des fast unbewegten Kanals, in den sich die Abwässer der Färber und Gerber, die Nachteimer aus den umliegenden Häusern und von den Kähnen weiterhin ergießen.
Siebzehn Fälle in den ersten drei Tagen, alle in der Gegend der Schleuse.
„Ein schlagender Beweis dafür, dass die Cholera ansteckend ist", triumphiert Geheimrat Rust.
„Ein schlagender Beweis dafür, dass sich die Cholera nur dort unten entwickelt, wo sie einen Nährboden findet", sagt Dr. Calow. Aber er hat keine Zeit mehr für Streitgespräche. Denn dort, wo die Cholera rast, wohnen kaum Ärzte. Tag und Nacht ist er unterwegs. Zum ersten Krankenbesuch legt er die vorgeschriebene Schutzkleidung an, schwarzen Wachstuchmantel und Gesichtsmaske. Aber kaum ist er auf der Straße, sammelt sich ein Schwarm von Gassenjungen um ihn.
„Onkel Doktor, jib mir for'n Sechser Cholera, aber mit Asiatisch mang..."
Dr. Calow geht zurück ins Haus und kommt im Gehrock wieder, wie es sich für einen Arzt gehört. Er sieht Elendsbilder, wie er sie nie geahnt hat. Drei, vier Parteien in schmalbrüstigen, windschiefen Fachwerkkästen. Aus jeder Ritze kriecht Fäulnis. Vier, fünf, sechs Menschen hausen in einem winzigen lichtlosen Raum. Einmal muss er mit Gewalt zwei bleiche, rotznäsige Gören aus dem Bett der Mutter werfen – die Mutter hat die Cholera. Wenn die Berührung ansteckt, dann müssten sie schon zu Hunderten krank und tot sein, denkt Calow. Aber wie sollen die Kranken gesund werden – in dieser Enge, in dieser verpesteten Luft, inmitten von Kindergeschrei, brodelnden Wäschekesseln und trocknenden Windeln?
Die Choleraverordnung schreibt vor:
„Wer nicht ohne Gefahr für die übrigen Inwohner im eigenen Lokal kuriert werden kann, muß in die dafür vorgesehenen Cholerahospitäler gebracht werden."
Da kann Dr. Calow nur bitter lachen. 61 Zivilschutzkommissionen hat Berlin. An 61 Stellen der Stadt stehen über hundert grün und schwarz uniformierte Zivilschutzdiener, Kranken- und Leichenträger bereit. Aber in der ganzen Stadt gibt es nur ein einziges Cholerakrankenhaus – das frühere Pockenhaus der Charité.
So sterben die meisten im eigenen Bett. Aber dieses Bett wird, kaum dass die Leiche kalt ist, mit allem übrigen Inventar des Sterbezimmers versiegelt, unter beizende Gaswolken gesetzt. Die Mitbewohner werden in Nachböden, in Kellern mit anderen Mietparteien zu-

sammengepfercht. Denn aus dem Haus dürfen sie nicht, keinen Schritt.
„Sagen Sie nicht, dass ich die Cholera habe", flehen bald Väter, Mütter, Kinder die Ärzte an. „Ich schlag euch Äsern allen das Kreuz entzwei, wenn ihr den Doktor holt", brüllt der Tafeldecker Carl Strichel in der Mühlenstraße 65 Frau und Kinder an, als ihm der furchtbare Brechdurchfall ein paar Sekunden Luft lässt. Frauen lassen ihre Männer, Kinder ihre Eltern ohne ärztliche Hilfe verröcheln, nur damit ihnen der eine Raum, das eine Bett nicht genommen wird.
Vierundsechzig Cholerafälle sind bis zum sechsten Tag der Epidemie gemeldet worden. Gestorben sind 31 seit dem 30. August, der Rest scheint hoffnungslos. Und trotzdem ist die Anfangsbilanz für Berlin günstiger als in Moskau, St. Petersburg, Warschau.
Ein Erfolg für Rust?
An diesem sechsten Tag der Epidemie erfährt Dr. Hans Calow eine Todesnachricht, die ihn besonders erschüttert: Auf dem Kahn „M 92", der in Quarantäne am Schiffbauerdamm liegt, ist der alte Schiffer Mater gestorben der Vater jenes Toten, dessen Blut er getrunken hat.
Also hat der Sohn den Vater angesteckt?
Die Gedanken jagen Dr. Calow durch den Kopf, während er in seiner offenen Droschke durch das abendliche Berlin fährt. Er muss zur Sitzung der Medizinisch-Chirurgischen Gesellschaft, die seit dem Ausbruch der Seuche jeden Abend zusammentritt. Da werden die Erfahrungen der letzten 24 Stunden ausgetauscht, die mannigfaltigen Erscheinungsformen der Krankheit bekanntgegeben, die ersten Erfolge besprochen.
Erfolge... Ein Erfolg ist es, wenn ein Kranker zwei Stunden länger sich quält, bevor er in den Zustand der Starre verfällt, aus dem es kein Erwachen mehr gibt. Keiner der 33 noch lebenden Cholerakranken kann als gerettet gelten.
Jetzt gibt es keinen Streit mehr zwischen Verfechtern der Ansteckungstheorie und ihren Gegnern. Jetzt sind sie nur noch Ärzte, bleiche, übermüdete Kämpfer gegen den Tod. Noch ist die Zahl der Kranken gering, noch können sie Stunden darauf verwenden, die Patienten eigenhändig zu baden, abzureiben und zu massieren. Aber immer schneller folgen neue Meldungen. Immer häufiger müssen sie die Behandlung abbrechen, weil ein neuer, im frühen Studium erkannter Fall den Vorrang beansprucht. Eine halbe Stunde früher oder später kann über Tod oder Leben entscheiden. Bald werden der Kranken so viele sein, dass sie dem einzelnen nur noch

wenige Minuten widmen können. Schon ist das Pockenhaus der Charité überfüllt, und in allen Stadtteilen werden fieberhaft neue Cholerahospitäler eingerichtet...

*

6. September, abends 8 Uhr
Den Kopf in beide Hände gestützt, sitzt Dr. Calow im Salon seiner Junggesellenwohnung Charlottenstraße 12 seit Tagen zum ersten Mal wieder am gedeckten Tisch. Aber er ist zu müde zum Essen, zu müde selbst, um schlafen zu gehen.
Ein Klirren am Fenster lässt ihn aufschrecken. Noch einmal. Er zwingt sich hoch, geht zum Fenster. Draußen sieht er eine dunkle Gestalt. Er macht auf. Eine leise, drängende Mädchenstimme: „Kommen Sie, fragen Sie nicht!"
Es ist die Tochter des Tischlermeisters Prehm in der Köpenicker Straße. Bei dem hat Dr. Calow seine Möbel bauen lassen, als er die Praxis eröffnete. Die braune Else hat ihm die Rechnung geschrieben und selber ins Haus gebracht. Jetzt flattern ihre dunklen Augen, und ihre Stimme versagt.
Es handelt sich um Franz, den Gesellen ihres Vaters.
Franz hat sich heute Abend, als er von einer Außenarbeit zurück kam, so merkwürdig gefühlt. Kurz und bündig hat der Meister ihn ins neue Cholerahospital Nr. 4 in der Kochstraße geschickt.
„Man kann doch'n Menschen nicht einfach vor die Tür setzen wie'n Hund", Else ist dem Franz nachgerannt. An der Ricksdorfer Straße hat sie ihn eingeholt, als er schon ganz matt und käsig an einem Laternenpfahl lehnte. Sie hat ihn hintenherum in ihr Zimmer geschmuggelt. „Und da liecht er nu und kann nich le'm und nich ster'm", stottert Else, während Calow den Klepper vor die Droschke spannt.
Elses Stube liegt gegenüber dem Wohnhaus über der Werkstatt. Dr. Calow erkennt, als er den Tischlergesellen sieht, dass hier an Transport nicht mehr zu denken ist. Franz ist noch im zweiten Stadium der Krankheit, im Stadium der Brechdurchfälle. Noch ist er nicht völlig ausgeleert und entkräftet. Dem Dr. Calow fällt ein, was der alte Heim, der große, unerreichte Praktiker Berlins, vorhin auf der Versammlung gesagt hat. Dr. Heim bezweifelt, dass beim Brechdurchfall das Erbrechen als Krankheitssymptom zu werten sei. Wahrscheinlich, so meinte Heim, ist es eine Abwehrreaktion des Körpers gegen die Stoffe, die den Durchfall verursachen. Also sei

es vielleicht richtig, den Brechreiz nicht zu bekämpfen, sondern ihn im Gegenteil noch anzuregen. Der Dr. Reich aus der Kronenstraße 46 sagte, er habe das schon mit bestem Erfolg getan.
Calow holt aus seiner Tasche das Fläschchen mit Brechweinsteinpulver und macht eine starke Lösung in Wasser. Nach dreimaligem Einnehmen und nach schwerem Erbrechen scheint der Durchfall nachzulassen. Dafür aber setzen schwere Muskelkrämpfe ein. Jetzt können nur Abreibungen helfen. Er braucht Tücher, warmes und kaltes Wasser, wenn gelingen soll, was noch kein Arzt in Berlin bisher geschafft hat: zu verhindern, dass der Kranke aus dem Brechdurchfall und den Krämpfen in den Zustand der Starre, der Marmorkälte verfällt. Aber darauf ist Elses Jungfernstube nicht eingerichtet. Einer muss hinüber ins Wohnhaus und bekennen, dass hier im Stübchen über der Werkstatt ein Cholerakranker mit dem Tode ringt.
Dr. Calow setzt seinen Zylinderhut auf und rückt die Halsbinde gerade. Aus dem Hausflur des Tischlerhauses dringt eine stinkende, gelbe Wolke. Da wird mit Steinkohlenteer geräuchert, der neuesten Empfehlung eines Kohlenhändlers, der sich in die Cholerakonjunktur einschalten will. In der Küche sitzt die Familie beim Essen. Aber Dr. Calow erklärt dem Meister, dass er wählen könne. Entweder werden sie alle in Quarantäne gesperrt und müssen die Werkstatt schließen, oder der Franz wird gesund. Die kühne Behauptung wirkt. Tücher, Kessel, Eimer werden hinüber zur Werkstatt geschleppt.
Drei Stunden lang reibt und massiert Dr. Calow ununterbrochen. Seine Arme sind längst lahm und gefühllos, Schweiß rinnt ihm in Strömen von der Stirn. Aber er lässt nicht nach, bis er spürt, dass die Wärme zurückkehrt, dass der Tischlergeselle Franz Geyer rascher und tiefer atmet, dass die bleigraue Farbe aus seinem Gesicht schwindet. Um 11 Uhr nachts liegt Franz Geyer in tiefem Schlaf.
„Ich bin morgen früh wieder da", sagt Calow. Er hat keinen trockenen Faden mehr am Leib. Sein Haar klebt ihm wirr um die Stirn. Aber in seinen müden Augen leuchtet es glückselig. Das ist der erste Cholerakranke, den er mit dem festen Glauben verlässt, ihn am anderen Morgen lebend vorzufinden.
Wie von selbst findet sein müder Klepper den Weg. Vorsichtig trippelt er über die sandigen, zerfurchten Straßen der Vorstadt, durch die Kochstraße, wo das Gras fußhoch zwischen den Pflastersteinen wächst, über den Gendarmenmarkt, vorbei an den dunklen Silhouetten der Dome und des Nationaltheaters, zum Hause Charlotten-

straße 12 an der Ecke Behrenstraße. Es ist wie die Heimkehr auf eine Insel des Friedens. Hier strahlen die hohen Fassaden der palastartigen Häuser Geborgenheit aus, hier wohnen Bürger, die sich so buchstabengetreu nach den Choleravorschriften des Staates richten wie nach jedem Gesetz, das die Obrigkeit befiehlt. Sie leben mäßig, ohne Ausschweifungen. Nach Einbruch der Dunkelheit gehen sie nicht mehr auf die Straße. Sie halten strenge Diät, essen nicht zu fett und nicht zu säurehaltig, nichts Blähendes, in der Hauptsache schieres Fleisch. Sie trinken viel Kaffee und knabbern kandierten Ingwer dazu. Sie schließen die Fenster, wenn die Sonne hineinscheint, und öffnen sie erst, wenn die Sterne am klaren Himmel stehen. Diener mit Gießkännchen gehen alle Stunden durch die Räume und sprengen mit Essig, wenn die Luft heiß ist. Sie räuchern mit Bernsteinweihrauch, wenn draußen Tau oder Nebel fällt. Sie desinfizieren jeden Brief, den sie abschicken, und jeden, den sie bekommen. Sie achten darauf, dass ihr Personal Flanell-Leibchen auf dem Vorderleib sowie Löschpapiereinlagen auf dem Rücken und im Schuhzeug tragen, um sich gegen das Choleragift zu isolieren. Und sie halten auch seelisch Diät. Sie sind entschlossen, sich niemals und über nichts aufzuregen, der Obrigkeit gehorsam zu sein und über die hässlichen Mächte des Umsturzes nicht nachzudenken, die draußen an den Grundfesten der Weltordnung rütteln...

Dr. Calow kann die Frage, warum die Cholera im repräsentativen Bannkreis der Linden bisher so wenig ausrichten konnte, nicht zu Ende denken. Um ihn dreht sich alles, er fühlt sich wie ausgelaugt. In voller Kleidung sinkt er auf sein Bett.

Am anderen Morgen prallt die bejahrte Haushälterin entsetzt zurück, als sie mit dem Frühstückstablett in den Salon des Doktors tritt.

In Hemdsärmeln sitzt Dr. Calow in einem Sessel. Er hat den rechten Arm entblößt und ein blinkendes, scharfes Instrument mit der Spitze auf seine Armbeuge gerichtet. Mit einer raschen Bewegung drückt er das Messer an. Tiefdunkles Blut quillt hervor.

„Schnell, eine Tasse, Marie!", ruft Calow. Aber Marie stürzt aus dem Haus und hinüber nach den Linden zu Dr. Behrend, Calows intimsten Freund.

Dr. Behrend läßt alles stehen und liegen und eilt in die Charlottenstraße. Zur Begrüßung hält Calow ihm eine Tasse voll Blut entgegen: „Sagt dir das was?"

Kopfschüttelnd beugt sich Dr. Behrend über das Blut. Es ist dunkel, fast ins Blaue spielend; der dicke, geronnene Blutkuchen ist von durchsichtigem Serum umgeben, das auf der Oberfläche eine Haut bildet.

„So sah das Blut aus", sagt Dr. Calow, „das ich vor einer Woche getrunken habe. Das ist Cholerablut."

Von dieser Minute an weicht Dr. Behrend dem Freund nicht mehr von der Seite. Er tut alles, was auch Hans Calow für einen Cholerakranken getan hätte. Aber zu spät.

Am Abend dieses 7. September 1831 stirbt Dr. Hans Calow.

Aber mit seinem Tod bricht der asiatische Gast auch in das vornehme, saubere, behütete Zentrum des biedermeierlichen Berlins ein. Viermal an vier aufeinanderfolgenden Tagen hält der Totenwagen vor dem Hause Charlottenstraße 12. Dr. Calow, sein Hauswirt und zwei seiner Söhne werden unter dem Klirren des Choleraglöckchen hinausgetragen.

*

Mit einem Schlag scheint der Streit um die Entstehung der Cholera entschieden. Geheimrat Rust steht glänzend gerechtfertigt da. Der frevelhafte Übermut, der Dr. Calow das Blut des ersten Choleraopfers trinken ließ, hat sich an ihm gerächt.

Da meldet sich in der Medizinisch-Chirurgischen Gesellschaft ein junger Arzt zu Wort. Er heißt Moritz Romberg und ist ein Freund Dr. Calows. Das Experiment mit dem Cholerablut hat er aufs schärfste verurteilt, doch das Schicksal des Freundes hat ihm keine Ruhe gelassen.

„Ich habe", so berichtet Dr. Romberg, „Katzen und Hunden das Blut von Cholerakranken oral eingegeben, und ich habe es ihnen in die Blutbahn gespritzt. Sie sind gesund geblieben..."

„Aber der Mitbruder Calow ist gestorben", ruft ein Zuhörer erregt.

„Ich habe Tiere in Käfige unmittelbar neben die Senkgrube des Cholerahospitals gesperrt", fährt Dr. Romberg unbeirrt fort. Ihm und mehreren anderen Ärzten ist nämlich der Verdacht gekommen, dass sich das ansteckende Gift gar nicht in der Blutbahn des Kranken aufhält, sondern nur im Verdauungstrakt, dass es mit den Exkrementen aus dem Körper befördert wird und als Ansteckungsstoff fortwirkt. In den einen Käfig neben der Senkgrube sperrte Dr. Romberg mit Cholerablut verseuchte Tiere, in den anderen gesunde. Beide Gruppen erkrankten mit den typischen Erscheinungen der Cholera. Das Gift der Cholera kann Dr. Romberg auch aus den Exkrementen nicht isolieren. Erst 50 Jahre später wird Dr. Robert Koch den Cholerabazillus entdecken und feststellen, dass er sich im menschlichen

Darm ansiedelt, mit den Exkrementen ausgeschieden und durch Wasser, Nahrungsmittel und Fliegen übertragen wird. Erst die Entdeckungen des Münchners Pettenkofer und Kochs werden auch die Erklärung dafür liefern, dass die Seuche vornehmlich in den Vierteln der Armen mit ihren grauenerregenden sanitären Verhältnissen zuschlug. Zwei riesige Mietskasernen, die Häuser Alexanderstraße 5/7 und Gartenstraße 92, hielten hinter der Charité mit 70 und 69 Choleratoten den traurigen Rekord.
Über Berlin wandert die Seuche weiter nach Magdeburg und Hamburg, von wo sie nach England verschleppt wird. Ein Jahr später wird aus den USA der erste Choleratote gemeldet.
2.317 Menschen wurden in Berlin zwischen 30. August 1831 und 2. Januar 1832 vom tödlichen Brechdurchfall niedergeworfen, 1.417 starben. Ihr erstes Opfer war der Schiffer Hans Mater, als letztes wurde der Philosoph Georg Johann Friedrich Hegel von seinem Haus am Kupfergraben 3 zu Grabe getragen.

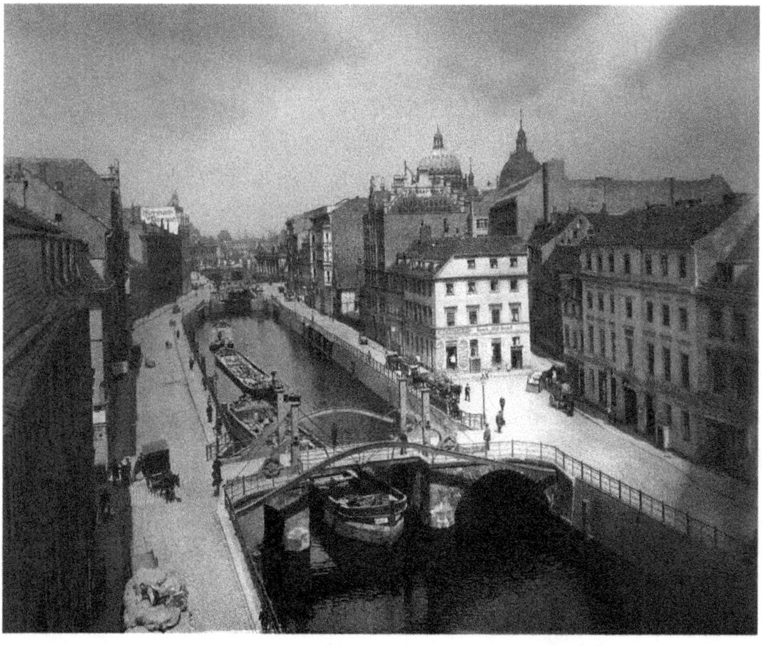

Abbildung 24: Waldemar Titzenthaler (1909): Der Schleusengraben westlich der Spreeinsel im heutigen Berlin-Mitte. Im Vordergrund die Jungfernbrücke. So ähnlich mag es gut 70 Jahre davor auch ausgesehen haben, als der Schiffer Hans Mater nichtsahnend seinen Kahn dort festmachte.

Das Mädchen mit der goldenen Maske

> *„Das ist der Doktor Dieffenbach,*
> *Der Doktor der Doktoren.*
> *Er schneidet Arm und Beine ab.*
> *Macht neue Nas und Ohren."*

(Vers der Berliner Schusterjungen auf den Charité-Chirurgen Johann Friedrich Dieffenbach, Anno 1840)

Das Mädchen mit der goldenen Maske hat die Gemüter der Berliner noch lange nach der Ballsaison des Jahres 1834 bewegt. Gleich auf der ersten Redoute im Königlichen Opernhaus Unter den Linden war diese geheimnisvolle Person durch ihr gewagtes Kostüm als Göttin Diana, durch die Grazie ihres Tanzes und die vollendete Schönheit ihres nur spärlich verhüllten Körpers aufgefallen. Die Tänzer rissen sich um sie, aber sie zeigte sich wählerisch. Sehr bald beschränkte sie ihre Gunst auf zwei Masken, auf einen roten Domino und einen venezianischen Kauffahrtei-Herrn.

Der Domino, das wusste man, war der jüngste Sohn eines kleinen, aber sagenhaft reichen süddeutschen Fürstenhauses. Der andere, so stellte sich heraus, war ein junger deutsch-russischer Arzt, der sich an der Charité den letzten Schliff für eine Laufbahn als Chirurg in seiner Heimat besorgen wollte. Wer aber war die Dame mit der goldenen Maske?

Niemand wusste es, und niemand erfuhr es. Niemals lüftete sie die mit Halbedelsteinen besetzte Larve. Keinem ihrer Tänzer folgte sie je zu einem Glas Champagner oder zum Imbiss an die reich besetzten Büfetts. Keiner durfte sie je nach Hause bringen. Je mehr sich die ausgelassene Saison ihrem Ende näherte, desto höher stieg die Spannung unter den Stammbesuchern der Bälle, wer von den beiden ungleichen Bewerbern am Ende die Gunst der rätselhaften Schönen als Preis davontragen würde.

Und dann kam jener 28. Februar 1834, an dem das Spiel dreier junger Menschen mit dem Feuer seinen dramatischen Höhepunkt und zugleich sein verblüffendes Ende finden sollte. Es war die letzte Sonnabendredoute im „Colosseum".

Früher als sonst hat vor dem glänzenden Etablissement in der Alten Jakobstraße 64 die Auffahrt der Kutschen begonnen. Schon um 10 Uhr strebt der Trubel dem Höhepunkt entgegen. Von der Empore klingt hinreißende Musik. Es ist dem unternehmungslustigen Colosseums-Wirt Krüger gelungen, Herrn Johann Strauß aus Wien nebst Orchester für den rauschenden Ausklang der Saison zu gewinnen.

In der Mitte unter dem großen Kronleuchter hat sich ein freier Raum um den Domino und die Goldmaske gebildet. Im engen Kreis wirbeln sie herum, angefeuert von bewundernden Zurufen. Die Rufe verstummen, als plötzlich der Venezianer auftaucht. Viele der Nächststehenden vergessen den Tanz. Man ist auf einen Eklat gefasst, erinnert sich an den dramatischen Ausgang zahlloser Liebesaffären. Allzu oft haben in letzter Zeit junge Berliner Lebemänner zu Dolch, Pistole oder Säbel gegriffen. Strenge Befehle des Königs und drakonische Gerichtsurteile haben zwar diese „sizilianischen Zustände" beendet. Aber hier scheint ein friedlicher Ausgang unmöglich.

Auch die goldene Maske scheint dergleichen zu fürchten.

Mit einer jähen Drehung gleitet sie in die geöffneten Arme des anderen. Und während der rote Domino für einen Augenblick wie erstarrt dasteht, drängt sie den Venezianer mit raschen kurzen Schritten in das Gewühl. Im wieder einsetzenden Treiben verliert der Domino das Paar aus den Augen.

Der Prinz sucht in den Logen. Er späht in alle diskreten Salons neben dem Saal und stört manches Paar im traulichen Tête-à-tête. Zwei-, dreimal narrt ihn die von Eifersucht angefachte Phantasie. Er jagt hinter Paaren her, die ihn mit unverhohlenem Spott mustern, sobald er vor ihnen steht. Aber plötzlich entdeckt er die beiden am Ausgang. Er sieht den Venezianer auf die Dame einreden und sieht, wie sie den Kopf schüttelt.

Er drängt sich durch das Menschengewühl, stößt die große gläserne Tür auf und ist im Freien. Ganz hinten, am Ende der Straße, sieht er, wie das Mädchen mit der goldenen Maske in eine geschlossene Droschke steigt, wie der Venezianer beschwörend in das Innere des Wagens hineinredet, wie ihre Hand dem Mann zart übers Gesicht streift. Dann fällt der Schlag zu, das Gefährt setzt sich in Bewegung. Der Venezianer bleibt allein zurück...

Das Duell zwischen Dr. Sanson aus Moskau und Rittmeister Prinz Friedrich findet beim übernächsten Morgengrauen auf einer Waldlichtung zwischen Charlottenburg und Wilmersdorf statt. Erst vier

Monate später kann Dr. Sanson, den Arm in der Binde, wieder zum chirurgischen Demonstrationskursus des Dr. Dieffenbach in der Charité erscheinen. Der Rittmeister wird bald darauf in eine ostpreußische Garnison versetzt. Die Dame mit der goldenen Maske bleibt verschollen.

Die riesige, vierflammige Liverpool-Lampe, die von der Decke des Operationssaals herabhängt, verbreitet fahlgelbes Licht. Wie ein modernes Folterwerkzeug steht der große neue Operationstisch in der Mitte des muschelförmigen, durch eine Barriere vom übrigen Raum abgegrenzten Operationstheaters. Die Gardinen des hohen Mittelfensters sind zugezogen, die Türen verschlossen. Auf der oberen Zuschauerempore knarren die Dielen unter einem humpelnden Schritt. Der Operationsdiener kontrolliert, ob sich niemand eingeschlichen hat. Denn Professor Dieffenbach hat befohlen:
„Keine Zuschauer, keine Studenten, Praktikanten oder Unterärzte, das bitte ich mir aus. Nur wer mit mir kommt, darf in den Saal..."
Es liegt etwas Besonderes in der Luft; denn gewöhnlich liebt Dieffenbach großes Publikum bei seinen Operationen. Ein gerammelt volles Auditorium scheint ihn zu beflügeln, und es reizt ihn, vor Schwärmen ausländischer Ärzte zu operieren, die eigens seinetwegen nach Berlin gereist sind.
Drei Männer treten in den Lichtkegel der Liverpool-Lampe. Der mittlere von ihnen trägt einen dunkelgrünen Frack mit goldenen Knöpfen. Über seinen breiten Schultern thront ein mächtiger, schmaler Kopf mit hoher, gewölbter Stirn, buschigen Augenbrauen, einer kräftig geschwungenen Hakennase, einem beinahe zarten, fest zusammengepressten Mund. Ein starker Backenbart umrahmt das Kinn.
Vor dem Herrn im grünen Frack baut sich der Operationsdiener in militärischer Haltung auf und meldet: „Keine Maus und auch sonst kein Aas im Saal!"
Professor Friedrich Dieffenbach wendet sich an seine Begleiter. Der eine trägt die Uniform eines Stabsarztes der preußischen Armee, es ist der diensthabende Arzt der chirurgischen Station, Dr. Großheim. Der zweite, jüngere, ist in Zivil. Sein bleiches, melancholisches Gesicht ist von schwarzen Haaren umrahmt.
„Ich habe Sie beide zu dieser Operation gebeten", sagt Dieffenbach, „weil ich von Ihrem Takt und Ihrer Diskretion überzeugt bin."
Er wendet sich an den jungen Assistenten: „Ihnen, Doktor Sanson, wollte ich diese Erfahrung noch mitgeben, bevor Sie in Ihre Hei-

mat zurückkehren. Es handelt sich um die Wiederherstellung eines zerstörten Gesichts."
Der Jüngere dankt mit einer knappen Verbeugung. Dieffenbach gibt dem Stabsarzt Großheim einen Wink.
Die Patientin wird hereingebracht. Dr. Sanson verwandelt inzwischen den langgestreckten Operationstisch in einen Stuhl. Mit einem Blick überfliegt er das Instrumentarium, das der Operationsdiener zurechtgelegt hat: ein halbes Dutzend feiner Messer mit gerader und bauchiger Klinge, alle mit dem achtkantigen Elfenbeingriff, den Dieffenbach bevorzugt. Viele Scheren, Hakenpinzetten, Arterienhaken und kräftige Kneifzangen. Vor allem aber dicke Talglichter, die rundum wie Igel vollgesteckt sind mit sogenannten Karlsbader Insektennadeln. Die Insektenforscher benutzen sie, um ihre Käfer, Fliegen und Schmetterlinge aufzuspießen. In Dieffenbachs Operationstechnik spielen diese Nadeln eine große Rolle.
Ein weißes Leinentuch bedeckt die Patientin von Kopf bis Fuß. Dieffenbach selbst hilft, sie auf den Stuhl zu setzen. Sie scheint bei vollem Bewusstsein zu sein. Beinahe flehend sieht Dieffenbach seine Assistenten an, bevor er behutsam das verhüllende Tuch abstreift. Sowohl Stabsarzt Großheim wie Dr. Sanson haben in der Charité das Gruseln verlernt. Kaltblütig haben sie verstümmelte Körper und entstellte Gesichter betastet, die jeden normalen Menschen bis in seine Träume verfolgen würden. Aber noch nie haben sie in ein so gespenstisches Antlitz geblickt. An der Stelle der Nase gähnt ein weites, von schrundigen Narben umrahmtes Loch. Tief blickt man in eine Knochenhöhle hinein. Unter der Nasenhöhle bleckt ein nackter Oberkiefer. Die beiden Hälften der Oberlippe sind vorhanden, aber sie wachsen von den Mundwinkeln aus beinahe senkrecht nach oben, eine überdimensionale Hasenscharte. Das linke untere Augenlid hängt tief herab.
Die drei Männer halten den Atem an. Selbst Dieffenbach, der doch die Patientin schon kennt, scheint von neuem erschüttert. Und als spüre die Kranke das Entsetzen, das sie verbreitet, löst sie plötzlich ihre Arme aus der Umhüllung und schlägt die Hände vor ihr Gesicht. Es sind zwei harmonisch geformte Arme, zwei schlanke Hände mit makelloser Haut. Ebenso schön gebildet sind ihre Schultern, ihr Hals, und sogar die Stirn über dem zerstörten Antlitz ist ebenmäßig gewölbt. Die reine, von keinem Flecken getrübte Haut geht in eine Krone von vollem, kastanienbraunem Haar über. Auch die Augen der jungen Frau sind unversehrt, mandelförmig, von sanftem, dunkelbraunem Schimmer. Aber gerade dieser Kontrast

lässt das Schicksal dieses blühenden Wesens mit dem entstellten Gesicht so unfassbar erscheinen.

Ganz zart und tröstend fasst Dieffenbach nach den Händen der jungen Frau und zieht sie sanft herunter. „Vor meinen Freunden brauchen Sie sich nicht zu verstecken, Mademoiselle", sagt er leise. „Sie werden Ihre ganze Kraft brauchen für das, was Ihnen bevorsteht." Dabei neigt er sich prüfend über das Gesicht. Mit dem Zeigefinger fährt er die Kurven der Oberlippenhälften entlang.

„Damit werden wir anfangen", sagt er.

Stabsarzt Großheim tritt hinter die Rückenlehne des Operationsstuhls. Er wird den Kopf der Patientin halten.

„Sie setzen sich auf die rechte Seite und halten ganz leicht die Hände", sagt Dieffenbach zu Dr. Sanson.

Aber Dr. Sanson rührt sich nicht. Der junge Deutsch-Russe steht wie versteinert. Mit weit aufgerissenen Augen starrt er verstört auf die Patientin. Seine Lippen bewegen sich, er bringt aber kein Wort hervor.

„Ist Ihnen etwa nicht wohl?" Dieffenbachs Frage klingt unwillig.

Dr. Sanson reißt sich gewaltsam zusammen. „Es ist nichts, Herr Professor", sagt er.

Doch indem er das sagt, wird die Patientin unruhig. Sie blickt den jungen Chirurgen an, und den anderen ist es, als läge ein inständiges Bitten in diesem Blick, der Dr. Sanson folgt, als er um den Stuhl herum an ihre rechte Seite tritt. Doch jetzt deckt Dieffenbach ihr ein Tuch über Augen und Stirn. Dr. Sanson greift entschlossen nach ihren bebenden Händen. Er ist jetzt ganz sicher, dass er diese Hände schon einmal gesehen, dass er schon einmal ihren leichten Druck gespürt hat. Im gleichen Augenblick hört er das leise Klappern der Instrumente. Er hört Dieffenbachs hohe, sanft dozierende Stimme: „Ich löse zuerst beide Hälften der Oberlippe aus ihrer unnatürlichen Lage."

Dr. Sanson spürt, wie sich die Finger des Mädchens in seine Hände verkrampfen. Ihre Nägel bohren sich in seine Handflächen. Aber sie schreit nicht, als die Spitze des Skalpells durch ihre Haut bis auf den Knochen schneidet.

Mit dem rechten Zeigefinger gleitet Dieffenbach am Inneren der Lippe entlang und ertastet die Stelle, wo die Schleimhaut noch über den Backenzähnen mit dem Oberkiefer verwachsen ist. Dann folgt das Messer dem tastenden Finger. Sobald die eine Hälfte der Lippe freigelegt ist, versucht er, sie nach unten zu ziehen. Aber die Haut ist durch viele Entzündungen lederartig verschwielt und lässt sich kaum dehnen.

„Ich werde die Oberlippe verlängern, indem ich die Wundränder zu beiden Seiten halbmondförmig ausschweife", sagt Dieffenbach. Er ist Meister im blitzschnellen Erfassen der Situation wie im systematischen, unermüdlichen Experimentieren. Und tatsächlich, es gelingt. Als er beide Lippenhälften auf der rechten und auf der linken Wange gelöst hat, lassen sie sich herunterziehen und unter der Nasenhöhle zusammenbringen.

Jeder andere Chirurg der Zeit würde nun die beiden Lippenhälften zusammennähen.

Aber Dieffenbach vermeidet Nähte, wo er nur kann. Dafür ist er ein Großverbraucher jener dünnen, biegsamen Karlsbader Insektennadeln. Sie sind so wichtig für ihn wie für den Schneider die Stecknadeln, und er wendet sie auch ähnlich an. Mit den Karlsbader Nadeln heftet er die Schnittflächen zusammen. Mit einem Baumwollfaden umschlingt er die Nadeln, damit sie in ihrer Lage gehalten werden. Dieffenbach erklärt seine allgemein bewunderten, raschen Heilerfolge damit, dass es bei dieser Methode kein Einschneiden der Fäden, also auch kein Ausreißen der Stichkanäle gibt und dass das glatte Metall die Wunde nicht so reizt wie ein rauer Faden.

„Das wär's für heute", sagt Dieffenbach.

Jetzt seufzt die Patientin zum ersten Mal tief auf. Unvermindert spürt Dr. Sanson den krampfhaften Druck ihrer Hand. Er weiß, dass ihre Schmerzen nicht aufhören, weil nun das Messer ruht. Dabei ist sie erst am Anfang ihres Leidensweges. Die Lippenoperation ist erst gelungen, wenn keine Entzündung oder kein Brand eintritt. Aber dann muss das umgestülpte Augenlid wiederhergestellt werden. Und schließlich folgt der langwierigste und schwierigste Teil: über dem Krater in ihrem Gesicht muss eine neue Nase aufgebaut werden. Eine Nase, durch die sie atmen kann und die diesem Gesicht wieder Menschenähnlichkeit verleiht.

Immer wieder hat Dr. Sanson nach Kennzeichen geforscht, die seinen Verdacht bestätigen, dieses Wesen dort sei das zauberhafte Mädchen mit der goldenen Maske. Aber sofort kommt ihm der bloße Gedanke absurd vor. Zwischen diesem Gesicht und dem Mädchen im griechischen Gewand, zwischen dem Elend dieser Entstellten und der Grazie jener Tänzerin gibt es keine Gemeinsamkeit. Solche Abgründe kann kein menschliches Wesen in sich bewältigen, indem es das Kainszeichen einfach mit einer Maske bedeckt.

Dieffenbach hat in der Charité ein Zimmer für die Patientin freigemacht. Das fällt Dr. Sanson auf. Denn sonst ist Dieffenbach ängstlich darauf bedacht, seine Privatpatienten nach dem Eingriff gleich wieder nach Hause zu bringen. Er fürchtet einen tückischen, unheimlichen Stammgast der Charité – den Hospitalbrand. Er befällt die harmlosesten Wunden. Gleich im Anfang seiner Charité-Zeit, vor fünf Jahren, hat Dieffenbach das erlebt. Ein junges Mädchen wurde von ihm an einem eingeklemmten Bruch operiert. Die Bauchwunde heilte prächtig. Weil die Patientin sehr vollblütig war, ließ Dieffenbach sie zur Ader. Und in dieser harmlosen Wunde am Arm entstand plötzlich der Brand. Das Mädchen starb.

„Das ist ja die reine Mördergrube", hatte Dieffenbach getobt. Aber Herr dieser rätselhaften Epidemie war auch er nicht geworden. Weshalb lässt er nun diese Patientin in der Charité, warum setzt er sie der Gefahr aus?

„Wenn Sie mit mir fahren wollen, in meinem Kabriolett ist Platz", sagt Dieffenbach zu Dr. Sanson. Unterwegs fragt er:
„Wollen sie nicht mit uns essen?"
Natürlich sagt Dr. Sanson nicht nein. Und jetzt, bei einem uralten Sherry in der Bibliothek des Hauses Am Zeughaus Nr. 2, lüftet Dieffenbach den Schleier des Geheimnisses um die Frischoperierte.

„Mademoiselle Elvira Tondeau stammt aus einem der begüterten Häuser Berlins", sagt er. „Im Alter von vier Jahren wurde sie von Skrofeln befallen. Das Ergebnis haben sie ja soeben gesehen."
Unter „Skofulose" versteht man in jener Zeit die verschiedensten fressenden Ausschläge, ausgenommen die Syphilis. Das Leiden der Mademoiselle Tondeau wird man später „Wolfskrankheit" nennen, lateinisch „Lupus", und ein Mann namens Robert Koch wird in den vom Lupus zerfressenen Geweben die gleichen Tuberkelbazillen finden wie im Auswurf der Lungensüchtigen. Also Hauttuberkulose!
Als das Mädchen zehn Jahre alt war, hörte das fressende Übel im Gesicht auf. So blieb die reine Stirn erhalten. Und unter dem lebendigen Totenkopf reifte ein ideal gebauter Körper heran. Neben vier völlig gesunden Geschwistern wuchs Elvira Tondeau auf. Weder ihre Eltern noch die Brüder und Schwestern, geschweige denn die Dienstboten konnten sich an ihren Anblick gewöhnen. Mit dem Feingefühl der Gezeichneten zog Elvira sich von den Spielen der Geschwister zurück und suchte die Einsamkeit. Als sie ins Schulalter kam, wurde eine eigene Lehrerin für sie engagiert, eine alte, durch

schwere Schicksalsschläge gegen Schreck, Ekel und Abscheu immun gewordene Dame aus der französischen Kolonie Berlins.

„Elvira war dreizehn Jahre alt, als ich sie zum ersten Mal sah", erzählt Dieffenbach. Es war Anno 1828, vier Jahre nachdem er sich als praktischer Arzt und Chirurg in Berlin niedergelassen hatte. Jahrelange Studien über die Wiederherstellung zerstörter Körperteile lagen hinter ihm. Nun wollte er sie in die Praxis umsetzen.

Wegen einer Lappalie wurde er damals ins Haus Tondeau gerufen, hörte durch Zufall von Elvira und schlug sofort eine Operation vor. Die Eltern schwankten zwischen neuer Hoffnung und Angst. Schließlich wurde Elvira vorsichtig gefragt. Ohne zu überlegen, weigerte sie sich und ließ sich durch nichts überreden.

„Hatte sie Angst vor dem Schmerz oder fürchtete sie die Enttäuschung, falls die Operation misslingen sollte?", fragt Dr. Sanson.

Dieffenbach blickt Sanson forschend an. „Ich weiß es nicht. Oder kann man bei einem so jungen Menschenkind annehmen, dass es sein Leiden als gottgewollt hinnimmt? Jedenfalls war sie jetzt, nach siebenjährigem, hartnäckigem Sträuben, plötzlich bereit." Dieffenbach zögert ein paar Sekunden, bevor er hinzufügt: „Und diesmal glaube ich zu wissen, warum."

Im Winter vor zwei Jahren bekamen die Geschwister Elviras Tanzstunde. Der Tanzmeister kam ins Haus Tondeau. Elvira erklärte, sie hätte keine Lust, tanzen zu lernen.

„In Wirklichkeit", sagt Dieffenbach, „hat das Mädchen, hinter der Gardine einer Glastür verborgen, dem Unterricht ihrer Geschwister zugesehen." Kurz darauf hörte Madame Tondeau eines Nachmittags aus Elviras Räumen Walzerklänge. Sie ging leise hinauf, öffnete die Tür einen Spalt und traute ihren Augen nicht. Am Klavier saß die alte Lehrerin. Der runde Tisch war in eine Ecke gerückt, der Teppich aufgerollt. Und über das spiegelnde Parkett schwebte Elvira. Sie bog sich weit zurück, als hielte ein unsichtbarer Partner sie in seinen Armen. Und dann sah Frau Tondeau die goldene Maske.

„Also doch, sie ist es!" unterbricht Dr. Sanson den Erzähler.

„Ja, es war eine goldene Maske", sagt Dieffenbach. „Und seitdem ist mit Elvira eine merkwürdige Wandlung vorgegangen. Oder vielmehr eine ganz natürliche Wandlung, wenn man bedenkt, dass sie – von dem zerstörten Gesicht abgesehen – eine gesunde und normale junge Frau ist."

Zum ersten Mal lehnte Elvira sich gegen ihr Schicksal auf.

Eine innere Ratlosigkeit überkam sie. Immer öfter trug sie die goldene Maske, als könnte sie hinter ihr in eine schönere Welt untertauchen. Zur Bestürzung der Eltern erklärte Elvira zu Beginn dieses Jahres, sie werde die Maskenballsaison voll auskosten. Und – sie werde allein auf die Feste gehen.

„Was dann geschah, wissen Sie besser als ich", sagt Dieffenbach und legt seinem Schüler die Hand auf die Schulter.

Den Kopf in die Hände vergraben, sitzt Sanson da. Gedanken und Gefühle reißen ihn hin und her. „Hat Elvira gewusst, dass sie mich in der Charité trifft?", fragt er dumpf.

„Sie hat es gewünscht", sagt Dieffenbach. Dann schweigt er. Er will dem Jüngeren Zeit zum Nachdenken darüber lassen, was das Mädchen bei seinem Ausbruch ins Leben durchgemacht haben musste. Elvira Tondeau geriet auf den Maskenfesten in jene Verwirrung des Herzens und der Sinne, die ihre Eltern befürchtet hatten. Zum ersten Mal hielten Männer sie in ihren Armen. Zum ersten Mal durfte sie das weibliche Spiel des Lockens und Abwehrens, des halben Gewährens spielen. Für Minuten gab sie sich dem schönen Traum hin, um dann in jäher Angst zu erwachen, der Partner könnte ihr die Maske lüften. Dann verließ sie das Fest in panischer Flucht.

Was dann an jenem letzten Abend geschehen war, steht noch so lebendig in Dr. Sansons Erinnerung wie damals vor sechs Monaten. Wie Elvira sich vom roten Domino löste und ihm in die Arme flog. Wie er sie, durch den Erfolg ermutigt, bestürmt und bedrängt hatte. „Einen Kuss nur..." Wie sie sich an ihn gepresst hatte, wie sie schon hinzuschmelzen schien, bis sie plötzlich in seinen Armen erstarrt war. Jetzt weiß er, diese Starre war tödliche Angst davor, dass er ihr wahres Gesicht sehen könnte.

Von Dieffenbach erfährt Dr. Sanson, dass Elvira sich in jener Nacht die Pulsadern aufritzte. Der Selbstmordversuch war rechtzeitig entdeckt worden. Man hatte Dieffenbach geholt. Und nun war sie es, die darauf drängte, dass ihr Gesicht durch eine Operation menschenähnlich gemacht würde.

„Und der große Meister hat ihr die Nase einer Aphrodite versprochen", spottet Dr. Sanson bitter.

„Im Gegenteil, ich habe die Aussicht auf Erfolg als minimal hingestellt", verteidigt sich Dieffenbach, und Elvira gebe sich keinesfalls der Illusion hin, mit einem neuen Gesicht vielleicht die Liebe eines Mannes gewinnen zu können. Sie verlangt, dass Dr. Sanson bei den Operationen assistiert, weil sie mit dem Erlebnis dieser Ballnacht fertig werden will.

„Dass sie sich nicht insgeheim doch mehr Hoffnungen macht, möchte ich nicht beschwören", sagt Dieffenbach.
Es ist einer jener seltenen Augenblicke, in denen Dieffenbach preisgibt, wie unendlich schwer ihn das Vertrauen seiner Patientin belastet. Draußen in den Krankensälen der Charité und angesichts der überfüllten Ränge im großen Operationssaal zeigt er solche Gefühle nie. Da ist er das Selbstvertrauen in Person.
Aber dieser Stürmer und Dränger der neuen deutschen Chirurgie ist nicht der unkomplizierte Tausendsassa, als den seine Gegner und Neider ihn abstempeln wollen. Er hat einen harten, steinigen Weg hinter sich.

Königsberg, wo er 1792 zur Welt kam, und Rostock teilen sich in den Anspruch, diesen Johann Friedrich Dieffenbach hervorgebracht zu haben. Um Prediger zu werden, bezog er die Universität Rostock. Viele schüttelten darüber den Kopf. Dieser wilde Schwimmer und Schlittschuhläufer, dieser ungebärdige Brausekopf, der den Lehrern die Fensterscheiben einschmiss und den Mädchen Schneebälle in den Halsausschnitt steckte, ein Gottesmann?
Aber Fritz schien es ernst zu meinen. Nur im Frühjahr 1813, als in Preußen das Volk aufstand und der Sturm gegen Napoleon losbrach, hielt es ihn nicht im Hörsaal. Mit den freiwilligen mecklenburgischen Jägern zu Pferde zog er ins Feld. Bis vierzig Meilen vor Paris verfolgten die Jäger Napoleons Armeen. Dann waren die Schlachten geschlagen, und Fritz ging nach Rostock zurück. „Morgen über acht Tage will ich hier predigen", schrieb er am 7. Mai 1814. Aber die Predigt des Kandidaten Dieffenbach fiel aus. Spurlos verschwand er aus Rostock und tummelte sich, wie er später gestand, zwei Jahre „in der großen Welt und mit Frauen ersten Ranges" umher. Die Theologie hat er an den Nagel gehängt. Schon während der blutigen Schlachten der Freiheitskriege hatte er sich innerlich der Medizin zugewandt, wie er später mit Pathos bekannte:
„Die Schlacht ist gewonnen. Das Feld ist mit Liegenden, Hockenden, Kriechenden bedeckt. Sie schreien nur um Wasser, aber daß sie noch leben und atmen, sagt ihnen der Schmerz. Da eilen herbei die Söhne Asklepios. Sie bringen Hilfe, aber schmerzliche Hilfe. Von neuem dringt der Stahl in die Glieder, er trennt sie vom Leibe, die Zange dringt in die unheimliche geschwärzte Öffnung und erfaßt die Kugel, und der drohende marternde Bohrer bemächtigt sich ihrer im Knochen. Aber rings umher tönt die Luft von Klages- und Schmerzenslauten!

Lieber Held, kannst du auch nur einen Schmerz von den tausend Schmerzen stillen, welche du gemacht hast? Kannst du nur ein Bein wieder zusammenfügen, welches du abgeschossen hast? Eine Brustwunde wieder schließen, welche du mit dem Bajonett hast stoßen lassen? Einem Schädel, welchen du mit dem Kolben hast einschlagen lassen, wieder seine Lebensrundung geben? Du kannst nur die Beule des Helms ausklopfen lassen! Armer Held! Aber dir winkt schimmernder Ruhm."

Also schrieb sich Fritz nach den zwei wilden Jahren als Medizinstudent in seiner Geburtsstadt Königsberg ein. Seinen Lehrern fiel der schon nicht mehr ganz junge „Beflissene der Arzneiwissenschaft" bald auf. Dieser Dieffenbach rupfte zum Beispiel seinen Freunden Augenbrauen aus. Dann brachte er sich mit einer Lanzette sechs kleine Stichwunden im Unterarm bei, steckte die fremden Augenbrauen in diese Löcher und klebte Pflasterstreifen darüber. Zwei dieser Augenbrauen vertrockneten und fielen aus, zwei eiterten heraus. Die restlichen zwei aber wuchsen an und wurden größer. Dieffenbach verpflanzte die weißen Haare eines Greises auf seinen Arm. „Dann werden Glatzen ja bald selten werden", meinte Professor Unger, als sein Meisterschüler ihm den Erfolg zeigte. Dieffenbach hatte damit das Leitmotiv seiner chirurgischen Laufbahn gefunden. „Transplantation" hieß es, Verpflanzung von Gewebe und Wiederherstellung zerstörter Körperteile.

Doch er war kein einseitiger Wissenschaftler, sondern turnte und schwamm nach wie vor begeistert. Jedoch die Turner und Schwimmer galten in Preußen als staatsgefährlich, weil diese Leute von einem freien, geeinten Deutschland träumten, von einer freiheitlichen Verfassung. Als im März 1819 der Student und Burschenschafter Karl Ludwig Sand den Dichter August von Kotzebue aus politischen Motiven ermordet, war Dieffenbach der führende Burschenschafter an der Universität Königsberg und stand beim Kultusministerium in Berlin auf der schwarzen Liste. Den Ausschlag gab jedoch eine Liebesaffäre. Der angehende Chirurg hatte sich Hals über Kopf in Frau Johanna Motherby verliebt, die Frau eines englischen Arztes in Königsberg und Mutter von drei Kindern. Das nahm nicht nur der betrogene Ehemann übel, als er die beiden am 12. September 1819 in flagranti ertappte. Auch Dieffenbachs bisherige Liebste rächte sich, indem sie zur „Schnüffel-Kommission" lief und ihn als gefährlichen Revoluzzer denunzierte.

Dieffenbach verlor sein Stipendium, er wurde verhört, überwacht und musste sich verpflichten, nach Schluss des Wintersemesters Königsberg zu verlassen. Im Mai 1820 ging er in die Verbannung. Johanna Motherby hatte verweinte Augen. Ausgerechnet die westlichste aller preußischen Universitäten hatte Fritz sich aussuchen müssen – Bonn. Auch hier fiel der schöne, breitschultrige Mann mit dem Spitzbart und dem offenen Schillerkragen schnell auf. „Ein Genie, ein Talent, wie solches mir noch nicht vorgekommen ist", urteilte Professor Philipp von Walther, Dieffenbachs neuer chirurgischer Lehrmeister. Er drückt ein Auge zu, wenn Dieffenbach heimlich auf eigene Faust die gewagtesten Operationen macht.

Und noch einem fällt er in Bonn auf: dem Jurastudenten Heinrich Heine, dem späteren Dichter des „Buchs der Lieder" und ätzender Spottverse auf Preußen. Die beiden werden Freunde und bleiben es trotz eines Streichs, den Heine dem Kumpan spielt. Er flüstert nämlich allen Liebsten Dieffenbachs zu, sie sollten sich bloß in acht nehmen, denn er schneide kleinen Mädchen die Ohren ab und nähe ihnen die von einer anderen Freundin wieder an.

Ein Körnchen Wahrheit ist daran. Denn auch in Bonn reitet Fritz sein Steckenpferd „Transplantation". Er experimentiert an Katzen, Hunden, Vögeln, Kaninchen und an sich selbst. Auf eine Warze am linken Daumen pflanzt er den Sporn eines jungen Hahns und ist glücklich, als der stattlich heranwächst. Pech dagegen hat er mit den Schwänzen junger Hunde und Katzen. Die wollen einfach nicht wieder anwachsen. Sein größter Erfolg: Die Nasenspitze eines Kaninchens, das in die Häckselmaschine gekommen war, heilte ohne Komplikationen wieder an.

Längst hätte er sein Staatsexamen machen müssen. Er ist 29 Jahre alt und ein bemooster Student. Aber er lässt sich Zeit, bis eines Tages seine inzwischen geschiedene Königsberger Geliebte, Johanna Motherby, in Bonn auftaucht. Ist es noch die große Liebe? Auf jeden Fall weiß Dieffenbach, dass er für Johanna ein neues Heim schaffen muss. In Würzburg macht er im Handumdrehen seinen Doktor. Thema der Dissertation:

„Einiges über Regeneration und Transplantation". Dann geht's nach Berlin, denn nur dort kann man das preußische Staatsexamen machen. Und endlich, am 5. Juli 1823, bekommt er seine Approbation als „Arzt und Operateur". 31 Jahre ist er alt, 26 Semester hat er studiert.

Im Studentenviertel Berlins, in der Mittelstraße 54, macht Johann Friedrich Dieffenbach seine bescheidene Praxis auf. Es ist ein herr-

schaftliches Haus, er aber muss den Aufgang für Dienstboten benutzen.
Dieffenbach operiert Brüche und entartete Eierstöcke, entfernt Krebsgeschwüre und verhärtete Drüsen. Er operiert in der Friedrichstadt und in der Halleschen Vorstadt, auf dem Wedding und in Moabit. Und – er zieht mit seiner Bestecktasche auf die Paukböden der Studenten. Nicht aus Liebe zur Fechtkunst, sondern weil auf den Paukböden Blut fließt, weil es da abgehauene Nasenspitzen, abgehackte Finger gibt und weil da halbe Backen in den Staub fallen. Der Mensurboden wird für Dr. Dieffenbach zum Laboratorium, die Duellanten sind seine menschlichen Versuchskaninchen. Denn all seine bisherigen Verpflanzungsversuche an Tieren und an sich selbst sollen die große Frage beantworten: Welche Aussichten bestehen, abgetrennte Körperteile wieder anzusetzen, zerstörte Teile aus anderen Körperteilen, womöglich sogar aus tierischem Gewebe, neu zu bilden?
Darüber kursieren zu jener Zeit die phantastischsten Geschichten. Da wird aus Frankreich von einem Arm berichtet, der durch Einpflanzen eines Ochsenknochens wiederhergestellt worden sei. Da heißt es, man habe einem vornehmen Holländer die Hälfte seines Schädeldachs mit den Schädelknochen eines riesigen Bernhardiners zur vollsten Zufriedenheit geflickt. Da sollen verlorene Nasen und Gesäße durch Einpflanzen von Hühnerfleisch in schönster Rundung wieder erstanden sein.
All diese Geschichten muss Dieffenbach leider ins Reich der Fabel verweisen. Dagegen gelingt ihm auf dem Paukboden die Anheilung der abgeschlagenen Nasenspitze des Studiosus von Hövel. Das stimmt mit Erfahrungen überein, die in Indien gemacht worden sind. Dort schneidet man in einigen Gegenden den Verbrechern zur Strafe die Nasenspitze ab. Und nachdem sich mehrfach die Delinquenten ihren Gesichtserker mit Erfolg wieder annähen ließen, verbrannte man die Nasen gleich nach der Exekution.
Was Dieffenbach quält und keine Ruhe lässt, ist die Tatsache, dass solche Heilungen einmal gelingen und dann wieder total danebengehen. Statt aufzuwachsen, vertrocknen die wiedereingesetzten Nasen, werden brandig und gehen in Fäulnis über. Liegt es am Blut der Patienten, an ihrer Haut oder an der Operationsmethode oder vielleicht an der Nachbehandlung der Wunden? Er muss dahinterkommen.
Doch er ist weder der einzige noch der erste, der sich mit diesem Problem herumschlägt. Gerade in Berlin ist auf diesem Gebiet eini-

ges los. Da ist Professor Carl Ferdinand von Graefe, Direktor des Universitätsklinikums in der Ziegelstraße. Der hat schon vor Jahren die uralten indischen und italienischen Methoden studiert, zerstörte Nasen aus der Stirn- oder Armhaut neu zu bilden. Und er hat auch Erfolge. Mehreren Kriegsverletzten aus den Freiheitskriegen hat er nach dem abgewandelten italienischen Verfahren wieder eine Nase angesetzt. Er nennt seine Methode stolz die „deutsche".

Aber Dieffenbach hat einige dieser Graefeschen Nasen gesehen. Entweder sind sie zu runzeligen Gebilden zusammengeschrumpft oder sie pappen als unförmige Knollen im Gesicht, blau und rot angelaufen, ewig eiternd und den Blutkreislauf verseuchend.

Dabei wagt sich Graefe immer nur an Nasen heran, bei denen noch ein Stumpf steht. Ist das Nasenbein, sind die Nasenfortsätze des Oberkiefers zerstört, dann hält auch Graefe die Operation für aussichtslos.

Ernsthafte Chirurgen sehen in diesen Versuchen bloße Hirngespinste, eine chirurgische Verirrung. Spott und Hohn werden über Graefe ausgegossen. Nasenprothesen aus Holz, Pappmaché oder Silberblech werden empfohlen. Oft werden diese Kunstnasen an Brillen angesetzt; in Paris hat Dieffenbach eine Nase aus Blei gesehen, die mindestens ein Viertel Pfund wog.

„Ist es denn wirklich so schwer, eine neue Nase zu machen?", fragte eine junge Aristokratin auf einem Empfang bei Hofe den Geheimrat von Graefe.

„Leichter mache ich Ihnen einen ganz neuen Menschen, Gnädigste", seufzte Preußens Großmeister der Chirurgie. Und erst als die Dame errötend davonrauschte, wurde ihm klar, was er angerichtet hatte.

Wo der hochgeachtete Professor nicht weiterkommt, will der kleine Praktiker Dieffenbach aus der Mittelstraße 54 triumphieren?

Verbissen experimentiert er weiter. Und nebenbei verdient er auch so viel Geld, dass er Johanna Motherby heiraten kann. Aus dem Studentenviertel zieht er in die vornehme Friedrichstadt um. In der Jägerstraße 48, in der Bel Etage, macht er die neue Praxis auf. Johanna sorgt für gesellschaftlichen Anschluss. Der Schauspieler Devrient liest bei Dieffenbachs Shakespearesche Glanzrollen vor. Der Staatsminister Wilhelm von Humboldt verkehrt in der Jägerstraße 48 und macht Dieffenbach zu seinem Hausarzt.

Aber der schert sich wenig um den Betrieb. Er war stolz, als er den Professor von Graefe durch eine neue Methode, den gespaltenen Gaumen zu nähen, übertreffen kann. Und er weint vor Glück, als es ihm zum ersten Mal gelingt, eine total zerstörte Nase zu ersetzen.

Das geschah im Jahr 1827 an der zwölfjährigen Tochter des Schuhmachers Ihlen. Zur Feier dieses Erfolgs leistete er sich den ersten Luxus seines Lebens. Er schaffte sich ein Gespann ungarischer Rappen an und ein Kabriolett neuester Bauart. Wie ein Hochstapler kam er sich vor, als er damit zum ersten Mal über die Linden kutschierte. Trotzdem war Dieffenbach nicht restlos glücklich. Wenn er das, was er an Ideen im Kopf und an begnadeter Fertigkeit in den Händen hat, voll zur Blüte bringen wollte, brauchte er eine Klinik.
Doch die Aussichten darauf waren düster. Die beiden großen Berliner chirurgischen Kliniken waren in festen Händen. In der Charité regierte uneingeschränkt Geheimrat Johann Nepomuk Rust, der Medizindiktator Preußens. In der Universitätsklinik brillierte von Graefe, der Gründer dieser berühmten Lehrstätte.

Ein finsterer Umstand kommt ihm zu Hilfe. Er betrifft den chirurgischen Direktor der Charité, Geheimrat Rust. Dieffenbach selbst hat Rust schon operieren gesehen, und es hat ihn gegraust. In einem uralten, dicken Gehrock tritt Rust Sommer wie Winter an den Operationstisch, denn er hat in allen Knochen die Gicht. Auf dem Kopf trägt er eine speckige, grüne Schirmmütze, um seine vom Star getrübten Augen vor grellem Licht zu schützen. Meist schlürft er in dicken, hohen Filzstiefeln daher, und ein Operationsdiener muss ihm einen alten Fußteppich nachtragen, wohin er auch geht. Auf den ersten Blick sieht man, dass seine Messer stumpf sind, dass die linke Hand des Operateurs so ungeschickt ist wie seine rechte. Die Assistenten können jedes Mal von Glück sagen, wenn sie mit unverletzten Händen davonkommen.
Gottlob überlässt der Geheimrat meistens seinem Stellvertreter Dr. Kluge das Messer. Dieser, ein guter, solider Chirurg, aber kein Virtuose, rauft sich wegen seines Vorgesetzten schon lange die Haare. Wenn das so weitergeht, ist der einst so glänzende Ruf der Charité als chirurgische Hochburg bald ruiniert.
Die Verzweiflung bringt Dr. Kluge auf eine glänzende Idee.
Er empfiehlt Geheimrat Rust den genialischen Dr. Dieffenbach. Der sei ohne Zweifel ein Könner. Andererseits aber müsse er noch vieles lernen, und wo könne er das besser als „unter Euer Hochwohlgeboren und meiner Leitung".
Darauf springt Rust an. Und da sein Wort im preußischen Krankenhauswesen als Entscheidung gilt, geht am 22. Mai 1829 die Berufung an Dieffenbach heraus. Er wird „Charité-Arzt bei der Chirurgischen Station".

Dieffenbachs kühnste Träume sind plötzlich erfüllt. Vier große Krankensäle, 13 kleinere Zimmer, insgesamt 150 Betten, ein riesiger Operationssaal, zwei Badestuben mit Dampfbadekessel sind nun sein Reich. Die Kranken liegen in eisernen Bettgestellen, die Betten sind sauber und weiß bezogen. Die Kranken und die Wärter tragen Anstaltskleidung, graublaue, gestreifte Kittel und Hosen. Allerdings liegt auch immer noch vieles im Argen. Es gibt keine Wasserklosetts, und ein ekelerregendes Gemisch von Eiter-, Medikamenten-, Kloaken- und Küchengerüchen durchzieht das Haus.

Viel zu sagen hatte Dieffenbach noch nicht. Er war nur Operateur. Aber Hauptsache, er konnte aus einem reichen „Patientengut" schöpfen. Und in Dr. Kluge bekam er einen gewichtigen, selbstlosen Freund. Nun konnte es wieder aufwärtsgehen mit der Chirurgie in der alten Charité.

Sechs Jahre ist das nun her. Seit 1832 ist Dieffenbach außerordentlicher Professor, seine Vorlesungen sind überfüllt. Aber nun sorgt er sich um Elvira Tondeau, das Mädchen mit der goldenen Maske, dem er eine neue Nase versprochen hat. Der schwerste, riskanteste Teil der Operation steht noch bevor. Er hat ihr einen neuen Mund gemacht; die klaffenden Hälften der Oberlippe sauber zusammengenäht. Drei Wochen später hat er dem nach außen gestülpten Unterlid des linken Auges seine richtige Form wiedergegeben. Schon am fünften Tage nach dieser Operation konnte er die letzte Heftnadel entfernen. Aber noch klafft zwischen der neuen Oberlippe und den Augenbrauen ein breites Loch, jene Höhle von schartigen Knochen. Das Mädchen scheint alle Furcht vor dem Messer verloren zu haben. Ungeduldig sehnt es den Tag herbei, an dem Dieffenbach ihm eine neue Nase machen wird. Doch die Tage gehen dahin, zwei Wochen sind seit der Augenoperation verstrichen, und noch immer sagt Dieffenbach nichts von der Operation.

Auch Dr. Sanson versteht nicht, weshalb Dieffenbach jetzt mit der Operation zögert. Ausgerechnet Dieffenbach, der sonst so blitzschnell mit dem heilenden Skalpell bei der Hand ist.

Was ist in Dieffenbach gefahren?

Eines Tages hört Dieffenbach aus Elviras Zimmer im zweiten Stock der Charité ihr Lachen und eine Männerstimme.

„Ist sie nicht schön?", hört er Dr. Sanson fragen.

„Schön ist kein Ausdruck", kommt Elviras Antwort. „Das ist die bezauberndste, die herrlichste Nase der Welt."

Dieffenbach tritt durch die angelehnte Tür. Dr. Sanson sitzt neben dem Bett. Elvira hält ein Zeichenblatt in der Hand. Weitere Blätter sind auf der Bettdecke verstreut. Die beiden jungen Leute schrecken hoch.
„Darf ich auch mal sehen?"
Verlegen rafft Elvira die Zeichenblätter zusammen und reicht ihm den ganzen Stoß. Er sieht viele Porträts eines Mädchens, mit Rötelstift gezeichnet. Die Haare, die Ohren, die ovale Gesichtsform, Mund und Kinn – das alles gehört Elvira. Und doch haben die Porträts keine Ähnlichkeit mit ihr, denn da, wo bei Elvira der grässliche Krater gähnt, zeigen die Bilder schöne, gerade Nasen.
„Was soll das bedeuten?", wendet sich Dieffenbach an Sanson.
„Ich habe diese Porträts gezeichnet", sagt Dr. Sanson unsicher. Er weiß, dass Dieffenbach innerlich vor Zorn kocht. Auch Elvira spürt instinktiv die Gewitterstimmung. „Ich habe ihn dazu angestiftet", kommt sie Sanson zu Hilfe.
„Kind, Kind...", murmelt Dieffenbach. „Ich fürchte, Sie erwarten zu viel..."
Er will Dr. Sanson allein sprechen, sofort. „Ich bewundere Ihr Zeichentalent", sagt er ironisch. „Vielleicht hätten Sie auf die Kunstakademie gehen sollen."
Sanson beißt sich auf die Lippen. In diesem Augenblick hasst er seinen Lehrer. Er ist überzeugt, dass Dieffenbach auf ihn eifersüchtig ist, weil er in sein Recht eingegriffen hat, die Nasenform der Elvira Tondeau zu bestimmen.
„Ich halte nun mal gar nichts von solchen künstlerischen Nasenmodellen", sagt Dieffenbach. „Sie gaukeln dem Patienten eine Hoffnung vor, die keiner von uns einzulösen vermag. Es ist ein himmelweiter Unterschied, ob man mit Papier und Zeichenstift arbeitet oder mit lebendigem Material."
Weshalb er gerade im Fall Elviras solch eine herbe Enttäuschung befürchtet, setzt Dieffenbach nun auseinander.
Es gibt zwei sehr verschiedene Methoden, neue Nasen zu bilden, die indische und die italienische. Bei der indischen wird als Material ein Hautlappen aus der Stirn benutzt, bei der italienischen aus dem Arm.
Dieffenbach bevorzugt die indische Methode. Seine Gründe: Die Stirnhaut liegt der Nase näher und ist ihr enger verwandt als die Haut des Arms. Außerdem hat die Stirnhaut derberes Bindegewebe als die zarte Bedeckung an der Innenseite des Oberarms, „Arm-Nasen" schrumpfen stärker als „Stirn- Nasen".

Bei der indischen Methode hat der Patient seine Qual überstanden, wenn der Stirnlappen wie ein Dach über der offenen Nasenhöhle befestigt ist. Beim italienischen Verfahren fängt die Marter nach der Anheftung erst an. Denn der Hautlappen muss ja durch eine schmale „Ernährungsbrücke" mit seinem ursprünglichen Bett verbunden bleiben, bis er angewachsen ist. Und so lange muss der Patient mit angewinkeltem, vor der Stirne festgebundenem Arm leben. Kein Verband kann so fest und starr sein, dass der Arm nicht immer wieder schmerzhaft an den Wundnähten zerrt. Ständig schweben Arzt und Patient in Angst. Eine unbewusste, heftige Bewegung, und alle Mühe, aller Schmerz und alle Tapferkeit waren umsonst.

„Bei Elvira wird uns jedoch nur die italienische Methode übrigbleiben", sagt Dieffenbach müde. „Ich wage es nämlich nicht, ihre Stirn zu entstellen. Angenommen, die Nase misslingt, dann kann nicht einmal mehr die schöne Stirn über der Maske die Illusion eines gesunden Menschen erwecken."

Damit ist es also heraus: Dieffenbach kalkuliert einen Misserfolg ein. Glaubt er plötzlich nicht mehr an seine Kunst und an sein sprichwörtliches Glück?

Er selbst gibt die Antwort: „In meinen Augen ist die plastische Chirurgie eine Art Seelenheilung. Entstellte Menschen leiden Qualen, das körperliche Manko ändert ihren Charakter. Leute mit gespaltenem Gaumen werden misstrauisch und scheu. Klumpfüße neigen leicht zu Bösartigkeit und krankhaftem Ehrgeiz. Reparieren wir den Schaden, so heilen wir auch die kranken Seelen. Elvira hat eine besonders empfindliche Seele."

Deshalb hat er so lange gezögert.

„Elvira wird auch die italienische Methode überstehen", sagt Dr. Sanson, als wolle er seinem großen Lehrer das Rückgrat steifen. „Sie ist eine Heldin."

„Damit haben Sie Recht", sagt Dieffenbach. „Morgen in aller Frühe wird operiert."

Durch das sechs Meter hohe Fenster des Operationssaals fallen die ersten Strahlen der Septembersonne. Der Operationsstuhl ist dicht an das Fenster gerückt.

„Sehen Sie, das wird Ihre Nase", sagt Dieffenbach und hält Elvira ein derbes Stück Leder unter die Augen. Es ist in der Form eines gleichschenkligen Dreiecks zurechtgeschnitten, als Schnittmuster für eine Nase aus Fleisch und Blut. Andere Chirurgen nehmen es mit dem Zuschnitt wesentlich genauer als Dieffenbach. Sie zirkeln die Umrisse des Hautlappens genau nach einem Wachsmodell ab. Dieffenbach vergleicht diese Chirurgen mit Tischlern, die Möbel aus grünem Holz bauen und sich dann wundern, wenn das gute Stück bald windschief verzerrt ist. Denn wie das Holz, so „arbeitet" auch die menschliche Haut – nur noch viel unberechenbarer.

Deshalb kommt es Dieffenbach zunächst nur darauf an, dass das neue Gebilde sauber anheilt. Erst wenn diese „Rohnase" sich wie ein Dach über die Knochenhöhle wölbt, erst wenn ihre Ränder ringsum fest angeheilt sind, beginnt er mit der Feinarbeit.

Elvira muss ihren linken Arm heben, sodass die Ellbogenbeuge vor ihre linke Stirnseite zu liegen kommt und der Unterarm bequem auf dem Schädel aufliegt. Dieffenbach bestreicht das „Schnittmuster"-Dreieck mit klebriger Pflastermasse und drückt es auf die Innenseite ihres Oberarms. Doch bevor er den Hautlappen herausschneidet, muss er ihm sein blutiges Bett in Elviras Gesicht bereiten. Sie darf den Arm sinken lassen. Sie schließt die Augen. An ihrem Kopf spürt sie die Hände des Stabsarztes Dr. Großheim. Sanson hält ihre Hände. Elvira spürt den ersten Messerstich an ihrer rechten Wange. Vom inneren Augenwinkel bis zum unteren Rand der Nasenhöhle schneidet Dieffenbach eine tiefe Furche ein, ebenso links. Nun ist das Wundbett bereitet, das die neue Nase aufnehmen soll.

Dieffenbach dreht Elviras Arm etwas nach außen, sodass sich das Schnittmuster auf der Innenseite straff spannt. Mit schnellen Messerzügen umfährt er die Seiten des Dreiecks. Mit dem flachen Messer spaltet er den Hautlappen von seiner Unterlage ab, bis nur noch ein schmaler Streifen ihn mit dem Arm verbindet. Dieser Streifen soll die ernährende Brücke sein, durch deren Kapillaren er den Hautlappen weiter mit frischem Blut versorgen wird, und seine Venen werden das verbrauchte Blut wieder zurück in den Kreislauf bringen. Das muss so lange geschehen, bis die neue Haut sich ihre eigene Blutversorgung geschaffen hat.

Ganz zart hebt Dieffenbach Elviras Arm knapp unter dem Ellenbogen, bis er in der vorhin erprobten Beugestellung vor der Stirn liegt. Der Arm engt sein Operationsfeld ein. Elvira spürt Dieffenbachs Atem, und sie spürt jeden Stich der kleinen, gekrümmten Nadeln in ihre Haut, das Hindurchgleiten der seidenen Fäden, mit denen er den Hautlappen mit den Wundrändern zu beiden Seiten der Nase anheftet. Plötzlich fühlt Elvira keine neuen Stiche mehr. „Ganz festziehen", hört sie Dieffenbach sagen. Sie fühlt einen kräftigen Druck auf ihrem wunden, schmerzenden Arm. Der wird jetzt mit breiten Heftpflastern an ihrem Kopf festgemacht.

„Strecken Sie Ihren Arm, bitte", kommt Dieffenbachs Stimme. Sie versucht es. Aber wie in einer eisernen Klammer ist der Arm an den Kopf gefesselt. Nicht einen Millimeter kann sie Arm und Kopf trennen. Dann weiß sie nicht mehr, was ihr geschieht.

„Da sich die Wundränder überall in inniger Berührung miteinander befinden, hege ich die besten Hoffnungen für das Gelingen dieser Operation", schreibt Dieffenbach an diesem Abend in seine Operationskladde. „Die seltene Hingebung sowie der feste Wille der Kranken bürgen mir für die strengste Befolgung meiner Anordnungen."

Als Dieffenbach am nächsten Tag an Elviras Bett tritt, schlürft sie gerade eine dünne Fleischbrühe aus der Tasse, die ihr die Wärterin an den Mund hält. Sie hat hohe Kissen im Rücken. Ihre Haltung mit dem an den Kopf gefesselten Arm wirkt grotesk.

„Schmerzen?", fragt er.

„Nicht der Rede wert." Elvira strahlt ihn unter dem Arm hindurch an.

Er beugt sich über die neue Nase. Der Hautlappen vom Arm ist noch bleich. Der Krampf der Blutgefäße, der durch den Schnitt und die Abtrennung entstanden ist, hält also noch an. In den nächsten zwei Tagen nimmt die Spannung des Hautlappens sehr zu, er glänzt in einem hektischen, entzündlichen Rot, eine ganz natürliche Folge, wenn zwei fremde Gewebe plötzlich zusammengebracht werden. Am vierten Tag ist die Nase schon wieder blasser, der Hautlappen schlaffer. So wird es hin und her gehen, bis die neue Nase sich an den Wundrändern ihre eigene Blutversorgung erzwungen hat.

Elvira erträgt ihr Martyrium bewunderungswürdig. Sie kann wegen der unnatürlichen Haltung des Arms kaum schlafen. Von der Armwunde fließt ihr Blutwasser übers Gesicht. Aber sie klagt nicht, ist mit allem zufrieden und – hofft.

Unruhig wird sie erst am sechsten Tag.

Lange betrachten Dieffenbach und Dr. Sanson die Nasenscheidewand. Dieser schmale Hautstreifen, den Dieffenbach der Oberlippe entnahm, ist brandig geworden. Er muss heraus, wenn nicht seine ganze Umgebung vergiftet werden soll.

„Es hat nicht viel zu bedeuten", sagt Dieffenbach zu dem Mädchen. „Jetzt ein kleiner Schnitt, und vier Wochen später pflanzen wir einen neuen Hautfetzen ein." Das entspricht durchaus der Wahrheit. Aber Elvira treten die Tränen in die Augen. So fest hat sie auf den Erfolg gebaut, dass ihr dieser erste Fehlschlag wie ein böses Omen

erscheint. Sie bricht in Schluchzen aus und stößt die Hand Dr. Sansons zurück, der sie trösten will.
In den folgenden Tagen ist sie niedergeschlagen und schweigsam. Die Wärterin berichtet, dass sie nachts schreckliche Träume haben muss. Sie stöhnt und spricht in ihrem flachen Dämmerschlaf. Einmal hat sie laut geschrien: „Nein, nein, nicht abreißen, die Maske!"
„Legen sie auf alle Fälle den Arm noch einmal ganz fest", ordnet Dieffenbach an.

Mit einem furchtbaren Schrei erwacht Elvira. Die Wärterin findet sie zitternd, mit kaltem Schweiß bedeckt, auf der Kante ihres Bettes hocken. Von ihrem Kopf hängt das lose Ende einer Binde auf ihre Brust herunter. Von den Augenwinkeln über den Rücken der neuen Nase fließt ein dünnes Rinnsal von Blut. „Gerissen!", stellt Stabsarzt Großheim fest, den die Wärterin in ihrer Verzweiflung wecken ließ. Die Brücke zwischen der neuen Nase und dem Arm ist gerissen. Und damit ist Dieffenbachs Hoffnung auf die Bildung einer Nase zerstört.
Fast eine Woche lang spricht Elvira kein Wort, verweigert jede Nahrung und verfällt zusehends. Die Wunden in ihrem Gesicht heilen rasch. Nach drei Wochen hat sich auch die dreieckige Wundfläche auf ihrem Oberarm neu behäutet.
Dieffenbach traut seinen Augen nicht, als er in das kleine Privatzimmer im zweiten Stockwerk tritt. Elvira trägt einen modischen Schutenhut aus Reisstroh, dessen Krempe ihr Gesicht weit überragt. Er ist mit einer großen Schleife unterm Kinn festgebunden. Ein Schleier verdeckt ihr Gesicht. Mehrere Koffer stehen im Zimmer, fertig gepackt.
„Sie wollen fort – ausgerechnet jetzt?", fragt Dieffenbach.
Elvira gesteht, dass ihre Eltern sie auf ihren Wunsch in ein privates Damenstift in der Schweiz eingekauft haben, wo sie neben anderen körperlich behinderten und entstellten Leidensgenossinnen leben wird.
„Aber ich bin gekommen, um die nächste Operation mit Ihnen zu besprechen", drängt Dieffenbach.
„Vielleicht später", sagt Elvira. „Wenn ich mich wieder ganz gefangen habe und wenn ein Misserfolg mich nicht mehr umbringt."

Zwei Jahre vergehen, da lässt sich im Winter 1837/38 eine tiefverschleierte Dame in Dieffenbachs Wohnung Am Zeughaus Nr. 2 melden. Sie will ihren Namen nicht nennen, doch als sie über die

Schwelle in sein Arbeitszimmer tritt, weiß er, es ist Elvira Tondeau. Sie ist stiller und reifer geworden, voller und noch verführerischer, solange der Schleier ihr Gesicht verhüllt.

Beinahe ist er froh, dass sie nicht früher gekommen ist. In der Zwischenzeit hat er seine plastischen Operationsmethoden bedeutend verbessert. Vor allem hat er eine neue Möglichkeit entwickelt, Nasen aus der Armhaut zu machen. Diese Operation ist zwar unendlich langwierig, aber gefahrloser und weniger qualvoll als die bisherige „italienische Methode".

Dieses neue Verfahren wendet er bei Elvira Tondeau an.

Von der Innenseite ihres Oberarms löst er einen dreieckigen Hautlappen. Aber statt ihn wie bisher sofort über die klaffende Nasenhöhle zu verpflanzen, näht er ihn auf dem Arm so an, dass er der Rohform der künftigen Nase entspricht. Diese „Rohnase" lässt er auf dem Arm völlig anwachsen. Das dauert etwa zwei Monate. Dann erst löst er das neue Gebilde bis auf eine schmale Hautbrücke vom Arm. Aber auch jetzt näht er es nicht gleich über Elviras Nasenhöhle, sondern verpflanzt es zunächst auf die rechte Stirnseite, dort, wo ihre Haut völlig gesund und lebenskräftig ist. Das gelingt innerhalb von fünf Tagen. Eine Woche wartet er, bevor er den Arm und die Hautbrücke vom Gesicht lostrennt. Und erst als die Nase fest und gesund sich ihrer Umgebung angepasst hat, löst er sie teilweise wieder ab und dreht sie den Augenbrauen zu. Dort schafft er ein neues Wundbett, näht und heftet von neuem. In drei Etappen wandert die Nase ihrem Bestimmungsort entgegen.

Vier Monate nach dem ersten Schnitt in die Armhaut sitzt die Nasenspitze sauber über der Mitte der Oberlippe. Die Nasenscheidewand ist aus einem mit den Wundflächen nach innen zusammengefalzten Hautstück gebildet. Es gibt keine Eiterungen wie beim ersten Mal, keine Entzündungen und keinen Brand.

Volle sechs Monate ziseliert Dieffenbach dann an der Form herum. Hier strafft er die Haut durch kleine Einschnitte, dort verstärkt er sie, indem er die Oberfläche abschält und zur kräftigen Neubildung anregt. Dass die Nasenlöcher zusammenwachsen, verhindert er, indem er kleine Hautstückchen aus der Oberlippe nach innen einschlägt und anheftet. Damit bekommt die zur Wucherung neigende ehemalige Wundfläche einen Überzug von Epidermis, von Oberhaut, und wuchert nicht mehr weiter.

Wenn es nach ihm ginge, würde Dieffenbach immer noch etwas zu verschönern finden. Die verpflanzte Haut ist ideales Mittel für solche Operationen. Sie heilt phantastisch, die Wunden hinterlassen keine Narbenspuren.

Elvira aber ist unsagbar glücklich. Und eines Tages erklärt sie energisch: „Jetzt bin ich schön genug, und wer das nicht findet, kann mir gestohlen bleiben."

Zum ersten Mal in ihrem Leben wagt sie sich unter Menschen – ohne Maske, ohne Schleier. Als Dieffenbach wenige Wochen später mit seiner Frau das Foyer des Schauspielhauses am Gendarmenmarkt betritt, kommt sie ihm entgegen. Sie hat Blumen in ihr schönes Haar gesteckt und bewegt sich frei ohne alle Scheu. Ein Jahr später wird er aus der Schweiz eine Verlobungsanzeige bekommen. Dann verliert er sie aus den Augen.

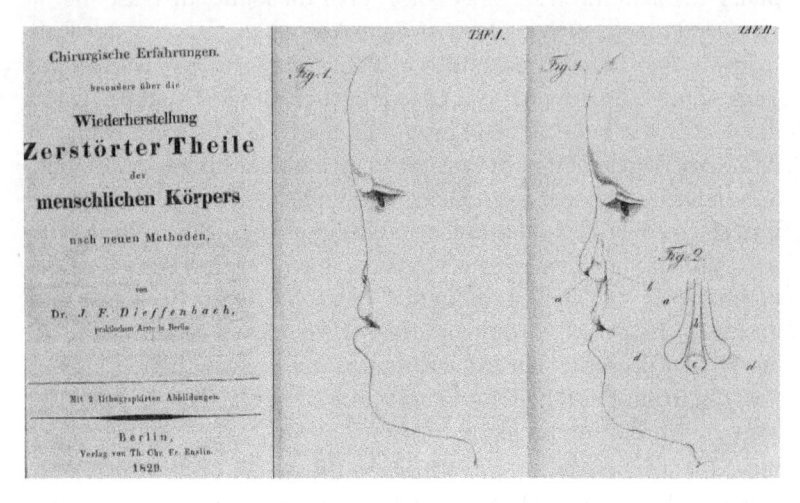

Abbildung 25: Johann Friedrich Dieffenbach: Chirurgische Erfahrungen, besonders über die Wiederherstellung Zerstörter Theile des menschlichen Körpers nach neuen Methoden.

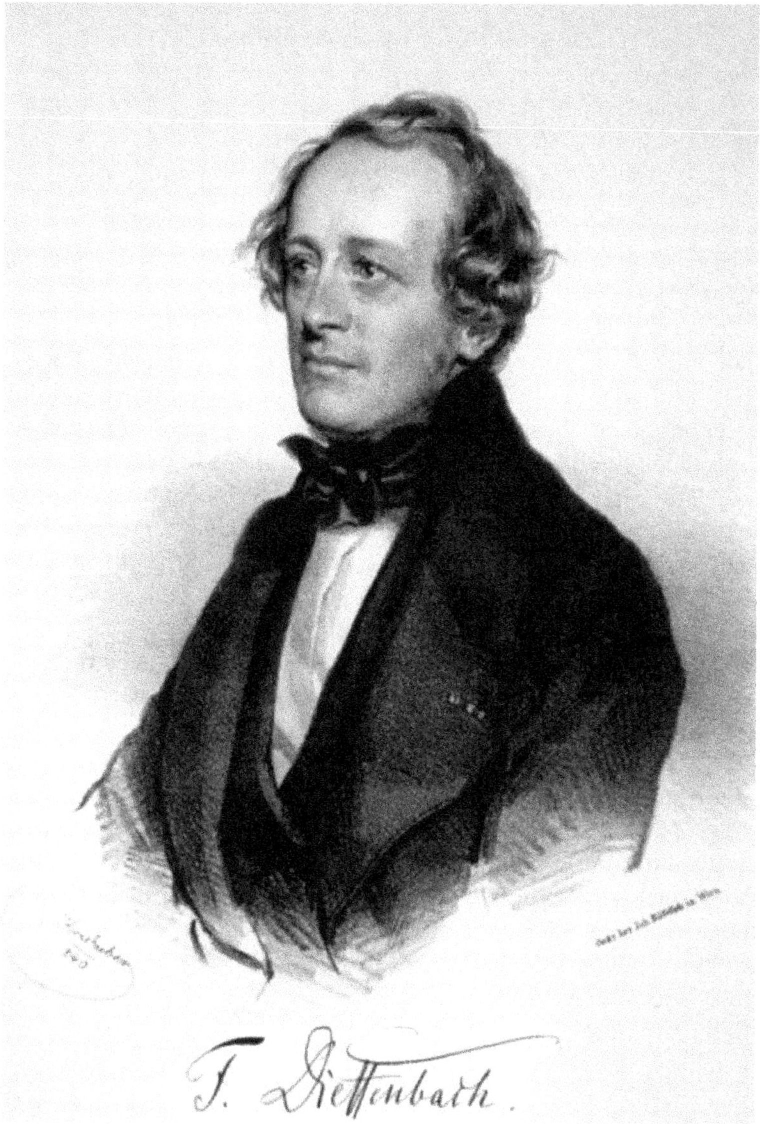

Abbildung 26: Johann Friedrich Dieffenbach, Lithographie von Josef Kriehuber, 1840.

Operation „Böser Blick"

> *„Mit einer in der Wissenschaft fast unerhörten Eile, mit der Geschwindigkeit einer politischen Nachricht, verbreitete sich die Kunde von meiner Schiel-Operation über die ganze Erde, und bald erschallten alle öffentlichen Blätter Deutschlands, Frankreichs, Amerikas usw. von den zu Hunderten unternommenen Operationen..."*

(Charité-Chirurg Johann Friedrich Dieffenbach „Über das Schielen und die Heilung desselben durch Operationen", Berlin 1842)

„Was haben wir denn wieder Schönes entdeckt, Madame Vogelsang?", fragt Professor Friedrich Dieffenbach, als er den Sektionsraum im Totenhaus der Charité betritt. Doch die Frau, die da über einen reglosen menschlichen Körper gebeugt steht, blickt nicht von ihrer Arbeit auf. Vor ihr graues Leinenkleid hat sie eine schwarze Wachstuchschürze gebunden. Ihre Arme stecken in Überzügen aus dem gleichen Material. Strähnen von graublondem Haar hängen unordentlich unter dem weißen Spitzenhäubchen hervor, das ihr hageres, tiefgefurchtes Gesicht umrahmt.

„Was habe ich gesagt?!", krächzt sie heiser. Mit der Spitze ihres Skalpells deutet sie auf die geöffnete rechte Brust des Toten. Dieffenbach erkennt eine starke Ansammlung von gelblicher Flüssigkeit über dem Rippenfell.

„Ein gewaltiges Exsudat", staunt er.

„Aber die Herren von der Lateinischen ham mir jlattwech ausjelacht, als ick ihnen det prophezeit habe", eifert sich Madame Vogelsang. Die „Lateinische" Klinik der Charité wird die eine der beiden Abteilungen für Innere Krankheiten genannt, weil in ihr die Vorlesungen lateinisch gehalten und sogar die Krankengeschichten lateinisch abgefasst werden müssen.

Madame Vogelsang, die sich über die „Lateinische" ärgert, ist die heimliche, unheimliche Herrscherin im Totenhaus der Charité. Niemand weiß genau, wie sie zu diesem Posten gekommen ist. Fest steht nur, dass sie ursprünglich Hebamme war. Man munkelt von einer schweren Geburt, die durch ihr Verschulden mit dem Tode von Mutter und Kind geendet habe. Seitdem widme sie sich ganz dem Umgang mit den stillen Toten. In dieser Zeit ist es etwas Unerhörtes, dass eine Frau sich mit Anatomie befasst. Fast noch unerhörter ist aber, dass die Alte mit dem zerknitterten Gesicht mehr vom Bau des menschlichen Körpers versteht als mancher Professor der Medizin.

„Haben Sie die Herren von der Lateinischen nicht verständigt, dass Sie diesen Fall da obduzieren?", fragt Dieffenbach.

„Hab ick, hab ick", sagt die Vogelsang.

„Und warum ist keiner gekommen?"

„I, wo denken Sie hin?", giftet sich die Alte. „Nicht mal, wenn et hier nach Rosenöl und Ohdekolonsch duftet, würden die kommen."

„Nanana", bremst Dieffenbach die Alte und muss ihr im Stillen doch Recht geben. Denn in den Inneren Kliniken der Charité herrscht seit Jahren ein merkwürdiger Geist. Früher sezierten die Charité-Ärzte jeden ihrer Gestorbenen eigenhändig, um hinter das Geheimnis seines Todes zu kommen. Heute blickt man hochmütig auf diese naturwissenschaftlichen Methoden herab. Man philosophiert über die Krankheit. Man hält sich an Theorien wie, dass alle Krankheiten von fehlerhafter Zusammensetzung der Säfte ausgehen, von zu starken oder zu schwachen Reizen oder vom Erlöschen eines geheimnisvollen Prinzips, das man „Lebenskraft" nennt.

Da ist Professor Dieffenbach ganz anderer Meinung. Er will genau wissen, woran seine Patienten gestorben sind. Er seziert selber und bringt dazu seine Assistenten und Studenten mit, oft so viele, dass das kleine Totenhaus sie nicht fassen kann.

Ganz allein aber erscheint er im Totenhaus, wenn eine neue Operation ihn beschäftigt. Dann untersucht er jeden Muskel, jeden Nerv und jede Arterie im Operationsfeld noch einmal. Dann probiert er jede Schnittführung so lange, bis er sich über die Möglichkeit der Operationsmethode klar geworden ist.

„Haben Sie einen Schielenden unter Ihren Toten?", fragt er Madame Vogelsang. Mit einem Ruck fährt sie herum. Und jetzt sieht Dieffenbach zum ersten Mal, dass Madame Vogelsang selber hochgradig schielt.

„Mit so was soll man keen Spott treiben, Herr Professor."

„Glauben Sie doch nicht, dass ich Sie kränken wollte", entschuldigt sich Dieffenbach. Er erklärt der Frau, was ihn seit Wochen bewegt und was ihn an diesem Septembernachmittag des Jahres 1838 ins Totenhaus führt. Es ist die Idee, das Schielen durch eine Operation zu heilen. Sie stammt nicht von ihm selbst, und doch ist er einer ihrer Väter. Er kam zu diesem seinem „Kind" auf verschiedenen Umwegen. Einer davon begann im Mai 1836, als Dieffenbach unter

den Hörern seines Operationskursus in der Charité einen jungen Mann bemerkte, der sich schwerfällig am Stock bewegte.
Als Dieffenbach ihn ansprach, stellte er sich vor: William John Little aus London. Offiziell war er nach Berlin gekommen, um sich in den Kliniken und Instituten nach Anregungen für das berühmte „London Hospital" umzusehen, wo er trotz seiner jungen Jahre eine geachtete Stellung als anatomischer Lehrer einnahm.
„Darf ich Ihr Bein einmal untersuchen?", fragte Dieffenbach. Der Engländer bekam glänzende Augen, denn vor allem war er nach Berlin gekommen, um von Dieffenbach untersucht zu werden.
Dieffenbach machte ein bedenkliches Gesicht, als John Little sein linkes Bein entblößte. Er fand einen sogenannten Pferdefuß vor, der im Begriff war, sich zu einem regelrechten Klumpfuß zu entwickeln. Die Ferse war in die Höhe, die Spitze des Fußes nach innen gezogen. Nur noch mit einer talergroßen Stelle in der Nähe der kleinen Zehe berührte die Fußsohle den Boden, und dort war sie mit einer harten Schwiele bedeckt.
Jedes Mal, wenn der Chirurg John Little einen Operationssaal, eine anatomische Sammlung betritt, steht er Ängste aus, er könne das Gleichgewicht verlieren. Ebenso geht es ihm im gesellschaftlichen Leben.
„Mein Klumpfuß hat mich Mediziner werden lassen", sagt Dr. Little. „Können Sie das verstehen?"
Und ob Dieffenbach das verstehen kann! Er hat Hunderte von Fällen dieser Art erlebt. Wie alle Ärzte hat er die Heilung mit orthopädischen Apparaten versucht. Als er an die Charité berufen wurde, hat er dort den Gipsverband erfunden, und bei einigen leichten Fällen und bei ganz jungen Menschen war es ihm gelungen, den Fuß durch monatelanges Eingipsen richtigzustellen. Aber das war eine mühsame, qualvolle Behandlung.
„In den meisten Fällen hat sich der Klumpfuß dann doch wieder eingestellt", sagt Dieffenbach.
Durch die Jahrtausende hat man den Klumpfuß als unheilbar hingenommen. Der Aberglaube sah in den Klumpfüßern vom Teufel gezeichnete Wesen. Doch schon die weisen Ärzte der Antike wussten es besser. Der Klumpfuß entspricht der Fußstellung des Embryos im Mutterleib: die Fußsohle nach innen, der äußere Rand des Fußes nach unten gekehrt, Ballen und Zehen nach oben angezogen. Auf diese Weise kann der strampelnde Embryo die Fruchtblase, in der er heranreift, nicht beschädigen. Warum diese Fußstellung sich nicht bei allen Neugeborenen normalisiert, weiß man bis heute

nicht. Man weiß nur, dass es sich um ein Missverhältnis zwischen den für Beugung und Streckung des Fußes zuständigen Muskeln handelt, wobei die Beugemuskeln und die ihren Zug auf die Ferse übertragende Achillessehne verkürzt und die gegenwirkenden Streckmuskeln verlängert oder erschlafft sind.
Schon der Grieche Hippokrates (400 v. Chr.) hatte erkannt, dass dieses Übel durch Fußgymnastik sofort nach der Geburt zu beheben war. Erst Anfang des 19. Jahrhunderts kamen Chirurgen auf die Idee, den verkürzten Muskel zu verlängern oder besser noch die Sehne, über die er seine Kraft auf die Ferse überträgt – die Achillessehne.
Thilenius und Lorenz in Marburg unternahmen als erste eine solche Achillessehnenoperation bei einer 17-jährigen. Die Ferse ließ sich daraufhin um etwa fünf Zentimeter herabziehen, das Mädchen konnte die Fußsohle flach auf den Boden setzen. In dieser natürlichen Stellung wurde der Fuß einbandagiert. Innerhalb von sieben Wochen wuchs das fehlende Stück Sehne nach. Das Mädchen aus Marburg konnte fortan normal gehen. Deutsche, Franzosen und Engländer arbeiteten nach dieser Methode. Hin und wieder gelang ihnen eine Heilung. Weitaus häufiger aber waren die furchtbaren Enttäuschungen. Schwere Entzündungen, Eiterungen, Brand und Absterben der Gewebe bedrohten nicht nur den operierten Fuß, sondern auch das Leben des Patienten. Die zerschnittenen Sehnen wuchsen entweder gar nicht oder ganz anders zusammen, als man gehofft hatte. Die so begeistert aufgenommene Operation geriet rasch in Verruf...
Ähnlich schlimme Folgen befürchtete im Jahre 1829 Johann Friedrich Dieffenbach, als er in der Charité einen Jungen operieren sollte, der an Schiefhals litt. Auch der Schiefhals beruht darauf, dass ein Muskel, der sogenannte Kopfnicker, auf einer Seite verkürzt ist.
Da erinnerte sich Dieffenbach, dass er vor vielen Jahren in Frankreich einmal dem großen Franzosen Delpech bei einer Schiefhalsoperation assistiert hatte. Statt den ganzen Muskel bloßzulegen, hatte Delpech ein schmales, sichelartiges Messer neben dem Muskel in die Haut gestochen, die Klinge dann flach unter dem Muskel durchgeführt und im Zurückziehen den Muskel durchgeschnitten. Ein winziger Schnitt also für eine große Operation! Nur mit einem so kleinen subkutanen Schnitt konnte verhindert werden, dass Luft in die Tiefe der Wunde eindrang und es zur Infektion kam.
In Berlin hatte Dieffenbach dann seine erste Schiefhalsoperation gemacht. Den kleinen Schnitt hatte er nach der Durchschneidung fest

mit dem Daumen zugedrückt, damit keine Luft eindringen konnte, und dann fest mit Scharpie und Kompressen verbunden. Es gab keine Spur von Eiterung, und schon nach wenigen Wochen konnte der kleine Patient mit aufrechtem Kopf die Charité verlassen.
Über diesen Erfolg hatte Dieffenbach im „Handbuch der Chirurgie" berichtet. Dem Dr. Louis Stromeyer in Hannover erschien Dieffenbachs Mitteilung wie das Ei des Kolumbus auch für die operative Beseitigung des Klumpfußes. Stromeyer hatte in Hannover unter der Firma „Heilanstalt für Verkrümmte" die erste orthopädische Klinik Deutschlands geschaffen.
Am 28. Februar 1832 durchschnitt Stromeyer bei einem 19-jährigen, klumpfüßigen Jüngling nach der Dieffenbachschen Methode die Achillessehne. Zehn Tage ließ er verstreichen, bevor er den operierten Fuß in einen von ihm selbst konstruierten Streckapparat einspannte. Nach sechs Wochen war der Fuß gerade. Der Patient konnte laufen, als hätte er nie am geringsten Fußübel gelitten. Erst nach einer zweiten erfolgreichen Operation veröffentlichte Stromeyer seine Methode im „Magazin" des Berliner Altmeisters Rust. Im Stillen hoffte er auf eine Sensation, doch die medizinische Welt nahm die Ausführungen freundlich zur Kenntnis und – ging zur Tagesordnung über. Als hätte es niemals einen Dr. Stromeyer gegeben, erklärte der Chef der Universitätsklinik, Geheimrat von Graefe: „Klumpfüße können nicht geheilt werden. In ganz schweren Fällen muss man das ganze Bein amputieren. Besser ein Holzbein als ein Klumpfuß..."
Solche „ganz schweren Fälle" liegen vor, wenn das abnorme Verhältnis zwischen Muskeln und Bändern auf das ganze Bein übergreift. Dann leben diese armen Krüppel nur noch in Hockstellung und können nur auf dem Hosenboden dahinrutschen. Dieses Schicksal droht auch dem Dr. William John Little aus London, wenn nicht bald etwas geschieht.
Dieffenbach hat die Abhandlung Stromeyers gelesen, und so rät er dem Dr. Little dringend, zu Stromeyer zu fahren. Er schreibt einige empfehlende Zeilen an Stromeyer und reicht das Papier dem enttäuschten Engländer.
„Zögern Sie nicht", sagt er. „Ich beschwöre Sie."
Wie die Geschichte ausging, hat Dieffenbach später selber berichtet: „Es waren seitdem Monate verstrichen, als sich plötzlich meine Tür öffnete. Der Mann, welcher mich als Krüppel verlassen, trat mit raschem, gesundem Schritt ein. Eiligst ließ ich mir den Fuß zeigen. Die Form war natürlich geworden, die Sohle berührte von der Spit-

ze bis zur Ferse den Boden, die Aushöhlung der Sohle hatte sich dadurch vermindert, die Wade fing an hervorzutreten, und das ganze rechte Bein hatte die normale Länge eingenommen. Ein Wunder konnte nicht stärker auf mich wirken. Niemals in meinem Leben hat mich der Erfolg einer chirurgischen Operation so überrascht wie dieser. Ich hielt Stromeyer, der das vollbrachte, für glücklicher als Little, der es empfangen hatte.

Dies war ein Impuls für mich, von nun an den Klumpfüßen mich so zuzuwenden, wie ich mich vorher von ihnen abgewendet hatte. Binnen kurzem war eine beträchtliche Anzahl von Klumpfüßen aller Formen und Alters zusammengebracht, teils früher ungeheilte Bekannte, teils Neulinge. Herr Little besorgte als tätiger Assistent die Nachbehandlung mit dem Stromeyerschen Streckapparat, nachdem ich die Sehnendurchschneidung gemacht hatte. Gern gestattete ich ihm die Beschreibung besonders interessierender Fälle in seiner zu Berlin erschienenen Doktorarbeit ‚Anzeichen zur Erkennung des Klumpfußes'."

So populär wie Dieffenbachs künstliche Nasen wurde nun auch seine Klumpfußbehandlung. Eines Tages, als er mit seinen ungarischen Rappen vor der Charité vorfuhr, wehrte der Pförtner gerade einen Schwarm Halbwüchsiger ab, die mit lautem Geschrei in das Königliche Krankenhaus eindringen wollten.

„Was gibt's?", fragte Dieffenbach.

Und nun setzte in der Rotte ein Gehinke und Gehumple ein, dass Dieffenbach die Augen übergingen. Lauter Klumpfüße!

„Alle in den Operationssaal!", ordnete er an. Aber da stob der Haufen auseinander, als wäre der Blitz dazwischengefahren. Keiner humpelte mehr, keiner hatte einen Klumpfuß. Und sobald sie außer Reichweite waren, ging ein Riesengelächter los. Die Lausejungen machten dem berühmten Professor lange Nasen.

Bald darauf wurde von der Polizei ein Betteljunge aufgegriffen. Mit seinem Klumpfuß hatte er im Tiergarten gutes Geld bei mitleidigen Berlinern erbettelt. Und dieser Klumpfuß war echt! Die Armendirektion schickte ihn in die Charité, damit Dieffenbach ihn operierte. Aber mit dem Kleinen erschien seine Mutter, und die hatte ein Mundwerk für drei. „Der verdient mit seinem Klumpfuß mehr als mein Mann als Weber", schimpfte sie. „Er soll so bleiben..."

Dieffenbach wollte einen vormundschaftlichen Beschluss herbeiführen, dass der Junge gegen den Willen der Eltern operiert werden dürfte. Doch der zuständige Gemeindeprediger schrieb unter das Schriftstück: „Was Gott gemacht, soll der Mensch nicht ändern."

Dieffenbach machte den Gottesdiener auf das Neue Testament aufmerksam: Matthäus 6, Vers 21-35, die Heilung der Lahmen. Aber Dieffenbach und Christus sind zwei Paar Stiefel, beschloss das Konsistorium. Der Knabe behielt seinen Klumpfuß und durfte weiterhin im Tiergarten betteln.

Dr. Little aber kehrte nach England zurück und wirkte dort als Apostel für die Operation von Klumpfüßen mit subkutaner Sehnendurchschneidung. Und er heiratete das Mädchen, das er als Klumpfüßler niemals bekommen hätte. Seinen dritten Sohn ließ er auf den Namen Stromeyer Little taufen.

*

In Berlin strahlt Dieffenbachs Stern heller denn je. Dieffenbach und die Charité – das ist ein Begriff in der medizinischen Welt. Umso grotesker ist es, dass er offiziell immer noch einfacher Abteilungsarzt ist. Eifersüchtig wacht sein Direktor, der Geheime Obermedizinalrat Rust, darüber, dass Dieffenbachs Befugnisse auf den Operationssaal und die Wachsäle der chirurgischen Station beschränkt bleiben.

Da kommt es zu einem Auftritt, der für Dieffenbach ein Triumph, für den alten, immer blinder werdenden Geheimrat aber eine peinliche Demütigung wird. Kronprinzessin Elisabeth Ludovika, die schöne und geistvolle bayerische Königstochter, leidet seit langem an einem Bruch der Bauchwand, in den sich plötzlich eine Darmschlinge eingeklemmt hat.

Die kronprinzlichen Leibärzte Geheimrat Rust und Dr. Stosch dringen auf sofortige Operation. Doch die Kronprinzessin schreckt davor zurück. Auch in der königlichen Familie weiß man nämlich, was für schaurige Dinge passieren, wenn den alten Rust der Furor chirurgicus packt. Erst kurze Zeit vorher – Dieffenbach war für ein paar Tage verreist – wurde ein Mann mit einem eingeklemmten Bruch in den Hörsaal getragen, wo Rust gerade Vorlesung hielt. Die Ränge waren bis auf den letzten Platz besetzt, denn wer Examen machen will, muss die Rustschen Vorlesungen hören. Dieffenbachs Operationskurse dagegen werden für die Prüfung nicht angerechnet.

Die silberne Brille weit nach vorn auf seine vom Rotwein gerötete Nase schiebend, erklärte der Geheimrat: „Nun sollen Sie mal sehen, wie der alte Rust so was macht!" Und bevor die assistierenden Militärärzte es verhindern konnten, fuhr sein Messer kühn in die große Geschwulst. Ein Strom von Jauche und Exkrementen schoss ihm ins Gesicht. Mit dem Bruchsack zugleich hatte er den eingeklemm-

ten Darm aufgeschnitten. Die Assistenten führten die Operation zu Ende, nachdem der Patient längst seinen letzten Seufzer getan hatte. Soll es der Kronprinzessin ähnlich ergehen? Kronprinz Friedrich Wilhelm gibt seiner Frau Recht. Der Alte darf nicht operieren.
„Wer wird Ihnen assistieren?", fragt er harmlos, als Rust am Abend vor der Operation ins Kronprinzenpalais kommt.
„Doktor Stosch natürlich und der Kollege Jüngken."
„Ich würde gern mal Ihren Schüler Dieffenbach kennenlernen", sagt der Kronprinz diplomatisch. „Das wäre doch eine Gelegenheit."
„Schüler Dieffenbach", das geht dem eitlen Rust glatt hinunter. Gut, Dieffenbach soll assistieren.
„Wenn Rust mir mit dem Messer nahe kommt, springe ich vom Tisch", droht die Kronprinzessin.
„Lass mich machen", sagt er und lacht in sich hinein. Feierlich betreten die drei Ärzte das große Zimmer, das als Operationsraum hergerichtet ist. Rust voran, dahinter Stosch. Dieffenbach kommt als letzter. Wie ein Sohn um seinen Vater bemüht sich der Kronprinz um Rust. Mit leisem Schaudern nimmt die Kronprinzessin wahr, wie der Geheimrat mit dem Daumen die Messerschärfe prüft. Flehend blickt sie auf ihren dicklichen Mann.
Der Kronprinz handelt blitzschnell. Von einem Waschtisch nimmt er eine volle Waschschüssel und hält sie Rust entgegen: „Schön festhalten, janich fallenlassen", bestimmt er. Rust ist so überrumpelt, dass er die Schüssel nimmt.
„Dann kann's ja woll losjeh'n", sagt der Kronprinz zu Dieffenbach. Die schwere Schüssel mit beiden Händen haltend, muss Rust mit ansehen, wie Dieffenbach die Operation schnell und meisterlich ausführt. Und er ist geistesgegenwärtig genug, das Beste aus der peinlichen Situation für sich herauszuholen.
„Das hat mein Schüler vortrefflich gemacht", sagt er nach vollbrachter Tat.

*

Sommer 1838

Mit großen Schritten geht Dieffenbach im Arbeitszimmer seiner Wohnung auf und ab. Er hält ein schmales Buch in den Händen. Es trägt den Titel „Beiträge zur operativen Orthopädik" von Louis Stromeyer. Der behauptet darin: So wie Klumpfüße und Schiefhälse zu heilen sind, indem man die Muskeln oder Sehnen subkutan durchschneidet, kann man auch ein scheinbar völlig andersartiges Übel kurieren, nämlich – das Schielen. Auch die sechs Muskeln des Augapfels wirken nach dem Prinzip „Zug und Gegenzug", wenn sie das Auge nach links, rechts, oben und unten drehen. Ist einer dieser Muskeln verkrampft, dann überwältigt er seinen Gegenspieler und hält das Auge ständig in seiner Richtung gefangen, der Mensch schielt. Und wenn das so ist, dann muss sich auch das Schielen beseitigen lassen, indem man den verkrampften, verkürzten Muskel durchschneidet.

Stromeyer gibt auch gleich eine Operationsmethode an. An Leichen hat er sie ausprobiert und verspricht sich „einen glänzenden Erfolg davon".

Aber Dieffenbach wird misstrauisch. Warum hat Stromeyer die Operation nicht am lebenden Menschen ausgeführt. Traut er ihr nicht oder will er nur den Augenchirurgen nicht ins Handwerk pfuschen?

Kaum kann Dieffenbach den Morgen abwarten, an dem er mit dem Kollegen Jüngken darüber sprechen kann. Professor Johann Christian Jüngken aus Burg bei Magdeburg leitet in der Charité die Augenstation. Er ist ein Altersgenosse Dieffenbachs, Meisterschüler des Geheimrates Carl Ferdinand von Graefe. Von ihm hat Jüngken nicht nur die Methoden übernommen, sondern auch die Allüren. Er ist Hoheit in Person, höflich, aber kalt. Was nicht von ihm oder Graefe stammt, taugt von vornherein nichts. Und so tut er auch die Schieloperation des Orthopäden Stromeyer mit dem Satz ab:

„Wenn das ginge, hätten wir's längst gemacht."

Damit ist der Fall für Professor Jüngken erledigt. Und im tiefsten Herzen ist Dieffenbach sogar froh darüber.

Es war am Abend nach diesem Gespräch, dass Dieffenbach im Totenhaus der Charité die Madame Vogelsang nach einer schielenden Leiche fragt und erkennt, dass sie selber schielt. Er erklärt ihr, was er vorhat, und ordnet an, dass ihm künftig jeder schielende Tote der Charité gemeldet wird.

Ein Jahr später hat er die Augen von Hunderten Schielenden seziert. An Dutzenden lebendiger Schielender hat er seine Studien gemacht – an Säuglingen, an Schulkindern und Soldaten, an Handwerkern und Offizieren. Er ist zu dem Ergebnis gekommen, dass Kollege Stromeyer, der inzwischen Professor in Erlangen geworden ist, mit seiner Theorie Recht hat. Im Sommer 1839 ist er fest entschlossen, die Operation durchzuführen. Hunderte von schielenden Menschen fragt er, ob sie sich nicht von ihm operieren lassen wollen. Kein einziger ist bereit dazu.

In den eingeweihten Kreisen Berlins tuschelt und spottet man über den Mann, der einem Phantom nachjagt. Man prophezeit, dass ihm dieses Abenteuer endlich den Hals brechen werde. Denn diese Operation kann nur damit enden, dass aus einem Schielenden ein Blinder wird. Im Oktober 1839 wird aus Landau in der Pfalz berichtet, dass dort Dr. Pauli die Stromeyersche Schieloperation versucht hat. Dr. Pauli ist gescheitert, bevor er überhaupt zum Schneiden kam. Es gelang ihm nicht einmal, den Augapfel in die zum Muskelschnitt notwendige Stellung zu bringen.

*

Etwa um die Zeit kommt Dieffenbach wieder in den Leichenkeller der Charité. Madame Vogelsang ist mit der Präparation eines Gelenks voll beschäftigt. Er macht sich an die Sektion der Augen eines schielenden Toten, den sie ihm vorbereitet hat.
Plötzlich hört er hinter sich ihre krächzende Stimme:
„Wenn et recht is, könn Se morjen am Lebendijen operiern, Herr Professor."
Madame Vogelsang erklärt ihm, dass sie einen siebenjährigen Sohn hat. Sie hat dieses Kind von einem Vater empfangen, der sie bald darauf ihrer schielenden Augen wegen auf Nimmerwiedersehen verlassen hat. Und auch das Kind der flüchtigen Beziehung ist schielend zur Welt gekommen.
„Das gibt es", sagt Dieffenbach.
„Weiß Gott, det jibt es", echot Madame Vogelsang.
Am 26. Oktober 1839, nachmittags 3 Uhr, ist im Operationssaal der Charité alles für die erste Schieloperation der Geschichte bereit. Sieben Assistenten hat Dieffenbach aufgeboten, alle fertige Doktoren. Er erscheint wie immer in seinem grünen Frack mit den sechs goldenen Knöpfen. Ängstlich schaut Madame Vogelsangs Sohn zu dem backenbärtigen Gesicht auf.
„Einen goldenen Taler für dich, wenn du nicht weinst", sagt Dieffenbach. Er fürchtet, dass die salzigen Tränen in der Wunde eine Entzündung hervorrufen. – Aber August Vogelsang verspricht, tapfer zu sein, nicht nur des Goldtalers wegen, sondern damit ihn in Zukunft niemand mehr „Schielewipp" nennen kann. Die Pupille seines linken Auges steht fast im inneren Augenwinkel.
Mit einem Klaps hilft Dieffenbach dem Jungen auf den Operationsstuhl, Assistent Nummer 1 nimmt den Kopf an seine breite Brust.

„Augenlider", sagt Dieffenbach leise. Worauf Assistenten Nummer 2 und 3 blitzschnell stumpfe Haken an das untere und obere Augenlid setzen und sie auseinanderziehen. Mit einem spitzen Haken sticht Dieffenbach behutsam flach in die Bindehaut dicht am inneren Augenwinkel. „Halten!", sagt er, sobald der Haken sitzt, und übergibt ihn an Assistent Nummer 4.

„Doppelhäkchen!" Mit diesem Instrument, seiner Erfindung, durchbohrt er die Bindehaut bis auf die knorpelige Hülle des Augapfels dicht neben dem ersten Haken. Er zieht nach außen. Der Augapfel folgt dem Zug, dreht sich nach außen. „Schere!" Ein Schnitt in die Bindehautfalte, die sofort weit auseinanderklafft. Vorsichtig lässt er die Schere in den Einschnitt gleiten. Er räumt feines Zellgewebe fort, bis in dem engen Raum zwischen Bindehaut und Augapfel der hellrote, strähnige innere gerade Muskel frei liegt.

Ein paar Sekunden zögert Dieffenbach. Was wird nun geschehen, wenn er diesen Muskel durchschneidet? Wird dann gar überhaupt nichts passieren, wie es Dr. Friedrich August von Ammon aus Dresden behauptet hat, sein Freund und Studienkollege aus der Pariser Zeit? Oder wird der Augapfel schlagartig in die entgegengesetzte Richtung herumschnellen, wie Geheimrat von Graefe vorausgesagt hat?

Dicht an der Sehne schiebt Dieffenbach die Spitze des Scherenblatts unter den Muskel. Drei kurze, schnelle Schnitte. Und plötzlich dreht sich der Augapfel nach außen, die Pupille verschwindet fast im äußeren Augenwinkel.

Also hatte Geheimrat von Graefe mit seiner Warnung Recht: Der dem durchschnittenen Muskel gegenüberliegende äußere Augenmuskel zieht den Augapfel zu sich hinüber, und August Vogelsang wird künftig nach außen statt nach innen schielen? Dieffenbachs Gesicht ist wie versteinert. Kein Fünkchen von Erregung flackert in seinen graublauen Augen auf. „Nur ein momentaner Krampf", sagt er. Und tatsächlich, der Augapfel wandert langsam zurück. In der Mitte bleibt er stehen.

Dieffenbach tritt ein paar Schritte zurück. Mit zusammengekniffenen Augen starrt er seinen Patienten an. „Kein Unterschied mehr... Bitte überzeugen Sie sich selbst, meine Herren!"

August Vogelsang fühlt sich plötzlich aus dem eisernen Griff befreit. „War det allet?", fragt er zwischen zusammengebissenen Zähnen.

„Ja, det war allet", ahmt Dieffenbach ihn nach. Er greift in die Westentasche und hält ihm ein Goldstück vor die Augen.

„Kannst du sehen?"

„Det iss mein joldener Vogel!", sagt August.
„Und jetzt?" Dieffenbach hält ihm das gesunde Auge zu.
„Immer noch mein Joldtaler..."
Dieffenbach entfernt das Goldstück weiter von dem operierten Auge, dreht es ein paarmal um und fragt: „Adler oder König?"
„Keenich natierlich", meint August und hat Recht. Er kann also auf dem operierten Auge sehen.
Aber wird es so bleiben? Wird das empfindliche Auge nicht heftig auf den rohen Eingriff reagieren, sich entzünden oder den Brand bekommen? Und selbst, wenn diese Gefahr vorübergeht – wird der durchschnittene Muskel an der richtigen Stelle anwachsen? Neun Tage muss August im verdunkelten Zimmer im Bett liegen, darf nur dünne Suppe essen und bekommt kalte Umschläge auf das operierte Auge. Es entzündet sich nicht, und nach neun Tagen ist Dieffenbach überzeugt:
Die erste Schieloperation der Medizingeschichte ist ein voller Erfolg. Sie bringt neue Hoffnung für ungezählte Menschen, die bisher verlacht, verspottet und gemieden wurden. „Denn während der Anblick eines Blinden Mitleid erregt", sagt Dieffenbach, „fühlt jeder sich vom Anblick eines Schielenden unangenehm betroffen. Ein schielendes Auge ist unfähig, die edelsten Empfindungen der Seele auszudrücken ... Das Bewußtsein, anderen unangenehm zu sein, macht die Schielenden scheu. Von Jugend auf bitteren Kränkungen ausgesetzt, verläßt sie die Erinnerung daran nicht. Sie sind linkisch, mißtrauisch und halten ihr Übel für sehr groß..."
Lange Zeit glaubte man, einäugiges Schielen einfach dadurch heilen zu können, dass man das gesunde Auge zudeckte. Tatsächlich nimmt das schielende Auge dann sofort die normale Stellung ein. Aber es schielt sofort wieder, wenn das gesunde Auge aufgedeckt wird. Dieffenbach kennt Patienten, die Jahre hindurch eine Klappe über dem Auge getragen hatten. Geholfen hatte es nicht.
Stundenlang setzte man die Schielenden vor schwarze Tafeln. Ohne den Kopf zu verdrehen, müssen sie auf einen weißen Punkt starren, den sie nur bei normaler Stellung der Augen oder entgegengesetztem Schielen ins Blickfeld bekamen. Auch diese Tortur und andere Methoden des „Augenturnens" blieben damals erfolglos. In grauer Vorzeit hatten Ärzte und Heilkundige Walnussschalen vor die schielenden Augen gebunden. In die Mitte der Schalen war ein Loch gebohrt. Man hoffte, dass die Pupillen sich dem durch das Loch einfallenden Licht zuwenden und in dieser Stellung verharren würden. Für reichere Patienten fertigte man Kapseln aus Silber an,

innen schwarz lackiert. Und als es hieß, das Metall erhitze zu sehr, ging man zu Ebenholzschalen über.
Ganz erfinderische Wohltäter konstruierten „Schielbrillen" mit verstellbaren Schiebefenstern. Ständig wurden neue und raffiniertere Konstruktionen angeboten. Man empfiehlt, den Nasenrücken durch einen Papphöcker zu erhöhen, damit die schielenden Augen auf dieses Hindernis hingelenkt werden. Sogar Spiegel werden auf der Nase montiert, Scheuklappen an den Schläfen befestigt oder kleine Gardinen an der Stirn gegen das Schielen nach oben.
Am 13. November 1839 erscheint in der „Medizinischen Zeitung", herausgegeben vom Verein für Heilkunde in Preußen, ein sachlicher Bericht Dieffenbachs über die erste Operation bei „Strabismus". Er überlässt seinem Freund, dem Orthopäden Louis Stromeyer, den Ruhm, die Operation zuerst erdacht und an der Leiche ausgeführt zu haben: „Hoffentlich wird sie einen Platz in der Augenheilkunde einnehmen." Gleichzeitig schickt er einen Bericht an das „Institut de France" in Paris, auf dessen Sitzungen alle neuen Entdeckungen von den größten Kapazitäten Frankreichs diskutiert werden.
Das Echo überrascht selbst Dieffenbach. Er schreibt in sein Tagebuch:
„Mit einer in der Wissenschaft fast unerhörten Eile, mit der Geschwindigkeit einer politischen Nachricht, verbreitete sich die Kunde über die ganze Erde, und bald erschallten alle öffentlichen Blätter Deutschlands, Frankreichs, Amerikas usw. von den zu Hunderten unternommenen Operationen..."
In der Charité stehen die Schieläugigen bald Schlange.
Drei, vier, ja sechs Schieloperationen in einer einzigen Vorlesung sind nicht außergewöhnlich. Dabei ist Dieffenbach keineswegs so operationswütig, wie seine Feinde und Neider ihn hinstellen. In leichten Fällen empfiehlt auch er Augenübungen oder begnügt sich damit, die Bindehaut durch Ätzen mit Höllenstein zusammenzuziehen. Schwieriger als bei Innenschielern ist die Operation, wenn das Auge nach oben, unten oder außen schielt, denn die Muskeln, die dabei durchschnitten werden müssen, sind schwerer zugänglich und komplizierter.
Bald treten auch die ersten Fälle auf, in denen sich von Graefes Prophezeiung bewahrheitet: Aus Innenschielern werden Außenschieler. Zuerst ist Dieffenbach deprimiert. Aber bald findet er auch dagegen ein Mittel: Er umschlingt den inneren Augenmuskel mit einem Faden, zieht daran das Auge in Normalstellung und heftet den Faden an der Innenseite der Nase an, bis der durchtrennte Muskel

angewachsen ist. Auf diese Weise lässt sich der Schaden fast immer korrigieren.

Trotzdem wettert von Graefe im Hörsaal und in den medizinischen Blättern heftig weiter gegen den Wagehals in der Charité. Jede Entzündung, die bei Dieffenbach vorkommt, jede Blutung, jede unvollkommene Geradestellung wird breitgetreten.

Und auch in der Charité gibt es Ärger. Der alte Geheimrat Rust, nun fast ganz blind und kaum noch in der Lage, seine gichtigen Glieder zu bewegen, tritt endlich vom Lehramt zurück. Im überfüllten Operationssaal hält er seine Abschiedsvorlesung. Traditionsgemäß müsste er am Schluss ein paar Worte über seinen Nachfolger sagen. Und ganz Berlin erwartet, dass es Dieffenbach ist. Doch Rust nennt überhaupt keinen Namen. Er äußert nur den Wunsch, dass einer seiner Schüler in seine Fußstapfen treten möge. Ein gewaltiges Füßescharren geht bei diesen Worten auf den Rängen los. „Dieffenbach... Dieffenbach...", rufen die Studenten im Chor. Bleich vor Wut verlässt Rust das Auditorium, in dem er 22 Jahre gewirkt hat. In den Ministerien und beim König hat der Greis noch immer den längeren Arm. Laut Mitteilung im Staatsanzeiger wird der außerordentliche Professor Dr. Dieffenbach nur „vorübergehend" die Vorlesungen des Professors Rust übernehmen.

Dieffenbach ist wie vor den Kopf geschlagen. Man spricht ihm also die Befähigung als Wissenschaftler ab, man stempelt ihn zum reinen Artisten mit dem Skalpell, zum bloßen Operationstechniker. Ausgerechnet ihn, bei dem jede Operation wissenschaftlich durchdacht und nach den modernsten Erkenntnissen erarbeitet ist.

Ausgerechnet in dieser Krisenzeit widerfährt ihm ein großer Fehlschlag.

Ganz Deutschland spricht von ihr, von der interessantesten Frau des Jahrzehnts, von der Frau, die dem weiblichen Geschlecht das Recht auf freie Liebe erkämpfen will. Sie heißt Gräfin Ida Hahn-Hahn. Ihr Vater, Graf Hahn, ist bekannt als der „Theater-Graf", weil er sein beträchtliches Vermögen in Theaterunternehmen und für junge Schauspielerinnen verpulvert hat. Ihr Mann, Graf Hahn, ein Vetter, ist ein reicher Protz, der sich nur für Geld, Pferde und Hunde interessiert. Vierspännig fährt er durch die engsten Straßen Berlins. Als ihm einmal ein simpler Zweispänner entgegenkommt, ruft er:

„Machen Sie Platz, ich bin der reiche Graf Hahn." Im anderen Wagen erhebt sich ein stattlicher Herr im Generalsrock, befiehlt seinem Kutscher, zurückzusetzen, und ruft dem Grafen zu: „Sie haben Recht, mein Herr, ich bin nur der arme König von Preußen."

Als Gräfin Ida sich scheiden lässt, war das Aufsehen ungeheuer. Als sie ihren Roman „Gräfin Faustine" veröffentlichte, die Geschichte einer geschiedenen Frau, die alle Männer verrückt macht, gab es einen Skandal. Das Buch lag unter aller Kopfkissen, und die Biedermeier-Damen seufzten nach den Freiheiten, die Gräfin Ida ihnen vorlebte. Sie reist als erste Frau allein durch Arabien. Sie schläft im Beduinenzelt und rühmt in ihren Reisebüchern die wilde Männlichkeit der Wüstensöhne.

Die Berliner Gesellschaft spaltet sich der Gräfin wegen in zwei Lager. Die frommen, die nur-adligen, die nur-reichen Kreise verschließen sich der exzentrischen Dame. Im geistigen Berlin jedoch wird sie umschwärmt. Der Welterforscher Alexander von Humboldt drängt sich, ihr die Hand zu küssen, der berüchtigte Frauenjäger und Erfinder der Eisbombe Fürst Pückler-Muskau tänzelt wie ein verliebter Pfau, sobald sie auftaucht.

Insgeheim leidet die Dame jedoch unter einem schweren Kummer. Gräfin Ida hat von Jugend an einen leichten Silberblick gehabt. Zunächst hat dieser kleine Fehler den Reiz ihrer Erscheinung nur erhöht. Doch als sie sich der Mitte der Dreißiger nähert, verschlimmert sich das Übel zum starken Schielen. „Sie scheint kein bisschen eitel zu sein", sagt eines Tages der Gesandte Graf P., „... sonst hätte sie sich längst bei Dieffenbach operieren lassen."

Doch Gräfin Ida Hahn ist eitel. Außerdem liebt sie zum ersten Mal einen Mann, den sie ganz für sich allein haben will, den hochkultivierten Balten von Bistram. Ihm zuliebe wollte sie sich schon vor Wochen von Dieffenbach operieren lassen. Aber die Gräfin ist nur noch von der Angst vor dem „bösen Blick" beherrscht. Heimlich sucht sie Dieffenbach auf. Sie verschweigt ihm, dass sie ein „Erysipel" gehabt hat, und strahlt überglücklich, als er ihren Fall für aussichtsreich erklärt.

Anfang April 1840 operiert Dieffenbach die Gräfin im Palais der Grafen Stolberg, bei denen sie ständiger Gast ist. Die Operation verläuft programmgemäß, das schielende Auge stellt sich normal. Dieffenbach verordnet wie üblich strenge Bettruhe im verdunkelten Zimmer, kalte Umschläge, leichte Diät und Bitterwasser.

Die Gräfin verspricht, eine folgsame Patientin zu sein.

Aber er spürt eine verhaltene Unruhe in ihr. Er hat kein gutes Gefühl, als er das Palais Stolberg verlässt.

In aller Frühe wird er am nächsten Morgen dringend zur Gräfin gerufen. Seine schlimmsten Befürchtungen werden übertroffen. Beide Augen sind rot und geschwollen wie nach einem heftigen Weinen. Im inneren Winkel des operierten Auges zeigt sich eine beginnende Entzündung. Die Gräfin gesteht, dass sie am Abend aufgestanden ist und sich leicht bekleidet an ihren Sekretär gesetzt hat, um einen Brief an den Geliebten zu schreiben. Die bis auf den Leuchter herabgebrannten Kerzen auf dem Schreibtisch und die zerrissenen Briefblätter, von denen der Papierkorb überquillt, verraten, wie es dann weiterging. Angst, Reue, Weinkrämpfe...
Dieffenbach kann seinen Zorn nicht verbergen. „Was mussten Sie sich denn so Dringendes vom Herzen schreiben, gnädigste Gräfin?", fragt er.
Sie verbittet sich indiskrete Fragen, wirft ihm vor, dass er ihr nicht ausdrücklich verboten hat, Briefe zu schreiben. Nur weil er weitere Ausbrüche vermeiden will, schluckt Dieffenbach das hinunter. Aber seine beruhigenden Worte stoßen auf kalte Abwehr.
Welches Risiko er bei der Operation eingegangen ist, erfährt er erst, als Herr von Bistram in sein Ordinationszimmer stürmt und ihn anbrüllt: „Wie konnten Sie so verantwortungslos diese Dame einer solchen Operation unterziehen?"
Dieffenbach ist fassungslos. Der andere deutet sein Schweigen als Schuldgeständnis. Er schimpft ihn einen schneidewütigen Messerhelden, einen Glücksritter, der aus hemmungsloser Reklamesucht Leben und Gesundheit der berühmten Patientin aufs Spiel setzte. Dem alten Paukstudenten Dieffenbach zuckt es in den Fingern. „Ich habe mir angewöhnt, scharfe Gegenstände nur noch zum Heilen zu verwenden", sagt er eisig. „Sonst würde ich auf der Stelle Genugtuung verlangen..."
Ganz Berlin spricht inzwischen über den Misserfolg. Professor von Graefe verbirgt seinen Triumph hinter mitfühlenden Phrasen. Noch nie hat Dieffenbach es nötig gehabt, sich von einem Kollegen in Schutz nehmen zu lassen – nicht einmal von einem Graefe. Aber seine Auffassung vom Wesen des Arztes gebietet ihm Schweigen.
Zusehends verschlimmert sich der Zustand des Auges.
Dieffenbach setzt Blutegel in der Schläfengegend an, verschreibt Abführsalze. Die Gräfin befolgt seine Anordnungen jetzt eisern.
Noch ist die Hornhaut des Auges vollkommen klar. Aber aus dem inneren Augenwinkel dringen Tropfen einer klebrigen Flüssigkeit. Zweifel ist nicht mehr möglich: Eine schwere Wundrose der Augenlider und der Schläfe, ein sogenanntes Erysipel.

Dieffenbach zieht den Geheimrat Horn hinzu, den greisen einstigen Mediziner der Charité. Sechs Wochen lang kämpfen sie gemeinsam um das Auge der schwierigen Patientin. Die Entzündungen der Lider gehen langsam zurück. Endlich kann Dieffenbach zum ersten Mal wieder die Augenlider etwas hochschieben. Zu seinem Schrecken sieht er, dass die Hornhaut opalfarben angelaufen ist. Eine beginnende Hornhauttrübung! Gräfin Ida Hahn-Hahn ist in Gefahr, auf dem operierten Auge zu erblinden.

„Keine Sekunde mehr lasse ich mich von Ihnen behandeln!", schreit sie Dieffenbach an.

Sie reist nach Dresden. Dort sucht sie Dr. Friedrich August von Ammon auf, einst Dieffenbachs Freund und Nachahmer. Ammon lässt eine Notiz in alle Zeitungen setzen, dass er die Behandlung der Gräfin übernommen hat. Ihrer Anhängerschaft verspricht er, dass er ihr Idol heilen werde. Schließlich lanciert er die Nachricht, das Auge der Gräfin sei gerettet.

Dieffenbach aber schweigt. Erst zwei Jahre später, als er seine Erfahrungen bei 1.200 Schieloperationen in einem Buch zusammenfasst, stellt er den Fall sachlich richtig, ohne den Namen der Gräfin zu nennen. Die angebliche Heilung der Gräfin ist ein Irrtum. Wenige Jahre später erblindet sie auf dem operierten linken Auge völlig, und die Sehkraft des rechten lässt nach. Dieser Schicksalsschlag und der Tod ihres Freundes von Bistram führen zu einer tiefen Wandlung in ihr. Zehn Jahre nach der Operation konvertiert sie zum Katholizismus und zieht sich in ein Kloster zurück. Sie schwört allem ab, was sie vorher gelebt und geschrieben hat, und verfasst nur noch Romane, an denen Jungfrauen der Marianischen Kongregation keinen Schaden nehmen können. 1872 endet ihr wechselvolles Leben.

Bei der überwiegenden Mehrzahl seiner Patienten tut Dieffenbach der Fall der Gräfin Hahn keinen Abbruch. In der Charité bereiten die Studenten dem vergötterten Lehrer in jenen Tagen sogar eine stürmische Ovation. Das geschieht am 6. Mai 1840. Es ist ein historisches Datum für die Charité und die gesamte deutsche Medizin. An der Seite eines untersetzten, bäuerlich aussehenden Mannes betritt Dieffenbach den überfüllten Operationssaal. Die Studenten trampeln, dass die Zuschauerränge herunterzubrechen drohen. Minuten muss Dieffenbach warten, bis er endlich zu Wort kommt.

Er fasst den unscheinbaren Mann, mit dem er gekommen ist, am Arm und sagt: „Es ist mir eine unsagbare Freude, meinen großen Freund und Lehrer an dieser Stelle einführen zu dürfen – Johann Lucas Schönlein..."

Ein neuer Jubelorkan, als Johann Lucas Schönlein ans Rednerpult tritt.

Dieser Professor Schönlein ist als Innerer Mediziner so berühmt wie Dieffenbach und dessen Konkurrent von Graefe als Chirurgen. Der Sohn eines Seilermeisters aus Bamberg gilt als Begründer der modernen Medizin. An die Stelle philosophischer Betrachtungen am Krankenbett hat er die systematische Untersuchung gesetzt. Erst durch ihn ist es zur Selbstverständlichkeit geworden, dass ein Patient abgeklopft und abgehorcht wird. Erst durch ihn wird die chemische Untersuchung von Blut, Harn und Auswurf, die mikroskopische Untersuchung von Proben erkrankter Körperteile zur Grundlage der klinischen Diagnose.

Auch dieser Große der Heilkunde hat wie Dieffenbach ein bewegtes Leben hinter sich.

Von Würzburg, wo er das Juliushospital und die Medizinische Fakultät zu einem Wallfahrtsort gemacht hat, musste er aus politischen Gründen fliehen. Er war ein freiheitlich gesinnter Mann, ein Demokrat in einer reaktionären Epoche. Er ging in die Schweiz. Dort machte er die Züricher Klinik weltberühmt. Aber die Züricher schikanierten ihn seines katholischen Glaubens wegen und verekelten ihm so ihre Stadt. Umso sensationeller wirkte deshalb seine Berufung in das antidemokratische, protestantische Berlin.

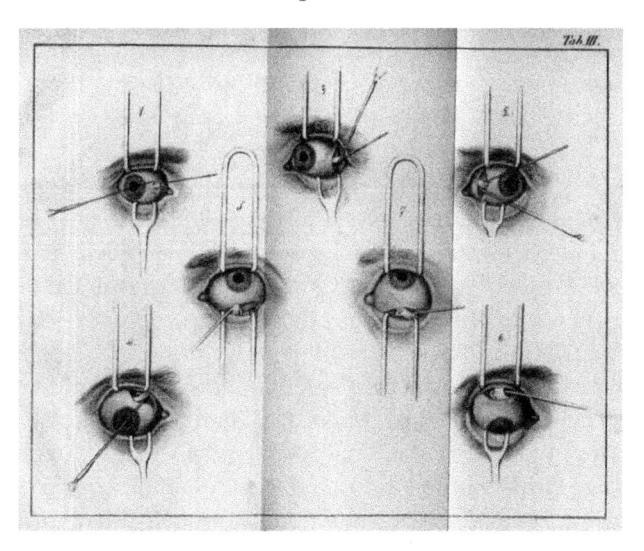

Abbildung 27: Tab. III. aus: Dieffenbach: Über das Schielen und die Heilung desselben durch Operation. Berlin 1842.

„Nonnen raus!"

> „Die Diakonissen werden schon im nächsten Monate über die Huren-Station vertheilt werden, und Generalstabsarzt Wiebel, der uns neulich besuchte, sagte uns geradezu, sie seien geschickt, um uns zu moralisieren. Er würde uns aber beschützen. Indeß ist das ein eigenes Ding, da die Königin und der Minister Eichhorn selbst Berichte über uns einfordern..."

(Charité-Chirurg Rudolf Virchow am 14. Mai 1843)

> „Die Chirurgen und Doktoren wechseln alle Monate auf der Station, welches auf seine Weise sehr angenehm ist, damit sie nicht zu bekannt werden. Auch ist es für uns doppelt wichtig, den jungen Menschen den rechten Ernst und Würde zu bezeigen. Auch ist es nicht zu verleugnen, daß sie anfangs manches versucht haben, uns Stricke zu legen. Es ist ihnen aber bis jetzt Gott sei Dank nicht gelungen, und sie haben jetzt mehr Bange vor uns, als wir anfangs vor ihnen..."

(Kurzer Bericht der Diakonissen über die Stationen der weiblich-syphilitischen Kranken und der Krätzekranken in der Neuen Charité vom 8. Januar 1845)

Wie das Summen eines riesigen Hornissenschwarms dringt gefährlich das Stimmengewirr aus dem düsteren, dreistöckigen Backsteinbau der Neuen Charité. In allen Fenstern hängen Patienten im grauen Charité-Drillich. Manche zerren sich an Fensterkreuzen und Eisengittern hoch, damit ihnen ja nichts entgeht von dem Schauspiel, das dieser 15. Juni 1843 verspricht.
Zunächst sehen sie nur die gepflegten Rasenrondelle vor dem Haus, die wüsten Schutthaufen zwischen altem und neuem Block der Charité, die Ringmauer, die das Charité-Gelände begrenzt, und die hohen, kahlen Hinterfronten der Luisenstraße. Unten, vor dem Portal, hat sich eine kleine Gruppe von Männern eingefunden, die beiden Generalstabsärzte, die Stabsärzte und die Professoren. Auch sie spähen immer wieder hinüber zur Auffahrt, wo jeden Augenblick die Prozession auftauchen muss.

Plötzlich ein Ruf oben aus der Station für krätzige Weiber im dritten Stock: „Sie kommen!"

Und da biegen sie um die Ecke der Alten Charité. Vornweg ein schmaler, hagerer Mann im Gewand eines evangelischen Pastors. Hinter ihm fünf Frauen in schwarzen, bis auf den Boden reichenden Gewändern. Auf den Köpfen tragen sie weiße Häubchen. Wie reife Matronen wirken sie in der Tracht. Erst als sie näherkommen, sieht man, dass die Gesichter unter den Hauben jung sind.

Das Summen im Haus schwillt zu einem wilden Gekreisch an: „Nonnen raus... Nonnen raus... Nonnen raus!"

Mit diesem Kampfgeschrei begrüßen die Insassen der Neuen Charité zu Berlin die ersten Krankenschwestern im Königlichen Krankenhaus an der Spree. Natürlich wissen sie, dass diese „Nonnen" keine katholischen Klosterfrauen sind, sondern Diakonissen aus Kaiserswerth am Niederrhein, Zöglinge des ersten Mutterhauses für protestantische Schwestern. Doch die Weiber und Männer in der Neuen Charité – die Infizierten, Syphilitiker und kranken Strafgefangenen – sehen darin keinen Unterschied.

„Nonnen raus!" ist ihr Schlachtruf.

Die kleine Prozession lässt sich nicht beirren. Hoch aufgerichtet schreitet Pastor Theodor Fliedner aus Kaiserswerth voran, dahinter gesenkten Blicks seine fünf Diakonissen. Jetzt ist der Pastor bei dem Generalstabsarzt Wiebel angelangt. Verbeugung beiderseits, Händedrücke, Vorstellung. Verloren stehen die Schwestern neben den vielen Männern, ausgeliefert den Schreien des Pöbels, den zotigen Zurufen, den eindeutigen Gesten. Hin und wieder riskiert eine Diakonisse einen Blick auf die Ärzte. Dann trifft sie auf kalte, abschätzende Gesichter, bestenfalls auf ironisches Lächeln. Es scheint, als würde das Ärztecorps der Charité am liebsten auch in den Ruf ausbrechen: „Nonnen raus..."

Und so ist es tatsächlich. Bis zuletzt haben sich alle für die Charité zuständigen Instanzen einmütig gegen das Eindringen der Diakonissen gewehrt – das Kuratorium für Krankenhauswesen, der Chef des Heeres-Medizinalwesens, die Verwaltung der Charité, die Klinikdirektoren. In ihren Augen sind diese Mädchen unter den weißen Häubchen nur die Vorbotinnen eines Versuchs, die ganze Charité unter die Fuchtel der Kirche zu bringen. Denn durch ganz Preußen geht eine Missionswelle. Der frömmelnde, geistig unselbständige König Friedrich Wilhelm IV. steckt dahinter; die Königin, bigotte Minister und ein herrschsüchtiger Klerus sehen in der freien Wissenschaft den Feind des Glaubens, in den Ärzten und Forschern die gefährlichsten Exponenten eines radikalen Materialismus und die Keimträger der demokratischen Revolution.

Wie wenig erbaut die Ärzte von der Ankunft der Diakonissen sind, schreibt der junge Charité-Chirurg Rudolf Virchow am 14. Mai 1843 seinem Vater:

„Vielleicht wird es im Hause bald Prozessionen geben. Der Pietismus macht wenigstens kräftige Schritte dazu, und da er in den höchsten Kreisen eine breite Basis findet, so mag er wohl Lust haben, sich als ein mächtiger Baum darüber auszubreiten. Die Diakonissen werden schon im nächsten Monate über die Huren-Station vertheilt werden, und (Generalstabsarzt) Wiebel sagte uns geradezu, sie seien geschickt, um uns zu moralisieren; er würde uns aber beschützen. Indeß ist das ein eigenes Ding, da die Königin und der Minister Eichhorn selbst Berichte über uns einfordern."

Am 3. Juni 1843 schreibt Virchow:

„Die Diakonissen sind glücklich an uns vorüber gegangen. Zwar hat die Charité-Direktion auf den Wunsch des Ministers Eichhorn, der nicht wünschte, daß ein Befehl von oben herab diese Einrichtung zu treffen schiene, selbst um Diakonissen angehalten. Aber Se. Exzellenz scheuen die öffentliche Meinung, die sich gegen das Unternehmen erklärt hat, und überlassen es uns, selbst Diakonissen zu bilden. Soweit hat sich der ‚public spirit' in Preußen schon erhoben."

Doch am 26. Juni 1843 berichtet Virchow über den Ausgang des Tauziehens:

„Der Minister Eichhorn wollte die Sache gern wieder einschlafen lassen. Allein der Pastor Fliedner, der Gründer der Diakonissen-Anstalt zu Kaiserswerth bei Düsseldorf, kam zur gehörigen Zeit hier an, logierte seine Mädchen vorläufig bei der Finanzministerin von Bodelschwingh, einer alten Betschwester, ein, und Eichhorn sah sich dann nolens volens genöthigt, ihre Aufnahme in die Charité zu dekretieren. Am 15. d. M. fand dann ihre feierliche Introduktion statt. Vier, worunter eine Ober-Diakonissin, wurden auf die Station für syphilitische Weiber vertheilt; eine erhielt meine krätzigen Weiber. In Folge dessen wurde ich auch als handelnde Person zu diesem Akte hinzugezogen, dessen Bedeutung in der Tat eine sehr große ist. Denn diese Aufnahme ist ein neuer Schritt in der Feststellung eines Princips, dem der größte Theil der Nation mit Widerwillen entgegensieht. Auf der anderen Seite wird diese Angelegenheit wahrscheinlich verhängnisvoll für die gesamte Charité-Verwaltung werden."

Es sieht ganz danach aus, als müssten sich die Diakonissen in der Charité auf einen Machtkampf gefasst machen.
Scheu überschreiten sie die Schwelle des grauen, gefängnisartigen Gebäudes. Nur noch von fern hören sie das Geheul der Meute. Im ersten Stockwerk ist es bedrückend still. „Die melancholische Abteilung", erklärt Professor Ideler. „Zu deutsch die Station für Geisteskranke." Man merkt ihm die Erleichterung darüber an, dass er keine Diakonisse aufnehmen muss.
Jetzt steigt die Gruppe die breite Treppe empor. In der syphilitischen Station empfängt sie wildes Gejohle. Patientinnen haben die Sperre der Wächter durchbrochen. Herausfordernd starren sie die „Nonnen" an, aus zerstörten Fratzen, aus verlebten Visagen und aus Gesichtern gefallener Engel. Einige schleppen an Fußketten schwere Holzklötze polternd hinter sich her. Das sind aufsässige Dirnen oder Frauen, die aus dem Gefängnis zur Kur in die Charité überstellt worden sind.
„Euch hat der Deibel auf de Schubkarre herjefahrn!" Eine Vettel mit strähnigem Haar spuckt dreimal vor der Diakonisse Maria Schäfer aus.
„Biste woll kusch, Platin-Else", fährt der Oberwärter sie an. „Jleich kommste in'n Block!" Die Alte antwortet mit einer ordinären Geste. Die Stabsärzte grinsen, die Schwestern laufen dunkelrot an. Vielleicht schwant ihnen, was es heißt, mit Gebeten und Gesangbüchern zu Menschen zu kommen, die nur mit Quecksilber kuriert werden können.
Vier Schwestern bleiben auf der „Syphilitischen". „Kompaniechirurg Virchow", sagt Geheimrat Kluge und dreht sich suchend um. Der schmalbrüstige, blutjunge Chirurg im schlechtsitzenden Gehrock tritt vor.
„Die fünfte Schwester kommt auf Ihre Station", entscheidet der Geheimrat.
Noch hat Rudolf Virchow nicht gelernt, seine Gedanken zu verbergen. Nur zu deutlich sieht man ihm an, dass er die Betschwester ans andere Ende der Welt wünscht. Mürrisch blickt er zu ihr hinauf, denn sie überragt ihn fast um Kopfeslänge.
„Ich bin Schwester Lina", sagt sie in rheinischem Tonfall. „Guten Tag, Mademoiselle Lina..." Von vornherein will Virchow festlegen, dass es für ihn keine Schwester Lina gibt, sondern allenfalls eine Pflegerin. Langsam steigt er mit ihr zur Krätzigenstation hinauf.
„Unsa kleena Doktor jeht aba ran", juchzt ein schwarzhaariges Mädchen.

„Unsa kleena Doktor" nennen alle die krätzigen Weiber den Kompaniechirurgen Virchow. Dass er den Doktortitel noch gar nicht hat, stört sie nicht. Dass er im nächsten Monat das Examen ablegen will, aber nicht weiß, woher er die 13 Friedrichs'dor oder 200 Taler Gebühren hernehmen soll – wie sollten sie auf den Gedanken kommen.

Der „kleena Dokta" Rudolf Virchow stammt aus Schivelbein in Pommern. Als Landwirt und Stadtkämmerer ist Virchow senior zwar eine angesehene Persönlichkeit, aber um den Sohn studieren zu lassen, reicht das Geld hinten und vorn nicht. Zum Glück hat Rudolf Virchow zwei Onkel, von denen einer kgl.-preußischer Stabsarzt ist, der andere Baumeister beim Curatorium für Krankenhausangelegenheiten und Erbauer der „Neuen Charité". Bei solchen Verbindungen und mit 1a-Zeugnissen gelang es, Rudolf beim „Medizinisch-Chirurgischen Friedrich-Wilhelm-Institut" als Eleven unterzubringen, der Pflanzstätte („Pepinière") für preußische Militärärzte. Dort hatte er freies Studium bei den Koryphäen der Universität und der Charité, freie Kost und Logis in der alten „Pepinière", Friedrichstraße 10.

Nach vier Jahren Studium war Virchow Kompaniechirurg und wurde als Unterarzt an die Charité versetzt. Er musste alle Stationen und Kliniken durchlaufen. Von der Augenstation schrieb er an seinen Vater:

„Diese Thätigkeit, so anstrengend sie sein mag, ist aber so beglückend, weil man zum ersten Mal über die Schultheoreme ins Leben hineinschreitet und eine reale, schaffende Wirksamkeit an die Stelle der klinischen Spiegelfechterei tritt... Das Wohlergehen der Kranken liegt zum großen Theile in unserer Hand. Die Stabsärzte bleiben meist in Ehrfurcht erregender Ferne; sie sind die Götter, in deren Hand Blitz und Donner liegt. Die Wärter sind so sehr auf jene drückende Nähe angewiesen, welche den Kranken bewacht und beengt, wie der Teufel den gläubigen Christen. Die Darreichung von Abführungen, Schlafpulvern, Zahnpillen, die Diäthvertheilungen, das Aufstehen aus dem Bette, das Promeniren im Garten etc., unter Umständen auch das Aderlassen und das Setzen von Blutegeln, die bei uns weggeworfen werden, muß ich verneinen. Jedes Stück, selbst todt, muß der Controlle halber wieder abgeliefert werden."

Und diese preußische Sparsamkeit drückt sich auch in der Bezahlung aus. Von den 25 Talern Gehalt werden den Charité-Chirurgen abgezogen:

4 Taler für die Wohnung, 10 Taler für Essen, 1 Taler für Geschirr, 1 Taler für Arzneien.
Bleiben 9 Taler für Kleidung, Bücher und ein gelegentliches Glas Bier. Woher soll der „kleene Dokta" die 200 Taler sparen, die seine Doktorpromotion kosten wird?

*

Zwei Stufen auf einmal nehmend, stürmt Rudolf Virchow die breite Treppe der Neuen Charité hinauf. Schon im Erdgeschoss hat er das furchtbare Geschrei gehört. Es kommt aus seiner Station, der Abteilung für gefangene und krätzige Weiber im dritten Stock. Und er ahnt Schlimmes: Schwester Lina und die „Schwarze Marie" sind aneinandergeraten.
„Hilfeee... Hilfeee..." Kläglich röchelnd klingt das, wie in höchster, verzweifelter Todesangst.
Virchow hört das Keuchen der kämpfenden Frauen. Die „Schwarze Marie" hat die Diakonissin in eine Ecke gedrängt. Ihre Hände umklammern den Hals der Schwester, der treten schon die Augen aus den Höhlen.
„Aufhören!", brüllt Virchow.
Die „Schwarze Marie" lässt ihr Opfer fahren. Mit katzenhafter Wendung schießt sie auf ein Fläschchen zu, das am Boden liegt. Sein Inhalt hat sich in einer Lache über den Boden ergossen. Scharfer, fauliger Geruch hängt in der Luft: Schwefelsäure!
Mit einem Satz kommt Virchow der Frau in der zerrissenen Anstaltskleidung zuvor, stößt das Gefäß mit der Spitze seines Schuhs fort.
Türen knallen, drei Wärter von der Männerstation stürzen sich auf die „Schwarze Marie". Aber die lässt sich widerstandslos in die Zwangsjacke binden.
„Sie hat mich töten wollen – mit Schwefelsäure", stößt Schwester Lina mühsam hervor. „Aber der Herr im Himmel hat seine Hand über mich gehalten."
Die „Schwarze Marie" bricht in Schluchzen aus. „Es ist nicht wahr", wimmert sie. „Mich selber habe ich umbringen wollen und nicht die Nonne."
Virchow fühlt sich unbehaglich in seiner Haut. Ein Attentat mit Schwefelsäure wäre für die „Schwarze Marie" auf lange Jahre das Ende der Freiheit. Sie ist eine berüchtigte Straßendirne und außerdem mehrfach bestraft, weil sie für ihren Zuhälter Diebesgut versteckt hat. In der Charité ist sie jetzt, weil sie sich im Frauengefängnis die Krätze geholt hat. Und doch glaubt er ihr in diesem

Augenblick mehr als der Schwester Lina. Von den fünf Diakonissen, die seit dem 15. Juni der Charité aufgezwungen worden sind, ist sie am meisten verhasst. Wo sie in ihrer schwarzen Tracht mit der weißen Schürze und dem Holländerhäubchen auftaucht, fliegen ihr finstere Blicke der Kranken nach, zischt es „Nonne, Nonne" hinter ihr her. Gewiss, auch den anderen vier Schwestern, die auf der Station der syphilitischen Frauen im zweiten Stock dienen, ist es im Anfang nicht besser gegangen. Viele ihrer Kranken gehören der Berliner Unterwelt an. In der Charité sind sie Stammgäste, vertraut mit allen Schlichen und Tricks, sich das Leben angenehm zu gestalten. Für Geld bekommen sie von bestechlichen Wärterinnen Schnaps, so viel sie wollen. Sie kochen und brutzeln über eingeschmuggelten Öllampen, weil der Charité-Fraß ihren verwöhnten Gaumen widersteht.

Doch die Diakonissen nehmen den Kampf auf. Bei der Einlieferung müssen alle Privatsachen abgegeben werden. Auch die verwöhntesten Dämchen müssen in Zukunft in Charité-Kitteln die Visite der schmucken Stabsärzte über sich ergehen lassen. Allen anderen Männern wird der Zutritt zur Station verboten, selbst dem 60-jährigen Lampenanzünder, an dem die eingesperrten Frauen sonst ihre anzüglichen Späße loswerden konnten.

Ihre Hoffnung, die gefallenen Mädchen durch geistige Lieder und Vorlesungen aus der Bibel bekehren zu können, müssen die Diakonissen allerdings fahrenlassen. Sie halten ihre Sing- und Lesestunden unter sich ab, und vergeblich warten sie auf Mädchen, die als reuige Sünderinnen in das Magdalenen Stift der Frau Ministerin von Bodelschwingh eintreten.

Aber es ist Ordnung eingekehrt wie nie zuvor auf der verrufensten Station der Charité. Die Frauen liegen nicht mehr wie früher in den Fenstern, um mit ihren Reizen vorübergehende Männer anzulocken. Es gibt weniger Gekeife, weniger blaugeschlagene Augen und ausgerissene Haare.

Vor allem aber sind die Diakonissen hervorragende Pflegerinnen. Die Richtlinien, nach denen sie ausgebildet sind, hatte Professor Dieffenbach schon 1832 aufgestellt, als er an der Charité eine Schule für Krankenpfleger einrichtete. Damals hatte er einsehen müssen, dass die beste Ausbildung nichts nützt, solange sich das Personal aus dem Abschaum der Menschheit, aus verlebten Dirnen und Spitzbuben rekrutiert. Damals rief der Charité-Arzt Dr. Horn verzweifelt aus:

„Wo sind die Christus-Naturen, die einen Dienst gern übernähmen, wobei man sich selbst vergessen und beschwerlichen, zum Theil widerlichen, nicht selten lebensgefährlichen Verrichtungen seine beste Kraft widmen muß?"
Sind die Diakonissen solche Christus-Naturen?
Die Akten der Charité weisen aus, dass den ersten Diakonissen ein Jahresgehalt von 30 Talern gezahlt wurde, dazu freie Wohnung in Einzelzimmern, freie Station und Kleidergeld. Damit bezogen sie insgesamt 110 Taler im Jahr, so viel wie das Existenzminimum für eine vierköpfige Arbeiterfamilie. Sie waren die ersten angemessen bezahlten weiblichen Arbeitskräfte der Sozialgeschichte. Ihre weltlichen Kollegen und Kolleginnen in der Charité mussten sich damals noch mit 12 Talern Jahresgehalt und Verpflegung der untersten Klasse ohne Abendkost begnügen. Erst das Auftreten der Diakonissen in der Charité – für sie schloss das Mutterhaus die Verträge – führte allmählich zu einer Besserstellung des weltlichen Pflegepersonals.
Dass auch die frommen Schwestern aus Kaiserswerth nicht immun gegen menschliche Schwächen waren, beweisen ihre Briefe und Berichte an das Mutterhaus. Es wimmelt darin nur so von gegenseitigen Beschuldigungen. Als besonderer Ausbund von Scheußlichkeit kommt dabei Schwester Lina weg. Die christlichen Sprüche klingen von ihren Lippen falsch. Wenn die Wärter aufsässige Kranke ans Bett fesseln und ihnen die Ketten mit dem schweren Holzklotz ans Bein schließen oder sie in die Zwangsjacke stecken, dann geht sie ihnen bereitwillig zur Hand. Wer ihr nach dem Mund redet, bekommt die größten Portionen, braucht niemals zu arbeiten, darf im Bett bleiben.

Mit geradezu teuflischem Hass verfolgt Schwester Lina die „Schwarze Marie". Marie ist bildhübsch, Lina ist grundhässlich. Marie dreht Hüften und Busen heraus, sobald die Schwester in ihre Nähe kommt, und sie genießt ihren Triumph. Sie kämmt hingebungsvoll ihre vollen schwarzen Haare und prahlt mit den Männern, die draußen in der Freiheit auf sie warten. Bis eines Tages Schwester Lina ihr eine Wahrheit ins Gesicht schleudert, die ihr die anderen Frauen sorgsam verheimlichten: „Dein Kerl ist geschnappt, und sie haben das Messer gefunden, mit dem er den Pferdejuden umgebracht hat!"
Marie war wie versteinert. Hatte sie sich die Schwefelsäure verschafft, um sich selbst umzubringen, oder wollte sie sich an Schwester Lina rächen?
Schwester Lina besteht darauf, Marie habe sie töten wollen.

Und ihr Wort wird jedem Richter mehr gelten als das der „Schwarzen Marie". Sobald Marie ihre Schwefelkur in der Krätzestation hinter sich hat, wird man ihr den Prozess machen, und sie wird für den Rest ihres Lebens hinter den Zuchthausgittern von Brieg, Luckau oder Magdeburg verschwinden.

Es ist eine Stunde vor Mitternacht, als ein Schrei über das weite, dunkle Gelände der Charité gellt. Rudolf Virchow schreckt von seinen Büchern hoch, rennt auf die Station. Aus halboffenen Türen blicken verstörte, schlaftrunkene Gesichter. „Hier, hier!", ruft eine Männerstimme.

Die Tür zur Stationsküche steht offen. Im Schein der Ölfunzel erkennt Virchow zwei seiner kranken Frauen. „Wir sind unschuldig", wimmern sie leise vor sich hin und deuten auf das offene Fenster. Als er ans Fenster tritt, sieht Virchow einen dünnen Strick, der am Fensterkreuz festgemacht ist und ins Freie hinunterbaumelt. Das Ende ist aufgedreht und zerrissen. Wer an diesem Seil fliehen wollte, ist fast drei Stock in die Tiefe gestürzt.

„Die ‚Schwarze Marie'", flüstern die Frauen. Unten sieht er im schwankenden Lichtschein von Traglaternen den dunklen Körper. Er läuft hinunter. Neben dem grauen Häufchen am Boden die hohe Gestalt der Schwester Lina.

Blut rinnt der „Schwarze Marie" aus den Mundwinkeln.

Sie will den Kopf aufrichten, aber ihr Rückgrat muss gebrochen sein. Ihr Blick ist starr auf Schwester Lina gerichtet. Dann brechen ihre Augen.

„Vielleicht ist es besser so", sagt Virchow und blickt Schwester Lina forschend an. Aber da regt sich nichts, nur ihre schmalen Lippen murmeln: „Möchte doch ihre arme Seele gerettet werden."

Stumm wendet Virchow sich ab. Er hasst diese Station und ist heilfroh, dass er drei Tage später an die Psychiatrische Klinik im Erdgeschoss der Neuen Charité kommandiert wird. Und doch wird er sich später eben jene Elendsstation auswählen, um sie als dirigierender Arzt zu betreuen. Fast drei Jahrzehnte wird er dort als Arzt der Gesetzlosen und Gestrauchelten wirken. Nur wenige außerhalb der Charité werden von dieser Tätigkeit erfahren, denn wer kommt auf den Gedanken, dass der bedeutendste medizinische Forscher des 19. Jahrhunderts sich als Gefangenendoktor in der Charité den Kontakt mit der Alltagspraxis bewahrt hat?

Aber das liegt für den 21-jährigen Charité-Chirurgen Virchow an diesem 27. Juni 1843 noch tief im Schoß der Zukunft verborgen. Die nächsten Wochen bringen ihm größere Geldsendungen des Vaters.

Was der Verkauf der Ernte dem kleinen Hof einträgt, erhält der Sohn. Und am 23. Oktober 1843 empfängt Rudolf Virchow aus den Händen von Johannes Müller, dem berühmtesten Physiologen der Zeit, sein Doktordiplom und leistet den altertümlichen Eid des Griechen Hippokrates.

Aber was nun?

Noch ein Jahr Charité, und er wird als Kompaniechirurg zu einem Regiment einrücken. Jeder Feldwebel, jeder junge Schnösel von Leutnant kann den Dr. med. strammstehen lassen. Der Zahlmeister wird ihm monatlich 10 Taler auf das Zahlbrett knallen. Nach drei, vier Jahren kann er, wenn alles gutgeht, Regimentsarzt werden. Dann steht er im Leutnantsrang und darf laut Medizinalordnung sein mageres Gehalt durch Privatpraxis etwas aufbessern. Höher hinauf geht es dann für gewöhnliche Sterbliche nicht mehr. Nur wer bei der Garde dient, kann in den Olymp der Generalärzte aufsteigen. Doch für die Garde sieht der „kleine Doktor" zu mickrig aus.

Trübe Aussichten also für die Zukunft, doch Virchow muss sich wohl damit abfinden. Die Wende kommt für ihn völlig unverhofft. Eines Tages im Frühjahr 1844 lässt ihn der Generalarzt Grimm zu sich rufen. „Ich finde es merkwürdig, dass ihr jungen Leute euch so wenig für mikroskopische und chemische Untersuchungen interessiert", sagt er zu Virchow.

Virchow bleibt die Sprache weg. Von ½ 6 morgens bis 9 Uhr abends ist er auf den Beinen in seiner Station. Kaum findet er Zeit, seine Nase in ein Buch zu stecken. Natürlich würde er gern mit dem Mikroskop arbeiten. Natürlich würde er gern Blut und Harn chemisch untersuchen. Aber wann?

„Wo ein Wille ist, ist auch ein Weg", meint der Generalarzt und lächelt den kleinen Charité-Chirurgen ermunternd an. „Es wäre gut, wenn Sie bis Oktober mit dieser Ausbildung fertig wären."

Virchow kann sich keinen Vers auf diesen Rat machen. Er weiß ja nicht, was sich in den höheren Regionen des preußischen Medizinalwesens inzwischen zusammenbraut.

Die Charité soll ein zentrales Laboratorium für chemische und mikroskopische Untersuchungen bekommen. Das ist eine revolutionäre Notwendigkeit. Bisher lässt nur der Leiter der 1. Medizinischen Klinik, Professor Schönlein, solche Untersuchungen von zwei jungen Zivilärzten, den Doktoren Remak und Heintz, durchführen. Dafür bekommen sie keinen Pfennig Entschädigung, sie tun es aus wissenschaftlichem Idealismus. Nun will Geheimrat Schönlein ihnen die neue Stelle zuschanzen.

Doch Generalarzt Grimm will diesen neuen Posten mit einem Militärarzt besetzen. Neben seinen Untersuchungen soll der Leiter dieses Labors auch die Militäreleven im modernsten Fach der Medizin unterrichten, in „Pathologischer Anatomie", der Lehre von den krankhaften Veränderungen des menschlichen Körpers. Deshalb hat er Virchow ermuntert, sich in Mikroskopie und Chemie weiterzubilden.

Virchow hat keine Ahnung, wie erbittert im Kultusministerium um ihn gestritten wird. Professor Schönlein von der Medizinischen Klinik ist zugleich Vortragender Rat für Medizinalangelegenheiten im Ministerium. Er weist nach, dass es Unsinn sei, einen so wichtigen Posten mit einem Militärarzt zu besetzen, der alle Halbjahr wechselt. Und außerdem, was hat dieser Dr. Virchow schon geleistet, verglichen mit den Doktoren Remak und Heintz?

Das lässt er den jungen Mann auch spüren, als er ihm eines Tages in der Medizinischen Klinik begegnet. Virchow hat sich gerade den Auswurf eines Lungenkranken besorgt, um ihn unterm Mikroskop zu untersuchen. Der vierschrötige Schönlein greift den jungen Mann beim Revers seines verschlissenen Rockes und sagt böse: „Ich verbitte mir Ihre Bemühungen, soweit sie meine Klinik betreffen..."
Dann rauscht er davon und lässt den sprachlosen Virchow stehen...

Das Tauziehen geht unentschieden aus. Professor Schönlein setzt durch, dass seine Kandidaten angestellt werden. Aber sie werden nur für seine Medizinische Klinik arbeiten. Für alle anderen Kliniken macht Virchow die chemischen und mikroskopischen Untersuchungen. Seine Planstelle als Unterarzt ist jetzt die Verwaltung des Leichenhauses, praktisch ein Druckposten. Aber Virchow reißt sich darum, seinem Chef, dem Prosektor Medizinalrat Froriep, die Sektionen abzunehmen. An den Toten will er feststellen, welche Veränderungen die Krankheiten an den inneren Organen hervorrufen, unter dem Mikroskop will er ihnen bis in die feinsten Strukturen nachspüren. Die Sektion, die zum Wendepunkt seiner Karriere und zum Anbruch eines neuen Zeitalters in der Medizin wird, findet am 11. November 1844 statt.

Die Witwe Eulalia Zach, 54 Jahre alt, war am 30. Oktober 1844 in der Chirurgischen Klinik von Professor Jüngken wegen einer schmerzhaften Geschwulst am Unterleib operiert worden. Es war eine einfache Operation, lediglich zwei kleine Arterien mussten durchgeschnitten und unterbunden werden. Alles ging gut. Doch am Tag

nach der Operation bekam die Witwe Zach plötzlich heftigen Schüttelfrost. Am 11. November ist sie tot.
Diese Todesart wird nach Operationen, Entbindungen und Aderlässen häufig beobachtet. Bei der Sektion findet man stets dicke Propfe in den Venen, vor allem aber in der Lungenarterie, durch die das venöse Blut von der rechten Herzkammer in die Lunge gepumpt wird. Die herrschende Theorie hält diesen Pfropf für Eiter, der, von den Innenwänden entzündeter Venen abgesondert, ins Blut gelangt und dann zu schweren Entzündungen oder Verstopfungen der Lunge führt. „Die Venenentzündung beherrscht die gesamte Krankheitslehre", verkündet Cruveilhier, der Großmeister der französischen Pathologen, und alle Welt betet es nach: jede Entzündung, jede eitrige Blutvergiftung sei nichts anderes als eine Venenentzündung. Dabei bleibt es, mögen die Krankheitsbilder noch so verschieden sein – einmal tagelanges Hinsiechen bei hohem Fieber, zum anderen Mal schlagartiger, ohne Warnung eintretender Tod.
„Venen-Entzündung" heißt daher auch die Diagnose, mit der die Witwe Zach am 11. November 1844 in das Leichenhaus gebracht wird. Die Aufgabe für den Obduzenten Virchow lautet, die Gefäßwände zu suchen, die den tödlichen Eiter abgesondert haben.
Mit wenigen großen Schnitten legt Virchow die Lungenarterie frei und schneidet sie auf. Er findet auch tatsächlich einen Pfropf, der sie verstopft. Er sitzt an einer Stelle, wo eine kleinere Ader von dem großen Gefäß abzweigt. Nach der herrschenden Theorie müsste dieser Pfropf an Ort und Stelle in dem entzündeten abzweigenden Ast der Arterie entstanden sein. Aber Virchow findet nicht die geringste Spur von Entzündung. Schon bei früheren Sektionen ist ihm aufgefallen, dass diese Pfropfe stets an Verästelungen der Arterie sitzen, als wären sie im Blutstrom geschwommen und plötzlich an der Weggabelung hängengeblieben, wie ein Ballen Heu oder Schilf, der im Strome schwimmt. Irgendwo muss sich dieses Gerinnsel also losgerissen haben. Irgendwo in einer Vene.
Entschlossen öffnet Virchow die rechte Herzkammer, doch die Innenwände sind völlig normal. Er schneidet die große Hohlvene, durch die das venöse Blut zum Herzen strömt, in ihrer ganzen Länge auf. Nichts. Er folgt all ihren Verästelungen im Bauch. Nichts. Vielleicht jagt er einem Phantom nach, einem Hirngespinst? Doch er muss Klarheit bekommen. Und wenn er die Witwe Zach bis zu den Zehenspitzen aufschneiden muss...
So gelangt er zu der Stelle, wo die große Beinvene in die Vene des Unterschenkels einmündet. Auf den ersten Blick sieht er, dass hier

etwas nicht stimmt. Das bläulichrote Gefäß ist verdickt. Er schneidet es auf, und er findet – einen dunkelroten Pfropf, so dick wie der Kiel einer Gänsefeder. Das Gerinnsel ragt aus der Unterschenkelvene in die große Beinvene hinein. Als er es vorsichtig mit der Pinzette berührt, lösen sich einzelne Stückchen. So bröcklig ist das Gerinnsel, dass Fragmente davon auch durch strömendes Blut losgerissen werden können.
Von nun an geht Virchow wie ein Detektiv vor. Unendlich vorsichtig löst er die Pfropfe aus der Lungenarterie und den aus der Beinvene. Er legt sie unters Mikroskop. Das Ende des Pfropfes aus der Lunge zeigt eine auffällige treppenartige Abstufung. Und dieselbe Abstufung zeigt sich am Kopf des Pfropfes aus dem Bein. Die beiden Stücke passen zusammen wie die Hälften eines gebrochenen Astes. Damit ist bewiesen, dass der Pfropf in der Lungenarterie nicht durch örtliche Entzündung entstanden ist, sondern in der Beinvene. Er ist dort losgerissen worden, hat die rechte Herzkammer passiert, und erst in der Lungenarterie ist er steckengeblieben.
Und noch eine Erkenntnis überfällt Virchow, während er nächtelang überm Mikroskop hockt und die Präparate des Pfropfes betrachtet, der das Leben der Witwe Zach so jäh beendet hat. Die weißlich gelben Partikelchen, die in dem roten Pfropf eingebettet sind, Professor Cruveilhier hielt sie für Eiter. Virchow aber entdeckt, dass es in Wirklichkeit weiße Blutkörperchen sind. Dieser Pfropf ist kein Eiter. Nicht die entzündeten Wände der Venen haben dieses Gebilde abgesondert, sondern das ist geronnenes Blut. In den verengten Venen der Witwe Zach hat es sich gestaut, sich zu Klümpchen geballt und schließlich jenen Pfropf gebildet, den „Thrombus", der die Lungenarterie verstopft und durch Blutstauung schlagartig den Tod herbeigeführt hat, durch „Embolie" (griechisch: „werfe hinein").
„Thrombosis" und „Embolie" – Virchow hat zwei neue Krankheitsbilder aus dem verschwommenen Sammelbegriff „Venenentzündung" herausgeschält. Aber noch bewahrt er die Erkenntnis in seinem Herzen. Nur sein Chef im Leichenhaus, Medizinalrat Froriep, darf daran Anteil nehmen. Um damit vor die medizinische Welt treten zu können, bedarf es noch endloser Versuche und Beweise.
Monatelang stellt Virchow chemische Versuche mit Blutproben an, um dahinterzukommen, warum und auf welche Weise Blut überhaupt gerinnt. Er erkennt, wie wichtig dabei die weißen Blutkörperchen sind. Doch der Hauptgrund für die Thrombose ist für ihn die Verlangsamung des Blutstroms durch die Gefäßverengung oder Gefäßerweiterung. Die Ursachen können verschieden sein: Kom-

pression, Verletzung von Venen bei Operationen oder Geburten, Venenentzündung.

Fast unmöglich jedoch erscheint ihm der Nachweis, dass abgerissene Blutgerinnsel das Herz passieren und in die Lunge gelangen können. Das könnte man nur am lebendigen Körper beweisen, und das ist ausgeschlossen.

In dieser Notlage trifft Virchow eines Tages mit seinem Freund Ludwig Traube zusammen, einem der Lieblingsassistenten von Professor Schönlein. Traube erzählt, dass ihm Direktor Gurlt von der Tierarzneischule einen Raum zur Verfügung gestellt habe, in dem er ungestört mit Tieren experimentieren kann. Dort hat er soeben ein bedeutendes Experiment vollendet: Er hat einem Hund den Vagusnerv durchschnitten, und das Tier hat daraufhin sofort eine Lungenentzündung bekommen. Damit ist nachgewiesen, dass der Vagusnerv entscheidend für Tätigkeit, Krankheit oder Gesundheit der Lunge ist. Das hat bisher noch niemand in Deutschland gemacht. Man kann also Krankheiten künstlich erzeugen und dann ihren Verlauf so genau verfolgen, wie das beim Menschen nie möglich ist.

„Durch einen solchen Tierversuch könntest du auch das Geheimnis der Venenentzündung lösen", sagt Traube.

„Aber der arme Hund", sagt Virchow. Er ist auf dem Lande mit Tieren aufgewachsen. Es widerstrebt ihm, einem Tier weh zu tun.

Am nächsten Tage erklärt Virchow dem alten Professor Gurlt, was er vorhat. Gurlt führt ihn in den Stall der von den Hundefängern eingelieferten herrenlosen Hunde.

„Suchen Sie sich einen aus..."

Doch Virchow erschrickt. Wie sehen diese Tiere aus! Halb verhungert, in einem engen, verdreckten Verschlag zusammengesperrt, viele offensichtlich krank. Wenn ein solches Tier nach einem Experiment stirbt, kann niemand mit Sicherheit behaupten, woran es wirklich eingegangen ist. Dazu braucht man einen völlig gesunden, wohlgenährten Hund.

„Dann müssen Sie ihn eben gesund pflegen", sagt Professor Gurlt.

„Den da nehme ich." Virchow deutet auf den größten der Vierbeiner. Er hört auf den Namen „Bello".

Etwa 14 Tage später muss Virchow in der Charité einen Mann sezieren, der an Lungenentzündung gestorben ist. In der Herzschlagader findet er große, mit speckiger Haut überzogene Gerinnsel, genau das Material, das er für seinen Versuch braucht. Er schneidet drei Stücke von vier Millimeter Durchmesser zurecht. Wenig später ist er drüben in der Tierarzneischule.

Lange zögert Virchow, bevor er den ersten Schnitt tut. Er hat als Chirurg schon oft in lebendigem Fleisch schneiden müssen, das kunstgerechte Zerlegen von Leichnamen ist sein Beruf. Aber immer hat er bisher nur geschnitten, um zu helfen. Jetzt schneidet er, um zu töten.

Man wird ihn und seinen Freund Traube später die „Väter der experimentellen Pathologie in Deutschland" nennen. Dazu gehört das Experiment am lebendigen Tier, die umkämpfte „Vivisektion". Millionen von Hunden, Kaninchen, Meerschweinchen und Ratten werden sterben müssen, damit der Mensch länger lebe. Nie hat es an Menschen gefehlt, die das Schicksal dieser Tiere laut beklagt, seine Vollstrecker grausam und unmenschlich genannt haben. Rudolf Virchow hat sich und seine Kollegen gegen diesen Vorwurf verteidigt. Aber er hat bis an sein Lebensende den Zwiespalt empfunden. Noch von dem Greis Virchow wird man berichten, dass er einem ungeschickten Kandidaten wütend ein Versuchskaninchen aus der Hand nahm, weil der es falsch angefasst und dadurch gequält hatte. Er streichelte das Tier und machte den tödlichen Eingriff selbst, ohne dass es einen Schmerzenslaut von sich gab.

Mit der gleichen Vorsicht führt er an jenem Tag im Frühjahr 1845 drei kleine Blutklumpen in die Halsvene des Hundes „Bello" ein. Er schiebt sie mit einem Holzstäbchen so weit hinunter, dass sie mit Sicherheit in den Blutkreislauf gelangen. Wenige Minuten später springt „Bello" wieder munter herum. Nur ein Pflaster an seinem Hals zeigt, was mit ihm geschehen ist. Voller Spannung wartet Virchow. Wird das Blut das Gerinnsel überhaupt weitertransportieren? Und wenn ja, wird es dann die Herzkammer passieren?

Stunden vergehen. Bello zeigt nicht die geringste Wirkung. Heißt das, dass die Blutpfropfe seine Herzkammer passiert haben? Nach einem Tag dasselbe Bild. Zwei Tage. Wenn Dr. Virchow mit seiner Theorie Recht hätte, müssten die drei Fremdkörper inzwischen längst in der Lungenarterie eingeklemmt sein. Mehr braucht zunächst nicht bewiesen zu werden. Am dritten Tag stirbt Bello tatsächlich. Und in Virchows Sektionsprotokoll heißt es:

„Im rechten unteren Lungen-Lappen eine feste, dunkle, fast schwarzrote Stelle, die bei Druck eine blutige Flüssigkeit ergoß. Hier saß an der Teilungsstelle eines Astes der Lungenarterie einer der eingebrachten Pfröpfe..."

Damit hat Virchow zweifelsfrei bewiesen, dass der fremde Blutthrombus den Blutkreislauf und die rechte Herzkammer des Hundes ohne bedrohliche Begleiterscheinungen passiert hat. Die Obduktion zeigt jedoch gleichzeitig die Anzeichen einer beginnenden Lungenentzündung. Der Nachweis, dass Bello einzig an Thrombo-Embolie – ohne Mitwirken entzündlicher Prozesse – gestorben ist, wurde jedoch nicht erbracht. Um das zu beweisen, bedient sich der Kompaniechirurg Virchow eines Tricks. Aus Gummi schneidet er kleine Kügelchen in der Größe der abgerissenen Blutpfropfen zurecht. Die führt er in die Venen eines neuen Versuchshundes ein. Der Tod erfolgt schlagartig. Die Sektion ergibt, dass die Blutkügelchen sich in der Lungenarterie festgesetzt haben. Der Tod kann nur durch die plötzliche Blutstauung eingetreten sein. Kein Gefäß ist entzündet, also ein reiner Embolie-Tod. Dass Bello eine Lungenentzündung bekommen hat, muss also mit der Blutbeschaffenheit des Schwindsüchtigen zusammengehangen haben.

Beim nächsten Hundeversuch führt er Fasern von frischem Muskelfleisch in die Vene ein. Und diesmal bleibt der jähe Tod aus. Am dritten Tag jedoch stellt sich Durchfall ein. Der Hund atmet hastig und bekommt fiebrige Augen. Er bleibt liegen, wenn man ihm frisches Fleisch in einiger Entfernung hinstellt, so erschöpft ist er. Und nach 74 Stunden ist er tot. Der Sektionsbefund: schwere Vereiterungen im Brustraum – ausgehend von den eingespritzten Fleischfasern, deren zersetzte Reste sich bis in den feinsten Haargefäßen am Lungenrand hinein nachweisen lassen.

Virchow gewinnt aus dieser Versuchsserie eine dritte folgenschwere Erkenntnis: Man kann die Krankheitsbilder des Eiterblutes und der Lungenentzündung künstlich hervorrufen, wenn man faulende oder kranke Materie in den Blutkreislauf bringt. Bisher hat man auch diese Krankheiten mit dem Begriff „Venenentzündung" gedeutet. Virchow spricht von einer giftigen Verunreinigung des Blutes und verwendet in diesem Zusammenhang zum ersten Mal den Begriff „Infektion".

Dreiundzwanzig Jahre ist er alt und hat bereits einen großen Flügel des Lehrgebäudes der zeitgenössischen Medizin zum Einsturz gebracht. Er ist nur ein kleiner Unterarzt in der Charité, doch sein gesunder Menschenverstand, sein unbestechliches Auge und eine unerbittliche Logik haben ihm mehr offenbart, als ganze Generationen von berühmten Professoren geahnt haben. Und das wäre erst ein Anfang, wenn er seine Forschertätigkeit fortsetzen dürfte. Aber daran ist nicht zu denken. Er muss im Herbst schnellstens das Staatsexamen machen, damit er eine Stellung bekommt und seinem Vater nicht länger auf der Tasche zu liegen braucht. Den Gedanken an

eine wissenschaftliche Karriere wird er sich aus dem Kopf schlagen müssen.
Virchow spürt seinen knurrenden Magen, blickt auf seine abgeschabte, vielfach geflickte Hose. Er hat seinen Vater um Geld gebeten, damit er sich endlich eine neue kaufen kann. Doch der Vater hat den letzten Taler für Saatgut zur Frühjahrsbestellung ausgeben müssen. Durch das offene Fenster hört Virchow das Singen und Grölen der Handwerksburschen, die aus der Kneipe nach Hause ziehen. Die brauchen sich nicht zu überlegen, wovon sie eine neue Hose bezahlen können. Ein Zimmergeselle verdient 16 Silbergroschen (etwa 16 €) täglich, er selber nur fünf und muss trotzdem als „Herr Doktor" den feinen Mann markieren. Manche der jungen, leitenden Leute bei der Eisenbahn verdienen an einem Tag so viel wie er im ganzen Monat. Er hadert mit seinem Schicksal, mit der Welt, die begabte Wissenschaftler hungern lässt, und mit den führenden Medizinern, die veralteten Vorstellungen nachhängen.
In dieser Stimmung wird er aufgefordert, auf einer Feier des Friedrich-Wilhelm-Instituts den Festvortrag zu halten. Das ist die Gelegenheit! Bei dieser Rede wird er auspacken. Augen sollen sie machen, die alten reaktionären Generäle, die versponnenen, wirklichkeitsfremden Professoren.
In seinem Doktorfrack klettert Virchow auf das Podium.
Es ist der 3. Mai 1845. Er breitet sein Manuskript vor sich aus. Er könnte auch frei sprechen, aber niemand soll nachher glauben, er habe sich nur von seinem Temperament hinreißen lassen. Mit seiner klanglosen Stimme schleudert er Sätze heraus, die wie Fanfaren klingen:
„Das ganze Leben unterliegt physikalischen und chemischen Gesetzen... Die Urzeugung – das heißt die Auffassung, dass Gott Pflanzen, Menschen und Tiere geschaffen habe – lehne ich ab... Alles Leben beginnt mit der kleinsten Einheit, der Zelle..."
In dieser Tonart geht es weiter. Es folgen Seitenhiebe auf den Staat, der seine Mediziner hungern und große Teile des Volkes in Elend und Unwissenheit verkommen lässt. Und das alles wird auf einem Festakt der preußischen Militärärzte gesagt! Manchmal hat Virchow den Eindruck, dass man ihn vom Podium herunter verhaften wird. Auf jeden Fall wird es mit seiner Karriere aus sein. Eisiges Schweigen herrscht, als er geendet hat. Alle blicken auf die Generalärzte in der ersten Reihe. Wie werden sie reagieren?
Aber da klingt von vorn ein Händeklatschen auf, nicht sehr laut, aber deutlich genug. Und wie auf Signal geht nun ein Beifallssturm

los, wie ihn dieser Saal noch nicht erlebt hat. Befremdet blicken die alten Herren einander an, die dieser junge Dachs da oben in seiner Rede angegriffen hat – Professoren, hohe Beamte, Abgeordnete. Ihnen ist, als müsse die Welt untergehen. In Preußen jubelt man einem Revolutionär zu.

„Ich habe mich herzlich über Ihre schöne Rede gefreut", sagt der Generalstabsarzt Dr. Lohmeyer und drückt dem überraschten Virchow kräftig die Hand. Zum 50-jährigen Jubiläum des Instituts am 2. August 1845 soll er wieder den Festvortrag übernehmen. Diesmal entschließt er sich, streng wissenschaftlich zu bleiben. Seine Versuche über Thrombose und Embolie sind so weit abgeschlossen, dass er sich an die Öffentlichkeit wagen kann.

Seinem Vater berichtet Virchow über den denkwürdigen Tag:
„Wie du wohl aus der Zeitung gesehen haben wirst, war ein recht würdiges Publikum zugegen. Außer den Militärs hatten sich die bedeutendsten ärztlichen Notabilitäten Berlins eingefunden, und die früheren Eleven des Instituts, unter denen jetzt schon mancher Universitätslehrer, manch hochgestellter Beamter ist, waren von nah und fern zusammengeströmt. Ich hatte eine schwierige Stellung, indeß hatte ich den Gegenstand so pikant als möglich gehalten. Die Ansichten über die Venenentzündung, die ich mittheilte, waren vollkommen neu und stellten alles auf den Kopf, was man bis dahin angenommen hatte, so daß man mich hören mußte.

Am Abend bei Kroll, wo ein sehr großes und schönes Essen gehalten wurde, das unermeßliche Trinken ungerechnet, hatte ich dann Gelegenheit die Einzelnen zu hören und ihre Beurtheilungen entgegenzunehmen. Die alten Militärärzte wollten aus der Haut fahren, ob so neuer Weisheit; daß das Leben so ganz mechanisch construirt werden sollte, schien ihnen völlig umwälzerisch, wenigstens ganz unpreußisch. Da müßte doch noch so eine Art von Heiligenschein drum bleiben, damit man ein wenig geblendet würde und die Dinge nicht klar sehen könne. Der Geheimrat Busch von hier, Direktor der geburtshilflichen Klinik, hatte gesagt: ‚Nun, haben Sie es gehört? Wir wissen also gar nichts mehr!' Dagegen hatte ich dann die Freude von dem Geheimrath und Regimentsarzt Betschler, Direktor der geburtshülflichen Klinik in Breslau, gegen die Anhänger des historischen Schmutzes mit einer oft beißenden Beredsamkeit vertheidigt zu werden. – Ideler, der Direktor unserer Irrenanstalt in der Charité, der mich immer aufgezogen hatte wegen meiner Neuerungen, gestand zu, dass dieser Weg, ernstlich verfolgt, doch zu großen Resultaten führen müßte."

Virchows militärische Vorgesetzte, die Generalärzte Grimm und Eck, sind stolz auf ihren Schützling. „Haben Sie denn noch Lust zur Militärkarriere?", fragen sie ihn. „Wollen Sie nicht lieber Universitätsprofessor werden?"

„Ich ziehe die ärztliche Praxis vor", gesteht Virchow. „Ich bleibe beim Militär."

Jetzt, wo er mit einem Schlage berühmt geworden ist, bieten sich ihm trotz seiner kümmerlichen Gestalt Aussichten, als Regimentsarzt zur Garde zu kommen. Dann kann er in Berlin oder Potsdam nebenbei eine lohnende Privatpraxis betreiben und dem Vater, der sich in Schivelbein auf dem Acker abrackert, finanziell unter die Arme greifen. Um in der wissenschaftlichen Karriere so weit zu gelangen, würde er noch Jahre brauchen. Außerdem kann kein Professor der Medizin, mag er noch so bedeutend sein, vom Gehalt und den Vorlesungsgebühren leben. Er muss, um unabhängig zu bleiben, Privatpraxis betreiben. Das bringt einem Internisten oder Chirurgen viel Geld, aber niemals einem Mann, der Pathologische Anatomie betreibt wie Virchow. Wer geht gern zu einem Arzt, der sich hauptberuflich mit Leichen beschäftigt?

Von solchen Überlegungen gepeinigt, steigt Virchow in das Staatsexamen. Dass auch ein Genie nicht gegen Examensängste gefeit ist, offenbart er seinem Vater in dem Nebensatz: „...wo freilich die Möglichkeit, durchzufallen, mir schreckliche Hindernisse bereiten würde." Aber er macht sein Examen mit Glanz. Mitten im Trubel der Prüfungen seziert er in der Charité seine Leichen und macht dabei eine seiner bedeutendsten Entdeckungen:

Eine fünfzigjährige Köchin hat in der Charité ihr Leben ausgehaucht. „Blutvergiftung" lautet die Diagnose der Kliniker. Und tatsächlich findet Virchow das gesamte Kreislaufsystem mit grünlichgelbweißem Geschmier angefüllt.

„Eiter", sagen die Kliniker. Doch nach allem, was er mit der Venenentzündung erlebt hat, gibt sich Virchow mit solchen Erklärungen nicht mehr zufrieden. Er wird sich den angeblichen Eiter unter dem Mikroskop ansehen. Inzwischen schneidet er weiter. Als er die Milz freilegt, findet er sie braun-rot, doppelt so groß wie normal und hart wie ein Brett. Das macht ihn stutzig. Wissenschaftler, die er ernst nimmt, haben schon seit längerem die Milz in Verdacht, eine Art Blutfabrik zu sein. Ist vielleicht die Entartung der Milz auch für den angeblichen „Eiter" verantwortlich?

Am Abend legt Virchow die grünlichweiße Materie aus dem Blut der Köchin unter das Mikroskop. Er stellt fest, dass es kein Eiter ist, sondern eine Masse von weißen Blutkörperchen.
Die kranke Milz, die „Blutfabrik", hat sich erlaubt, weiße Blutkörperchen im Überfluss zu erzeugen. An dieser Laune der Milz ist die Köchin gestorben, an allzu weißem Blut oder „Leukämie", wie Rudolf Virchow das neuentdeckte Krankheitsbild nennt.
Man kann Preußen und dem preußischen Kommiss sehr viel vorwerfen, aber eines muss man ihm zugestehen: für die Entwicklung der Medizin hat er unendlich viel getan. Ein Jahr nach seiner ersten revolutionären Rede wird der 24-jährige Unterarzt Dr. Rudolf Virchow an Stelle des zurückgetretenen Medizinalrats Froriep zum Prosektor der Charité ernannt. Damit ist er Richter über alle Professoren der Charité und Inhaber einer der interessantesten wissenschaftlichen Schlüsselstellungen in der medizinischen Welt. Zum ersten Mal in seinem Leben bekommt er eine Wohnung für sich allein – einen riesigen Saal der Alten Charité mit anschließender Schlafkammer. Sein Jahresgehalt beträgt 300 Taler. Und er darf Vorlesungen halten.
Im Berlin des ausgehenden Biedermeier ist Dr. Rudolf Virchow zur Berühmtheit geworden. Seinem Vater macht er das in einem Brief vom 17. Juni 1847 klar:
„Auf einem Balle bei Madame Crelinger (einer infolge ihres Lebenswandels sehr umstrittenen Dame des Berliner Theaters) tanzte ich mit einer jungen Dame Contretanz. In einer Pause sagte sie: ‚Habe ich richtig gehört, sind Sie der Doktor Virchow?' Als ich bejahte, fragte sie weiter: ‚Virchow?' – In höchstem Grade erstaunt, bejahe ich auch dieses. Darauf sie: ‚Ach, dann ist es gewiß Ihr Vater, der die Vorlesungen über Pathologische Anatomie hält?'"

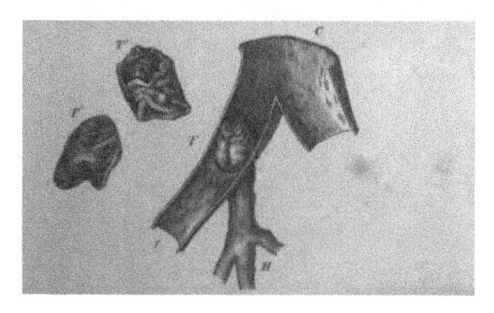

Abbildung 28: Aus Rudolf Virchow: Weitere Untersuchungen über die Verstopfung der Lungenarterie und ihre Folgen.

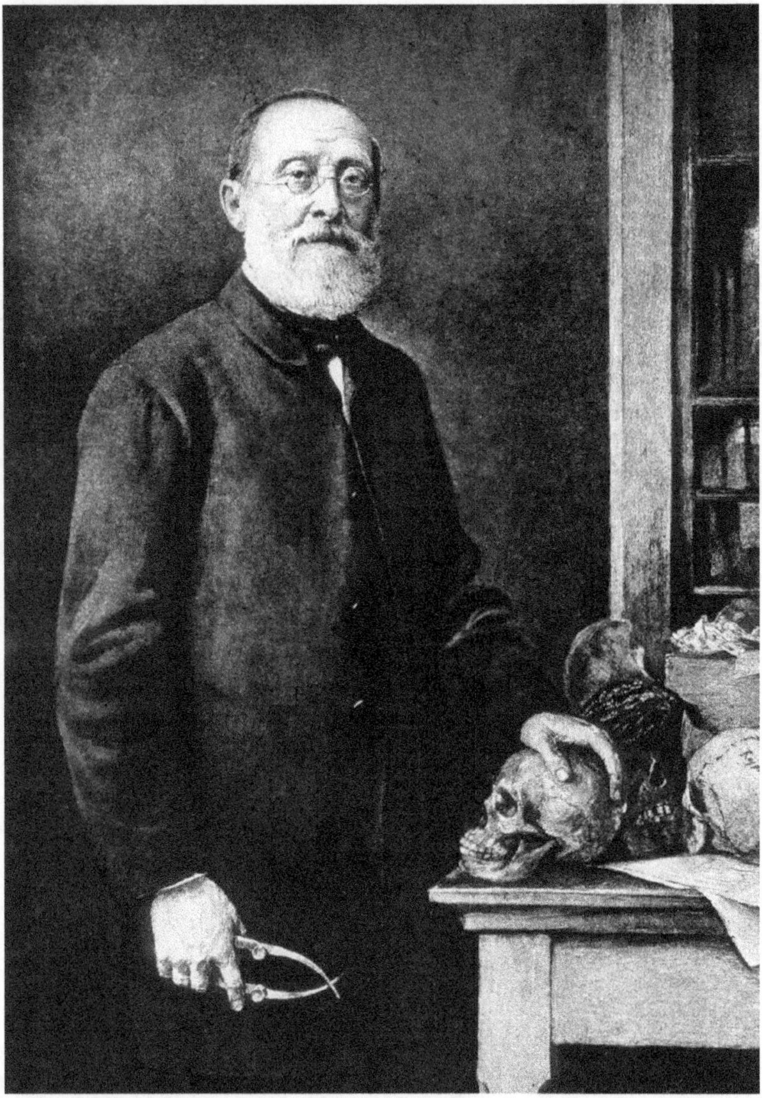

Abbildung 29: Porträt Rudolf Virchow, von Hanns Fechner, 1891.

Narkose – der gesteuerte Tod

> „Der Schmerz, diese deutlichste Empfindung von der Unvollkommenheit unseres Körpers, hat sich beugen müssen vor der Macht des menschlichen Geistes, vor der Macht des Ätherdunstes..."

(Johann Friedrich Dieffenbach nach seiner ersten in Äthernarkose durchgeführten Operation am 9. Februar 1847)

Unverwandt starren die dunklen Augen des Jungen gegen die weißgetünchte Decke des Zimmers Nr. 9 der chirurgischen Charité-Station. Wie verloren wirkt der schmale, ausgemergelte Oberkörper in dem breiten eisernen Bett. Zum Fußende dagegen wölbt sich die Bettdecke gewaltig, als wäre der Unterleib eines Riesen darunter. Aber das macht nur das Gestell aus Korbgeflecht, das man über das rechte Bein des Jungen geschoben hat, damit er unter dem Druck der Bettdecke nicht ständig schreit.
Er tut es auch so schon oft und laut genug.
Denn dieses rechte Bein ist von der Hüfte an unförmig aufgeschwollen, und das Fleisch scheint schwärzlich-blau unter der durchsichtigen Haut. Die Knochen sind von einer bösartigen Geschwulst zerfressen, und auch die Weichteile des Beines sind schon weitgehend von der Zerstörung ergriffen. Jetzt liegt er ganz ruhig. Nur hinter der hohen Stirn arbeitet es, und auch die blutleeren Lippen bewegen sich. Er soll rechnen, das hat ihm Professor Jüngken gesagt, der Herr Geheime Rat, wie ihn die Wärter und Unterärzte titulieren. Er soll rechnen, damit er nicht an seine Schmerzen denkt...
„Über'nander jestellt, pass ick dreimal in die Bude", sagt der Junge.
„Erzähl keene Opern", kommt eine alte, müde Stimme aus dem benachbarten Bett.
„Ick soll doch rechnen, hat der Professor gesacht..."
„Aber mit'n Kopp, nich mits Maul."
Dann ist wieder Stille. Von den anderen sechs Betten kommt nur Schnarchen oder Stöhnen. Der Junge zählt die Atemzüge eines Schnarchers, bis der sich auf die andere Seite wälzt. Dann fängt er neu zu zählen an, bis zum nächsten Mal die Bettstelle knarrt.
„Herr Gevatter, wie alt bist du?", fragt der Junge nach einer langen Weile.
„Watt soll'n det wieder?"

„Sag mir, wie alt de bist, Herr Gevatter..."
„Sechzig", sagt die Stimme.
„Wenn wa beede noch bis zweiten Februar leben, dann haste jenau viermal so lange jelebt wie ick..."
„Dussliche Kröte", faucht der Alte.
„Janich dusslich", sagt der Junge. „Weil ick doch zweeten Februar fuffzehn werde..."
„Watt, ick vasteh immer Briehkartoffeln, und nu Feierahmd mit den Quatsch", schließt der Alte die Diskussion. Aber nur, um in denselben trüben Bahnen weiterzudenken wie der Junge. Und für diese Bahnen gibt es nur eine Endstation – Tod. Zwar versprechen die Ärzte dem Kleinen immer wieder, dass er noch mal als Flügelmann bei der Potsdamer Garde marschieren wird, und dem Alten rechnen sie vor, wie viele Jahre er seine Frau noch kujonieren wird. Aber das sind Worte, durchsichtig wie die Fensterscheiben der Charité nach dem Putzen.
Denn ihnen entgeht keiner der stummen Blicke, die der Professor mit seinen Assistenten wechselt, wenn er nach der Visite von ihrem Bett weitergeht. Sie spüren jedes unterdrückte Achselzucken, lesen die Gedanken hinter den gefurchten Stirnen. Sie haben in den Wochen in der Charité zu viele neben sich sterben gesehen und zu viel vom Geheimjargon des großen Kranken- und Sterbehauses aufgeschnappt. Sie wissen, dass „moribundus" so viel heißt wie „zum Tode verurteilt".
Dabei ist Stabsarzt Dr. Großheim, der Oberarzt, überzeugt, dass den beiden ungleichen Todeskandidaten geholfen werden könnte. Aber Geheimrat Jüngken, der sonst so schnell mit dem Messer zur Hand ist, schüttelt auf Großheims stumme fordernde Frage jedes Mal den Kopf, und das heißt: Hier wird nicht amputiert.
Nach jeder Visite wird das Gesicht von Stabsarzt Dr. Großheim finsterer. Auf den Fluren, in der Kantine der Militärärztlichen Akademie stecken Praktikanten und Studenten die Köpfe zusammen. Ein wildes Gelächter bricht los, als ein älteres Semester eines Tages rundweg erklärt:
„Der Jüngken amputiert den Alten nicht, weil er Angst vor dem Schmerz hat..."
Geheimrat Jüngken und Angst vor dem Schmerz – das klingt paradox und ist doch die Wahrheit. Zwar schreckt der als rücksichtsloser „Schlächter" verrufene Geheimrat nicht vor dem wilden Schrei der Patienten zurück. Dagegen hat er sein Herz gewappnet. Auch das konvulsivische Aufbäumen der Gequälten stört ihn nicht, denn sei-

ne feste Hand führt das Messer auch im zuckenden Fleisch sicher an Blutgefäßen und Nervensträngen vorbei. Solange der Patient brüllt und sich windet, ist Professor Jüngken unbesorgt.

Aber panischer Schrecken erfasst ihn, wenn die Schreie zu einem kläglichen Winseln werden und schließlich ganz verstummen, wenn das blutende Fleisch unter seinen Händen schlaff wird und er keine Gegenwehr mehr spürt. Dann weiß er, dass er die Kraft des Patienten überschätzt hat, dass der Tod nahe ist. Er weiß, dass Schmerz töten kann. Und er hat einen sechsten Sinn für Patienten entwickelt, die zu alt, zu schwach oder zu überreizt sind, um der Flutwelle der Schmerzen standzuhalten.

Meist geht er rasch an ihren Betten vorüber. Oder er verkündet, dass man mit der Operation „noch etwas zuwarten" muss. Er verschreibt Medikamente, an deren Erfolg er selber nicht glaubt. Bis eines Tages Fieber oder kalter Schweiß anzeigen, dass die Natur ihm die Verantwortung aus der Hand genommen hat. Dann erscheint der Wärter Camille mit zwei Trägern und einer Bahre am Bett des Todeskandidaten, um ihn in die Wachstation zu holen. In die Sterbekammer.

Natürlich hat Herr Camille das Spiel des Geheimrats längst durchschaut. Aber er spielt es mit. „Nur ne kleene Ortsveränderung", pflegt er im Brustton der Überzeugung zu sagen. „Die neue Umjebung wird Ihnen juttun, jlooben Se mir..."

*

Im Direktorenzimmer des Geheimrats Professor Jüngken tobt eine erregte Diskussion. Sie ist entfacht durch die Ausgabe Nr. 1 des Fachblattes „Revue Medico-Chirurgicale de Paris" vom 12. Januar 1847. Darin steht auf Seite 1 ein großer Bericht von Professor Malgaigne:

„Drei Operationen mit einem neuen Mittel, Schmerzen während chirurgischer Eingriffe zu unterdrücken, entdeckt von Herrn Morton, Boston."

Im Sommer 1846 hat der Zahnarzt William Green Morton allen Ernstes behauptet, er kenne das Geheimnis der schmerzlosen Operation. Einem Patienten des Chirurgen Warren im Hospital zu Boston hielt er am 16. Oktober 1846 eine kugelförmige Glasflasche mit einer klaren Flüssigkeit vor die Nase und befahl ihm, die Dämpfe dieser Flüssigkeit tief einzuatmen. – Operateur Dr. Warren und seine Assistenten glaubten, dass Morton sich nur eine billige Reklame für seine Praxis verschaffen wolle. Nach wenigen Minuten schlief der Patient. Sie sahen, wie Morton eine Nadel aus dem Saum seiner

Weste zog und dem Patienten in den Unterarm stach. Sie hörten Mortens laute Frage: „Spüren Sie das?" und hörten die gemurmelte und doch klar verständliche Antwort: „Nnnein..."
Nach einer höflichen Verbeugung zu dem weißhaarigen Professor Warren sagte Morton darauf: „Doktor Warren, Ihr Patient ist bereit."
Dr. Warren setzte das Skalpell an, schnitt tief in die Geschwulst am Hals des Mannes und hielt inne. Er wartete auf das Übliche – auf den Schrei, auf das Zusammenzucken, das Aufbäumen des gequälten Leibes.
Aber keine dieser bisher unvermeidlichen Begleiterscheinungen blutiger Operationen trat ein. Warren schnitt weiter. Ein dumpfes Stöhnen war die ganze Reaktion des Patienten. Die Assistenten fühlten ihm den Puls und lauschten auf die Atemzüge. Der Puls war leicht erhöht, die Atmung flach, aber nicht besorgniserregend.
Nach zehn Minuten war die Operation beendet. Die Assistenten blickten immer noch ungläubig und hilfesuchend auf Professor Warren. Zahnarzt Morton strahlte triumphierend. Endlich hörte man die ruhige Stimme des alten Warren:
„Meine Herren", sagte der Professor, „das ist kein Humbug!" So wurde am 16. Oktober 1846 in Boston/USA das Wunder der schmerzlosen Operation begrüßt, ein gewaltiges Geschenk an die leidende Menschheit. Ein neues Zeitalter der Wundheilkunst war angebrochen. Auf der ganzen übrigen Welt gellten an jenem Tag noch die Schmerzensschreie der bei vollem Bewusstsein operierten Menschen gegen die dicken Mauern der Operationssäle.
Seit dem 16. Oktober vergingen 39 Tage, und 20 weitere Operationen waren inzwischen in Boston erfolgt, als die erste Botschaft nach Europa abgeschickt wurde – am 24. November. Der Brief reiste mit dem schnellsten Postdampfer und traf am 16. Dezember in London ein. Er war adressiert an Dr. Francis Boott in der Gower Street.
Noch am selben Tag fertigt Dr. Boott zwei Abschriften von der wichtigen Botschaft und schickt sie an die angesehene Fachzeitschrift „Lancer" und an den führenden Chirurgen des Inselreichs, Sir Robert Liston, an der Londoner Universitätsklinik. Dann erst rennt Boott zu seinem Nachbarn, dem Zahnarzt Robinson. – Am 19. Dezember 1846 wird in der Praxis von Mister Robinson einer Miss Lonsdale ein festsitzender, entzündeter Backenzahn gezogen, ohne dass sie einen Schmerzenslaut von sich gibt. Zwei Tage später amputiert der große Robert Liston im University College Hospital das völlig zerquetschte Bein des narkotisierten Dieners Frederick Churchill. Zwei volle Erfolge!

Einen Tag später schon versucht im Pariser Hospital St. Louis der Chirurg Jobert de Lamballe eine Operation in Äthernarkose. Die Flasche mit dem Äther hält ihm niemand anders als der Zahnarzt William Green Morton aus Boston, der ebenso schnell nach Europa gereist ist wie die Briefe nach London.

Mister Morton hat auch allen Grund, sich in Europa als der Erfinder der Äthernarkose bekanntzumachen. Unter der Bezeichnung „Leothal" hat er mit dem Chemiker Jackson ein Patent auf die Äthernarkose angemeldet, und sie verlangen von jedem Arzt, der sie anwenden will, Lizenzgebühren. Aber darüber kann man in Europa nur lächeln. Man weiß längst, dass „Leothal" nichts anderes ist als Äther, eine Flüssigkeit, die seit drei Jahrhunderten allen Chemikern und Medizinern bekannt ist.

Auch in Paris hat Morton kein Glück. Die Narkose will merkwürdigerweise nicht gelingen. Der Amerikaner reist eiligst nach den USA. „Typischer Yankee-Bluff", spotten die französischen Ärzte und die Presse hinter ihm her.

Aber Professor Joseph François Malgaigne, Vertreter der jungen Chirurgengeneration, denkt anders darüber. Er liest die Zeitungsmeldungen aus England und Amerika genau durch, und die Sache leuchtet ihm ein. Einen Apparat zu bauen, wie ihn die Amerikaner beschreiben, ist ihm zu zeitraubend. Er nimmt ein einfaches Glasrohr und füllt reinen Äther hinein. Die offene Mündung hält er am 26. Dezember 1846 einem 18-jährigen Patienten unter die Nase, der mit einer großen Eitergeschwulst am Bein zu ihm kam. Zwei Minuten später sinkt der junge Mann in tiefe Betäubung. Malgaigne öffnet mit tiefen Schnitten die Geschwulst. Weitere zwei Minuten später erwacht der Patient.

„Wann operieren Sie mich denn, Herr Professor?", fragt der junge Mann noch etwas benommen.

„Bereits geschehen", sagt der Professor lakonisch. Der junge Mann wird totenblass. Und er glaubt erst, dass alles überstanden ist, als Malgaigne ihm die blutende Wunde an seinem Bein zeigt.

„Das ist kein Yankee-Bluff", sagt Professor Malgaigne. „Das wird man bald in ganz Europa nachmachen."

Erst 71 Tage sind vergangen, seit Professor Warren in Boston die historischen Worte sprach: „Das ist kein Humbug..."

Weitere 15 Tage werden vergehen, bis die Wunderbotschaft nach Deutschland vordringt. Als erste Zeitung bringt die „Augsburger Allgemeine" vom 10. Januar 1847 eine kurze Notiz. Ihr tüchtiger

Korrespondent in London hat Berichte aus Boston in den Londoner medizinischen Zeitschriften gelesen. Von den erfolgreichen Operationen Listons ahnte er noch nichts, als er seinen Brief an die Augsburger Redaktion ins Kuvert steckte.
Welche deutsche Klinik wird die erste sein, in der die Schmerzensschreie verstummen?
Natürlich hat man in Berlin inzwischen von der Entdeckung des Herrn Morton läuten gehört und auch von den ersten gelungenen Äthernarkosen in London. Aber das hat man in Berlin ebenso wenig ernst genomen wie zunächst in Paris:
„Yankee-Bluff."
Und was die Engländer angeht, so kommen sie nach deutscher wie französischer Meinung gleich hinter den Amerikanern in punkto Bedenkenlosigkeit. „Brutale Schlächter... wahre Beefsteaks", hat sie Professor Dieffenbach einmal genannt. Aber dann berichtet aus Paris Malgaigne drei volle Erfolge. Und diesen Malgaigne muss man ernst nehmen. Er ist anerkannt der kommende Mann der immer noch führenden Pariser Schule.
„Wir dürfen keine Zeit verlieren", drängt Stabsarzt Dr. Großheim, seit Jahren Oberarzt der chirurgischen Station.
„Wir dürfen uns nicht von jeder Modewelle umwerfen lassen", sagt Jüngken mit deutlicher Missbilligung. Er ist dafür bekannt, dass er nie aus der Rolle fällt. Und je böser er wird, desto gewählter drückt er sich aus.
Das bekommt der Stabsarzt zu spüren, als er in einem zweiten Anlauf die beiden Todeskandidaten von Zimmer 9 für ein erstes Experiment vorschlägt.
„Das Wort Experiment habe ich, seit ich mein Examen abgelegt und meinen Eid geleistet habe, nicht mehr in den Mund genommen", sagt Jüngken eisig. Er steht auf und gibt damit zu verstehen, dass die Unterredung beendet ist.
Umso heftiger diskutieren die jungen Unterärzte und Charité-Chirurgen die Wunderbotschaft aus der Neuen Welt. Aber es ist eine sinnlose Rederei. Wider Jüngkens Stachel hat noch keiner gelöckt, ohne dass seine Karriere darunter litt.
„Bei Dieffenbach müsste man sein!", hörte man einen Stoßseufzer. Dieffenbach, der Stürmer und Dränger, der ewig junge, ewig erfinderische Odysseus, ist schon seit sechs Jahren nicht mehr an der Charité. Er ist Professor an der Chirurgischen Universitätsklinik in der Ziegelstraße. Sie ist wesentlich kleiner als die Charité. Doch

seit Dieffenbach sie leitet, steht sie an der Spitze aller chirurgischen Kliniken Preußens, wenn nicht Deutschlands.

Aber auch in dem gelben Backsteinbau am Ufer der Spree schleichen Assistenten und Oberärzte finsteren Gesichts durch die Gänge. Überall stehen erregt tuschelnde Gruppen herum. Dieffenbach, ihr geliebter Meister, hat ihnen heute zur Frage der Narkose klipp und klar erklärt: „In einer solchen Lebensfrage der leidenden Menschheit will ich lieber der Letzte als der Erste sein." Und mit seiner hohen Fistelstimme hat er hinzugefügt: „Ich habe hier etwas, was Sie ernüchtern wird."

Er hat einen dicken Brief aus der Tasche gezogen, einen privaten Bericht über die jüngste Sitzung der Pariser Akademie der Wissenschaften. Hauptthema war: Die Äthernarkose.

„Gegen diese neuen Experimente haben sich entschieden ausgesprochen..."

Dieffenbach nennt Namen, die wie Hammerschläge auf die Köpfe seiner aufsässigen Jünger niedersausen: Roux, vergötterter Chefchirurg am größten Pariser Krankenhaus „Hôtel de Dieu"..., Velpeau, Chefchirurg am Pariser Krankenhaus „Maison de Charité"..., Serre..., Magendie..., Flourens...

Wörtlich verliest Dieffenbach eine Erklärung des berühmten Physiologen François Magendie:

„Ich, der ich Tausende von Kaninchen und Hunden sowie Milliarden von Fröschen auf dem Altar des Experiments und zum Vorteil der Wissenschaft geopfert habe, bezeichne diese Entdeckung als grausam und unmoralisch. Ihr, die ihr euch durch einen Yankee-Bluff verführen laßt, entwürdigt die euch anvertrauten Patienten. Ihr degradiert sie zu Trunkenbolden. Denn dieser Äther ist in seiner Wirkung nichts wesentlich anderes als der Alkohol..."

Magendie hat es für unverantwortlich erklärt, die Versuche mit diesem noch unerprobten, gefährlichen Mittel an lebenden Menschen zu machen, mit Patienten.

„Also muss man Tierversuche machen", murren Dieffenbachs Studenten.

„Das wäre Sache der Physiologen", sagt Dieffenbach nüchtern.

Und an diesen Worten glauben seine Studenten zu erkennen, dass ihr Meister nicht mehr der alte ist. Früher hat er selber Tausende von Tierversuchen gemacht. Hat er nicht mit diesen Versuchen die Grundlagen zu seiner genialen plastischen Chirurgie geschaffen? Hat er nicht bei endlosen Versuchen an Ochsen, Schafen und Viehzeug aller Art an der Berliner Tierärztlichen Akademie grundlegende Erkenntnisse über Bluttransfusion und Injektion von Arzneimitteln gewonnen? Hat er dabei nicht auch entdeckt, dass Injizieren von Luft in die Venen den sofortigen Tod bedeutet? Damit hat er eine allen Kranken vertraute, typische Geste der Ärzte und Schwestern ins Leben gerufen: Das sorgfältige Herausdrücken der Luft aus der Kanüle vor jeder Injektion. Ist dieser frühere Dieffenbach tot? Ist es nur noch eine Hülle, die da so todernst vor ihnen steht? Stimmt es, dass er sich mit Todesahnung trägt – mit 55 Jahren, auf der Höhe seines Ruhms?

Die Erbitterung nimmt zu, als Ende 1847 aus Erlangen die Nachricht eintrifft, dass Professor Heyfelder dort den Schuhmachergesellen Michael Gegner in Äthernarkose von einem großen Abszess befreit hat.

Und dann kommt es Schlag auf Schlag:

25. Januar, München: Professor Rothmund führt unter Äthernarkose eine plastische Operation durch. Ausgerechnet das – auf Dieffenbachs Spezialgebiet.

25. Januar, Tübingen: Professor von Bruns operiert mit Narkose.

27. Januar, Wien: Professor Schuh operiert mit Narkose.

Anfang Februar bringt ein Reisender aus Paris die Sensation: Die beiden Pariser Koryphäen Velpeau und Roux haben ihre ablehnende Stellungnahme öffentlich widerrufen und erste erfolgreiche Narkoseoperationen bekanntgegeben. Und noch eine Jubelnachricht von der Seine: Die Gesellschaft deutscher Ärzte in Paris veröffentlicht die Ergebnisse systematischer Versuche, die 19 ihrer jüngsten Mitglieder an sich selbst mit Äther unternommen haben. Das ist ein leuchtendes Beispiel, vielleicht der bedeutendste deutsche Beitrag zum Narkoseproblem.

In Dieffenbachs Umgebung regen sich Hoffnungen. Da besucht ihn sein früherer Lieblingsschüler Dr. Heimann-Wolff Berend. Der war jahrelang sein Assistent an der Charité. Weil er als Schüler Dieffenbachs und als Jude damals keine Aussicht hatte, jemals Dozent zu werden, verzichtete er auf die wissenschaftliche Karriere und eröffnete in der Stralauer Straße ein gymnastisch-orthopädisches Institut. Da praktiziert er mit Riesenerfolg an Klumpfüßen, Schiefhälsen und Verkrümmtheit.

„Ich brenne darauf, einige schwierige Patienten in Narkose zu operieren", sagt Berend.

„Wer hindert Sie daran?"

„Sie!"

Verwirrt blickt Dieffenbach den Jüngeren an.

„Ich kann es nicht tun, solange Sie nicht vorangegangen sind", sagt Berend.

„Also unsicher?"

„Keineswegs", sagt Berend.

Über Dieffenbachs Gesicht geht ein verstehendes Lächeln. „Sie brauchen keine Rücksicht auf mich zu nehmen." Er fordert Berend ausdrücklich auf zu operieren.

Und noch einer meldet sich – eines der jungen, strahlenden Genies unter dem Berliner Nachwuchs, ein dunkler, fremdartig schöner Mann – Dr. Albrecht von Graefe. Sein Vater war Dieffenbachs großer Kontrahent, Carl Ferdinand von Graefe. Nun nennt sich der weit genialere Sohn stolz Dieffenbachs Schüler. Albrecht von Graefe will unbedingt Selbstversuche mit der Äthernarkose machen. Auch dazu sagt Dieffenbach ja. Doch vor der ersten Ätherwolke in seinem Operationssaal erprobt er die Wirkung an sich selbst. Drei Versuche muss er abbrechen, weil der Puls schon nach dem ersten Einatmen des Äthers zu rasen beginnt. Er führt das auf sein nicht mehr intaktes Herz und zu hohen Blutdruck zurück.

Zur gleichen Zeit experimentiert der Prosektor der Charité, Dr. Rudolf Virchow, mit Äthernarkosen an Tieren. Als Chirurg fühlt er sich verpflichtet, den Klinikern brauchbare Erkenntnisse zu liefern. Als Forscher beschäftigt ihn viel mehr die Frage, wie es möglich ist, dass ein lebendes Wesen unter der Wirkung des Äthers sein Bewusstsein und seine Schmerzempfindung verliert, ohne dass damit auch seine lebenserhaltenden Funktionen – Atmung und Herztätigkeit – erlöschen. An seinen Versuchstieren stellt er fest, dass diese Tätigkeiten unter dem Einfluss des Äthers in manchen Stadien der Narkose sogar noch angeregt werden.

*

„Komm ick jetzt in de Sterbekammer, Herr Camille?", fragt der sechzigjährige Patient. Auf zittrigen Ellbogen stemmt er sich in den Kissen hoch. Aus seinen wässrigen blauen Augen starrt er den Wärter an, der mit zwei Trägern an sein Bett getreten ist.

In den Krankensälen der Chirurgischen Klinik gilt Herr Camille als Todesbote, denn er ist Wärter der Wachstation gleich neben dem Operationssaal. Dorthin kommen die Frischoperierten, die nach der Tortur noch lebend vom Operationstisch getragen werden. Dorthin bringt man kurz vor ihrem Ende aber auch diejenigen Kranken, die Geheimrat Jüngken nicht mehr operiert, weil er fürchtet, sie würden ihm unter dem Messer sterben. Und zu denen gehört nach Ansicht aller Patienten des Krankensaals Nr. 9 der sechzigjährige Mann, dem die Träger des Herrn Camille jetzt die Bettdecke vom ausgemergelten Körper ziehen. Aber heute, am 15. Februar 1847, sagt Herr Camille zu dem Alten:

„Nu wirste uff deine alten Tage noch beriehmt, Opa..."

„Mir brauchen Sie nichts vorzumachen, Herr Camille", stöhnt der alte Mann und streckt sich auf der Trage aus.

„Uff Wiedersehn im Himmel, Herr Gevatter", ruft eine dünne Stimme ihm nach, als er aus der Tür getragen wird. Sie gehört seinem Bettnachbarn, dem bleichen, fünfzehnjährigen Jungen.

Der Alte von Zimmer Nr. 9 wird auf einen flachen, harten Tisch inmitten eines riesigen Raumes gelegt. Direkt über ihm hängt eine große, vierarmige Lampe von der hohen Decke herab. Er will hochfahren. Doch eine schwere Hand drückt ihn nieder.

„Ruhig, Opa!", mahnt eine Stimme hinter ihm. Sie klingt vertraut.

„Herr Camille?", fragt er unsicher. „Ist das die Sterbekammer?"

„Hast wohl Mus uff de Oogen?", grunzt Herr Camille.

Jetzt erkennt der alte Mann, dass hoch über ihm sich zwei Galerien an den Wänden entlangziehen. Über die Brüstungen neigen sich Gesichter. Und plötzlich weiß er, dass er nicht in der Sterbekammer, sondern im Operationssaal ist. Er hört die Tür gehen. Eine schmale Gestalt im schwarzen Frack tritt herein, Geheimrat Jüngken. Hinter ihm viele Männer, alle in feierlichem Schwarz. Sobald alle Platz genommen haben, räuspert sich Geheimrat Jüngken. Er verneigt sich zur vordersten Bank:

„Es ist ein historischer Anlass, dem wir heute die Anwesenheit so vieler ausgezeichneter Mitglieder der hochlöblichen Medizinischen Fakultät verdanken..."

Gedämpftes Beifallsgetrampel von den Emporen. Niemand achtet mehr auf den zitternden Mann, der von vier Wärtern auf dem Operationstisch gehalten wird. Aus vorquellenden Augen starrt er auf das unverständliche Geschehen.

Jüngkens Vortrag rauscht an seinen Ohren vorbei. Hin und wieder dringt ein Wort in sein Bewusstsein, aber er versteht den Sinn nicht. Und wenn er ihn verstünde, so könnte er es nicht glauben. Genauso wenig wie Geheimrat Jüngken daran geglaubt hat, als er vor Wochen zum ersten Mal von der schmerzlosen Operation hörte, von der Äthernarkose. Aber heute, am 15. Februar 1847, spricht Geheimrat Jüngken:

„So sind wir uns der Bedeutung bewusst, wenn wir nun dieses Geschenk an die leidende Menschheit in den traditionsreichen Mauern dieses Hauses zum ersten Mal anwenden..." Eigentlich hatte Jüngken von den „Mauern dieser Stadt" sprechen wollen. Aber zwei andere Berliner Ärzte sind ihm zuvorgekommen. Sie sitzen nebeneinander unter den Ehrengästen: Der Orthopäde Heimann-Wolff Berend hat am 6. Februar ein 13-jähriges Mädchen in Äthernarkose von einer Versteifung im Kniegelenk befreit. Professor Dieffenbach hat vor drei Tagen einem 16-jährigen Knaben eine neue Nase aus Stirnhaut eingepflanzt. Der Patient glaubte erst, dass er schon operiert war, als er nach dem Gesicht griff und eine Nase spürte, wo vorher eine grausige Höhle war.

Jüngken beendet seine Rede, dann wird es um den Operationstisch lebendig. Ein sehr junger Arzt in unauffälligem schwarzem Gehrock macht sich an dem Inhalationsapparat zu schaffen. Es ist der Militärarzt Dr. Rudolf Virchow, Prosektor im Leichenhaus der Charité. Im Auftrag Jüngkens hat er den Narkoseapparat hergerichtet – eine bauchige Flasche mit dem Äther, der Korken von einem weiten Glasrohr mit Hahn durchbohrt, aufgesetzt ein Schlauch, der in einem Mundstück endet. Währenddessen liegt der Patient voller Angst, zitternd, schweißbedeckt auf dem Tisch. Er rollt wild mit den Augen, er flucht, er fleht, er heult.

Ungerührt spricht Jüngken mit Virchow. Der nickt, übergibt seinen Apparat dem Wärter Camille und weist ihn an, sich damit links neben dem Kopf des Patienten zu postieren. Dann neigt er sich zu dem alten Mann und redet ruhig auf ihn ein. Verwundert stellen die Zuschauer fest, dass der Kranke beinahe augenblicklich aufhört zu toben.

Virchow zeigt ihm das große Mundstück. Der Alte schüttelt den Kopf. Aber er blickt nicht mehr ängstlich, nicht mehr unwillig, sondern nur noch ungläubig. Endlich nimmt er das Mundstück zwischen die Zähne.

„Der Patient ist bereit", sagt Virchow. Dr. Großheim greift nach dem Puls des Alten und blickt aufmerksam auf seine große, goldene Taschenuhr. Ein zweiter Assistent zählt die Atemzüge.

Auf ein Zeichen Virchows dreht Camille den Hahn der Ätherflasche auf. Sobald dem Alten die erste Brise Ätherdampf in die Nase steigt, schüttelt er sich und verzieht das Gesicht. Auch die Umstehenden spüren schnell den widerlich süßen Geruch. Bald wird der Ätherdunst den ganzen Saal erfüllen, in die angrenzenden Säle und Gänge dringen. Der Geruch von Blut und Eiter, von menschlicher

Ausdünstung und Schweiß, der bisher die unverkennbare Atmosphäre des Operationssaales ausmachte, ist um eine neue Nuance bereichert – Äther.

„Tief atmen", sagt Virchow zu dem Patienten. „Ganz ruhig, ganz tief."

Doch gleich beim ersten zaghaften Versuch schüttelt ein Hustenanfall den alten Mann. Sofort nimmt ihm Virchow das Mundstück ab und klopft dem Alten beruhigend auf den Rücken. Dann beginnt er von neuem. Diesmal bezwingt der Alte den Hustenreiz, und mit jedem Atemzug wird die Atemfrequenz regelmäßiger. Dieffenbach erhebt sich von seinem Platz, um besser zu sehen. Der Patient ist noch wach, nur sein Gesicht hat einen zufriedenen, beinahe heiteren Ausdruck angenommen.

Dieffenbachs erster Patient, der sechzehnjährige Junge, war nach zwei Minuten schon empfindungslos gewesen. Nach drei Minuten versank er in tiefe Bewusstlosigkeit. Eine merkwürdige Scheu hatte Dieffenbach ergriffen. Das war also ein bewusst herbeigeführter Tod auf Widerruf. Er brauchte nur das Mundstück aus den Lippen des Bewusstlosen zu nehmen, und die Rückkehr ins Leben war eingeleitet. Er hatte gezögert, bevor er in das Fleisch des Leblosen schnitt. Und als er dann schnitt, wartete er unwillkürlich auf den Schrei, auf einen Seufzer, auf ein Zusammenzucken der Muskeln. Nichts!

Hatte er einen Nerv verletzt? Der blutende Körper gab keine Antwort. Er lauschte auf den flachen, kaum hörbaren Atem. War er am Verlöschen? Er schob ein Augenlid hoch. Das Auge blickte starr und tot, die Pupille nach oben verdreht. Vielleicht hatte der Junge zu viel Äther bekommen, vielleicht war er schon jenseits der Grenze, hinter der es keine Umkehr mehr gibt?

Wie hatte er aufgeatmet, als der Patient aus der Bewusstlosigkeit auftauchte. Nie wird er die ersten Worte vergessen, die er nach dem Erwachen sagte: „Ich habe hundert Jahre geschlafen..."

„Der Schmerz ist von uns genommen", hatte Dieffenbach ergriffen zu seinen Schülern gesagt. „Der Schmerz, die deutlichste Empfindung von der Unvollkommenheit unseres Körpers, hat sich beugen müssen vor der Macht des menschlichen Geistes, vor der Macht des Ätherdunstes..."

Jetzt schrickt Dieffenbach aus seinen Gedanken hoch.

Am Operationstisch ist man nervös geworden. Fünfzehn Minuten atmet der Alte nun schon Ätherdampf, aber er schläft noch immer nicht. Professor Jüngken tritt von hinten an ihn heran und sticht ihm mit einer Nadel in das Ohrläppchen. Der Kranke zuckt zusammen.

Misstrauisch prüft Jüngken das Äthermundstück. Aber es schließt rund um die Lippen fest ab. Dr. Virchow bekräftigt, dass sein Äther von bester, reinster Qualität sei.
Zwanzig Minuten vergehen, und noch immer spürt der Sechzigjährige die Nadelstiche. Noch immer hat er die Augen offen, immer noch beantwortet er Fragen durch Nicken oder Schütteln des Kopfes.
Ein Raunen geht von den Bänken der Ehrengäste bis hinauf zur Galerie. Jüngken wird unruhig. Man wird Glossen machen über das verunglückte Experiment, wenn auch völlig zu Unrecht. Denn aus allen Kliniken wird von Fällen berichtet, in denen auch nach halbstündiger Ätheratmung keine Narkose erzielt wurde. Man tappt noch im Dunkeln über die Gründe. Es scheint, als seien Kinder und sehr alte Menschen leichter zu betäuben als kräftige Männer und Frauen. Fettleibige scheinen widerstandsfähiger zu sein als Magere. Plötzlich schnappt Geheimrat Jüngken ein Stichwort auf, das ihn hellhörig macht. „Vielleicht ist er ein Trinker", sagt jemand in Dieffenbachs Nähe. Jüngken sieht, wie Dieffenbach lebhaft zustimmt. Natürlich! Trinker haben ihr Nervensystem durch ständige Gewöhnung so abgestumpft, dass es auf Äther nicht mehr reagiert. So steht es in Berichten aus Amerika, aus England, Frankreich und Deutschland. Dass er daran nicht gedacht hat!
„Frönen Sie häufig dem Genusse des Alkohols?", fragt er in seiner gespreizten Redeweise. Der Alte nickt. Eine Welle von Lachen geht durch das Auditorium. Jüngken kocht innerlich. Aber er lässt sich nichts anmerken. Alle zwei Minuten wiederholt er die Nadelstichproben. Nach fünfzig Minuten richtet er sich entschlossen auf.
„Ich habe diesen armen Menschen für die heutige Demonstration ausgewählt", sagt er, „weil sein Zustand keinen weiteren Aufschub der Operation duldet. Trotz des Ausbleibens der Narkose werde ich nunmehr die Exartikulation des Beines im Oberschenkel vornehmen."
Die Augen des alten Mannes sind offen und blicken normal. Vorsichtshalber lässt Jüngken die Instrumente hinter dem Rücken des Patienten zurechtlegen. Dann ein Zeichen. Vier Pfleger packen ihn an Armen und Beinen. Mit geübten Griffen legen sie das kranke Bein bloß.
In Jüngkens Hand blitzt das große Skalpell. Er macht einen Zirkelschnitt durch Haut, Muskeln und Sehnen rund um den Oberschenkel. Totenstille herrscht im großen Saal. Draußen schlägt die alte Charité-Uhr die elfte Stunde. Und noch immer kein Schrei, kein Schmerzenslaut.

„Spürst du was?", hört man die Stimme des Stabsarztes Großheim. Der alte Mann schüttelt den Kopf.

Das ist unerhört. Ein Mensch sieht, hört und spricht. Er empfindet zwar Nadelstiche, ist aber empfindungslos gegen den furchtbaren Schnitt. Doch der Zauberbann kann jeden Augenblick brechen.

Der Alte bleibt stumm. Er nickt und schüttelt den Kopf zu Stabsarzt Großheims Fragen. Sein Blick wandert die Reihe der Ehrengäste entlang, hinauf zu den Tribünen, schweift dann über sein Bein, an dem Jüngken gerade die Knochensäge ansetzt. Hört er das Knirschen der Säge nicht? Kann ein Mensch gleichzeitig wach sein und doch empfindungslos wie ein Toter? Welches Geheimnis des menschlichen Nervensystems ist hier im Spiel? Genau eine Minute und zehn Sekunden vergehen, dann wirft Geheimrat Jüngken das brandige Bein, das seinen Besitzer sechzig Jahre lang getragen hat, in den Abfalleimer. Acht Minuten braucht er für das Abbinden der Arterien, die Versorgung des Stumpfs und den Verband. Beherrscht richtet sich Geheimrat Jüngken auf – innerlich voller Jubel darüber, dass ihm sein ominöser Patient nicht unter dem Messer geblieben ist – trotz der unvollständigen Narkose. Es ist bis dahin wahrscheinlich die längste Narkose in der Geschichte dieses Wundermittels gewesen.

Wie ein Rausch kommt es jetzt auch über Geheimrat Jüngken. Noch während er den Alten verbindet, ordnet er an, dass der fünfzehnjährige Junge aus Zimmer Nr. 9 hereingebracht wird, der seit Wochen fleht, man möge ihm doch sein Bein amputieren. Der Fünfzehnjährige lässt sich so leicht narkotisieren wie die Versuchskaninchen des Dr. Virchow. Zehn Minuten, und er ist sein Bein los. Der nächste Patient ist eine Frau. Sie leidet an veralteten Geschwüren am Unterschenkel. Bei ihr kann Jüngken sein Lieblingsinstrument anwenden, das Brenneisen. „Vorwärts", ruft er Herrn Camille zu, und der betätigt seinen Blasebalg, dass die hellen Flammen aus der Kohlenglut schlagen. Heißglühend muss das Eisen sein.

Von seiner Bank sieht Dieffenbach es und erschrickt. Die Luft ist von Ätherdämpfen geschwängert. Das gibt Knallgas, jeden Augenblick kann es zur Detonation kommen. Aber der Knall bleibt aus. Es ist ein glücklicher Tag für die Charité und für ihre armseligen Patienten. Doch die Angstvorstellung, dass eine Ätherexplosion einmal Ärzte, Patienten und Pfleger zerreißen kann, wird den Professor Dieffenbach nicht loslassen. Und wie ein Wunder scheint es, dass diese Schreckensvision erst neunzig Jahre später zum ersten Mal Wirklichkeit wird.

In der Charité sollte es geschehen, in einem Operationssaal, wie ihn sich Dieffenbach und Jüngken in ihren kühnsten Phantasien nicht hätten träumen lassen. Der Chirurg, der in diesem gekachelten Raum unter tausendkerzigen Tiefstrahlern operiert, heißt Ferdinand Sauerbruch – ein genialer, kühner Operateur, ein Mann ganz im Geiste Dieffenbachs. Er ist der Erfinder der Lungenchirurgie unter Druckausgleich.

An einem Tag im Jahre 1937 passierte es, neunzig Jahre nach jenem Ätherfurioso des Geheimrats Johann Christian Jüngken. Auf dem Operationstisch lag ein zehnjähriger dunkelhaariger Knabe. Aus Spanien haben seine Eltern ihn nach Berlin gebracht, damit er von Sauerbruch operiert wird.

Sauerbruch öffnete den Brustkorb. Er brachte Ordnung in die Verwüstung der Lungen. Es war eine lange, gefährliche, unheimlich schwierige Operation. Ruhig atmete der kleine Patient in der Äthernarkose. Über dem Operationsfeld im ganzen Raum lastete schwer und süßlich der Ätherdunst.

Gegen Schluss der Operation, bevor die riesige Wunde geschlossen werden konnte, musste noch eine Verschorfung der Lunge vorgenommen werden.

„Glüheisen", sagt Sauerbruch. Das elektrisch erhitzte Instrument wird ihm gereicht. Seit zwanzig Jahren wendet er es in solchen Situationen an. Das glühende Metall kommt in das Operationsfeld.

Plötzlich ein scharfer Knall. Assistenten, Schwestern, Pfleger werden gegen die Wände geschleudert. Dann eine zweite ohrenbetäubende Explosion. Stahlsplitter surren durch die Luft, unterdrückte Schmerzensschreie. Die Sauerstoffflasche ist in die Luft gegangen. Der Oberpfleger Josef Schmidt ist als erster wieder auf den Beinen. Er findet Sauerbruch über den Operationstisch gebeugt, auf den kleinen Patienten starrend. Gleich die erste Explosion hat die Zentren des Lebens zerrissen, das Sauerbruch schon fast gerettet hatte. Die Tränen des großen Chirurgen mischen sich mit dem Blut des Toten.

Einen Tag später ist Kriminalpolizei in der Charité. Sie analysieren die Trümmer, sie vernehmen, sie fordern Sachverständigengutachten an. Fahrlässigkeit eines Genies oder tragischer Zufall? Die Antworten fallen vorsichtig aus. Die Kriminalpolizei muss die Untersuchung einstellen.

Eine imponierende Großherzigkeit beweisen die Eltern des kleinen Toten. Sie gehen zu Sauerbruch in die Charité und drücken ihm stumm die Hand. – In Fachkreisen aber wird viel getuschelt.

„Natürlich, an Sauerbruch wagt sich keiner... Aber wir haben es ja immer gesagt: Äther und Glüheisen gehen nicht zusammen."
Haben sie es wirklich immer gesagt?
Derjenige, der es nachweislich gesagt hat, hieß Johann Friedrich Dieffenbach. Aber der ist seit 90 Jahren tot, gestorben am 11. November 1847. Der Tod traf ihn im Operationssaal der Universitätsklinik Berlin, Ziegelstraße 5/6. Er hatte seinen Studenten gerade einen jungen Menschen vorgestellt, den er an einer Blutadergeschwulst glücklich operiert hatte.
„Wir machen die kalten Umschläge weiter", sagt er zu seinen Assistenten. Als nächstes steht die Operation an einem greisen Pastor auf dem Programm. Der alte Herr wird hereingeführt. Dieffenbach setzt sich auf ein Sofa, um einen Augenblick zu verschnaufen. „Aber setzen Sie sich doch neben mich", fordert er einen jungen französischen Assistenten auf. Der Franzose setzt sich. Der weißhaarige Pastor wird hereingeführt. Da spürt der Franzose plötzlich, wie ihm der Kopf Diefenbachs an die Schulter sinkt.
„Mein Gott, er ist tot!", ruft jemand. Die Schüler reißen ihrem Lehrer das Hemd auf. Sie reiben seinen Körper, peitschen ihn mit Ruten, lassen ihn zur Ader, träufeln ihm Äther und glühendheißen Siegellack auf die Brust. Aber alle Wiederbelebungsmittel, die sie bei ihm gelernt haben, bleiben vergeblich.
Seine frohen und seine dunklen Gedanken zur Narkose hat Johann Friedrich Dieffenbach noch in seiner Schrift „Äther gegen Schmerz" niedergelegt, seinem Schwanengesang. Sie werden noch Generationen von Medizinern den Schlaf rauben – in der Charité, überall in der Welt.

*

Wenige Tage bevor Dieffenbach starb, hat in Edinburgh, Schottland, der Geburtshelfer James Young Simpson die erste Narkose mit Chloroform durchgeführt. Dieses Mittel ist nicht brennbar, es riecht angenehmer als Äther und hat nicht die erregenden Nebenwirkungen, die den Äther so unberechenbar machen.
Sehr rasch bekommt man in Berlin Kenntnis von Simpsons Mittel. Jüngken in der Charité drängt auf Tierversuche. Sie werden gemacht. Aber Professor Schönlein, der berühmte Internist, traut ihnen nicht.
„Kaninchen und Hunde erlauben keine ausreichenden Vergleiche", sagt er zu Jüngken. „Man müsste es an einem größeren Tier versuchen, das dem Menschen an Gestalt ähnlicher ist."

Im Berliner Zoo, der damals schon weltberühmt ist, war ein alter Braunbär am grauen Star erblindet. Professor Jüngken, als Augenoperateur berühmt, wird aufgefordert, Meister Petz den Star zu stechen. „Aber nur in Narkose", sagt Jüngken zum Zoodirektor Professor Liechtenstein. „Und unter Chloroform."

Liechtenstein will das nur erlauben, wenn der König zustimmt. Das besorgt Schönlein, denn er ist Leibarzt, Duzfreund und Zechkumpan des romantischen, kapriziösen Königs Friedrich Wilhelm IV.

So ziehen die Charité-Geheimräte mitsamt zwei Professoren zur Assistenz in den Zoo. Jüngken bringt sein bestes Starbesteck mit, Schönlein eine Serviette und eine Flasche voll Chloroform. Meister Petz ist zwar blind, aber sonst noch sehr munter; erst nachdem seine Pfleger ihn in Ketten auf eine große Schubkarre gelegt haben, wagen sich die Professoren in seine Nähe. Professor Schönlein träufelt das Chloroform vorsichtig auf die Serviette. Er zählt jeden Tropfen. „Los, los, nur dreiste zugießen", drängt Jüngken. Und der Großmeister der deutschen Internisten gibt noch ein paar Tropfen dazu.

Von hinten bringt er das süß duftende Tuch vor die feuchte Nase des Bären. Der schnüffelt wohlig tief auf, brummt und schläft schnarchend ein. Hurtig zückt Jüngken sein Starbesteck. Noch ist er ein Künstler in diesem Fach. Mit fliegender Hand, ohne die geringste Stütze, entfernt er die getrübten Linsen des Bären. Dann noch ein kühlender Verband. – Erst als das alles kunstgerecht erledigt ist, fällt den gelehrten Herren auf, dass Meister Petz nicht mehr schnarcht. Er wird nie wieder schnarchen, denn im Chloroformrausch ist er in die ewigen Jagdgründe aller Bären hinübergeschlummert, in denen es keine Zoologischen Gärten gibt, keine vergitterten Zwinger, keine Ärzte - und kein Chloroform.

„Zehn Tropfen zu viel", sagt Professor Schönlein vorwurfsvoll zum Kollegen Jüngken. „Woher wissen Sie das so genau?", fragt Jüngken.

Der König will sich ausschütten vor Lachen, als er vom Missgeschick seiner Geheimräte hört. Heimlich gibt er dem Bildhauer Wolff den Auftrag, das traurige Ereignis in einer Plastik festzuhalten. Wolff stellt den Professor Schönlein als Schafbock dar, den listigen Jüngken als Fuchs, die beiden Assistenten als Eule und Dachs.

Trotzdem bricht in Berlin ein wahrer Chloroformrausch aus, hektischer, hemmungsloser noch als der vergangene Ätherrausch. Und bald ist die Feststellung „Zehn Tropfen zu viel" kein gemütlicher Scherz mehr. Es kommt zu Chloroformtragödien in Berlin und in aller Welt. Aber das fällt nicht besonders auf, weil man ja in den chirurgischen Kliniken einen hohen Zoll an Opfern gewohnt war. Ein offener Skandal bricht erst aus, als sich auch außerhalb der chirurgischen Praxis Todesfälle ereignen – bei den Zahnärzten. In Berlin ist Herr Louis Wahlländer, Königlicher Hofrat und Leibzahnarzt, der Unglücksrabe. Seit es die Narkose gibt, ist seine Praxis in der Taubenstraße 43 eine Goldgrube geworden. Nie zuvor haben so viele Leute sich Zähne ziehen und neue Gebisse anfertigen lassen. Als einer der ersten Zahnärzte Berlins hat Louis Wahlländer sich von Äther auf Chloroform umgestellt, nachdem einige seiner Klientinnen im Ätherrausch sinnlich geworden waren und ihn nachher beschuldigten, er habe ihnen unziemliche Anträge gemacht. Er war zum Großabnehmer von Chloroform geworden, obwohl die Mediziner behaupteten, Zahnärzte seien nicht befugt, Narkosemittel anzuwenden; denn es seien „innerliche Medikamente" und damit für Zahnärzte verboten.

Die Zahnärzte halten sich nicht daran. Am 12. November 1849 will Hofrat Wahlländer der jungen, frisch geschiedenen Madame Jannasch in der Behrensstraße einen linken Backenzahn ziehen, natürlich im Chloroformrausch. Er gibt ein paar Tropfen zu viel, und die junge Dame verstirbt unter rätselhaften Erstickungserscheinungen. Die Familie erstattet Anzeige wegen fahrlässiger Tötung, und die „Allgemeine medizinische Zentral-Zeitung", eines der meistgelesenen Ärzteblätter Berlins, klagt an:

„Das war Chloroform-Mord!"

Die Staatsanwaltschaft beschlagnahmt die Leiche der Madame Jannasch. Im neuen Leichenhaus der Charité beugt sich der Stadtphysikus und Gerichtsarzt Dr. Casper über die sterblichen Reste der Madame Jannasch. Die Verantwortung lastet schwer auf ihm. Eine Hoffnung der Menschheit ist in Gefahr, wenn er nachweisen kann, dass diese junge, blühende Frau am Chloroform gestorben ist. Und wenn er es nicht nachweist? Dann wird man mit dem Chloroform umgehen wie bisher – bedenkenlos. Wie viele Menschen müssen dann noch sterben an einem Mittel, das ihnen Schmerzen ersparen soll?

Vom Gehirn bis zu den Unterleibsorganen findet Dr. Casper nicht die geringste krankhafte Veränderung. Der Tod ist plötzlich eingetreten – ein Hirnschlag also? Doch er findet keine Spur von Bluterguss in den Hirnkammern. Erstickung? Weder die Lungen noch die rechte Herzkammer ist mit Blut überfüllt, wie es beim Erstickungstod der Fall sein müsste. Nur eins fällt ihm auf: Das Herz ist so schlaff und zusammengefallen, wie er es noch nie bei einem so jungen und gesunden Menschen gefunden hat. Beide Herzkammern, ja sogar die Herzkranzgefäße sind blutleer. Eine plötzliche Herzlähmung also? Liegt darin die tödliche Gefahr des Chloroform? Dazu würde auch die seltsame Beschaffenheit des Blutes passen, das er im Gehirn und in den Venen antrifft. Es ist schwarz, wässerig und von Luftbläschen durchsetzt. Aber das kann ebenso gut von der bereits fortgeschrittenen Zersetzung des Leichnams herrühren. Vermutungen und kein einziger handfester Beweis.

Das Problem lässt Dr. Casper nicht los. Gleich nach der Sektion durchwühlt er alle deutschen und ausländischen Fachzeitschriften nach Meldungen über Todesfälle in Chloroformnarkose. Sechs Fälle sind eingehend geschildert:

Fräulein Stock in Bologna, gesund und nur hin und wieder unter Herzklopfen leidend, lässt sich einen Eiterherd im Oberschenkel öffnen. Sie atmet höchstens 20 Tropfen Chloroform. Nach wenigen Atemzügen schreit sie: „Ich ersticke, ich ersticke" – und stirbt.

Dem Fräulein Hanna Greener in Newcastle muss ein verwachsener Fingernagel ausgerissen werden. Man hält ihr einen Kaffeelöffel mit Chloroform unter die Nase. Nach wenigen Atemzügen stößt sie den Löffel weg – und stirbt.

Arthur Walker, ein siebzehnjähriger Drogistenlehrling in Aberdeen (Schottland), riecht gern an der großen Chloroformflasche im Laden. Als er es am Morgen des 15. Juni 1848 wieder macht, sinkt er zu Boden – und ist tot.

Walter Badger will sich beim Zahnarzt Robinson in London einen Zahn ziehen lassen. Nach sechs Zügen Chloroform sagt Badger: „Ah, das ist angenehm, aber nicht stark genug" – und stirbt.

Frau Simmons in Cincinnati (USA) lässt sich in einer Sitzung vier Zahnwurzeln ziehen. Als die letzte Wurzel draußen ist, legt sie den Kopf auf die Seite – und stirbt.

Einer jungen Inderin in Haiderabad müssen zwei Glieder vom Mittelfinger der linken Hand amputiert werden. Bei den ersten Atemzügen mit Chloroform hustet sie, dann kann operiert werden. Nach ein paar Sekunden ist alles vorbei. Als der Arzt aufblickt, ist die Patientin tot.

Sechs einwandfrei beglaubigte Fälle, und sechsmal trat der Tod innerhalb von Sekunden ein und nach ganz kurzer Inhalation von Chloroform. Von vier Fällen wird der Sektionsbefund mitgeteilt. Jedes Mal waren Gasblasen im Blut der Venen, in drei Fällen war das Herz „schlaff, welk und leer..."

Jetzt ist Dr. Casper fest überzeugt, dass Chloroform ein Herzgift ist. Aber wie erklärt es sich, dass es zahllose Male stundenlang angewendet wurde, ohne dass der Herztod eintrat? Dr. Casper blättert die Sektionsprotokolle aller Toten durch, die in der Charité nach Chloroformnarkose gestorben sind. Die Protokolle weisen alle die gleiche kleine, gestochene Handschrift des Dr. Rudolf Virchow auf. In zwei Berichten findet Casper die Bemerkung: „Nichts Auffallendes außer der schaumigen Beschaffenheit des Blutes in den Körpervenen, in der Pfortader, im rechten Herzen und in der Lungenarterie." Dass diese Luft durch Verletzung der Venen bei der Operation hineingeraten ist, schließt Virchow mit Bestimmtheit aus. Das Gas muss sich also im Blut der Venen entwickelt und den Herzstillstand herbeigeführt haben.

Casper gerät außer sich. Jedes dieser Protokolle hat dem Direktor der Chirurgischen Klinik, Geheimrat Jüngken, vorgelegen, ist von ihm gegengezeichnet. Und wie reagiert Jüngken darauf? Die Antwort erhält Dr. Casper wenige Tage später auf der Versammlung der Gesellschaft für Wissenschaftliche Medizin.

*

„Bei jeder Narkose habe ich das Gefühl, als hielte ich den Patienten an der Kehle aus einem Fenster im vierten Stock..."
Nüchtern und klar klingt die Stimme des Redners, und doch spürt jeder Zuhörer im überfüllten Saal der Gesellschaft für Wissenschaftliche Medizin die Erregung des schlanken, hochgewachsenen Mannes am Vortragspult. Professor Bernhard von Langenbeck, Direktor der Chirurgischen Universitätsklinik in der Ziegelstraße, Dieffenbachs Nachfolger, spricht zum ersten Mal vor diesem Gremium. Sein Thema, das ganz Berlin leidenschaftlich bewegt: „Gefahren der Chloroformnarkose". Über drei Todesfälle hat Langenbeck berichtet, die er auf die Wirkung des Chloroforms zurückführt. In allen drei Fällen hat er jene merkwürdigen Blasen im venösen Blut festgestellt, ohne dass die Venen verletzt waren. Aber auch Langenbeck findet keine Erklärung für den Herztod durch Chloroform.
„Trotzdem halte ich dieses Mittel für die größte Wohltat in der neueren Chirurgie", sagt er abschließend. „Erkennen wir seine Gefahren. Forschen wir unablässig, um hinter das Geheimnis dieses doppelgesichtigen Wunders zu kommen."
Noch ist der Beifall nicht verklungen, da steht schon Geheimrat Jüngken am Rednerpult. Sein Gesicht ist vor Aufregung tiefrot. „Trotz

sehr dreister Anwendung habe ich weder mit Chloroform noch mit Äther auch nur einen einzigen Unglücksfall gehabt." Hat er das erste Chloroformopfer Berlins vergessen, den blinden Bären aus dem Zoologischen Garten? „Nie habe ich seit der Erfindung der Narkose das Messer angesetzt, bevor der Patient völlig bewusstlos war", sagt Jüngken. „Herzkranke und Lungenkranke habe ich ohne Nachteil chloroformiert."

Dr. Casper traut seinen Ohren nicht. Er möchte in die Charité rennen, Virchows Sektionsprotokolle holen, sie dem eitlen, selbstgefälligen Mann da oben unter die Nase halten und in den Saal rufen: „Seht her, er lügt..."

Doch er bringt es nicht fertig. Er ist kein Chirurg und kein Physiologe, sondern Gerichtsmediziner. Kann er überhaupt mitreden in diesem Kreis? Darf er als Sachverständiger im Fall des Leibzahnarztes Wahlländer öffentlich Partei ergreifen? Er schweigt und verflucht, dass Virchow nicht da ist. Denn der würde reden – scharf und geschliffen, höflich und doch vernichtend. Aber Virchow ist nicht mehr in Berlin. Er hat in diesem November des Jahres 1849 Preußen verlassen müssen, weil er ein Revolutionär ist, nicht nur als Mediziner, sondern auch in der Politik. Für solche Leute hat man in Berlin keinen Platz.

Und so wird der Chloroformsturm des Jahres 1849 verebben. Auch das Verfahren gegen den Leibzahnarzt des Königs wird eingestellt. Noch fast 90 Jahre hindurch wird das Problem des Narkosetodes ungelöst bleiben.

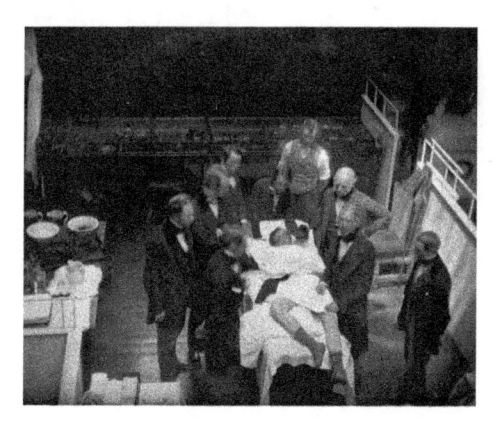

Abbildung 30: Daguerreotypie der ersten Operation unter Einsatz von Äther, 16.10.1846 in Boston. So oder so ähnlich sahen die ersten Versuche an der Charité auch aus.

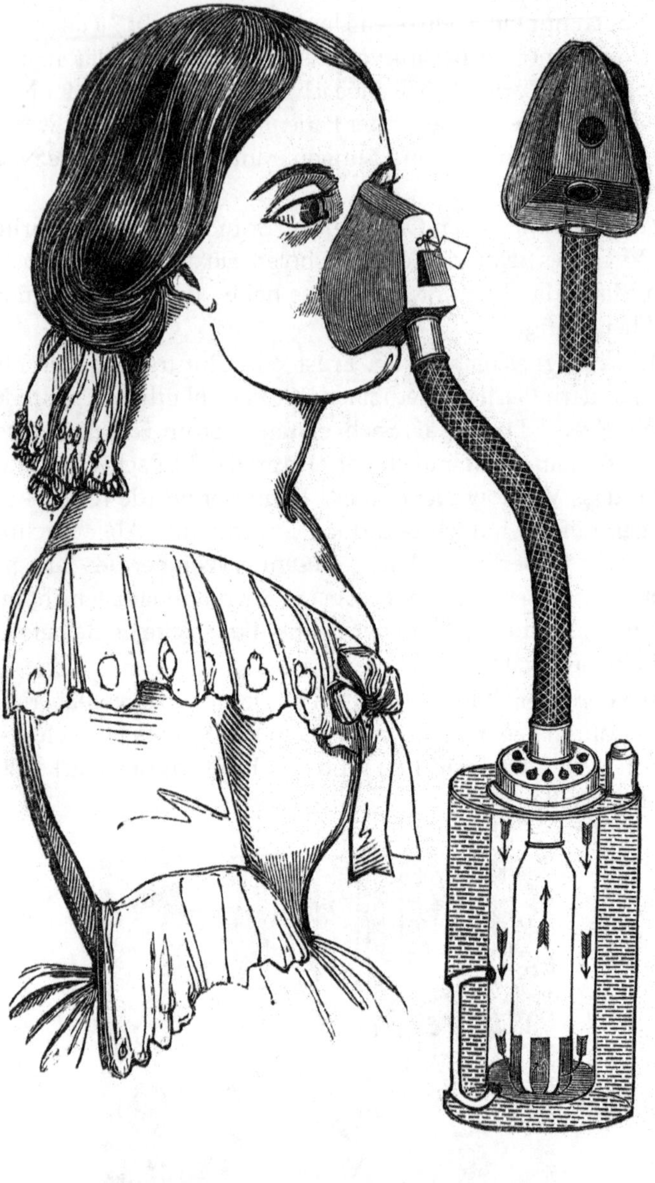

Abbildung 31: Gebrauch eines Inhalators für Chloroform und andere Anästhetika, 1858.

Geburtshelfer macht Weltgeschichte

„...In meinem Jammer bereitete ich mich denn vor, ein totes Kind zur Welt kommen zu sehen... Hatte ich schon unzählige Gebete zu Gott geschickt, so wurden es jetzt wahre Angst- und Stoßgebete eines tief Verzweifelten. Auch fühlte ich mich durch jene 13 Stunden unendlich erschöpft. Vicky wurde nun quer ins Bett getan. Ein entsetzlich langer Schrei, und nun ward sie betäubt, während ich Dr. Martin unter dem Flanell-Rock mit aller Kraft arbeiten sah..."

(Brief des Prinzen Friedrich Wilhelm von Preußen an seine Schwiegermutter Queen Victoria vom 29.1.1859)

„...Erst nach 3 bis 4 Tagen wurde bemerkt, dass der linke Arm des Kindes schlaff war. Es handelte sich um eine Duchesne-Erb'sche Lähmung. Den verhängnisvollen Druck auf den Nervenplexus am Halse haben vermutlich die emporgeschlagenen Füße und Arme ausgeübt... Die hochbeglückte Mutter war meinem Vater ganz besonders dankbar. Die erste Handarbeit, die sie verrichten durfte, war die Herstellung von Papierfidibussen für meinen Vater..."

(Rechtfertigungsschrift für Professor Eduard Martin in der Angelegenheit „Geburt Kaiser Wilhelms II. von seinem Sohn Eduard Martin d.J.)

„...Wilhelm erklärt jedem, der es hören will: ‚Ein englischer Doktor tötete meinen Vater und ein ebensolcher verkrüppelte meinen Arm. Und das verdanken wir meiner Mutter, die keine Deutschen um sich sehen wollte'. Du weißt, liebe Mama, wäre ich unter der Obhut eines aufgeklärten englischen Arztes gewesen, wäre Wilhelms Arm bei der Geburt unbeschädigt geblieben und hätte ich nicht solche Qualen erlitten. Es war Dr. Martin, der mich damals betreute..."

(Kaiserin Victoria über ihren Sohn Kaiser Wilhelm II. an ihre Mutter, die Queen; Brief vom April 1889)

Trägt wirklich ein Charité-Professor die Schuld am fatalen Verlauf der deutschen Geschichte in der Zeit von 1888 bis 1918? Historiker behaupten es. Ein Geburtshelfer, so sagen sie, habe den deutschen Kaiser Wilhelm II. zum seelisch kranken Menschen gestempelt. Um seinen angeborenen Körperschaden zu überdecken, habe er den starken Mann markiert, mit dem Säbel gerasselt und Europa in den Ersten Weltkrieg gestürzt. Das Versehen eines Geburtshelfers sei der Ursprung allen Unheils, das Deutschland und die Welt in diesem Jahrhundert heimgesucht hat...

Der wirkliche Hergang dieser Geburt ist bisher noch nie geschildert worden. Ängstlich verwahrt lagen die Dokumente teils im „Runden Turm" von Schloss Windsor, dem Archiv der britischen Königsfamilie, teils im Hauptarchiv in Berlin-Dahlem, wohin ein Teil des früheren Geheimen Preußischen Staatsarchivs gerettet werden konnte. Die Dokumente betreffen den 27. Januar 1859.

An diesem Tag ist der Professor Dr. Eduard Martin gerade erst drei Monate in Berlin. Vor drei Monaten hat er den Lehrstuhl für Gynäkologie und Geburtshilfe an der Universität übernommen. Er leitet die geburtshilfliche Klinik in der Dorotheenstraße 5 und die gynäkologische Abteilung in der Charité. Seine Wohnung hat er im Haus der Geburtsklinik gleich hinter der Universität.

Der 27. Januar 1859 ist ein Donnerstag. Um dreiviertel zehn Uhr hat Professor Martin die Wöchnerinnenvisite in der Geburtsklinik beendet. Um 10 Uhr beginnt seine Vorlesung in der Charité. Der Wagen ist schon vorgefahren. Als er ins Vestibül tritt, kommt aus seiner Wohnung das Stubenmädchen und übergibt ihm die am Morgen eingegangene Post.

Während er zur Tür geht, blättert Professor Martin die Briefe durch. Dabei fällt ihm ein kleines, blaues Kuvert im englischen Format auf. Statt eines Absenders ist auf der Rückseite eine Krone im englischen Lack aufgedruckt und darunter die Initialen „F. W."

Diesen Brief öffnet Professor Martin zuerst. Prinz Friedrich Wilhelm von Preußen bittet den Professor Martin in sehr höflichen Worten, sich für eine Konsultation im Kronprinzenpalais bereitzuhalten. Dass in dem Palais Unter den Linden ein freudiges Ereignis bevorsteht, weiß Professor Martin so gut wie jeder Berliner. Es hat ihn merkwürdig berührt, dass man ihn als führenden Frauenarzt Berlins nicht schon längst hinzugezogen hat.

Ein Termin ist in dem Brief nicht genannt. Laut Poststempel ist das Schreiben gestern am späten Nachmittag mit der gewöhnlichen Stadtpost aufgegeben worden.

Demnach kann es nichts Dringendes sein. Professor Martin wird den hohen Herrschaften mitteilen, dass er jederzeit auf Abruf zur Verfügung steht.

Die Kutsche ruckt an. Im gleichen Augenblick hört Professor Martin auf der Straße Geschrei: „Halt... halt..."

Er bummert mit der Faust gegen die Vorderwand der Kutsche und lässt das Fenster herunter. Wild gestikulierend läuft ein Mann hinter der Kutsche her. Er trägt den blauen Frack mit goldenen Knöpfen der königlichen Kammerlakaien, dazu weiße Stiefelhosen.

„Wollen Sie etwas von mir?", ruft Professor Martin.

„Ich soll fragen, ob der Herr Professor denn nicht bald kommt", keucht der Mann.

„Steigen Sie ein", sagt Martin; dem Kutscher ruft er zu: „Unter den Linden, Kronprinzliches Palais."

Von der Dorotheenstraße bis zum Palais fährt man knapp drei Minuten. An der Auffahrt sieht Martin eine Kutsche halten, die ihm bekannt vorkommt. Ein korpulenter alter Herr in Frack und Zylinder klettert schwerfällig heraus. Martin erkennt Professor Schönlein, den Internisten und Leibarzt des Königshauses.

„Preußen in Not, was?", fragt Schönlein, als er den Kollegen erblickt.

Ein Hofmarschall geleitet die Ärzte in den ersten Stock. „Nicht so schnell!", keucht Professor Schönlein. Aber Professor Martin stürmt vor ihm die Marmortreppe hinauf. Irgendwo hinter verschlossenen Türen hat er den spitzen Schrei einer Frau gehört.

„Bitte hier hinein!" Eine imposante Dame in den Vierzigern reißt eine Tür vor Martin auf: es ist Gräfin Blücher, eine der Hofdamen der Prinzessin. Die Schreie aus dem Toilettensalon sind jetzt ganz laut zu hören. Ein Offizier in weißem Rock steht mit dem Rücken zur Tür.

„Einen Moment, Herr Professor", sagt Dr. Wegner, Regimentsarzt bei den Gardekürassieren und Leibarzt des Prinzen Friedrich Wilhelm. Dr. Wegner sieht übernächtigt aus: „Ich fürchte, das Kind liegt nicht normal", flüstert er. In Stichworten berichtet er, wie alles gekommen ist:

Schon vor einigen Tagen hat Prinzessin Victoria behauptet, dass die Wehen einsetzten. Doch es war immer falscher Alarm. Das kann vorkommen, wenn man erst achtzehn Jahre alt ist und das erste Kind erwartet. Doch Mitte der vergangenen Nacht wurden die Schmerzen so heftig, dass der Prinz die Hebamme geweckt hat.

„Wer ist die Hebamme?", fragt Martin.

„Mistress Innocent", sagt Dr. Wegner. „Die Hof-Wehemutter der Königin von England..."
Martin findet es menschlich verständlich, dass die Queen ihre bewährte Hebamme nach Berlin geschickt hat, damit sie der Tochter beisteht. Mistress Innocent erkannte um Mitternacht, dass es diesmal kein falscher Alarm war. Die Vorwehen hatten eingesetzt.
„Sie alarmierte Sir James", berichtet Dr. Wegner. „Sir James Clark, der Leibarzt der Queen! Sir James ist seit vierzehn Tagen inkognito in Berlin." Sir James Clark ist dadurch berühmt geworden, dass er vor sechs Jahren zum ersten Mal einen Narkotiseur zu einer Entbindung der Königin von England zugezogen hat. Dieses Beispiel war bahnbrechend für die Durchsetzung der schmerzlosen Geburt. Nach Berlin hat Sir James eine Flasche voll Chloroform mitgebracht. Martin findet, dass diese englische Fürsorge etwas weit geht. Er verwendet schließlich das Narkosemittel schon seit elf Jahren. Doch bedenklicher stimmt ihn, dass jetzt er plötzlich hinzugezogen wird, trotz Sir James' Anwesenheit.
„Steht es schlimm?"
Dr. Wegner zuckt mit den Schultern. „Das Fruchtwasser ist vor vier Stunden abgeflossen", sagt er. „Aber die Sache ging nicht voran." Wenn bei Erstgebärenden die Geburt nicht spätestens drei Stunden nach dem Blasensprung einsetzt, muss etwas nicht in Ordnung sein. Dr. Wegner hatte Sir James Clark angeblickt und Sir James Clark den Dr. Wegner.
„Untersuchen Sie bitte", hatte Sir James zu dem deutschen Kollegen gesagt; denn er ist zwar Leibarzt der Königin von England und war bei allen ihren Entbindungen anwesend, aber Geburtshelfer ist er nicht. Das erfuhr Dr. Wegner erst in diesem Augenblick. Also hatte er untersucht, so gut er es verstand. „Ich vermute, es ist eine Steißlage", erklärte er Professor Martin. „Daraufhin habe ich sofort nach Ihnen geschickt."
Am liebsten würde Eduard Martin sich jetzt mit der flachen Hand vor die Stirn schlagen und laut losbrüllen: „In was für ein Irrenhaus bin ich geraten!"
Da sehen zwei königliche Leibärzte, einer davon eigens aus London nach Berlin entsandt, die erste Entbindung einer blutjungen, zarten, durch die ewigen Inzuchten der Fürstengeschlechter belasteten Frau auf sich zukommen. Beide Ärzte sind keine Geburtshelfer, und erst als sie es mit der Angst bekommen, schicken sie nach dem angesehensten Geburtshelfer Deutschlands. Und das ist umso grotesker, als die anstehende Geburt im Kronprinzenpalais überhaupt der An-

lass dafür gewesen war, dass er, Professor Eduard Martin, aus seiner Stellung an der Universität Jena nach Berlin berufen worden war.

„Es geschieht nicht alle Tage, dass man die älteste Tochter der Königin von England heiratet", hatte die Queen den preußischen Hofleuten erklärt, als die Modalitäten für die Übersiedlung der Prinzessin Vicky nach Berlin und Potsdam ausgehandelt wurden. Man hatte im Buckingham Palace keine gute Meinung von den preußischen Verhältnissen, besonders was Hygiene und Gesundheitspflege betraf. War es doch bekannt, dass Prinzregent Wilhelm, der Vater des Bräutigams, sich für sein wöchentliches Vollbad eine Wanne aus dem Hotel de Russie in sein Palais holen ließ. Im Kronprinzlichen Palais mussten für das junge Paar Wasserklosetts und Badezimmer eingebaut werden. Und schließlich verlangte die Queen sogar einen englischen Leibarzt für ihre Tochter.

Für Preußens Wissenschaft war diese Zumutung beleidigend und konnte erst durch Intervention des Barons von Stockmar abgebogen werden. Der Coburger Arzt Christian Friedrich von Stockmar war Erzieher des englischen Prinzgemahls Albert von Sachsen-Coburg-Gotha gewesen und dem Londoner Hof als Berater in allen deutschen Angelegenheiten engstens verbunden. Er hatte der Queen versichert, dass es Vicky in Berlin an der besten geburtsärztlichen Betreuung nicht fehlen werde. Da im Frühjahr 1858 der Direktor der Berliner Universitätsgeburtsklinik, Professor Busch, starb, war Professor Martin in Jena in die engste Wahl gekommen. Und da Stockmar mit Martins Vater, dem Jenaer Rechtsprofessor Christoph Martin, befreundet war, bestand für eingeweihte Kreise kein Zweifel daran, dass der gewiefte Arztdiplomat bei der Berufung Martins seine Hand im Spiel gehabt hatte. Auch die Mutter des Prinzen Friedrich Wilhelm, die geborene Sachsen-Weimarer-Prinzessin Augusta, war daran beteiligt.

So ohne weiteres hatte Eduard Martin sein geliebtes Jena allerdings nicht aufgeben wollen. Er stellte dem preußischen Kultusministerium die Bedingung, dass er nicht nur zum Professor für Geburtshilfe, sondern auch für Gynäkologie ernannt und ihm eine gynäkologische Klinik eingerichtet würde. Gynäkologie, Frauenheilkunde, das war für viele Mitglieder der medizinischen Fakultät – nicht nur in Berlin – ein Modebegriff. Die Frauenleiden der Nichtschwangeren gehörten in das Gebiet der inneren Medizin, vor allem die mannigfaltigen Formen von Menstruationsstörungen und damit zusammenhängende Leiden wie etwa die Magersucht. Auch die schwangere Frau wurde vom praktischen Arzt betreut, bis kurz vor der

Entbindung die Hebamme geholt wurde und, wenn die mit ihrer Kunst am Ende war, der Geburtshelfer. Dem Chirurgen blieb das unblutige Einsetzen von Pessaren gegen den Prolaps (Vorfall) von Scheide oder Gebärmutter. Blutige Eingriffe galten wegen der Gefahren der Bauchfellverletzung als vorsätzlicher Mord, obwohl die häufig auftretenden großen Unterleibsgeschwülste fast immer auch zum Tode führten.

Welchen Anlass gab es also, dem Neuling aus Jena eine gynäkologische Klinik einzurichten? „Der Kollege Martin will sich doch nur ein paar saftige Stücke aus dem Kuchen der medizinischen und chirurgischen Privatpraxis herausschneiden", polemisierte auf der Fakultätssitzung der Charité-Chirurg Professor Jüngken. Er wurde überstimmt, und der Minister von Raumer schloss sich den Gründen an, die der Internist Schönlein und der Pathologe Virchow für Martins Forderung ins Feld führten. Zornschnaubend verließ Jüngken die Sitzung. Und vollends außer sich war er, als ihm verordnet wurde, dreißig Betten und mehrere Säle seiner Chirurgie an Martin abzutreten. Die Räume und Betten konnte er leicht entbehren, ihm blieben immer noch 200 Betten, mehr als genug; doch er grollte wie ein König, dem man eine Provinz geraubt hatte. Professor Martin sollte das bald zu spüren bekommen.

Eine der ersten Charité-Patientinnen Martins litt an einer Eierstockgeschwulst. Als einer der ersten in Deutschland hat er erfolgreich an diesem schwer zugänglichen und empfindlichen Organ operiert. Doch die Gynäkologische Klinik verfügte nicht über eigene Instrumente. Martin schickte einen Assistenten mit einer Liste zur Chirurgischen Klinik. Und wirklich, es war alles da, was er brauchte. Die Instrumente blinkten in den großen Glasschränken des Jüngkenschen Operationssaals. Doch der Assistent kam mit leeren Händen zurück. Martin glaubte an ein Missverständnis, obwohl er viel über die Schrullen des alten Jüngken gehört hatte. Er ging selbst in die Höhle des Löwen. Mit hochgezogenen Augenbrauen hörte sich der alte Herr an, was Martin vorzubringen hatte. Dann schüttelte er bedauernd den Kopf und sagte: „Für Operationen ist in der Charité die Chirurgische Klinik da... Wenn Sie mir die Patientin überweisen wollen, bitte..."

Fassungslos starrte Martin in die Augen seines Gegenübers. Das war eine Kampfansage. Mühsam beherrschte er sich. Ob das Instrumentarium denn Privateigentum des Herrn Kollegen sei, wollte er wissen.

„Darüber kann Ihnen die Charité-Direktion Auskunft geben."

Eine knappe Verbeugung, für Jüngken war die Unterredung beendet.
Der Medizinische Direktor von Horn zuckte die Achseln:
Herr Geheimrat Jüngken sei im Recht. Martin jagte seinen Wagen mit einem Assistenten in seine Wohnung und ließ seine eigenen Instrumente holen. Die Studenten in der Charité warteten zwei Stunden über die Zeit. Ihre Geduld wurde belohnt. Sie erlebten eine kühne, in Berlin bisher noch nicht dagewesene Operation.
Doch Jüngken steckte sich hinter den Beamten, der die Neuaufnahmen auf die Kliniken verteilt. Und bald wunderte Professor Martin sich, dass er fast nur noch veraltete, nicht mehr operable Krebsfälle auf seine gynäkologische Station bekam, keine Frauen mehr, die durch eine Operation geheilt werden konnten.
Martin schlug Krach beim Kultusministerium. Eine Konferenz wurde anberaumt. Unter dem Vorsitz des Ministers saßen sich die beiden Kontrahenten gegenüber. Martin zeigte seine Wut, seine Empörung offen. Jüngken lächelte wie ein listiger Fuchs. Die Gynäkologie sei weiter nichts als eine Erfindung ehrgeiziger Geburtshelfer, die hoch hinaus wollen. Sie wollen in das Gebiet der großen Chirurgie einbrechen, und schließlich würden auch noch die Hebammen zu operieren anfangen. Beschwörend reckte er bei dieser Schreckensprophezeiung seine Hände in die Höhe.
Minister von Raumer war zugleich beeindruckt und verwirrt. Er selber hatte schließlich Martin aus Jena nach Berlin geholt und die Einrichtung der gynäkologischen Klinik angeordnet.
Erregt sprang Martin auf:
„Die Gynäkologie, die Lehre von den Fortpflanzungsorganen der Frau, ist ein lebenswichtiges Fach", rief er. „Warum sterben mehr Frauen als Männer in den Blütejahren ihres Lebens? Weil ihr Fortpflanzungsapparat das ganze Leben der Frau viel tiefer beeinflusst als die entsprechenden Funktionen beim Mann. Nicht nur während der Schwangerschaft, nicht nur bei Geburt und beim Säugen des Kindes, sondern durch das ganze Leben hindurch. Deshalb ist ein Geburtshelfer, der diese Organe ja nur bei der Geburt kennt, noch kein Frauenarzt, noch kein Gynäkologe. Aber nur ein erfahrener Geburtshelfer kann ein guter Frauenarzt werden..."
Auch das klang überzeugend.
Der Minister entschied salomonisch: Martin sollte künftig Operationen nur noch an der Gebärmutter durchführen. Alles andere sollte der Chirurgischen Klinik vorbehalten bleiben. Müde, mit unverhohlenem Widerwillen unterschrieb Martin. Wie irrsinnig diese

Entscheidung ist, wird sehr bald offenbar. In der Charité wird eine Frau eingeliefert, die nur noch durch einen Kaiserschnitt gerettet werden kann. Die Aufnahme überweist sie an die Chirurgie, denn der Kaiserschnitt ist Operation am Bauch. Professor Jüngken jedoch lehnt die Übernahme des Falles ab. Der Kaiserschnitt sei eine Operation an der Gebärmutter und damit Sache der Gynäkologie. Der Charité-Direktor Dr. von Horn steht zwischen zwei Stühlen und fühlt sich überfordert. Während die Kreißende in der Aufnahme sich in Schmerzen windet, schickt er einen Assistenzarzt zum Kultusminister, damit der entscheide. Und Minister von Raumer entscheidet wieder nur salomonisch. Da der Kaiserschnitt eine Operation zur Beendigung der Schwangerschaft ist, sei dafür weder der Gynäkologe noch der Chirurg zuständig, sondern allein der Geburtshelfer. Nur, wenn der Geburtshelfer sich „nicht getraue", die Operation auszuführen, müsse die Charité-Direktion ihm die nötige chirurgische Assistenz zuweisen. Als die Ministerialentscheidung in der Charité eintrifft, ist sie bereits überholt. Professor Martin hat von der Affäre gehört, die Kreißende kurzentschlossen in seine Klinik bringen lassen und durch Kaiserschnitt entbunden. Seine Probleme mit Professor Jüngken und der Berliner Medizinalbürokratie sind damit zwar noch längst nicht ausgestanden. Doch in dem Augenblick, als er das Toilettenkabinett der Prinzessin Victoria betritt, ist das vergessen. Jetzt ist er nur noch Geburtshelfer.

„Verzeiht mir alle, dass ich so unbeherrscht bin." Diese Worte der jungen Prinzessin Victoria hört Professor Martin, als er das Geburtszimmer betritt. Verloren, beinah winzig wirkt die Prinzessin in dem riesigen Bett. In den Erschöpfungspausen zwischen den Wehen vergräbt sie ihr bleiches Gesicht im Kopfkissen und schluchzt. Am Kopfende des Bettes sitzt Prinz Friedrich Wilhelm und spricht leise auf seine Frau ein. Der hagere, weißhaarige Herr, der auf der anderen Seite den Puls der Prinzessin zählt, kann nur Sir James Clark sein.

Das Gesicht des Prinzen hellt sich auf, als er Martin sieht und dahinter die massige Gestalt des alten Schönlein. Martin hält sich nicht lange mit der Vorrede auf. „Erlauben Sie eine kurze Untersuchung, Königliche Hoheit?"

Der Prinz nickt. Die Prinzessin rührt sich nicht, als Martin die Daunendecke zurückschlägt. Sie liegt vollständig angezogen im Bett – ein leichtes, wollenes Hauskleid, ein Unterrock aus Flanell. Als Martin die Röcke hinaufschlagen will, begegnet er einem ernsten Blick von Sir James Clark. Missbilligend schüttelt der alte englische Arzt den Kopf.

„Ich verstehe", sagt Martin leise.

Sir James ist nicht nur als medizinischer Vertrauensmann der englischen Königin zu dieser Geburt entsandt. Er soll auch dafür sorgen, dass alles nach den strengen Schicklichkeitsbegriffen der Queen abläuft. Und die verbieten dem Arzt, sogar dem Geburtshelfer, dass er seine Patientin so sieht, wie es ihm die Untersuchung am meisten erleichtern würde. Aber Martin kann sich auf seine Hände verlassen. Er „hat die Augen in den Fingern", wie man das allen guten Geburtshelfern nachsagt. Er tastet den Muttermund – er ist nur etwa anderthalb Zoll weit geöffnet und sehr gespannt. Deutlich spürt er glatte Haut und nachgiebiges Fleisch, wo bei normaler Lage der Schädel des Kindes zu fühlen sein würde. Der After des Kindes liegt nach links hinten.

Martin stellt das ohne jede Panik fest. Steißlagen sind zwar die Ausnahme, kommen aber immerhin drei- bis viermal auf hundert Geburten vor. Man kann damit fertig werden, wenigstens ohne Gefahr für das Leben der Mutter. Für die Kinder allerdings ist die Chance zu überleben schon geringer. Wenn die Entscheidung heißt: entweder das Leben der Mutter oder das des Kindes, hat Professor Martin sich bisher immer für die Mutter entschieden. Aber wie ist das hier im königlichen Hause von Preußen? Er weiß, wie heiß man einen Thronerben ersehnt. Der 28-jährige Prinz Friedrich Wilhelm steht an dritter Stelle in der Thronfolge, hinter seinem Vater Wilhelm, Prinz von Preußen, der für seinen geisteskranken Bruder Friedrich Wilhelm IV. die Regierungsgeschäfte führt.

Wieder bäumt sich der Leib der Prinzessin unter einer Wehe auf. Ihr Puls beschleunigt dabei von acht bis neun pro fünf Sekunden auf zwölf bis dreizehn – eine krampfhafte Wehen-Störung. Die gefürchteten Krampfwehen helfen nicht, das Kind auszutreiben, sondern sie schneiden ihm eher den Weg ab, indem sie die Geburtswege verengen. Die nutzlose Anstrengung erschöpft und entmutigt die Gebärende.

„Leichte Chloroformnarkose", sagt Professor Martin. „Bin der gleichen Meinung", sagt Sir James Clark und zieht die Flasche mit der klaren Flüssigkeit aus der Schoßtasche seines Fracks. Er erbietet sich auch, die Narkose vorzunehmen. Darin hat er Erfahrung.

Doch der leichte Chloroformrausch hält nicht lange an.

Immer wieder schreit die Prinzessin auf. Auf der Stirn des Ehemanns stehen dicke Schweißperlen. Plötzlich springt er auf und bittet Professor Martin in den Vorraum.
„Sagen Sie mir die Wahrheit", stößt er heiser hervor. „Besteht noch irgendeine Hoffnung?"
„Für das Leben des Kindes kann ich nicht garantieren", sagt Martin und hält dem Blick der großen Augen stand.
„Und für meine Frau?"
„Für Ihre Hoheit besteht nach menschlichem Ermessen keine größere Gefahr."
Darauf sagt der Kronprinz etwas, was Martin von einer schweren Sorge befreit: „Wenn Sie wählen müssen – denken Sie nur an die Mutter!"
Gegen ein Uhr mittags hat sich der Muttermund so weit geöffnet, dass der vorliegende Steiß bis zum Beckenausgang herabrücken kann. Doch erst gegen zwei Uhr wird er zwischen den Weichteilen sichtbar. Die Stoßwehen setzen ein, die normalerweise die Frucht völlig austreiben. Doch hier sind sie viel zu schwach, der Steiß kommt kaum voran.
In dieser Lage entschließt sich Martin mit Zustimmung seiner Kollegen zur Anwendung eines Mittels, das er schon oft mit Erfolg eingesetzt hat. Es ist Secale cornutum (Mutterkorn), der Extrakt eines giftigen Getreidepilzes. Schon in der Antike wurde er zur Stärkung der Austreibungskräfte angewendet. Spätere Ärzte werden darin einen schweren Kunstfehler sehen, weil das Mittel sowohl Wehen fördernde wie krampferzeugende Wirkstoffe enthält.
Hier aber scheint es, als sei damit die entscheidende Wende herbeigeführt. Die Wehen werden seltener, aber kräftiger. Um viertel vor drei Uhr nachmittags tritt der Steiß des Kindes aus. Lebt es noch? Sofort tastet Martin nach der Nabelschnur, die sich in der Tiefe des Mutterleibes zwischen dem Kopf des Kindes und dem Muskel der Gebärmutter eingeklemmt hat. Es ist so wie er befürchtet hat: nur noch ganz schwach und unendlich langsam spürt er den Pulsschlag. Zu lange leidet das Kind schon an schwerer Sauerstoffnot. Und der schwierigste Teil der Entbindung steht noch bevor!
„Vollständige Narkose!", sagt Martin laut. Das Leben des Kindes entflieht unaufhaltsam, und größte Eile tut not. Sir James spart nicht mit dem „künstlichen Tod".
Martin spürt, wie sich die Glieder der Gebärenden unter der Wirkung des Chloroforms entspannen. Die größte Gefahr für das Leben des Kindes bilden jetzt die über und hinter den Kopf emporgeschla-

genen Arme. Wenn sie zugleich mit dem größten Geburtshindernis, dem Kopf, in das kleine Becken eintreten, ist das Kind verloren.

Das Kind liegt auf der linken Seite, sein linker Arm also der Kreuzbeinhöhle über dem Steißbein der Mutter zugewendet. Nur dort findet die Hand des Geburtshelfers etwas Raum für die schwierige Lösung und Herabführung des Armes. Sowie das mit dem linken Arm gelungen ist, dreht Martin an diesem Arm und an den Beinen den Rumpf des Kindes 180 Grad um die Längsachse und bringt so den vorderen rechten Arm in das Operationsfeld. Mit fast ausgestreckter Hand, schnell und doch unendlich behutsam klappt er das zarte Ärmchen nach unten. Nur das schwere Atmen Martins ist zu vernehmen.

„Ich sah nur Dr. Martin unter dem Flanellrock mit aller Kraft arbeiten", wird Prinz Friedrich Wilhelm zwei Tage später seinen Schwiegereltern im Buckingham Palace berichten. „Dann, ohne zu wissen, was geschehen sei, sah ich etwas Weißes hinaustragen. Mir ahnte, es könnte ein kleines Wesen sein. Da ich aber keinen Schrei hörte, hing ich halb bewusstlos neben Vicky, die ich stets im Arm hielt."

Wie von fern nur hört er Martins unterdrückte Rufe:

„Schere... kaltes Wasser." Es ist fast genau drei Uhr nachmittags, als er die Nabelschnur durchschneidet, Gesicht und Körper des Kindes sind blau angelaufen. Es rührt kein Glied, kein noch so leises Auf und Ab des mageren Brustkorbs, kein Pulsschlag und kein Herzton... Also doch tot!

Schnell trägt Martin das leblose Wesen in den Vorraum.

Wannen mit warmem und kaltem Wasser stehen bereit.

„Nasses Handtuch!", ruft er laut.

Er nimmt das Kind unter den linken Arm. Mit der Rechten lässt er das Handtuch auf die bloße Haut niederklatschen. Er reibt den Rücken, während Mrs. Innocent die Zunge hervorzieht und die Atemwege von Schleim säubert. Dann nimmt Martin das Kind fest an den Schultern und lässt es an seinen gestreckten Armen wie an einer Luftschaukel auf und ab sausen. Doch schließlich bleibt als letztes Mittel nur noch das Wechselbad warm-kalt, warm-kalt.

Gerade als er das Neugeborene ins Wasser taucht, gibt es einen gurgelnden Seufzer von sich.

Ein Atemzug? Nur Martin hat ihn bemerkt. Er sagt nichts, während er den Körper ins warme Wasser hält. Ihm ist, als hebe und senke sich der Brustkorb. Aber das kann eine Täuschung sein...

Jetzt ins kalte Wasser! Und da kommt plötzlich überraschend, kläglich nur, doch für den Geburtshelfer wie eine Siegesfanfare der erste quarrende Schrei, ein Winseln ist es eher.
„Es atmet!", ruft eine Frauenstimme.
„Es ist ein Prinz!", sagt Professor Schönlein.
Jetzt erst übergibt Martin das winzige Bündel Mrs. Innocent.
„Immer tüchtig reiben, immer wieder schlagen!"
Im Geburtszimmer hockt Prinz Friedrich Wilhelm geistesabwesend auf dem Bett. Die Prinzessin ist noch bewusstlos.
„Wollen Sie Ihren Sohn nicht bewundern, Königliche Hoheit?", fragt Martin.
Die hundertundein Kanonenschüsse, die den Berlinern die Geburt des Prinzen verkünden, sind zugleich auch ein Salut für Professor Dr. Eduard Martin.
„Mister Martin is master in his business", sagt die englische Hofhebamme der preußischen Großmutter Augusta. Sir James Clark telegrafiert die Nachricht von der Geburt nach London.
„Is it a fine boy?", fragt die Queen misstrauisch zurück.
„It is a fine boy", lässt die achtzehnjährige Mutter zurücktelegraphieren. Sie hat die Strapaze dieser Entbindung bewunderungswürdig überstanden. Nachdem sie ihr Baby bewundert und der Hebamme übergeben hat, flicht sie aus Papier Fidibusse und überreicht sie dankbar dem Pfeifenraucher Professor Eduard Martin.
„Der Kleine schreit wie ein Husarenwachtmeister aus gutgewölbter Brust mit volltöniger Stimme und macht an den Brüsten seiner drallen westfälischen Amme dem Milchbruder gewaltige Konkurrenz", teilt der stolze Vater seinen Schwiegereltern in London mit.
Am 31. Januar 1859, nur vier Tage später, soll das nun plötzlich nicht mehr wahr sein.
Niemand weiß, wer es zuerst entdeckt hat, dass mit dem Knaben Friedrich Wilhelm Victor Albert nicht alles in Ordnung ist. Professor Martin, Geheimrat Schönlein, Sir James Clark und Stabsarzt Dr. Wegner schweigen sich in ihren Berichten darüber aus. Vielleicht hat man sie zum Schweigen verpflichtet, vielleicht haben sie sich untereinander das Schweigen gelobt, damit keiner in Versuchung gerät, dem anderen die Schuld zuzuschieben.
Vier Tage nach der Geburt stellt man fest, dass der linke Arm des Kleinen merkwürdig schlaff herunterhängt, wenn man das Kind aufnimmt. Aus eigenem Antrieb bewegt er ihn überhaupt nicht. Wenn er frei hängt oder liegt, ist der Arm etwas nach innen gedreht,

sodass der Handrücken zum Körper zeigt. In den ersten Lebensmonaten wächst der kranke Arm zwar, aber wesentlich langsamer als der gesunde. Nach einem halben Jahr ist er schon um einen Zentimeter kürzer. Man bindet dem kleinen Prinzen den gesunden Arm am Körper fest. Nun wird er den linken Arm ja benützen müssen, hofft man, und dann wird sich der Unterschied ausgleichen. Aber der linke Arm bleibt unbewegt, so als wüsste der Kleine nicht, dass er ihn hat.

Nur zu bald wird er heranwachsen und erfahren, dass er einen verkrüppelten Arm hat. Er wird feststellen, dass er jeden Ringkampf verliert, dass er nicht wie seine Spielgefährten auf Bäume klettern kann. Er fängt an, sie zu beneiden.

Als Prinz Wilhelm vier Jahre alt ist, erscheint ein Dr. Meyer und ist sehr freundlich zu dem kleinen Mann. Er nimmt blinkende Instrumente aus einem Koffer; ein Metallteil setzt er in der Schultergegend, das andere am kranken Unterarm an. Dann dreht er an einem Schalter.

Wild schreit der Junge auf. Ein furchtbarer, brennender Schlag hat ihn durchzuckt. Aber die Eltern sagen: „Du musst das aushalten, das ist galvanischer Strom und macht deinen Arm gesund."

Der Arm wird auch durch die elektrische Behandlung nicht besser. Dem Prinzen Wilhelm jedoch bleibt von diesem Tag an ein tiefes, unüberwindliches Misstrauen gegen alle, die sich ihm freundlich nähern. Was führen sie im Schilde?

Mit acht Jahren soll er reiten lernen, zusammen mit seinem jüngeren Bruder Heinrich. Es wird ein Martyrium. Aber er ist der Prinz von Preußen. Mit zehn Jahren wird er Leutnant sein, mit achtzehn Hauptmann und dann einmal General, Generalfeldmarschall, König... Brausende Kavalkaden über Stock und Stein, Paraden mit Kanonensalut, Hurrageschrei, donnernder Marschmusik. Und er auf einem tänzelnden Pferd, mit fehlender Balance und nur einer Hand für den Zügel. Wenn er dann die Rechte grüßend an den Helmrand legen muss, wo lässt er den Zügel? Aber er ist der Prinz von Preußen und muss das lernen. Weil er sich durch seinen Arm immer gehandicapt fühlt, weil er immer ein Versagen fürchtet und seine Unsicherheit doch nicht zeigen darf, reagiert Prinz Wilhelm wie einer, der nachts durch den dunklen Wald muss und vor lauter Angst zu pfeifen anfängt. Jeder Schritt, jede Geste, jedes Wort, jedes Lachen fällt bei ihm schneidiger, lauter aus. Nur dann vergessen die Leute, dass er ein Krüppel ist, denkt er. Und dann, am 5. August 1888, wird der Neunundzwanzigjährige mit dem verkürzten

Arm Kaiser, Herrscher von Gottes Gnaden über Millionen Deutsche, Oberster Kriegsherr einer Millionenarmee, gefürchtet. Auch geliebt? Darauf will er es lieber nicht ankommen lassen. Wer weiß, was die dann im Schilde führen. Das alte Misstrauen lässt ihn nie los. Also lieber noch einen Zahn zulegen, noch mehr Metall in die Stimme gepresst und den Schnurrbart steil aufgezwirbelt.

Professor Eduard Martin starb 1875, dreizehn Jahre, bevor Wilhelm Kaiser wurde. Er erlebte das Verhängnis des Mannes mit dem verkürzten Arm nicht mehr. Er brauchte nicht mit anzusehen, wie der Mann, der immer seine Unsicherheit, seine Angst, seine Unzulänglichkeit übertönen musste, endlich so laut schrie, dass man ihn wirklich für einen Löwen hielt und er sich selbst auch. So schlitterte er, so schlitterte die Welt in den großen Krieg.

Als es aus war mit dem Siegen, zeigte er am 11. November 1918 zum ersten Mal, was wirklich hinter der Fassade steckte: Angst. Wilhelm II. floh nach Holland. Und dann fielen sie über ihn her. Sie zerlegten ihn auf dem Seziertisch der Psychoanalyse und der Psychiatrie. Nun konnte endlich auch über den Arm gesprochen werden. Und plötzlich war nicht mehr Wilhelm an allem schuld, sondern Professor Martin, der Geburtshelfer.

Als Emil Ludwig in seiner Biographie Wilhelms II. die Vorgänge der Geburt völlig entstellt schildert, meldet sich Martins Sohn, inzwischen längst selbst berühmter Gynäkologe und Professor in Greifswald, zur Ehrenrettung seines Vaters. Rund streitet er jede Möglichkeit eines Fehlers bei der Geburt ab. Dass der Arm verkürzt war, erklärte Professor Martin Nr. 2 so: Entweder die hochgeschlagenen Füße oder die Arme des Kindes haben schon während der Embryozeit oder bei der schweren Geburt auf das wichtige, am Hals liegende Nervengeflecht gedrückt. Von diesem Geflecht gehen auch die Nerven des Armes aus. Werden sie lange oder überstark gepresst, so kommt es zu irreparablen Schädigungen.

Das ist eine plausible Erklärung. Schon 1855 hat der französische Neurologe Guillaume Duchenne dieses Krankheitsbild beschrieben. Es trat besonders häufig nach schweren Geburten auf.

Aber es gibt noch eine zweite Erklärung: die Möglichkeit eines Geburtsschadens, der vornehmlich bei der hier beobachteten Steißlage vorkommt. Es handelt sich um die sogenannte „Epiphysen-Lösung". Die Epiphyse ist der den Gelenken benachbarte Abschnitt der Röhrenknochen, also auch des Oberarmknochens. Man nennt sie auch die Wachstumszone, weil von ihr das Längenwachstum der Knochen erfolgt. Sie ist von knorpelartiger Beschaffenheit, besonders im Säuglingsalter, und verknöchert erst völlig, wenn der Mensch ausgewachsen ist.

Beim Neugeborenen sind die Epiphysen empfindlich und biegsam. Deshalb muss das Hervorholen der Arme bei der Steißgeburt so unendlich behutsam geschehen. Professor Martin der Ältere aber musste in einem engen Becken hantieren, behindert durch den Flanellrock der Prinzessin und unter dem Druck, durch jede Sekunde Zeitgewinn vielleicht der preußischen Dynastie einen Thronerben zu retten. Was ihm ja dann auch gelang.

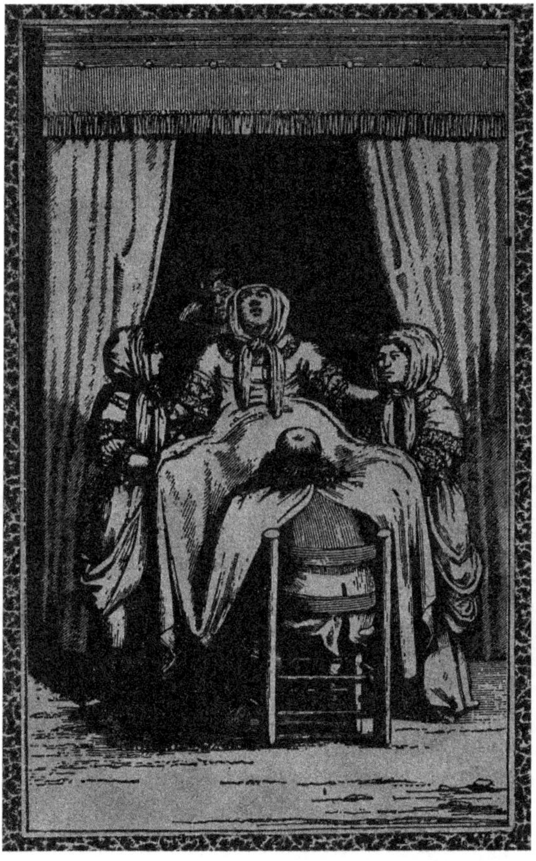

Abbildung 32: Ärztliche Geburtshilfe um 1711. Aber auch 150 Jahre später hat sich an den Untersuchungsbedingungen nichts geändert, Prof. Martin musste sich aus moralischen Gründen allein auf seine Hände verlassen, da der direkte Blick verwehrt war.

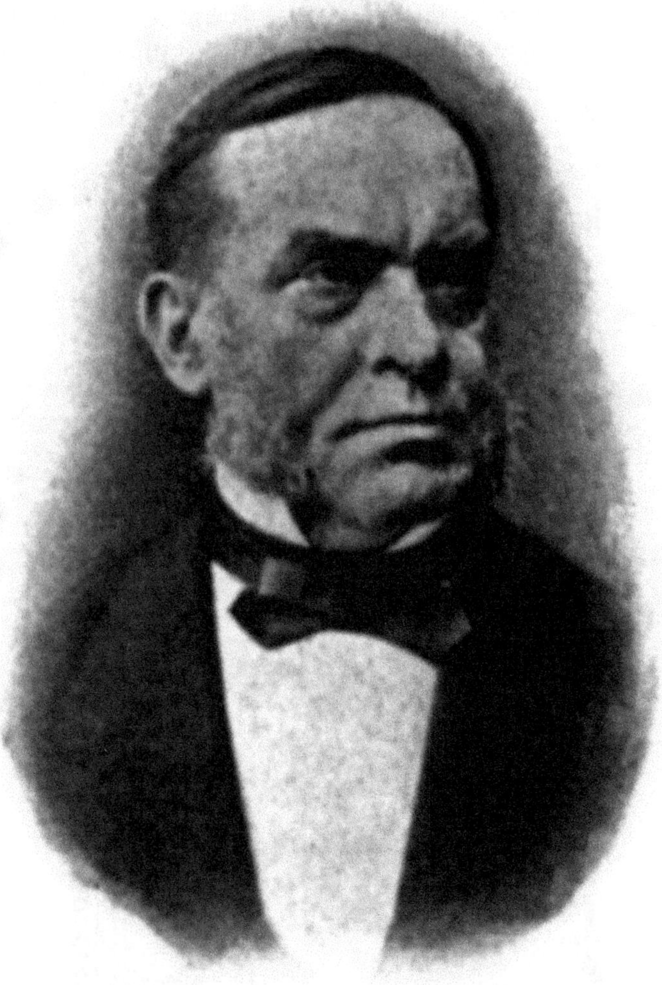

Abbildung 33: Eduard Arnold Martin (1809–1875), deutscher Gynäkologe und Geburtshelfer. Circa 1870.

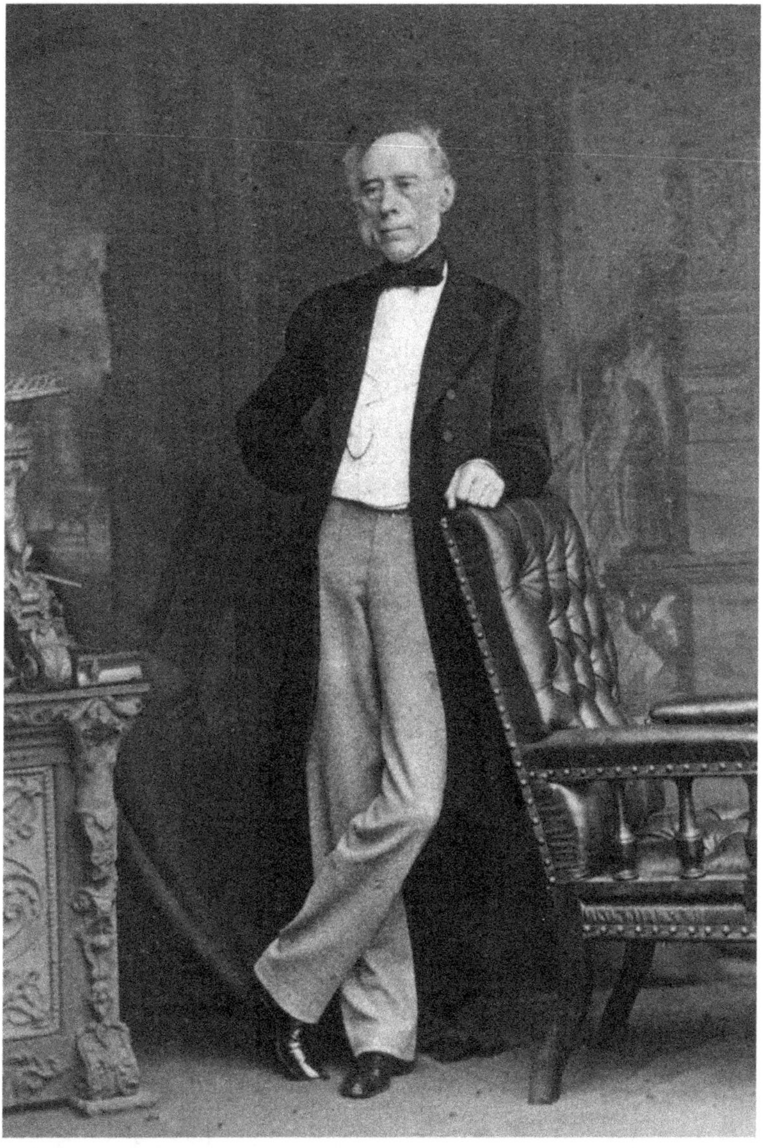

Abbildung 34: Sir James Clark, 1st baronet, von 1837 bis 1860 Leibarzt der Queen Victoria.

Dr. Bärensprungs unheimliche Experimente

> *„Goethes Grundsatz, Verunglimpfungen gegenüber hartnäckig zu schweigen, selbst wenn man ihm nachsagen sollte, daß er silberne Löffel stehle, habe ich mir auch für meine wissenschaftliche Tätigkeit zu eigen gemacht... Ich habe niemals einen einzigen Syphilisations-Versuch gemacht..."*

(Professor Felix von Bärensprung in „Göschens Deutsche Klinik", Nr. 13, 1860)

> *„Nicht ohne größte Bedenken habe ich mich zu diesem Versuch entschlossen. Doch endlich gab die ungeheure Bedeutung der Frage den Ausschlag. Sie berechtigte mich, Versuche mit Syphilis-Materie an Personen vorzunehmen, deren selbstgewählter Beruf sie tagtäglich einer ungestraften Experimentation mit den Giften dieser Krankheit preisgibt."*

(Professor Felix von Bärensprung, Mittheilungen aus der Klinik für syphilitische Kranke. Charité-Annalen, 1860)

Die Stimme, die ihn in den Tod treiben wird, hört Professor Felix von Bärensprung mehrmals an einem Vormittag im August 1863. Das Sommersemester ist zu Ende, zum letzten Mal hält Professor von Bärensprung Visite auf der Syphilisstation, bevor er mit seiner Familie an die Ostsee fahren wird. Er nimmt es heute besonders genau; erst nach vollen zwei Stunden verlässt er die Station der syphilitischen Frauen und eilt den finsteren Korridor zum Behandlungszimmer hinunter. Er geht gebeugt, den Kopf weit nach vorn gereckt. Der Gehrock schlottert um seine hagere Gestalt. Auf der Bank vor dem Behandlungsraum warten noch drei kranke Frauen. Er hat sie herbestellt, weil er kleine Eingriffe an ihren Geschwüren vornehmen will. Kopfschüttelnd folgen Oberarzt Dr. Behrend und die Assistenten ihrem Chef in den Behandlungsraum. Professor von Bärensprung ist in ganz Deutschland für seine schonenden, schmerzlosen Syphiliskuren bekannt. Messer und Glüheisen werden bei ihm noch sparsamer angewendet als das giftige Quecksilber. Umso merkwürdiger finden es die Assistenten, dass er sich jetzt persönlich um Eingriffe kümmert, die er sonst immer ihnen überlassen hat. Ausgerechnet heute will er alles selber machen, obwohl seine Frau schon zweimal hat anfragen lassen, ob der Professor nicht bald nach Hause käme.

Wie urlaubsreif Professor von Bärensprung ist, sehen die jüngeren Ärzte, als ihr Chef jetzt an den Untersuchungsstuhl dicht am Fenster tritt. Im grellen Sonnenlicht treten seine Backenknochen spitz unter der fahlgelben Gesichtshaut hervor. Der magere, faltige Hals hat fast zwei Finger Spielraum in dem hohen Vatermörderkragen. Starr blicken die blauen Augen unter den mächtigen Augenbrauen hervor; die Augenlider sind stark gerötet. Immer wieder nimmt Professor von Bärensprung den Kneifer ab und reibt die Augen. Sein früher so volles, dunkelbraunes Haar ist wie stets sorgfältig frisiert, aber durch die dünnen Strähnen schimmert die Kopfhaut. Am erschreckendsten sind jedoch seine fahrigen Bewegungen. Mit zitternden Fingern sucht Professor von Bärensprung im Instrumentenkasten herum.

Ein Messer nach dem anderen nimmt er auf, hält die Schneide prüfend gegen das Licht und wirft es klirrend zur Seite.

„Nichts ist in Ordnung, aber auch gar nichts", knurrt er böse.

„Kann ich helfen, Herr Professor?", fragt Oberarzt Dr. Behrend.

„Sie hätten sich früher um Ihre Instrumente bemühen sollen", sagt Bärensprung. „Jetzt ist es zu spät."

Was ist mit dem Professor los? Seit Monaten überhäuft er seine engsten Mitarbeiter mit ungerechten Vorwürfen. Er entdeckt Fehler, wo keine vorhanden sind, und auf den leisesten Widerspruch reagiert er mit beleidigenden Angriffen.

Die erste Patientin hockt im Untersuchungsstuhl. In der rechten Hand hält Professor von Bärensprung das Messer. Mit der Linken fährt er sich über die Stirn, macht trommelnde Bewegungen mit den Fingern. Er legt den Kopf schief und zieht die Augenbrauen hoch, als lausche er auf etwas. Dann beugt er sich über die Patientin.

Nur eine Wucherung muss beseitigt werden. Zwei, drei Schnitte, und der Fall ist erledigt. Ein paar Blutstropfen quellen aus der Wunde.

„Scharpie und Tampon", sagt von Bärensprung und tritt zurück. Ein Assistent tupft die Wunde kunstgerecht ab und will das Pflaster auflegen. Da reißt der Professor ihn an den Schultern zurück.

„Sie verwechseln die Charité mit der Tierarzneischule, mein Herr!" Damit nimmt er dem fassungslosen jungen Doktor das Verbandszeug aus der Hand.

„Sehen Sie einmal, wie man das macht!" Eigenhändig legt Professor von Bärensprung den Tampon auf und befestigt ihn mit zwei über Kreuz gelegten Pflasterstreifen. Dann richtet er sich auf.

„Schwester Gertrud soll kommen", sagt er. „Sie wird Ihnen zeigen, dass nicht nur der erste Arzt des Jahrhunderts einen Verband richtig anlegen kann."

Betretenes Schweigen unter den Ärzten. Seit Wochen sind sie beleidigende Äußerungen ihres Chefs gewöhnt. Aber was soll das heißen: „der erste Arzt des Jahrhunderts"? In den zehn Jahren seit von Bärensprung die Syphilisklinik der Charité übernahm, hat er nie Anwandlungen von Größenwahn gezeigt. „Schwester Gertrud soll kommen, haben Sie nicht verstanden?", sagt Bärensprung scharf. Ein junger Assistenzarzt wechselt einen stummen Blick mit dem Oberarzt und verschwindet.

Gleich darauf tritt eine zierliche junge Frau im grauen Leinenkleid in die Tür des Behandlungszimmers. Auf dem blonden Haar trägt sie ein weißes, gestärktes Häubchen. Schwester Gertrud ist die jüngste der sechs evangelischen Diakonissen auf der Station für syphilitische Weiber. Fast genau zwanzig Jahre ist es jetzt her, seit die ersten Diakonissen in die Charité kamen. Damals nannte man sie „die Nonnen". Damals machte man sich lustig über die Betschwestern. Den Spöttern ist das Lachen längst vergangen. Die Betschwestern haben bewiesen, dass sie den bisherigen Lohnwärterinnen, ausgedienten Straßendirnen und Dauerinsassen der Charité überlegen sind. Keiner erkannte das dankbarer an als Professor von Bärensprung. Doch er hatte auch die Schwäche der Diakonissen erkannt: So tüchtig und unerschrocken sie allein im Krankensaal auftraten, so schüchtern und verwirrt waren sie, wenn angesichts der Korona der Assistenzärzte und Studenten die syphilitischen Frauen untersucht und die oft haarsträubenden Vorgeschichten ihrer Krankheit im Detail erörtert wurden.

„Die Schwestern bleiben der klinischen Vorlesung und dem Behandlungsraum künftig fern", hatte von Bärensprung entschieden. Auch im „Vorhof der Hölle", den seine Charité-Klinik darstellt, sollen die Gefühle unberührter Frauen respektiert werden. Die Schwestern dankten es ihm. Seitdem gilt Professor von Bärensprung bei ihnen als der Gentleman unter den Klinikern. Umso verwirrter ist Schwester Gertrud, als derselbe Professor von Bärensprung sie nun zum Untersuchungsstuhl winkt.

„Sie müssen mir zur Hand gehen, Schwester", sagt er. „Von den anwesenden Herren ist keiner in der Lage dazu. Also die nächste Patientin, bitte."
Schwester Gertrud bereitet die Patientin für den Eingriff vor. Den Ärzten aber ist es, als lausche Professor von Bärensprung wieder auf etwas, das nur er allein vernimmt. Dieselbe schiefe Haltung des Kopfes wie vorhin, die gerunzelten Brauen. Und plötzlich spricht er in die Stille hinein. Entgeistert hören Patientin, Schwester und Assistenten seine Worte, die keinen Sinn ergeben, die an einen Menschen gerichtet sind, der nicht anwesend ist und den keiner von ihnen kennt:
„Nein, du hast mich nicht anzuklagen, Maria... Du hast dein Schicksal tausendmal selber herausgefordert, bevor ich es tat... Ich musste es tun, um der leidenden Menschheit willen!"
Als warte er auf eine Antwort, verharrt Bärensprung noch eine Weile in seiner verkrampften Haltung. Dann blinzeln seine starren Augen, maliziös verziehen sich seine Lippen unter dem kräftigen Schnauzbart, als er Schwester Gertrud zu sich heranzerrt. Mit der Spitze des Skalpells deutet er auf die grässlichen Geschwüre der Kranken:
„Das sind Wundmale, die der Teufel euch Weibern schlägt!" Totenbleich weicht Schwester Gertrud zurück, aber Bärensprung umklammert mit eisernem Griff ihre Hand.
„Nein, sieh dir das an, Nönnchen! Und nachher, in deinem Kämmerchen schau einmal nach, ob du auch schon soweit bist..."
Vor Scham und Empörung ist Schwester Gertrud einer Ohnmacht nahe. Wie zu Statuen erstarrt stehen die Ärzte.
Noch niemals hat ein Professor der Charité so lästerlich gesprochen. Noch niemals ist die Ehre einer Schwester so schändlich beleidigt worden wie jetzt vom Gentleman unter den Kliniken Berlins. Doch schon im nächsten Augenblick hat sich Bärensprung wieder gefangen. Als wäre nichts geschehen, greift er nach dem Messer und schält der Patientin kunstgerecht ihr Schankergeschwür aus. Mit der Linken greift er, ohne sich umzublicken, nach dem Verbandszeug. Seine Rechte mit dem Messer streckt er Schwester Gertrud entgegen, damit sie es ihm abnimmt. Der Handgriff des Instruments zeigt auf die Schwester. Vielleicht zittert ihre Hand ein wenig, vielleicht zieht sie das Messer etwas zu hastig an sich, oder Bärensprung macht eine ungeschickte Bewegung. Jedenfalls schreit er plötzlich auf. Die Klinge, die eben noch das ansteckende Geschwür entfernt hat, schneidet tief in seinen Zeigefinger ein. Dunkles Blut tropft von der Fingerkuppe auf die Dielen.

„Du Teufelin hast mich infiziert!", schreit von Bärensprung.
Schwester Gertrud lässt entsetzt das Messer fallen und greift nach dem Verbandszeug. Aber Professor Bärensprung stößt sie zurück. Sein starrer Blick wandert über die Gesichter der Assistenten. Bei Oberarzt Dr. Behrend bleibt er haften. „Sie führen die Operationen bitte zu Ende", sagt er. „Ich bin soeben hoffnungslos infiziert worden und ziehe mich zurück." Nur eine Sekunde überlegt Dr. Behrend. Was dem Professor soeben geschah, ist vor ihm vielen Syphilisärzten widerfahren. Irgendwann ist jeder mal von einem Patienten infiziert worden. Manche sind daran gestorben, zuletzt Bärensprungs Vorgänger an der Charité, Professor Simon. Aber die meisten haben es überstanden. Niemand weiß das besser als Professor von Bärensprung. Seine Aufregung wird also nur vorübergehende Hysterie sein, zurückzuführen auf Überarbeitung und überspannte Nerven.
„Ich bringe Sie nach Hause", sagt Dr. Behrend. Bärensprung stößt ihn zurück. „Ich finde den Weg allein."
Seine Augen flackern. Die Tür knallt hinter ihm zu, seine schnellen Schritte verklingen auf dem Flur. Durch das Fenster sieht Dr. Behrend die schmächtige Gestalt auf den Ausgang der Charité zueilen, wo die Kutschen der Professoren parken. Daran wird Dr. Behrend sich in der späten Nacht erinnern, als Frau von Bärensprung totenbleich in seiner Wohnung auftaucht und fragt: „Wo ist mein Mann?" Drei Wochen lang wird diese Frage unbeantwortet bleiben. Die für den Urlaub gepackten Koffer stehen unberührt im Flur des Bärensprungschen Hauses. Professor von Bärensprung ist spurlos verschwunden.

*

„Wenn der Gast von Nummer zwölf heute nicht zahlt, rufe ich die Polizei", knurrt der Wirt des Hotels „Queen Victoria" auf der Insel Helgoland seine Haushälterin an.
„Der Herr ist doch so vornehm", verteidigt die Haushälterin den Gast.
„Aber Geld hat er keins", brummt der Wirt.
Die Haushälterin des „Queen Victoria" steigt, um ihrem Chef das Gegenteil zu beweisen, hinauf in den zweiten Stock. Dreimal klopft sie an die Tür von Zimmer 12, dann erst drückt sie auf die Klinke; Zimmer Nr. 12 ist nicht von innen verschlossen.
„Hilfe, Hilfe...", schrillt es kurz darauf durch das Hotel. Der herbeistürzende Hausknecht findet die Haushälterin schluchzend neben der flach über den Teppich ausgestreckten Gestalt des Gastes.

„Einen Arzt", ruft er.
Inzwischen greift der Wirt in die Brusttasche des Bewusstlosen. Er findet kein Geld, aber einen preußischen Pass auf den Namen „von Bärensprung, Friedrich Wilhelm Felix, ordentlicher Professor der Universität Berlin und dirigierender Arzt an der Charité".
„Eleptiformer Anfall von Geistesgestörtheit", stellt der herbeigerufene Arzt fest.
„Ich übernehme die Kosten für den Transport nach Berlin", erklärt daraufhin der Wirt. „Auch ein irrsinniger preußischer Edelmann zahlt, was er schuldig ist", sagt er dem fassungslosen Zimmermädchen. Und tatsächlich werden sämtliche Schulden, die Professor von Bärensprung auf seiner Irrfahrt in Gasthöfen des Harzes und in Hamburg hinterlassen hat, bis auf den letzten Pfennig bezahlt.
„Ruft Willers Jessen aus Kiel", sagt von Bärensprung in einem seiner wenigen klaren Momente. Professor Willers Jessen arbeitet an der privaten Irrenanstalt, die sein Vater am Stadtrand von Kiel errichtet hat. Sie ist „Hornheim" getauft worden, nach den beiden größten Medizinern, die in Berlin zu Anfang des 19. Jahrhunderts gewirkt haben, nach dem Professor Ernst Horn und dem Armenarzt Doktor Ernst Heim.
Hochaufgeschossen, blond, betritt Willers Jessen das abgedunkelte Krankenzimmer von Bärensprungs. Sobald sie allein sind, stößt der Kranke die Frage hervor:
„Wenn man die Stimmen von Menschen hört, die gar nicht im Raum sind, Jessen, ist man dann wahnsinnig?"
Bevor der junge Psychiater antworten kann, neigt Professor von Bärensprung seinen Kopf auf die Seite, als lausche er. Dann presst er plötzlich beide Hände an die Ohren. Sein Gesicht verzerrt sich, er schreit:
„Lass mich in Ruhe, Maria. Du hast kein Recht, mich anzuklagen. Ich habe nichts anderes mit dir angestellt, als du selber tausendmal getan hast... Die leidende Menschheit gab mir das Recht dazu..."
„Wer ist Maria?", fragt Dr. Jessen, sobald Bärensprung sich ein wenig beruhigt hat.
„Nicht wahr, auch Sie haben ihre Stimme gehört?"
Dr. Willers Jessen nickt, obwohl er nichts gehört hat. „Aber ich muss wissen, wer diese Maria ist", sagt er.
„Das sollen Sie wissen..."
Bärensprung steht von der Chaiselongue auf, er zieht Schubladen eines Schreibtischs auf und knallt sie wieder zu. Aus der untersten Lade holt er ein dickes Bündel Akten hervor. Er blättert, hält die

Schrift dicht vor seine weitsichtigen Augen. Endlich hat er gefunden, was er sucht.

„Lesen Sie das", sagt er und hält Dr. Jessen eine aufgeschlagene Seite hin. Jessen blättert zurück. Auf der ersten Seite des Manuskripts steht dick unterstrichen: „Übersicht der im letzten Jahr von mir angestellten Impfversuche mit syphilitischer Materie."

Bärensprung blickt dem jungen Kollegen über die Schulter.

„Nur die letzten Seiten sind für Sie interessant", sagt er ungeduldig. Jessen blättert weiter. Auf einer der letzten Seiten ist ein Absatz dick angestrichen:

„60. Fall, Maria G., 23 Jahre alt."

Es ist die Geschichte eines Berliner Mädchens, das aus seinen körperlichen Reizen viel Geld zu schlagen versuchte. Es ist aber auch die Geschichte eines Arztes und Forschers, der die Menschheit von einer verheerenden Seuche befreien wollte und dabei gegen das heiligste Gebot ärztlicher Ethik verstieß.

*

Die Geschichte der Krankheit der Maria G. reicht weit ins Altertum zurück. Im Abendland wurde man sich jedoch erst nach dem Jahr 1496 des Übels bewusst. Damals zog König Karl VIII. von Frankreich sein Heer von der Stadt Neapel zurück, die er drei Jahre lang vergeblich belagert hatte. Er schickte seine Soldaten nach Hause. In Frankreich, Deutschland, der Schweiz und Ungarn wurden die heimgekehrten Söldner des Franzosenkriegs begeistert empfangen. Doch nur zu rasch verflog die Begeisterung. Bald steckten in allen Spinnstuben und auf den Klatschmärkten die Frauen die Köpfe zusammen. Eine hässliche Krankheit war plötzlich unter ihnen ausgebrochen, eine bisher nie bekannte Art von Pusteln an den intimsten Stellen des Körpers. Nur die Heimkehrer des Franzosenkönigs konnten die Pusteln eingeschleppt haben. Deshalb wurde sie „Franzosenkrankheit" genannt.

Alle bewährten Hausmittel, Salben, Kräuter und Tränke versagten dagegen, ebenso Zaubersprüche. Bald bekamen auch Männer die Pusteln, die nie unter Karl VIII. gedient hatten, und Frauen, die mit keinem Heimkehrer zu tun gehabt hatten. Die Pusteln werden also bei der Liebe weitergereicht, vom Ehebett zum Lotterbett und umgekehrt. Und es bleibt nicht bei den Pusteln!

Auf sie folgen Fieber und geschwollene Drüsen, eklige Ausschläge und böse Entzündungen. Jahre ruht dann die Krankheit, hat scheinbar den Körper verlassen, um dann wieder hervorzubrechen, diesmal mit Zerstörungen an Knochen, Muskeln, Nerven und Eingeweiden. Ist das der Fluch, den Gott über die fleischliche Liebe verhängt hat?

Arabische Ärzte geben der Lustseuche den Namen „sifl", das heißt „Weltkrankheit". Die Medizin des Abendlandes macht daraus „Syphilis". Astrologen, die an Wechselbeziehungen zwischen bestimmten Gestirnen und bestimmten Körperorganen glaubten, nannten sie „Lues venerea", Seuche der Venus. Dörfer, Städte bevölkern sich mit zerstörten Elendsgestalten. Man meidet sie wie die Pest. Sie verkriechen sich, bis sie irgendwo einsam verrecken. Kaum ein Arzt, der auf sich hält, gibt sich mit den Opfern der Lustseuche ab. An den meisten Universitäten ist es verpönt, den Namen der Krankheit auch nur zu nennen. In den Hospitälern sperrt man die Syphilitiker mit den Leprakranken zusammen, mit den Aussätzigen und den vertierten Irren – wenn man sie überhaupt aufnimmt.

Eines der ersten Krankenhäuser, das eine eigene Station für „venerische Kranke" einrichtete, war die Charité in Berlin. Man unterwarf die Kranken der barbarischen Quecksilberkur. Dabei bleibt es fast ein Jahrhundert hindurch. Die Syphilis ist das Stiefkind der Medizin. Man wirft sie mit allen anderen Geschlechtskrankheiten in einen Topf. 1767 impft sich der berühmte englische Chirurg John Hunter die eitrigen Ausscheidungen eines Gonorrhöekranken ein und erkrankt darauf selbst – aber an Syphilis. Also sind Gonorrhöe und Syphilis gleichen Ursprungs, folgert Hunter. Fast siebzig Jahre lang hält sich die Meinung wie ein ehernes Gesetz. Obwohl sie nur auf einem einzigen Experiment beruht. Und obendrein noch auf einem Irrtum. Eins hatte der berühmte John Hunter nämlich übersehen bei seinem heroischen Selbstversuch. Der Kranke, dem er das Sekret entnahm, hatte außer der Gonorrhöe auch eine frische, noch versteckte Syphilis. Erst siebzig Jahre später wird dieser Irrtum nachgewiesen.

Was John Hunter übersah, entdeckte 1831 Philipp Ricord in Paris. Er hat sich ein raffiniertes Spiegelinstrument zugelegt, mit dem er auch in die verborgenen Tiefen der Körperöffnungen blicken kann. Dort entdeckt er unscheinbare Geschwüre, bald groß wie ein Stecknadelkopf, bald wie eine Linse. Diesen Geschwüren entnimmt er Sekret. Aber Ricord ist kein Held wie Hunter. Nicht sich selbst impft er den Giftstoff ein, sondern einem gesunden Menschen. Der wird syphilitisch. Also hat Ricord in den Geschwülsten die früheste Form einer entstehenden Syphilis entdeckt. Die Geschwüre sind völlig schmerzlos. Wahrscheinlich hat man sie deshalb früher gar nicht beachtet.

Eine endlose Kette von Versuchen beginnt. 2.626 Menschen impft Ricord in sechs Jahren. Dann stellt er fest: Hunters Theorie ist falsch. Niemals erzeugt Gonorrhöesekret etwas anderes als wiederum Gonorrhöe. Niemals entsteht aus Syphilis etwas anderes als wiederum Syphilis.
Doch damit begnügt er sich nicht. Als erster gibt er eine genaue Beschreibung der Syphilis. Er grenzt die drei Stadien ab, in denen die Krankheit jedes Mal in anderer Gestalt wiederkehrt.
Zwei schwere Irrtümer jedoch begeht der große Ricord:

1. Er erklärt die Syphilis im zweiten Stadium für nicht ansteckend.
2. Er zählt den „weichen Schanker" (eine Krankheit, die mit einem Geschwür ähnlich dem des Frühstadiums der Syphilis beginnt) zu den Erscheinungsformen der Syphilis, obschon der Schanker sich nie über den gesamten Körper verbreitet und niemals zum Tode führt.

Beide Irrtümer werden Hunderttausenden von Menschen das Leben kosten, bevor sie endgültig widerlegt werden. Beide werden durch deutsche Ärzte und Forscher entlarvt. Der erste durch einen unbekannten jungen deutschen Arzt in Paris, namens Lindemann. Der zweite durch einen der größten und zugleich tragischsten Mediziner, die je an der Berliner Charité geheilt und gelehrt haben – durch Felix von Bärensprung, geboren am 30. März 1822 in Berlin.

*

Dass er einmal der scheußlichsten aller Krankheiten sein Leben widmen und opfern sollte, hat der Student Felix von Bärensprung weder geahnt noch erstrebt. Er stammt aus einer der angesehensten Patrizierfamilien Berlins. Jahrelang war sein Vater Oberbürgermeister. Auf der Universität fällt er durch scharfen Verstand auf, durch hervorragende Umgangsformen und – durch brennenden Ehrgeiz. Er will ein großer Kliniker werden, wie Professor Schönlein, bei dem er die Anfangsgründe der Medizin hört.
Für ein paar Semester geht er nach Halle. Seine beiden ersten größeren wissenschaftlichen Arbeiten beschäftigen sich mit Haut- und Geschlechtskrankheiten. Daran ist wohl der Wirbel schuld, den Ricord mit seinen Entdeckungen entfacht hat. Sich jedoch darauf zu spezialisieren, fällt Bärensprung nicht im Traum ein. Da weiß er ein reinlicheres Spezialgebiet: Thermometrie, systematische Messungen der Körpertemperatur, damals fast noch unbekannt in der

klinischen Praxis. Jahrelang misst er systematisch bei allen seinen Kranken in der Hallenser Klinik die Temperatur, morgens, mittags und abends. Er führt Statistiken, er entdeckt, dass viele Krankheiten charakteristische Verläufe der Fieberkurven zeigen, die durch Medikamente wiederum spezifisch verändert werden. Das ist eine Entdeckung, mit der von Bärensprung mit einem Schlag berühmt zu werden gedenkt.

Ende 1850 schickt er seine Arbeit zur Veröffentlichung an das Archiv für Anatomische Physiologie und wissenschaftliche Medizin. Als er von der Post zurückkommt, findet er auf seinem Schreibtisch das neueste Heft der „Charité-Annalen". Flüchtig blättert von Bärensprung darin. Plötzlich aber werden seine Augen groß und weit: „Über den Einfluß der Digitalis auf die Temperatur bei fieberhaften Erkrankungen", steht da als Überschrift. Das ist doch sein Thema! Wer ist der Verfasser?

„Dr. Ludwig Traube", liest er. Natürlich Traube, der Assistent Schönleins. Natürlich Berlin, natürlich die Charité. Um ein Vierteljahr ist ihm Traube zuvorgekommen. Natürlich schmälert das nicht den Wert seiner eigenen Arbeit. Und doch – Traubes Vorsprung ist entscheidend für Bärensprungs Zukunft.

Jeder, der von Temperaturmessung spricht, wird Traube im Mund führen. Ihn aber, Felix von Bärensprung, wird man gelegentlich freundlich unter „Ferner liefen" erwähnen. Und genauso kommt es. Zwei Jahre vergehen. In der ganzen Welt rühmt man Ludwig Traube, den Kliniker. Über Bärensprung spricht man höchstens in Deutschland, und auch dann nur, wenn es um das Spezialfach Haut- und Geschlechtskrankheiten geht. 1853 bietet man ihm in Berlin eine Professur und die Leitung der Klinik für syphilitische Kranke der Charité an. Der große, alte Schönlein bemüht sich höchstpersönlich um ihn, den 31-Jährigen. Das ist eine Ehre sondergleichen, und doch empfindet von Bärensprung einen Stachel. Er nimmt an. Aber er wird die Ketten des Spezialistentums sprengen, er wird kämpfen.

*

„Wie lange schläft Professor von Bärensprung noch? – Ernste Anfrage an die Charité-Direktion – Tausende verrecken an Syphilis, weil Professor von Bärensprung schläft." So steht es in steiler Handschrift, zweimal dick unterstrichen, über dem Brief, den der Professor im Februar 1858 in der Hand hält. Auf dem Rand des Schreibens ist mit Bleistift eine Bemerkung gekritzelt. Sie lautet:

„Herrn v. Bärensprung zur gefl. Kenntnis und dringenden Stellungnahme, v. R." Das ist die Handschrift des Kultusministers.

Wütend schleudert von Bärensprung den Brief in den Papierkorb. „Ich denke nicht daran", knurrt er hinter zusammengebissenen Zähnen. Er weiß, was in diesem Schmierbrief steht, ohne ihn gelesen zu haben: von dem Hospital für Geschlechtskranke in Christiania (Oslo), Norwegen, ist die Rede. Von den wunderbaren Kuren, die dort der Professor Boeck an Syphilitikern vornimmt. Und die Idee ist auch wunderbar, bestechend, verführerisch. So bestechend wie seinerzeit die Idee des englischen Landarztes Dr. Jenner, die Pockenseuche durch Einimpfen von abgeschwächtem Pockengift zu bekämpfen. Nun versucht man dasselbe mit Syphilisgift.

Der Franzose Joseph-Alexandre Auzias-Turenne, ein Schüler des großen Ricord, impfte Affen und Hunde, Katzen und Füchse, Kaninchen, Ziegen und Ratten mit dem Gift. Sie reagierten zu gut. Das Gift wurde in ihrem Körper so abgeschwächt, dass es überhaupt keine Wirkung mehr zeigte, wenn er es auf Menschen zurückimpfte. Trotzdem gab Auzias-Turenne nicht auf. Er impfte sich selbst eine Pustel des weichen Schankers ein. Sobald sie aufblühte, stach er mit der Lanzette hinein und übertrug das Gift auf eine neue Wunde an seinem Arm. Das machte er zweihundertmal, bis sein Körper übersät war mit den ekligen Geschwüren. Aber sie wurden immer kleiner und kümmerlicher. Das zweihundertste war kaum noch sichtbar, sein Sekret war zu schwach geworden, um noch ein neues Geschwür zu erzeugen.

„Das ist es!", schrie Auzias-Turenne und rannte zur „Academie", der großen Mutter allen wissenschaftlichen Fortschritts in Frankreich. Man setzte eine Kommission ein, prüfte seine Versuche. Es schien in greifbarer Nähe, was Auzias-Turenne sich erträumt hatte: vorbeugende Impfung aller Straßendirnen, jener öffentlichen Verteilerinnen der Lustseuche.

Da trat im Herbst 1851 ein junger Arzt vor das Forum der Akademie. Er riss sein Hemd vom Leibe, deutete auf seinen von zahllosen Impfpusteln zerfressenen Leib. Er schrie die gelehrten Magister in gebrochenem Französisch an: „Zweihundert Impfschanker haben Monsieur Auzias-Turenne genügt, die Impfung als möglich hinzustellen. Zählen Sie nach, hochverehrte Herren:

„An meinem Körper finden Sie zweitausend Schanker. Einer aus dem anderen hervorgegangen, einer immer blühender als der andere."

Wie erschüttert Frankreichs medizinische Heroen waren, zeigt der offizielle Abschlussbericht der Akademie:

„Paris, 18. November 1851: Der Anblick war herzzerreißend.

Man stelle sich einen jungen Mann vor, auffallend schön, das Gesicht Intelligenz ausstrahlend, aber der Körper zerfressen durch bösartige Schanker..."
„Sie müssen sich sofort in Behandlung begeben", hatte der Vorsitzende dem jungen Mann erklärt, der sich als Dr. Lindemann vorstellte.
„Ich werde den Versuch bis zum Ende durchführen", gab Lindemann trotzig zurück.
„Dann werden Sie wohl sterben", sagte ein Professor.
„Umso besser, dann wird mein Tod für immer und ewig beweisen, dass die Lehre von der Syphilisschutzimpfung ein furchtbarer Irrtum ist", sagte Dr. Lindemann leise. „Er wird neues Unglück verhüten helfen..."
Die Akademie in Paris glaubte Dr. Lindemann. Dem Dr. Auzias-Turenne wurden alle weiteren Impfversuche an Menschen verboten. Doch er gab noch immer nicht auf. „Dr. Lindemann ist ein Einzelfall, eine Ausnahme", erklärte er. Er schrieb an alle Universitäten der Welt, flehte alle Kliniken an, seine Versuche weiterzuführen. Nur an einem Punkt der Erde war ihm Erfolg beschieden: in Christiania, der Hauptstadt von Norwegen, dem späteren Oslo. In dem Land, wo Mitternachtssonne und ewige Winternacht abwechseln, tritt die Syphilis besonders bösartig auf. Professor Boeck in Christiania versucht es mit der Impfmethode nach Auzias-Turenne. Und er hat Erfolg. Seit 1852 meldet er jedes Jahr mehr Menschen, denen er die Syphilis eingeimpft hat. Ein halbes Jahr dauert seine Kur, durchschnittlich sind 300 Geschwüre notwendig, um den Erfolg herbeizuführen.
„Wenn ich das meinen Patienten zumute, kommt mir keiner mehr in die Charité", erklärt von Bärensprung dem Kultusminister von Raumer, als er ihm auf einem Herrenabend begegnet.
„Sie lehnen also die Osloer Methode ab?", fragt der Minister.
„Meine Kur ist einfacher, kürzer, nicht so unappetitlich und erfolgreicher."
„Machen Sie das der Öffentlichkeit klar", seufzt der Minister.
„Ich denke gar nicht daran", braust von Bärensprung auf. „Wenn die Scheißkerle es besser können, sollen sie meine Klinik übernehmen. Dann ist in einem Jahr halb Berlin syphilitisch..."
„Nanana, Herr von Bärensprung!"
Beleidigt zieht sich der Minister zurück. Einen Ton hat dieser Bärensprung in letzter Zeit am Leibe! Er ist reizbar, er beginnt Streit mit allen Leuten, vor allem mit Professor Virchow. Dabei geht es um die Rolle des Quecksilbers bei der Syphiliskur. Jahrhunderte hindurch

galt das Quecksilber als einziges Heilmittel gegen die Krankheit. Doch es ist ein schweres Gift, beseitigt zwar die Geschwüre an der Oberfläche, tötet aber nicht das immer noch unbekannte Syphilisgift. Im Gegenteil, es schwächt sogar den Gesamtorganismus, macht ihn vielleicht noch anfälliger gegen das Gift.

*

„Ich habe vom Juli des Jahres 1857 an den Gebrauch des Merkurs (Quecksilber) beschränkt", sagt Professor von Bärensprung im Mai 1860 vor der Gesellschaft für wissenschaftliche Medizin. Der Saal ist überfüllt. Namhafte Gäste aus dem Ausland sind gekommen, um das Streitgespräch zwischen dem weltberühmten Pathologen Rudolf Virchow und Deutschlands führendem Syphilisforscher Felix von Bärensprung zu hören.

„Seit dem Januar 1858 ist auf meiner Klinik buchstäblich kein Gran Quecksilber mehr verschrieben worden", sagt von Bärensprung. Ein Raunen geht durch den Saal. Wie will von Bärensprung diese Kühnheit begründen? – Er behauptet, dass nach seiner Erfahrung das Quecksilber nur die äußeren Symptome der Krankheit beseitigt, nicht aber das Syphilisgift. Das kreist weiter im Blut, kommt immer wieder zum Ausbruch. Er schildert seine eigene Therapie. Sie wechselt zwischen sorgfältiger Diät und Hungerkuren ab; er lässt täglich Spülungen mit klarem Wasser machen, lässt die Kranken Tee aus Sarsaparillawurzeln trinken.

Und der Erfolg?

Bärensprung wartet mit Zahlen aus der Charité auf. Er weist nach, dass sich die Zahl der „Rückfälle" in den beiden letzten Jahren fast um die Hälfte verringert hat, und sagt: „Ich würde mit meinem Urteil noch zurückhalten; denn zwei Jahre Erfahrung sind eine kurze Zeit. Aber in der Diskussion um das Quecksilber haben gerade diejenigen das lauteste Wort gesprochen, die am wenigsten dazu berechtigt sind. Wer seine Erfahrung nur aus Büchern bezieht oder vom Leichentisch, der sollte schweigen, wo allein dem Praktiker das Wort gebührt."

Alle Augen richten sich während dieser Worte auf einen kleinen Herrn, der in der ersten Reihe sitzt. Er ist der „Mann vom Leichentisch, den von Bärensprung meint – Rudolf Virchow. Was wird Virchow auf diesen scharfen Angriff erwidern? Da geht er schon mit kurzen, raschen Schritten zum Podium. Er nimmt seinen Kneifer ab, putzt ihn umständlich.

„Dass der Herr Vorredner mich einer persönlichen Anrede gewürdigt hat, ehrt mich ungemein", sagt er mit seiner dünnen, hohen

Stimme. Gelächter. Virchow verbeugt sich mit ironischem Lächeln zu Bärensprung. Ohne die Stimme zu heben, fährt er fort: „Der Herr Vorredner stellt fest, dass die Zahl der ‚Rückfälle' abgenommen hat. Er schreibt das seiner Behandlung ohne Quecksilber zu. Ich möchte ihn über diesen Irrtum aufklären. Ich weiß nämlich, wo die Rückfälle sind, die in der Statistik des Herrn Vorredners nicht mehr auftauchen. Ich habe diese Fälle unter dem Messer gehabt – auf dem Leichentisch!"

Noch nie hat die Gesellschaft für Wissenschaftliche Medizin einen Tumult erlebt, wie er nach diesen Worten Virchows losbricht. Trampeln, Zischen, Scharren, Beifallklatschen, Zurufe: „Bärensprung soll antworten... Bärensprung..." Aber Professor Felix von Bärensprung ist nicht mehr im Saal. Wie gehetzt läuft er durch die nächtlichen Straßen.

*

Professor von Bärensprung hadert mit sich, mit Gott, mit der Welt. Gewiss, Virchows Angriff war gemein, und vor allem sachlich falsch. Das wird er nachweisen, morgen schon. Aber er hat Virchow unnötig provoziert. Gerade heute, wo er sich fest vorgenommen hat, jede persönliche Schärfe zu vermeiden. Es war einfach über ihn gekommen. Immer wieder passiert ihm das in der letzten Zeit. Ist er nicht mehr Herr seiner Sinne, seiner Worte, seines Verstandes? Manchmal fürchtet von Bärensprung, wahnsinnig zu werden wie sein Vorgänger in der Charité, Professor Simon. An progressiver Paralyse ist der gestorben, an Gehirnerweichung. Vielleicht ist der Posten in der Syphilisstation verhext? Vielleicht hatte Simon sich in der Klinik syphilitisch infiziert, und seine progressive Paralyse war tatsächlich eine späte Erscheinungsform der Syphilis, wie ein gewisser Dr. Willers Jessen in Kiel kürzlich behauptet hat.

Bärensprung schüttelt die quälenden Gedanken ab. Statt zu grübeln, sollte er lieber beweisen, dass er Virchow nicht nur als Kliniker überlegen ist, sondern sich auch als Forscher mit ihm messen kann. Und er sieht den Weg dazu auch schon vor sich. Ihm sind nämlich ernste Zweifel an zwei oder drei Säulen gekommen, auf denen das Lehrgebäude des großen Philippe Ricord von der Syphilis ruht.

1. Niemand bekommt zweimal die Syphilis.

2. Das „Ulcus molle" (weiches Geschwür) ist das erste Stadium der Syphilis, aus dem das „Ulcus durum" (harter Schanker) hervorgeht.

3. Im zweiten und dritten Stadium ist Syphilis nicht mehr ansteckend (übertragbar).

Von der Richtigkeit des 1. Lehrsatzes ist von Bärensprung nach wie vor überzeugt. Er hat ihn selber in einer Versuchsreihe mit 32 syphilitischen Frauen und Männern in seiner Station unter schärfsten Versuchsbedingungen noch einmal bestätigt gefunden. Bei keinem der Patienten zeigten sich nach Impfung mit Syphilissekret neue Symptome. Ebenso wenig bei zwei Männern und zwei Frauen, die er als von der Syphilis geheilt ansah.

Auch an Ricords 2. Lehrsatz hatte Bärensprung lange geglaubt. Beobachtungen in der Charité und seiner ausgedehnten Privatpraxis hatten jedoch erste Zweifel geweckt. Da kam zum Beispiel ein Herr mit einem unverkennbaren harten Syphilisgeschwür in seine Praxis und war auch bereit, die Quelle der vermeintlichen Ansteckung, die er vor drei Tagen besucht hatte, zu nennen. Die Dame war zwar empört, unterzog sich aber der Untersuchung und – war völlig gesund. Erst auf weiteres Befragen gab der Kavalier zu, dass er sich etwa vier Wochen vorher bei einer anderen Dame gut unterhalten hatte, und die befand sich inzwischen in antisyphilitischer Behandlung in der Charité. Doch keine Spur bei ihr von „Ulcus molle", aus der sich ja, laut Ricord, das „härtere" Geschenk an ihren Besucher hätte entwickeln müssen. Es war eine fast detektivische Arbeit in Berlins Ober-, Halb- und Unterwelt, durch die Bärensprung zur Überzeugung gelangte: Ricords Theorie der Einheit von „weich" und „hart" bei den Schankern ist unhaltbar.

Doch gegen den großen Ricord, den man wegen seiner scharfen Seitenhiebe auf die Pariser „gute Gesellschaft" inzwischen den „Voltaire der Unterleibsliteratur" nannte, konnte man nicht mit Überzeugungen antreten, da mussten handfeste Beweise her, Versuchsergebnisse. Und wieder impfte Felix von Bärensprung, obwohl er so oft dagegen gewettert hatte. Diesmal waren es 26 vom weichen Schanker befallene junge Frauen und Männer, denen er das Sekret des weichen Schankers einimpfte. Bei allen zeigten sich neue „weiche" Infektionen, aber keine harten, keine Syphilis. Die zweite Säule des Ricordschen Tempels war damit gestürzt. Aber Bärensprung hatte nicht den Mut gefunden, damit vor die medizinische Öffentlichkeit zu treten.

Auch jetzt, auf seiner Flucht aus dem Forum der Medizinischen Gesellschaft, der Flucht vor Virchow, fechten ihn Zweifel an. Wenn dem großen Ricord Fehler unterlaufen sein sollten, warum dann nicht auch ihm, dem viel Jüngeren an der viel kleineren Klinik? Vielleicht war sogar seine Bestätigung des 1. Ricordschen Gesetzes falsch? Hatte er etwa ein unwirksames Sekret benutzt, um die Unansteckbarkeit Syphilitischer oder von der Syphilis Geheilter nachzuweisen?

Wie ein Schock trifft ihn der Gedanke, dass sich diese Zweifel nicht aufklären ließen. Er müsste nur eine Person, die noch niemals syphilitisch oder mit weichem Schanker angesteckt gewesen ist, mit frischem Syphilissekret impfen. Wenn sie darauf mit einem harten Schanker und danach mit dem 2. Stadium der Syphilis reagiert, dann wäre tatsächlich die zweite Säule von Ricords Lehrgebäude erschüttert.

Aber vor dieser letzten Konsequenz – eine Gesunde zu infizieren – schreckt von Bärensprung zurück. Das ist unvereinbar mit dem hippokratischen Eid, dem seit der Antike gültigen Sittengesetz der Ärzte: „...mich enthalten jeder vorsätzlichen und verderblichen Schädigung." Auch dann nicht, wenn man glaubt, den angerichteten Schaden wieder kurieren zu können. – Also muss er den Beweis schuldig bleiben, darauf verzichten, als Entdecker in die Annalen der Medizin einzugehen?

In tiefen Gedanken ist von Bärensprung bis zum Spreeufer gekommen. Am Schlütersteg bleibt er stehen. Müde blickt er auf das nachts schwarze, träge dahinfließende Wasser. Die Gold-Maria fällt ihm ein. Maria G., 23 Jahre alt, zum fünften Mal wegen Tripper und Feigwarzen auf der Geschlechtskrankheitenstation der Charité. Aber noch nie hat sie die Syphilis gehabt.

Mit einem Ruck dreht von Bärensprung sich um. Über den Schlütersteg geht er zum Schiffbauerdamm, biegt nach links ein in Richtung Charité. Er wird die Maria G. mit hartem Schanker impfen. Heute Nacht noch.

*

Maria G. spielt gerade eine Partie „Kümmelblättchen", als sie in der Nacht zum 28. Mai 1860 plötzlich ins Behandlungszimmer gerufen wird. Die Luft ist lau, draußen im Charité-Garten leuchten die weißen Blütenkerzen der Kastanienbäume. Aus halboffnen Fenstern und Türen dringen leise und monoton die Gespräche der schlaflosen Kranken. Maria G. wirft sich den Morgenrock über, den Schwester Gertrud ihr bei der Einlieferung als einziges privates Stück gelassen hat.

Neugierig mustert sie den Professor. Er hat Zylinder, Umhang und Stock auf einen Stuhl geworfen, und bei Maria G. werden sofort Assoziationen an das Nachtleben von Berlin wach.

„Kleenen Bummel jemacht?," fragt sie.

Bärensprung antwortet nicht. Aus einem Wandschrank kramt er ein Gestell mit Reagenzgläsern hervor. Ein Glas nach dem anderen hält er gegen das fahle Licht der Gaslampe. Seine Brille hat er auf die Stirn geschoben, ganz dicht muss er die Gefäße vor die kurzsichtigen, überanstrengten Augen führen, um die Schrift auf den Etiketten zu entziffern.

„Rechten Oberschenkel freimachen", sagt er zu Maria G., und flink wie gewohnt kommt sie seiner Aufforderung nach. Sie ist bei ihrem Gewerbe bisher immer glimpflich mit der Gonorrhöe davongekommen, mit dem Tripper. Sie nennt das eine „Kinderkrankheit", einen „Kavaliershusten" oder „Damenschnupfen", und sie ahnt nicht, welches grausige Experiment Professor von Bärensprung gerade deshalb mit ihr vorhat. Interessiert sieht sie zu, wie Bärensprung die Lanzette in die Flüssigkeit am Boden eines Reagenzglases taucht.

„Es tut ein bißchen weh", sagt er.

„Det macht nisch, Professorchen", meint Maria G. und beißt die vollen Lippen aufeinander, als sich die Lanzette dreimal tief in die glatte Haut ihres Schenkels bohrt. Schweiß perlt auf seiner Stirn, als er ihr den Verband anlegt. „Der bleibt bis auf weiteres", sagt er. „Keiner nimmt ihn ab außer mir, verstanden?"

„Immer zu Diensten, Professorchen", lacht Maria G. und hilft ihm in den Mantel. Eilig verlässt Bärensprung die Klinik. Nur fünf Minuten braucht er bis zu seiner Wohnung in der Marienstraße. Im Salon brennt noch Licht. Seine Frau kommt ihm entgegen, auch sie heißt Maria.

„Nun, wie war's?"

„Was soll schon gewesen sein", weicht er aus. „Ich habe noch zu tun. Gute Nacht."

Er zieht sich in sein Arbeitszimmer zurück. Aus der untersten Schublade des Schreibtischs holt er eine Wachstuchkladde hervor. „Impf-Versuche mit syphilitischer Materie", steht auf der ersten Seite. Er blättert weiter, und auf die erste freie Seite schreibt er:

„60. Versuch. Maria G., 23 Jahre alt, Wiederaufnahme in die Charité 26. Mai 1860 wegen einer Blennorrhöe der Scheide und granulöser Elytritis. Sorgfältigste Untersuchung ergab kein Symptom früherer oder noch bestehender Syphilis. – 28. Mai 1860: Impfung mit dem

Sekret eines ‚Ulcus durum' von Heinrich M. (30. Versuch) mittels drei Stichen am rechten Oberschenkel."

Er setzt die Feder ab, starrt vor sich hin. Was er da soeben niedergeschrieben hat, ist ein ungeheuerliches Bekenntnis. Mit voller Absicht hat er einem Menschen eine schwere Krankheit zugefügt, die ihn zerstören und töten kann. Erst als der Morgen des 29. Mai 1860 durch die Fenster seines Arbeitszimmers dämmert, notiert er zu dem Versuchsprotokoll des Falles Nr. 60:

„Nicht ohne größte Bedenken habe ich mich zu diesem Versuch entschlossen. Doch endlich gab die ungeheure Bedeutung der Frage den Ausschlag. Sie berechtigt mich, Versuche an Personen vorzunehmen, deren selbstgewählter Beruf sie tagtäglich einer ungestraften Experimentation mit dem Gifte dieser Krankheit preisgibt."

„Impfstellen nur noch als rote Punkte sichtbar", trägt von Bärensprung am 1. Juni 1860 ein, vier Tage nach der nächtlichen Impfung. „6. Juni: Impfstellen nicht mehr sichtbar."

Hat er sich geirrt, ist das von ihm überimpfte Sekret des harten Schankers tatsächlich nicht ansteckend? Zwei Wochen vergehen. Bärensprungs Gesicht ist unbewegt, als er am 23. Juni den Verband erneuert. Noch immer ist Marias Haut an den Impfstellen glatt und unversehrt. Auch der Tripper, dessentwegen sie in die Charité kam, ist geheilt.

„Ick muss bald wieder andre Tapeten sehen", mault sie ungeduldig. Aber Bärensprung schüttelt nur den Kopf und schweigt. „25. Juni. Drei rote Knötchen an den Impfstellen." Das sind die untrüglichen Zeichen des beginnenden harten Schankers, am 27. Tag nach der Impfung. So lange hat das Virus gebraucht, bis es den ersten unscheinbaren „Primäreffekt" ausgebrütet hat. Während dieser langen Inkubationszeit, dieser Galgenfrist scheinbarer Gesundheit, geben Tausende von Infizierten ahnungslos die Krankheit weiter. Im Unterschied dazu tritt der weiche Schanker schon in den ersten Tagen nach der Infektion unverwechselbar in Erscheinung.

„1. Juli. Knötchen mit Schorf bedeckt, darunter leichte Verschwärungen." Spätestens jetzt muss Bärensprung der Maria G. eröffnen, dass sie die Syphilis hat.

„5. Juli. Zwei der Knötchen haben sich rasch vergrößert. Verschwärungen nehmen zu. Lymphdrüsen über dem rechten Schenkel geschwollen, keine Schmerzen." Es ist der typische Verlauf des 1. Stadiums der Syphilis. Die Schmerzlosigkeit der Lymphknoten ist neben dem völlig anderen Erscheinungsbild das wichtigste Unterschei-

dungsmerkmal gegenüber dem „Ulcus molle"; da sind die Drüsenschwellungen schmerzhaft und entwickeln Geschwüre.
Am 20. Juli hat das Geschwür die Größe eines Achtgroschenstücks erreicht. Vier Wochen später heißt es in der Kladde:
„Am Rand des ‚Ulcus durum' Tendenz zur Heilung, unterstützt durch Touchieren mit Höllenstein. Innere Behandlung nach wie vor vermieden." Und dann, am 29. August: „Blasser Roseola-Ausschlag auf der Haut, mehrere breite Kondylome an den großen Schamlippen. Das Geschwür ist fast verheilt."
Da sind sie, die ersten Zeichen des 2. Stadiums. Aus den Lymphdrüsen ist das „Virus" – dass es sich dabei um ein winziges, sich rasant vermehrendes Lebewesen handelt, ahnen damals nur wenige – in die Blutbahn eingetreten und sucht sich jetzt überall im Organismus seine Angriffsziele.
Abschließend schreibt von Bärensprung: „Von jetzt an wurde eine allgemeine antisyphilitische Kur ohne Quecksilber eingeleitet und die Kranke am 1. Oktober geheilt entlassen; die Narben am Oberschenkel waren noch hart."
Damit ist die 2. Säule von Ricords Lehrgebäude, die Behauptung von der „Unität" der beiden Arten des Schanker, gestürzt. Man wird den Professor Friedrich Wilhelm Felix von Bärensprung den „Vater der deutschen Dualitätslehre" nennen. Aber nun soll auch die Säule Nr. 3 fallen, die Lehre, dass das 2. Stadium der Syphilis nicht übertragbar, nicht ansteckend sei.
Um das Gegenteil zu beweisen, impft von Bärensprung der 18-jährigen Bertha B., auch sie noch nie vorher mit Syphilis infiziert gewesen, mit dem Sekret des im 2. Stadium befindlichen Richard B (Fall 51). Genauso wie bei Maria G. zeigen sich am 27. Tag die drei kleinen roten Knötchen an den Impfstellen; genau wie bei ihr entwickeln sie sich zu einem „Ulcus durum". Auch Bertha B. wurde als geheilt entlassen.
Bärensprung darf triumphieren. Die 3. Säule des Lehrgebäudes der „Syphilidologie" wird von nun an heißen müssen:
„Auch das 2. Stadium der Syphilis ist ansteckend (übertragbar). Das Virus ruft bei dem Infizierten stets als Primäreffekt ein ‚Ulcus durum' hervor." Und das neue Lehrgebäude wird unter dem Namen Ricord-Bärensprung in die Geschichte der Medizin eingehen.

*

Ob die beiden menschlichen Versuchskaninchen jemals erfuhren oder geahnt haben, dass es der Professor war, der sie mit drei Stichen einer Lanzette mit dem „Großen Übel" infiziert hatte? Es ist wenig wahrscheinlich. Und wenn sie es gewusst hätten, ja, wenn sie den Professor von Bärensprung wegen Körperverletzung oder Schlimmerem angezeigt hätten – es wäre nichts dabei herausgekommen. Hatte er sie nicht geheilt? Hatte er ihnen damit nicht sogar einen doppelten Dienst erwiesen, indem er sie zugleich für alle Zeiten immun gegen das „Große Übel" machte? Denn: „niemand bekommt zweimal die Syphilis" – so sagt mit Ricord und Bärensprung die überwiegende Mehrheit der Fachwelt.

Aber gerade diese eherne Säule des Lehrgebäudes ist eine grausige Halbwahrheit. Gewiss, die beiden Mädchen Maria und Bertha werden sich nie wieder neu syphilitisch infizieren. Aber nicht, weil sie geheilt wären, sondern weil sie die Syphilis noch im Blut haben. Sie und mit ihnen die meisten derjenigen, die eine Klinik oder die Praxis eines Hautarztes als geheilt verlassen. Und sie bleiben gefährliche Ansteckungsherde für alle, die mit ihnen in engere Berührung kommen, nicht nur in der Geschlechtsbeziehung, sondern auch durch Übertragung des Virus über Trinkgeschirre, Handtücher, Toiletten.

Wie konnten bedeutende Kliniker und Forscher, Meister in der Beobachtung der Analyse, der Gewebsuntersuchung so tragischen Irrtümern verfallen? Es kann nicht allein an dem verworrenen Krankheitsbild der Syphilis gelegen haben oder an den oft langen Latenzzeiten, in denen die Syphilitiker frei von sichtbaren Symptomen sind. Es hat auch die Blindheit aus Eitelkeit und Starrsinn eine Rolle gespielt. Ein solcher Fanatismus beherrscht zur Zeit Bärensprungs wieder einmal die Diskussion um den Wert des Quecksilbers in der Syphilistherapie.

In der mit ätzender Schärfe geführten Dauerfehde zwischen den Verfechtern der Quecksilberbehandlung, den „Merkurialisten" und den „Antimerkurialisten", geht es vor allem um die sogenannten „Recidive", die Rückfälle. Nach dem Gesetz „Keiner bekommt die Syphilis zweimal" dürften die eigentlich überhaupt nicht vorkommen. Da sie aber nicht zu übersehen sind, schieben die Merkurialisten sie der halbherzigen Theorie der „Antis" vor, und diese machen den Missbrauch von Quecksilber dafür verantwortlich. Die Wahrheit liegt in der Mitte.

Angeblich geheilt durch Bärensprungs strenge Hunger- und Schwitzkuren sowie seine Tränke aus Sarsaparillawurz verlässt also die Prostituierte Maria G., 23 Jahre alt, am 1. Oktober 1860 die Charité.

Eilig tippelt sie auf ihren hohen Stöckelschuhen davon, als müsste sie nachholen, was sie in den viereinhalb Monaten Charité versäumt hat. Durch die Enthaltsamkeit ist sie völlig vom Fleisch gefallen.

Kein Freier steigt einem solchen Gespenst von Haut und Knochen nach. Sie wird sehen müssen, dass sie bei einer gutmütigen Kuppelmutter unterschlüpfen kann, bis sie sich wieder herausgefuttert hat. Das sind die Sorgen der Maria G. Auch wenn sie, was sie sich alle fest vornehmen, eines Tages „anständig" werden, einen ahnungslosen Mann heiraten und Kinder bekommen sollte, werden sich die winzigen Feinde in ihrem Blut eines Tages melden. Mit den Anzeichen der tertiären Syphilis wird sie wieder in die Charité gehen müssen, wieder wird man sie behandeln, diesmal vielleicht sogar mit Quecksilber, und wieder wird sie als geheilt entlassen werden, bis sie dann endgültig mit zerfressenen Organen, als Paralytikerin mit zerstörtem Hirn und verwirrtem Geist oder mit Rückenmarksschwindsucht (Tabes dorsalis) auf der Irrenstation enden wird.
Im Winter 1860 erscheint der Bericht über Bärensprungs Versuchsreihen in den „Charité-Annalen". Doch der erwartete Triumph bleibt aus. Wie schon mit der Arbeit über Temperaturmessung am Anfang seiner Karriere sind ihm andere zuvorgekommen. Zwei junge Schüler Ricords sind hinsichtlich der zwei Säulen zu den gleichen Ergebnissen gekommen wie Bärensprung. Er hat die Arbeiten der beiden Abtrünnigen in die neueste Auflage seines Buches „Lehren über den Schanker" aufgenommen, und ihnen den Satz vorangestellt: „Der absurde Mensch ist jener, der sich niemals ändert."
Und noch ein schwerer Nackenschlag für Bärensprung.
Der Dermatologe am Wiener Allgemeinen Krankenhaus Ferdinand von Hebra ist ihm mit einem „Großen Handbuch der Hautkrankheiten" zuvorgekommen, das in der ganzen Welt als Meisterwerk gepriesen wird. Hebra ist einer der Wortführer der Merkurialisten. Verbittert verschließt Bärensprung die bereits weit gediehenen Vorarbeiten für sein eigenes Handbuch für immer in der Schublade.

In der Berliner Medizinischen Gesellschaft gehen die erbitterten Auseinandersetzungen um die Syphilisfrage weiter. Bärensprung hat in den Charité-Annalen Rudolf Virchow, den Pathologen, unsachlich angegriffen. Er wirft ihm vor, „dass seine Kenntnisse von der Therapie der Syphilis nur auf Hörensagen beruhen". Es ist ein tragischer Streit, in dem auch politische Motive eine Rolle spielen.

*

Man kann sich im Berlin der sechziger Jahre keine entgegengesetzteren Typen denken als Felix von Bärensprung und Rudolf Virchow. Hier der königstreue, stockkonservative Patriziersohn, dort der intellektuelle Abkömmling pommerschen Acker- und Kleinbürger-

tums. Der große Pathologe und Revolutionär von 1848 hat von seiner politischen, liberalen Leidenschaft nichts eingebüßt. Er steigt zwar nicht mehr auf die Barrikaden, aber er hat die Fortschrittspartei mitbegründet, die als stärkste Fraktion im preußischen Landtag sitzt. Von der Parlamentstribüne liefert sich Virchow mit dem neuen preußischen Ministerpräsidenten, Herrn Otto von Bismarck, erbitterte Redeschlachten. Thema ist nicht etwa die öffentliche Hygiene oder die Volksgesundheit, sondern die Militärdienstzeit, die Bismarck auf drei Jahre erhöhen will. Im Abgeordnetenhaus scheitert der Mann von Blut und Eisen an Virchow und dessen politischen Freunden, per Staatsbruch setzt er sich durch.
In den Augen des königstreuen Felix von Bärensprung ist Virchow ein Vaterlandsverräter. Er leidet darunter, dass er mit solchen Leuten an der Charité zusammenarbeiten muss. Er steht in diesem Kreis allein, isoliert. Von allen Seiten fühlt er sich angegriffen, verspottet, nach allen Seiten schlägt er um sich und arbeitet wie ein Besessener. 1862 überrascht er die wissenschaftliche Welt mit einer großen Arbeit über die Gürtelrose An 90 Fällen aus der Hautklinik der Charité weist er nach, dass dieser schmerzhafte Ausschlag eine Entzündung der Rückenmarksnerven durch einen Pilz ist. Gleichzeitig arbeitet er an einem großen Werk über die Vererbung der Syphilis.
Nächtelang hockt er am Schreibtisch über Krankengeschichten, Versuchsprotokollen, Sektionsbefunden und Statistiken. Er reibt sich in der Arbeit auf. Zwischen Praxis, Klinik und Vorlesung schlingt er hastig eine Butterstulle herunter, das ist seine ganze Nahrung für einen Tag. Er magert ab. Noch bedenklicher aber sind die Veränderungen, die in seinem Wesen vor sich gehen. Er wird jähzornig und aufbrausend, ungerecht und verletzend. Ärzte, Pfleger und Diakonissen der „Venerischen Abteilung" gehen ihm aus dem Weg, wenn er wie ein Gehetzter durch die Säle und Gänge der Klinik fegt.
Wer hetzt den Professor von Bärensprung? Er ist erst 41 Jahre alt. „Die besten Mannesjahre" liegen noch vor ihm. Hat er nicht noch viel Zeit, um sein Lebenswerk zu vollenden? Niemand kennt die Ursachen für die merkwürdige Veränderung des Professors.

Aber dann kam jener Tag im August 1863, an dem er mit dem Ruf: „Ich bin unrettbar infiziert", aus der Klinik stürmte. Vier Wochen blieb er verschollen, bis er schließlich auf Helgoland im Hotel „Queen Victoria" aufgegriffen und nach Berlin geschafft wurde. Körperlich und seelisch ein Wrack, liegt er jetzt auf dem Sofa in seinem Arbeitszimmer in der Marienstraße. An seinem Schreibtisch studiert Dr. Willers Jessen die Versuchsprotokolle Bärensprungs aus dem Jahre 1860. Eines dieser Protokolle hat der Professor ihm rot angestrichen, den Fall Nr. 60, Maria G.

Doktor Jessen erschrickt über das Bekenntnis zu den Menschenversuchen. Dem Psychiater wird jetzt klar, weshalb Bärensprung sich von dieser Maria verfolgt fühlt, warum er ständig ihre Stimme zu hören glaubt und mit ihr Wahnsinnsgespräche führt. Vor allem wird ihm auch klar, weshalb Bärensprung gerade ihn zu sich nach Berlin berufen hat.

Jessen behauptet nämlich aufgrund vieler Krankengeschichten und Obduktionsbefunde schon seit sechs Jahren, dass die „Dementia paralytica", die unheilbare Gehirnerweichung oder progressive Paralyse, ein Endstadium der Syphilis ist. Professor von Bärensprung hat sich stets energisch gegen diese Auffassung gewendet. Nicht die Syphilis sei an der progressiven Paralyse schuld, sondern nur das verruchte Quecksilber.

Jetzt liegt er krank und schuldbeladen auf seiner Chaiselongue, diktiert abwechselnd das Manuskript zu seinem Buch „über die vererbliche Syphilis" und führt Geistergespräche mit der abwesenden Maria G. Er behauptet von ihr, sie habe ihn behext und die Verletzung seines Fingers verschuldet. Sie sei auch schuld an seiner geistigen Verwirrung. In Wirklichkeit aber hat er sich schon vor Jahren bei einer Operation syphilitisch infiziert. Damals hat er seine Syphilis selbst kuriert – scheinbar, wie er die Mehrzahl seiner Patienten nur scheinbar kuriert hat. In den klaren Stunden, die ihm sein Verfolgungswahn ließ, hat er eingesehen, dass Dr. Jessen mit seiner Theorie doch Recht hat. „Am besten, Sie kommen gleich mit mir nach Hornheim", sagt Dr. Jessen. „Sicher können wir dort etwas für Sie tun." Bärensprung reist mit Willers Jessen. Die Anstalt bei Kiel erfreut sich des besten Rufs. Vielleicht wird er dort psychiatrisch geheilt werden.

Sommer 1864

Die Anfälle haben aufgehört. Bärensprung ist wieder Herr über seinen Verstand. Er hat das Werk über die Vererbung der Syphilis fertig geschrieben. Am 26. August 1864 steht er vor dem Spiegel seines Krankenzimmers. Er fährt mit dem ausgestreckten Zeigefinger vor seinen Augen hin und her und beobachtet die Reaktion der Pupillen. Er stellt fest, dass die Pupillen in entgegengesetzte Richtungen abweichen, er schielt. Das scheint ihm ein untrügliches Symptom der Paralyse. Bärensprung weiß, dass er noch immer krank ist, unheilbar krank.

„Ich gehe spazieren", sagt er kurz darauf zu Dr. Jessen.

Er wandert hinunter zum Strand der Kieler Förde. Von der Schlossterrasse blickt er lange hinaus auf den Hafen. Dann tritt er auf den Steg hinaus.

Niemand sieht, wie der schmächtige Mann ins Wasser gleitet. Erst zwei Tage später findet man ihn. Er muss sich unter Wasser an den hölzernen Pfeilern des Landungsstegs festgeklammert haben, bis er das Bewusstsein verlor.

Die Sektion bestätigt die Diagnose des Dr. Willers Jessen: „Progressive Paralyse, Gehirnerweichung."

Aber war die Syphilis wirklich daran schuld? Erst Jahrzehnte nach Bärensprungs Tod werden drei große Entdeckungen das labyrinthische Dunkel der Syphilis, in dem sich Felix von Bärensprung verirrt hatte, erhellen.

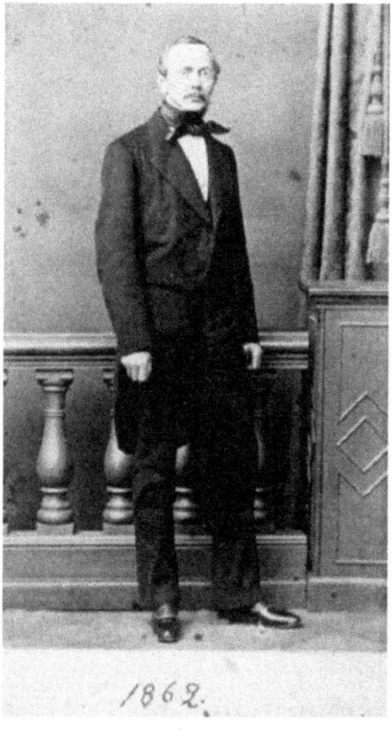

Abbildung 35: Felix von Bärensprung, zwei Jahre vor seinem Tod.

Das Haus der blauen Brillen

> „Ehre dem Staat, in dessen Metropole ein solches Denkmal errichtet wurde. Der Mann, dessen Andenken wir feiern, hat nicht ein Volk regiert, hat nicht Schlachten geschlagen, nicht mit dem Pinsel oder Meißel Kunstwerke geschaffen. Tausende und Tausende, welche vor ihm unrettbar der Erblindung verfielen, können fortan durch die Kunst, die er gelehrt, gerettet werden..."

(Professor von Arlt, Prag: Rede bei der Enthüllung des Denkmals für den Augenarzt Albrecht von Graefe vor der Charité am 22. Mai 1882)

> „...Graefe fing seine Berliner Tätigkeiten einfach und unscheinbar in einem schmalen Hause der Behrenstraße an. Die beiden ersten Operationen, eine Extraktion bei einem alten Pfründner und eine Iridectomie bei einem Drehorgelspieler, hätten aber beinahe ein tragisches Ende genommen. Der Extrahierte bekam in der zweiten Nacht nach der Operation das Delirium tremens, riss seinen Verband ab, verließ sein Bett und schlug mit der Faust auf Kopf und Gesicht des neben ihm gelagerten Drehorgelspielers. Er starb am nächsten Abend. Bei der Sektion zeigte sich die Heilung auf das beste eingeleitet. Bei dem Drehorgelspieler war der nächtliche Überfall ohne Schaden vorübergegangen. Die künstliche Pupille gewährte ihm zum ersten Male in seinem Leben die Möglichkeit, sich ohne Führung bewegen zu können. alle Versuche jedoch, ihn dahin zu bringen, sich auf dem anderen Auge ebenfalls operieren zu lassen, waren vergeblich. Die Schrecken jener Nacht standen zu lebhaft in seinem Gedächtnis..."

(Aus „Albrecht von Graefe", von Dr. Eduard Michaelis, Augenarzt in Berlin, 1877)

Mit der Ballade vom blinden Leierkastenmann beginnt eines der größten Kapitel der Medizin, die Geschichte der modernen Augenheilkunde. Schauplatz ist Berlin an einem der ersten Novembertage des Jahres 1850. Im Kellerrestaurant „Zum Strammen Hund" am Oranienburger Tor sind um die Mittagszeit alle Tische besetzt. Gleich rechts vom Eingang ein merkwürdiges Paar: zwei Männer in abgerissenen Anzügen, die Bärte struppig. Unter den Tisch haben sie einen Leierkasten geschoben. Tief verbeugt sich der Kellner in der schmuddelig-weißen Jacke vor ihnen.

Den ganzen Vormittag über drehten Orgel-Emil und Schrippen-Gustav auf den Hinterhöfen des Berliner Nordens den Leierkasten. Dazu haben sie das Lied gesungen:
„Es war ein Mädchen, jung an Jahren", die herzzerreißende Geschichte der verlassenen Jungfrau, die sich am Hamburger Bahnhof auf die Gleise warf, „grad als der Zug von Barmbeck kam..."
„Zweimal Lungenhaschee, zwei kleine Helle", bestellt Orgel-Emil, der Leierkastenmann. Er ist auf beiden Augen von Jugend an blind. Deshalb merkt er auch nicht, dass sein Freund und Blindenführer, der nur auf einem Auge erblindete Schrippen-Gustav, dem Kellner heimlich zuzwinkert.
Der Kellner stellt dem Blinden eine dampfende Schüssel mit Lungenhaschee hin. Für den Schrippen-Gustav bringt er eine große Tasse und eine Flasche.
„Mahlzeit, Justav!" Orgel-Emil taucht den Löffel ein. „Mahlzeit, Emil!" Gierig führt Schrippen-Gustav die Tasse zum Mund. Offiziell enthält sie Bouillon, in Wirklichkeit aber ist Schnaps drin, reinster Fusel. Denn Schrippen-Gustav hat wieder mal seine Tour. Alle zwei, drei Monate muss er trinken, und dann fragt er nicht, was nachher kommt – Zusammenbruch im Rinnstein, Einlieferung in die Säuferabteilung des Armenhauses in der Koppenstraße. Er weiß nur: Orgel-Emil holt ihn raus, der ist angewiesen auf ihn. Seit zwanzig Jahren geht das schon so.
Der Blinde schnuppert einen verdächtigen Duft.
„Schnaps?", fragt er.
„Wo denkste hin... Bouillon!", sagt Gustav.
Aber Emil lässt sich nicht mehr für dumm verkaufen. „Jetzt ist aber Feierahmd. Morjen nehm ick mir een Blindenhund. Denn kannste sehen, wo de bleibst, Suffkopp."
Vielleicht wäre es bei dieser Versicherung Emils geblieben, wie schon so oft vorher. Aber in diesem Augenblick macht Schrippen-Gustav eine Entdeckung. Sein linkes, sehendes Auge bleibt an der Schnapsflasche hängen. Sie ist in ein Stück der „National-Zeitung" eingewickelt. Und da steht unter „Vermischtes":
Augen-Krankheiten
behandelt Dr. Albrecht von Graefe.
Behrenstraße 22
Arme und Unbemittelte kostenfrei.
Der Name „von Graefe" zerteilt für Sekunden die Nebel in Gustavs Hirn. Sein Auge sieht ein bleiches Mädchen, seine Ohren hören zauberhafte Musik. Aus einem Winkel seines Gehirns steigt die Erinne-

rung an Julie Schulz aus Potsdam auf, genannt die Harfenjule. Die hatte einmal auf der Tiergartenpromenade so wunderschön gespielt, dass alle Spaziergänger stehenblieben. Für die Leierkastenmänner war das eine schlechte Zeit. Doch dann war die Harfenjule plötzlich verschwunden. Der Professor von Graefe, hieß es, habe sie operiert und sehend gemacht. Harfenjule bekam Musikunterricht und lernte Noten. Sie machte den Leierkastenmännern keine Konkurrenz mehr, spielt nur noch in Konzertsälen... Das ist zehn Jahre her. Der berühmte Chirurg und Augenoperateur Carl Ferdinand von Graefe ist längst gestorben.
Doch den Schrippen-Gustav reitet in seinem Suff der Teufel: „Wenn de mir loswerden willst, dann lass dir doch operieren. Kannste selber kieken, denn brauchste keen Führer nich mehr und ooch keen Hund. Übrijens, da operiert eener kostenlos!" Die blinden Augen Emils richten sich starr auf den Kumpan, der ihm die Anzeige aus der „National-Zeitung" vorliest.
„Aber det trauste dir ja nich", meint Gustav.
„Sach noch eenmal, ick trau mir nich!"
„Du traust dir jewiss nich."
„Ober zahlen", ruft Orgel-Emil; er zählt die Groschen in seiner Tasche mit den Fingern ab und legt ein Trinkgeld dazu, wie sonst nur reiche Provinzonkels, wenn sie nachts in den „Strammen Hund" verschlagen werden.
„Auf in die Behrenstraße", sagt er zu Gustav.
Als die Türglocke anschlägt, schrickt Dr. Albrecht von Graefe zusammen. Vor acht Tagen hat er sein Praxisschild am Eingang des Hauses Behrenstraße 22 angebracht. Aber auf seine Annonce in der „National-Zeitung" und der „Vossischen" hat sich bisher kein Patient sehen lassen.
„Mach du auf, ich trau mich nicht", ruft Albrecht von Graefe seinem Freund und Studienkollegen Dr. Schufft zu, der mit ihm die Wohnung teilt. Aber dann streicht er sich entschlossen eine dunkle Haarsträhne aus der hohen Stirn und eilt zur Tür. Eine Wolke von Schnaps schlägt ihm entgegen, als er öffnet.
„Sie wünschen?"
„Ick komm nur von wejen mein Freund", lallt Schrippen-Gustav und deutet mit dem Daumen über die Schulter. Orgel-Emil hat sich hinter dem breiten Buckel seines Führers ganz klein gemacht. Nur der Leierkasten, den er am Gurt auf dem Rücken trägt, ragt hervor. So hat sich Dr. von Graefe die ersten Patienten in eigener Praxis nicht vorgestellt.

Nie war ein Arzt unter glücklicherem Stern geboren worden als dieser Albrecht von Graefe. Sein Vater war der berühmte Chirurg und Augenoperateur Carl Ferdinand von Graefe, der Gründer der ersten chirurgischen Universitätsklinik in Berlin, der Leib- und Generalstabschirurg Friedrich Wilhelms III. Patenonkel Albrechts war der König von Preußen, und als der Vater starb, wurde der Kultusminister sein Vormund. Im Reichtum wuchs er auf, er wurde ein Wunderkind. Mit 15 Jahren bestand er die Reifeprüfung, mit 19 war er Doktor der Medizin. Über zwei Jahre konnte er sich in Prag, Paris, London und Wien bei führenden Chirurgen, Augenärzten und Medizinern als gern gesehener Gast famulieren, bevor er seine Praxis in Berlin aufmachte. Statt der zwei Zimmer in dem engbrüstigen, runtergekommenen Haus Behrenstraße 22 hätte er sich eine prächtige Etage kaufen können, ein ganzes Haus. Aber er will seinen Erfolg nicht seiner Herkunft und dem Geld verdanken. Deshalb fängt er klein an.

Er lässt sich den leichten Schauder nicht anmerken, als er die beiden unrasierten Pennbrüder in das Behandlungszimmer bittet. In dem schmucklosen Raum sind zwei Tische aneinandergerückt. Ein Tablett mit kleinen schwarzen Flaschen, Höllenstein in verschiedener Lösung, eine Flasche mit essigsaurem Blei, zwei mit Opiumtinkturen. Daneben sauber ausgerichtet Höllenstein- und Kupferstifte, ein lederbezogener Kasten mit Instrumenten. Am Fenster stehen zwei Stühle, einer dem Licht zugewendet für den Patienten.

„Legen Sie bitte ab", sagt Graefe zu Orgel-Emil. Dem fällt erst jetzt auf, dass er noch immer seinen verbeulten Hut auf dem Kopf und den Leierkasten auf dem Rücken hat. „Helf mir doch", knurrt er Gustav an. Aber da hat von Graefe schon zugegriffen. Tastend lässt Emil sich auf den Stuhl nieder. Es gehört nicht viel Erfahrung dazu, um die Diagnose zu stellen. Dicke weiße Narben ziehen sich quer über seine Augäpfel, sie lassen keinen Lichtstrahl durch die Pupillen ins Innere des Auges. Das Übel hat Orgel-Emil wahrscheinlich schon mit auf die Welt gebracht. Es entsteht aus der eitrigen Bindehautentzündung, mit der Säuglinge bei der Geburt von tripperkranken Müttern angesteckt werden. Wird die Entzündung nicht rechtzeitig behandelt, führt sie fast immer zu völliger Blindheit.

Noch im Jahre 1871 gibt es in Preußen 25.000 solcher Blinden. Erst 1884 wird der Leipziger Geburtshelfer Carl Crede die vorbeugende Behandlung aller Säuglinge mit einprozentiger Höllensteinlösung einführen und so die furchtbare Krankheit bannen. Aber auch dem

Orgel-Emil kann geholfen werden, durch Operation. Bei ihm ist die vernarbte Hornhaut innen mit der Regenbogenhaut verwachsen. Atemlos hört Emil zu, als der Doktor ihm schildert, wie er die blinden Augen operieren wird: am Rand der Pupille, dort wo die Hornhaut nicht durch Narben getrübt ist, muss ein Stück der Regenbogenhaut herausgeschnitten werden. Eine „künstliche Pupille" wird so geschaffen: das Licht kann wieder ins Innere des Auges einfallen.
„Kann ick dann wieder sehen?", fragt Emil.
„So viel, dass Sie sich ohne Führer bewegen können", sagt Graefe.
„Jloob det janich, Emil!", warnt Schrippen-Gustav. Er sieht plötzlich seine Felle davonschwimmen. Niemals hätte er Orgel-Emil so viel Courage zugetraut. Wenn er wirklich sehen wird, was soll dann aus ihm werden, aus Gustav? Dann verliert er den letzten Halt. Man wird ihn aufgreifen und für den Rest seines Lebens ins Arbeitshaus stecken, zusammen mit Idioten und Kranken. Es wird keinen Schnaps mehr geben für ihn, nur noch stumpfsinnige Arbeit.
Als errate er die Verzweiflung des alten Saufbolds, tritt Graefe auf Gustav zu, hebt sein Kinn und betrachtet die milchig-graue, getrübte Pupille in Gustavs rechtem Auge.
„Und wie wär's mit uns?", fragt er freundlich. „So ein Altersstar ist schnell operiert."
Trotz seiner Jugend, besonders in seiner Pariser Zeit, hat Graefe schon viele getrübte Augenlinsen extrahiert. „Man erlangt dort eine Frechheit, mit dem Auge umzugehen, wie an keinem zweiten Ort der Welt", pflegt er zu sagen. – Noch entfernt er den Star nach der hundert Jahre alten Methode des Franzosen Daniel. Seine Lehrer und Kollegen bewundern, wie elegant er mit dem Starmesser umgeht. Nur ein paar Jahre noch, und er wird eine der bedeutendsten Verbesserungen der Staroperationen einführen.
Aber davon ahnt Schrippen-Gustav nichts. Er hat nur Angst. Heiß und kalt läuft es ihm über den Rücken, wenn er an das Messer in seinem Auge denkt. Und doch sagt er: „Ja..."
Er will um jeden Preis hinauszögern, dass der Schicksalsfaden zerschnitten wird, der ihn mit Orgel-Emil verbindet. Vor die Wahl zwischen Schmerz und Einsamkeit gestellt, wählt er den Schmerz.
Die Frischoperierten schafft von Graefe mit einer Mietdroschke in die Johannisstraße. Dort hat er in der Wohnung eines Schneidermeisters zwei einfache Zimmer gemietet, weil für Patienten in der Behrenstraße kein Platz ist. Getünchte Wände, einfache Metallbetten, dicke grüne Vorhänge und grüne Bettschirme halten alles Licht fern.

In ihrem ganzen Leben haben die beiden Pennbrüder nicht in so sauberen Betten gelegen. Wohlig reckt Orgel-Emil sich in dem kühlen Leinen. Dagegen ist Schrippen-Gustav merkwürdig verwirrt. Die Schneidermeisterin, die ihnen das Essen bringt, redet er mit „Frau Wirtin" an, den Dr. von Graefe nennt er „Herr Rausschmeißer". Er fürchtet sich in dem grünen Dunkel. „Schlaf nicht ein!", bettelt er immer wieder seinen Kumpan.
Als Graefe um Mitternacht noch einmal nach den Patienten sieht, schläft Emil tief. Der andere aber wälzt sich unruhig hin und her. Er setzt sich im Bett hoch.
„Sehen Sie die vielen Käfer, Herr Wirt", sagt er. „Wie sie hin- und hersausen, da am Fenster!"
Es ist kein Fenster da, und es sind keine Käfer zu sehen.
Und wenn sie da wären, dann könnte Gustav sie mit seinen verbundenen Augen nicht sehen. Sein Puls geht rasch und weich, die Temperatur ist erhöht. Hoffentlich gibt es keine Entzündung; das ist Graefe noch nie passiert. Sollten etwa Reste der Linse in der hinteren Augenkammer zurückgeblieben sein und die empfindliche Regenbogenhaut reizen? Er glaubt es nicht, gibt aber Atropin. Das weitet die Pupillen und verringert Reizungen.

*

Es ist in der sechsten Nacht nach der Operation.
Zuerst glaubt Orgel-Emil, alles sei nur ein Alptraum. Ein schwerer Druck auf seiner Brust weckt ihn aus tiefem Schlaf. Aber dann hört er ganz nahe gurgelndes Atmen. Kann man Traumgespenster hören? Mitten in diese Gedanken trifft ihn der erste Faustschlag am Kopf.
„Meine Augen!", schreit er und krümmt sich vor Schmerz. Wieder ein Schlag, diesmal auf den Mund. Er schmeckt Blut auf seinen Lippen. Er spürt keinen einzelnen Schlag mehr, es ist ein wilder Wirbel.
„Hilfäää!", schreit Emil. „Hilfää..." Wo ist Schrippen-Gustav? Doch plötzlich weiß er, dass er es ist, der ihn morden will.
„Wat hab ick dir jetan?", stöhnt Emil. Keine Antwort, nur immer Schläge. Endlich bekommt er die Fäuste des Rasenden zu fassen, aber schon fühlt er seine Kräfte schwinden. Eine wahnsinnige Angst überkommt ihn. Nicht vor dem Tod, nein, er fürchtet, dass alles vergeblich sein könnte, dass Schrippen-Gustav ihm die Hoffnung zunichte gemacht hat, einmal das Licht der Sonne zu sehen.
Nur wie von fern hört er eilige Schritte und Stimmen, dann weiß er nichts mehr. Als er wieder zu sich kommt, ist eine Stimme ganz

nahe an seinem Ohr, eine Hand tastet nach seinem Kopf, nach dem Verband über den Augen. Und dann ist plötzlich etwas da, was er nicht kennt. So hell ist es, dass es ihm in den Augen weh tut.
„Ein bisschen zur Seite mit der Lampe", hört er die Stimme des Dr. von Graefe. Er spürt sanften Fingerdruck am Augenlid. Es wird hochgehoben. Wieder die Helligkeit, aber nicht mehr so grell, ein Schatten, der auf ihn zukommt. Wieder die tiefe, warme Stimme des Doktors: „Was mit der Wunde ist, wird man erst morgen früh sagen können. Es scheint, als habe er nichts abbekommen. Ein Wunder..."
Ein Wunder? Nein zwei!
Denn Orgel-Emil wird nicht nur gerettet – er wird die Umrisse von Menschen und Gegenständen unterscheiden, wie Dr. Graefe es ihm versprochen hat. Er wird allein mit seinem Leierkasten über die Höfe von Berlin ziehen – ohne Blindenhund, ohne den Schrippen-Gustav, den ollen Suffkopp.
„Wo iss Justav?", fragt Emil.
„Nebenan", sagt Dr. Graefe. „Er war nicht bei Sinnen, als er über Sie herfiel. Ein böser Anfall von Säuferdelirium."
Am Abend des ersten Tages, den Orgel-Emil durch seine künstliche Pupille heraufdämmern sieht, stirbt Schrippen-Gustav. Die Obduktion ergibt, dass der Hornhautlappen seiner Pupille überall fest anliegt. Die Heilung hatte begonnen, keine entzündlichen Prozesse. Auch Orgel-Emils neue Pupille heilt richtig aus. Nach zehn Tagen verlässt er die „Klinik" in der Johannisstraße.
„Aber Ihr anderes Auge!", sagt Dr. von Graefe. „Ich operiere gleich..."
Doch Emil schüttelt den Kopf. „Nich noch eenmal, sonst holt Justavens Jeist mir doch noch!"
Jahre und Jahre werden vergehen. Aus den zwei Zimmern in der Behrenstraße 22 wird die weltberühmte „Graefesche Augen-Klinik" in der Karlstraße 46, gegenüber der Charité. Aus allen fünf Erdteilen werden Ärzte kommen, Kapazitäten, um bei Albrecht von Graefe zu lernen, Patienten, die von ihm Heilung erwarten. Nur einer kommt nicht – der Orgel-Emil. Hin und wieder trifft Graefe ihn, wenn er durch die nächtliche Stadt wandert. An seinen Geburtstagen spielt der alte Leierkastenmann ihm zu Ehren vor der Graefeschen Villa in der Viktoriastraße die schönsten Walzer ab.
Aber Operation?
„Um nischt in der Welt nich, Herr Doktor..."

Der Schein der kleinen Lampe fällt von links auf das Profil des Dr. Albrecht von Graefe, auf die braunen, auf die Schulter herabfallenden Haare, die hohe, edle Stirn, die großen, sanft blickenden Augen und den wallenden Kinnbart. Graefe sitzt auf einem Stuhl mitten im Raum. Links von ihm ein Tisch, auf dem die Lampe steht. Ihm genau gegenüber, sodass sich ihre Knie berühren, sitzt sein Assistent Dr. Beetz. Im Dunkeln hinter dem Rücken des Meisters harren im Halbkreis andere Assistenten und Berliner Kollegen der Dinge, die da geschehen sollen.

Mit der rechten Hand führt Graefe jetzt an hölzernem Stiel einen metallenen Zylinder vor das Gesicht des Dr. Beetz. Ein Lichtfleck huscht über Wangen und Stirn des Assistenten zu seinem linken Auge, bleibt schließlich an der Pupille stehen. Jetzt nähert Graefe sein rechtes Auge dem Instrument. Wie ein Scharfschütze visiert er die Pupille des Gegenübers an. Vorsichtig dreht und verkantet er das System von Linsen, Spiegeln und geschwärzten Gläsern. Nur sein stoßweiser Atem verrät, wie angestrengt er sich konzentriert. Es ist Anfang 1852. Schauplatz ist das Untersuchungszimmer in der „Graefeschen Augen-Klinik".

Ganz plötzlich hält von Graefe den Atem an. „Diese Haltung bitte beibehalten", sagt er leise zu Dr. Beetz. „Und jetzt nach rechts blicken, bitte... Jetzt nach rechts oben... nach oben!"

Es ist ganz still in dem dunklen Raum. Nur den Atem Graefes hört man, während er das linke Auge des Dr. Beetz langsam, im Sinne des Uhrzeigers die Grenzen des Gesichtsfeldes umkreisen lässt.

Zum ersten Mal sieht der Augenarzt Dr. Albrecht von Graefe in das Innere eines lebendigen menschlichen Auges. Das Licht der kleinen Lampe, durch das Spiegelsystem in die Pupille des Dr. Beetz und zurück in das Auge Graefes gelenkt, zeigt ihm den leuchtend roten Augenhintergrund – die Netzhaut, den eigentlichen Sitz des Sehvermögens, in dem die feinen, lichtempfindlichen Verästelungen des Sehnervs sich ausbreiten. Graefe sieht den weißen Fleck in der Mitte, wo der Sehnerv wie ein durchsichtiger Wurm aus der Tiefe der Augenhöhle hervortritt. Er sieht das bläulich-violette Geäder der Venen und die dunkelroten Verästelungen der Arterien. Er glaubt, das Blut in den Adern pulsieren zu sehen. Der Lichtstrahl gleitet wie ein Scheinwerfer über Schattierungen und zahllose Einzelheiten. An jedem Punkt möchte sich das hungrige Auge Graefes festsehen. Aber die Anstrengung ist zu groß, für ihn ebenso wie für Dr. Beetz. Sein Auge fängt an zu tränen, er sieht nicht mehr klar. Endlich setzt er das Spiegelinstrument ab.

„Das müssen Sie alle sehen, sofort", sagt er und fährt sich mit der Hand über seine ermüdeten Augen. „Mit diesem Augenspiegel hat

Helmholtz uns eine Welt erschlossen... Nicht auszudenken, was da alles zu entdecken ist..."

Die Post aus Königsberg hat Graefe an diesem Januartag des Jahres 1852 den ersten Augenspiegel gebracht. Er ist eine Erfindung des Dr. Hermann von Helmholtz, Professor in Königsberg. Geboren aber wurde der Augenspiegel in Berlin im Frühjahr 1846, als der Eskadrons-Chirurg Helmholtz von den Potsdamer Gardehusaren gerade sein Staatsexamen als „Arzt und Wundarzt" an der Charité mit „sehr gut" bestanden hatte.

Damals hatten junge, hochbegabte Physiker, Chemiker und Mediziner sich zur „Berliner Physikalischen Gesellschaft" zusammengetan. Sie hatten erkannt, dass ihre Fachgebiete so eng miteinander verzahnt waren wie das komplizierte Getriebe einer Maschine. Sie wollten ihre Gedanken austauschen. Jeder sollte immer gleich wissen, was der andere entdeckt hatte.

Zu einer Sitzung dieser Gesellschaft holte im März 1846 der Medizinstudent von Ermann seinen Freund ab, den Physiker Brunner, einen Österreicher, der in der Behrenstraße seine Studentenbude im Parterre, vorn heraus, hatte. Es war um die Dämmerstunde, vor dem Haus zündete der Laternenanzünder die Gaslampen an.

„Wie seltsam deine Augen leuchten", rief von Ermann plötzlich aus. „Wie Katzenaugen." Dass Katzenaugen im Dunkeln leuchten können, ebenso wie Hunde- und Eulenaugen, wusste bereits jedes Kind. Die Märchendichter verdankten dieser Tatsache herrliche Gruseleffekte. Die Wissenschaft nahm an, dass die Augen dieser Tiere eigenes Licht erzeugen, ähnlich wie die Leiber der Glühwürmchen. Erst der große Physiologe in Berlin, Johannes Müller, klärte den Irrtum auf. Es handelt sich, wie er nachwies, um Lichtstrahlen, die vom Augenhintergrund reflektiert wurden. Aber warum leuchtete das menschliche Auge nicht?

„Es leuchtet doch", behauptet der Kandidat der Medizin von Ermann an jenem Frühlingsabend 1846.

„Dann kann es nur der Reflex vom Licht der Gaslaterne sein", sagt der Physiker Brunner. „Es hat sich im Silberrahmen deiner Brille gebrochen und wurde direkt in mein Auge gelenkt."

Diese Beobachtung teilen die beiden am Abend in der „Physikalischen Gesellschaft" mit. Man horcht auf, man diskutiert das Problem, geht dann aber rasch zu brennenderen Fragen über. Der Eskadrons-Chirurg Hermann von Helmholtz berichtet über seine Versuche an Fröschen. An diesen „alten Märtyrern der Wissenschaft" prüft er gerade nach, was für Wärmereaktionen und chemische Prozesse stattfinden, wenn ihre Muskeln arbeiten. Aus diesen Versuchen wird bald darauf das umstürzendste Naturgesetz seit Newtons Schwerkraftregeln entstehen: das Gesetz von der Erhaltung der Energie. Helmholtz und der Heilbronner Arzt Robert Mayer entdecken es fast gleichzeitig und unabhängig voneinander. Helmholtz dehnt diese an Froschschenkeln gewonnene Erkenntnis auf das Weltall aus. Er wird zum Vorläufer von Max Planck und Albert Einstein, dem Entdecker der Quantentheorie und der Energie im Atom.

Die abendliche Beobachtung der Studiker von Ermann und Brunner kreierte zunächst nur ein neues Gesellschaftsspiel für die Salons von Berlin. Überall, wo Naturwissenschaftler verkehrten, ließ man in dunklen Zimmern Augen aufleuchten. Damen waren bevorzugte Versuchsobjekte.

Erst vier Jahre später kommen zwei Teilnehmer der damaligen Sitzung ernsthaft auf das interessante Phänomen zurück.

Zuerst Dr. Ernst Brücke, inzwischen Professor für Physiologie in Wien, und dann Hermann von Helmholtz, wegen seiner wissenschaftlichen Begabung von der Armee freigegeben und zum Professor für Physiologie in Königsberg ernannt. Beide kannten die Not der Augenärzte, die so gern in das Innere des lebendigen Auges geschaut hätten, aber das Dunkel der Pupille nicht überwinden konnten. Brücke machte den Versuch, den Augenhintergrund zu erleuchten, und scheiterte, Helmholtz gelang es. Er verstand mehr von Physik und Mathematik.

Brillengläser und Deckgläser für mikroskopische Zwecke kittete er zusammen und umgab sie mit einer Hülle aus Pappe. Nach acht Tagen sah er als erster Mensch die lebendige Netzhaut eines Menschen klar vor sich liegen.

„Ich brauchte dazu weiter keine Kenntnisse", untertrieb er später, „als was ich auf dem Potsdamer Gymnasium an Optik gelernt hatte. Jetzt kommt es mir lächerlich vor, wie andere Leute und ich selbst so vernagelt sein konnten, das nicht zu finden. Bis jetzt war eine Reihe von Augenkrankheiten eine Terra incognita, weil man über die Veränderungen im Auge weder im Leben etwas erfuhr, noch selbst im Tode. Durch meine Erfindung wird die spezielle Untersuchung des inneren Auges möglich ... Ich lasse gegenwärtig ein solches Instrument arbeiten, welches besser und bequemer ist als meine bisherigen Pappklebereien..."

Das schrieb Hermann von Helmholtz am 17. Dezember 1850 an seinen alten Vater in Potsdam. Aber mehr als ein Jahr verging, bis die ersten 18 durchkonstruierten Augenspiegel an die bedeutendsten Ärzte Europas und Amerikas verschickt werden konnten. Einer davon ging an Albrecht von Graefe...

Einer nach dem anderen nahmen die Assistenzärzte und Freunde Graefes auf dem Untersuchungsstuhl Platz, bis in die Morgenstunden. Einer nach dem anderen erblickt das Wunder der Netzhaut. Als letzter starrt Dr. Beetz in die geheimnisvolle Landschaft des inneren Auges. Endlich springt er auf, schreit „Hurra!" und schleudert das Instrument in die Höhe. Mit mattem Knall prallt es gegen die Zimmerdecke. Putz rieselt herab.

„Aber mein lieber Freund!" Graefe hebt das verbogene Instrument auf. Zum Glück ist es nicht unersetzlich, denn schon bald gibt Graefe neue, nach seinen Angaben verbesserte Augenspiegel beim Mechanikus Dörfel in der Luisenstraße in Auftrag. Das Loch an der Decke des Untersuchungszimmers in der Karlstraße wird 46 Jahre hindurch wie ein Heiligtum bewahrt. Mit Hilfe des Augenspiegels führt Albrecht von Graefe ein neues Jahrhundert der Augenheilkunde herauf.

Mathematisch genau wird er erforschen, wie sich bei Schwachsichtigkeit und Blindheit das Gesichtsfeld verändert. – Er wird feinste Verstopfungen der Netzhautarterien und ihre Wirkungen erkennen. – Er wird nachweisen, dass Entzündungen der Sehnerven ihre Ursache in Gehirnkrankheiten haben. – Er wird Tumore des inneren Auges beschreiben. – Die Tuberkulose der Aderhaut und die Ablösung der Netzhaut wird er erforschen. – Er wird erkennen, dass Nachtblindheit die Folge entarteter Farbkörperchen der Netzhaut ist.

Seine größte Tat aber bleibt, dass er die Ursachen des Glaukoms, des „Grünen" Stars, planmäßig entschleiert und die Operationsmethode entwickelt hat, die Hunderttausenden das Augenlicht rettet.

*

Die junge Frau bohrt ihren Kopf tief in die Kissen des zweischläfrigen Hotelbetts. Ihr Atem geht heftig, sie stöhnt und windet sich schon seit Stunden, seit ihre entsetzlichen Kopfschmerzen einsetzten. Verzweifelt läuft der Ehemann im nagelneuen, blauseidenen Schlafrock von der Tür zum Fenster, vom Fenster zur Tür. Erst seit 24 Stunden sind sie verheiratet. Das Hotel „Stadt Rom" Unter den Linden ist die erste Station auf der Hochzeitsreise. In der Halle schreit der Portier den Pagen an: „Kein Arzt aufzutreiben? Berlin ist doch keen Dorf!"

In seiner Not fällt ihm ein, dass Unter den Linden auch der Professor von Graefe wohnt. Der ist zwar Augenspezialist, aber mit einer Migräne wird er wohl auch fertig werden. Albrecht von Graefe sitzt bei einer Flasche französischem Rotwein, als der Page Sturm klingelt. Graefe ist ein Nachtmensch. Seine Klinik stiehlt ihm die Tage, letzte Visite um Mitternacht, dann erst beginnt das bisschen Privatleben des erfolgreichsten Augenarztes in Europa.

„Na endlich", seufzt der Ehemann, als Graefe eintritt. Er ist sofort beruhigt, als der Professor nach einem kurzen Blick auf die junge Frau eine Spritze aufzieht.

„Morphium?"

Graefe nickt. Dann stößt er die Spritze in den Schenkelmuskel der Patientin. Er wartet ab, bis die Beruhigung eintritt, dann dreht er die Kranke vorsichtig auf den Rücken. Er schüttelt den Kopf, beugt sich über die Augen der jungen Frau und zieht die Lider hoch; seine Finger gleiten über den Augapfel, drücken ein paarmal vorsichtig zu.

„Wie fing es an?", fragt er den Mann im Schlafrock.

„Zuerst klagte sie über Schmerzen im rechten Auge..."

„Und weiter?"

„Sie griff sich immer an die rechte Stirnhälfte, genau wie meine Mutter, wenn sie ihre Migräne hat."

Langsam steht Dr. von Graefe vom Bettrand auf. „Erschrecken Sie nicht", sagt er, „aber ich würde Ihre Frau am liebsten gleich in meine Klinik bringen."

Entgeistert starrt der Hochzeitsreisende ihn an. „Nur eine Augenuntersuchung, sicherheitshalber."

„Aber es ist doch nur eine Migräne, mein Herr." Der junge Mann wird unsicher.

„Wir wollen es hoffen", sagt Graefe und greift nach seiner Tasche. „Falls Sie mich brauchen sollten, der Portier weiß, wo ich zu finden bin."

Es ekelt ihn an, sich aufdrängen zu müssen, nur weil er weiß, was auf diesen angeblichen Migräneanfall folgen wird.

„Mach doch das Licht an", sagt am anderen Morgen vom Bett her die junge Frau.

„Aber Liebling, es ist heller Tag..."

„Dann zieh wenigstens die Vorhänge auf", drängt die junge Frau und richtet sich hoch. Ihre wilden Kopfschmerzen sind so plötzlich verschwunden, wie sie gekommen waren. Sie hat geschlafen und fühlt sich erfrischt. Jetzt hört sie die Stimme ihres Mannes ganz nahe.

Aber es ist so dunkel. Tastend streckt sie eine Hand aus. „Wo bist du nur?" „Aber ich bin doch hier", sagt die vertraute Stimme dicht an ihrem Ohr. Wie durch Nebelschleier sieht sie einen verfließenden Schatten, sie greift danach, doch da verschwindet die Erscheinung im düsteren Nebel.
Sekunden später jagt der junge Ehemann den Flur hinunter zur Portiersloge. „Bringen Sie mir diesen Doktor Graefe..."
„Der Herr Professor ist jetzt bestimmt in seiner Klinik", sagt der Portier.
„Dann einen Wagen, aber rasch."
Zehn Minuten später biegt das Fuhrwerk aus der Luisenstraße in die Karlstraße ein. Die Straße ist auffallend belebt. Männer und Frauen tasten sich an den Häuserwänden entlang, andere werden sorgsam geführt. Die meisten von ihnen tragen blaue Brillen. Eine Prozession von Blinden und Augenkranken quillt aus dem Haus Karlstraße 46 auf die Bürgersteige. „Lauter Grafen und Gräfinnen", kalauert der Kutscher. Doch sein Fahrgast ist schon aus dem Wagen gesprungen und drängt sich gegen den Menschenstrom in das enge Tor der „Graefeschen Augen- und Poliklinik".
Eine schmale Treppe, auf allen Stufen warten Kranke. Sie halten Zettel mit Namen, Anschrift und erstem Untersuchungsdatum in der Hand. An den Wartenden vorbei schieben sich die Abgefertigten tastenden Schritts nach unten. Ärmlich gekleidet die meisten. Geruch von schlechter Seife und Kohldunst hängt in der Luft. Doch mitten unter den Proletariergestalten hier und da auch eine im pelzbesetzten Mantel, auf einen Stock mit silbernem Griff gestützt.
„Hinten anstellen!", ruft es böse von allen Seiten, als der Herr aus dem Hotel „Stadt Rom" die Stufen hinaufeilt. Endlich ist er im Vorzimmer, aber da fängt ihn ein vierschrötiger Kerl mit Soldatenmütze ab: „Privatpatienten bitte im Erdgeschoss warten..."
Bei der klinischen Untersuchung der jungen Frau bestätigt sich der Verdacht, den Dr. von Graefe schon im Hotelzimmer hatte: Sie leidet an einem akuten Glaukom, dem Grünen Star.

*

Lange hat Graefe an der Möglichkeit gezweifelt, diesem geheimnisvollen Grünen Star hinter die Schliche zu kommen. Dass die Augen dieser Kranken sich um die Pupillen herum meergrün, flaschengrün bis schmutzig grün verfärben, hatten schon die alten Griechen erkannt und der Krankheit danach ihren Namen gegeben. Wo man ansetzen musste, um sie zu heilen, blieb dunkel, auch unter dem Suchlicht des Augenspiegels. War der Grüne Star vielleicht gar keine einheitliche Krankheit? Dafür sprach die Verschiedenartigkeit seines Auftretens. Oft kam er überfallartig mit plötzlich rasenden Kopfschmerzen, dann wieder ganz scheinheilig und schmerzlos, mit Regenbogen-Sehen, vorübergehender Vernebelung des Sichtfeldes und schubweisem Erblinden. Doch außer der grünen Farbe gibt es noch andere gemeinsame Symptome: erweiterte Pupillen, die auf Lichtreize starr bleiben oder nur schwach reagieren. Das Gesichtsfeld wird anfangs immer zur Nase hin eingeschränkt, dann nach oben und unten bis zur völligen Blindheit. Aber was war der Grund für diese Erscheinungen?

Graefe erinnerte sich an seine Lehr- und Wanderjahre. In Paris hatte der kühne Desmarres in verzweifelten Fällen die Pupillen angestochen und die wässrige Flüssigkeit aus den Augenkammern herausgedrückt. Das brachte meistens Erleichterung, die Kranken konnten wieder die Finger vor ihren Augen zählen. Aber nur für kurze Zeit, dann war wieder alles beim alten.

Doch irgendwie musste diese vorübergehende Erleichterung mit dem Wesen der Krankheit zu tun haben. Vielleicht zu viel Flüssigkeit im Auge? Überdruck? Ein bestechender Gedanke. Aber wie wollte man jemals seine Richtigkeit beweisen? Unermüdlich suchten Graefe und seine Assistenten den Augenhintergrund der „grünen" Patienten ab.

„Auf die Eintrittsstelle des Sehnervs besonders achten", schärfte Graefe ihnen ein. Im festen, knorpeligen Ball des Augapfels ist das die weichste und nachgiebigste Stelle. Wenn wirklich Überdruck im Auge den Grünen Star verursachte, dann musste das zuerst am zarten Gewebe des Sehnervs zu Veränderungen führen.

Graefe selbst war es, der diese Vermutung im Jahre 1855 plötzlich bestätigt fand. Beim Spiegeln eines alten ‚Grünen' Stars entdeckte er eine deutliche Mulde im durchsichtigen Gebilde des Nervs. Außerdem bemerkte er, dass die durchscheinenden Arterien dort auffallend pulsierten.

Dieselbe Erscheinung ließ sich tatsächlich bei allen Fällen beobachten – mit Ausnahme der ganz frischen, der schlagartig eingetretenen. Aber dafür zeigte sich bei denen, wenn man das Auge mit der Fingerkuppe betastete, eine außerordentliche, fast elfenbeinartige Härte des Augapfels. Also auch hier ein Zeichen von innerem Überdruck. „Das leuchtet ein", sagte Graefe. „Der Sehnerv wird erst eingedrückt, wenn der Druck längere Zeit anhält."

Die Theorie wurde ganz unerwartet bestätigt. Der Anatom Professor Heinrich Müller in Würzburg hatte die Sehnerven eines Toten mit Grünem Star in zahllosen hauchfeinen Schnitten unterm Mikroskop untersucht. Das Ergebnis: durch Überdruck im Augeninnern zusammengequetscht, geknickt.

Wodurch aber entstand der Überdruck? Graefe vermutete Veränderungen an den Blutgefäßen des Auges. Aber das war nicht nachzuweisen. Er konzentrierte sich auf die Augenflüssigkeit. Wenn man sie „punktierte", das heißt nach außen abfließen ließ, wurde der Augendruck vorübergehend gemildert. Aber nur so lange, bis sich das Kammerwasser neu gebildet hatte. Diese Wasserproduktion findet in der Iris, der Regenbogenhaut, statt. Wenn man sie verkleinerte, dann müsste auch die Neubildung von Kammerwasser nachlassen. Also Tierversuche!

Ein Zimmer in der Karlstraße 46 wurde als Kaninchenstall eingerichtet. Zahllosen Tieren wurde ein Teil der Regenbogenhaut herausgeschnitten. Schon bald nach dem Eingriff füllten sich die Augäpfel wieder an. Probepunktionen ergaben deutliche Verringerung und Dünnflüssigkeit der Kammerflüssigkeit. Im Juni 1856 wagte Graefe die Operation zum ersten Mal bei einer fünfzigjährigen Frau. Sie war gleich bei den ersten Anzeichen der Blindheit in die Karlstraße gekommen, konnte kaum noch die Hand vor Augen erkennen. Am Tag nach dem Eingriff hielt ihr Graefe seine Hand mit gespreizten Fingern und angelegtem Daumen vor – aus über einem Meter Entfernung. Die Patientin zählt ohne Unsicherheit vier Finger. Und die Sehfähigkeit bessert sich weiter.

*

Der Andrang zu Albrecht von Graefes Klinik wird so groß, dass ständig Raummangel herrscht und zum Improvisieren zwingt. Kaum hat der letzte ambulante Patient den Behandlungssaal verlassen, beginnt das große Umräumen. Die Fenster werden aufgerissen, Tische gerückt, der Boden gefegt, Instrumentenkästen herangetragen, der flache einfache Operationstisch ans Fenster geschoben. Von 12 Uhr mittags bis 3 Uhr nachmittags operiert Albrecht von Graefe. „Einen besonderen Operationssaal?" meint er, wenn die Assistenten ihn drängen. „Wozu? Das würde uns Raum für zehn Betten kosten."

Die junge Frau aus dem Hotel „Stadt Rom" wird hereingetragen. Nur mit Mühe kann der Klinikdiener Andreas den Gatten zurückhalten. An der Tür gibt es einen herzzerreißenden Abschied. Der Saal füllt sich mit Gästen, darunter würdige, oft schon weißhaarige Professoren aus England und Amerika, Inder, Araber, Chinesen. Sie alle wollen lernen bei einem Mann, der noch keine dreißig Jahre alt ist. Was Albrecht von Graefe vollführt, ist atemberaubende

Millimeterarbeit am kunstvollsten, empfindlichsten Organ des Menschen. Unerreicht ist die gelassen-elegante Ruhe der Hand dieses begnadeten Augenchirurgen. Auch an der jungen Frau aus dem Hotel „Stadt Rom" gelingt die Operation. Zwei Wochen später kann sie „mit wiedergewonnenem Augenlicht" am Arm ihres glücklichen Mannes die Klinik verlassen.

Studenten sieht man übrigens nur vereinzelt an der Graefeschen Klinik. Denn sie ist eine private Anstalt. Seine klinischen Vorlesungen dürfen nicht am Schwarzen Brett der Universität bekanntgegeben werden. Wer in Berlin offiziell Augenheilkunde studieren will, muss hinübergehen in die Charité. Dort herrscht der uralte Professor Jüngken über die Augenklinik, die nur eine Unterabteilung seiner Chirurgischen ist. Dieser weißhaarige, eitle alte Herr behandelt, operiert und lehrt noch nach den Methoden von Albrechts Vater Carl Friedrich von Graefe.

Augenkrankheiten sind für ihn die Folge von zersetztem Blut. Er verordnet in Massen Blutegel, die in einem großen Teich der Charité gezüchtet werden. Literweise saugen sie das Blut, bis die Patienten ohnmächtig werden. Und in Jüngkens Klinik gibt es keinen Augenspiegel. Gleich im ersten Jahr nach der Erfindung nötigte Graefe ihn, sich das Instrument einmal anzusehen. Er wollte ihm zeigen, wie man das Ding anfassen muss, drückte ihm den Handgriff in die gichtigen Finger, erklärte die Technik.

„Ich weiß, ich weiß", knurrte der Alte. Aber er hielt den Spiegel verkehrt. Statt ins Auge der Patienten zu fallen, huschte der Lichtstrahl munter über Wände, Fußboden und Decke. Mit fachmännisch zusammengekniffenen Augen starrte Jüngken in die falsche Seite der Optik und flüsterte: „Oh, wie reizend! Oh, wie hübsch! Aber genauso viel sehe ich mit bloßem Auge auch." Seitdem wettert er im Hörsaal über die „Augenspiegeleien der Modeärzte und Scharlatane", die dem ehrwürdigen Namen Graefe nur Schande machen. Achtzehn Jahre lang muss Albrecht von Graefe, das Genie, im Schatten dieser Mumie stehen. Jüngken denkt gar nicht daran abzutreten. Seine Professorenkollegen wissen zwar, wie jämmerlich es um seine Wissenschaft bestellt ist. Aber Professoren müssen zusammenhalten gegen Außenseiter. Und Graefe ist ein Außenseiter. Er will die Augenheilkunde zum selbständigen Fach machen? „Zum Teufel mit dem Spezialistentum!" Augenheilkunde soll Prüfungsfach für alle Mediziner werden?

„Was braucht ein praktischer Arzt schon vom Auge zu wissen, dafür gibt es doch Spezialisten."

So hirnverbrannt unlogisch können wissenschaftliche Koryphäen sein. Selbst der große Internist Schönlein, selbst Virchow, der die Medizin revolutionierte, stellen sich gegen das Genie Graefe auf die Seite des Fossils Jüngken.
Endlich, 1868, tritt Jüngken zurück, nachdem er vom Kultusminister einen deutlichen Wink mit dem Zaunpfahl erhalten hatte. Graefe wurde ordentlicher Professor für Augenheilkunde und Direktor der Charité-Augenklinik mit 500 Talern Jahresgehalt. Aber er muss, wenn er diese runtergewirtschaftete Klinik überhaupt auf die Beine bringen will, auf eigene Kosten Assistenten engagieren, von ihm geschultes Pflegepersonal. Er rechnet aus, dass ihn die Ehre 5.000 Taler jährlich kostet. Und die Prüfungen im neuen Fach „Augenheilkunde" hält Professor Jüngken ab.
Merkwürdige Gerüchte gehen im Herbst 1868 in der Charité um. Der Professor von Graefe, heißt es, sei einem Zusammenbruch nahe. Er kann keine zwei Operationen mehr hintereinander ausführen. Nach jedem Eingriff zieht er sich ein paar Minuten in seinen Ruheraum zurück. Hinter vorgehaltener Hand wird geflüstert: „Er kann ohne Morphium nicht mehr arbeiten! Täglich macht er sich sieben Injektionen..."
Der Augenarzt des Jahrhunderts ist ein Morphinist, ein haltloser Rauschgiftsüchtiger? Man fragt die Assistenten. Sie zucken mit der Schulter, geben ausweichende Antworten. „Operiert er denn noch sicher?", wird gefragt.
„So sicher und elegant wie eh und je", bestätigen die Assistenten. Aber die sind auf ihren Meister eingeschworen, die lieben ihn abgöttisch. Ebenso die Patienten. Das Ministerium schickt Beobachter in den Graefeschen Operationssaal.
Auf zwei Begleiter gestützt, kommt Graefe herein. Scharf sticht die klassisch schöne Nase aus einem ausgemergelten, wachsbleichen Gesicht. Nur auf den hervorstehenden Backenknochen leuchten hektisch rote Flecken. Silbergraue Strähnen ziehen sich durch das volle, gewellte Haar. Er drückt ein Taschentuch vor den Mund, bleibt auf dem Weg vom Eingang zum Operationssaal zweimal stehen, weil Hustenanfälle ihn schütteln. Erst unmittelbar vor dem Operationstisch lässt er die Arme seiner Begleiter los. Er stützt sich mit einer Hand auf den Tisch, beugt sich zu der Kranken.
„Nun seien Sie mal ganz beruhigt, Frauchen. Wir alle hier werden schon gut für Sie sorgen", sagt er leise. Er greift nach seinem Starmesser. Die Beobachter wenden keinen Blick von seiner Hand. Da ist kein Zittern zu bemerken, kein Zögern. Ruhig und harmonisch

fließen die Bewegungen ineinander über. Graefe operiert elegant, aber er legt niemals Wert darauf, besonders schnell zu operieren. Seine Meinung ist: „Im schnellen Operieren muss ich vor manchem Kollegen die Flagge streichen. Jedoch wie meine Augenkranken nach ein paar Wochen aussehen, darin nehme ich es mit ihnen auf." Kopfschüttelnd kommen die Beobachter am Ende des Wintersemesters 1869/70 aus dem Behandlungszimmer: „Von ihm würde ich mich jederzeit schneiden lassen", entfährt es ihnen fast gleichzeitig. Aber Graefes Zustand scheint aussichtslos. Seit acht Jahren ist er schwer lungenkrank. Acht Jahre lang hat er sich keine Stunde geschont. Fuhr er in den Urlaub, dann warteten in Würzburg, Baden-Baden, in der Schweiz und in Paris schon Patienten auf ihn. Er konsultierte, untersuchte, behandelte, operierte. Keinen wies er ab, der bei ihm Hilfe suchte. Um eines einzigen Patienten willen machte er weite Reisen. Auf einer solchen Gewalttour nach Paris hatte ihn die tödliche Krankheit befallen. Trotzdem erschien er noch im letzten Jahr seines Lebens jedes Mal, wenn es Mitternacht schlug, zum Rundgang in der Klinik.
Auch der große Internist der Charité, Professor Ludwig Traube, kann das Zerstörungswerk der Tuberkulose nicht aufhalten, nicht einmal mehr bremsen. Am 20. Juni 1870 hält Albrecht von Graefe zum letzten Mal seine Klinik. Danach fährt er in seine prächtige Villa Viktoriastraße 34 am Rand des Tiergartens zurück, um sie nicht mehr zu verlassen. Noch auf dem Sterbebett studiert er täglich Krankengeschichten, gibt Behandlungsvorschriften.
Am Abend des 19. Juli lässt er sich von seiner Frau, einer geborenen Gräfin Knuth aus dänischem Geschlecht, an das Gartenfenster schieben, das sich nach Westen öffnet. Blutig rot versinkt die Sonne hinter den Baumwipfeln des Tiergartens. Graefe nimmt Abschied von dem geliebten Licht, das er so vielen wiedergegeben hat: „Du schöne Sonne, morgen werde ich dich nicht mehr sehen."
Auch seine letzte ärztliche Prognose trifft ein. Am 20. Juli, morgens um 3 Uhr, ist Albrecht von Graefe nicht mehr. Sein Tod, der zu jeder anderen Zeit ganz Berlin und ganz Deutschland in Volkstrauer versetzt hätte, wird fast nicht bemerkt. Denn draußen in den Straßen Berlins hängen Fahnen aus allen Fenstern. Dumpfer Marschrhythmus, Musik, Trommelwirbel dröhnt durch die Stadt. Seit 24 Stunden ist Krieg zwischen Preußen und Frankreich.

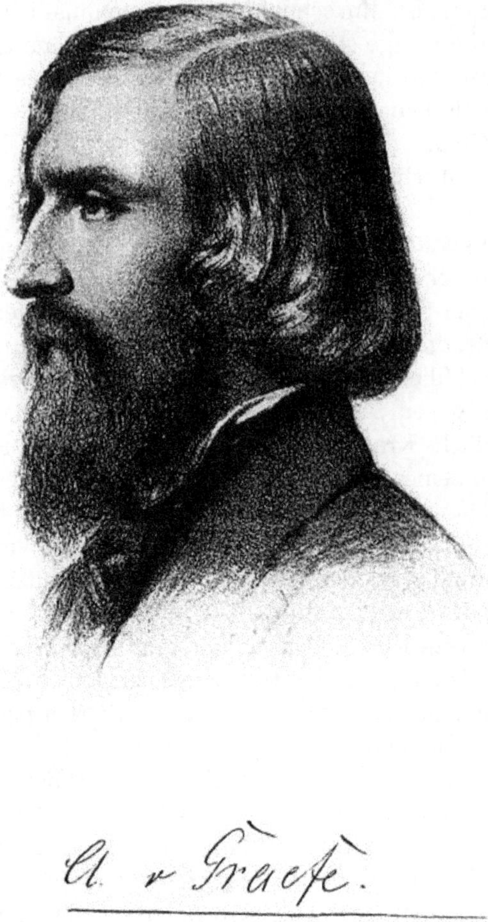

Abbildung 36: Albrecht von Gräfe (1828-1870), Chirurg und Augenarzt.

Krach um Karbol

> "...Die Klinik bei Jüngken war ein Abbild der Chirurgie der ‚guten' alten Zeit ... Die Zuhörer kamen zum großen Teil direkt von dem Kolleg bei Virchow. Von einer mehr als oberflächlichen Säuberung der Hände nach dem Herumreichen der vielen hölzernen Teller mit eitrigen und halb fauligen Präparaten darauf war keine Rede. Kam dann ein Verletzter etwa mit einem komplizierten Beinbruch, so mußte jeder von den ‚Herren im Kreise' die Wunde ohne besondere vorherige Desinfektion der Hand mit dem Finger untersuchen und über Form und Lage der Knochensplitter Auskunft geben. Kein Wunder, wenn der Kranke nach wenigen Tagen einen Schüttelfrost bekam und bald der Pyämie erlag. Die Hälfte der Amputierten oder noch mehr starben an Wundinfektion..."

(Friedrich Trendelenburg, „Aus heiteren Jugendtagen", Berlin 1924)

> „...Als Nachfolger des alten Jüngken wurde im Jahre 1868 Heinrich Adolf Bardeleben berufen. Dieser erwarb sich die größten Verdienste durch die Einführung der Antisepsis, die er nach einem einführenden Besuch bei Joseph Lister in Glasgow nunmehr mit größter Sorgfalt und Energie in seine Chirurgische Abteilung der Charité einführte."

(Fritz Munk, „Das Medizinische Berlin um die Jahrhundertwende", Berlin-München 1956)

Das neue Zeitalter der Chirurgie bricht in der Charité an einem der ersten Oktobertage des Jahres 1868 an. Im Operationssaal hat Professor Jüngken endlich seine Abschiedsvorlesung gehalten. Nun führt er seinen Nachfolger, Professor Adolf Bardeleben, durch die Krankensäle der Klinik. Der 75-jährige Jüngken hat seinen besten Frack dazu angezogen. Im Halsausschnitt baumelt der Hausorden der Hohenzollern. Neben der weltstädtischen Erscheinung des Geheimrats wirkt sein Nachfolger fast provinziell. Professor Adolf Bardeleben trägt einen einfachen Gehrock, und an Orden kann er nur das Eiserne Verdienstkreuz am weißen Bande vorweisen. Obgleich er schon 49 Jahre alt ist und einen stattlichen Bart trägt, redet der Geheimrat Jüngken ihn immerfort mit „mein junger Freund" an. Das irritiert Bardeleben. Immerhin ist er schon zwanzig Jahre wohlbestallter Professor für Chirurgie an der Universität Greifswald gewesen.

„Saal für leichtkranke Weiber!", ruft der Krankenwärter und reißt die hohe Tür vor den Professoren auf.
„Jetzt werden Sie aber staunen", sagt Geheimrat Jüngken.
Und wirklich, Professor Bardeleben ist gepackt von dem Bild, das sich ihm bietet. Aufrecht in ihren Betten sitzen die leichtkranken Frauen und zupfen Scharpie. Eine Wärterin nimmt aus einem Wäschekorb im Mittelgang ein großes Laken und reißt mit ihren kräftigen Händen das mürbe Gewebe in lange, breite Streifen.
„Zeigen Sie dem Herrn Professor, was für feine Leute wir sind", sagt Jüngken. Die Wärterin greift nach dem Zipfel des Lakens und hält ihn Bardeleben hin. Der erkennt eine eingestickte Krone, darunter ein verschlungenes „A". Damastene Tischtücher und Bettlaken, Kopfkissen und Bettbezüge mit der Krone und dem Monogramm der Königin Augusta von Preußen, die von der königlichen Wäschekammer ausrangiert wurden, kommen in die Charité. Die kranken Frauen zupfen aus den Längsstreifen jeden Faden einzeln heraus, legen Faden für Faden säuberlich zu kunstvollen Kompressen zusammen. Berge von Verbandsstoff werden hier täglich produziert. Wo, um Himmels willen, soll all dieses Zeug jemals verbraucht werden?

*

Doch das wird Bardeleben rasch klar, als in einem Männersaal Geheimrat Jüngken am Bett eines Frischoperierten stehenbleibt. Der Assistent schlägt die Bettdecke zurück. Ein gewaltiger Verband umhüllt den Oberschenkel des Kranken. Sobald der Verband abgewickelt ist, sieht Bardeleben die Massen von Scharpie, die in die riesige, klaffende Wunde hineingestopft sind – längliche, runde, büschelförmige Knäuel von Scharpie, dunkelrot und grünlichgelb verfärbt, vollgesogen mit Blut und Eiter.
Ein pestilenzialischer, süßlicher Gestank steigt in die Nasen. Der alte Jüngken aber neigt seinen weißhaarigen Kopf über die Wunde und saugt den Gestank tief ein.
„Sehen Sie, meine Herren, diesen schönen, rahmartigen Eiter", ruft er pathetisch. „Pus bonum et laudabile... guter, löblicher Eiter... die Freude und der Freund des Chirurgen. Wo viel Eiter ist, bildet sich gesundes, neues Gewebe."
Bardeleben graust es. Guter, löblicher Eiter – das ist finsterstes Mittelalter! Hier wird also der Eiter noch als Selbsthilfe des verletzten Körpers angesehen, als ein natürliches Mittel, schädliche Stoffe aus der Tiefe der Wunde herauszuschwemmen. Gewiss, diese Auffassung ist so alt wie die ärztliche Kunst, und der alte Jüngken ist bei-

leibe nicht ihr einziger Vertreter. Doch seit Jahrzehnten bestreitet eine immer größere Zahl von Chirurgen, dass es „gutartigen" Eiter überhaupt gibt. .

Warum heilen denn bei den Tieren im Wald die schwersten Wunden oft ohne Spur von Eiter? Warum widerfährt manchen Chirurgen zuweilen das unerhörte Glück, dass große Operationswunden durch das ausgetretene Blut verkleben und verheilen – ohne Eiter, fast ohne sichtbare Narbe? Heilung „per primam intentionem" nennt man das: „Heilung auf Anhieb".

Merkwürdigerweise tritt dieser Idealfall fast immer nur bei Privatpatienten ein, die zu Hause operiert werden, selten oder nie dagegen in Krankenhäuern. In den chirurgischen Kliniken ist man froh, wenn nach monatelangen Eiterungen überhaupt noch Heilung erzielt wird. Denn meist gehen die Patienten schon vorher an der Wundrose (Rotlauf), am Starrkrampf oder am Hospitalfieber elend zugrunde. Und nicht etwa nur in der Charité!

„Wer in einem unserer Krankenhäuser auf dem Operationstisch liegt, läuft mehr Gefahr, dass er verreckt, als unsere Soldaten auf dem Schlachtfeld von Waterloo!" So rief entsetzt der schottische Chirurg und Geburtshelfer Sir James Young Simpson.

Sir James hat allen Grund, sich an die eigene Brust zu schlagen. Als Entdecker der Chloroformnarkose, als einer der Väter der schmerzlosen Operation, ist er mitverantwortlich für diesen Zustand. Denn seit das Schneiden nicht mehr weh tut, lassen sich doppelt so viele Menschen operieren als vorher. Aber es sterben auch doppelt so viele! Gläubig legen sie sich auf den Operationstisch. Ungestört durch Schmerzgeschrei und Zuckungen des gequälten Fleisches kann der Chirurg sein blutiges Handwerk verrichten. Er kann ruhiger, langsamer arbeiten. Weniger Gefahr, dass er in der Eile große Blutgefäße verletzt, weniger Grund, beim Abbinden der Gefäße allzu hastig und oberflächlich zu verfahren. Operation gelungen! Die Wunde ist mit Scharpie ausgestopft oder vernäht, der kunstvolle Verband angelegt.

Das Sterben nach Operationen sieht dann so aus: ein, zwei Tage des Wohlbefindens, dann überfällt den Kranken plötzlich der Schüttelfrost. Das Gesicht verfärbt sich gelblichgrau, steiler Abfall der Temperaturkurve wechselt mit hohen Fieberzacken. Klebriger Schweiß bedeckt die Haut.

Wenn Geheimrat Jüngken dann, gefolgt vom Schwarm seiner Assistenten und klinischen Hörer, an das Bett tritt, macht er ein ernstes Gesicht. Er selber schlägt die Bettdecke zurück, löst eigenhändig den durchsuppten Verband, wirft die durchblutete, eitergetränkte Scharpie in den Eimer.

„Sehen Sie die aus der Tiefe hervorschimmernde Röte?", fragt er, wenn es sich um eine Phlegmone handelt, eine Zellgewebeentzündung. „Beachten Sie bitte diese oberflächliche, fleckige Rötung der Haut", sagt er beim Erysipel, auch „Wundrose" oder einfach „Rotlauf" genannt. „Dieser schmierige Belag will mir gar nicht gefallen", murmelt er kopfschüttelnd, wenn es sich um einen Fall von „Hospitalbrand" handelt.

Das alles bringt er in geschraubtem Deutsch heraus, gespickt mit lateinischen Phrasen und Fachausdrücken, damit der arme Schelm auf dem Bett es nicht etwa versteht. Manchmal, wenn er nach einer solchen Leichenrede vom Krankenbett aufsteht, schlägt er mit der rechten Hand ein Kreuz in die Luft, wie der Pfarrer über dem offenen Grab.

So ist es in der Charité zu Berlin, so ist es im Hôtel de Dieu und in der Charité zu Paris, im Juliushospital zu Würzburg, im King's College Hospital zu London und im Züricher Kantonsspital. Von hundert Amputierten, die damals noch das Gros der Operierten stellten, starben: in Paris 60, in Edinburgh 43, in München 80, in Berlin 40, in Zürich 46.

Während er mit seinem Nachfolger Bardeleben durch die Chirurgische Klinik wandert, streicht Geheimrat Jüngken mit seinen Handschuhen hier über eine Bettkante, dort über ein Kaminsims. Sorgfältig betrachtet er dann den behandschuhten Finger. Kein winziges Stäubchen trübt das gelbweiße Leder. Es gibt keinen Staub in der Charité, keine mit Blut und Eiter verschmierte Betten, wie Bardeleben sie aus anderen Hospitälern kennt.

„Für jedes Bett in der Charité haben wir sechsmal Bettwäsche vorrätig", erklärt ihm später der Verwaltungsdirektor Esse, ein ehemaliger Feldwebel. „Für jeden Kranken halten wir zehn Garnituren Leibwäsche auf Vorrat. Notfalls kann zweimal täglich gewechselt werden."

Der Verwaltungsdirektor führt den neuen Chirurgen durch das 1853 gebaute Waschhaus der Charité. Hier wird nicht mit Wasser gewaschen, sondern mit heißem, strömendem Dampf. Für jede Art Wäsche wird genau die richtige Konzentration von Soda zum Einweichen angewendet. Zwanzig nackte Mädchenfüße stampfen die gewaschenen Stücke in riesige Spülkübel, wo sie unter Luftdruck ausgepresst werden. Eine solche Wäscherei hat noch kein Krankenhaus in Europa.

Aber trotzdem hört das Sterben der Operierten in der Charité nicht auf. An der Reinlichkeit allein kann es also nicht liegen. Das Gift der Ansteckung muss sich in den Mauern der Krankenhäuser eingenistet haben. „Wie die Rinderpest mit dem Schlachtbeil ausgerottet wurde", sagt der Londoner Chirurg John Eric Erichsen, „so muss das Hospitalfieber mit der Spitzhacke ausgeräumt werden. Reißt also die Hospitäler nieder!" Aber dazu können sich die Stadtväter von London ebenso wenig durchringen wie die von Zürich, Wien, München oder Berlin.

In seiner Verzweiflung fasst der in Berlin ausgebildete führende russische Chirurg Nikolai Iwanowitsch Pirogoff einen kühnen Entschluss. Er besitzt ein Gut in Südrussland. Dort operiert er und verteilt die Frischoperierten auf die Hütten seiner leibeigenen Bauern. Dort liegen sie oft nur auf schmutzigen Strohschütten, und trotzdem tritt viel seltener das Wundfieber auf, gibt es viel weniger Brand, viel weniger „Sepsis" oder Fäulnis.

Woran liegt es also?

Darüber hatten sich die Gelehrten schon seit zweitausend Jahren die Köpfe zerbrochen. Am weitesten verbreitet war die Ansicht, dass ein „Miasma" schuld sei, eine üble Ausdünstung des Bodens, oft durch ungünstige Konstellation der Sterne hervorgerufen. Manche hielten das „Miasma" für ein giftiges Gas, andere sprachen von winzigen, dem unbewaffneten Auge unsichtbaren Lebewesen.

Schon im Jahre 1683 untersuchte der Inhaber eines Kramladens im holländischen Delft, Mijnheer Anton van Leeuwenhoek, unter einem selbstgebastelten Mikroskop einen Wassertropfen aus seiner Regentonne. Was er sah, schien ihm zuerst unglaublich. Da wimmelte es von winzigen, abenteuerlich geformten Tierchen. Er setzte die Beobachtungen noch an vielen Wassertropfen aus anderen Quellen fort und zeichnete die Tierchen auf, die er am charakteristischsten fand. Er untersuchte gärende Bierhefe, Speichel, Fliegenbeine und Schafshaare und fand überall dasselbe unheimliche Leben. Seine Beobachtungen teilte er der Königlichen Wissenschaftlichen Gesellschaft in London mit. Die gelehrten Herren waren äußerst interessiert, konnten sich aber keinen Vers auf den Mikrokosmos des Mijnheer van Leeuwenhoek machen. Erst hundert Jahre später dämmerte klugen Leuten, dass es sich dabei um Erreger von Krankheiten handeln könnte. Und wiederum hundert Jahre später wird man feststellen, dass sich unter Mijnheer van Leeuwenhoeks Zeichnungen tatsächlich die ersten exakten Darstellungen von Bakterien befanden.

Aber 1868, als Adolf Bardeleben die Chirurgische Klinik der Charité übernimmt, hat nur ein Arzt einen lebendigen Krankheitserreger gesehen und auch nachgewiesen: Dr. Otto Hugo Franz Obermeier, Assistenzarzt von Rudolf Virchow an der Station für gefangene Kranke.

Im Blut von Landstreichern, die sich im Obdachlosenasyl der Charité das Rückfallfieber geholt haben, hat Obermeier immer wieder winzige, schraubenförmige Wesen gefunden. Diese Wesen hat er Kaninchen eingeimpft, und die sind darauf prompt an Rückfallfieber erkrankt. Damit steht fest, dass er wirklich den Erreger des Rekurrensfiebers entdeckt hat. Doch Dr. Obermeier ist ein übervorsichtiger, gewissenhafter Forscher, ein echter Schüler Virchows. Die Fieberepidemie erlischt, ehe er das letzte i-Tüpfelchen auf seinen Beweis setzen konnte, und die nächste Epidemie erlebt Dr. Obermeier nicht mehr...

Aber Bardeleben und mit ihm die meisten Ärzte der modernen Richtung sind ohnehin überzeugt davon, dass es Krankheitserreger gibt, dass auch die Wundseuchen durch sie ausgelöst werden, dass sie aus der Luft kommen. Um die Wunden vor der „Sepsis" zu schützen, muss man sie also von der Luft abschließen.

Professor Guerin in Paris überzieht zu diesem Zweck die Wunden mit Kautschuk, Kollodium oder gar Goldfolie. über die besonders gefährdeten Stümpfe amputierter Arme und Beine stülpt er Gummikappen, unter denen er Luft und Wundflüssigkeit mit einer Pumpe absaugt. Genau das Gegenteil machen die Anhänger des Professors von Kern in Wien. Der wettert gegen das Vollstopfen der Wunden mit Scharpie und schafft in seiner Klinik die Verbände ganz ab. „Offene Wundbehandlung" ist seine Parole. Noch weiter geht Professor Bouisson in Paris. Der lässt die Wunden mit Luft anblasen. damit sie austrocknen und das Blut rasch zu einem schützenden Schorf gerinnt. Im Gegensatz dazu ist der berühmte Pariser Chirurg Velpeau wiederum für feuchte Behandlung. Feuchte Wundbehandlung, aber unter Luftabschluss, ist auch die Parole Bernhards von Langenbeck, des führenden deutschen Chirurgen. Bei ihm, in der Berliner Universitätsklinik Ziegelstraße, werden die verwundeten Gliedmaßen in einen kunstvollen Apparat gesteckt und die Wunden mit lauwarmen Dauerbädern umspült. Langenbecks Schüler und Nachfolger an der Universitätsklinik Kiel, Professor Friedrich Esmarch, wiederum ist für eisgekühlte Behandlung und hat einen entsprechenden Apparat konstruiert.

So viele Namen, so viele Methoden, so viele Widersprüche.

Und doch dienen all diese Anstrengungen nur dem einen Ziel: besser heilen, schneller heilen, bevor die tödlichen Keime in die Wunde gelangen, Kampf der Sterblichkeit nach Operationen. Nur einer hat sich niemals an diesem verzweifelten Kampf beteiligt: Geheimrat Johann Christian Jüngken, Chef der größten deutschen chirurgischen Klinik, Chirurg der Charité.

Immer wieder muss Bardeleben den geschniegelten Greis heimlich mustern, während sie durch die Krankensäle schreiten. Siebenundzwanzig Jahre hindurch war Jüngken nun Direktor in der Charité. Damals, 1841, hat der junge Bardeleben unter Jüngkens Vorsitz seine Doktordisputation gehalten. 27 Jahre! Eine Zeit stürmischen, vorher für unmöglich gehaltenen Fortschritts. Nur im Operationssaal der Charité ist die Zeit stehen geblieben. Sie stehen am Bett eines Patienten, dem Jüngken vor drei Tagen das rechte Bein amputiert hat.

„Verband runter..."

Gestank aus der Wunde steigt auf. Die riesige Fläche des Stumpfes sieht an sich nicht schlecht aus. Aber Bardeleben bemerkt eine fast kreisrunde, schwärzliche, mit Schleim bedeckte Stelle. „Brand", sagt Jüngken lakonisch. „Sofort in den Operationssaal mit ihm. Ausbrennen ist das einzige, was hier hilft..." Im Operationssaal legt der Wärter Malacinski das große Brenneisen in die Gasflamme. Stabsarzt Schultze chloroformiert den Patienten.

„Weshalb wurde er amputiert?", fragt Bardeleben.

„Ein hochinteressantes bösartiges Geschwür, wie ich es vorher nicht beobachtet hatte", erklärt Jüngken.

„Da wird sich der Kollege Virchow mit Begeisterung darauf gestürzt haben", meint Bardeleben. Aber Jüngken macht eine wegwerfende Bewegung. „Seit der Kollege Virchow sich mit Politik beschäftigt, ist mit dem ganz und gar nichts mehr anzufangen."

„Hat er das Sarkom nicht untersucht?"

„Untersucht schon", giftet Jüngken. „Aber er hat die Kühnheit und behauptet, es wäre gar kein Sarkom, sondern ein gutartiges Fibrom."
– Keinen Augenblick bezweifelt Bardeleben, dass Virchow mit seinem Befund recht gehabt hat, und dem jungen Menschen das Bein völlig überflüssigerweise abgesägt worden ist.

„Noch nicht fertig?", ruft Jüngken dem Wärter Malacinski zu. Der reicht ihm das weißglühende Eisen. Leise stöhnt der Patient in der Narkose auf, als Jüngken das Eisen tief in die Wunde stößt. Qualm steigt auf, Geruch von verbranntem Fleisch.

„Ah, das ist gesund!", begeistert sich Jüngken. „Das riecht wie in einer Hufschmiede!"

Aber wird mit faulendem Fleisch auch zugleich die Krankheit ausgebrannt? Jüngken ist davon fest überzeugt. Für ihn gibt es keine lebenden Krankheitserreger. Für ihn gibt es nur vergiftete Luft und vergiftetes Blut. Und wenn nach dem Ausbrennen der Wundbrand von neuem erscheint, dann liegt das am schlechten Blut des Patienten, am „Vorwalten des lymphatisch-venösen Systems im Körper des Kranken..."

Auf blankem Messingbecken reicht Malacinski dem Geheimrat ein reiches Sortiment von Kompressen aus frischer Scharpie. Mit Argusaugen wacht der Alte darüber, wie Stabsarzt Schultze den Verband anlegt.

„Das wäre also meine letzte Amtshandlung in diesen heiligen Hallen", sagt der 75-Jährige zu Bardeleben. „Dabei fühle ich mich ganz frisch und unverbraucht. Fünf Jahre hätte ich ruhig noch bleiben können. Aber man hatte es im hohen Ministerium plötzlich merkwürdig eilig, mich loszuwerden. Nun, ich habe mein Haus wohl bestellt. Voll Stolz darf ich es Ihnen nun anvertrauen..." Stumm verneigt sich Bardeleben. Er begleitet den Geheimrat bis zum Portal, wo dessen große, luxuriöse Kutsche wartet.

„Haben Sie besondere Pläne?", fragt Jüngken.

Einen Augenblick zögert Bardeleben, dann gibt er sich einen Ruck und sagt: „Ja, ich werde die neue antiseptische Methode einführen, unverzüglich."

Überrascht zieht Jüngken die sorgfältig gebürsteten Augenbrauen hoch. „Sieh an, sieh an, wieder einmal eine neue antiseptische Methode?"

„Diesmal aber eine, die dem Massensterben wirklich ein Ende macht. Die von Lister in Glasgow."

„Lister... Lister..." Jüngken runzelt nachdenklich die Stirn. „Ach ja, habe davon läuten hören, Hände in Karbol waschen... Verbände mit Karbol tränken. Die Luft übern Operationsfeld mit Karbol einsprühen... Muss ein schöner Gestank sein..."

„Besser als der Jauchegestank brandiger Wunden", sagt Bardeleben scharf. „Und Lister hat in seiner Klinik erstaunlich geringe Sterblichkeit, seit er das Zeug benutzt."

„Das behauptet Herr Lister..."

„Behaupte ich, Herr Geheimrat", sagt Bardeleben. „Ich habe während der letzten Osterferien Herrn Lister in Glasgow besucht."

Kopfschüttelnd steigt der Geheimrat in seine Kutsche. In seinem schönen Operationssaal, in seinen blitzblanken Krankensälen wird es also künftig nach Karbol stinken. Nun, bestimmt nicht lange. Dann wird auch Herr von Bardeleben einsehen, dass gegen die Sepsis nichts zu machen ist.

*

Es geschah aus purer, abgrundtiefer Verzweiflung, dass Adolf Bardeleben, ordentlicher Professor für Chirurgie an der Universität Greifswald, in den Osterferien 1868 nach Glasgow in Schottland reiste. Er war verzweifelt, weil er hintereinander eine Serie von Todesfällen nach gelungenen Operationen erlebt hatte. Und das in der blitzsauberen, in ganz Deutschland als mustergültig gelobten Greifswalder Klinik, seinem Schmuckkästchen!

Stundenlang, Nächte hindurch saß der sonst so lebensfrohe Mann an seinem Schreibtisch und grübelte. Unter den Zeitschriften, die er abwesend durchblätterte, war das englische Ärzteblatt „Lancet". Sein Auge blieb an einer Überschrift hängen. Ein gewisser Dr. Joseph Lister schrieb da über „Eine neue Methode zur Behandlung komplizierter Brüche, Abzesse usw. sowie Beobachtungen über die Verhältnisse der Eiterung".

Schon nach wenigen Sätzen war Bardeleben gefesselt. „Das ist es", murmelte er. „Das muss es sein!" Dieser erste Bericht stammte aus dem Jahrgang 1867 des „Lancet". Bardeleben durchwühlte die Bücherregale. Wenn die Behauptung des Dr. Lister sich als stichhaltig erwiesen hat, dann musste es neuere Veröffentlichungen darüber geben. Er fand einen Vortrag Listers vor der Medizinisch-Chirurgischen Gesellschaft in Glasgow: „Theorie und Praxis der antiseptischen Wundbehandlung."

Bis in die tiefe Nacht hinein las Bardeleben. Gegen Morgengrauen schrieb er einen Brief an Dr. Lister und fragte an, ob sein Besuch in Glasgow genehm sei. „Herzlich willkommen", drahtete Dr. Lister zurück.

Eine winklige Burg aus rauchgeschwärzten Ziegelsteinen mitten im düstersten Elendsviertel von Glasgow – so sah Bardeleben die Klinik des Dr. Lister.

Dann stand ihm der breitschultrige Mann im altväterlichen Gehrock gegenüber. Mindestens zehn Jahre jünger als ich, stellte Bardeleben fest. Eine hohe Stirn, lockige, dunkelblonde Haare, ein struppiger Backenbart.

„Dass Sie von Deutschland hierherkommen", sagte Dr. Lister. „Meine Landsleute schätzen mich nicht so hoch ein. Nicht einmal die Kollegen an meiner eigenen Klinik..."
Lister führte den deutschen Kollegen durch die Krankensäle. Die Betten standen so eng, wie Bardeleben es noch in keinem deutschen Krankenhaus gesehen hatte. Nur im Pariser Hôtel de Dieu war es noch schlimmer; da gab es für 4.800 Kranke nur ganze 2.000 Betten.
„Sie haben Glück", sagte Lister. Es sei gerade ein Patient eingeliefert worden, ein tpyischer Fall, um daran die Methode der antiseptischen Operation zu demonstrieren. In einer Eisengießerei war eine 1.000 Pfund schwere Tonne mit Sand dem Unglücklichen auf das Bein gefallen.
„Sehen Sie...", Lister schlug die Bettdecke auf. Ein scharfer süßlicher Geruch drang Bardeleben in die Nase. Karbol! Das Wundermittel, dem Dr. Lister seine sagenhaften Heilerfolge verdankte. Vorsichtig hob Lister eine Schicht durchbluteter Gaze von den Beinen des Patienten. Der Unterschenkel war eine einzige Wunde, die Knochen waren im Winkel von 20 Grad geknickt, die Haut wie mit grobem Sandpapier abgeledert. Knochensplitter ragten aus dem blutigen Brei.
„Was würden Sie tun?", fragte Lister. „Amputieren", sagte Bardeleben.
„Vor drei Jahren hätte ich auch keine andere Antwort gewusst", meinte der Schotte.
Der Operationssaal war so dunkel, dass auch am hellen Tag die Gaslampen brennen mussten. Die Luft war geschwängert vom Karbolgeruch. Er stieg aus der Schüssel auf, in der sich Lister lange und sorgfältig die Hände wusch. Er kam von dem flachen Teller, in dem Skalpelle, Zangen und Pinzetten in farbloser Lösung gebadet wurden, und von den Stapeln netzartiger Verbandgaze, die neben dem Operationstisch bereitlagen. Karbol – eins der zahllosen stinkenden Abfallprodukte der Leuchtgasherstellung, 1834 von dem deutschen Chemiker Runge aus Steinkohlenteer rein dargestellt, chemische Formel C_6H_5OH ... Jetzt sollte es plötzlich unerhört wertvoll sein, sollte die unsichtbaren Erreger des Eiters und des Wundbrandes abtöten. Selbst die Schürze, die sich Lister zur Operation vorband, war mit Karbollösung getränkt.
Lister berichtete, wie er ausgerechnet auf das Karbol verfallen war: Da war vor vier Jahren sein Freund, der Apotheker Dr. Crooks aus dem Städtchen Carlisle, zu ihm gekommen. Carlisle hatte eine ganz moderne Kanalisation; die Kloaken der Wohnhäuser wurden durch

kunstvolle Kanäle auf Felder außerhalb der Stadt abgeleitet. Den leidigen Gestank ihrer Senkgruben war die Stadt los, aber dafür klagten die Bauern aus der Umgebung der Rieselfelder, der Gestank mache sie krank. Sie forderten die Beseitigung der Rieselfelder, klagten auf Schadenersatz. Die verschreckten Stadtväter beriefen den Apotheker Dr. Crooks.

„Erfinde ein Mittel, dass die Felder nicht mehr stinken", flehten sie ihn an.

Apotheker Crooks ging die Liste seiner Chemikalien durch und machte Versuche an Proben der stinkenden Abwässer.

Von allen Substanzen bewährte sich am besten die Karbolsäure. Schon ganz dünne Lösungen beseitigten den Gestank, auch als Dr. Crooks den Versuch im großen wiederholte. Die Stadtväter von Carlisle atmeten auf. Der Chirurg Lister und der Apotheker Crooks aber dachten den Fall gründlich durch. Der Gestank der Abwässer, das wussten sie, hing, mit der Gärung zusammen, und Gärung wird durch Mikroben verursacht. Wenn durch Karbolsäure der Gestank beseitigt worden war, mussten also die Mikroben abgetötet worden sein. So war Lister auf die Idee gekommen, auch gegen die unbekannten Erreger des Eiters und des Wundbrands mit Karbolsäure vorzugehen. Im Jahre 1867 führte er die erste antiseptische Operation unter Verwendung von Karbol aus, deren Erfolg Bardeleben in Greifswald aufgestört hatte.

„Es war ein offener komplizierter Bruch, fast wie dieser hier", sagte Lister und nahm eine schmächtige Pinzette aus dem Karbolbad. Vorsichtig zog er die kleineren Knochensplitter aus der Wunde, bei den größeren half er mit Zange und Messer nach. Die entstandenen Wundkanäle spülte er mit einer ganz dünnen Karbollösung aus. Und dann fing er an, die riesige Wunde mit karbolgetränkter Gaze abzudecken. Acht Schichten legte er auf, und darüber kam ein Verband aus Taft, der in flüssigem Wachs imprägniert worden war. Er sollte die Wunde gegen die Luft abschließen.

„Ist das alles?", fragte Bardeleben

„Alles, wenn der liebe Gott und die Karbolsäure uns nicht im Stich lassen", antwortete Lister.

Längstens eine Woche hatte Bardeleben in Glasgow bleiben wollen, doch es wurde ein Monat daraus. Er konnte einfach nicht abreisen, ohne mit eigenen Augen gesehen zu haben, ob der Hüttenarbeiter John McClean an dem offenen Beinbruch zugrunde ging oder geheilt wurde. Täglich war er an seinem Krankenbett, jedes Mal mit der Befürchtung, den Patienten fiebernd vorzufinden, das Gesicht in gelblichgrauem Farbton, der für das Wundfieber so typischen Färbung. Doch jeden Morgen blickte ihm John McClean frischer und hoffnungsfroher entgegen. Bei den seltenen Gelegenheiten, wenn Lister den Verband wechselte, konnte er die allmähliche Ausheilung des Bruchs beobachten. Im Operationssaal wich Bardeleben dem Dr. Lister nicht von der Seite. Jeden Handgriff, jede winzige Nuance im Umgang mit dem Karbol luchste er ihm ab. Abends nahm er Bündel von Krankengeschichten mit in sein trostloses Hotelzimmer, lauter Erfolgs- und Erfahrungsberichte über die antiseptische Operationsmethode.

In den ersten Maitagen des Jahres 1868 nahm Professor von Bardeleben endlich Abschied von Glasgow. John McClean gab ihm das Geleit zum Bahnhof. Sein Bein steckte noch in einem unförmigen Gipsverband, aber sonst war er gesund, eine lebendige Reklame für Lister und das Karbol.

„Ich werde Ihre Methode in Greifswald einführen", versprach Bardeleben dem Dr. Lister zum Abschied.

Doch es kam anders. Als Bardeleben zu Hause eintraf, fand er einen Brief des Geheimen Obermedizinalrats Jüngken aus Berlin vor, der ihm mitteilte: „Ich habe für den Fall meines Rücktritts Sie als Nachfolger in der Charité vorgeschlagen." Ungläubig schüttelte Bardeleben den Kopf. Auf die Stellung des alten Jüngken warteten glänzendere Köpfe als er, begabtere Chirurgen. Allgemein galt Theodor Billroth als Anwärter Nummer eins, der Meisterschüler Bernard von Langenbecks. Der geniale Billroth war längst nach Wien abgewandert, weil die alten Herren in Berlin so unbewegt an ihren Lehrstühlen klebten. Aber wenn Jüngken nun tatsächlich gehen sollte, würde Billroth gewiss nicht nein sagen...

In seiner einfachen, geraden Art ahnte Bardeleben nicht, welche Intrigen in Berlin um die Nachfolge des Operateurs der Charité gesponnen wurden. Virchow, Langenbeck, Traube – alle bedeutenden Mediziner der Berliner Universität – waren für Billroth. Doch im Kultusministerium wollte man das Genie nicht; ein solcher Feuerkopf und Querulant wie Virchow reichte ihnen schon. Deshalb zogen sie Adolf von Bardeleben vor, den tüchtigen, genialer Anwandlungen nicht verdächtigen Chirurgen der Universität Greifswald.

Sie sollten sich täuschen...

*

Wenige Tage nach der Amtseinführung des „Neuen" stinkt es in der Charité nach Karbol. Ärzte, Patienten, Wärter der Chirurgischen rümpfen die Nasen. Und nicht nur über den durchdringenden Geruch.

„Een Jetue macht der neue Chef mit sein Zeujes", stöhnt Operationsdiener Malacinski: „Ick jlobbe, der hat'n Aksienpaket von ne Karbolfabrik..."

In der Charitéverwaltung aber schlägt Direktor Esse mit der Faust auf den Tisch.

„Wenn diese Karbolseuche einreißt, kostet mich das ein paar tausend Taler jährlich..." Es ist nicht die Karbolsäure, die den ehemaligen Feldwebel so aufregt, denn sie kostet nicht viel. Aber da liegt eine Anforderung des Professors Bardeleben auf ungeheure Mengen „Gaze" vor. Esse hat festgestellt, dass dieses neuartige Gewebe aus feinster Baumwolle weder in Preußen noch in einem anderen Land des Deutschen Bundes hergestellt wird. Man müsste es aus England beziehen, und das würde horrendes Geld kosten.

Also lässt der Direktor diese Anforderung als „ungerechtfertigt und unwirtschaftlich" zurückgehen. Es ist immer gut, neuen Herren gleich am Anfang zu zeigen, wer in der Charité den Schlüssel zur Geldkassette besitzt. Aber schon zehn Minuten später kommt es im Büro des Direktors Esse zu einem Krach, dass draußen auf der Luisenstraße die Passanten stehen bleiben. Direktor Esse ist gewohnt, dass er aus derartigen Auseinandersetzungen kraft Lautstärke, längeren Atems und seiner finanziellen Argumente als Sieger hervorgeht. Doch in der Lautstärke und Anschaulichkeit ist Bardeleben ihm überlegen. Was er bei den pommerschen Bauern und Fischern an Kraftausdrücken aufgeschnappt hat, verschlägt selbst dem Berliner Esse die Sprache. „Wenn ich schon in dieser Pesthöhle operieren muss", brüllt Bardeleben, „dann lasse ich mir nicht auch noch von euch Sesselpupsern vorschreiben, womit ich die Wunden zu verbinden habe."

„Bei Ihrem Herrn Vorgänger hat es die Scharpie auch getan", wirft Esse ein, als Bardeleben einmal kurz Luft holt. Auf das Stichwort „Scharpie" explodiert Bardeleben vollends. Er brüllt: „Soll ich Ihnen vorrechnen, wie viele Tote alljährlich auf das Konto der Scharpie kommen?"

Natürlich kann Professor Bardeleben das nicht vorrechnen. Dass Sepsis und Wundbrand von den Fingern der Scharpie zupfenden Kranken in die Wunden gelangen, ist zunächst durch nichts bewiesen. Und doch ist Bardeleben entschlossen, um diese teure Gaze zu kämpfen. Auf eigene Kosten hat er sich einen kleinen Vorrat des Listerschen Verbandsstoffes aus England kommen lassen. Seine

ersten komplizierten Knochenbrüche in der Charité sind ohne jede Eiterung geheilt. Auf zehn Amputierte hat er nur einen Todesfall gehabt, statt fünf und mehr wie bei seinem Vorgänger.
Im Wortstreit siegt Bardeleben über Direktor Esse, doch in der Sache triumphiert der Bürokrat. Bis zu den höchsten Instanzen im Kultus- und Kriegsministerium wird der Streit um die Gaze getragen. Den Ausschlag gibt das Gutachten der Heeressanitätsinspektion: Wenn die neue antiseptische Wundbehandlung für die Kriegschirurgie überhaupt von Bedeutung werden soll, dann muss sie mit heimischen, auch im Kriegsfall verfügbaren Verbandsstoffen durchgeführt werden.
Das leuchtet Bardeleben ein und fordert seinen Erfindergeist heraus. Er versucht aus Jute, Löschpapier und Moosfasern einen dem englischen gleichwertigen Verbandsstoff zu schaffen.
Mitten in diese fieberhafte Arbeit platzt der Ausbruch des Deutsch-Französischen Krieges. Als Generalarzt und beratender Chirurg der Armee von Steinmetz zieht Bardeleben ins Feld. Der Feldzug ist kurz, aber unerhört grausam. Die neuen Waffen der Krupp und Schneider-Creuzot reißen furchtbare Wunden. Der Weg der deutschen Armeen nach Paris ist mit zerfetzten Leibern gepflastert. In den Feldlazaretten, die Bardeleben unterstehen, fließt das Karbol in Strömen. Nicht nach der komplizierten Listerschen Methode – dazu lässt der rasende Tod gar keine Zeit. Die Karbollösung wird einfach auf und in die Wunden geträufelt. Und dabei macht Bardeleben eine Beobachtung, die für die Chirurgie der Zukunft entscheidend werden wird:
Viele Verwundete werden mit schweren Bauchschüssen in die Lazarette gebracht. Die meisten sterben schon auf dem Transport. Bei den Überlebenden aber müssen Därme genäht, zerrissene Organe geflickt werden. Nur in wenigen glücklichen Fällen lässt der Tod sich dadurch aufhalten. Aber Bardeleben stellt fest, dass sich bei Bauchwunden, die mit dünner Karbollösung ausgespült werden, die gefürchtete Bauchfellentzündung nicht so oft entwickelt. Immer noch ist für die Chirurgie die Bauchhöhle ein geheiligtes Tabu. Überhaupt werden alle Körperhöhlen nur in verzweifelten Fällen geöffnet. Denn fast alle Patienten sterben nach diesen Operationen durch Sepsis. Wird die Antisepsis mit Karbol dieses Tabu durchbrechen, wird sie den Bauch- und Brustraum, wird sie das Gehirn als Operationsfeld erschließen helfen?
Während Deutsche und Franzosen sich auf den Schlachtfeldern hinmetzeln, hat John Lister sein antiseptisches Instrumentarium bedeu-

tend erweitert. Weil er überzeugt ist, dass die meisten und gefährlichsten Krankheitserreger aus der Luft kommen, hat er einen Spray entwickelt, der das Operationsfeld und den Operationssaal in einen Karbolnebel hüllt. Auch in den Operationssaal der Charité ziehen zwei Dampfzerstäuber ein. Und nicht nur bei komplizierten Knochenbrüchen, sondern auch bei Unterleibsoperationen gehen die Sterblichkeitsraten um die Hälfte zurück. Aber hoch, viel zu hoch sind sie noch immer. Doch wie so viele bahnbrechende Neuerungen offenbart auch die Antisepsis bald schwere Schattenseiten. Todesfälle und langwierige Krankheiten müssen auf Karbolvergiftung zurückgeführt werden. Man sucht nach anderen, für den Körper ungefährlicheren antiseptischen Mitteln. Jahrelang wird herumexperimentiert. In der Charité glaubt Bardeleben in der Salicylsäure und im Chlorzink geeignete Ersatzmittel gefunden zu haben. Die endgültige Lösung jedoch wird nicht die Chemie bringen, sondern sie wird erst aus der intimen Kenntnis des Feindes erwachsen, den es zu bekämpfen gibt – der Erreger der Wundkrankheiten.

*

„Lassen Sie alles stehen und liegen, kommen Sie mit", fordert Professor Julius Cohnheim, Direktor des Pathologischen Instituts der Universität Breslau. Er holt seine Assistenten vom Sektionstisch weg und von ihren Präparaten. Kopfschüttelnd folgen sie ihm in das Pflanzenphysiologische Institut. Dort reißt er die Tür zum Laboratorium des Botanikprofessors Ferdinand Cohn auf. Mikroskope stehen auf dem Experimentiertisch. In Einweckgläsern hocken Frösche und Hausmäuse, in einem Käfig sitzt ein weißer Kaninchenbock.

Ein schlanker, bescheiden gekleideter Mann in den Dreißigern wendet sich schüchtern den Neuankömmlingen zu. Er trägt eine Nickelbrille, seine Oberlippe ziert ein kräftiger Schnauzbart.

„Das ist Doktor Koch", stellt ihn Professor Cohnheim vor. „Kreisphysikus aus..."

„Wollstein", sagt Dr. Koch. „Es liegt im Posenschen".

Dr. Koch demonstriert den Breslauer Pathologen die in Spiritus eingelegte Milz eines Kaninchens. Sie ist schwärzlich angelaufen, also Milzbrand . „Diesen Milzbrand habe ich mit Bakterien hervorgerufen, die ich selber in Reinkultur gezüchtet habe..."

Was sagt dieser Dr. Koch da? Bakterien in Reinkultur zu züchten haben vor ihm schon andere Leute versucht, berühmte Wissenschaftler in großen Laboratorien, Koryphäen der Experimentiertechnik. Keinem ist es gelungen. Und der kleine Kreisarzt aus... wie hieß doch das Nest... der will es geschafft haben?

Skeptisch treten die Breslauer Pathologen an die Mikroskope, die Dr. Koch zur Demonstration seiner angeblichen Reinkulturen bereitgestellt hat. Sie stutzen, wischen sich die Augen, sehen noch einmal ganz genau hin. Nein, das ist keine Täuschung. In klarer Flüssigkeit schwimmen ganze Schwaden feiner, stäbchenförmiger Mikroorganismen. Kein Zweifel, dass es die Erreger des Milzbrandes sind, die der Arzt Dr. Pollen aus Wipperfürth schon vor 27 Jahren im Blut von am Milzbrand verendeten Kühen entdeckt hat. Aber hier sind sie völlig rein vorhanden, unvermischt mit anderen Mikroben.

„Wie war das möglich?"

„Ich habe eine Nährflüssigkeit gefunden, in der die Bakterien gedeihen", sagt Dr. Koch bescheiden. „Und zwar das Kammerwasser des Rinderauges."

Den Breslauer Pathologen dämmert, warum ihr Chef sie so Hals über Kopf hergeschleift hat. Als Koch mit seiner Demonstration fertig ist, applaudieren sie enthusiastisch den Worten Professor Cohnheims, der nur noch sagen kann: „Daran ist nicht mehr zu rütteln. Das ist die größte Entwicklung auf dem Gebiete des Mikroorganismus. Ich glaube, Herr Doktor Koch wird uns noch mit weiteren Entdeckungen überraschen und beschämen."

Seit Jahrhunderten hat die Wissenschaft vermutet, dass mikroskopisch kleine Lebewesen die Erreger ansteckender Krankheiten sind. Jetzt ist zum ersten Mal der Beweis gelungen. Wenn der Erreger gezüchtet und unterm Lichtstrahl der Mikroskope sichtbar wird – erst dann kann man ihn bekämpfen.

Robert Koch will das schaffen.

Eine gewaltige Serie von Versuchen wird notwendig sein.

Zahllose Tiere wird Robert Koch opfern müssen. Und die achtjährige Trudel wird den ersten großen Kummer ihres Lebens erfahren.

*

„Meine Mäuse, meine armen Mäuse!"

Mit diesem Schrei schießt Trudel Koch auf die Einweckgläser los, die auf dem Arbeitstisch ihres Vaters stehen. Hastig stülpt Koch einen Pappdeckel über die Gläser. Aber zu spät. Längst hat Trudel die weißen Mäuse gesehen, die an den Wänden der Gläser Männchen machen oder müde und apathisch auf dem Boden hocken. Ihre Mäuse... Wütend krallt das Kind seine Hände in den Arm des Vaters, der sie trösten will. Sie schluchzt hemmungslos. Dann reißt sie sich von ihm los und rennt hinaus.

Kopfschüttelnd wendet sich Koch wieder dem Mikroskop zu, unter dem er gerade einen Blutstropfen betrachtet hat. Das Blut stammt von der ersten weißen Maus, die für seine neue Versuchsreihe sterben musste.

Die vier Mäuse im Schweizer Haus des guten Sanitätsrats Dr. Lövinson hatten sehr bald eine unerhörte Fruchtbarkeit entwickelt. Um Trudelchen nicht aufzuregen, hatte Koch die Nachkommenschaft immer unauffällig getötet und im Kachelofen verbrannt. Dann kamen die neuen Versuche. Kaninchen wären einfach zu teuer gewesen, so viele Tiere brauchte er. Und so viele graue Mäuse hätte ganz Wollstein nicht für ihn mit der Falle fangen können. Also hatte er den letzten Wurf von Trudels Mäusen nicht umgebracht, sondern heimlich in seinem Arbeitsraum aufgezogen. Sie sollen zu Stammeltern ganzer Generationen werden, „Kochscher" Mäuse. Trudelchen aber wird Jahre brauchen, bis sie ihm diesen Mord verzeihen wird.

An diesem Nachmittag vergisst Robert Koch rasch den Kummer seiner Tochter. Er brütet über einem Problem. Es scheint, als sei seine Theorie über die Erreger der eitrigen Blutvergiftung falsch.

Er hat den ersten Mäusen je fünf Tropfen Wundflüssigkeit oberhalb des Schwanzes eingeimpft. Seiner Meinung nach hätte sich an der Impfstelle ein Geschwür bilden müssen. Zu seiner Überraschung aber waren alle vier Tiere sehr rasch verendet, das erste vier, das letzte acht Stunden nach der Impfung. Vergeblich hat er nach der Schwellung an der Impfstelle gesucht. Nun prüft er unterm Mikroskop das Blut und die Organe der Tiere auf Bakterien. Aber er findet keine.

Dafür gibt es zwei mögliche Erklärungen: entweder sind wirklich keine Bakterien im Spiel, dann sind die vier Mäuse nicht an einer Infektion gestorben, sondern an einem Gift. Dann haben jene Theoretiker Recht, die sämtliche Wundkrankheiten auf ein Fäulnisgift zurückführen, das sie „Sepsin" nennen. Oder aber es handelt sich um so winzige Bakterien, dass er sie unter seinem Mikroskop nicht erkennen kann.

Doch so rasch gibt sich Koch nicht geschlagen. Er hat jedem Tier fünf Tropfen Faulflüssigkeit eingeimpft. Das ist eine ungeheure Menge. Sicher befindet sich darin außer den Bakterien auch wirklich das berüchtigte „Fäulnisgift". Vielleicht hat dieses Gift die Tiere getötet – durch Herzlähmung oder Atemlähmung –, bevor noch die Bakterien ihre Wirkung entfalten konnten? Er wird es einmal mit kleineren Mengen versuchen, mit ein bis zwei Tropfen und weniger.

Und richtig, die so geimpften Mäuse sterben nicht so rasch. Nach 24 Stunden zeigen sich bei ihnen die typischen äußeren Anzeichen der Sepsis. Die Impfstellen schwellen an. Nach 50 Stunden tritt der Tod ein. Als er die Tiere aufschneidet, findet er die Milz beträchtlich angeschwollen, sonst keine Veränderungen der inneren Organe. Das ist das Bild der „Septikämie", der Blutvergiftung ohne verschleppte Eiterherde.

Voller Hoffnung untersucht er das Blut dieser Mäuse unterm Mikroskop. Keine Bakterien! Und doch genügt ein Zehnteltropfen dieses Blutes, um damit eine ganze Serie weiterer Mäuse ins Jenseits zu schicken, und zwar unter den gleichen Krankheitssymptomen. Jedes Mal, wenn er das Blut der toten Tiere weiter überträgt, genügen schon geringere Mengen. Es kann sich also nur um Bakterien handeln. Denn ein totes chemisches Gift würde sich mit jeder Überimpfung verdünnen, an Wirkung verlieren. Nur lebendige Bazillen können sich mit so unheimlicher Geschwindigkeit vermehren. Je öfter man sie überimpft, desto massenhafter treten sie auf. Das ist eine ganz logische Folgerung. Aber was nutzt hier die Logik? Vorzeigen muss er ihn, den Bazillus. Doch unterm Mikroskop rührt sich nichts.

Robert Koch ist der Verzweiflung nahe. „Wahrscheinlich sind wir an den Grenzen unserer optischen Hilfsmittel angelangt", schreibt er am 1. Weihnachtsfeiertag 1877 an Professor Cohn in Breslau. Gleichzeitig bombardiert er die optische Fabrik Seibert & Krafft in Wetzlar mit Bitten um neue, bessere Objektive. Er bekommt Sätze neuer Linsen. Damit kann er im verseuchten Blut ein paar unbestimmte, schattenhafte Körnchen und Strichelchen erkennen. Sind das vielleicht jene winzigen Bakterien, die Erreger der Wundinfektion?

Bei seiner verzweifelten Suche fällt Koch in einer englischen Fachzeitschrift die Beschreibung einer neuen Beleuchtungsvorrichtung für Mikroskope auf. Der Konstrukteur ist Professor Ernst Abbe, Physiker an der Universität Jena und wissenschaftlicher Berater der optischen Werkstatt von Carl Zeiss. Verwundert fragt man sich in Jena, was wohl ein Kreisarzt im Posenschen mit der komplizierten Apparatur anfangen will, die sonst kaum gefragt ist. Rasch kommt Koch in den Besitz des Geräts.

Und mit einem Mal ändert sich das Bild in den Wundsekreten der weißen Mäuse.

Wo er vorher höchstens Schatten sah, erblickt Koch jetzt Unmengen feiner, länglicher Körper, 0,0008 bis 0,001 Millimeter lang. Wie Heringsschwärme schwimmen sie im Blutserum oder ballen sich in

dichten Klumpen um die weißen Blutkörperchen. Der „Mikrokokkus" der „Mäuse-Blutvergiftung" ist gefunden. – Und nun geht es Schlag auf Schlag. Bis zum Sommer entdeckt Koch die Erreger von fünf weiteren künstlich erzeugten Wundinfektionskrankheiten: des Wundbrands der Maus, der Abszessbildung, der eitrigen und der nichteitrigen Blutvergiftung sowie der Wundrose beim Kaninchen. Jede dieser Krankheiten hat einen in Größe und Gestalt deutlich unterscheidbaren Erreger. Jeder der sechs Erreger bringt immer nur dieselbe Krankheit hervor und verdrängt alle anderen
Bakterien aus dem Körper der Tiere. Robert Koch scheint am Ziel. Wieder fährt er mit seinem Beweismaterial nach Breslau, und wieder sind die Professoren Cohn und Cohnheim begeistert. Wahrscheinlich ist es Cohnheim, der Koch den Rat gibt, er möge nun auch nach Berlin reisen und seine Präparate persönlich Virchow vorführen.

Am Vormittag des 3. August 1878 betritt Koch das Arbeitszimmer des Gefürchteten in der Charité. Es gleicht mehr einem Museum als einem Büro. Überall liegen Skelette und Totenschädel herum. Gleich beim Eintreten habe Koch vor lauter Aufregung einen der zahllosen Totenschädel vom Tisch gestoßen, heißt es später über die erste Begegnung der beiden Medizingenies. Virchow habe den Kreisarzt aus Wollstein böse angeknurrt, seine Präparate nur oberflächlich betrachtet und ihn schließlich kühl verabschiedet, ohne ein Wort der Anerkennung.
Auch Virchows Assistenten, so heißt es, hätten Koch sehr von oben herab behandelt. Schüchtern habe am Schluss seiner Demonstration Koch gesagt: „Hat noch einer der Herren eine Frage?" Daraufhin habe Virchow geschwiegen. Einer der geschniegelten Assistenten habe jedoch gefragt: „Können Sie mir die Adresse Ihres Schusters verraten?" Brüllendes Gelächter sei darauf ausgebrochen. Denn Kochs Schuhe waren wohl für das Wollsteiner Pflaster recht praktisch, für Berliner Begriffe aber provinziell.
Weder Koch noch Virchow haben sich über diese Begegnung jemals geäußert. In Kochs Tagebuch heißt es über seinen Aufenthalt nur lakonisch:
3. / 8. Sonnabend. Ankunft in Berlin um 9 Uhr. Um 10 Uhr ins Physiologische Institut zu Professor Fritsch. Nachher Besuch im Pathologischen Institut bei Virchow. Nachmittags und abends im Zoologischen Garten.
4. / 8. Sonntag. Besuch im Krankenhaus Friedrichshain, Dr. Schede. Ausgezeichnete Einrichtung. Listerscher Verband mit vorzüglichen

Heilerfolgen. Seltene Operationen. Nachmittags Dr. Schede und zwei Assistenten die Präparate gezeigt. Abends im Varieté-Theater (unerträgliche Hitze, jüdisches Männerquartett).

„Voller Bitterkeit im Herzen schied Koch von Virchow", wird Kochs Schüler, Professor Karl Wezel, später berichten.

Weshalb lässt Virchow den Entdecker der Bakterien so eiskalt abfahren? Weil er in Robert Koch den kommenden Mann wittert, dessen Ruhm seinen eigenen bald überstrahlen wird? Also aus purem Neid? – Weil er als der Begründer der Zellularpathologie nur die Entartung der Körperzelle als Krankheitsursache gelten lässt? Kann er die Wirkung der Bakterien nur deshalb nicht zugeben, weil er damit seine eigene Theorie außer Kraft setzen würde? Also Starrsinn des Theoretikers? Beides ist behauptet worden.

Aber so einfach ist die Sache nicht. Weder hat Virchow jemals die Existenz der Bakterien geleugnet noch ihre Rolle als Krankheitserreger bestritten. Nur gegen eines hat er sich energisch gewehrt: dass man glaubte, mit der Entdeckung des Erregers auch gleich das Wesen der Krankheit erklärt zu haben. Ihn interessierte nur: Wie und wodurch machen diese Mikroben den Körper krank? Erzeugen sie Gifte, entziehen sie zu ihrer Ernährung, zu ihrer wahnwitzigen Vermehrung dem Körper lebenswichtige Stoffe? Aber dieselbe Frage stellt ja auch Robert Koch. Nur dass für ihn im Augenblick die Detektivarbeit des „Mikrobenjägers" im Vordergrund steht. Bleibt also nur, eine instinktive persönliche Abneigung zwischen diesen beiden Männern anzunehmen, wie wir sie unter den Großen dieser Welt nur allzu oft finden. Virchows Abneigung wird den Aufstieg Robert Kochs nicht verhindern. Unbeirrt durch die Brüskierung in der Charité veröffentlicht Robert Koch noch im selben Jahr, 1878, seine Arbeit „Untersuchungen über die Äthiologie der Wundkrankheiten". Und diesmal hat er nicht in den Wind geschrieben. Unverhofft wird er nach Berlin berufen. Nicht an die Charité, aber nur knapp 200 Schritte von ihr entfernt in das schmalbrüstige Haus Luisenstraße 57. Das Torschild zeigt den neuen Reichsadler und darunter die Aufschrift:

„Kaiserliches Gesundheitsamt."

Dr. Robert Koch zieht am 20. Juli 1880 als Regierungsrat und Abteilungsleiter in diese noch junge Behörde ein. Ihr Chef ist Dr. Struck, damals noch Bismarcks Hausarzt. Er hat alle Arbeiten Kochs gelesen. Hellsichtig hat er die ungeheure Bedeutung der Bakterienforschung für die Volksgesundheit erkannt. Er sichert sich den besten Mann, den es auf diesem Gebiet gibt.

*

„Also ein ganz klarer Fall", sagt Robert Koch.
Er legt einen Stoß von Mikro-Fotografien aus der Hand und blickt seinen Assistenten, den Stabsarzt Dr. Loeffler, triumphierend an. Koch sitzt in einem hellen, dreifenstrigen Raum. Der Blick geht hinaus auf den Park der Tierärztlichen Hochschule.
Stabsarzt Dr. Loeffler greift nach den Mikro-Fotografien und sagt: „Damit ist also Listers Theorie die Grundlage entzogen."
„So scharf würde ich das nicht formulieren", meint Robert Koch. Es ist ihm gelungen, Wundinfektionsbakterien in Reinkultur zu züchten. Aus Fleischextrakt, Blutserum, Heu- oder Weizenaufgüssen, Augenflüssigkeit hat er durch Zusatz von Gelatine, sogenannte „feste Nährböden", entwickelt, auf denen die verschiedenen Bakterienarten vorzüglich gedeihen. Solche Nährböden, noch unverschmutzt durch Bakterien, hat er der Luft ausgesetzt, im feuchten Boden und trockenen Sand vergraben, mit Stubendreck bestreut, in Leitungs- und Spreewasser getaucht. Diese Proben wurden unterm Mikroskop untersucht und fotografiert. Dann stellte Koch die Anzahl und Art der Bakterien fest, die sich auf ihnen angesiedelt hatten.
Das Ergebnis ist überraschend:
Diejenigen Nährböden, die der Luft ausgesetzt waren, zeigen die wenigsten Mikroorganismen, und zwar meist solche harmlosester Art. Dagegen wimmelt es in den Proben aus dem Wasser, aus dem Boden und Stubendreck nur so von giftigsten Keimen. Also genau das Gegenteil von dem, was Professor Lister angenommen hatte, als er seine Operationswunden ängstlich gegen Luftberührung sicherte, als er die Luft über dem Operationsfeld mit „antiseptischem" Karbolnebel einsprühte.
Ist nun die ganze Antisepsis für die Katz gewesen?
Koch schüttelt den Kopf. Lister hat den richtigen Weg gewiesen. Zwar kommen die Mörder nicht aus der Luft, sondern sie kleben an den Händen der Chirurgen, an den Verbandsstoffen, an den Operationsinstrumenten, die mit Eiter, Blut und Dreck in Berührung gekommen sind. Die Sperrzone, die Lister mit dem Karbolspray über das Operationsfeld gelegt hatte, war bedeutungslos geblieben. Doch das Spülen der Hände, der Instrumente und Verbandsstoffe in Karbol hatte zweifellos dazu geführt, dass weniger Bakterien in die Wunden gelangten. Daher die Erfolge der Listerschen Methode. Aber ist die Karbolsäure wirklich das ideale Desinfektionsmittel gegen die Bakterien der Wundinfektion?

Reinkulturen von verschiedenen Bakterien werden im Laboratorium des Reichsgesundheitsamtes tagelang fünfprozentiger Karbollösung ausgesetzt – der stärksten Konzentration, die Lister empfiehlt. Unterm Mikroskop zeigt sich: Die Milzbrandsporen bleiben am Leben. Ein niederschmetterndes Ergebnis, der Grabgesang des Karbols.

Doch Koch hält sich nicht dabei auf. Wenn Karbol zu schwach ist, muss man es durch etwas Besseres ersetzen. 72 chemische Stoffe werden auf ihre Wirksamkeit gegen Bakterien geprüft. Den Vogel schießt das „Sublimat" ab – chemisch Quecksilberbichlorat. Noch in tausendfacher Verdünnung tötet es die widerstandsfähigsten Milzbrandsporen innerhalb weniger Minuten, noch in 5.000facher Verdünnung wirkt es stärker als fünfprozentige Karbollösung. Doch Chemikalien, die Bakterien vernichten, töten auch Menschen. 0,5 Gramm Sublimat genügen dazu. Gibt es kein ungefährlicheres Mittel gegen die winzigen Mörder?

Schon vor Jahren hat Louis Pasteur, der große Bakterienforscher in Paris, Mikroben mit heißer, trockener Luft getötet. 125 Grad Hitze genügen, um alle Keime zu töten, meint Pasteur. Im neuen Barackenkrankenhaus in Berlin-Moabit hat man deshalb zwei Heißluft-Desinfektionsapparate aufgestellt. Verbandsmaterial, mit Eiter verschmutzte Bettwäsche, Instrumente werden dort mit heißer Luft keimfrei gemacht.

Wirklich keimfrei? Das festzustellen, schickt Robert Koch seinen Mitarbeiter Dr. Wolffhügel ins Barackenkrankenhaus Moabit. Dr. Wolffhügel verseucht Kleiderbündel und Kopfkissen mit Bazillensporen und setzt sie vier Stunden lang der auf 125 Grad erhitzten Luft aus. Unterm Mikroskop zeigt sich, dass die Milzbrandsporen munter weiterleben.

„Wir können mit der Temperatur noch raufgehen", sagt Direktor Merke, der die Apparate konstruiert hat.

„Also 140 Grad", schlägt Dr. Wolffhügel vor.

Drei Stunden bleiben die infizierten Stoffbündel in der Hitze. Anschließend zeigen sich unterm Mikroskop keine lebenden Keime mehr. Aber auch die Stoffe sind restlos verdorben, brüchig wie Zunder. Also ist auch heiße Luft kein geeignetes Desinfektionsmittel für die Praxis.

Zur selben Zeit macht Koch in der Luisenstraße Nr. 57 Desinfektionsversuche mit kochendem Wasser. Und siehe da, die gleichen Bakterien, die einer Lufthitze von 125 Grad hartnäckig widerstehen, sterben in kochendem Wasser nach wenigen Minuten ab, also

bei nur 100 Grad Celsius. Dieselbe Temperatur hat auch der Wasserdampf, der aus siedendem Wasser aufsteigt. Koch setzt seine Reinkulturen dem Wasserdampf aus und erzielt denselben vollen Erfolg wie mit siedendem Wasser.
Heißer, strömender Dampf ist also das hundertprozentige Mittel gegen die Mörder aus dem Dunkel. Nach Jahren komplizierter Irrwege hat ein logischer Geist entdeckt, dass das einfachste Mittel auch das wirksamste ist.
Bereits Mitte des Jahres 1881 veröffentlichte Robert Koch seine Untersuchungsergebnisse. Vom Laboratorium des Kaiserlichen Gesundheitsamtes bis zur Chirurgischen Klinik der Charité sind es nur hundert Meter Luftlinie. Ein kurzer Weg für eine zwingende Idee, sollte man meinen. Aber noch vier Jahre danach rauscht in der Chirurgischen Klinik der Charité der alte Karbolzerstäuber.
Und doch werden Kochs umwälzende Erkenntnisse zuerst in Berlin auf fruchtbaren Boden fallen. Wieder einmal ist es die Chirurgische Universitätsklinik in der Ziegelstraße, die in Führung geht.

*

4. August 1890, nachmittags 15.30 Uhr
Zweihundert Sitzplätze hat das Auditorium im Kaiserpavillon der Chirurgischen Universitätsklinik. Doch jetzt drängen sich über 400 Zuhörer zwischen den engen Bänken und auf den Treppen. Die Mehrzahl der Besucher sind offensichtlich keine Studenten. Es ist eine Versammlung von Charakterköpfen. An den Rockaufschlägen tragen die Herren bunte Rosetten in vielen Nationalfarben. Im Zirkus Renz zu Berlin ist am Vormittag der X. Internationale Medizinische Kongress durch Rudolf Virchow eröffnet worden. 5.000 Ärzte aus aller Welt sind in Berlin versammelt. Viele ausländische Gäste haben ihre Frauen mitgebracht. Das Welttreffen der Mediziner ist zugleich das gewaltigste gesellschaftliche Ereignis, das Berlin je erlebt hat. Jetzt tritt im Auditorium in der Ziegelstraße die „chirurgische Sektion" zusammen, Meister des Skalpells aus fünf Erdteilen.
Die Ärzte ziehen die Luft ein.
„Wirklich, es riecht nicht nach Karbol hier", meint ein Japaner.
„Karbol gibt es in Bergmanns Klinik schon seit acht Jahren nicht mehr", erklärt ein Berliner, frischgebackener Stabsarzt aus der Charité.
„Ich möchte heute nicht in Listers Haut stecken", meint nachdenklich ein Franzose.
Die drei Männer wenden ihre Blicke einem Greis zu, der unten in der ersten Reihe Platz genommen hat. Schlohweißes, lockiges Haupt-

haar und ein struppiger Backenbart umrahmen ein gütiges, leicht gerötetes Gesicht. Es ist Sir Joseph Lister, der Erfinder der Antiseptik, des Karbolsprays und des Karbolverbandes. Heute hat Joseph Lister vor der medizinischen Elite der Welt eingestanden, dass er sich 23 Jahre lang geirrt hat. Und doch suchen die Kollegen vergeblich nach Anzeichen der Resignation oder der Trauer in seinem Gesicht. Gelassen plaudert Professor Sir Joseph mit seinem Sitznachbarn.
„Entweder ist er ein Meister der Selbstbeherrschung oder ein ganz großer Verlierer", meint der Berliner Stabsarzt.
Plötzlich verstummen die Gespräche. Ein hoch gewachsener, breitschultriger Mann in weißem Kittel betritt den Saal. Über dem hochgeschlossenen Kragen ein Löwenhaupt mit mächtiger, graumelierter Mähne, große, blitzende, blaue Augen, Adlernase, ein starker Kinnbart. Das ist Professor Ernst von Bergmann, Direktor der Chirurgischen Universitätsklinik Berlin.
Vor acht Jahren, als Bergmann die Klinik übernahm, hatte Koch gerade seine Arbeiten über Desinfektion veröffentlicht. Und Bergmann hatte zugegriffen, skeptisch zuerst und doch voller Hoffnungen. Vier Jahre später stellte er den ersten Dampfsterilisator nach Robert Koch in seiner Klinik auf. Jedes Stück Verbandsstoff, jedes Abdecktuch und jedes Bettlaken wird seitdem in diesem Apparat heißem, strömendem Wasserdampf ausgesetzt, bis der letzte Infektionskeim in ihm abgetötet sein muss.
Lister wollte die Bakterien von der Wunde fernhalten, in der Wunde abtöten – das Ergebnis war „Antiseptik" oder Keimarmut. Bergmann will ausschließen, dass Krankheitskeime überhaupt in die Nähe der Wunde, ja des Kranken gelangen können. Er nennt dieses Verfahren „A-Septik" oder Keimfreiheit.
In fließendem Französisch begrüßt er die Versammlung, eine Reverenz an die Nation, die anderthalb Jahrhunderte die größten und kühnsten Chirurgen hervorgebracht hat. Er verneigt sich vor Sir Joseph Lister, preist ihn als den Mann, der als erster zum aktiven Kampf gegen die Wundinfektion aufgerufen hat. Er erklärt, dass er nicht operieren, sondern lediglich die Vorkehrungen demonstrieren wird, die in seiner Klinik zur aseptischen Operation getroffen werden. Er stellt seinen dreißigjährigen Assistenten Dr. Curt Schimmelbusch vor.
„Mein Freund ist Pathologe, Bakteriologe und hervorragender Chirurg in einer Person, ein seltener Glücksfall. Er ist erst seit anderthalb Jahren bei mir, doch alles, was Sie an Apparaten, Methoden und Handgriffen sehen werden, ist in seinem Köpfchen entstanden."

Mit der Desinfektion der Patientin beginnt Bergmann die heilige Handlung. Das Operationsfeld wird in weitem Umfang zunächst eingeseift, jedes Härchen sorgfältig abrasiert. Mit keimfrei gemachtem Wasser und flüssiger Glyzerinseife wird kräftig gewaschen, anschließend mit sterilem Tuch trockengerieben, so kräftig, dass dabei die oberste Schicht der Haut abgeht. Denn gerade in dieser Hautschicht liegen die hartnäckigen Verunreinigungen, die Schlupfwinkel der Mikroben. Zum Schluss wird mit konzentriertem Alkohol und halbprozentiger Sublimatlösung nachgewaschen.

Die Patientin wird hinausgefahren, um in einem anderen Saal operiert zu werden. Vor dem Auditorium führen Bergmann, Assistenten und OP-Schwestern die „rituelle" Handwaschung nach dem gleichen Rezept vor.

Eines haben sie allerdings noch nicht: Die hauchdünnen nahtlosen Operationshandschuhe aus Gummi werden zu dieser Zeit von dem Chirurgen William Steward Halsted am Johns-Hopkins-Hospital in Baltimore erprobt. Seine Operationsschwestern haben sich über Ekzeme beklagt, die sie von der vielen Sublimatlösung bekamen. Die Handbürsten werden in Sublimatlösung aufbewahrt. Denn ihre Borsten sind die reinsten Bazillenträger.

Die Operationsinstrumente kochen inzwischen in einprozentiger Sodalösung. In sterilisierte Gaze gehüllt, werden sie dem Operateur gereicht. Blutungen werden nicht mehr mit Schwämmen gestillt wie überall sonst, sondern mit Mulltupfern, die kurz vorher sterilisiert werden. Aderklemmen, Nahtmaterial, die weißen Kittel der Operateure und Helfer, Handtücher – alles ist vor der Operation sterilisiert worden.

Eine halbe Stunde lang beantwortet Bergmann Fragen, dann wird die Frischoperierte wieder hereingefahren. Sie liegt noch in tiefer Narkose, ahnt nicht, dass 400 Augenpaare auf sie herabstarren. Große Placken von Mull hebt Bergmann vom Oberkörper der Frau. Eine ausgedehnte Wunde wird sichtbar. Die ganze linke Brust ist entfernt, Teile des angrenzenden Brustmuskels, das Fett aus der Achselhöhle, die darunterliegenden Lymphdrüsen. Die Seidenfäden sind von den Assistenten schon eingelegt. Bergmann zieht sie nur noch zusammen. Die Wunde schließt sich.

„Ich lasse zwischen den Nähten einen gewissen Raum", erklärt Bergmann, „damit etwaige Wundflüssigkeit abfließen kann." Es folgt der Verband. Eine Schwester greift mit einer Pinzette Mull- und Wattestücke aus einer Trommel von blankem Nickel. „Kein Tropfen eines chemischen Mittels hat diese Verbandsstoffe berührt, nur Wasser-

dampf!" Bergmann hält die Verbandsstoffe hoch in die Luft, deckt dann die Wunde nach allen Richtungen mit ihnen ab.
„Dieser Verband bleibt acht bis zehn Tage liegen", sagt er.
Ein ungläubiges Raunen geht durch den Saal.
„Ich bin so frei, Ihnen jetzt fünf Frauen zu zeigen, bei denen der Verband seit acht Tagen liegt", fährt Bergmann fort.
Fünf Tragen werden hereingeschoben. Die Gesichter der Frauen sind mit Tüchern verhüllt. Bergmann nimmt den ersten Verband ab. Vierhundert Köpfe neigen sich vor. Vierhundert Augenpaare, teilweise mit Operngläsern bewaffnet, sehen die saubere, nur noch als bleicher, rötlicher Strich erkennbare Operationsnarbe. Die Verbände haben kaum Flecken. Kein Eiter, keine Nachblutung. Das nennt man Heilung „per primam intentionem", Heilung auf Anhieb.
In diesem Augenblick springt in der ersten Reihe ein Mann auf, geht elastischen Schritts auf Bergmann zu. Sir Joseph Lister greift nach Bergmanns Händen, schüttelt sie mit einer Herzlichkeit, die keiner dem Engländer zugetraut hätte.
Beifallklatschen, Rufe: „Hoch Lister, hoch Bergmann!"
„Er ist doch ein guter Verlierer", sagt der Berliner Stabsarzt. „Er ist ein großer Mensch", sagt der Japaner leise in seinem gebrochenen Deutsch.

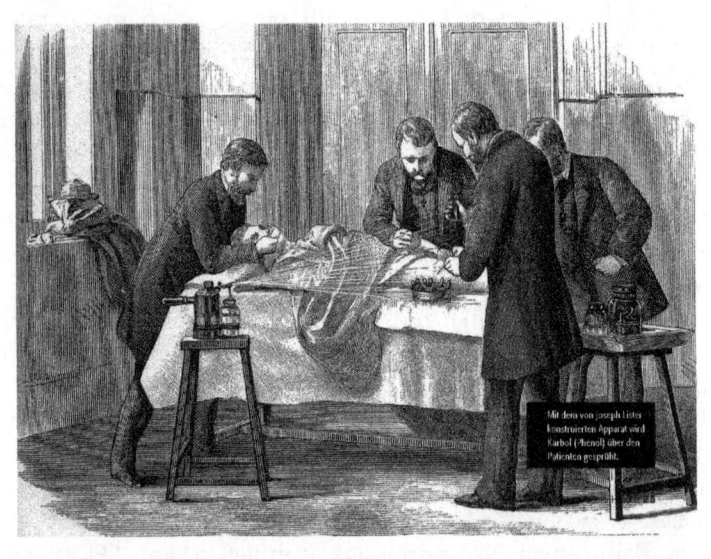

Abbildung 37: Joseph Lister sprüht Karbol (Phenol) während der Operation über den Patienten

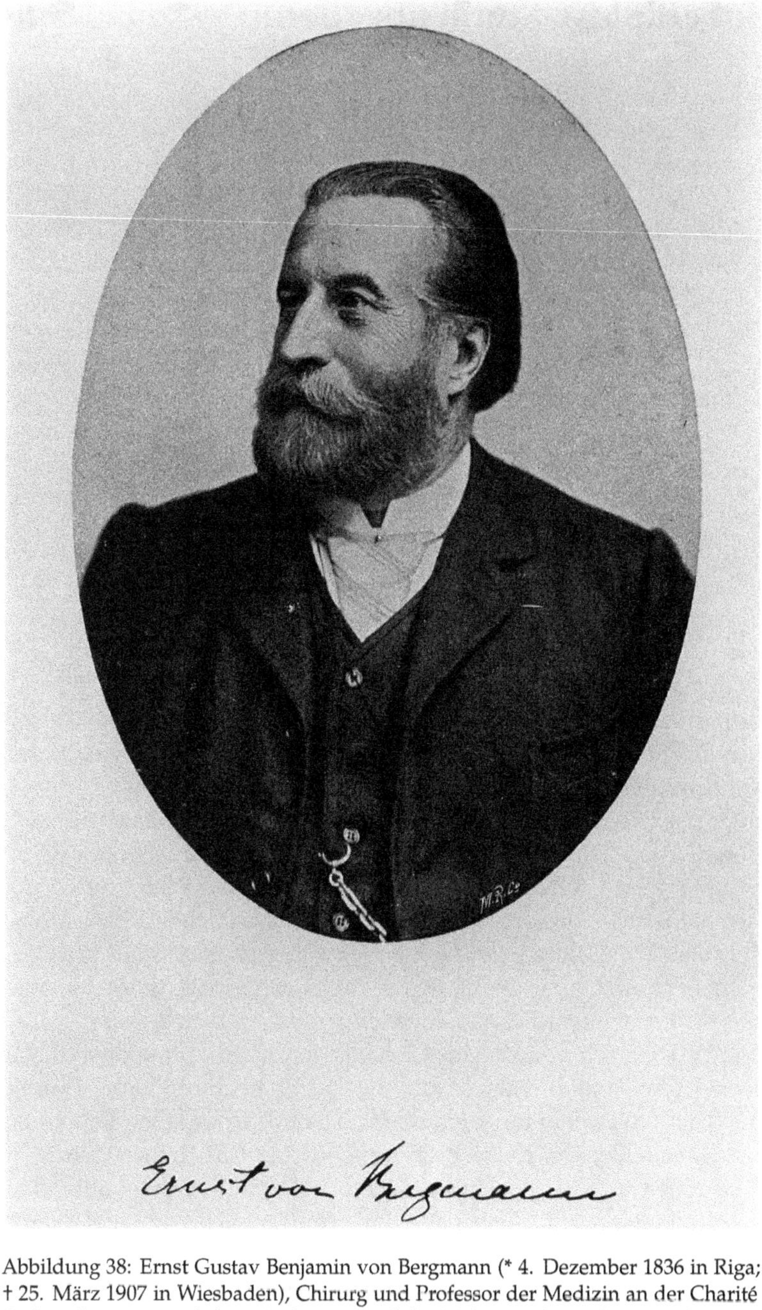

Abbildung 38: Ernst Gustav Benjamin von Bergmann (* 4. Dezember 1836 in Riga; † 25. März 1907 in Wiesbaden), Chirurg und Professor der Medizin an der Charité Berlin. Seine wesentlichen Verdienste sind die Mitbegründung der Hirnchirurgie und die Einführung der Asepsis bei der Wundbehandlung.

Tuberkulose-Sturm über Berlin

> „...Als dann Robert Koch endlich mit seinem das gewaltigste Aufsehen erregenden Vortrag über das Tuberkulin im Jahre 1880 hervortrat, da wurde mit einem Male Berlin zum Wallfahrtsorte für ungezählte Leidende, die hier die Erlösung von dem Übel erhofften, und für viele Hunderte von Forschern und Ärzten, die von dem allseitig anerkannten Meister in das Wesen und die Anwendungsart seines neuen Heilverfahrens eingeweiht sein wollten. Wer die ungeheure Erregtheit, in der die gesamte Bevölkerung des bereits zur Weltstadt gewordenen Berlin schwebte, nicht selbst mitempfunden hat, macht sich keine Vorstellung. Die Geschichte dieser Tuberkulin-Erregung bildet ein ganz eigenartiges Kapitel der Geschichte des öffentlichen Geistes und verdiente gar wohl, unter Zugrundelegung des damaligen urkundlichen Materials ausführlich dargestellt zu werden."

(J. Kastan, „Berlin wie es war", Berlin 1919)

„Ach jeben Se man noch een paar Troppen zu, Herr Dokta", flüstert der Schuhmacher Max Cichan, 48 Jahre alt. Sehnsüchtig blicken seine glänzenden Augen nach der Morphiumflasche, aus der Stabsarzt Dr. Runkwitz die Injektionsspritze aufzieht.
„Een paar Troppen, Herr Doktor, damit det Elend een Ende hat", fleht Cichan. Die Worte kommen stoßweise, aus keuchender Brust. Seine abgezehrten Hände umklammern die Hand des Arztes, als der die Bettdecke zurückschlägt. Beim trüben Schein der Gasfunzel sucht Dr. Runkwitz auf dem abgemagerten Gesäß des kranken Schusters nach einer Stelle, wo er die Nadel einsenken kann; wie der Oberschenkel ist es von Einstichnarben übersät.
Seit Wochen schon fleht Max Cichan jeden Abend um eine tödliche Dosis. Das ist alles, was die Charité für ihn noch tun kann. Das ist auch alles, was man tun kann für Willi Salewski, 29 Jahre, Rangierer; für Johann Becker, Kellner, 25 Jahre alt, und für den 40-jährigen Glaser Gustav Kühne... Und sie sind nur die nächsten vier unter den vierzig Insassen der „Nebenabteilung für innerlich kranke Männer", die zum Sterben dran sind. Folgen werden ihnen die übrigen sechs und dreißig spätestens, wenn zum nächsten Mal der Flieder blüht. Wenn in den Gärten der Charité der Flieder weiß und lila aufblüht, kommt die große Zeit des Sterbens für die Schwindsüchtigen. So

geht die Rede unter den einfachen Leuten in Berlin. Und die Ärzte lassen ihnen den Glauben. Flieder und Tod – ein bisschen Poesie für Hoffnungslose. Jeder siebente Mensch in Deutschland stirbt an Lungentuberkulose, in Berlin jeder vierte. In anderen Industriestädten ist es ähnlich, in manchen schlimmer. Von zehn Appreteuren der Textilfabriken in Krefeld gehen neun an der Schwindsucht zugrunde.

Wenn im nächsten Jahr der Flieder blüht...

Immer abends, wenn Stabsarzt Dr. Runkwitz seinen Rundgang durch die „Nebenabteilung" der Charité macht, muss er daran denken. Die Abteilung liegt im dritten Stock, gleich unterm Dach, „dem Himmel näher", sagen die Todeskandidaten. Stabsarzt Dr. Runkwitz verteilt heute eine halbe Stunde später als sonst seine Schlafmittel und Morphiumspritzen. Auf dem Aufschlag seines dunklen Gehrocks trägt er eine weiße Schleife, darauf einen Äskulapstab, aus Messing gestanzt. Es ist das Abzeichen der Teilnehmer am X. Internationalen Medizinischen Kongress in Berlin, der heute eröffnet worden ist.

4. August 1890

Wird es ein historischer Tag werden, bedeutender noch als das Datum der ersten Äthernarkose? Bald wird man es wissen – spätestens, wenn im nächsten Frühling der Flieder wieder blüht...

„Herr Doktor, noch een paar Troppen..."

Ein Hustenanfall erstickt die Bitte des Schusters Max Cichan um einen gnädigen Tod. Dr. Runkwitz hört es nicht mehr. Er hat die Tür hinter sich zugemacht. Er geht den kahlen Korridor hinunter. Das Elendsbild der Nebenabteilung versinkt, und er erlebt noch einmal die große Stunde dieses Nachmittags.

Das riesige Rund des Zirkus Renz ist durch wallende Tücher in einen Tempel verwandelt. Hinter der Rednerbühne ragt die überlebensgroße Gipsstatue des Äskulap auf, des Medizingottes der alten Griechen. In beiden Händen hält er den Stab, um den sich eine vergoldete Schlange ringelt, das Wahrzeichen der Ärzte.

Schmächtig wirkt unter diesem Götterbild der Redner. Zu dünn für den riesigen Raum ist seine Stimme. 5.000 Ärzte aus aller Welt lauschen mit Spannung dem Vortrag von Professor Robert Koch, dem bedeutendsten Bakteriologen der Welt. Er hat den Milzbrandbazillus entdeckt, die Erreger von sechs Wundinfektionskrankheiten, den Tuberkelbazillus (1882) und den Erreger der Cholera (1883).

Schon über eine Stunde spricht Dr. Koch, und noch immer hat er nichts gesagt, was man nicht ebenso gut in seinen Schriften nachlesen könnte. Ist man dafür nach Berlin gereist?
Robert Koch hebt die Stimme nur ganz leicht an, als er sagt:
„Keine andere Krankheit fordert die bakteriologische Forschung so heraus wie die Tuberkulose. In der Überzeugung, dass es Heilmittel gegen die Tuberkulose geben muss, stehe ich keineswegs vereinzelt da..."
Schläfrige Augen werden plötzlich hellwach; schon gezückte Uhren verschwinden eilig in den Westentaschen. In den hinteren Reihen beugt man sich vor.
Robert Koch berichtet, wie er jahrelang den von ihm entdeckten Tuberkelbazillus unschädlich zu machen versucht hat. Er hat chemische Substanzen gefunden – ein Dutzend zählt er auf –, die das Wachstum anderer Bakterien aufhalten.
„Aber alle diese Substanzen blieben wirkungslos, wenn ich sie an tuberkulösen Tieren versucht habe. Trotz dieses Misserfolges habe ich mich nicht abschrecken lassen. Schließlich habe ich Substanzen gefunden, die nicht nur im Reagenzglas, sondern auch im Tierkörper das Wachstum der Bakterien aufhalten. Meine Versuche mit diesen Stoffen sind noch nicht abgeschlossen. Aber so viel kann ich heute mitteilen: Wenn man Meerschweinchen einer solchen Substanz aussetzt, so reagieren sie anschließend nicht mehr auf eine Impfung mit tuberkulösem Virus. Bei Meerschweinchen, die schon in hohem Grade an Tuberkulose erkrankt sind, kann der Krankheitsprozess vollkommen zum Stillstand gebracht werden, ohne dass der Körper von dem Mittel anderweitig nachteilig beeinflusst wird."
Nüchterne Worte sind das. Schwunglos, beinahe etwas gequält kommen sie aus dem Mund des schmalen, braunhaarigen Mannes unter der gewaltigen Äskulapstatue. Und doch versetzen sie 5.000 Mediziner im Zirkus Renz in einen Rausch. Die restlichen Worte Kochs gehen in Jubelrufen unter. Zehn Minuten lang wird applaudiert. Dann wälzt sich die Masse den Ausgängen zu.
„Jetzt können Sie Ihre Lungenheilstätte zumachen, Herr Kollege", sagt ein berühmter Professor für Hygiene.
„Kinder, sammelt Präparate von Tuberkulösen, denn sie werden bald Seltenheitswert haben", dröhnt ein Professor für Pathologische Anatomie. „In ein paar Jahren ist die Tuberkulose ausgestorben."
Nur eine skeptische Stimme kommt auf. Ein Italiener sagt:
„Aber er hat doch nur von Meerschweinchen gesprochen..." Richtig, mit keinem Wort hat Robert Koch angedeutet, dass sein geheim-

nisvolles Tuberkulosemittel auch beim Menschen wirkt. Doch mit diesem Einwand kommt der Mann aus Turin bei den Teilnehmern des X. Internationalen Medizinischen Kongresses schlecht an. „Sie kennen Koch nicht", erklärt ein Däne dem Italiener. „Wenn der von Meerschweinchen spricht, meint er Menschen."
Vom Zirkus Renz aus teilt sich der Strom der Mediziner.
Der kleinere Teil wendet sich nach links, geht am gewaltigen Hohenzollernschloss vorbei dem Berliner Rathaus zu. Dort gibt der Magistrat von Berlin den tausend prominentesten Ärzten der Welt einen Sonderempfang. Das Gros strömt nach rechts in Richtung Moabit. Dort im Ausstellungspark bewirtet Berlin das Fußvolk der internationalen Medizin.
Im roten Backsteinbau des Rathauses in der Königstraße hat der Magistrat von Berlin viele tausend Flaschen Sekt kalt stellen lassen und ein exquisites kaltes Büfett aufgebaut. Doch die Organisatoren haben nicht damit gerechnet, dass a) die Mehrzahl der Kongressteilnehmer keine Zeit zu einem richtigen Mittagessen hat, b) von der stickigen Luft im Zirkus Renz die Kehlen ausgetrocknet sind. So stürzen sich die ersten, die ins Rathaus strömen, auf das kalte Büfett, und die Nachkommenden, von den kalten Platten durch einen Menschenwall abgeschnitten, reißen den Dienern die Sektkelche aus der Hand. Im Nu ist die Stimmung da. „Prost, Koch... Ruhe sanft, Tuberkulose!", schallt es bald durch die Wandelgänge. Die uniformierten Diener schleppen im Dauerlauf frischen Sekt herbei. Die Stimmung steigt. Plötzlich ein Gejohle. Am Portal heben kräftige Männer einen schmalbrüstigen Herrn hoch in die Luft, tragen ihn auf den Schultern durch das Gewühl.
„Hoch, Virchow!"
„Aber meine Herren!", protestiert Rudolf Virchow auf Deutsch, Französisch und Italienisch. Ihm, dem Medizinpapst der Welt, sind alle Sprachen geläufig. „Womit habe ich diese Begeisterung verdient?" Hoch über den Köpfen balancierend, bringt er vorsichtshalber seinen Kneifer in Sicherheit.
„Didn't you hear, Koch?" fragt ihn ein Amerikaner. „Haben Sie Koch nicht gehört?"
Mit einem Schlag erlischt das Lächeln in Virchows Gesicht, seine Lippen verziehen sich, als hätte er Essig gekostet. Der Name Koch schmeckt ihm nicht. Die ganze Richtung, die dieser Koch vertritt, passt ihm nicht. Sieg der mikroskopischen Technik über das medizinische Denken. Mit dem Bazillus glauben diese Herren Koch und Konsorten auch das Geheimnis der Krankheit entdeckt zu haben.

Aber wo bleibt die Nutzanwendung, wo hat der Herr Koch jemals den Kampf zwischen Bakterien und Körperzellen zugunsten der Körperzellen entschieden?
„Koch hat das Mittel gegen die Tuberkulose!", jubelt die Menge.
Mit einem Ruck entwindet sich Virchow den Griffen der Enthusiasten. Er hat Kochs Vortrag im Zirkus Renz nicht mit angehört, stattdessen hat er einigen französischen Kollegen seine anatomische Sammlung in der Charité gezeigt. Das schien ihm wichtiger. Wenn Koch aber wirklich so glänzend gesprochen hat, dann sollen die Herren doch gefälligst ihn auf die Schultern heben.
„Suchen Sie Professor Koch", sagt Virchow und taucht rasch in der Menge unter.
„Koch... Koch... Koch..., wir wollen Professor Koch sehen", rufen die animierten Mediziner des 4. August 1890.

„Wo Robert nur bleibt?"
Frau Emmy Koch, geborene Fraatz aus Clausthal am Harz, läuft unruhig im Salon auf und ab. Hin und wieder stürzt sie zum Fenster, schiebt die Gardine zurück und schaut hinaus auf die Bellevuestraße. So viele Männer im korrekten Gehrock unten auch um die Ecke biegen, kein Robert Koch ist darunter. So viele Droschken auch durch die Bellevuestraße rollen, keine hält vor dem Haus Nr. 6 an.
Den Triumph ihres Mannes hat Frau Emmy Koch auf der obersten Tribüne des Zirkus Renz miterlebt. In ihrem hoch geschlossenen, plissierten Kleid kam sie sich zwischen den eleganten Ärztefrauen zunächst etwas bescheiden vor, aber als Robert auf der Rednertribüne stand, war ihr das gleichgültig.
Als sie sich vor 34 Jahren verlobt hatten, zog es Robert mächtig nach Übersee. In tropischen Ländern wollte er als Arzt und zugleich als Forscher auf seinem Lieblingsgebiet, der Bakteriologie, arbeiten. Das war an ihrem Widerstand gescheitert. Sie wollte nicht an den Mississippi oder Orinoko, wo es Giftschlangen gab und die Frauen halbnackt herumliefen. Für eine Stadtpraxis fehlte das Geld. Sie versuchten ihr Glück in Langenhagen bei Hannover, in Braetz bei Frankfurt a. O., in Niemegk, Mark Brandenburg, Rakwitz, Posen. Aber überall gab es ältere, bei der Bevölkerung eingeführte praktische Ärzte, und kein Mensch wartete auf Dr. Koch. So war sie schließlich froh, als er die Kreisarztstelle in Wollstein bekam. Aber was für ein Nest! Die kümmerliche Privatpraxis und die endlosen Nächte hinterm Mikroskop, der Forscherehrgeiz, an dessen Erfüllung sie nie geglaubt hatte.

Und dann war er doch erst bekannt, dann berühmt geworden. Für die Entdeckung des Cholerabazillus setzte der Kaiser ihm eine Dotation von 100.000 Mark aus. Sie konnten sich die Riesenwohnung im Alten Westen Berlins, in der Bellevuestraße leisten. Doch gleichzeitig spürte sie, wie der Mann ihr entglitt. In Wollstein war sie seine rechte Hand gewesen. In Berlin hatte er plötzlich ein großes Laboratorium, drei preußische Stabsärzte als Assistenten und einen Laboratoriumsdiener. Dass er 1885 aus dem Gesundheitsamt ausscheidet und Direktor des Hygienischen Universitätsinstituts in der Klosterstraße 36 wird, erfährt sie nur per Zufall.

Manchmal geht sie in die Klosterschule 36, um ihn abzuholen. Aber Weichand, das Faktotum, sagt meistens: „Der Herr Professor sind beschäftigt." Wenn die Tochter Gertrud nach ihrem Papa fragt, erklärt sie bitter: „Papa hat andere Sorgen als dich und mich."

Gertrud wächst heran, und Robert Koch hat in seinem Institut viele junge Assistenten. Als Professor muss man die jungen Leute gelegentlich in die Familie einladen, das ist Tradition. So kommt der Stabsarzt Dr. Pfuhl als Gast in die Bellevuestraße, sieht Gertrud Koch und verliebt sich in das hübsche Mädchen. Im Frühjahr 1888 heiraten die beiden. Damit verliert das Zuhause für Robert Koch den letzten Reiz. Das Laboratorium in der Klosterstraße 36 wird sein Heim. In der Bellevuestraße ist er nur noch schlafender Gast. Seine Gedanken kreisen nur um Bakterien. Nur selten hat er Zeit, über sich selbst nachzudenken. Es tut ihm weh, wenn er an seine Frau denkt, aber ist Liebe noch wichtig für einen Mann, der so Großes zu leisten hat?

So denkt Robert Koch, bis der berühmte Mann eines Tages zu dem Kunstmaler Professor Gustav Graef gehen muss, der sein Porträt malen soll. Viel hält Koch nicht davon, aber als Berühmtheit muss man das auf sich nehmen. Als er Graefs Atelier betritt, begegnet ihm ein hübsches Mädchen – dunkel, ein bisschen füllig, sehr jung. „Wer war denn die reizende junge Dame?", fragt Koch den Maler. Was Professor Graef darauf geantwortet hat, wird nie ganz geklärt werden. Die meisten Biographen Robert Kochs weichen der Frage aus. Nur in einem weitverbreiteten Buch ist von einer jungen Kunstmalerin die Rede, einer Schülerin Meister Graefs. Einer, der den großen Bakteriologen gut gekannt hat, wird weniger respektvoll von einer „üppig blonden, reizvoll stupsnasigen Bühnendame" sprechen. Sie heißt Hedwig Freiberg und ist 16 bis 17 Jahre alt, als sie Robert Koch begegnet. In dieses Mädchen verliebt sich der 47-jährige Mikrobenjäger Hals über Kopf.

Von da an sitzt er nicht mehr jede Nacht über seinen Bakterienkulturen im Hygienischen Institut, während Frau Emmy zu Hause vergeblich auf ihn wartet. Was ihm bei der Gefährtin der 34 Ehejahre nicht mehr möglich war, gelingt ihm bei Hedwig Freiberg. Mit ihr kann er über seine geheimsten Gedanken und Pläne sprechen und von seinen Sorgen.
Robert Koch hat schwere Sorgen nach seinem Triumph im Zirkus Renz am 4. Augsut 1890. Wenn es nach ihm gegangen wäre, hätte er seine Versuche an dem Tuberkuloseheilmittel mit keinem Wort erwähnt. Nicht einmal seine engsten Mitarbeiter hat er in diese Versuche eingeweiht. Seit Monaten hat er sich in seinem Labor eingeschlossen. Nur die zahllosen toten Meerschweinchen, die sein Diener Meinhardt jeden Morgen aus dem Labor schaffte, ließen vermuten, dass er an einer großen neuen Sache arbeitete.
Ob einer der Assistenten Vermutungen angestellt und ausgeplaudert hat, oder ob Koch selber dem Minister Andeutungen gemacht hat, steht nicht fest. Jedenfalls hatte Kultusminister von Goßler erfahren, dass Koch einem Mittel gegen Tuberkulose auf der Spur war.
„Das wäre ein Bonbon für den Internationalen Medizinischen Kongress", strahlte der Minister. Schließlich genügte nicht, wenn man für 5.000 ausländische Ärzte, die zu diesem Kongress nach Berlin kommen, die Häuser beflaggt und ihnen die neugebackene Millionenstadt Berlin mit all ihrem Glanz vorführt. Man muss ihnen auch medizinisch etwas bieten. Eine Entdeckung, die der ganzen Welt imponiert.
Aber Koch winkte ab: „Ich bin mit mir selber noch gar nicht im reinen."
„Sie haben ja noch ein paar Wochen Zeit", sagte der Minister diplomatisch. „Aber stellen Sie sich vor, wie das wirkt: Robert Koch befreit die Welt vom Würgeengel der Tuberkulose..." Dass er selbst einen solchen Erfolg in seinem Ressort dringend nötig hatte, erwähnte Minister von Goßler nicht. Er stand in letzter Zeit bei dem jungen Kaiser Wilhelm II. nicht besonders hoch im Kurs. „Unsern Herrn Medizinern fällt wohl überhaupt nischt mehr ein, Joßler?", hatte Wilhelm den Minister schon mehrfach unangenehm angeredet. „Müssen mal Dampf hinter machen." Der Minister spürte hinter den Worten die drohende Ungnade des Monarchen. Deshalb drängte er den Forscher Robert Koch. Aber Koch wehrte sich. Noch am Tage vor dem Kongress spielte er mit dem Gedanken, seinen groß angekündigten Vortrag zurückzuziehen. Lieber wollte er schweigen, als mit einer halbgaren Sache vor die Welt hintreten.

Erst in letzter Minute besiegte der Kultusminister die Bedenken Kochs. Der Entdecker des Tuberkelbazillus berichtet also dem X. Internationalen Medizinischen Kongress in vorsichtigen Worten über seine Versuche an Meerschweinchen, über die geheimnisvolle Substanz, mit der er bei Meerschweinen die Tuberkulose zum Stillstand gebracht hat. Und sofort jubelt die Welt: „Robert Koch besiegt die Tuberkulose!"

„Aber ich weiß doch noch gar nicht, ob und wie das Mittel auf Menschen wirkt", sagt Robert Koch am Abend des 4. August 1890 verzweifelt zu Hedwig Freiberg.

Hedwig fällt aus allen Wolken. Sie war so glücklich. Alle Welt spricht in höchsten Tönen von dem Mann, den sie liebt. Und nun sagt er, dass alles noch unsicher ist.

„Ich werde das Mittel an mir selbst ausprobieren", sagt Robert Koch.

„Aber das ist doch gefährlich", ruft Hedwig. „Du kannst dich umbringen!"

„Keine Angst", sagt Robert Koch.

Am Tag darauf spritzt er sich einen Viertelkubikzentimeter einer gelbbraunen klaren Flüssigkeit in den Oberarmmuskel. Gegen fünf Uhr verlässt er das Institut und holt Hedwig zu einem Spaziergang ab. Sie gehen durch den Tiergarten. Lebhaft plaudert Hedwig über Theater, über Kunstausstellungen und über Mode. Alles, was sie sagt, nimmt Robert Koch begierig auf. Doch plötzlich spürt er ein Ziehen in Armen und Beinen, eine furchtbare Mattigkeit. Er muss husten, kann kaum noch atmen.

„Ist dir nicht gut?", fragt Hedwig.

„Das geht schnell vorbei", sagt Robert Koch.

Dann tritt plötzlich Schüttelfrost ein, wie er ihn noch niemals erlebt hat. Brechreiz. Ihm wird heiß.

Jetzt weiß Hedwig, was geschehen ist: „Du hast das Mittel genommen?"

Er nickt. Auf ihren Arm gestützt, geht er bis in die Nähe seiner Wohnung. Er entschuldigt sich, dass er sie nicht nach Hause begleiten kann. Aber das ist ihr völlig unwichtig. Sie hat furchtbare Angst um ihn und will ihn nicht allein lassen. Doch sie kann unmöglich mit ihm in die Wohnung gehen, in der er mit seiner Frau lebt.

„Ansteigen der Körpertemperatur bis 39,6 Grad", berichtet Robert Koch später über diesen ersten Selbstversuch. „Nach etwa zwölf Stunden ließen sämtliche Beschwerden nach. Die Temperatur sank und erreichte bis zum nächsten Tag wieder die normale Höhe. Einige Tage hielt die Schwere in den Gliedern und Mattigkeit noch an. Ebenso lang blieb die Injektionsstelle ein wenig schmerzhaft gerötet." Aber das war nur ein Versuch. Um die Ungefährlichkeit des Mittels zu beweisen, müssten viele Injektionen mit verschieden starken Dosierungen gemacht werden. Sie beschwört Koch, sich nicht zu gefährden. Seine Gesundheit ist jetzt das wichtigste. Wenn er zusammenbricht, war die ganze Arbeit umsonst. Sie bietet sich ihm als menschliches Versuchskaninchen an, und Robert Koch akzeptiert. Zahllose Dosierungen versucht er an ihr. Auf ein Hundertstel Kubikzentimeter des Mittels reagiert sie nur noch mit leichten Gliederschmerzen und Mattigkeit, die aber bald vorübergehen. Das Ergebnis der Menschenversuche: Der gesunde Körper reagiert auf die Kochsche Lymphe heftig, während gesunde Meerschweinchen überhaupt keine Wirkung zeigen. Man wird also mit der Dosierung sehr vorsichtig sein müssen. Fünf Wochen nach dem Triumph im Zirkus Renz sind die Versuche an Hedwig Freiberg abgeschlossen. Jetzt muss das Mittel an hoffnungslosen Tbc-Fällen erprobt werden. Nur die Station der Schwindsüchtigen unterm Dach der Charité kommt dafür in Frage.

*

13. September 1890
Aus flachem Schlummer fährt der Schuhmacher Max Cichan hoch. Er reibt sich die Augen. Es ist heller Tag. Die Uhr über dem Hauptportal der Charité schlägt neun.
Drei Ärzte sieht Cichan an seinem Bett stehen. Das ist schon seit Wochen nicht mehr vorgekommen. Sonst erscheint zur Visite immer nur Stabsarzt Dr. Runkwitz, jede Woche einmal der Oberstabsarzt Dr. Fraentzel. Jetzt sind beide da, und noch einer, den Cichan nicht kennt.
Behutsam richtet Dr. Runkwitz ihn in seinem Bett auf, zieht das dickleinene Charité-Hemd an seinem Rücken hoch. Der fremde Arzt beugt sich über den Kranken und tastet seinen Rücken ab. Und ehe sich Max Cichan versieht, spürt er den Stich der Spritze.
Zwanzig von den vierzig Todeskandidaten der Nebenstation werden an diesem Tag geimpft. Für jeden von ihnen zieht der fremde Arzt eine neue Spritze aus seinem Köfferchen.
Als sich das am nächsten Tag wiederholt, als den Geimpften täglich sechsmal Fieber gemessen, ihre Atemgeräusche gründlicher als bisher abgehorcht, ihr Auswurf täglich zur Untersuchung gebracht wird, da fängt ein Raunen auf der Station an. Und plötzlich spricht einer aus, was er von irgendwoher aufgeschnappt hat: „Die Kochsche Lymphe wird an uns ausprobiert!" Der Name „Koch" besitzt

Zauberkraft. Die Geimpften fangen an, über die nächste Fliederblüte hinaus zu denken und Pläne zu machen wie einst, als sie noch nichts hatten auf der Lunge. Die anderen aber, die nicht geimpft werden, fragen:
„Warum die und nich ick?" Einer von ihnen verliert plötzlich in einer schlaflosen Nacht die Nerven, stürzt ans Fenster, reißt es auf und schwingt sich aufs Fensterbrett: „Wenn ihr mir nich impft, spring ick!", ruft er den herbeieilenden Wärtern zu. Erst als Dr. Runkwitz mit einer Spritze erscheint, gibt er sich zufrieden. Aber in der nächsten Nacht tobt er wieder: „Det war nur Bonbonwasser!"
Diesmal wird er in das Isolierzimmer für Tobsüchtige und Deliranten gebracht. Erneut schwirren wilde Gerüchte durch die Charité: Da ist einer wahnsinnig geworden, weil man ihn mit Kochscher Lymphe geimpft hat.
In der Nacht zum 30. Oktober stirbt plötzlich der Schuhmacher Max Cichan.
„Der jeht uff Koch seine Rechnung", heißt es. Gleichzeitig aber wird von wunderbaren Heilungen geredet, und jedes Gerücht aus der Charité wird von wachsamen Journalisten in alle Welt verbreitet.
Am 11. November 1890 bringt eine Frankfurter Zeitung die sensationelle Schlagzeile:
„Haut-Tuberkulose mit Koch-Lymphe geheilt!"
Zuerst glaubt man, dass hier einem Journalisten die Phantasie durchgegangen sei. Aber dann erfährt man Einzelheiten, Namen. Der behandelnde Arzt sei ein Dr. Arnold Libbertz, ein Jugendfreund Robert Kochs, sein engster Vertrauter bei der Herstellung des Geheimmittels.
Die Telegrafen tragen die Geschichte der wunderbaren Heilung in alle Welt. Die Spannung, die seit der ersten Ankündigung Kochs über Kranken und Gesunden, über Laien und Ärzten lag, löst sich in dem Jubelschrei: „Die Tuberkulose ist besiegt."
In New York buchen die Lungenfachärzte Biggs und Loomis Passagen für den nächsten Schnelldampfer nach Europa. Aus London schicken die Chirurgen Morris und Pringel ihren 22-jährigen Patienten Edgar Neal auf ihre Kosten nach Berlin. Aus Wien und aus Brüssel, aus Rom und Rio die Janeiro reisen Ärzte und Kranke an. In Berlin hat man den Ansturm erwartet. Privatkliniken schießen aus dem Boden wie Pilze. Man spekuliert auf Hausse in Schwindsüchtigen. Nur eins fehlt noch: der klärende Bericht von Robert Koch. Wann wird er vor die Öffentlichkeit treten?

*

Seit zwei Stunden schon wartet die Menge schwarzgekleideter Herren vor dem hohen Gittertor der Charité. Ein Gaskandelaber beleuchtet die übernächtigten Gesichter unter hohen Zylindern und runden Melonen. Eisiger Novemberwind heult durch die enge Häuserzeile der Charitéstraße in Berlin NW. Die Herren in Schwarz. Sie zählen die Züge, die alle zehn Minuten über den Stadtbahnbogen donnern. Noch eine halbe Stunde, dann wird sich die schmale Pforte im Gittertor öffnen.

Es ist der 20. November 1890. Schon seit einer Woche findet sich Morgen für Morgen vor der Charité eine solche Versammlung ein. Wer näher tritt, hört die Herren in allen Sprachen der Welt diskutieren. Sie machen sich die vorderen Plätze am Tor streitig, fluchen über die Kälte in Berlin.

Punkt acht Uhr jeden Morgen erscheint endlich der Pförtner mit der steifen Beamtenmütze und dem Schlüsselbund. „Immer sachte", brummt er, wenn die Herren durch die enge Pforte drängeln. Sie eilen auf das hohe Massiv des alten Charité-Gebäudes zu, aus dessen endlosen Fensterreihen bleiches Gaslicht in den dämmernden Morgen starrt. Sie stürmen die drei Stockwerke hoch zur „Nebenstation für innerlich Kranke", steuern durch endlose Korridore den Sälen zu, die mit Schwindsüchtigen belegt sind, bauen sich vor der Tür auf. Ein Oberwärter mit steifer Beamtenmütze hält dort Wache.

„Nur Herren, wo einen Ausweis haben", sagt er. „Und nich mehr als zwanzich..."

Zwei goldene Zwanzigmarkstücke, die ihm heimlich zugeschoben werden, weist er mit entrüsteter Amtsmiene zurück. Entmutigt ziehen einige der Herren ab. Andere warten ab, ob sie nicht vielleicht doch Glück haben und die größte der drei Schwindsüchtigen-Stationen besichtigen können, auf denen mit Kochscher Anti-Tuberkulose-Lymphe behandelt wird.

Niemals lässt Professor Fraentzel, königlich-preußischer Oberstabsarzt 1. Klasse, mehr als 20 Kollegen gleichzeitig zu seiner Visite ein. Vor dem ersten Bett in der Reihe bleibt er stehen. Ein Wärter leuchtet mit einer Petroleumlampe die Fieberkurve über dem Bett an, denn hier oben unterm Dach gibt es keine Gasbeleuchtung.

„Temperatur um 7 Uhr 37", liest Stabsarzt Dr. Runkwitz ab.

„Temperatur gestern früh?"

„37.9", sagt Dr. Runkwitz. „Danach Injektion mit 0,01 Koch. Kein Schüttelfrost, Temperatur nachmittags nur gering erhöht. Kein Blut mehr im Auswurf."

„Geben Sie ihm wieder 0,01 Koch", sagt Professor Fraentzel. Auf Französisch, englisch und italienisch wiederholt er die Angaben seines Assistenten.
Ein Krankenwärter schlägt den Deckel eines Kästchens zurück. Darin liegen säuberlich nebeneinander zehn kleine Spritzen. Ein zweiter Wärter öffnet einen Segeltuchbehälter, der wie eine Patronentasche aussieht; es enthält Glasfläschchen, durch Wattebäusche verschlossen.
„Alle Spritzen werden sofort nach Gebrauch desinfiziert", erklärt Professor Fraentzel. „Die Lymphe ist gleich in den gebräuchlichen Verdünnungen abgefüllt."
Der Patient hat sich im Bett aufgesetzt und zieht sich selbst das Hemd über den Kopf. Der zweite Wärter presst die Haut auf dem Rücken des Kranken zu einer Falte. Dr. Runkwitz drückt auf das Gummibällchen an der Spritze und saugt den Inhalt des Glasfläschchens an, eine gelblichbraune, klare Flüssigkeit. Der Kranke zuckt kaum, als die Spritze unter seine Haut dringt. Dr. Runkwitz drückt auf das Gummibällchen, dann zieht er die Spritze zurück. Mit zwei Fingern massiert er die Injektionsstelle. Dann gibt er dem Patienten einen Klaps auf die Schulter: „Hemd anziehen und schön zudecken."
Nächstes Bett. Wie auf dem Exerzierplatz geht das zu, genauso, wie es die ausländischen und süddeutschen Ärzte von einem königlich-preußischen Krankenhaus erwartet haben. Aber sind sie nach Berlin gekommen, um zu lernen, wie man Spritzen verabreicht? Mehr als 2.000 Ärzte aus Europa, aus den USA und allen vier Himmelsrichtungen sind in der letzten Woche in Berlin zusammengeströmt, darunter zahlreiche Universitätsprofessoren, Direktoren berühmter Krankenhäuser und Lungenheilstätten. Die meisten von ihnen hocken in trübseligen Hotelzimmern, blättern in Zeitungen und Zeitschriften und warten, bis es Mittagszeit ist. Dann eilen sie in die großen Bierlokale. Vor allem im „Siechen" besteht Aussicht, einen der wenigen Glücklichen zu treffen, der in die Charité vorgedrungen ist, die Chirurgische Universitätsklinik in der Ziegelstraße oder die Privatklinik von Dr. William Levy, Prenzlauer Straße 46.
„Wir gehen jetzt zu den Kranken, die als erste mit dem Kochschen Mittel behandelt worden sind", kündet Professor Fraentzel an. Ein Saal mit nur zehn Betten. Aus dem ersten Bett blickt ein junger, bleicher Mensch neugierig der Korona entgegen.
„Benack, Hermann, 21 Jahre", steht auf dem Namensschild am Kopfende. Darunter das Aufnahmedatum: 1.9.1890.

„Ein Schlosser aus gesunder Familie", erklärt der Professor. „Vor einem Jahr schwollen die Halsdrüsen an. Seit Beginn des Jahres Husten und Auswurf, seit Mitte August Bluthusten, starker Nachtschweiß, Tuberkel-Bazillen Nummer acht nach Gaffkyscher Tabelle..." Tuberkel-Bazillen Nr. 8 bedeutet, dass bei der Untersuchung des Auswurfs zahlreiche Bazillen im Gesichtsfeld des Mikroskops festzustellen sind. „Dämpfung vorn rechts bis zur Höhe der zweiten Rippe", fährt Fraentzel fort. „Hinten rechts oberhalb des Schulterblatts ebenfalls Dämpfung. Zahlreiche Rasselgeräusche über der rechten Lunge..." Zu jedem Wort des Professors nickt Hermann Benack. Nach jedem Satz schnalzt er mit der Zunge, als wolle er sagen: „Ja, so schlimm stand es um mich, damals..."
„Nun mach dich mal frei, Männe", sagt Dr. Runkwitz.
Mit einem Ruck zieht Hermann das Charité-Hemd über den sauber mit Wasser gelegten Poposcheitel. Sein Brustkorb ist flach und eingefallen, jede Rippe zeichnet sich ab.
„Wenn die Kollegen sich überzeugen wollen, bitte", sagt Professor Fraentzel.
Der erste Ausländer setzt sich auf den Bettrand, beginnt, Herman Benacks Brustkorb abzuklopfen, zuerst hinten, dann vorn. „Nur noch ganz leichte Dämpfung", sagt er. Dann setzt er das Stethoskop an und horcht auf die Geräusche, die beim tiefen Atmen aus Hermanns Lunge kommen.
Der fremde Professor schüttelt den Kopf. „Noch einmal tief atmen", sagt er im gebrochenen, singenden Deutsch des Franzosen. Er horcht angestrengt, dann macht er dem nächsten Kollegen Platz. „Ich höre nur noch spärliches, klingendes Rasseln", sagt der Franzose.

Zwanzig ausländische Spezialisten für Lungenkrankheiten beklopfen und behorchen den Brustkorb des Schlossers Hermann Benack. Alle kommen zum gleichen Ergebnis: kaum mehr Anzeichen für eine tuberkulös verseuchte Lunge. Sie lassen die Aufnahmen der mikroskopischen Befunde von Hand zu Hand gehen. Sie stellen fest, dass seit drei Wochen im Auswurf Benacks keine Tuberkelbazillen mehr vorhanden sind.
„Schwitzt du nachts noch?", fragt Professor Fraentzel den Patienten.
„I wo, keene Spur", strahlt Hermann.
„Seit dem 24. Oktober hat der Patient fünfviertel Pfund zugenommen", ergänzt Dr. Runkwitz.
„Wo ick erst ja keen Appetit nich jehabt habe", sagt Hermann.

Es ist seine große Stunde. Noch nie in seinem jungen Leben hat er so im Mittelpunkt gestanden. Von diesem Tag wird er noch seinen Enkeln erzählen. Denn davon ist Hermann Benack fest überzeugt: Das Leben liegt nun wieder vor ihm. Er könnte schon jetzt entlassen werden, wenn er nicht so ein bedeutender Fall wäre: Der erste Mensch, der durch neunzehn Einspritzungen mit einer braungelben, klaren Flüssigkeit von der Lungenschwindsucht schon beinahe geheilt ist. An neun weiteren Betten wiederholt sich der Vorgang. Tiefes Erstaunen malt sich auf den Gesichtern der fremden Ärzte. Also hat kein leerer Spuk sie nach Berlin gelockt. Also ist diese braungelbe, klare Flüssigkeit in den Spritzen der Charité-Ärzte tatsächlich das erste wirksame Heilmittel gegen die Tuberkulose.
„Aber sagen Sie, wie ist die Zusammensetzung der Flüssigkeit?", fragen sie den Professor Fraentzel.
Der zuckt die Schulter: „Ich weiß es nicht."
Ungläubiges Lächeln. Seit sieben Wochen wird dieses Mittel in der Charité Hunderten von Patienten eingespritzt. Und da will dieser Deutsche ihnen weismachen, dass er die Zusammensetzung nicht kennt? Das spräche ja allen wissenschaftlichen Grundsätzen Hohn, das wäre ein Rückschlag ins medizinische Mittelalter, als noch Quacksalber und Alchimisten mit Geheimmitteln ihren Handel trieben.
Fraentzel spürt das Misstrauen und fühlt sich unbehaglich.
Ganz fest begegnet er den Blicken der ausländischen Kollegen. Er räuspert sich und sagt:
„Als preußischer Oberstabsarzt gebe ich Ihnen mein Offiziersehrenwort darauf: Es gibt nur einen Menschen, der es weiß..."
Dieselbe Antwort geben an diesem 20. November 1890 fünf andere Professoren in fünf anderen Kliniken der Charité ihren auswärtigen Kollegen. Nur ein Mensch kennt die Zusammensetzung des Wundermittels, und der sitzt in der Klosterstraße 36, einem mittelalterlichen Gebäude im ältesten Stadtteil Berlins. Er ist Professor für Hygiene an der Universität Berlin, ein schlanker, mittelgroßer Mann mit strengem, klar geschnittenem Gesicht. Der Schädel über der hohen Stirn ist kahl, obwohl der Mann erst 47 Jahre alt ist. Große, durchdringende blaue Augen hinter einer dünnrandigen Brille. Ein fast schon weißer Schnauzbart und ein kurz gestutzter Kinnbart umrahmen einen Mund, der schweigen kann.

*

„Eine Freude ist es, einer Zeit anzugehören, die mit Riesenschritten die altehrwürdige Wissenschaft von der Heilkunst vorwärts geführt

hat zu ungeahnten Leistungen, zu kaum erträumten Zielen. Seit den Zeiten des Hippokrates ist es noch keinem vergönnt gewesen, mit der Ermittlung von Sitz und Ursache einer Krankheit auch ihre Heilung sicherzustellen. In Robert Koch scheint unserer Nation der gottbegnadete Arzt und Forscher geschenkt worden zu sein."
Wie die Töne einer Bassgeige rollen die Worte des Redners über die glänzende Versammlung dahin. Die gewaltige Gestalt hinter dem Rednerpult reckt sich hoch. Brillantbesetzte Sterne auf seiner linken Brust, das breite orangefarbene Band des Schwarzen Adlerordens über dem Frackhemd zeigen: Hier beugt sich ein Großer der Medizin vor einem noch Größeren. Ernst von Bergmann, Deutschlands führender Chirurg, preist Robert Koch, den Bakteriologen.
Zwei Stunden lang hat Ernst von Bergmann einer auserwählten internationalen Ärzteversammlung seine Patienten vorgestellt, die er mit dem Kochschen Geheimmittel behandelt hat. Hier geht es nicht um Lungenschwindsucht wie in der Charité, sondern um Tuberkulose der Haut, der Mundhöhle, der Lymphdrüse, des Kehlkopfs, der Gelenke und Knochen. Bisher gab es nur ein Mittel dagegen: das Messer. Das kranke Gewebe wurde weggeschnitten, ausgekratzt, ausgebrannt.
Gliedmaßen wurden über den tuberkulösen Gelenken amputiert. Kehlköpfe entfernt und durch silberne Kanülen ersetzt. Nasen, Wangen und Lippen konnten durch Verpflanzung von Hautlappen „ersetzt" werden. Doch meist war das nur ein Scheinerfolg. Die Bakterien blieben im Körper und setzten ihr Vernichtungswerk fort bis zum Ende.
Doch nun scheint dieser Alptraum verflogen. Schon 25 Stunden nach dem Einspritzen des Kochschen Geheimmittels zeigt sich bei Bergmanns Patienten die Wirkung: heftiger Anstieg der Temperatur, zugleich eine Rötung der krankhaften Partien. Die von Tuberkelknötchen übersäte Haut schwillt an, gelbe bis braune dicke Krusten bilden sich. Vorsichtig greift der Chirurg mit der Pinzette zu, hebt die Kruste ab und traut seinen Augen nicht: Wo er vorher nur Knötchen und Geschwüre sah, ist jetzt nur noch rote Haut, wie bei einer frischen Narbe.
Vierzig Patienten stellt Ernst von Bergmann an diesem denkwürdigen Abend vor. Zwei davon werden den Teilnehmern besonders unvergesslich bleiben: Der 22-jährige Edgar Neal und die 18-jährige Anna Buss.
Bei dem Buchhalter Edgar Neal aus London hatte die Hauttuberkulose im Innern der Nase begonnen und bereits die Nasenspitze

und den Gaumen weitgehend zerstört. Seine Ärzte, die Doktoren Morris und Pringle, haben den jungen Mann auf ihre Kosten nach Berlin gebracht, sobald die ersten Erfolge mit dem Kochschen Geheimmittel bekannt wurden. Heute Morgen zwischen 8 und 9 Uhr hat er die erste Injektion erhalten. Fiebernd wird er auf der Trage zur Vorstellung getragen. 40,1 Grad hat man noch um 7 Uhr gemessen. „Die Temperatur ist im Abklingen", sagt Bergmann. „Der Patient befindet sich jetzt im entzündlichen Stadium. Morgen werden wir die Krustenbildung beobachten. Und in drei Wochen spätestens kann er in seine Heimat entlassen werden. Die Kollegen Pringle und Morris werden ihm dort eine Nasen-und Gaumenplastik machen. Ich erbitte mir nur eine Fotografie aus, wenn alles vorüber ist..."
Brausender Beifall folgt diesen Worten.
Dann tritt Anna Buss vor die Versammlung. Sie kommt ohne fremde Hilfe, denn noch ist ihr nichts geschehen. 18 Jahre alt ist sie, hochgewachsen, gerade zur vollen Reife erblüht. Ihre dicken braunen Zöpfe sind zu einer Krone gelegt. Ein Bild von einem Mädchen, solange man sie nur von vorn oder von links sieht.
Doch dann dreht Bergmann sie so, dass sie dem Auditorium die rechte Seite des Gesichts zukehrt. Und das ist ein erschütternder Anblick. Vom Haaransatz bis zum Unterkiefer ist die linke Wange blaurot entzündet, von Narben zerfressen. Professor von Bergmann spritzt dem Mädchen die Kochsche Lymphe ein. Es wirkt wie eine heilige Handlung. Die Vorstellung ist zu Ende. Bergmann fordert die fremden Ärzte auf, in der Klinik den weiteren Verlauf an den vorgestellten Patienten zu überwachen. Dann bricht er in die begeisterten Worte aus:
„Wir gehen mit der Huldigung vor der Größe des Forschers, mit Dank an unseren berühmten und hochherzigen Kollegen Robert Koch auseinander..."
Minutenlang donnert der Beifall für den abwesenden Robert Koch. Nach einem solchen Erlebnis kann man nicht sang- und klanglos auseinandergehen. In den Cafés Unter den Linden, in Weinlokalen und Bierhallen feiern die Zuhörer Bergmanns das große Ereignis. Ärzte, die keinen Platz mehr in dieser einzigartigen Vorstellung finden, lauschen gierig auf jedes ihrer Worte.
Dringend erhebt sich die Frage, wie man sich das Kochsche Mittel verschafft. Schließlich ist man nicht aus London, Paris, Rom und New York nach Berlin gereist, um nur Vorträge zu hören. Man muss etwas mit nach Hause bringen – Kochsche Lymphe, so viel wie möglich.

Aber das ist leichter gesagt als getan. In der „Deutschen Medizinischen Wochenschrift" Nr. 46 A vom 13. November 1890 hat Robert Koch mitgeteilt: „Diejenigen Ärzte, die schon jetzt Versuche mit dem Mittel anstellen wollen, können dasselbe von Dr. A. Libbertz, Berlin NW., Lüneburger Straße 28/ II, beziehen. Dr. Libbertz hat unter meiner und Dr. Pfuhls Mitwirkung die Herstellung übernommen."

Das Haus Lüneburger Straße 28 liegt an der Ecke Spenerstraße, gegenüber dem Stadtbahnbogen, kurz bevor er die Spree kreuzt. Schon von weitem sieht man Equipagen und Droschken in unübersehbarer Reihe am Bürgersteig parken. Menschen kommen und gehen wie auf einem Jahrmarkt. Unten an der Haustür ein improvisiertes Schild: „Anfragen an Dr. Libbertz bitte nur schriftlich."

Schwerbeladene Briefträger und Telegrammboten liefern ihre Lasten unten beim Hausmeister ab. Und der kann schweigen wie Robert Koch, wenn man ihn nach geheimen Wegen zu Dr. Libbertz ausfragen will. Die Klingel an der Wohnungstür ist abgestellt. Doch wer sein Ohr an die Tür presst, hört drinnen Schritte, leise Stimmen und das Klirren von Glas und Metall. Es wird also gearbeitet im Laboratorium des Dr. Libbertz. Aber wo bleibt denn die Kochsche Lymphe? So fragt man an den Treffpunkten der ausländischen Ärzte, so fragen die praktischen Ärzte von Berlin.

„Wie Professor Robert Koch uns auf Anfrage mitteilt, reicht die Produktion zur Zeit noch nicht aus, um die riesige Nachfrage nach dem Heilmittel zu befriedigen", meldet das „Berliner Tageblatt". „Aus diesem Grunde werden zunächst nur die öffentlichen Kliniken beliefert", fügt die Zeitung hinzu.

„Sind Privatpatienten keine Menschen?", entrüsten sich die Praktiker.

„Jehn Se mal in't Central-Hotel", flüstern gutinformierte Droschkenkutscher den Ärzten zu. „Dann sehn Se, wo die ganze Kochsche Lymphe bleibt."

*

„Bedaure sehr, wir sind total besetzt", sagt der Empfangschef des Central-Hotels. Er sagt es in das unförmige Sprechrohr des Wandtelefons, er sagt es zu den Reisenden, die sich vor dem Empfang drängen. Er sagt es laut, er sagt es leise, er brüllt es heiser heraus, er flüstert es mit bebender Stimme. Er ist einem Nervenzusammenbruch nahe.

Das „Central" an der Ecke Friedrich- und Dorotheenstraße ist der größte und modernste Hotelbau Berlins. 400 Zimmer, Dampf-Zentralheizung, fließend warmes und kaltes Wasser auf jedem Zimmer, Fachgeschäfte aller Branchen im Erdgeschoss und zur Zerstreuung der werten Gäste der riesige Wintergarten. Ein solches Chaos hat das Central-Hotel noch nicht erlebt. Die hohe Halle mit den reichverzierten Säulen ist zu einem Mittelding zwischen orientalischer Karawanserei und Lungenheilstätte geworden. Ausgemergelte apathische Gestalten hängen in den Lehnen der Polstersessel. Frauen in schweren Pelzmänteln wandern unruhig durch das Menschengewimmel, an Kofferbergen vorbei. Hektische rote Flecken in wachsbleichen Gesichtern, krankhaft glänzende Augen. Und ständig ist ein Röcheln und Husten in der Luft.

Briefumschläge werden dem Empfangschef zugeschoben.

Er reißt sie auf, überfliegt mit einem raschen Blick die Summe der Geldscheine. Sie muss schon vierstellig sein, wenn ihm plötzlich einfallen soll, dass irgendwo in dem Riesenbau noch etwas frei ist. „Freies Zimmer" heißt allerdings nur, dass in einem Einzelzimmer ein zweites Bett aufgestellt wird, zum selben Preis wie für Einzelzimmer selbstredend. Wem das nicht gut genug ist, wer das nicht zahlen will – bitte, draußen ist die Straße, durch die eisig der Novemberwind weht. Und alle Stunden speit auf den Berliner Fernbahnhöfen ein Zug weitere Kranke aus, die dringend ein Bett in Berlin suchen – ein Bett und einen Arzt, der ihnen Kochsche Lymphe einspritzt.

Die meisten von ihnen haben in ihrer Not an Robert Koch persönlich geschrieben oder telegrafiert. Sie bekamen auch umgehend Antwort, allerdings nicht von dem Professor, sondern von einem gewissen Dr. Georg Cornet. Berlin NW, Karlstraße 9, unweit der Charité. Dr. Cornet, so hieß es in der Nachricht, habe dort eine Privatklinik. Als langjähriger Schüler Robert Kochs sei er berechtigt, das neue Heilmittel zu verabfolgen, natürlich streng nach den Richtlinien des Meisters. Die Privatklinik in der Karlstraße 9 erweist sich als total überfüllt. Die hilfesuchenden Patienten werden ins Central-Hotel verwiesen: „Dort behandelt Dr. Cornet täglich zwischen 6 und 8 Uhr abends."

So wird das Central-Hotel zur Massenherberge für Tuberkulöse. Die Zimmerverwaltung obliegt dem Empfangschef. Er legt blutspuckende Todeskandidaten mit hysterischen Kranken zusammen, bei denen noch nicht einmal feststeht, ob sie überhaupt Tb haben. Als Krankenwärter fungieren Stubenmädchen und Zimmerkellner des „Central". Sie verstehen sich auf Hochzeitsreisende und kurzfristige Liebespärchen, also werden sie auch mit Lungenkranken fertig. Ein Kandidat der Medizin misst täglich zweimal das Fieber, das ist die ganze ärztliche Betreuung. Außer dem Besuch des Dr. Cornet wohlgemerkt.

Pünktlich um 6 Uhr eilt jeden Abend Dr. Cornet durch die Hotelhalle. Hinter ihm schleppen zwei Diener einen Koffer mit Spritzen und Ampullen. Von morgens bis abends rast Dr. Cornet durch Berlin und spritzt Kochsche Lymphe. Vormittags in der Universitäts-Poliklinik, Ziegelstraße, nachmittags in seiner Privatklinik, abends im Central-Hotel.

Wie kommt er zu den Riesenmengen von Lymphe?, fragt sich die Ärzteschaft.

Dr. Georg Cornet ist erst 32 Jahre alt und war Badearzt in Bad Reichenhall, bevor der Tuberkulosesturm ihn nach Berlin zog. Um die Tuberkulosebekämpfung hat er sich bereits große Verdienste erworben. Als Schüler und Mitarbeiter Robert Kochs hat er einst Dreck, der in öffentlichen Wartehallen, Schulzimmern und Krankensälen zusammengekratzt worden war, mikroskopisch untersucht und überall Tuberkelbazillen festgestellt. Er hat die Einführung von Spucknäpfen und auch die Anbringung von Schildern mit der Aufschrift „Ausspucken verboten!" empfohlen.

Aber Dr. Cornet ist nicht der einzige Privatmann, der dank seiner guten Beziehungen zu Robert Koch ständig und reichlich mit dem Geheimmittel versorgt ist. Am Oranienburger Tor wird es in der stets überfüllten Privatklinik des Dr. Dengier verabfolgt. Im Hotel „Germania" am Alexanderplatz hat Dr. William Levy ein Parallelunternehmen zum Central-Hotel aufgezogen.

Auf diese drei bevorzugten Kollegen konzentriert sich der Zorn der in Berlin versammelten Ärzte. In den Privatkliniken werden bis zu 40 Mark[3] Tagegeld von den Patienten kassiert. „Schamloser Wucher!", schimpft die Presse. Die Angegriffenen behaupten, dass sie für jeden zahlenden Patienten mehrere Arme kostenlos behandeln. Doch wenige Tage darauf berichtet die „Kölnische Zeitung": Ein Kranker hat aus Davos bei Dr. Levy telegrafisch um Aufnahme in seiner Klinik gebeten. Von Berlin wurde zurücktelegrafiert: „Aufnahme nur privat möglich. Kosten etwa 1.000 Mark pro Woche." Der Mann in Davos glaubte, der Telegrafenbeamte habe versehentlich eine Null zu viel angehängt, und fragte schriftlich zurück. Doch die Klinik im „Germania"-Hotel bestätigte: Kurkosten 1.000 Mark wöchentlich, pro Einspritzung weitere 300 Mark. Und das zur gleichen Zeit, als Preußens Kultusminister Großler vor dem Landtag erklärt:

[3] Eine Mark entspricht heute rund 7 € (Stand 2016. Statistisches Bundesamt, 2017)

„Das Kochsche Mittel wird abgegeben in Fläschchen zu 5 Gramm zum Preise von 25 Mark. Dieses Fläschchen enthält mithin 500 Einspritzungen zu einem hundertstel Gramm. Eine solche Einspritzung kostet daher 5 Pfennig. Die meisten Einspritzungen an Schwindsüchtigen werden jetzt mit einem Milligramm ausgeführt. Es enthält ein solches Fläschchen sonach 5.000 Einspritzungen, und eine solche kostet einen halben Pfennig."

Das Landtagsprotokoll vom 29. November 1890 vermerkt an dieser Stelle „Bravo!" und „Heiterkeit".

Die Freunde Robert Kochs spritzen weiter. Der Ansturm der Kranken auf Berlin hält an. Menschenleer sind die Kurhäuser von Meran und Davos. Bei schneidender Kälte reisen todkranke Menschen in überfüllten Zügen nach Berlin. Viele sterben unterwegs, den Namen Robert Kochs auf den Lippen. Sieht denn Robert Koch nicht, welch ein Schindluder mit seinem Namen getrieben wird? Professor Stellwag sagt am 21. November in Wien zu seinen Studenten: „Vorsicht, meine Herren! Glauben Sie nur daran, was Koch sagt. Koch sprach immer wahr. Was er sagt, ist auch wahr: Doch hat er allen Grund auszurufen, Gott behüte mich vor meinen Freunden! Ich fürchte, dass die Sache einen üblen Ausgang nimmt." Doch die Privatkliniken schießen weiter wie Pilze aus dem Sandboden Berlins. In Charlottenburg, am späteren „Knie" (seit 1950 „Ernst-Reuter-Platz"), ist ein neues, riesiges Caféhaus für den Berliner Westen im Rohbau fertig. Doch plötzlich wird der Bau verändert, das Caféhaus verwandelt sich in eine Klinik für Lungenkranke. Als Pächter zeichnet Dr. Cornet.

„Wieder een neuet Spritzenhaus", witzeln die Berliner. Kaiser Wilhelm II. empfängt indessen Robert Koch mehrmals in Privataudienz. Er verleiht ihm das Großkreuz des Roten Adlerordens. Nie zuvor ist ein Arzt so ausgezeichnet worden. Rudolf Virchow, Bernard von Langenbeck, Albrecht von Graefe – sie alle haben es nicht über die 2. Klasse des „Roten Adlers" hinausgebracht.

*

„Unser Annamädchen will mir heute überhaupt nicht gefallen, Herr Professor..." Ein Blatt mit einer Fieberkurve in der Hand, tritt Dr. Curt Schimmelbusch, Assistent von Professor Ernst von Bergmann, in das Zimmer des Chefs. Zehn Wochen sind vergangen, seit der Professor dem Mädchen Anna Buss vor einer glänzenden Versammlung selbst die Kochsche Lymphe eingespritzt hat. Sie hatte mit so heftigem Fieber darauf reagiert, dass er fast um ihr Leben fürchtete. Aber dann geschah, was von Bergmann als „das Wunder unseres

Koch" bezeichnet. Das Fieber sank, über der von Tuberkeln entstellten rechten Wange des Mädchens bildete sich die erste, Heilung verkündende Borke.

Das Mädchen Anna ist dem greisen Geheimrat ans Herz gewachsen wie eine Tochter. Er sehnt förmlich die Stunde herbei, in der die Hauttuberkulose bei ihr völlig erloschen sein wird. Dann wird er sehen, was die Bakterien von ihrer rechten Gesichtshälfte übriggelassen haben, und er wird ihr durch Hautüberpflanzung ein neues Gesicht machen. Mit zusammengekniffenen Augen studiert von Bergmann das Krankenblatt. 19 Einspritzungen hat Anna Buss seit jenem 20. November 1890 bekommen. Bald wirkten geringe Mengen der Lymphe nicht mehr, und man musste die Dosis von einem auf zwei Kubikzentimeter steigern.

„Das Mittel tötet nicht den Bazillus", hat Robert Koch erklärt, „sondern das tuberkulöse Gewebe, das noch lebendig ist. Damit wird dem Bazillus der Boden entzogen, auf dem er sich weiter ausbreiten kann. Je weniger lebendiges tuberkulöses Gewebe im Körper übrigbleibt, desto schwächer reagiert der Patient auf das Heilmittel. Deshalb muss die Dosis allmählich gesteigert werden".

Am 25. Januar hat Anna Buss auch auf zwei Kubikzentimeter keine Wirkung mehr gezeigt. Kein Strich erhöhte Temperatur, keine Mattigkeit, keine Gliederschmerzen, keine entzündliche Röte an den wenigen Tuberkelknötchen, die ihre rechte Wange noch aufwies.

„Also beim nächsten Mal drei Kubik", hatte Bergmann angeordnet, in voller Übereinstimmung mit den Vorschriften Robert Kochs. Es war die 19. Injektion, es war am 28. Januar 1891. Das Fieber stieg rasch auf 41 Grad. „Ein bisschen gefährlich hoch", hat Bergmann gesagt. „Aber unser Annakind schafft das, wie immer." Und tatsächlich ging das Fieber zurück. Aber nicht vollständig wie sonst, nur um wenige Zehntel Grade.

„Zuerst klagte sie über Stiche in der linken Brusthälfte", sagt Dr. Schimmelbusch. „Ich konnte nichts feststellen..." Doch die Saalschwester meldete ihm, dass Anna plötzlich überhaupt keinen Appetit mehr habe. Selbst von ihren Lieblingsgerichten nahm sie nur zwei Löffel.

„Heute habe ich sie wiegen lassen", sagte Dr. Schimmelbusch. „Vier Pfund hat sie abgenommen."

„Und die Lunge?" Geheimrat von Bergmann sprang von seinem Schreibtisch auf, bevor Schimmelbusch antworten konnte: „Kommen Sie!"

Lange untersucht von Bergmann an diesem 6. Februar 1891 den Brustkorb des Mädchens. Immer wieder klopft er, immer wieder legt er das Stethoskop an, horcht, horcht. Alle Farbe weicht aus seinem markanten Siegfried-Gesicht, tiefe Falten graben sich von der kühnen Nase zu den Mundwinkeln. Dennoch zwingt sich Ernst von Bergmann zu einem Lächeln. Er tippt der Achtzehnjährigen unters Kinn: „Vergiss nicht, Annakind, den ersten Walzer auf deiner Hochzeit tanzt du mit mir..." Sobald die Tür hinter ihnen zugefallen ist, sagt er zu Schimmelbusch: „Sofort die Eltern benachrichtigen." Leider ist kein Zweifel möglich: Anna Buss hat die galoppierende Schwindsucht.
Ist das Kochsche Mittel daran schuld?
Für Dr. Schimmelbusch steht das fest. Ihm sind schon seit Wochen schwere Zweifel an der Heilwirkung des Geheimmittels gekommen. Und er steht mit seiner Ansicht nicht allein da.

*

In der Berliner Medizinischen Gesellschaft toben seit dem 17. Dezember erbitterte Diskussionen. Verschiedene Kliniker berichten, dass Patienten, die als geheilt oder jedenfalls wesentlich gebessert entlassen worden sind, nach drei oder vier Wochen wieder in die Klinik kamen. Sie husteten wieder Blut, sie hatten wieder zahlreiche Tuberkelbazillen im Auswurf.
Besondere Aufregung bewirken die Mitteilungen, die Rudolf Virchow, der große Richter über Gut und Böse in der Medizin, vor der Berliner Medizinischen Gesellschaft macht. In seinem Pathologischen Institut sind bis zum 7. Januar 1891 21 Leichen obduziert worden, die mit der Kochsehen Lymphe behandelt worden waren. In allen Fällen hat er in den Lungen frische Tuberkelbazillen und Tuberkelknötchen gefunden. Fast überall hat er jene „käsige" Zersetzung der Lungenteile festgestellt, die für die schwere Tuberkulose typisch ist. In einem besonders schweren Fall schildert er seinen Befund:
„Ich erinnere mich nicht, seit Jahren so etwas gesehen zu haben. Die Lunge sah frisch aus, wie ein Stück einer sehr reichlich mit Speck durchsetzten Blutwurst. Was nicht von der käsigen Hepatisation eingenommen war, erschien schwarzrot und stach scharf gegen die käsigen Teile ab."
Am bedenklichsten jedoch erscheint es Virchow, dass fast alle Leichen frische Ansiedlungen von Tuberkelbazillen in Körperorganen zeigen, die vorher nicht von der Tuberkulose befallen waren. Er behauptet aber nicht, dass diese frische Aussaat eine Wirkung von

Robert Kochs Mittel ist. Er stellt nur fest, was er an den Leichen gefunden hat – nach Behandlung mit Kochscher Lymphe. Der Indizienbeweis spricht gegen Robert Koch.

Die Erregung ist ungeheuer. Die Ärzteschaft spaltet sich in zwei Lager – für und gegen Koch. Ernst von Bergmann hat sich bisher aus diesem Streit herausgehalten. Aber nun kann auch er nicht mehr schweigen. Erschüttert muss er sehen, wie die Eltern Buss ihre Anne aus der Klinik nehmen. „Sie soll zu Hause sterben..." Es ist ein Trauertag in der Ziegelstraße.

„Ich muss mit Koch sprechen", sagt Bergmann. Zwar hat Robert Koch am 13. Januar 1891 das Geheimnis des Mittels gelüftet. Er hat mitgeteilt, dass es sich um die glyzerineingedickten Ausscheidungen abgetöteter Tuberkelbakterien handelt. Ein kühner Gedanke des großen Forschers: Die Bakterien werden mit ihrem eigenen Gift bekämpft. Oder besser gesagt: Die Injektion des Bakteriengiftes soll die Abwehrkraft des Körpers anregen.

„Es wird Zeit, dass Koch seine Karten offen auf den Tisch legt", sagt von Bergmann. Koch soll nun endlich Protokolle seiner berühmten Versuche an Meerschweinchen vorzeigen, die zur Entdeckung des Mittels geführt haben. Koch hat behauptet, dass tuberkulöse Meerschweinchen durch sein Mittel geheilt worden sind. Die Welt hat ihm geglaubt, nur auf seinen großen Namen hin. Auch Bergmann hat ihm geglaubt. Jetzt will er Beweise sehen.

Aber Robert Koch ist nicht zu sprechen. Robert Koch ist auf Reisen nach Ägypten.

*

Mühsam arbeitet sich der Dampfer den breiten Nilstrom hinauf. Auf dem Vorderdeck, in einem Liegestuhl hingestreckt, starrt Robert Koch in den tiefblauen Himmel. Blauer Himmel jeden Tag, versunken der eisige Berliner Winter, verhallt die trockene Stimme des alten Virchow, des Erzfeindes.

Seit einem halben Jahr, seit er sich zur voreiligen Bekanntgabe des Tuberkulosemittels überreden ließ, lebt er in unaufhörlicher geistiger, nervlicher und körperlicher Hochspannung. Dazu kommt der schwere persönliche Konflikt. Er kann ohne Hedwig Freiberg nicht mehr leben, doch seine Frau denkt nicht an Scheidung. Die Frau Geheimrat Emmy Koch in der Bellevuestraße pocht auf ihre in 34 Ehejahren erworbenen Rechte und hat dabei die ganze gute Gesellschaft Berlins auf ihrer Seite. „Scheidung?" Nicht, wenn man „zum geistigen Leibregiment der Hohenzollern" gehört, wie Professor Dubois-Reymond die Professorenschaft nennt.

Natürlich will er seine Frau versorgen, aber er ist kein reicher Mann. Die kaiserliche Schenkung von 100.000 Mark, die er für die Entdeckung des Cholerabazillus bekam, hat er in seine wissenschaftliche Arbeit gesteckt, in die Wohnung und in seine Reisen. Aber nun ist das „Mimei" da.

Das Mittel. Endlich hat es einen Namen bekommen. Vor seiner Abreise aus Berlin hat er im Laboratorium Lüneburger Straße 28 die ersten Flaschen mit dem neuen Etikett gesehen:

„Tuberkulin".

Ein guter Name für ein Heilmittel gegen die Tuberkulose.

Man hatte ihm vorgeschlagen, es „Kochin" zu nennen. Aber das wäre albern und unbescheiden gewesen. Er hat erklärt:

„Der Ruhm gebührt nicht mir, sondern den Männern, die uns die herrlichen Mikroskope geschaffen haben." Natürlich! Ohne Mikroskope wüsste man nichts von Bakterien, ohne Kenntnis des Bazillus kein Tuberkulin.

Nicht mehr lange, und die Herstellung des Tuberkulins wird aus der Lüneburger Straße an eine große chemische Fabrik übergehen. Schon schweben Verhandlungen wegen des Verkaufs der Lizenz. Es geht um rund eine Million Mark, die ihm als dem Erfinder zufallen sollen. Das hat der preußische Kultusminister im Einverständnis mit dem Kaiser ausdrücklich festgestellt: „Der Erlös aus einer Erfindung gehört dem Erfinder, auch wenn er seine Entdeckung in einem staatlichen Laboratorium gemacht hat."

Einer, der Robert Koch persönlich gekannt hat, der namhafte Internist Professor Janos Flesch, wird später schreiben:

„Robert Kochs Tuberkulin wurde von den Höchster Farbwerken für eine Million Mark angekauft. Diese Summe setzte Koch in die Lage, sich von seiner Frau zu trennen, um eine neue Ehe einzugehen – mit einer üppig-blonden, reizvoll-stupsnasigen Bühnendame. War es dieser Liebe zu einer viel jüngeren zuzuschreiben, dass er sein Mittel sorglos und vorzeitig, ohne die ernsthafte nötige Prüfungsfrist herausbrachte?" Doch noch ist es nicht soweit. Drei Wochen lang steigt Robert Koch in altägyptischen Tempelruinen und Gräbern herum, geht auf die Jagd in die Wüste, klettert auf Berge, „wo doch nur Adler hausen".

Doch plötzlich reist er nach Kairo zurück. „Ein Magnet von noch stärkerer Anziehungskraft als das schöne Paradies" zieht ihn nach Norden, wie er selber sagt. Dieser Magnet heißt Hedwig Freiberg. Er hält es ohne Nachricht von ihr nicht mehr aus.

Doch kein Brief von Hedwig wartet in Kairo auf ihn. Dafür Nachrichten seines Schwiegersohnes Professor Pfuhl, seines engsten Vertrauten in der Tuberkulinsache. Der Sturm in Berlin ist zum Orkan angeschwollen. Der Bau eines „Instituts für Infektions-Krankheiten", das für Koch auf dem Charité-Gelände errichtet werden sollte, ist plötzlich eingestellt worden. Die Gegner des Tuberkulin gewinnen täglich an Boden. Was in Robert Koch vorgeht, enthüllt ein Brief an Hedwig Freiberg:
„Mein liebes Hedchen!", schreibt er am 6. März 1891. „Du bist ja immer meine Vertraute gewesen, und so will ich Dir jetzt mein Herz ausschütten... In der letzten Zeit hat meine Entdeckung viele Gegner gefunden, in erster Linie Virchow, der mit allen Mitteln dagegen arbeitet. Außerdem soll Professor Liebreich (der Pharmakoordinarius in Berlin) ein Mittel gefunden haben, das noch erfolgreicher sein soll als das meine... Augenblicklich hat infolgedessen die Nachfrage nach dem Tuberkulin sehr abgenommen, und es wird nur verhältnismäßig wenig davon gekauft. Es steht also augenblicklich ziemlich schlecht; aber verliere darum den Mut nicht... Liebes Hedchen, wenn Du mich nur lieb behältst, dann kann mich kein Schicksalsschlag niederschmettern. Verlaß mich jetzt nicht. Deine Liebe ist mein Trost und mein Stern, zu dem ich jetzt aufschaue..."
Koch eilt nicht nach Berlin, um seinen Gegnern Paroli zu bieten. Er bleibt in Kairo, wartet ab, wie die Würfel fallen werden. Endlich am 20. März 1891 ein Telegramm des Schwiegersohnes: Die Budgetkommission des Landtags hat die Mittel für den Weiterbau des Institutes in der Charité bewilligt. Koch nimmt in Alexandrien den nächsten Lloyddampfer nach Triest. Einer der ersten Kollegen, denen Koch in Berlin begegnet, ist Geheimrat Ernst von Bergmann. Immer noch erschüttert, berichtet Bergmann vom Schicksal der Anna Buss, von den Gefahren und Unzulänglichkeiten des Tuberkulins. Er fordert von Koch die Sektionsprotokolle über die Meerschweinchen. Robert Koch muss gestehen, dass es keine Protokolle gibt.
„Sie haben seziert und keine Protokolle geführt?", fragt Bergmann ungläubig.
Robert Koch ist zu einem zweiten Geständnis gezwungen:
Er hat die Meerschweinchen, die er für geheilt ausgab, überhaupt nicht seziert. Er hat ihre Temperatur gemessen und normal gefunden. Er hat ihre Ausscheidungen auf Tuberkelbazillen untersucht und keine entdeckt. Er hat ihre Drüsen abgetastet und keine Schwellungen festgestellt. Damit stand für ihn fest, dass „der tuberkulöse Krankheitsprozess zum Stillstand gekommen war". Keine einzige

Lunge hat er unters Mikroskop genommen, keine der verborgenen Lymphdrüsen. Aufgrund einer äußerlichen Untersuchung war das Tuberkulin in die Welt gesetzt, ein Sturm von Hoffnungen entfacht worden.

Stumm wendet von Bergmann sich ab. Für ihn ist in dieser Stunde die Wahrheit mehr zerbrochen als eine medizinische Illusion. In ihm ist der Glaube zerbrochen, dass dieser große Forscher Robert Koch auch ein großer Arzt ist. Er selbst, Ernst von Bergmann, hat ihn in seiner Rede vom 17. November 1890 neben Hippokrates und Galen gestellt. Nun stimmt das nicht mehr.

Der Kampf um das Tuberkulin ist damit nicht zu Ende. Er wird anhalten, bis er durch neue chemische Mittel gegenstandslos wird. Als Mittel zur sicheren Erkennung der Tuberkulose aber wird Tuberkulin seine Bedeutung behalten. Der Nimbus des Forschers Robert Koch wird durch die Katastrophe von 1890/1891 nicht getrübt.

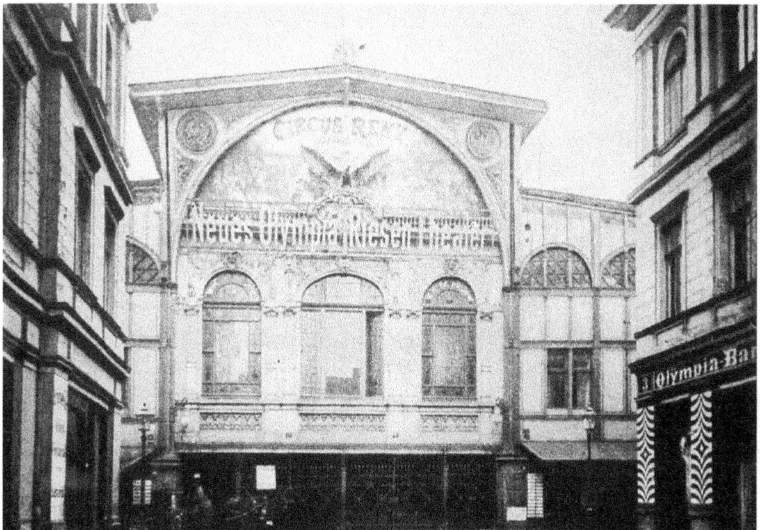

Abbildung 39: „Neues Olympia Riesen-Theater" in Berlin, Friedrich-Wilhelm-Stadt, Am Zirkus 1; Hauptfassade; Gebäude erbaut 1865-1867 als Markthalle, 1879-1897 genutzt durch den Circus Renz, hier fand 1890 der X. Internationale Medizinische Kongress statt. 1899-1918 genutzt durch den Zirkus Schumann, 1919 durch Hans Poelzig für Max Reinhardt umgebaut zum „Großen Schauspielhaus". Diverse Umbauten und Veränderungen, 1988 wegen Bauschäden abgebrochen.

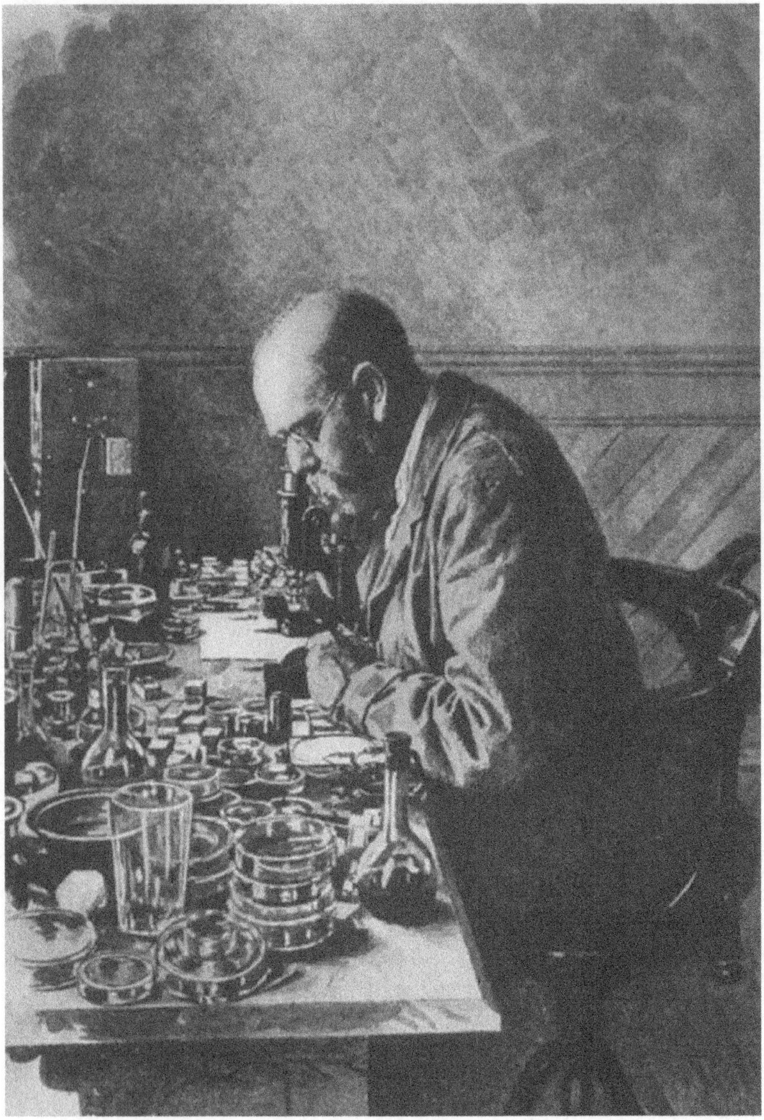

Abbildung 40: Robert Koch in seinem Laboratorium, ca. 1885.

Diphtherie – Ein Engel schwebt durch die Kinderklinik

> *„...Das Resultat des Behring-Serums war ein kolossaler Abfall der Mortalität bei Diphtherie. Im ganzen wurden behandelt 523 Fälle und von diesen 303 Fälle gespritzt. Die 230 ungespritzten Fälle gaben eine Sterblichkeit von 47,8, die gespritzten von nur 13,2 Prozent. Angesichts der brutalen Macht der Zahlen erachte ich es für die Pflicht eines jeden Arztes, das Mittel in Anwendung zu bringen, wenn es auch das eine oder andere Mal eine schädliche Nebenwirkung gehabt haben mag."*

(Rudolf Virchow am 28. November 1894 über das Diphtherieserum vor der „Berliner Medizinischen Gesellschaft")

„Laufen Sie, rennen Sie, nehmen Sie die Beine in die Hand", sprudelt der kleine spitzbärtige Herr in reinstem Sächsisch hervor. „Sagen Sie, dass es um Tod und Leben geht. Bringen Sie mir fünf Kubikzentimeter Behring-Serum... Fünf!"
Professor Otto Heubner tippt erst der blonden Diakonissin Meta auf die Schulter: „Sie laufen zur Apotheke!", dann dem blutjungen Unterarzt Dr. Müller: „Sie hinüber ins Institut!" und zum Schluss dem Invaliden Max Kalinke: „Sie in den Tierstall..."
Ohne eine Antwort abzuwarten, macht Professor Heubner kehrt und geht zurück in den Pavillon 3 der Kinderpoliklinik der Charité. Ärzte und Schwestern treten vom Bett des sechsjährigen Werner Voßberg zurück. „Der Puls ist kaum noch zählbar", sagt Stabsarzt Dr. Löhr, Assistent der Infektionsabteilung. Auf der Stirn des Jungen steht kalter Schweiß. Die halbgeöffneten Lippen sind blau. In regelmäßigen Abständen bäumt sich der Körper auf, die Hände stoßen krampfhaft ins Leere, mühsam ringt er nach Luft.
„Sofort aufmachen", sagt Professor Heubner. „Ohne Narkose." Eine Minute später spaltet Stabsarzt Löhr die Luftröhre mit einem spitzen Messer. Ein tiefer, gurgelnder Atemzug, und sofort entspannt sich der Körper des Kindes. Mit zwei Haken zieht Professor Heubner die Ränder der Wunde auseinander, während sein Assistent die gebogene Metallkanüle einführt. Ein Hustenstoß des Jungen, dicker, fadenziehender Schleim dringt aus der Öffnung des Rohres.
Vor dem Ersticken ist Werner Voßberg gerettet. Doch die eigentliche Gefahr ist noch nicht gebannt. Sie geht von jenem gelblichgrauen,

faulig-süßlich riechenden Belag aus, der sich von den Gaumenmandeln aus über den Rachen bis zum Kehlkopf herabgesenkt und ihm die Luft abgeschnitten hat. Wenn dieser häutige Belag sich weiter hinunter in die Luftröhre und auf die Bronchien verbreitet, ist der Junge verloren.
Als Würger der Kinder fürchtet man diese Krankheit seit Jahrtausenden im Orient und seit dem 18. Jahrhundert auch in Europa. Über Italien und Frankreich drang sie um die Mitte des 18. Jahrhunderts nach Deutschland vor. 1758 wird sie an der Charité von Professor Muzell zum ersten Mal beschrieben. Er wählt für sie die englische Bezeichnung „Croup", Krächzkrankheit, später wurde „Krup" daraus. Im Volksmund heißt sie „Böser Hals" oder „Halsbräune". Erst 1863 erscheint auf einem Berliner Totenschein die Bezeichnung, die ihr der Franzose Pierre Bretonneau gab: Diphtheritis (von griechisch diphthera: Haut).
Die Ärzte stehen der Diphtherie beinahe hilflos gegenüber. Sie bepinseln die gelbgrauen Beläge mit Höllenstein, mit ätzenden Lösungen von Chlorzink und Sublimat oder mit Terpentin; sie lassen mit Kalkwasser, übermangansaurem Kalium oder Kaliumchlorat gurgeln, sprühen Salicylsäure oder Kreosolantyol in den Rachen. Sie führen ein biegsames Rohr vom Mund her in den Kehlkopf ein, wenn der Atem zu kreischen beginnt, und öffnen die Luftröhre, wenn die Kindergesichter blau anlaufen.
Der Würgeengel der Kinder drückt nicht immer und nicht überall mit gleicher Härte zu. In manchen Jahren und an manchen Orten tritt die Diphtherie verhältnismäßig „leicht" auf, dann sterben an ihr „nur" etwa 40 von 100 Befallenen. Aber schon im nächsten Jahr oder in einer anderen Stadt, ja in einem einzelnen Stadtgebiet oder Krankenhaus kann die Todesrate auf 60, 70, 80 von hundert hochschnellen. Und von zehn Kindern, bei denen der Luftröhrenschnitt (Tracheotomie) notwendig wird, überlebt meist nur eins.
Ein besonders mörderisches Diphtheriejahr war 1892; im Deutschen Reich raffte der Würgeengel 50.000 Kinder unter 15 Jahren hinweg. Am härtesten hatte es Professor Otto Heubners Kinderklinik in Leipzig getroffen. 83,5 Prozent seiner Diphtheriekranken waren in den ersten elf Monaten des Jahres gestorben. Wie ein Ertrinkender nach dem Strohhalm hatte er zugegriffen, als ihm 1892 ein Stabsarzt Dr. Behring vom Berliner Institut für Infektionskrankheiten ein neuartiges Heilmittel anbot, das aus dem Blut von künstlich gegen Diphtherie immunisierten Tieren gewonnen war. Nach dem noch nicht vergessenen Reinfall mit dem Kochschen Tuberkulin hatte er we-

nig Hoffnung auf Erfolg gesetzt, doch nachdem der Stabsarzt ihm anhand zahlloser Protokolle von Tierexperimenten die Ungefährlichkeit nachwies, hatte er den Versuch gewagt.
Und er hatte ihn nicht bereut. Von 96 diphtheriekranken Kindern, die er in drei Monaten mit dem Heilserum behandelt hatte, waren 60 voll ausgeheilt worden. Das war eine Heilungsquote von 65 Prozent, eine Senkung der Todesrate um weit mehr als die Hälfte. Allerdings waren die Serumlieferungen aus Berlin äußerst ungleichmäßig in ihrer Wirksamkeit. Oft hatte er das Drei- bis Vierfache der von Behring angegebenen Dosis injizieren müssen, manchmal reichte weniger zur Heilung. Und dann blieben die Sendungen ganz aus.
Seitdem ist ein Jahr vergangen. Es ist der 15. April 1894.
Professor Otto Heubner übernimmt an diesem Tage die Leitung der Universitätskinderklinik in der Charité. Er weiß, dass seit einigen Wochen eine großangelegte klinische Erprobung des inzwischen verbesserten Serums in Gang ist. Und jetzt ist er dicht an der Quelle. In wenigen Minuten müssen seine ausgeschickten Boten mit den fünf Kubikzentimetern des Serums zurück sein, das für Werner Voßberg die letzte Hoffnung bedeutet.

*

„Fünf Kubikzentimeter Behringsches Serum!", sagt atemlos die Diakonissenschwester Meta zum Apotheker der Charité. Aber der zuckt die Achsel.
„Bitte, fünf Kubikzentimeter von Ihrem Serum, Herr Kollege!" Mit diesen Worten stürzt der Unterarzt Dr. Müller in das Arbeitszimmer des Dr. Kossel im Institut für Infektionskrankheiten, neben dem Tor der Charité.
„Nicht einen einzigen Kubikzentimeter kann ich Ihnen geben", sagt Dr. Kossel. „Unsere Bestände sind bis auf den letzten Tropfen verbraucht."
Als letzter gelangt der Invalide Max Kalinke an sein Ziel. Es ist der Stadtbahnbogen Nr. 278, ein großes Gewölbe in dem gemauerten Bahnkörper.
„Unbefugten Zutritt streng verboten!" steht auf dem Türschild, doch Kalinke reißt die Tür auf. Warmer, schwerer Tierdunst schlägt ihm entgegen, gemischt mit Karbolgeruch. Schafe blöken, Ziegen meckern, über die Köpfe donnert ein Zug. Zwischen den Tieren richtet sich ein junger Mann auf, winkt dem Eindringling abwehrend mit der Hand „Draußen bleiben".
„Fünf Kubikzentimeter Serum und ick bin schon jejangen", sagt Kalinke.

Aber Hermann Scholz, Sanitätsgefreiter, Offiziersbursche und Laborant des Stabsarztes Dr. Behring, schüttelt den Kopf. Er rückt einen Schemel neben eine der Ziegen und fängt an zu melken.

Kalinke weicht nicht vom Fleck. In diesem Stall wird aus dem Blut und aus der Milch der Ziegen das Behringsche Serum gewonnen. Hier steht er an der Quelle des einzigen Mittels, das den Würgeengel der Kinder besiegen kann. Und knapp zweihundert Meter von hier, im Pavillon Nr. 3 der Kinderklinik, soll der kleine Werner Voßberg elend verröcheln?

Er hört schlurfende Schritte. Aus einem Verschlag tritt ein schmächtiger Mann in weißem Kittel. Er hat graues, schütteres Haar, ein struppiger Bart umrahmt Lippen und Kinn. Die Brille ist nach vorn auf die Nase gerutscht, über die Ränder hinweg blicken helle, forschende Augen. Kalinke strahlt. Jetzt hat er gewonnen; denn den Professor Paul Ehrlich kennt er; zehn Jahre lang war er Oberarzt an der I. Medizinischen Klinik der Charité, bevor er zu Geheimrat Robert Koch ins Institut für Infektionskrankheiten wechselte. Professor Ehrlich ist nicht nur ein Genie, sondern auch der gutmütigste, hilfsbereiteste Mensch der Welt.

„Sie wer'n doch Ihre olle Charité nich wollen im Stich lassen, Herr Professor", bettelt Kalinke, nachdem er den Auftrag seines Chefs vorgebracht hat.

Nachdenklich kratzt Paul Ehrlich sich hinter den Ohren, pafft aus einer Zigarre dicke, blaue Wolken in den Stallmief. „Kommen Sie mal mit!" Ehrlich geht mit Kalinke in sein Labor. Ehrlich deutet auf einen Stadtplan an der Wand. Durch sechs rote und vier blaue Kreise sind darauf die zehn größten öffentlichen Krankenhäuser Berlins markiert.

Es ist der Feldzugsplan des klinischen Großversuchs mit dem Behringschen Serum. In jeder dieser Kliniken liegen Kinder, die vom Würgeengel bedroht sind. Aber nur die sechs rotmarkierten Häuser werden mit dem Serum versorgt, während sich die mit den blauen Kreisen von dem Versuch distanziert haben – weil ihre Chefärzte oder Leiter der Kinderabteilung die Behandlungsmethode grundsätzlich ablehnen, weil sie noch immer unter dem Tuberkulinschock stehen, weil sie die Blutserumtherapie Behrings für eine modische Torheit oder wissenschaftlichen Unsinn halten. Der Riss geht quer durch die Ärzteschaft, die medizinischen Fakultäten, sie spaltet die medizinischen Gesellschaften in feindliche Lager; aus den Fachzeitschriften wird die Debatte in die politische Presse getragen.

Dazu kommt, dass in Berlin nasskaltes Schmuddelwetter herrscht und die Zahl der Diphtheriefälle zunimmt. Die Kliniken wissen sich nicht zu retten vor Einlieferungen mit dem bakteriologischen Befund „Diphtherie".

Professor Ehrlich deutet hinaus in den Stall: „Und da kommen unsere vierbeinigen Lieferanten einfach nicht ganz mit." So grausam es ist, das viel zu wenige Serum muss dorthin verteilt werden, wo es am dringendsten gebraucht wird. Unermüdlich pendelt Dr. Hermann Kossel vom Institut für Infektionskrankheiten zwischen den Kliniken hin und her, um den Bedarf zu ermitteln. Grundsatz ist: In keiner Klinik dürfen Patienten, die es brauchen, unbehandelt bleiben. Jede begonnene Serumtherapie muss zu Ende geführt werden.

„In der Charité habt ihr jetzt einen schweren Fall", sagt der Professor traurig zu Kalinke. „In Friedrichshain sind es fünf, im Elisabeth auch, in Moabit vier, im Urban und im Lazarus drei."

„Dann muss der Kleene also sterben?" Max Kalinke wischt sich über die Augen.

„Wenn ihm der da oben nicht hilft...", sagt Paul Ehrlich.

*

Als Emil Behring der Wut des Würgeengels der Kinder zum ersten Mal begegnet, ahnt er nicht, dass er einmal als sein Besieger in die Geschichte der Medizin eingehen wird. Es ist Winter 1883/84. In der Provinz Posen und im angrenzenden Teil Schlesiens herrscht eine schwere Diphtherieepidemie. Tag und Nacht ist Assistenzarzt Behring von der 4. Schwadron des Kürassierregiments Nr. 5 im weiten Umkreis des schlesischen Garnisonstädtchens Winzig unterwegs, um röchelnden Kindern den Luftröhrenschnitt zu machen. Und jedes Mal verfällt er nachher in tiefere Depressionen.

Emil Behring war mit Leib und Seele Sanitätsoffizier geworden, für den Sohn eines mit elf Kindern gesegneten westpreußischen Dorfschulmeisters war das aber auch der einzig mögliche Weg zum Medizinerberuf gewesen. Als Eleve am Königlich Medizinisch-Chirurgischen Friedrich-Wilhelm-Institut in Berlin, der Pflanzschule (Pepinière) des preußischen Sanitätskorps, hatten ihn die Vorbilder Helmholtz, Virchow und Leyden angespornt, die aus dieser Anstalt zu internationalem Ruhm aufgestiegen waren. Die Verpflichtung, für jedes der neun Semester des Studiums ein Jahr Truppendienst zu leisten, nahm er nicht schwer.

Mit Begeisterung hatte er nach Staatsexamen, Doktordiplom und anderthalb Jahren Praktikum in der Augenpoliklinik der Charité die schmucke Uniform des 2. Leibhusarenregiments angelegt. Seit

1873 hatten die Militärärzte Offiziersrang erhalten und waren nun auch gesellschaftlich voll in das Regiments- und Garnisonsleben integriert, und das bedeutete für den Doktor lukrative Privatpraxis. Dienstlich sind Reitunfälle bei stürmischen Attacken an der Tagesordnung, oft mit komplizierten Brüchen, Hieb- und Stichverletzungen beim Waffendienst und bei Raufereien der hitzigen Husaren mit Angehörigen anderer Waffengattungen. Da gibt es oft große Wundflächen, und bei deren Desinfektion versagt oft auch das Jodoform, das inzwischen das Karbol aus den Operationssälen verdrängt und mit seinem faden, aus Jod und Safran gemischten Geruch den Kliniken und den Ärzte- und Schwesternkitteln eine neue Duftnote gibt. Bald stellt sich heraus, dass auch das Jodoform seine Tücken hat. Es dringt aus den Wunden in die Schleimhäute ein und ruft bei innerer Anwendung Erbrechen, Kopfschmerz, Halluzinationen und nicht selten tödliche Lungenödeme hervor.

Plötzlich erwacht in Emil Behring der Forscherdrang. Er will alles wissen über Jodoform (Trijodmethan CHJ_3); wie es sich im lebendigen Körper verändert, wie es den Stoffwechsel beeinflusst. Er arbeitet im Labor der Provinzialversuchsanstalt, experimentiert mit Tieren. Und er macht sich darüber hinaus intensiv Gedanken über Infektion und Sepsis, und darüber, weshalb alle Desinfektionsmittel gegen Bakterien versagen, sobald diese ins Körperinnere gelangt sind. Und er gibt sich die Antwort selbst: Weil sie, um Bakterien zu vernichten, so giftig sein müssen, dass sie auch den Organismus vergiften. Sein Traum, seine fixe Idee – man muss den Organismus von innen heraus desinfizieren, unangreifbar machen für Bakterien und Gifte, immun.

Im Frühjahr 1883 ist er soweit, mit seinen Untersuchungen „Über Jodoformvergiftungen und ihre Behandlung" an die Öffentlichkeit zu gehen. Da tritt eine jähe Wende ein.

Aus heiterem Himmel beantragt Assistenzarzt Dr. Behring seine Versetzung von den Posener Leibhusaren zum Kürassierregiment Nr. 5. Niemand weiß, was ihn bewogen haben mag, das glänzende Leibregiment gegen eines der Linienkavallerie, die anregende Atmosphäre Posens gegen das Provinznest Winzig zu tauschen. Seine Biographen deuten Spielschulden an oder eine unglückliche Liebe. Jedenfalls ist der sowieso schwerblütige Westpreuße seitdem tief deprimiert. Und auch seine wissenschaftlichen Ambitionen scheint er abgeschrieben zu haben. Zwar erscheint seine Arbeit über Jodoformvergiftungen noch in der Deutschen Medizinischen Wochenschrift, doch fast gleichzeitig beantragt er beim Innenministerium die Zulassung zur Physikatsprüfung, zur amtsärztlichen Laufbahn. Er besteht das vielseitige Examen u. a. mit einer Arbeit über „Die Verletzungen des Kniegelenks vom gerichtsärztlichen Standpunkt". Will er seine Laufbahn mit dreißig Jahren als Kreisarzt beenden, da, wo der von ihm bewunderte Robert Koch seinen Siegeslauf begann? Er lässt sich zur 5. Schwadron des Regiments versetzen und nimmt dort kommissarisch die Stelle eines Kreiswundarztes wahr.

Planmäßig wird Behring zu Neujahr 1887 zum Stabsarzt befördert und gleichzeitig an das Pharmakologische Institut der Universität Bonn, Professor Binz, kommandiert. „Zur Weiterbildung", heißt es. Behring ist freudig überrascht, als der berühmte Pharmakologe ihn gleich höchst anerkennend auf seine Jodoformarbeit anspricht. Er wird mit Aufträgen eingedeckt. Einer weckt ihn vollends aus seiner Resignation.

Bei Tierversuchen zur Behandlung des Milzbrands mit verschiedenen Silberlösungen stellt Behring fest, dass Ratten als Versuchstiere ungeeignet sind, weil gegen den Milzbrandbazillus immun. Das war bekannt, aber Behring stellt sich die Frage, warum das so ist. Der Russe Elias Metschnikow hat die Theorie aufgestellt, dass weiße Blutkörperchen (Leukozyten) die Bazillen gewissermaßen auffressen, daran zugrunde gehen und als Eiter ausgeschieden werden. Aber dieser natürliche Schutz wirkt nur, solange die Bakterien noch nicht in den Blutkreislauf eingedrungen sind und sich dort massenhaft vermehren. Besitzen die Leukozyten der Ratte vielleicht eine spezifische Fähigkeit, den Milzbranderreger abzutöten? Und wenn ja, warum ausgerechnet diesen; denn gegen andere Bazillen ist die Ratte ebenso wenig immun wie der Mensch oder andere Tiere. Also hat die Milzbrandimmunität der Ratte vielleicht gar nichts mit den Leukozyten zu tun, sondern mit jener Art von innerer Desinfektion, von der er so oft geträumt hat? Vielleicht enthält das Rattenblut irgendeinen Stoff, ein chemisches Gift, das einzig und allein die Milzbrandbazillen unschädlich macht.

Behring ist fasziniert von der Idee. Wenn es sich um ein Gegengift handelt, dann müsste es sich in dem von Zellen freien Serum des Blutes und auch im Laborversuch nachweisen lassen. Aus den Arterien mehrerer Ratten zapft er eine ausreichende Menge Blut ab, lässt es stehen, bis sich der Blutkuchen zu Boden gesenkt hat und das Serum als helle Flüssigkeit darüber steht. Aus einer hochvirulenten Kultur von Milzbrandbazillen entnimmt er eine kleine Probe und impft sie mit Rattenserum. Als er sie am nächsten Tag unterm Mikroskop betrachtet, kann er keine lebenden Bazillen mehr fest-

stellen. Wiederholte Versuche mit weiteren Kulturen bringen das gleiche Ergebnis. Dagegen bleiben mit Rattenserum geimpfte Kulturen anderer Krankheitserreger lebendig.
Zu Behrings großer Enttäuschung scheint Professor Binz von der Entdeckung nicht sehr beeindruckt. Da die Kommandierung des tüchtigen Stabsarztes bald abläuft, drängt er ihn, seine Untersuchungen über die bakterientötende und entgiftende Wirkung chemischer Desinfektionsmittel zum Abschluss zu bringen. Inzwischen haben nämlich Robert Koch und seine Mitarbeiter am Berliner Hygienischen Institut nachgewiesen, dass es Bakterien gibt, die nicht durch die ihnen eigene Giftigkeit krank machen, sondern durch giftige Stoffwechselausscheidungen. Wenn man diese Parasiten abtötet, bleibt ihr ins Blut gelangtes Gift zerstörend.
Behring wird schwer enttäuscht. Professor Hinz sieht in seiner Entdeckung zwar ein hochinteressantes biologisches Phänomen, misst ihm jedoch keine praktische Bedeutung für die Therapie bei. Als Behring einwendet, es könnte ja gerade ein Fingerzeig sein, die Bekämpfung der Bakterien oder ihrer Gifte einmal mit biologischen, natürlichen Mitteln zu versuchen, statt nur mit Chemie, antwortet Professor Binz mit einem Lächeln, das sowohl Mitleid für so viel Phantasie wie „Schön wär's ja" besagen kann.
Behring weiß selber, dass seine Idee kühn, ja vermessen ist.
Aber hat nicht der englische Landarzt Edward Jenner schon 1796 die Schutzimpfung gegen Pocken mit der Lymphe von Kuhpocken erfunden? Seit 1874 ist sie im Deutschen Reich gesetzlich vorgeschrieben. Hat nicht erst kürzlich der große Louis Pasteur in seinem Pariser Institut aus dem Serum tollwütiger Tiere eine wirksame Schutzimpfung gegen die Tollwut bei Tier und Mensch entwickelt? Und weder Jenner noch Pasteur hatten den Erreger, den sie besiegt hatten, jemals gesehen. Nur durch Erfahrung und Nachdenken waren sie darauf gekommen, dass Krankheitsgifte, wenn man sie Tieren einimpft, die gegen diese Erreger relativ unempfindlich sind, sich bei der Körperpassage abschwächen. Auf den Menschen mit dem Serum oder der Lymphe der Tiere zurückgeimpft, erzeugen sie dann nur noch eine schwache, ungefährliche Reaktion, und der Geimpfte bleibt fortan immun gegen das Gift oder den Erreger.
Um nachzuweisen, dass das Rattenserum nicht nur „in vitro" (im Glase, außerhalb des Körpers), sondern auch „in vivo" (im Lebendigen, im Körper) mit Milzbrand infizierter Tiere oder Menschen die Bakterien unwirksam macht, wären zahlreiche, langwierige Versuche nötig. Stabsarzt Emil Behring ist überzeugt, dass sie ihm Recht

geben würden. Blutserum gegen Bakterien und Bakteriengift – und nicht nur beim Milzbrand.
Doch dieser Star wird ihm sehr bald gestochen. Der Chef des Armeesanitätskorps teilt ihm seine Versetzung an das Medizinisch-Chirurgische Friedrich-Wilhelm-Institut in Berlin mit, an seine alte Schule. Statt Immunforschung zu betreiben, muss er künftigen Militärärzten die Grundzüge der Chemie beibringen. Nur ein schwacher Trost für ihn, dass wenigstens die Niederrheinische Gesellschaft für Natur- und Heilkunde seinen Aufsatz „Über die Ursache der Immunität von Ratten gegen Milzbrand" in ihren Mitteilungen abzudrucken verspricht.

„Stabsarzt Behring zur Meldung bei Herrn Generalstabsarzt", laut schmettert die Ordonnanz in den Chemiesaal der Pepinière. Wenig später sagt Preußens höchster Sanitätsoffizier Professor Dr. med. Alwin Coler: „Ich versetze Sie mit sofortiger Wirkung an das Hygienische Institut der Universität Berlin. Sie melden sich bei Geheimrat Professor Koch, aber bitte in Zivil!" Emil Behrings Gesicht ist wie versteinert. Der Generalstabsarzt sagt: „Sie fassen das doch hoffentlich nicht als Strafversetzung auf?" Stolz und Freude darüber, unter Robert Koch arbeiten zu sollen, kämpfen in Behrings Brust mit Selbstzweifeln. Vielleicht braucht Robert Koch nur rasch einen Chemiker und nimmt den nächsten verfügbaren Stabsarzt, weil der von der Armee besoldet wird und den Etat des Instituts nicht belastet. Doch seine Skepsis verfliegt, als er am Tag darauf im alten Gemäuer in der Klosterstraße dem Großmeister der Bakteriologie gegenübertritt.
„Ein großer Wurf, Herr Kollege", sagt Robert Koch und hält Behring den Abdruck seiner Arbeit über Rattenserum entgegen. „Sie werden selbstverständlich ausreichend Gelegenheit bekommen, Ihre These zu überprüfen. Aber..."
Behring stutzt. Heißt dieses „Aber", dass auch Koch seine Immunthese nicht ganz ernst nimmt?
„Aber", sagt Robert Koch, „mehr als der Milzbrand brennen uns die Diphtherie und der Tetanus auf den Nägeln. Darauf sollten Sie sich konzentrieren. Auf Möglichkeiten der Immunisierung oder Heilung durch eine Blutserumtherapie".
Nüchtern erörtert Koch dann den Stand der Erkenntnisse über den „Würgeengel der Kinder", den Diphtheriebazillus. Schon 1884, vor fünf Jahren, hat ihn Stabsarzt Friedrich Loeffler, Kochs Meisterschüler, zunächst in den Rachenbelägen und dann auch im Auswurf

Diphtheriekranker beim Husten und Niesen entdeckt. Es war ein 0,2 bis 1 tausendstel Millimeter langes, blass rotes Stäbchen mit hantelförmigen Verdickungen an beiden Enden. Die hantelförmigen Stäbchen waren von Loeffler isoliert und in Reinkultur gezüchtet worden. Auf Kaninchen, Meerschweinchen und Tauben übertragen, riefen sie die Diphtherie-charakteristischen Erscheinungen hervor. Eine der entscheidenden Eigenschaften des Diphtheriebazillus entdeckte Loeffler schon bei den ersten Sektionen: Er fand die Stäbchen stets nur in unmittelbarer Nähe der Injektionsstellen, aber nie im Blut oder den geschädigten Organen. Die gleiche Beobachtung machten Pathologen an menschlichen Opfern der Diphtherie. Wie aber waren dann die schweren Allgemeinerkrankungen zu erklären, denen so viele Diphtheriepatienten noch erlagen, wenn sie vorm Ersticken gerettet werden konnten: Kreislaufkollaps, Herzmuskelentzündung, Gliederlähmungen, Nierenentzündung?
Für Dr. Loeffler stand die Antwort fest: Der Würger der Kinder tötet nicht durch seine Anwesenheit in den gelblich-grauen Belägen des Mund- und Rachenraums, sondern durch ein Gift, das er mit dem Stoffwechsel ausscheidet und das vom Blut in den Organismus transportiert wird. Als er diese Überzeugung im April 1884 auf dem Kongress für Innere Medizin in Berlin vorträgt, erntet er wütenden Widerspruch der Kliniker. Am schärfsten verwirft der Pädiater Otto Heubner, Leipzig, die „Phantasterei eines Bakterienfanatikers". Wie die meisten seiner Kollegen bezweifelt er, dass die hantelförmige Mikrobe überhaupt der Erreger der Diphtherie ist.
Um den Beweis anzutreten, hätte Loeffler das Diphtheriegift im Blut nachweisen und damit im Tierversuch Diphtherie erzeugen müssen. „Aber damit sind die Franzosen ihm leider zuvorgekommen", sagt Robert Koch zu seinem neuen Assistenten. Am Pariser Institut Pasteur haben die Bakteriologen Emile Roux und Alexandre Yersin den von Loeffler entdeckten Bazillus auf Rehbouillon rein gezüchtet, die Bakterien abgefiltert und mit dem reinen Filtrat alle lokalen und allgemeinen Erscheinungen der Diphtherie bei Meerschweinchen hervorgerufen.
„Das Material, das Roux und Yersin veröffentlicht haben, ist überwältigend", sagt Robert Koch. „Es könnte einigen unserer Gegner den Mund stopfen."
In der internationalen Gilde der Mikrobenjäger ist man zwar eifersüchtig auf jeden fremden Erfolg, nimmt aber Verluste an Prioritäten nicht allzu schwer. Doch für die Chauvinisten ist der Kampf der Mediziner gegen die Infektionskrankheiten zum Ersatzkrieg geworden.

Die Presse jubelt Entdeckungen der eigenen Forscher und Institute hoch, fällt über sie her, wenn ihnen Ausländer zuvorkommen. Behring sieht im Nachweis des Diphtherietoxins einen Schritt vorwärts zur Verwirklichung seiner Idee. Gegen das Diphtherietoxin muss es ein Antitoxin geben, wenn es gelingt, Tiere gegen das Toxin zu immunisieren wie die Ratten gegen Milzbrand. Um zu erfahren, ob das nicht eine Schnapsidee ist, muss er seine Versuche mit dem Rattenserum zu Ende führen.

„Alle meine Mäuse tanzen wieder!"
Bevor Stabsarzt Emil Behring diesen Freudenruf ausstößt, haben allerdings einige hundert dieser possierlichen Nager ihr Leben unter den Symptomen des Milzbrands qualvoll beendet. Es ist fast genau ein Jahr her, dass Behring im Hygienischen Institut die in Bonn unterbrochenen Versuche mit dem Rattenserum wieder aufgenommen hat. Er kann seinem Chef Robert Koch melden: Rattenserum tötet nicht nur „in vitro" Milzbrandbazillen, sondern auch im Körper von Mäusen. Es schützt sie nicht nur vor der Infektion, sondern wirkt nach vorheriger Infektion auch heilend.

Mit einer für seine Verhältnisse geradezu überschwänglichen Herzlichkeit gratuliert Robert Koch zu dem Erfolg. Doch dann folgt sofort die Frage: „Und wie weit sind Sie mit der Diphtherie?"

Das Problem besteht darin, dass es kein zu Versuchen geeignetes Tier gibt, das immun gegen Diphtherie ist. Man muss also ein Tier, Behring hat sich für Meerschweinchen entschieden, künstlich immunisieren. Friedrich Loeffler – inzwischen Professor für Hygiene in Greifswald – hält in seinem Laboratorium ein Meerschweinchen, das schwere Diphtherie gegen alle Wahrscheinlichkeit überstanden hat und seitdem gegen hochvirulente Diphtheriebazillen immun ist. Viele Kliniker bestätigen, dass sie noch nie einen Patienten erlebt haben, der zweimal an Diphtherie erkrankt ist.

Also gilt es, ein Mittel zu finden, das den Diphtheriebazillus tötet, ohne gleichzeitig das Meerschweinchen umzubringen. Dieses Mittel soll, kurz nachdem das Tier mit Diphtheriebazillen geimpft ist, in die Impfstelle gespritzt, den Bazillen gerade so viel Zeit lassen, ihr Gift in die Blutbahn abzusondern, aber nur so viel Gift, dass es zwar die Alarmsysteme des Organismus weckt, die Meerschweinchen aber die Infektion überstehen und so gegen weitere Infektionen mit Diphtherie gefeit sind. Nach endlosen Versuchen, die vielen Tieren das Leben kostet, scheint das Mittel gefunden zu sein – Jodtrichlorid. Es setzt zwar an den Impfstellen brennende Geschwüre, die aber rasch heilen. Sobald die Meerschweinchen wieder ihr glattes Fell haben, werden sie erneut mit Bazillen geimpft und – erweisen sich dagegen immun. Sobald Behring genügend immunisierte Meerschweinchen zusammen hat, nimmt er ihnen Blut ab, trennt das Serum vom Blutkuchen. Der nächste Versuch muss alles entscheiden. Wird er mit diesem Serum die Immunität gegen Diphtherie auf andere Meerschweinchen übertragen können?

Die Inkubationszeit bei Diphtherie dauert ein bis zwei Tage. Für Behring wird ein Tag zur Ewigkeit. Mehrere Kaninchen sind subkutan mit dem Serum geimpft und drei Stunden später mit Diphtherie infiziert worden. An der Richtigkeit seiner Theorie zweifelt er nicht mehr. Aber wird das Serum stark genug sein, um das Bazillengift zu neutralisieren? Schließlich handelt es sich hier nicht um einen chemischen Versuch, bei dem man die Ingredienzien ausrechnen und abwiegen kann.

Seine Befürchtungen beweisen sich nur zum Teil als berechtigt. Zwei Meerschweinchen sind tot, zweien läuft Schleim aus der Nase, apathisch liegen sie auf der Seite. Aber die restlichen zeigen keine mit dem Auge erkennbaren Symptome und sind auch nach einer Woche noch munter und fresslustig.

Der erste Mensch, den Emil Behring in seine Immunisierungsmethode einweiht, ist der Japaner Shibasaburo Kitasato, der im Kaiserlichen Gesundheitsamt den Tetanusbazillus in Reinkultur gezüchtet und sein Toxin im Serum nachgewiesen hat. Nun soll er mit Behring zusammen Kaninchen künstlich gegen den Wundstarrkrampf immunisieren. Und auch das gelingt.

Am 5. Dezember 1890 erscheint in der Deutschen Medizinischen Wochenschrift ihr gemeinsamer Bericht. Doch der Zeitpunkt ist denkbar ungünstig. Die Welt steht im Banne von Robert Kochs sensationeller Entdeckung des Tuberkulins. Fast unbeachtet geht Behrings bahnbrechende Tat im „Tuberkulinsturm" unter.

Juli 1891

Im „Triangel", einer umgebauten Mietskaserne an der Ecke Charité- und Schumannstraße, herrscht Weltuntergangsstimmung. Vor einer Woche ist das eigens für Robert Koch gegründete „Institut für Infektionskrankheiten" in den „Triangel" eingezogen. Er verfügt über einen Stab von zwei Abteilungsleitern, vier Assistenten und 25 wissenschaftlichen Mitarbeitern, durchweg hochkarätige Bakteriologen, die er zum Kummer seines Nachfolgers aus dem Hygienischen Institut nachgezogen hat. Jeder hat sein eigenes, geräumiges

Laboratorium. In riesigen Braträumen können Millionen von Bakterienstämmen gezüchtet werden – genug, um die ganze Welt damit auszurotten. Wenn Robert Koch ans Fenster seines Arbeitszimmers tritt, blickt er auf eine Reihe funkelnagelneuer, gemauerter Krankenbaracken des Instituts. Sie sind auf dem Gelände der Charité errichtet worden, auf das modernste eingerichtet, mit 128 Betten, einem Hörsaal, eigener Desinfektionsanstalt und eigenem Speisesaal, in dem Rudolf Virchow nichts zu bestimmen hat.

Aber dieser Apparat ist in aller Eile errichtet worden, als man noch meinte, dem Robert Koch nur ein großes Institut bauen zu müssen, und es würden neue Heilmittel gegen Infektionskrankheiten nur so aus den Retorten sprudeln. Längst ist dem Rausch der Katzenjammer gefolgt. Geschockt von dem Fehlschlag des Tuberkulins, denken die Charité-Professoren nicht daran, ihre schweren und interessanten Fälle an das Kochsche Institut zu überweisen – zu zweifelhaften Experimenten klinisch unerfahrener Mikrobenjäger.

Wie die Charité über Robert Koch und sein Institut denkt, hat Rudolf Virchow in der Debatte des Preußischen Abgeordnetenhauses am 9. Mai 1891 klipp und klar gesagt:

„Die wissenschaftlichen Assistenten des neuen Instituts werden mit Gehältern eingestellt, wie sie ein Teil unserer ordentlichen Professoren nicht hat. Der ärztliche Assistent zum Beispiel tritt sofort mit 6.000 Mark ein, während die Abteilungsdirektoren in der Charité... ich will es lieber nicht sagen, was sie bekommen. Ich will auch Herrn Koch seine 20.000 Mark Gehalt nicht absprechen, obgleich sie über die höchsten Gehälter hinausgehen, die das Reich für Beamte in ähnlichen Stellen bezahlt. Aber ich will darauf hinweisen, dass z. B. die für wissenschaftliche Forschungen angesetzten 50.000 Mark ungefähr der Gesamtheit aller Mittel entsprechen, welche die ganze übrige Universität für wissenschaftliche Untersuchungen in ihrem Jahresetat hat..."

Den wissenschaftlichen Assistenten Dr. Behring kann Virchow nicht gemeint haben, als er von überhöhten Assistenzgehältern sprach. Denn Emil Behring kassiert nur jeden Monat seine 100 Mark Stabsarztsold bei der Kasse des Infanterieregiments Nr. 30 Graf Werder. Für die Serumversuche hat Robert Koch ein Stipendium von monatlich 150 Mark beim Kultusministerium rausgeschlagen. Die größte materielle Hilfe, die Robert Koch seinem Assistenten gewährt, ist ein algerischer Hammel, der ursprünglich zu Versuchen mit dem Tuberkulin gedient hatte und abgeschafft werden sollte, um die Futterkosten zu sparen. Behring rettete ihn vor dem Schlächter.

Seine Versuche mit Meerschweinchen hat er inzwischen auf Kaninchen ausgedehnt, dann auf Hunde. Es ist ihm gelungen, auch diese wesentlich größeren Tiere gegen Diphtherie immun zu machen, aber ihre Produktion an Antitoxin ist minimal. Nun wird der algerische Hammel als erster Großlieferant von Diphtherieserum dem Tierpark einverleibt.

Die Versuche, die sich nun schon über anderthalb Jahre hinziehen, wachsen Behring über den Kopf. In Stabsarzt Dr. Wernicke gewinnt er einen unermüdlichen Helfer. Dieser Wernicke sprudelt nicht gerade von Ideen, und nur vage durchschaut er Behrings großen Entwurf. Doch Behring ist froh, dass Wernicke ihm die praktischen Arbeiten an den Bakterienkulturen, das mühsame Impfen, Mikroskopieren und Protokollieren abnimmt. Und in seinen Geldbeutel darf Freund Wernicke auch greifen, denn die 1.800 Mark vom Kultusministerium reichen hinten und vorn nicht. Der algerische Hammel bringt im Monat nur 50 Kubikzentimeter antitoxisches Serum. Weitere Schafe müssen angeschafft werden. Allein für Futterkosten müssen die beiden Stabsärzte monatlich je 50 Mark aus der eigenen Tasche zuschießen.

Ende 1891 werden dem algerischen Hammel die ersten 50 Kubikzentimeter Serum abgezapft. Bei Kontrollversuchen an Meerschweinchen zeigt es sich ebenso wirksam wie das Kaninchenserum. Der nächste Schritt kann jetzt nur noch heißen:

Versuch am Menschen. Das Nächstliegende wäre, diese Versuche in der Diphtheriebaracke des Instituts zu machen. Doch Behring will seine Entdeckung vor kritischen Augen demonstrieren. Er will Geheimrat Ernst von Bergmann überzeugen, den Großmeister der deutschen Chirurgen. In der Bergmann-Klinik, Ziegelstraße 5/6, gibt es eine Diphtheriestation mit 15 Betten, die nur Kranke aufnimmt, bei denen der Luftröhrenschnitt die letzte Hoffnung ist.

„Um Himmels willen, nicht zu Bergmann", warnen Behrings Kollegen. Der weißhaarige Riese ist seit dem Fehlschlag mit dem Tuberkulin überempfindlich gegen alles, was aus der Umgebung von Robert Koch kommt.

„Gerade deshalb gehe ich zu Bergmann", sagt Behring.

Vielleicht will er die Ehre des Instituts bei Bergmann retten, vielleicht will er auch seinen Meister Koch bei dem Chirurgen ausstechen.

„Ich bin ein gebranntes Kind", brummt Bergmann, als Behring ihm sein Anliegen vorbringt. Aber schließlich willigt er ein. Behring soll am 20. Dezember seine Meerschweinchenversuche in der Ziegelstraße vorführen.

Vorsichtig verstaut Hermann Scholz die Tierkäfige, Serumflaschen und Spritzen in einer Droschke. Aus dem Brutraum holt Behring seine giftigste Diphtheriekultur. Vier Monate sind die Bazillen in der Brutwärme gereift. Draußen herrscht klirrender Frost. In der Ziegelstraße staunt Wernicke, wie bescheiden sein herrischer Freund Behring auftreten kann. „Hochverehrter Herr Geheimrat" hinten und vorn.

In drei Käfigen hat Behring je sechs Meerschweinchen mitgebracht, ein schwarz-weißes, ein braunes, ein gelb-weißes gescheckstes Pärchen. Aus der hochvirulenten Bazillenkultur injiziert er den schwarz-weißen Tieren eine große Dosis in die Bauchhöhle und bringt mit einem Spatel etwas von derselben Kultur in den Rachen der braunen. Den gelb-weißen injiziert er nach den Bazillen eine Dosis Antitoxin in den Bauch. Interessiert beobachten Bergmann und seine Leute den Versuch. Behring erklärt, dass am nächsten Tag die schwarz-weißen Tiere tot, die braunen krank, die gelb-weißlichen jedoch bei bester Gesundheit sein werden. So lange bleiben die Tiere in der Bergmann-Klinik.

Als die gleiche Korona am nächsten Nachmittag an die Käfige tritt, erbleicht Behring, und Bergmanns Leute brechen in schallendes Gelächter aus. Alle sechs Meerschweinchen flitzen gleich munter herum oder knabbern eifrig an ihren Salatblättern, auch die schwarz-weißen Todeskandidaten. Kein struppiges Fell, kein gelähmter Hinterleib. Man braucht die Tiere nicht näher zu untersuchen, um sicher zu sein, dass sie keine Diphtherie haben.

„Vielleicht haben Sie aus Versehen alle neune immun gemacht", feixt Dr. Schimmelbusch, Bergmanns Assistent. Doch statt in den vernichtenden Spott einzustimmen, legt Ernst von Bergmann beinahe väterlich seine Hand auf Behrings Schulter. „Schade, es wäre so schön gewesen", sagt er leise und geht.

Als geschlagener Mann kehrt Behring zum „Triangel" zurück. Er hatte Robert Koch übertrumpfen wollen, nun steht er ganz klein vor dem Meister. Ob Koch das heimliche Spiel seines Mitarbeiters durchschaut hat? Anmerken lässt er sich nichts. In der Brutkammer befinden sich noch große Mengen der Diphtheriekultur, die in der Ziegelstraße so schmählich versagt hat. „Machen Sie sofort Kontrollversuche", sagt Koch.

Noch am selben Abend liegen drei Meerschweinchen verendet am Boden ihrer Käfige. Der Teufel muss in der Ziegelstraße die Hand im Spiel gehabt haben. Doch Robert Koch hält den Teufel für eine billige Ausrede.

„Setzen Sie doch mal eine Probe der Kultur der Kälte aus", empfiehlt er Behring. „Und prüfen Sie dann ihre Virulenz." Der Versuch fällt ebenso negativ aus wie in der Bergmann-Klinik. Wie Schuppen fällt es Behring von den Augen: Der starke Frost am 20. Dezember hat die Bakterien, an denen er Bergmann die Wirksamkeit des Diphtherieserums beweisen wollte, während der Fahrt in die Ziegelstraße eingehen lassen. Und er hat das nicht vorausgesehen! Einen Labordiener würde man dafür aus dem Institut gejagt haben.

Doch Robert Koch dringt darauf, dass die Demonstration sofort wiederholt wird, diesmal im „Triangel", ohne Erkältungsgefahr für die Bakterien, vor geladenen Gästen. An erster Stelle der Einladungsliste steht Geheimrat von Bergmann.

Aber der lässt sich durch seinen Assistenten Stabsarzt Geissler vertreten. „Das Behring-Serum wirkt tatsächlich", berichtet Geissler zwei Tage darauf seinem Chef. Er ringt dem Misstrauischen die Erlaubnis ab, demnächst Versuche an schweren Diphtheriefällen in der Klinik vorzunehmen.

Emil Behring erfährt von diesem Umschwung erst durch einen Brief Wernickes. Er selber hat nämlich bald nach der gelungenen Demonstration einen schweren Nervenzusammenbruch erlitten. Die Spannung der letzten Monate war einfach zu groß. In einem Sanatorium in Wiesbaden brütet er trübsinnig vor sich hin. Doch die Nachricht aus Berlin schreckt ihn aus seiner Lethargie.

„Keinen Tropfen Serum mehr für die Bergmann-Klinik", telegraphiert er an Wernicke.

Ihm ist nämlich klargeworden, dass sein Hammelserum für Menschenversuche viel zu schwach ist. Ein Meerschweinchen wiegt 200 bis 300 Gramm, ein einjähriges Kind aber etwa sechsunddreißigmal so viel und hat sechsunddreißigmal so viel Blut. Also gehört auch so viel mehr Gegengift dazu, das Diphtherietoxin in seinem Blut zu neutralisieren. Und das schafft das Hammelserum bestimmt nicht – noch nicht.

Aber Wernicke hat schon Serum an die Bergmann-Klinik geliefert. Ein paar Kinder, die schon in bedenklichem Zustand eingeliefert wurden, sind geimpft worden. Der Erfolg war gleich Null, wie Behring befürchtet hat.

Ein Brief der Farbwerke Meister, Lucius & Braun reißt Behring aus seiner Depression. Die Firma, die Robert Koch die Fabrikationsrechte für sein Tuberkulin abgekauft hat, ist auch am Diphtherieheilmittel interessiert.

Am 14. Mai ist Behring in Hoechst. Die Direktoren sind zunächst etwas enttäuscht, als er ihnen die Grundzüge seiner Blutserumtherapie erläutert. Sie hatten irrtümlich angenommen, es handle sich bei dem Gegengift um eine Kalziumverbindung, die sich chemisch leicht herstellen ließe. Die Vorstellung, für die Großproduktion eines Medikaments auf einen Stall voller Schafe, gewissermaßen lebendiger Retorten, angewiesen zu sein, erscheint ihnen wenig verlockend. Andererseits hat Behring den Hoechster Herren imponiert. Sie spüren, hier ist nicht nur Genie, sondern auch jenes gewisse Etwas, das zum Erfolg in der harten Welt der Tatsachen unerlässlich ist. Im Handumdrehen ist ein Vertragsentwurf fertig, man einigt sich darauf, dass der Vertragsentwurf dem Kriegsministerium zur Genehmigung vorgelegt wird.

Höflich lehnt er ab. „Sie verstehen, als Preußischer Stabsarzt... Der Vertrag kann nämlich von der Firma gekündigt werden, „falls nach einem Jahr das Serum nicht den Erwartungen entspricht." Was soll dann aus ihm werden? Bis der Erfolg da ist, muss er also noch Sanitätsoffizier bleiben. Und das heißt, dass er die Genehmigung des Kriegsministeriums braucht, um den Vertrag abzuschließen.

*

„...teile ich Euer Hochwohlgeboren mit, dass ich mich mit den Bestimmungen des Vertrages, die Ihnen und dem Stabsarzt Wernicke eine Einnahme von dem Unternehmen in Aussicht stellen, durchaus nicht einverstanden erklären kann..."

Wütend schleudert Emil Behring den Brief in die Ecke.

Seine Schwester Emma, die am Küchenherd stehend die Hiobsbotschaft vernommen hat, hebt das Schreiben auf und sucht nach der Unterschrift.

„Gezeichnet: von Coler, Generalstabsarzt der Armee und Chef des Sanitätskorps", liest sie halblaut.

Behring flieht in die Öffentlichkeit. Er schreibt eine Broschüre über die Blutserumtherapie und schließt: „Es kommt nur noch darauf an, unsere Versuche im großen Maßstab zu wiederholen, um den diphtheriekranken Menschen zu heilen. Dazu reichen unsere Mittel nicht aus. Es ist jetzt Sache der weiter beteiligten Kreise, dafür zu sorgen, dass die Arbeiten im Interesse der leidenden Menschheit ermöglicht werden."

Ärzte aus ganz Deutschland bestürmen ihn, doch wenigstens kleine Mengen des Serums für ihre Klinik zu liefern. Eltern diphtheriekranker Kinder schreiben böse Briefe an Minister, Zeitungen und Krankenhäuser. „Wer diesem Dr. Behring die Hilfe verweigert, macht sich des tausendfachen Kindermords schuldig..."

Im November hat Behring seinem Hammel so viel Serum abgezapft, dass es seiner Meinung nach für etwa 500 Diphtherieheilungen reicht. Die größte Menge gibt er an Professor Otto Heubner, damals noch in Leipzig, den führenden Kinderarzt Deutschlands, den Rest verteilt er auf das Institut für Infektionskrankheiten, die Charité und die Münchner Universitätskinderklinik.

Eine bange Zeit des Wartens beginnt. Da geschieht etwas Unerwartetes. Das Kriegsministerium erlaubt Behring, den Industrievertrag abzuschließen. Allerdings, solange er noch Sanitätsoffizier ist, muss er auf Tantiemen verzichten. Nur die Versuche darf er sich von Hoechst finanzieren lassen. Am 20. Dezember 1892 unterschreibt er den Vertrag. Wenige Tage später kauft Wernicke zehn Hammel. Als Stall wird der Stadtbahnbogen Nr. 278 gemietet, eines jener großen Gewölbe unter dem Bahnkörper der Stadtbahn, gleich hinter der Charité. In Hoechst wird ein Stall mit 30 Hammeln eingerichtet.

Zwei Monate später liegt aus Leipzig der Bericht Otto Heubners vor. Seit dem Dezember 1892 hat er 96 schwere und mittelschwere Fälle mit Serum behandelt. 33 Kinder sind gestorben. Das ergibt eine Sterblichkeit von nur 35 Prozent, gegenüber 65 Prozent in den vorangegangenen elf serumlosen Monaten. Bewiesen ist also praktisch nichts. Einen untrüglichen Beweis für den Wert des Serums bekäme man nur, wenn in ein und derselben Klinik gleichzeitig die eine Hälfte der Kinder mit, die andere ohne Serum behandelt würde. Aber das wäre unmenschlich, ein Lotteriespiel mit dem Tode. Die Kliniker lehnen das ab. Es bleibt nur eins: Mehr Kliniken für das Serum zu gewinnen, die Zahl der Behandlungen auf Tausende steigern. Und gerade das ist nicht möglich.

Zwar stehen jetzt im Stadtbahnbogen zehn Schafe, lebendige Serumfabriken. Nach Behrings Rechnung müsste jedes Tier im Monat 50 Kubikzentimeter Serum liefern, also 0,6 Liter im Jahr. Aber Hammel sind eben doch keine Maschinen. Das Serum, das sie liefern, ist meist viel schwächer, als Behring erwartet hat. Zwar liegen inzwischen weitere Berichte über erste Heilungen durch das Serum vor. Aber die Ärzte brauchen statt 10 bis 15 Kubikzentimetern die zehnfache Menge für ein Kind. „Dann muss man den Kindern eben statt fünf Kubikzentimetern Serum fünfzig spritzen", sagt Emil Behring. Aber das lehnt Professor Robert Koch entschieden ab. Er ist überzeugt, dass so große Mengen von körperfremden tierischen Eiweiß

das Leben der Patienten gefährden. Robert Koch glaubt an die Serumtherapie, ist jedoch überzeugt, dass Behring die Sache nicht richtig anpackt. Er schaltet einen Mitarbeiter ein, der ganz bescheiden und unauffällig im „Triangel" sitzt. Er heißt Paul Ehrlich, stammt aus Strehlen in Schlesien und ist am 14. März 1854 geboren, einen Tag früher als Behring. Aber das ist auch alles, was er mit dem Stabsarzt gemeinsam hat. So hochfahrend und herrisch Behring ist, so bescheiden und schüchtern ist Ehrlich. Dabei zählt er zu den erfolgreichsten Pionieren der modernen Medizin. Er hat nachgewiesen, dass der Körper Abwehrstoffe nicht nur gegen Bakteriengifte, sondern auch gegen Pflanzengift mobilmacht. Aber dieses Problem reizt ihn längst nicht so wie die Diphtheriefrage. Da geht es um Hunderttausende von Menschenleben, die vielleicht in ein paar Monaten schon gerettet werden können. Überglücklich, dabei mithelfen zu dürfen, stürzt er sich in die Arbeit. Sehr bald hat er heraus, wieso Behrings Serum so schwach ist. Zunächst gefallen Behrings Schafe ihm gar nicht, die sind viel zu empfindlich.
„Gerade deshalb liefern sie konzentriertes Gegengift", ereifert sich Behring.
„Schön wär's ja", meint Ehrlich und versucht es einmal mit Ziegen. Die reagieren zwar leicht auf Diphtheriegift, vertragen aber, wenn man die Virulenz der Impfkultur ganz allmählich steigert, ungeheure Mengen, ohne einzugehen oder krank zu werden. Und je mehr Diphtheriegift ins Blut gelangt, desto mehr Antitoxin wird vom Körper produziert. Außerdem produziert die Ziege das Gegengift nicht nur im Blutserum, sondern auch in dem der Milch, der Molke.

November 1893
In den Hoechster Farbwerken sind die Anlagen für Diphtherieserum produktionsbereit. In sauberen Ställen warten 40 Schafe darauf, dass ihnen das Diphtheriegift eingeimpft wird. Aber gerade daran hapert es noch. Trotz Brandbriefen aus Hoechst ist Behring das Gift bisher schuldig geblieben. Und für Anfang des Jahres 1894 plant Behring einen großen Diphtheriefeldzug in Berlin. In sechs Krankenhäusern soll gleichzeitig mit Diphtherieserum behandelt werden. Dann wird man sehen, ob die Zahl der Heilungen größer, die Sterbeziffer niedriger ist als in den Kliniken, die ohne Serum behandeln. Das ist die große Chance für Behring. Wenn nur das Serum reicht und stark genug ist. Das Leben einiger tausend Kinder steht auf dem Spiel und das Schicksal einer Idee, die berufen scheint, in Zukunft Hunderttausende zu retten.

In jenen Tagen zeigt Behring seinem Freund Ehrlich stolz einen Fünfliterbehälter mit der bernsteingelben, klaren Flüssigkeit.
„Genug Gift für eine Jahresproduktion in Hoechst!" Paul Ehrlich kratzt sich bedenklich am Ohr. Er hat nämlich eine Methode entwickelt, um den Gehalt eines Serums an Antitoxin genau zu messen. Er nimmt eine Probe mit in sein Labor. Traurig kehrt er zurück: „Damit kannst du höchstens ein einziges Pferd immunisieren, mehr nicht!"
Behring glaubt ihm erst, als aus Hoechst verzweifelte Notschreie kommen: Das Gift ist zu schwach. Zum Glück kann Ehrlich aushelfen. Obwohl er zum ersten Mal mit Bakterien arbeitet, hat er einen Stamm gezüchtet, der alle übrigen an Virulenz weit übertrifft. Und er hat aus seinen Ziegen ein Serum entwickelt, das 60- bis 140mal so stark ist wie Behrings Serum.
Ungläubig schüttelt Behring den Kopf. Das muss man ihm erst beweisen. Ehrlich erbringt den Beweis in seinem unordentlichen, von Zigarrenqualm erfüllten Labor.
„Sag mal, ist das nicht herrlich?", strahlt er. Kein Triumph, keine Rechthaberei ist in seiner Stimme, nur kindliche Freude über den Erfolg.
„Doch, doch, gratuliere", knurrt Behring und geht mit kurzem Gruß davon.

*

Am 1. Januar 1894 injiziert Dr. Hermann Kossel, Assistenzarzt am Institut für Infektionskrankheiten, im Krankenhaus Moabit den ersten Diphtheriekindern das Serum unter die Haut. Drei Wochen später kann im Urban-Krankenhaus im Südwesten der Stadt begonnen werden, nach fünf Wochen kommt „Friedrichshain" im Nordosten dazu, das „Elisabeth" im Westen und das „Lazarus" im Norden.
Bis zum 31. März reichen die Serummengen, die Paul Ehrlich seinen Ziegen abgezapft hat. Dann stockt die Erprobung.
Doch Dr. Kossel kann bereits eine Zwischenbilanz ziehen. 414 Kinder lagen in diesem Vierteljahr mit Diphtherie in den zehn öffentlichen Krankenhäusern Berlins. Davon konnten 189 mit Serum behandelt werden. 225 Kinder blieben auf die üblichen Methoden angewiesen. Von den Serumkindern starben sechsunddreißig oder 19 Prozent, von den anderen hundertfünfzig oder 45 Prozent. Das ist ein glänzender Vergleich für das Serum, grausig jedoch für die Kinder, die nicht das Glück hatten, in eine der Serumkliniken eingewiesen zu werden. Vor den Aufnahmeschaltern spielen sich herzzerreißende Szenen ab. Von Krankenhaus zu Krankenhaus laufen

die Mütter mit ihren fiebernden, röchelnden Lieblingen, um herauszubekommen, wo gerade mit Serum behandelt wird. Die Stadt schwirrt von Gerüchten, die praktischen Ärzte verlangen, dass das Serum an die Apotheken geliefert wird.
Doch darum steht es schlecht. Direktor Laubenheimer von den Hoechster Farbwerken schreibt verzweifelt an Behring. Es gelingt einfach nicht, die Schafe nach der Behring-Methode so immun gegen Diphtherie zu machen, dass sie genügend Gegengift produzieren. Der Aufsichtsrat verlangt Erklärungen. Wieder einmal ist das ganze Projekt in Gefahr. Direktor Laubenheimer dringt darauf, dass Behring nach Hoechst kommt und Paul Ehrlich mitbringt. Der hat in Berlin die Situation gerettet, nun soll er seine wirksameren Methoden auch der Fabrik zur Verfügung stellen. Eine peinliche, fast unerträgliche Situation für den stolzen Emil Behring.
Endlich. Mitte Mai ist so viel brauchbares Serum vorhanden, dass wenigstens drei Kliniken die Behandlung wieder aufnehmen können. Diesmal wird die Charité berücksichtigt, und hier bekommt ein Arzt das Serum in die Hand, der wie kein zweiter die Tücken des Würgeengels der Kinder erforscht hat: Professor Otto Heubner. Erst am 15. April hat Heubner die Leitung der Charité-Kinderklinik übernommen. Vorher hat er in Leipzig das erste moderne Kinderkrankenhaus aufgebaut. Nun ist er Chef der ältesten Kinderklinik Deutschlands.
„Das Herz fiel mir vor die Füße...", so schildert er seinen ersten Eindruck. In einem Seitenflügel führt die Kinderklinik ein Schattendasein. Am meisten erschüttert ihn die Säuglingsabteilung. In einem dunklen, kaum zu lüftenden Durchgangszimmer zwischen dem Mädchen- und dem Knabensaal liegen die armen Würmer zusammengepfercht in viel zu kleinen, uralten Bettstellen. Alle Betten sind ständig belegt, aber selten längere Zeit von demselben kleinen Patienten. Nur 20 von 100 kehren aus der Charité wieder zu den Eltern oder ins Waisenhaus zurück. Das ist in allen Krankenhäusern und in allen Kulturstaaten so. Man weiß noch so gut wie nichts vom andersgearteten Stoffwechsel des Kleinkindes; der Begriff „Säuglingsnahrung" ist noch fast unbekannt, die Kinderheilkunde als Spezialfach in den meisten Ländern noch nicht anerkannt. Um sie in der Reichshauptstadt durchzusetzen, hat Otto Heubner seine Leipziger Musterklinik gegen die Charité vertauscht.
Bei einer seiner ersten Visiten beobachtet er, wie die Diakonissenoberin einem Säugling mit der verdreckten Windel die Nase putzt. Sofort packt er zu. Die Schwestern werden in zwei Gruppen einge-

teilt, die eine darf nur die obere Körperhälfte bis zum Bauchnabel pflegen, die andere nur vom Nabel abwärts. Das hält er so lange durch, bis die Trennung von oberer und unterer Hemisphäre allen in Fleisch und Blut übergegangen ist. Wesentlich freundlicher ist das Bild in dem 1884 eröffneten Pavillon für Kinder mit Infektionskrankheiten. Hier stehen die Betten in großen Abständen. Oberlichtfenster machen die Räume hell. Aber Krankheiten sind hier umso tückischer, besonders im Pavillon Nr. 3 der Diphtherieabteilung.

Am 1. August beginnen die Hoechster Werke mit der Lieferung in großem Stil. „Hergestellt nach Behring-Ehrlich" steht auf den Etiketten. In drei Sorten wird das Mittel verkauft: Nr. 1 (grünes Etikett) reicht zur Heilung eines Kindes, bei dem die Krankheit gleich am ersten Tag erkannt und behandelt wird. Ein Viertel des Inhalts genügt, um gesunde Kinder oder Eltern auf etwa 14 Tage vor Ansteckung zu schützen, wenn in ihrer Umgebung ein Fall von Diphtherie vorkommt – Preis fünf Mark. Nr. 2 (weißes Etikett) wird bis zum dritten Tag verwendet – Preis zehn Mark. Nr. 3 (rotes Etikett) ist für ganz schwere Fälle bestimmt. Diese Flasche enthält 1.500 „Antitoxineinheiten", genug, um 150.000mal so viel Diphtheriegift zu neutralisieren, wie zur Tötung eines 250 Gramm schweren Meerschweinchens erforderlich ist – Preis fünf Mark. Spätere Zeiten werden nicht mehr verstehen, welche ungeheure Welle von Begeisterung das Diphtherieserum auslöste. In Wien, Paris und Berlin werden Komitees gegründet, um durch Geldsammlungen das Serum auch für arme Kinder zu beschaffen.

„Es war, als schwebte ein Engel durch die Säle und striche den gequälten Kindern über die fieberheißen Stirnen..." So hat ein Biograph Emil Behrings die Wirkung beschrieben.

Doch sofort melden sich auch Gegner des Serums. Siedende Spannung herrscht am 28. November in der Berliner Medizinischen Gesellschaft. Auf der Tagesordnung steht ein Vortrag von Professor David Hansemann: „Mitteilungen über Diphtherie und das Diphtherie-Heilserum". Hansemann ist ein Schüler Virchows und Professor der Charité. Er hat also die Kinder seziert, die trotz des Serums gestorben sind – oder an dem Serum? Virchow führt den Vorsitz in der Versammlung, es scheint, als habe er den Schüler und Mitarbeiter vorgeschickt, um statt seiner die Hinrichtung zu vollziehen.

Und wirklich, Hansemann spricht zwei Stunden lang über Fälle, in denen das Diphtherieserum offensichtlich versagt, in denen Herz-, Nieren- und Nervenschäden zum Tode geführt haben – Nebenwirkungen des Serums. Wo ist Behring, wo Paul Ehrlich, wo Professor Heubner?

Keiner von ihnen ist anwesend, um auf den Angriff des Pathologen zu antworten. Statt ihrer melden sich die Kinderärzte der Kliniken zu Wort, an denen das Serum nun seit Monaten erprobt worden ist. Aber Virchow schließt die Sitzung, schneidet jede Diskussion ab. Gönnt er dem Serum nur ein stilles Begräbnis statt einer spektakulären Hinrichtung? Wütender Protest in der Ärzteschaft. Die Verfechter des Serums verlangen eine Aussprache. Sie wird auf den 5. Dezember festgesetzt. Virchow ist Vorsitzender, Professor von Bergmann meldet sich als erster zu Wort:

„In den letzten zwölf Jahren sind in meiner Klinik 3.000 diphtheritische Kinder behandelt worden mit einer Mortalität von 52 Prozent. Der Serumtherapie habe ich erst 46 Fälle unterworfen. Ich werde nach Jahresfrist über meine Erfahrungen Bericht erstatten. Aber ich halte schon jetzt jeden Kliniker für verpflichtet, das Serum an Patienten zu prüfen."

Dann steht Virchow auf. Gebeugt, mit müden, rotgeränderten Augen blinzelt er seine Zuhörer an. Er referiert trocken über die Erfahrungen im „Kaiser- und Kaiserin-Friedrich-Kinderkrankenhaus" in Berlin, Runickendorfer Straße Nr. 65. Von März bis Juni Behandlung aller Fälle mit einem Serum, das die Berliner Schering-Werke unter Leitung des Bakteriologen Dr. Aronson nach Behrings Angaben herstellten. Schlagartig sank die Sterblichkeit auf 19 Prozent. Dann versiegte die Serumquelle. Sofort stieg die Sterblichkeit wieder auf die alte erschreckende Höhe. Nach sieben Wochen dann Behandlung mit dem Behring-Serum.

„Das Resultat war ein kolossaler Abfall der Mortalität. Im Ganzen wurden behandelt 523 Fälle und von diesen 303 gespritzt. Die 230 nicht gespritzten Fälle geben eine Sterblichkeit von 47,8, die gespritzten von nur 13,2 Prozent..."

Umständlich putzt Virchow seine Brille. Dann sagt er, ohne seine brüchige Stimme zu heben: „Angesichts der brutalen Macht dieser Zahlen erachte ich es für die Pflicht eines jeden Arztes, das Mittel in Anwendung zu bringen, wenn es auch vielleicht das eine oder andere Mal eine schädliche Nebenwirkung gehabt haben mag."

Wie ein Aufatmen geht es durch die Reihen der Ärzte. Rudolf Virchow hat sich selbst überwunden. Er beugt sich der „brutalen Macht" der Erkenntnis.

*

Dienstag, 7. April 1896, der Tag nach dem Osterfest. Der 22 Monate alte Ernst Langerhans spielt immer noch Osterhase. Immer wieder will er seinem vier Monate alten Schwesterchen Ostereier in die Wiege legen. Erst als die Mutter schließlich erklärt: „Ostern ist vorbei, und alle braven Osterhäschen schlafen längst", lässt er sich zum Mittagsschlaf abführen.

„Oh, diese Feiertage", seufzt Frau Gertrud Langerhans.

Gestern hatte ihr Hausmädchen Ausgang, heute Morgen musste sie es mit hohem Fieber und belegter Zunge in die Charité bringen. „Diphtherie", hat Professor Carl Gerhard in der 1. Medizinischen Klinik festgestellt. Als Frau eines Mediziners weiß Frau Langerhans, was das bedeutet: Ansteckung für ihre beiden Kinder. Sie hat sofort im Krankenhaus Moabit angerufen, wo ihr Mann Prosektor ist. Aber Dr. Langerhans ist bei einer wichtigen Obduktion. Die Schwester verspricht, ihm die Sache mit dem diphtheriekranken Hausmädchen auszurichten.

Professor Robert Langerhans ist 37 Jahre alt und stammt aus einer alten Berliner Ärztefamilie. Sein Vater ist Reichstagsabgeordneter, Vorsitzender der Stadtverordnetenversammlung und intimer Freund Rudolf Virchows. Roberts verstorbener Bruder Paul war Assistent bei Virchow und hatte schon als Zwanzigjähriger inselartige Zellhaufen in der Bauchspeicheldrüse entdeckt, die nach ihm benannten Langerhansschen Inseln, die Spender des Hormons Insulin. Als Prosektor am Moabiter Krankenhaus hat Robert Langerhans einen der interessantesten Posten für einen pathologischen Anatomen; denn im Krankenhaus Moabit hat der Chirurg Eduard Sonnenberg die Entfernung des Blinddarms zur Modeoperation entwickelt. Sonnenburg tritt dafür ein, den Blinddarm nicht erst zu entfernen, wenn er in die Bauchhöhle durchgebrochen ist. Er operiert schon, wenn wiederholt Blinddarmreizungen auftreten. Er hat die Zählung der weißen Blutkörperchen als Nachweis für Blinddarmentzündung eingeführt und die Technik der Operation derart vervollkommnet, dass die Todesrate von 52 Prozent beim durchbrochenen Blinddarm bedeutend gesenkt werden konnte. Auch in der Diphtheriebehandlung mit Behring-Serum ist man in Moabit anderen Krankenhäusern vorangegangen. Man impfte dort vorbeugend auch die Geschwister aller mit Diphtherie eingelieferten Kinder, sodass sie tatsächlich von der Krankheit verschont blieben.

Kein Wunder also, dass Professor Robert Langerhans fest entschlossen ist, seine beiden Kinder zu impfen. Seine Frau und er haben im vergangenen Jahr zwei Kinder durch eine unheilbare Krankheit verloren. Umso mehr hängen sie an den beiden Nachgeborenen. Er fährt auf dem Heimweg von Moabit in der Charité vorbei und lässt sich in der Apotheke ein Fläschchen Serum mit grünem Etikett geben.

Die Familie erwartet ihn am Kaffeetisch. Der kleine Ernst hat nach dem Mittagsschlaf reichlich gegessen. Jetzt spielt er wieder Osterhase, trinkt eine Tasse Milch und stopft zwei Stück Osterkuchen hinunter.

„Nun werden wir dem Osterhasen mal was in den Bauch tun, damit er groß und stark wird", sagt Dr. Langerhans gegen 6 Uhr. Eigentlich wollte er zuerst das vier Monate alte Töchterchen drannehmen, aber dagegen protestierte seine Frau.

Der kleine Ernst findet es sehr lustig, als seine Mutter ihm Spielhöschen und Hemd aufknöpft und seinen prallen Bauch freimacht. Unauffällig zieht Robert Langerhans die Spritze mit 1,2 Kubikzentimeter Serum auf.

Als Ernstchen die Spritze sieht, vergisst er plötzlich das Osterhasenspiel, klammert sich ängstlich an die Mutter. Langerhans hebt eine Bauchfalte des Kindes an. „Aua, Papa!" wimmert der Kleine, noch bevor er die Spritze spürt. Frau Langerhans hat alle Mühe, ihn zu halten. „Aua, Papa! Aua, Papa!", schreit Ernst, während sein Vater ihm langsam die bernsteingelbe Flüssigkeit einspritzt.

„So, schon alles vorbei", sagt Dr. Langerhans und streicht dem Jungen über den Lockenschopf. Frau Langerhans trocknet ihm die Tränen.

„Wollen wir die Kleine nicht doch gleich rannehmen?", fragt Langerhans. Aber Frau Gertrud schüttelt den Kopf. „Ganz wie du meinst." Langerhans bringt Spritze und Serum in sein Arbeitszimmer. Etwa vier Minuten später hört er durchdringendes Schreien. Der Kleine windet sich auf dem Schoß seiner Mutter, wirft sich hintenüber. „Schnell, Robert, schnell!", ruft Frau Langerhans in das Schreien.

„Aber, aber, was macht denn unser Osterhase", versucht Langerhans das Kind abzulenken. Aber Ernstchen reagiert überhaupt nicht. Plötzlich beginnt er heftig zu husten. Der Vater hält ihm den Kopf, klopft ihm den Rücken. Der Husten lässt nach, doch er hat das Kind furchtbar angegriffen, es ist leichenblass, ermattet sinkt der Kopf zur Seite, schlaff fallen die Ärmchen herab.

Langerhans gießt aus einer Karaffe Tokaierwein auf einen Löffel. Widerstandslos lässt sich der Kleine den Wein einflößen, verschluckt sich nicht einmal. Doch nach einer halben Minute hustet er schrecklicher als vorher. Gesicht und Körper laufen scharlachrot an. Die

Lippen und Augenlider schwellen zusehends, die Farbe wechselt von Rot zu Blitzblau, die Pupillen werden ganz groß, der Blick erstarrt, der kleine Körper zuckt, aus Mund und Nase tritt feinblasiger, rötlicher Schaum.

Mit fliegenden Händen bereitet Langerhans eine Kampfer-Äther-Spritze vor, um das Herz zu stützen. Er reißt das Kind aus den Armen der Mutter, legt es mit dem Bauch nach unten aufs Sofa und beginnt mit künstlicher Atmung. Jedesmal, wenn er den Brustkorb zusammengepresst hat, dreht er den Körper blitzschnell auf den Rücken, wischt sorgfältig die Mundhöhle aus, damit Schleim und Speisereste nicht in die Atemwege gelangen...

*

„Gestern Nachmittag, 6.10 Uhr, verschied plötzlich mitten in blühender Gesundheit infolge einer Einspritzung des Behringschen Heilserums zur Immunisierung unser herziges Ernstchen im Alter von 1 ¾ Jahren..."

So steht es in der Todesanzeige, die Professor Robert Langerhans am 9. April 1896 verschickt. Die Tageszeitungen greifen den Fall auf. Die Erregung steigert sich, als bekannt wird, dass Langerhans bei der Staatsanwaltschaft gerichtliche Untersuchung beantragt hat. Emil Behring, der Retter der Kinder, wird hier des Mordes angeklagt – so deutet die Öffentlichkeit den Fall. Am 10. April wird der Leichnam des kleinen Ernst im neuen Leichenschauhaus in der Hannoverschen Straße von dem Ordinarius für gerichtliche Medizin, Professor Fritz Straßmann, seziert. Straßmanns Befund: Ernstchen ist nicht durch das Serum vergiftet, sondern an Speisebrei erstickt, den er vor Schreck oder bei den Hustenanfällen erbrochen habe.

Die Leiche wird zur Beerdigung freigegeben. Doch in einer neuen Anzeige spricht Professor Langerhans von der „Beerdigung unseres durch das Behringsche Heilmittel vergifteten Sohnes." Emil von Behring ist empört. Schließlich wird von jeder Serumlieferung, die das Hoechster Werk verlässt, eine Probe an die Kontrollstation beim Institut für Infektionskrankheiten eingeschickt. Dort hat Professor Paul Ehrlich auch den Rest aus dem Serumfläschchen des Professors Langerhans überprüft. Es enthält keine giftigen Bakterien und weist den zugelassenen unschädlichen Zusatz von 0,5 Prozent Karbol auf. Es entstammt der Fabrikationsserie Nr. 216 und ist außer in der Charité auch im Julius-Hospital Würzburg, im St.-Georgs-Krankenhaus Hamburg, in Kiel, Magdeburg und Krefeld ohne die geringsten schädlichen Nebenwirkungen verwendet worden.

Trotzdem beharrt Professor Langerhans darauf: „Mein Sohn Ernst ist durch das Serum vergiftet worden." Wenn aber das Serum für „normal" befunden worden ist, sagt er, dann sei eben durch den Tod seines Söhnchens bewiesen, dass normales Serum ein Kind töten kann.

Worauf die „giftige" Wirkung zurückzuführen ist, wird erst sieben Jahre später von den Wiener Kinderärzten von Pirquet und Schick durch den geheimnisvollen Faktor X aufgeklärt werden. So wie es Menschen gibt, die nach dem Genuss von Erdbeeren heftiges Fieber oder nach dem Einatmen der Blütenpollen des Heus heftigen Schnupfen bekommen, so sind manche Menschen von Geburt an hochempfindlich gegen artfremdes Eiweiß. Artfremdes Eiweiß ist aber in dem aus Pferden, Schafen oder Ziegen gewonnenen Serum enthalten und hat im Körper des kleinen Ernst jene erschreckende Reaktion hervorgerufen, die man „Serumschock" nennt. Man wird Kinder nun vor der Seruminjektion auf ihre Empfindlichkeit prüfen – erst damit wird der Siegeszug des Behringschen Serums endgültig gesichert.

*

Emil Behring, der Retter der Kinder, hat sich längst neuen Aufgaben zugewandt. So wie die Diphtherie will er nun auch die Tuberkulose und die Cholera durch ein Serum bekämpfen. Dabei bricht er in das ureigene Arbeitsgebiet seines bisherigen Herrn und Meisters Robert Koch ein. Es kommt zu Auseinandersetzungen, schließlich verbietet Robert Koch seinem einstigen Assistenten, das Institut für Infektionskrankheiten zu betreten. Später bricht sogar ein übler Patientenstreit aus, weil Robert Koch behauptet, das von Behring hergestellte Tuberkulose-Heilmittel sei eine Nachahmung des von ihm erfundenen und weiterentwickelten Tuberkulin. Den Streit gewinnt Behring, sein Tuberkulosemittel allerdings bleibt ebenso problematisch wie das Robert Kochs.

Längst hat Emil von Behring seinen Dienst als Stabsarzt quittiert. Als freier Mann darf er für jedes Fläschchen Serum, das die Hoechster Farbwerke verkaufen, Tantiemen beziehen. Seit 1895 ist er Professor für Hygiene in Marburg. Von dem Vermögen, das ihm aus der Serumproduktion zufließt, kann er große Ländereien kaufen und darauf ein eigenes Forschungsinstitut errichten, die Keimzelle der späteren Behring-Werke. Der Kaiser verleiht ihm den erblichen Adel, ernennt ihn zum Wirklichen Geheimrat, zur Exzellenz. 1903 nimmt Emil von Behring in Stockholm den ersten Nobelpreis für Medizin aus den Händen König Gustavs von Schweden entgegen.

Seine alten Freunde, die ihm und der Serumtherapie zum Durchbruch verholfen haben, scheint er vergessen zu haben. Zwar steht auf den Serumfläschchen aus Hoechst nach wie vor „Hergestellt nach Behring-Ehrlich", aber der gutmütige Paul Ehrlich erhält keinen Pfennig dafür. Am 1. November 1906 schreibt er in einem Brief: „...noch immer steigt ein Gefühl tiefer Bitterkeit in mir auf, wenn ich an diese Zeit denke, nicht wegen des materiellen Verlusts, den ich verwunden habe, sondern wegen der großen Rücksichtslosigkeit, mit der von Behring die Partie begonnen und durchgeführt hat. Erst durch mich ist er in den Sattel gelangt, und seine erste Handlung war ein Fußtritt für den Mitarbeiter, dessen Beistand ihm zwar unangenehm, aber notwendig war." Auch Paul Ehrlich wird in den „Olymp der Mediziner" aufgenommen. 1908 erhält er den Nobelpreis. Er entdeckt das „Salvarsan", das erste wirksame Heilmittel gegen die Syphilis. Er geht, nachdem er die Serumtherapie mit Behring durchgeboxt hat, auch als Schöpfer der Chemotherapie in die Geschichte ein.

Emil von Behring schreibt im Jahr 1907: „Der Erfolg entscheidet über Recht und Unrecht, über gut und schlecht". Noch zu Lebzeiten errichtet er sich bei Marburg ein riesiges steinernes Grabmal. Doch bevor er dort Ruhe findet, wird er am 23. August 1915 zitternd, auf einen Stock gestützt, an eine offene Grube auf dem Israelitischen Friedhof zu Frankfurt am Main treten und Paul Ehrlich nachrufen: „Nun ruhest auch du, lieber Freund. Du hattest eine empfindliche Seele, und wenn ich dir wehe getan habe... verzeih!"

Zwei Charaktere, verschieden wie Feuer und Wasser und doch zu Weltruhm aufgestiegen aus dem gleichen Haus: der Charité.

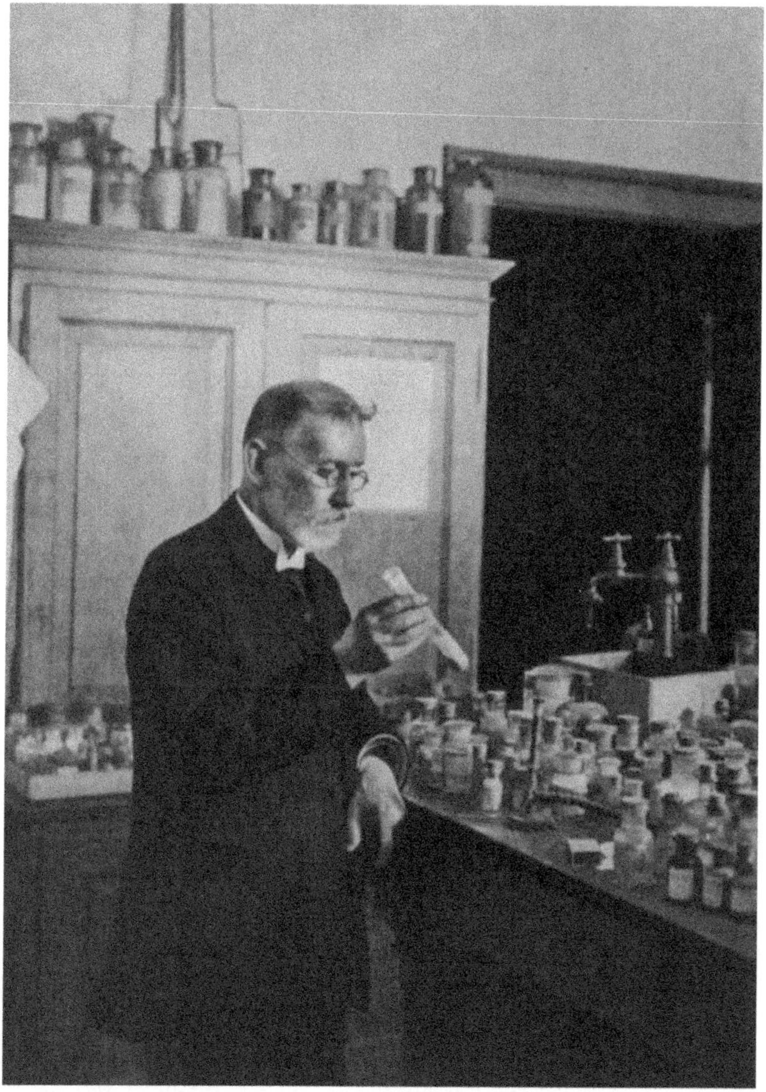

Abbildung 41: Paul Ehrlich (1854-1915) in seinem Labor.

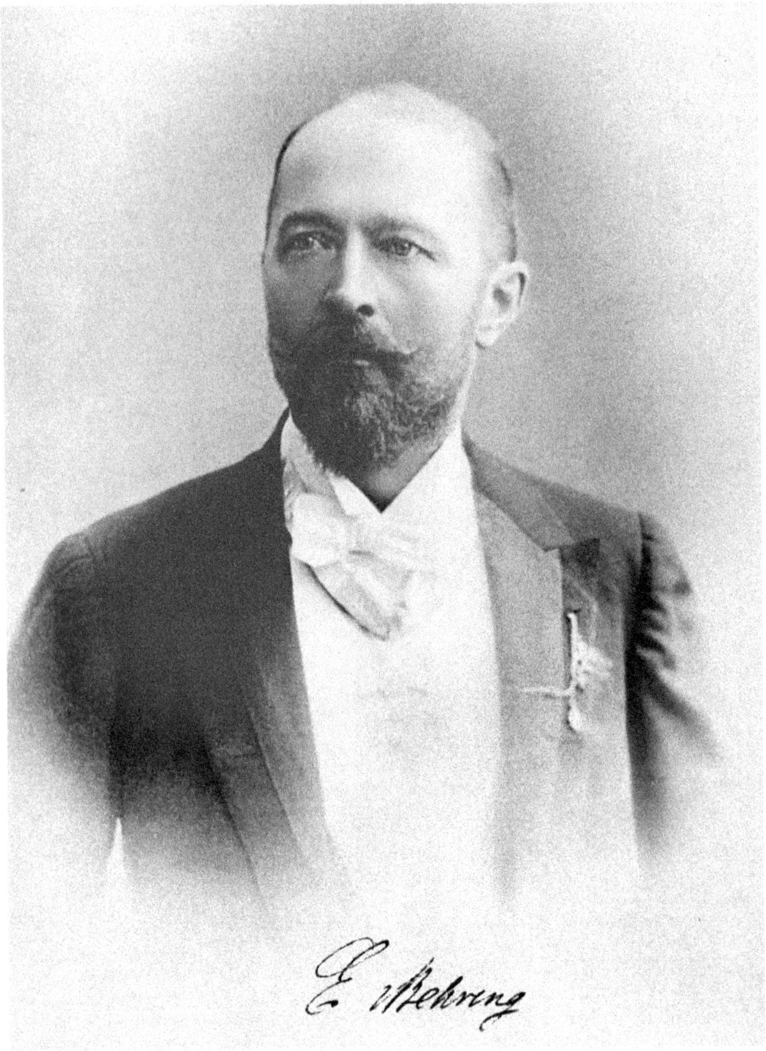

Abbildung 42: Emil Behring (1854-1917) bei seiner Hochzeit 1896 im Alter von 42 Jahren.

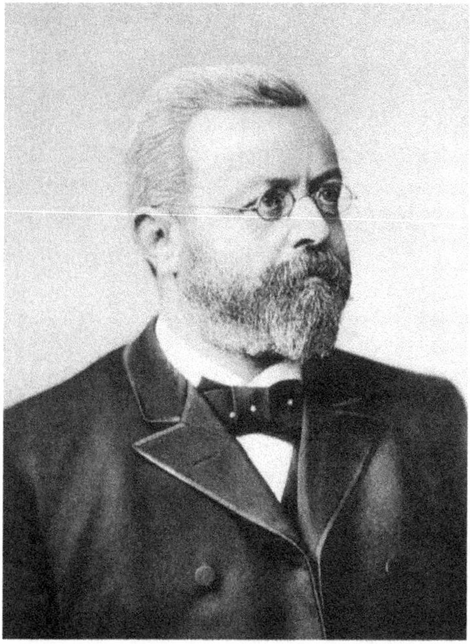

Abbildung 43: Johann Otto Leonhard Heubner (21. Januar 1843 – 17. Oktober 1926).

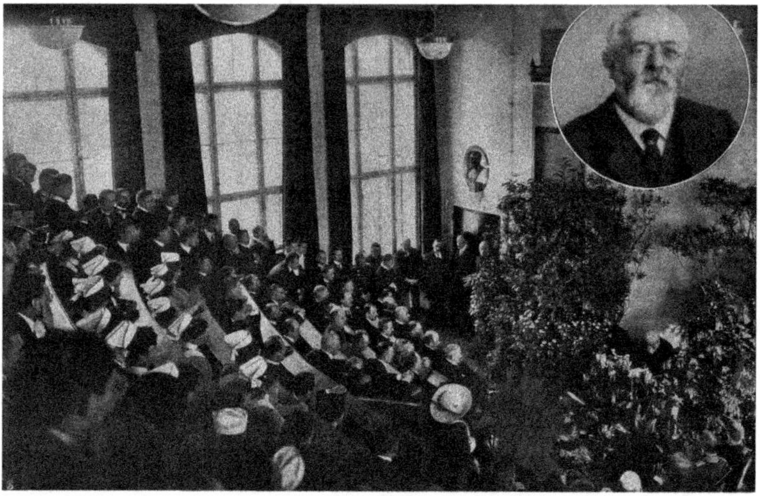

Abbildung 44: Der deutsche Kinderarzt und Begründer der Kinderheilkunde als eigene medzinische Disziplin Prof. Dr. Otto Heubner hält im Alter von 70 Jahren seine Abschiedsvorlesung im großen Hörsaal der Charité, Berlin, März 1913.

Das Geheimnis der blassen Spirochäte

„...endlich wurde die Ursache der Syphilis durch Schaudinn und Hoffmann in Gestalt der Spirochaeta pallida (1905) festgestellt. Es war schwer zu glauben, dass das Unheil, welches diese Krankheit Jahrhunderte lang über die menschliche Gesellschaft gebracht hatte, in letzterer Linie diesen winzigen, durchsichtigen Geschöpfen zur Last zu legen war!"

„Im Fall der Lustseuche ging man von einer ganz anderen Seite an das Problem heran. Paul Ehrlich in Berlin gewann Interesse an der Färbung lebendiger Zellen mit gewissen von ihm entwickelten Anilinfärbemitteln. Zu seiner Überraschung offenbarten diese Färbemittel eine ausgesprochene Wahlverwandtschaft zu gewissen Geweben ... Dieser Gedanke brachte im Geiste Ehrlichs ein altes Bestreben zum Wiederaufleben. Er wollte ein Heilmittel ausfindig machen, das die Ursachen von Krankheiten vernichten, die Patienten aber nicht schädigen würde..."

„Hunderte dieser Verbindungen blieben erfolglos; aber die Arbeit wurde in der gründlichen Weise durchgeführt, die Japanern wie Deutschen zu nicht geringem Ruhm gereicht. Beim 606. Experiment der Reihe gelang eine Verbindung, die geradezu mit Zaubergewalt wirkte. Das komplizierte ‚606' durchlief den Körper, suchte offenbar alle Spirochäten auf und vernichtete sie ... Erhebliches Beweismaterial, das diesen Resultaten entsprach, rechtfertigte dann bald die ersten 1910 in der Berliner Charité vorgenommenen Versuche an Menschen. Patienten, deren Stimmbänder unter syphilitischen Läsionen fast stimmlos geworden waren, vermochten binnen weniger Tage deutlich zu sprechen. Es ist schwerlich jemals zu einer verblüffenderen Offenbarung der Heilkunst gekommen."

(Richard Shyrock, „Die Entwicklung der modernen Medizin", Philadelphia 1939)

„Sehen Sie sich das einmal an!" Regierungsrat Dr. Richard Schaudinn richtet sich vom Okular des Zeiß-Apochromaten auf, des leistungsfähigsten Mikroskops, das es im Jahre 1905 auf der ganzen

Welt gibt. Neugierig tritt Stabsarzt 1. Klasse Erich Hoffmann heran und beugt sich über das Okular. Im grell erleuchteten Blickfeld liegt das Präparat eines Syphilisgeschwürs. Unheimliches Leben herrscht in dem gelblichen Serum. Winzige, körnchenförmige Gebilde kreisen träge umher, schraubenförmig gewundene Fädchentiere schießen durch das Blickfeld und bringen die roten Blutkörperchen in Bewegung.

„Na und?", fragt Dr. Hoffmann, nachdem er sich das eine Weile angesehen hat. Er ist enttäuscht. Diese winzige Lebewelt ist nichts Neues für ihn; in Tausenden von Präparaten, syphilitischen und nichtsyphilitischen, hat er sie betrachtet, besonders jene Schraubentierchen, die man „Spirochäten" getauft hat – „gewundenes Haar". Beim besten Willen kann er nichts Außergewöhnliches an diesem Präparat entdecken.

„Man muss sehr genau hinsehen", sagt Regierungsrat Dr. Schaudinn.

„Es ist eine ausnahmsweise kleine Spirochäte, ungemein blass ..."
Aber auch beim zweiten Betrachten fällt Dr. Hoffmann nichts auf. Und genauso geht es dem Assistenten Schaudinns, Dr. Neufeld, einem jungen, begabten Schüler von Robert Koch. Sollte Schaudinns sprichwörtliches Adlerauge tatsächlich so viel mehr sehen als andere?

Es ist der 3. März 1905

Im verdunkelten Laboratorium der Charité-Hautklinik sind die drei Männer zusammengekommen, um die Behauptung des Herrn Dr. John Siegel zu überprüfen, er habe den Erreger der Syphilis entdeckt. – Seit 1873 der Charitéarzt Fritz Obermeier den Erreger des Rückfallfiebers und neun Jahre später Robert Koch den Tuberkelbazillus entdeckten, haben sich die Entdeckungen überschlagen. Bis 1901 waren die Erreger folgender Krankheiten entlarvt: Milzbrand, Gonorrhöe, Cholera, Diphtherie, Starrkrampf, Lungenentzündung, epidemische Genickstarre, Pest, Ruhr und Schlafkrankheit. Eine der gefährlichsten Mikroben jedoch hat bisher den schärfsten Mikroskopen und den raffiniertesten Färbemethoden zum Trotz ihr Inkognito gewahrt – der Syphiliserreger. An kühnen Behauptungen und an Vorschusslorbeeren hat es allerdings nicht gefehlt. Neunzehnmal bereits ist von namhaften Forschern die Entdeckung gemeldet worden; neunzehnmal hat am Ende aller Hoffnungen, begeisterten Kongressreden und Diskussionen die resignierte Feststellung gestanden: wieder falscher Alarm. Dr. John Siegel vom Zoologischen Institut der Berliner Universität ist der zwanzigste. Kaiser Wilhelm II. hat eine Million aus seiner Privatschatulle gestiftet, um Siegels Versuche zu finanzieren. Und Dr. Siegel revanchierte sich ebenso generös. Gleich vier Fliegen will er bei seinen gigantischen Versuchsreihen mit einer Klappe geschlagen haben: gewisse körnchenförmige Mikroben habe er als die Erreger des Scharlachs und der Pocken, der Maul- und Klauenseuche und – der Syphilis identifiziert.

Wieder gab es Vorschusslorbeeren en gros, brachen führende Mediziner in Begeisterungshymnen aus, allen voran Ernst von Bergmann, Europas erster Chirurg. Doch das letzte Wort hat das Kaiserliche Gesundheitsamt. Es hat den Abteilungsleiter Regierungsrat Richard Schaudinn beauftragt, Siegels körnchenförmige Mikroben zu überprüfen. Schaudinn hat sich als Forscher der Protozoen, der einzelligen Urtierchen einen Namen gemacht. Als Sachverständiger für Syphilisforschung ist ihm Stabsarzt Dr. Hoffmann von der Charité beigeordnet, als persönlicher Vertrauensmann Robert Kochs der junge Dr. Neufeld. Gleich die ersten Untersuchungen an Dr. Siegels Gala-Beweisstücken fielen deprimierend aus. Sie untersuchten das Auge eines Kaninchens, dem Siegel mit seinem körnchenförmigen Erreger angeblich Syphilis eingeimpft hatte. „Eitrige Entzündung der Regenbogenhaut, aber niemals Syphilis", stellten Hoffmann und Neufeld fest. Eigentlich ist es eine reine Zeitverschwendung, die Märchen des Dr. Siegel noch weiter nachzuprüfen, doch das Kaiserliche Gesundheitsamt besteht darauf. Also verfahren sie nach den Bedingungen, die Robert Koch für die Anerkennung eines Krankheitserregers aufgestellt hat:

1. Der Erreger muss bei allen Trägern der Krankheit gefunden werden.

2. Er darf bei keiner anderen Krankheit ebenfalls gefunden werden.

3. Er muss, auf Tiere überimpft, die spezifische Krankheit hervorbringen.

4. Er muss in Reinkultur gezüchtet werden können.

Heute, am 3. März 1905, soll an einem frischen Syphilispräparat die Siegelsche Körnchenmikrobe auf Punkt 1 und 2 geprüft werden. „Das sind ja nicht mal richtige Protozoen", hat Schaudinn gleich beim ersten Betrachten festgestellt. Aber dann ist er plötzlich verstummt, weil er jene merkwürdige blasse Spirochäte gesehen zu haben glaubt. Dass Hoffmann und Neufeld sie nicht ebenfalls sehen, regt ihn auf. Sollte er sich wirklich getäuscht haben? Noch einmal blickt er ins Mikroskop.

„Da ist sie wieder!" ruft er gleich darauf. „Sie dreht sich nur ganz langsam um sich selbst, bewegt sich kaum vorwärts. Deshalb erschüttert sie auch die Blutkörperchen in ihrer Umgebung nicht und fällt kaum auf. Aber jetzt! Sie macht eine ganz eigentümliche Bewegung, knickt in der Mitte zusammen, gravitätisch, fast wie ein Hofknicks sieht es aus... Sie streckt sich wieder... Noch einmal der Knicks..."

Diese plastische Schilderung Schaudinns kann keinem Hirngespinst entspringen. Sie hilft Hoffmann und Neufeld, dass auch sie bei nochmaligem scharfem Hinsehen die seltsame Spirochäte erkennen. Keiner von ihnen hat so etwas je beobachtet. Handelt es sich um ein krankhaft entartetes Exemplar, oder haben sie eine neue Spirochätengattung entdeckt?

„Das Ding da interessiert mich mehr als eure ganze Syphilis", sagt Schaudinn, der Protozoenenthusiast.

„Aber wenn es der Erreger der Syphilis ist?", fragt Stabsarzt Hoffmann. Ihm ist plötzlich, als erhelle ein Lichtschimmer das Dunkel, in dem die Syphilisforschung bisher getappt hat. Wenn man die blasse, knicksende Spirochäte auch in anderen Syphilispräparaten finden sollte – nur in Syphilispräparaten? Er übergibt Schaudinn einen Kasten, in dem zwischen Glasplättchen tausendundein Gewebsschnitte und Abstriche von der Syphilis eines gewissen Herrn W. D. konserviert sind. Dieser junge Mann hatte sich vor viereinhalb Jahren bleich und erregt zur Untersuchung bei Stabsarzt Hoffmann in der Charité eingefunden. Der Befund war leider eindeutig ausgefallen, und da der junge Mann keinerlei andere Krankheiten aufwies, hatte Hoffmann diese Präparate angefertigt – Syphilis in Reinkultur, Robert Koch und Schaudinn hatten ihm damals bestätigt, dass sie keinerlei Bakterien darin entdecken konnten. Das soll ihnen jetzt zustattenkommen.

Der Sekt, den Dr. John Siegel am 20. März 1905 im Hotel „Bristol" kaltstellen ließ, um seine Entdeckung zu feiern, bleibt ungetrunken. Klipp und klar weist Schaudinn im Sitzungssaal des Kaiserlichen Gesundheitsamtes vor einem erlesenen Professorengremium nach, dass auch Syphiliserreger Nr. 20 ein Versager auf der ganzen Linie ist. Enttäuschtes Räuspern im Auditorium, kreidebleich verlässt Dr. Siegel den Saal, bevor Schaudinn zu Ende gesprochen hat. Niemand hört mehr richtig hin, als er eine erste vorsichtige Andeutung über die „blasse Spirochäte" fallen lässt. Hastig zerstreut sich die Versammlung. Auch Schaudinn hat es eilig, in sein Labor zurückzukommen. Er muss einen Farbstoff finden, der das geheimnisvolle blasse Mikrowesen unterm Mikroskop deutlich aus seiner Umgebung hervortreten lässt.

26. März 1905, ein Sonntag
Vorsichtig taucht Schaudinn ein Glasplättchen in eine Wanne mit leuchtendblauer Flüssigkeit. Der Farbstoff „Eosin-Azur" ist ihm von Farbspezialisten nach vielen Fehlschlägen empfohlen worden. Er lässt die Flüssigkeit abtropfen, dann schiebt er das erste von den 1001 Präparaten unters Mikroskop. Er reibt seine Augen, blickt lange ins Okular. Dann stößt er einen Freudenschrei aus. Eosin-Azur war wirklich ein Sonntagstipp. Deutlich, von der blauen Umgebung rosarot abstechend, treten die bisher so blassen Schraubentierchen hervor und führen ihren grazilen Tanz auf. Schaudinn greift nach dem nächsten Präparat, einem Schnitt aus den Lymphdrüsen des Herrn W. D. Die Lymphdrüsen sind gewissermaßen die Schleusen, durch die die Syphilis des ersten Stadiums hindurch muss, bevor sie sich in der Blutbahn verbreitet und die Symptome des zweiten Stadiums hervorruft. Und in diesem Lymphdrüsengewebe findet Schaudinn ganze Kolonien der bis dahin immer nur vereinzelt aufgetretenen Spirochätengattung. Das ist der Beweis! Die „blasse Spirochäte", lateinisch „spirochaeta pallida", ist der Erreger der Syphilis.

Nicht nur als Markteine des wissenschaftlichen Fortschritts erfreuen sich die Mittwochsitzungen der „Berliner Medizinischen Gesellschaft" großen Ansehens in der Ärzteschaft. Seit Generationen sind sie auch ein bewährtes Alibi gegenüber den Ehefrauen. Nicht jeden Mittwoch kann die Gesellschaft mit einem wissenschaftlichen Ereignis aufwarten, und so hat sich der Mittwoch in den Weinlokalen, Tanzetablissements und Tingeltangels als „Ärztetag" eingebürgert. „Demonstration von Spirochätenfunden bei Syphilis", steht als einziger Punkt auf dem Programm der Sitzung vom 17. Mai 1905. Das Amphitheater im Langenbeckhaus in der Ziegelstraße ist halb leer, als Schaudinn mit der Beschreibung der „blassen Spirochäte" beginnt. Skeptisch treten die Mediziner nachher an die zwanzig Mikroskope, die Schaudinn scharf auf Hoffmanns Präparate eingestellt hat. Dieses winzige, unscheinbare Wesen soll der Erreger der Syphilis sein? Weder Schaudinn noch Hoffmann sprechen das aus. Doch sie zeigen noch weitere Präparate. Die kommen frisch aus Paris. Dort hat Metschnikow, der große russische Biologe, am Institut Pasteur auf Schaudinns Bitte sofort Impfversuche an Affen gemacht. Schon nach drei Tagen hat er die „blassen Spirochäten" in den Primäraffekten der Tiere gefunden. Er hat sich vor den Kopf geschlagen und gefragt, wie ihm diese Entdeckung entgehen konnte. Metschnikow glaubt fest daran, dass die „Spirochaeta pallida" der Erreger der Syphilis ist.

In der „Medizinischen Gesellschaft" aber behauptet ein Dr. Thesing, das schraubenförmige Wesen sei gar keine Mikrobe, sondern mit dem Färbungsmittel in die Präparate verschleppt worden. Hohngelächter und Applaus halten einander die Waage. Am Vorstandstisch erhebt sich die massige Gestalt des Präsidenten Ernst von Bergmann. Er reckt sein bärtiges Kinn, schüttelt die lange weiße Löwenmähne und verkündet mit tiefem Bass und rollendem R:

„Damit ist die Diskussion geschlossen, bis der hundertste Erreger der Syphilis unsere Aufmerksamkeit in Anspruch nimmt." Dröhnender Beifall. Ein Sturm auf die Garderoben setzt ein. Auf zur Friedrichstraße. Hoffmann ist bleich vor Wut. Aber Schaudinn lässt sich durch das Fiasko nicht aus seinem ostpreußischen Phlegma bringen. „Auch die Dümmsten werden es noch begreifen", sagt er gemütlich. – Gegen Ende des Jahres 1905 hat die blasse Spirochäte drei der vier Kochschen Bedingungen erfüllt. Sie kommt bei allen Syphiliskranken vor; sie lässt sich bei keiner anderen Krankheit als der Syphilis nachweisen. Sie bringt, auf Tiere überimpft, wiederum Syphilis hervor. Bis auch die vierte Forderung, den Erreger in Reinkultur zu züchten, erfüllt wird, sollen allerdings noch Jahre vergehen.

Richard Schaudinn wird diesen letzten Triumph nicht mehr erleben. Im April 1906 fährt er auf Einladung Kaiser Wilhelms II. nach Lissabon zum internationalen medizinischen Kongress. Vor der Elite der Ärzte aus aller Welt berichtet er über seine Entdeckung. Sein Vortrag wird zum Höhepunkt dieses Treffens; einstimmig wird Schaudinn für den „Preis des Kongresses" vorgeschlagen, das sind 5.000 Francs in bar. So viel Geld hat Dr. Schaudinn noch nie gesehen. „Hurra, die Ernte beginnt, mich freut's vor allem für Dich und die Kinder", schreibt er am 23. April seiner Frau. Doch er hat zu früh gejubelt. Professor Posner, Geschäftsführer der Berliner Medizinischen Gesellschaft und deutscher Delegierter im Kongresspräsidium, protestiert gegen die Verleihung: „Dr. Schaudinn ist nicht Mediziner, sondern Zoologe, noch ist er nicht alt genug, um einer solchen Ehre würdig zu sein." Den Preis erhält der 86-jährige Franzose Laveran,

der Entdecker des Malaria-Erregers. „Für ihn freue ich mich", sagt Schaudinn ohne jede Bitterkeit.
Auf der Rückreise wird er plötzlich krank. Fieber, heftige Schmerzen im Unterleib. Vor einem Jahr hat er sich bei gefährlichen Experimenten mit Ruhramöben selbst infiziert. Ein riesiger Abszess hat sich gebildet. Am 22. Juni 1906 stirbt Fritz Schaudinn, noch nicht 35 Jahre alt. Bevor er die Augen für immer schließt, fällt noch ein großer Lichtblick auf sein Sterbebett.

*

Noch nie zuvor hat der „Verein für Innere Medizin" eine gnadenlosere „Hinrichtung" erlebt als die des Dr. Adolph Paul Wassermann am Abend des 3. Mai 1906. Vor vier Wochen hat Dr. Wassermann eine Methode veröffentlicht, die es mittels einer einfachen Blutprobe angeblich jedem praktischen Arzt ermöglichen soll, Tuberkelbazillen bei seinen Patienten nachzuweisen. Natürlich haben sich die Berliner Kliniker sofort auf diese Wunderprobe gestürzt und sie in ihren Laboratorien nachgeprüft. Und jetzt wird Wassermann samt seiner Reaktion in der Luft zerrissen. Gerade steht der zwanzigste Redner hinter dem Pult und weist nach, dass seine Theorie Unsinn ist, wissenschaftlich unhaltbar. Neugierige, bald auch mitleidige Blicke streifen den kleinen Mann in der ersten Reihe des Auditoriums. Ein riesiger Buckel lässt ihn wie einen Gnom erscheinen, der Schnauzbart hängt ihm von der Oberlippe fast bis zum Kinn herab. Sein schwarzer Gehrock ist von erlesener Eleganz, ein Taschentuch ragt kokett aus der Brusttasche. Gamaschen, Strümpfe und Krawatte – alles ist dezent aufeinander abgestimmt. Doch wird er noch lange so lässig auf seinem Stuhl hocken, hin und wieder mit der seidenen Schnur seines Monokels spielend, ein Stäubchen von den blinkenden Lackschuhen wischend?
Dr. Adolf Paul Wassermann rennt nicht aus der Sitzung, wie das jeder andere Wissenschaftler tun würde, der so erbarmungslos in Grund und Boden kritisiert wird. Er ist die merkwürdigste Erscheinung unter den Berliner Medizinern, dieser Abteilungsleiter am „Institut für Infektionskrankheiten". Als Sohn eines reichen Bankhauses in Bamberg könnte er von den Zinsen seines Erbteils leben, ohne einen Handschlag zu tun. Aber er musste absolut Forscher werden. Als praktischer Arzt ist er bestenfalls Durchschnitt, zum Forscher jedoch fehlt ihm das gründliche Wissen, die eiserne Beharrlichkeit. Nur eins hat er, das muss ihm der Neid lassen: Eine unheimliche Spürnase für das Neue, für das Wichtige in der Medizin. Man munkelt, dass er seinen Mitarbeitern aus eigener Tasche das dürftige

Assistentengehalt aufbessert. Sogar seine Abteilung am Kochschen Institut soll er selbst finanzieren. Aber diesmal kann ihm kein Geld helfen, dafür ist die Blamage denn doch zu groß.
Der letzte Diskussionsredner gibt das Pult frei. Mit flinken Trippelschritten geht Dr. Wassermann nach vorn. „Ich danke allen", sagt er mit einer weitausladenden Armbewegung, „die sich die Mühe gemacht haben, meine Theorie zu überprüfen." Eisiges Schweigen, Verblüffung. Aber es kommt noch besser, Wassermann sagt: „Ich unterschreibe jedes Wort meiner Herren Vorredner. Die von mir vorgeschlagene Reaktion ist tatsächlich bei Tuberkulose völlig unbrauchbar. Auch meine Mitarbeiter und ich haben das in der Zwischenzeit festgestellt. Aber, meine Herren..." Zweimal wandert Wassermann, sein Monokel an der Seidenschnur schwingend, über das breite Podium. „...dieselbe Reaktion hat sich als hundertprozentig wirksam zur Erkennung einer anderen Krankheit erwiesen – der Syphilis."
Keine Hand rührt sich zum Applaus. Ist dieser Wassermann irrsinnig geworden? Will er sich endgültig unmöglich machen?
„Höchste Zeit, dass Gaffky ihn endlich rausschmeißt", sagt jemand laut. Wassermann lächelt. Er tritt zu einer Gruppe von Professoren, die lebhaft diskutierend am Ausgang stehen. Ob er sie zu einem kleinen Essen und Umtrunk bei Habel einladen dürfe, dem Weinlokal der oberen Zehntausend? Die Herren danken mit stummer Verbeugung. Allein geht Wassermann aus dem Saal, ein erledigter Mann.
Und doch setzt Wassermann durch, dass seine angebliche Syphilisreaktion klinisch geprüft wird. Die Entscheidung fällt in der II. Medizinischen Klinik der Charité, die Professor Friedrich Kraus aus Graz leitet. Sein Oberarzt Dr. Julius Cirron, ein ehemaliger Mitarbeiter Wassermanns, erzählt dem Geheimrat Kraus von den Behauptungen seines früheren Chefs.
„Muss ausprobiert werden", entscheidet Kraus. Sofort setzt Dr. Cirron sich mit der Hautklinik in Verbindung. Auf der „II. Medizinischen" werden nach den Krankheitsgeschichten Patienten gesucht, die nie syphilitisch waren. Sie werden auf „blasse Spirochäten" untersucht. 156, die keine Spirochäten im Blut haben, werden für den Versuch ausgewählt; die Hautklinik stellt 108 Syphilitiker und Syphilisverdächtige. Ihnen allen werden ein paar Tropfen Blut abgezapft. Sie merken kaum etwas davon, und doch beginnt jetzt ein Experiment, das Schicksale entscheiden wird.
Das Menschenblut wird mit Hammelblut und dem Blutserum gesunder Kaninchen gemischt. Wenn der Mensch frei von „Spirochae-

ta pallida" ist, so wird das Hammelblut in kurzer Zeit zersetzt. Seine Blutkörperchen werden aufgelöst, sie nehmen eine lackartige Färbung an, die auch dem ungeübten Auge sofort auffällt. Die Flüssigkeit im Glas bleibt trübe, undurchsichtig. Hat der Patient aber noch Syphilis, so bleibt das Hammelblut unzerstört. Die roten Blutkörperchen sinken nach kurzem Stehen auf den Boden des Probierglases, das Blutserum bleibt durchsichtig und klar darüber stehen. – So hat Dr. Wassermann das Verfahren beschrieben, so wird es durchgeführt. Über die genauen theoretischen Zusammenhänge dieses Wundertests wird man sich erst viele Jahre später vollkommen klarwerden.
Das Ergebnis ist überwältigend. Alle 156 Nichtsyphilitiker zeigen Lackfärbung der Blutkörperchen. Also: „Wassermann-Reaktion negativ."
In 80 Probiergläsern dagegen setzt sich eine klare Flüssigkeit ab. Diese 80 Blutproben stammen aus der Zahl der 108 Syphiliskranken oder -verdächtigen. Das heißt: 74 Prozent „Wassermann-Reaktion positiv." Wassermann schlägt vor, jetzt auch noch bei Paralytikern und an sogenannter Rückenmarkschwindsucht erkrankten Charité-Patienten die Blutprobe vorzunehmen. 43 solche Fälle werden geprüft, 34 reagieren positiv. Wenn die Wassermann-Reaktion stimmt, sind Paralyse und Rückenmarkschwindsucht also tatsächlich syphilitische Spätererkrankungen, wie es fünfzig Jahre vorher schon Dr. Jessen und Felix von Bärensprung geahnt haben. Die Ergebnisse aus der Charité sind fast zu sensationell, um geglaubt zu werden, umso weniger, als sie mit dem fragwürdigen Namen „Wassermann" verbunden sind. Deshalb weigert sich die angesehene „Berliner Klinische Wochenschrift" auch, den Bericht Dr. Cirrons abzudrucken. Umso heftiger reißen sich die Praktiker in aller Welt um die Methode. Ein halbes Jahr später steht fest: „Die Serumreaktion nach Wassermann muss in die tägliche Praxis eingeführt werden." Beim geringsten Verdacht auf Infektionen kann jetzt mit ein paar Blutstropfen schnell Klarheit geschaffen werden, und unendlich viel mehr Syphilisfälle als bisher kommen zur Frühbehandlung.
Zunächst allerdings hat Wassermanns Entdeckung ebenso tragische wie erfreuliche Auswirkungen. Hunderttausende, die sich irgendwann einmal mit Syphilis angesteckt hatten und mit Quecksilber, Jod, Wismut oder Holztränken „geheilt" worden waren, eilen jetzt zu den Ärzten und verlangen eine „Wassermann". Allzu oft lautet der Befund positiv. Viele der Unglücklichen hatten im Vertrauen auf den Bescheid „völlig ausgeheilt" längst geheiratet und Kinder in die

Welt gesetzt, hatten ihre „Jugendsünden" in das Unterbewusstsein verdrängt. Jetzt wissen sie, dass die blasse Spirochäte noch tief in ihrem Körper verborgen lauert. Viele zerbrechen an der „Schande" oder an Gewissensbissen: Tausende wollen nicht abwarten, bis das dritte Stadium mit tödlicher Herz- oder Leberkrankheit, mit fressenden Geschwüren ausbricht oder sie mit progressiver Paralyse im Irrenhaus enden. Rapide steigt die Selbstmordkurve in den ersten Jahren nach Wassermanns Entdeckung an. Und immer lauter wird der Ruf nach einem sicher wirksamen Mittel gegen die blasse Spirochäte.
Auf dem Weg zu diesem Mittel begegnen wir noch einmal dem vielleicht genialsten und menschlich liebenswertesten aller Forscher, die aus der Charité hervorgegangen sind: Paul Ehrlich.

*

Als ganz junger Student der Medizin an der Universität Breslau sah Paul Ehrlich zum ersten Mal ein histologisches Präparat, eine hauchdünne Schicht kranken Körpergewebes, unterm Mikroskop. Das Präparat war kunstgerecht eingefärbt, die verschiedenen Zellarten hoben sich durch blaue oder rote Farben in mannigfaltigen Zwischentönen deutlich voneinander ab. Paul Ehrlich hatte sich schon als Junge heftig zu Farben hingezogen gefühlt. Jetzt stellte er eine Frage, auf die keiner seiner Lehrer in Pathologischer Anatomie vorbereitet war:
„Wie kommt es, dass bestimmte Körpergewebe, Zellgewebe und Zellteile bestimmte Farben wie magisch anziehen?"
Die älteren Semester, sogar die Professoren, zuckten die Achseln: „Das ist nun einmal so..."
Ehrlich gab sich damit nicht zufrieden. Es war die Zeit, in der man begann, aus den Abfallprodukten der Kohlengasgewinnung künstliche Farben herzustellen, Anilinfarben, chemische Produkte mit ungeheuer komplizierten Formeln. Wenn solch ein Farbstoff nun beispielsweise nur an Leber- oder Nervenzellen haften blieb – müsste dann nicht eine chemische Beziehung, eine Affinität, zwischen ihnen bestehen? An zahllosen Präparaten, mit allen erreichbaren Farbstoffen prüfte Paul Ehrlich diese Theorie nach. Er stellte fest, dass sogar im Mikrokosmos der Zellen bestimmte Kerne das chemisch sauer reagierende Rot, andere das basische, alkalische Blau anzogen. Diese ganze Färberei müsste also viel mehr bedeuten als nur ein Hilfsmittel zum Betrachten toter Gewebe. Ehrlich spürte hier einen Wegweiser zu bisher ungeklärten chemischen Vorgängen in Zelle und Organismus. Vielleicht konnte ein solcher „Farbma-

gnetismus" dazu nützen, bestimmte heilende Chemikalien genau an die richtige Adresse im Organismus zu befördern. Das war eine ungeheuerliche Idee, der zündende Funke, auf dem die gesamte moderne „Chemotherapie" beruht. Ohne sie gäbe es keine der Milliarden Tabletten, die später von der Menschheit des Atomzeitalters geschluckt werden.
Der erste, der die genialen Gedanken Ehrlichs erkennt, ist Professor Theodor Frerichs, der eigenwillige, vielgehasste Direktor der I. Medizinischen Klinik der Charité. Fast aus dem Hörsaal heraus engagiert er den frischgebackenen Dr. Paul Ehrlich als Assistenten, macht ihn rasch zum Oberarzt, dem merkwürdigsten Oberarzt, den die I. Medizinische Klinik der Charité jemals gehabt hat. Wer ihn sucht, muss gewöhnlich den langen Gang im zweiten Stock der Charité ganz hinunterwandern. Ein dunkler Vorraum, man stolpert über Besen, Eimer und allerlei medizinisches Gerümpel.
Endlich ist man im Laboratorium. Aus Wolken von blauem Zigarrenqualm taucht ein schmales Gesicht auf, das Kinn umrahmt von einem dunkelblonden Bart. Auf dem Tisch, der die halbe Breite des schmalen Raumes einnimmt, steht ein eiserner Dreifuß, darüber eine Eisenplatte. Unter dem vorragenden Teil der Platte brennt mit kleiner Flamme ein Bunsenbrenner. Professor Ehrlich träufelt Wasser auf die Platte und wartet, bis die Tropfen zu brodeln beginnen. Jetzt hat die Platte genau 100 Grad Wärme. Er nimmt aus einem Holzgestell ein Glasplättchen, hält es kurz gegen das Licht. Ein roter Fleck in der Mitte, ein getrockneter Blutstropfen. Sorgfältig legt er das Präparat auf die Platte, bis es erwärmt ist. Sein Blick gleitet über eine Reihe von Porzellanschalen auf dem Tisch. Tiefrote und dunkelblaue Farblösungen leuchten aus dem weißen Porzellan. In diese Schalen taucht er die erwärmten Glasplättchen. Dann rückt er das blitzblanke Mikroskop heran, schiebt das erste Glasplättchen mit der Blutprobe hinein.
Plötzlich auf dem Gang eilige Schritte, Türenklappen.
Stimmen im Vorraum: „Herr Doktor Ehrlich..." Ein Besen fällt um. Die Tür des Laboratoriums wird aufgerissen. Eine aufgeregte Diakonissin steckt ihren Kopf herein: „Schnell, Herr Doktor, sie erstickt uns..."
Mit einem Sprung ist Ehrlich bei der Tür, rennt hinter der Schwester den Gang hinunter. Das diphtheriekranke Mädchen in Bett Nummer 12 ist ganz blau im Gesicht. Nur ein Luftröhrenschnitt kann hier noch retten. Die Schwester hält das Operationsbesteck schon bereit. Mit fliegender Hand spaltet Oberarzt Dr. Ehrlich die Luftröhre.

„Kanüle", sagt er.
Aber vergeblich sucht die Schwester im Tracheotomie-Besteck nach dem Metallröhrchen, das nun in die geöffnete Luftröhre hineingeschoben werden muss. Irgendwer muss das Besteck gebraucht und vergessen haben, es wieder aufzufüllen.
Eine Schweinerei. Aber jetzt ist keine Zeit mehr, deswegen zu toben. „Laufen Sie zur Chirurgie, holen Sie eine Kanüle", sagt Ehrlich hastig. Fünf Minuten lang hält er die Wunde offen. Er hat dazu den Gegenstand genommen, der ihm zuerst in die Hand gekommen ist: eine Gabel vom Nachttisch der Patientin. Endlich erscheint die Schwester, hinter ihr gleich zwei Assistenten der Chirurgischen Klinik.
„Sie brauchen mich wohl nicht mehr", sagt Dr. Ehrlich und übergibt einem der Chirurgen die Gabel. Eilig rennt er zu seinen Blutpräparaten, seinen Farbtöpfen und seinen Mikroskopen zurück.
Das geschieht im Jahr 1885.
Seit acht Jahren ist Dr. Ehrlich an der I. Medizinischen Klinik der Charité. Nur selten hat man ihn in dieser Zeit an den Krankenbetten gesehen. Fast seine ganze Zeit verbringt er im Laboratorium. Patienten und Kollegen, Charité-Verwaltung und Parlamentarier haben sich über den merkwürdigen Oberarzt mokiert, Beschwerden sind bis zum Kultusministerium gelangt. Doch Professor Frerichs, der Direktor der Klinik, hat alle Angriffe abgewehrt: „Die Wissenschaft ist wie ein Vogel", sagt Frerichs. „Vögel singen nur schön, wenn sie frei sind."
Und was für „Gesänge" kommen aus dem unordentlichen, ewig von Zigarrenqualm vernebelten Laboratorium in der Charité! Völlig neue Erkenntnisse über den Sauerstoffbedarf des Organismus, über Blutkrankheiten und die in der Klinik bald unentbehrliche Diazo-Reaktion auf zerfallendes Eiweiß im Harn bei Typhus, Tuberkulose und Lungenentzündung. Acht schöpferische Jahre sind dem Professor Paul Ehrlich, Sohn jüdischer Kaufleute aus Strehlen in Schlesien, an der Charité beschieden. „Mit seinen Farben macht der Ehrlich in einer Woche mehr Patienten gesund, als andere Leute in ihrer ganzen Karriere", sagt Frerichs.
Doch am 14. März 1885 stirbt Professor Frerichs ganz plötzlich an einer Selbstvergiftung durch Opium. Sein Nachfolger, Professor Gerhardt, ist ein nüchterner Kliniker. Er kann mit dem ewig mit Farbflecken an Finger, Rock und Manschetten beschmierten Genie von Oberarzt gar nichts anfangen. Er verlangt von ihm regelmäßige Visiten, Dienst am Krankenbett. Paul Ehrlich muss sich die Stunden

im Labor förmlich stehlen. Zwei Jahre hält er das aus, dann hat er sich im aufreibenden Konflikt zwischen Pflicht und Neigung einen Lungenknacks zugezogen und scheidet aus der Charité aus. Robert Koch holt ihn an sein „Institut für Infektionskrankheiten". Seit das Bakterienzeitalter angebrochen ist, haben Ehrlichs Gedanken eine neue Richtung bekommen. Man weiß, dass die Bakterien Gifte ausscheiden und dass der Körper Gegengifte erzeugt. Zusammen mit Emil Behring wird er einer der Väter der Serumtherapie, die den Körper gegen die Giftstoffe bestimmter Bakterien immun macht. Jahre vorher errichtet ihm der Staat Preußen das „Königliche Institut für experimentelle Therapie" in Frankfurt a. M., im Volksmund Seruminstitut genannt. Die Witwe des Besitzers einer großen Frankfurter chemischen Fabrik baut nebenan das Georg-Speyer-Haus für Chemotherapie. Beide Institute leitet Paul Ehrlich.

*

„Große Ehre für mich..." Der kleine Japaner bleibt an der Tür von Ehrlichs Arbeitszimmer stehen und verneigt sich tief. „Willkommen, Dr. Hata!" Paul Ehrlich, die Zigarre im Mundwinkel, erhebt sich vom Schreibtisch und klettert über wirre Berge von Akten dem Ankömmling entgegen. Dieser Dr. Hata aus Tokio kommt ihm wie gerufen. In seiner Heimat hat er sich als Spezialist im Überimpfen von Syphiliserregern auf Kaninchen einen Namen gemacht. Nun soll er im Speyer-Haus Tierversuche durchführen.

Es ist Anfang März 1909

Vier Jahre sind vergangen, seit Schaudinn und Hoffmann in der Charité die „blasse Spirochäte" entdeckt haben, drei Jahre seit Wassermann die sichere Methode zur Erkennung der Syphilis schuf. Aber noch immer wütet die Spirochäte. Die „blasse Spirochäte" gehört zu den Krankheitserregern, gegen die der Körper kein Gegengift produziert. Alle Versuche, ein Antisyphilisserum zu schaffen, mussten daher scheitern. Und doch ist Ehrlich überzeugt, dass er dem tückischen Schraubenwurm beikommen kann. Schließlich ist die „Spirochaeta pallida" ein Lebewesen. Und wie für jede Zelle muss es auch für sie irgendeinen Farbstoff geben, der an ihr haftet und der sie umbringt – also ein Gift. Aber dieses Gift darf dem menschlichen Körper nicht schaden. Eine ähnliche Aufgabe hat Ehrlich in seinem Institut schon vor Jahren in Angriff genommen, als er ein Mittel gegen die Schlafkrankheit suchte. Auch der Erreger dieser Krankheit ist durch Serum nicht zu bekämpfen, auch gegen ihn hilft nur eins: Gift. Von vornherein hatte Ehrlich an Arsenpräparate ge-

dacht. Mit dem „Atoxyl" hatte er angefangen, das hatte sich schon einmal als wirksam gegen die Schlafkrankheit erwiesen. Es tötete die Erreger, aber unglücklicherweise lähmte es gleichzeitig die Sehnerven, führte zu schweren Sehstörungen bis zur Erblindung. Drei Jahre lang hatte Ehrlichs Chemiker neue Arsenverbindungen hergestellt. Jede von ihnen wurde an Mäusen ausprobiert, die vorher mit den die Schlafkrankheit erregenden Trypanosomen geimpft wurden. Jede Maus wurde genauestens klinisch beobachtet, über jede wurden umfangreiche Protokolle geführt. Erst bei der 418. Arsenverbindung, dem „Arsenophenylglyzin", zeigte sich eine Wirkung. Das „418" tötete Trypanosomen. Aber es war nicht einfach, es in größeren Mengen herzustellen. Also wurde weiter gesucht, wurden immer neue Arsen-Säureverbindungen kombiniert. Bei der 606. Verbindung ließ Ehrlich die Versuche schließlich abbrechen. Das „606" wurde von seinem Mitarbeiter Dr. R. als völlig wirkungslos gegen die Schlafkrankheit bezeichnet. Aber vielleicht könnte sich eines der Präparate als geeignet für die Therapie der Syphilis herausstellen? Ehrlich führt Dr. Hata vor die Reihen der 606-Gläser mit den Arsenbenzolpräparaten. „Eine Heidenarbeit, lieber Freund!"
Doch der Japaner strahlt: „Wo Kaninchen?"
„Kaninchen morgen", verspricht Ehrlich. Und richtig kann Dr. Hata am nächsten Morgen mit den Impfungen beginnen. Er spritzt, wartet ab, testet nach Wassermann das Blut, nimmt Proben aus den sich entwickelnden Geschwülsten und untersucht sie unterm Mikroskop auf Spirochaeta pallida.
Erst wenn alle Anzeichen des beginnenden zweiten Stadiums der Syphilis offenkundig sind, spritzt er den Tieren das Präparat in die Vene des Ohrs. Er ist stolz, wenn der Geheimrat seine akkuraten Protokolle lobt, und traurig über jedes Kaninchen, das er in den Tod schickt.

31. August 1909
Im Arbeitszimmer Hatas blättert Ehrlich die Versuchskladden durch.
„Nichts... nichts... nichts", murmelt er. Dann stutzt er plötzlich. Ganz am Ende, auf der letzten Seite. Er legt seinen Finger auf die Eintragung und blickt den kleinen Japaner kopfschüttelnd an.
„Nicht doch, nicht doch, lieber Hata."
„Was geschrieben... stimmt", sagt der Japaner und bekommt ganz funkelnde Augen.
„Aber das Sechshundertsechs hat doch der Doktor R. vor Monaten schon als völlig unwirksam bezeichnet!"

„Kommen... sehen", radebrecht Hata. Er zieht Ehrlich förmlich zum Tierstall. Vor dem Käfig mit der Aufschrift „606" bleibt er stehen. Vor einem Monat ist der starke weiße Karnickelbock mit der „Spirochaeta pallida" geimpft worden. Vor drei Tagen ist der primäre Syphilisaffekt bei ihm voll erblüht. Wassermann-Reaktion und Spirochätenuntersuchung waren positiv.

„Jetzt hier sehen!" Aufgeregt führt Dr. Hata den Professor ans Mikroskop. Paul Ehrlich beugt sich übers Okular, blickt lange auf das gefärbte Präparat. „Nicht die Möglichkeit", murmelt er. So sehr er seine Augen auch anstrengt, er kann keine der blassen Spirochäten mit den charakteristischen zwanzig Windungen mehr entdecken. Er würde bestimmt annehmen, dass Dr. Hata sich geirrt hat, wenn er sich in sechs Monaten nicht von der unheimlichen Akkuratesse und Gewissenhaftigkeit dieses kleinen Japaners überzeugt hätte. Auch die Wassermann-Reaktion mit dem Blut des Kaninchens „606" fällt negativ aus.

Aber noch ein Jahr wird vergehen, bis Ehrlich und Hata mit dem Präparat „606" vor die Öffentlichkeit treten können. In der Hautklinik der Charité zu Berlin wird im Jahre 1910 die klinische Erprobung erfolgreich abgeschlossen. „Salvarsan", wie Ehrlich das Präparat „606" nennt, ist das erste Mittel in der grausigen Geschichte der Syphilis, das bei rechtzeitiger Anwendung die Krankheit heilen kann.

*

Anno 1910
Im „Jahr des Salvarsans" feiert die Charité ihr zweihundertjähriges Jubiläum. Zweihundert Jahre Charité! Welch unerhörten Wandel hat dieses Krankenhaus am Nordufer der Spree erlebt. Aus Furcht vor der herannahenden Pest hatte der bucklige Preußenkönig Friedrich I. Anno 1710 den zweistöckigen Fachwerkbau errichten lassen – weit außerhalb der Stadtmauern, damit die Einwohner vor Ansteckung sicher waren. Jetzt, zweihundert Jahre später, kennt man in Europa die Pest nur noch vom Hörensagen. Zu Forschungszwecken wird der Pestbazillus in den Brutkammern des „Instituts für Infektionskrankheiten" gezüchtet, und als sich im Juni 1903 der junge Dr. Milan Sachs aus Agram dabei ungeschickterweise infiziert, eilen aus allen Kliniken der Charité die Ärzte herbei, um einmal in ihrem Leben einen Pestkranken zu sehen.

Unter dem Soldatenkönig wurde das Pesthaus Anno 1727 in ein Krankenhaus für die Armen Berlins umgewandelt. Ärzte und Chirurgen sollten im Operationssaal und am Krankenbett zugleich heilen und lehren, wie man heilt. Die Charité wurde zur ersten Lehrklinik auf deutschem Boden. Generationen haben an ihr gebaut, dort einen Seitenflügel angeflickt, hier ein Stockwerk aufgesetzt, dort eine neue Klinik errichtet. Aber die Stadt Berlin ist inzwischen von 20.000 auf 2 Millionen Einwohner angewachsen. Zehn neue Krankenhäuser sind im Norden, Süden, Osten und Westen der Charité entstanden. Die Charité jedoch wurde zum Weltzentrum der Medizin. Die alten Klinikbauten reichen nicht mehr aus. Seit 1897 fällt eins der alten Gebäude nach dem anderen der Spitzhacke zum Opfer, wachsen auf dem historischen Boden neue Kliniken und Institute. Allein das Pathologische Institut, in dem Assistenten und Schüler Rudolf Virchows die krankhaften Veränderungen des Organismus aufspüren, wird doppelt so groß wie die ursprüngliche Charité. Kliniken, die sich vorher mit ein paar Sälen begnügen mussten, haben jetzt stattliche Gebäude mit eigenen Laboratorien, Operationsräumen und Hörsälen. Eine gewaltige Krankenstadt wächst heran, von breiten Straßen durchzogen, aufgelockert durch weite Rasenflächen und Haine uralter Kastanien und Linden.

Ist sie schön, die neue Charité?

Nein, architektonisch ist sie eine Promenadenmischung zwischen Kaserne und Wartburg, aus knallroten Ziegeln ausgeführt, verziert mit neogotischen Giebeln und Erkern. Selbst Kaiser Wilhelm II., dem man doch nicht den allerbesten Geschmack nachsagen kann, erschrickt bei der Besichtigung des Monstrums. Er sorgt dafür, dass wenigstens die Bauten an der Invalidenstraße in erträglichem Stil ausgeführt werden.

Aber was fragt ein Kranker, der Rettung vor dem Tod sucht, nach Stil?! So wie sie ist, bleibt die Charité Wallfahrtsort für Kranke aus aller Welt. Studenten aller Sprachen und Hautfarben drängen sich in ihren Hörsälen, Ärzte aus fünf Erdteilen reisen nach Berlin, um sich mit den letzten Erkenntnissen der Wissenschaft vertraut zu machen. Kaiser und Könige rufen Charité-Professoren an ihr Krankenbett. Siebzig Millionen beträgt der Jahresumsatz der Berliner „Krankenindustrie" im Jahre 1910.

Als ein Kandidat der Medizin sich zum Examen bei Professor von Leyden in der Charité einfindet, fragt er ihn: „Wo befinden Sie sich?"
„In der I. Medizinischen Klinik", sagt der Kandidat. „Beinahe richtig", sagt der Professor, „aber Sie haben noch etwas vergessen." Der Kandidat denkt nach, stutzt, weiß nicht, was er noch sagen könnte. Darauf Professor von Leyden: „Sie befinden sich an der Ersten Medizinischen Klinik der Welt!"

Ja, sie sind Halbgötter, die Professoren der Charité – aber nicht unsterblich. 1902 starb Rudolf Virchow, 1907 folgte ihm der Chirurg Ernst von Bergmann, 1910 Ernst von Leyden, der Internist. Buchstäblich „ganz Berlin" geleitete sie zu Grabe. In der Stadt herrschte Volkstrauer, ohne dass es befohlen werden musste. Gleich hinter den Angehörigen folgt eine sechsspännige, mit schwarzen Girlanden drapierte Hofkutsche dem Sarg. So erweist der Kaiser und König seinen medizinischen Geheimräten die letzte Ehre. Und doch ist im Rate des Schicksals längst beschlossen, dass die Dynastie der Ärzte die der Fürsten und Gründer der Charité überdauern wird. Am 11. November 1918 flieht Kaiser Wilhelm II. nach vier Jahren des blutigsten Krieges über die holländische Grenze. In Berlin wird die Republik ausgerufen. Doch kaum ist der Waffenstillstand geschlossen, kaum sind die deutschen Grenzen wieder passierbar, da strömen sie aus allen Himmelsrichtungen zur Charité, um untersucht, behandelt, operiert zu werden von den Erben der unvergänglichen Dynastie Virchow, Bergmann und Leyden.

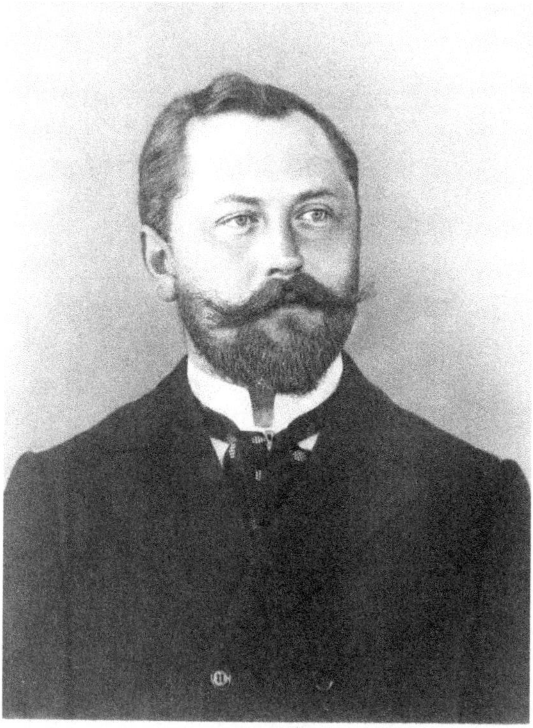

Abbildung 45: Der deutsche Zoologe Fritz Schaudinn (1871-1906), Mitentdecker des Syphilis-Erregers Spirochaeta pallida.

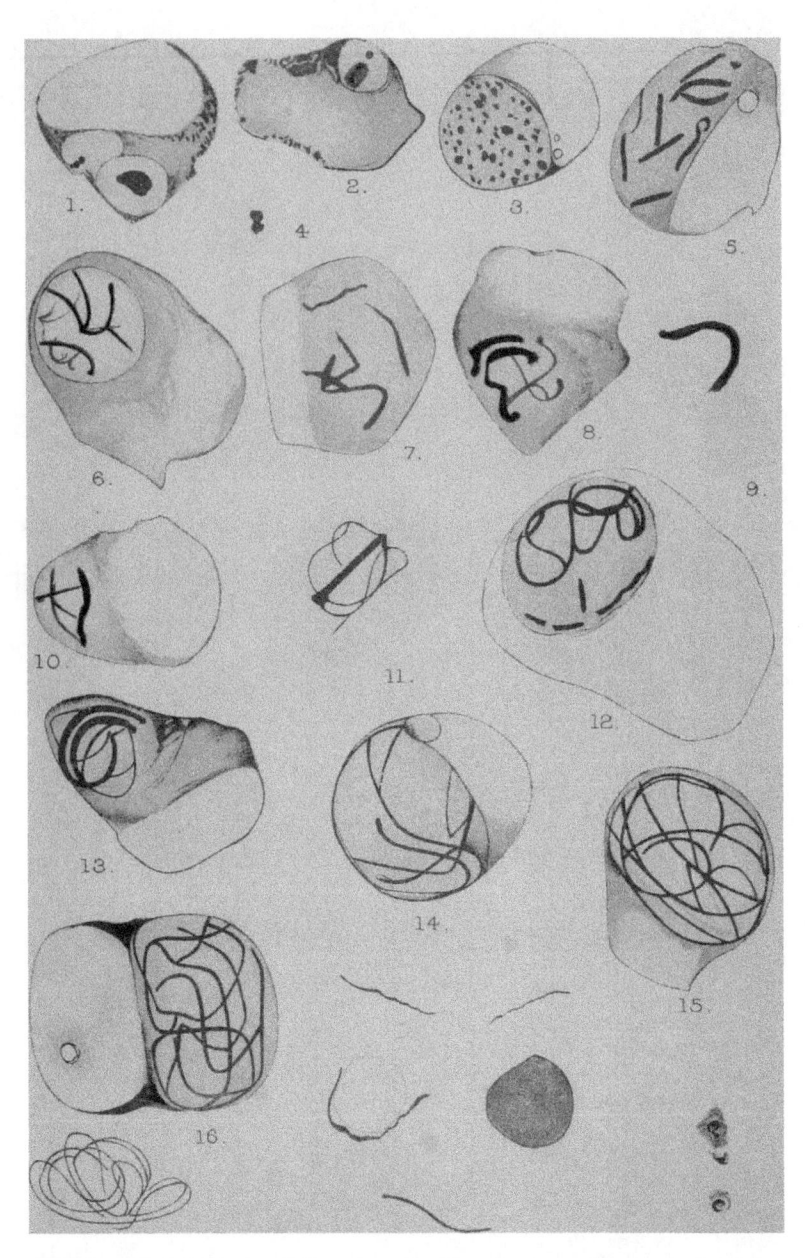

Abbildung 46: Spirochäten. Collected papers. Lister Institute of Preventive Medicine, 1904.

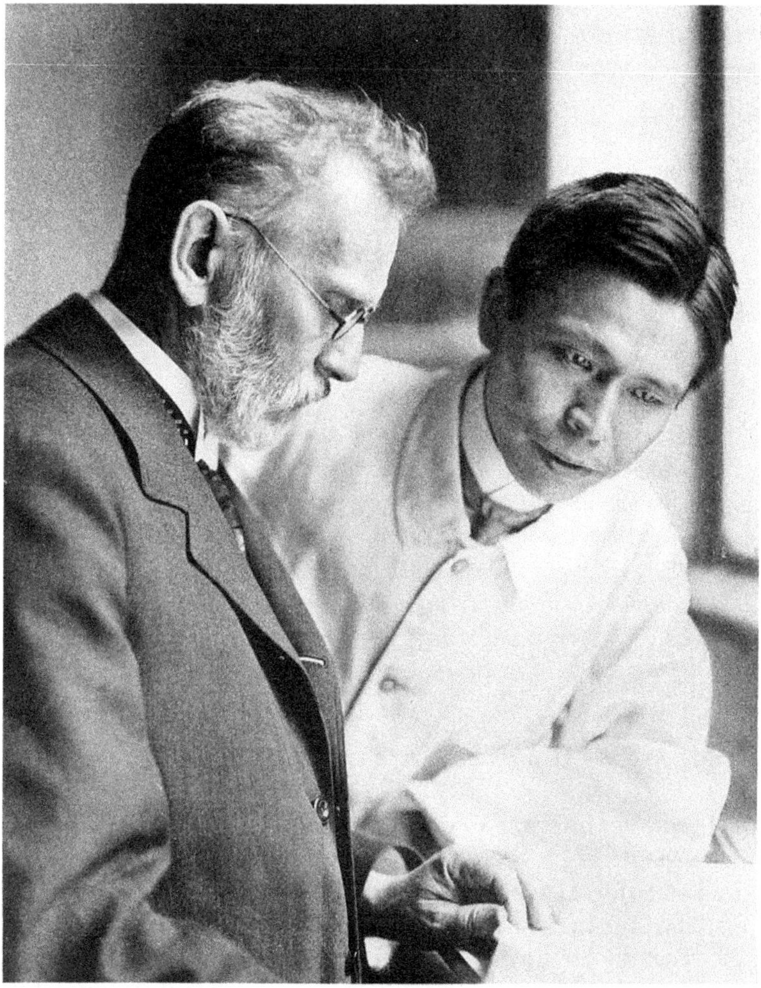

Abbildung 47: Paul Ehrlich und der Japaner Dr. Sahachiro Hata.

Halbgötterdämmerung

"...Der Erste Weltkrieg kam, die Inflation kam, und da geschah es, daß zwei Männer schwer erkrankten und August Bier sie operieren mußte. Der eine war Hugo Stinnes, von dem man sagt, er habe in der Inflation halb Deutschland ökonomisch in seinen Besitz gebracht. Der andere war der Präsident der Weimarer Republik, Friedrich Ebert. Bier operierte Stinnes an einer eitrigen Gallenblasenentzündung und Ebert an einer schleichenden Blinddarmentzündung. Beide starben. Das brachte Bier, der bis dahin, ich möchte sagen, jeden prominenten Patienten operiert hatte, völlig um den Kredit, den ein Chirurg braucht..."

(Theodor Brugsch, in „Arzt seit fünf Jahrzehnten", Berlin, 1958)

"...Mein Schwager Otto Schramm, selbst Arzt, Chirurg und lange August Biers Assistent, musste sich bald darauf im Westsanatorium den Blinddarm herausnehmen lassen. Als er gerade aus der Narkose erwachte und noch etwas verdöst in die Welt sah, trat die amtierende Schwester an sein Bett, maß die Temperatur, ordnete die Decken und fragte dann freundlich interessiert: ‚Wissen Sie auch, Herr Doktor, daß Sie in einem historischen Bett liegen? In diesem hier sind Ebert und Stinnes gestorben.' Schramm erzählte diese Geschichte gern als wertvollen Beitrag zur Schwesternpsychologie..."

(Paul Fechter in „An der Wende der Zeit", Gütersloh 1955)

Die Diagnose lautet auf Verengung des Magenausgangs infolge veralteter Magengeschwüre, sagt Professor August Bier, bevor er den Kranken aufdecken lässt. Das Auditorium der Chirurgischen Universitätsklinik in der Ziegelstraße ist trotz der Semesterferien überfüllt. Fast die Hälfte der Zuhörer trägt umgeschneiderte Felduniformen, obgleich der Weltkrieg 1914/18 doch schon über fünf Jahre zurückliegt.
Es ist der 17. März 1924.
Noch ist kein halbes Jahr vergangen, seit die verruchteste Kriegsfolge, die Inflation, endlich eingedämmt ist. Die neue Reichsmark ist stabil. Aber sie ist knapp, besonders für das Gros der Studenten. Für viele sind die Zeiten vorbei, in denen man auf Vaters Kosten

ein bis zwei Semester auf den Kopf hauen konnte. Viele Studenten müssen sich ihr Studium verdienen, der Begriff des Werkstudenten ist geboren. Manch auswärtiger Student kann es sich nicht leisten, in den Ferien nach Hause zu fahren – die Reise käme zu teuer. Außerdem sind die Buden in Berlin so knapp geworden, dass man sie auch während der Ferien bezahlen muss, wenn man zum Semesteranfang wieder einziehen will. Also bleibt man lieber in Berlin. Viele Professoren haben sich darauf eingestellt und halten ihre Kurse auch während der Ferien. Einer von ihnen ist August Bier, der Heros unter den deutschen Chirurgen.

*

Zweihundert Augenpaare sehen zu, wie Professor Bier die Bauchdecke des Patienten mit raschem Schnitt öffnet. Er legt den Magen frei. Doch gerade als er das Messer am Magenausgang ansetzen will, wo er die Ursache für die unerträglichen Beschwerden des Patienten vermutet, fasst ein Assistent ihn am Arm. Die Operation stockt. Professor Bier schüttelt den Kopf.

Dann wendet er sich seinen Hörern zu: „Meine Damen und Herren, ich muss Ihnen zu meiner Schande gestehen, dass ich mich in der Diagnose geirrt habe. Das ist kein Magengeschwür, sondern es sind Gallensteine. Ich hoffe, Sie lernen mit mir daraus, dass man sich auf sein Erlerntes niemals zu viel einbilden soll. Man kann sich irren, immer wieder, auch wenn man schon viele tausend Fälle unter den Händen gehabt hat..."

Begeistert trampeln die Studenten. Das ist wieder einmal echt Bier. Nicht allzu viele unter den deutschen Chirurgen würden so ehrlich einen Irrtum bekennen wie er. Er kann es sich eben leisten! Sein Genie strahlte zuerst vor etwa dreißig Jahren auf, damals war er Chef der Chirurgischen Klinik in Kiel. Die Probleme der örtlichen Betäubung waren zu jener Zeit akut. Der geniale, aber verspielte Carl Ludwig Schleich in Berlin hatte die Lokalanästhesie mittels Kokain durchgesetzt. Bier erkannte eine Möglichkeit, die ganze untere Leibeshälfte vom Bauchnabel abwärts unempfindlich zu machen, wenn man das Betäubungsmittel in den Rückenmarkskanal einspritzte. Von seinem Assistenten Dr. Hildebrandt ließ er sich 1899 eine hohe Dosis Kokain ins Rückenmark jagen. Bei vollem Bewusstsein diktierte er das Protokoll des heroischen Versuchs, der die Lumbalanästhesie begründete. – Schon früh war dem Chirurgen Bier aufgefallen, das Operationswunden besser heilten, wenn man sie stark durchbluten ließ. Durch Abbinden des Kreislaufs unterhalb der Operationswunde führte er diesen Effekt künstlich herbei. Diese „Biersche Stauung" setzte sich in der Praxis durch.

Der Weltkrieg 1914/18 stellte ihn am Operationstisch vor unendliche Probleme. Er watete in Blut in den Lazaretten hinter der Front und stand hilflos vor manchem von Granatsplittern zerfetztem Gehirn. Damals entstand in seinem Kopf die Idee des Stahlhelms. Der „klassische" deutsche Stahlhelm, von ihm in Anlehnung an die Form antiker Helme entworfen, war nach dem verlorenen Krieg zum „Symbol deutschen Soldatentums" geworden. Das alles schwingt im Beifall der Studenten mit, als sie auch einen Irrtum Biers noch mit Trampeln belohnen.

Mit seinen 63 Jahren wirkt er wie ein Jüngling. Eine gedrungene, kraftstrotzende Gestalt; blitzende blaue Augen, hohe Stirn, von einem der schönsten weißen Haarkränze eingerahmt. Der wissende, weise Mund durch ein flottes, nach oben gezwirbeltes Bärtchen neutralisiert, sodass man ihn ebenso für einen Generalstäbler halten könnte wie für einen Chirurgen. Er ist auch ein reicher Mann. Im Südosten von Berlin gehört ihm das Waldgut Sauen hinter Fürstenwalde. Einen riesigen, öden Kiefernwald hat er da für eine Million Mark in herrlichsten Mischwald umgewandelt. Solche Steckenpferde kann man nicht vom Professorengehalt bestreiten. „Alles mit Leistenbrüchen prominenter Herrn verdient", sagt August Bier, wenn er seine Gäste durch den Wald von Sauen führt.

Die Operationsschwester Franziska tritt zu ihrem Chef, der soeben die Bauchhöhle vernäht, und reicht ihm einen Zettel. „Muss das ausgerechnet jetzt sein?", knurrt Bier und steckt das Papier achtlos in die Tasche des Operationskittels. Erst eine halbe Stunde später fällt ihm die Botschaft wieder ein. Er liest:

„Herr Hugo Stinnes bittet dringend um Ihren Besuch."

Der Name Stinnes hat magischen Klang, auch für August Bier. Aus dem deutschen Zusammenbruch von 1918 hat Stinnes das größte Wirtschaftsimperium errichtet, das die Welt kennt. Während die Reichsmark auf Billionstel ihres Wertes stürzte, kaufte er Kohlengruben, Schiffswerften, Eisenhütten, Maschinenfabriken, Papiermühlen und Redaktionen. Als Leichenfledderer der deutschen Inflation wird er verflucht, als Retter der deutschen Wirtschaft gepriesen. Als die Franzosen 1923 Rhein und Ruhr besetzten und kein Brocken Kohle mehr über Dortmund nach Osten gelangte, zeigte sich, was Stinnes wert war. Mit englischen Kohlengruben hatte er rechtzeitig Lieferverträge geschlossen, und er hatte Schiffe gebaut, die nun mit englischer Kohle nach Hamburg und Bremen fuhren und der französischen Ruhrblockade ein Schnippchen schlugen.

Jetzt aber liegt der „heimliche Kaiser" von Deutschland ächzend in einem schmalen Bett im Haus seines Schwagers Dunlop, des Autoreifenkönigs, in Berlin. Mit schmerzverzerrtem Gesicht blickt er dem Großmeister der Chirurgen entgegen. Sein schwarzes Haar ist ganz kurz geschoren, wie schwarze Diamanten blicken die Augen aus dunklen Höhlen, ein struppiger Kinnbart überwuchert die eingefallenen Wangen. Ein fremdartiges, faszinierendes Gesicht, das Stinnes auch den Beinamen „Assyrerkönig" eingebracht hat. Schon seit Jahren wird der Gewaltige von kolikartigen Leibschmerzen geplagt. Die Ärzte haben es für Magen- und Darmbeschwerden gehalten, ihm Schonung und regelmäßige Kuraufenthalte empfohlen. Aber das sind Fremdworte für Hugo Stinnes. Jetzt, nachdem die Mark stabilisiert ist, muss er sein Imperium konsolidieren, er kann sich keine Pause gönnen zwischen Aufsichtsratssitzungen, Kaufverhandlungen, politischen Geheimgesprächen und Reichstagssitzungen. Doch Anfang März ist er bei seiner Schwester in Berlin zusammengebrochen. Die englische Nachrichtenagentur Reuter meldete an diesem Tag, Herr Stinnes sei auf seiner Hochseejacht nach Madeira in See gestochen. Diese Nachricht hat Stinnes lanciert, weil er vom Bekanntwerden seiner Krankheit Kursstürze an den Börsen befürchtet. Jetzt erst lässt er sich gründlich untersuchen, und es stellt sich heraus, dass er es an der Galle hat.

„Geben Sie mir etwas, dass ich morgen wieder auf dem Damm bin, Professor", fleht er den Geheimrat Bier an. Der betastet sorgfältig die hartgespannte Bauchdecke und sagt dann:

„Hier hilft nur Operation." Am Ton der Stimme merkt Stinnes, dass Widerspruch zwecklos wäre. Aber wenn operiert werden muss, dann verlangt er eine radikale Galleoperation, die ein für alle Mal mit dem Übel aufräumt.

Geheimrat August Bier hat sich angewöhnt, fachliche Ratschläge seiner prominenten Patienten einfach zu überhören. „Sie müssen sofort ins Westsanatorium", entscheidet er. „Morgen früh operiere ich."

Das Westsanatorium in der Joachimsthaler Straße, gleich neben dem Kurfürstendamm, ist die Privatklinik der oberen Zehntausend. Äußerlich eine graue Mietskaserne, innen nüchtern und keineswegs luxuriös eingerichtet; doch die Tagessätze sind enorm hoch. Der Luxus besteht darin, dass hier nur von den allerersten Koryphäen operiert und behandelt wird. Nur die zahlungskräftigsten Privatpersonen legt Geheimrat Bier ins Westsanatorium. Niemand außer Biers Privatassistent Dr. Krüger erfährt den Namen des Patienten, der am Abend des 17. März 1924 in das Doppelzimmer im vierten Stock gelegt wird. Niemand außer dem notwendigsten Personal darf sein markantes, in aller Welt bekanntes Gesicht sehen. Selbst seinen Pass mit der Eintragung „Hugo Stinnes, Kaufmann, Mülheim / Ruhr", bewahrt er in einer geschlossenen Kassette auf.

„Also noch einmal: Radikaloperation, raus mit der Gallenblase", mahnt Stinnes, als Dr. Krüger die Narkose vorbereitet. Doch Bier hat dem Assistenten eingeschärft, sich auf nichts festlegen zu lassen. Man wird aufmachen und dann weitersehen.

„Die lassen wir schön stehen", sagt Bier, nachdem er die Gallenblase geöffnet und einen großen, bröckligen Stein herausgeholt hat. Die Blase selber ist nur mäßig entzündet, also besteht kein Anlass, sie radikal zu entfernen. Ein Drain wird in die Wunde gelegt. Eilig empfiehlt sich Bier, denn in der Universitätsklinik Ziegelstraße liegt ein großes Operationsprogramm vor ihm.

Auf einem Wattebausch präsentiert Dr. Krüger, sobald Stinnes aus der Narkose erwacht, ihm den Gallenstein. Die Miene des Milliardärs verfinstert sich, als er hört, dass er seine Gallenblase noch hat. Am Nachmittag erscheint Bier zur Visite. „Glauben Sie, ich hätte Zeit, mich alle Jahre wieder auf den Operationstisch zu legen?", knurrt Stinnes den Geheimrat an. Vielleicht fällt der Ton wirklich etwas zu scharf aus, vielleicht hat Bier gerade einen schlechten Tag – jedenfalls reagiert er empfindlich. Er erklärt, dass er nicht Angestellter des Stinnes-Konzerns sei, sondern Arzt, und als solcher führe er keine Befehle aus, sondern handle nach seiner Einsicht. Diese Einsicht verbiete ihm, ein Organ radikal wegzusäbeln, das – abgesehen von dem Stein – vollkommen gesund ist. Man behaupte zwar, die Gallenblase sei entbehrlich, aber das heiße doch, klüger sein zu wollen als der liebe Gott, und für so schlau halte er sich nun einmal nicht.

Am zweiten Tag nach der Operation darf Stinnes zu seiner großen Überraschung aufstehen und in den Wohnraum neben dem Krankenzimmer humpeln. Es gehört zu Biers Grundsätzen, die Frischoperierten so früh wie möglich aufstehen zu lassen. Hugo Stinnes legt das auf seine Weise aus und bestellt seine Direktoren ins Westsanatorium. Sobald Bier davon erfährt, verbietet er, irgendwelchen Besuch für Herrn Stinnes in die Klinik zu lassen.

„Aber ich kann doch nicht untätig rumhocken", klagt Stinnes.

„Lesen Sie gute Bücher, spannen Sie seelisch einmal vollkommen aus", sagt Bier. Dass es für diesen Tatmenschen kein Ausspannen gibt, solange draußen sein Lebenswerk auf dem Spiel steht, das lässt August Bier nicht gelten. So vertieft sich die Kluft zwischen Arzt und Patient. Bier hält seine Visiten so knapp wie möglich. „Ich möchte ihn am liebsten nicht mehr sehen", schimpft Stinnes und erklärt im gleichen Atemzug, dass er sich von Bier vernachlässigt und falsch behandelt fühlt. Die besorgte Familie spricht davon, dem Geheimrat die weitere Behandlung zu entziehen. Darauf reagiert Bier erst recht sauer. Außerdem – bessert sich das Befinden des Patienten nicht mit jedem Tag? Er hat keine Schmerzen mehr, seine Kräfte nehmen zu, aus dem Drain dringt weder Gallenflüssigkeit noch Eiter nach draußen.

„Morgen nehmen wir den Drain heraus", erklärt Bier nach der Visite am Nachmittag des 30. März. Die kleine Bauchwunde wird in ein paar Tagen wieder verheilen, und dann kann Herr Hugo Stinnes seinen Geschäften wieder nachgehen, wie er will. Doch es kommt alles ganz anders. Am zweiten Tag, nachdem der Drain entfernt ist, klagt Stinnes über heftige, unbestimmte Schmerzen im Oberbauch. Er hat keinen Appetit mehr und fiebert. Sofort drängt er auf eine neue Operation. Doch Bier will davon nichts wissen, verordnet warme Umschläge in der Lebergegend und lässt Morphium gegen die Schmerzen geben.

In der Nacht vom 4. zum 5. April werden die Schmerzen unerträglich. Die Temperatur steigt derart beängstigend, dass man Bier aus dem Bett ins Westsanatorium holt. Er tastet den gespannten Leib ab. Die fieberglänzenden Augen des Patienten hängen an seinem Mund. „Ich operiere morgen früh", sagt Bier und beißt sich auf die Lippen.

„Ich hab doch gewusst, dass er mich falsch behandelt hat", flüstert Hugo Stinnes, als die Tür hinter Bier zuschlägt.

„Wie man eine Gallenblase operiert, das bringe ich jedem Straßenkehrer bei", sagt August Bier zu seinem zweiten Assistenten Dr. Erich Bumm, als sie am Morgen des 5. April im offenen Mercedes von der Ziegelstraße zum Westsanatorium fahren. Über den Patienten verliert der Geheimrat kein Wort, und als sie in den Vorbereitungsraum der Klinik treten, wird der Kranke schon mit der Narkosemaske vorm Gesicht in den Operationssaal geschoben. Mit großem Schnitt entlang dem rechten unteren Rippenbogen öffnet Bier die Bauchdecke. Er arbeitet grundsätzlich mit sehr großen Schnitten, um einen guten Überblick über das Operationsfeld zu bekommen. Schönen Frauen, die sich darüber beklagen, erklärt er: „Sie brauchen Ihre Narbe ja auch nicht jedem zu zeigen..." Rasch dringt Bier bis zur Leber vor, unter deren unterem Rand hochrot und dick angeschwollen die Gallenblase hervorragt. Vorsichtig lässt er die Leber mit dem Haken hochklappen, bis die Gallenblase ganz zu übersehen ist. Große Teile des schwammigen, mit gelben Fettbrocken durchsetzten „Netzes" werden dabei mit in die Höhe gezogen. Elegant trennt Bier diese Verwachsungen. Blutungen werden von den Assistenten rasch unter Kontrolle gebracht.

Wie eine große Birne hebt sich die Gallenblase vom Untergrund der Leber ab. Ihr verjüngter Hals verengt sich zum „Stiel", dem Gallenausführungsgang, und der wiederum verzweigt sich wie ein Dreiwegehahn in die Gänge zur Leber und zum Dünndarm. Ausgerechnet bei Herrn Stinnes herrscht in diesem entscheidenden Gebiet ein unübersichtliches Chaos. Die hochempfindlichen Gänge sind verwachsen und verbacken mit Bauchfell und Sehnen. Unmöglich, an dieses Gebiet mit dem Messer heranzugehen, ohne dass man Gefahr läuft, die falschen Gänge oder lebenswichtige Gefäße anzuschneiden. Die klassische Gallenblasenresektion „am Stiel" ist hier nicht durchführbar. Bier muss den gefährlicheren Weg gehen; er muss diese prall mit Eiter gefüllte Blase vom Ende her aus ihrem Leberbett graben und sich mühsam zum „Stiel" vorarbeiten.

Bier sagt kein Wort, aber die Helfer lesen in seinem Gesicht, wie schwer ihm dieser Entschluss fällt. Normalerweise kann, wenn die Trennung genau getroffen wird, die Gallenblase dann mit dem Finger oder einem Tupfer von der Leber abgeschoben werden. Aber auch hier hat die Entzündung alle scharfen Grenzen verwischt.

Nichts ist mehr elastisch, nichts will mehr gleiten, alles ist spröde, bröcklig und hart. Dabei geht es um Bruchteile von Millimetern. Eine Idee zu weit links, und man gerät in die Leber; zu weit rechts, und die Gallenblase wird angeschnitten.

Eine Welle von Blut überschwemmt plötzlich das Operationsfeld. Aus der Leber quillt es hervor, Fetzen von abgerissener, braunroter Lebersubstanz hängen an der Gallenblase. Mit Tupfen und Wischen ist diese Flut nicht abzudämmen. Assistent Dr. Brumm lässt große Lappen in heißer Kochsalzlösung auswringen und presst sie auf das Quellgebiet. So wird die Übersicht wieder hergestellt. Doch jetzt ist die innere Unruhe da. Bier hat kein Wort gesagt, aber er denkt auch sonst nicht laut wie andere Operateure. Sein Gesicht ist gespannt, doch scheinbar ruhig. Aber er muss um eine Nuance zu forsch vorgegangen sein, muss sich in der Haltbarkeit der Gallenblasenwand verkalkuliert haben. Jedenfalls ist er innerlich nicht darauf vorbereitet, als jäh ein gelblichgrüner Strahl zwischen seinen Fingern hervorspritzt, sich erweitert zum Strom.

„Ei, der Donnerwetter, jetzt ist sie mir schon wieder gerissen!" Böse klingt das, halb Selbstvorwurf, halb Anklage gegen die Mächte des Geschicks, die in dieser Stunde nicht auf seiner Seite stehen. Denn nun ist das eingetreten, was durch die Operation ja gerade verhindert werden sollte: Die Gallenblase ist gerissen, und aus dem Durchbruch ergießt sich ihr eitriger Inhalt in den Bauch, rinnt über die Darmschlingen und Leber, versickert in die Höhlen des Bauches, ein stinkendes, giftiges Höllengebräu, angefüllt mit Gallensteingrieß, belebt von Millionen bösartiger Staphylokokken und anderer Bakterien.

Als erster hat Bier die Schrecksekunde überwunden. „Weiche Klemme", ruft er der Instrumentenschwester zu. „Die größte..." Mit der federnden Klemme, deren weiche Greifer fest zufassen und doch nichts zerreißen, fasst er die Gallenblase rings um den Riss zusammen und bringt den Eiterstrom zum Versiegen. Er lässt die anderen weitertupfen – ein Sauger ist in der Klinik nicht vorhanden. Er selber tastet sich weiter vor, schält die Gallenblase von der Leber los und beobachtet dabei aus einem Augenwinkel immer die Klemme über dem Riss. Wenn sie nur hält... Den verjüngten Hals der Gallenblase legt er frei, dann den Ansatz des „Cystikus", ihren Ausgang und Stiel. Behutsam schiebt er eine Hohlsonde darunter. Wenn es ihm gelingt, den „Cystikus" aus der verbackenen Masse zu lösen, hat er gewonnenes Spiel. Dann kann er ihn oberhalb seiner Verzweigungen abklemmen und die verseuchte Gallenblase entfernen. Doch die Sonde stößt auf Widerstand. Vielleicht ist es nur Narbengewebe, und ein Glücksritter würde es blind durchstoßen, auf die Gefahr hin, dahinter die Pfortader oder den Leberausgang zu verletzen. Bier nimmt die Sonde zurück, setzt eine Klemme in den Teil der Gallenblase, der noch einigermaßen gesund aussieht, schneidet den größeren entzündeten Teil ab und stülpt den Rest des Hohlkörpers nach innen. Wie er das macht, wie er den Stumpf mit einer Naht abdichtet, das ist ein Kabinettstück chirurgischer Technik. Und doch geschieht es gewissermaßen außer Konkurrenz. Denn die Entscheidung über Leben und Tod liegt nicht mehr in der Hand des Chirurgen August Bier, seit der Eiterstrom sich in die Bauchhöhle ergossen hat. Dagegen hilft auch kein Jodoform, kein Äther, kein Rivanol oder wie immer die Desinfektionsmittel heißen, mit denen die Assistenten die Bauchhöhle austupfen. Wenn es gegen diese Bakte-

rieninvasion überhaupt eine Rettung gibt, dann nur durch die Natur des Patienten, und dazu gehört auch seine seelische Widerstandskraft. Wie oft hat Bier das seinen Studenten klargemacht: „Schwierige Operationen werden von Kranken überwunden, die sich in restlosem Vertrauen und voller Glauben an ihre Heilung dem Eingriff unterziehen. Leichte Eingriffe dagegen werden auch von kräftigen Personen, die voller Angst sind, mit schwersten Komplikationen, ja mit Katastrophen beantwortet."
Im Falle Stinnes gibt sich Bier keiner Illusion hin. Er kann seine Unzufriedenheit nicht verbergen, während er einen großen Tampon einlegt und die Bauchdecke vernäht. Umso größer ist seine Überraschung, als die Temperatur sehr bald zurückgeht, der Bauch weich bleibt und Hugo Stinnes sich wohl fühlt. Das Schreckgespenst „Bauchfellentzündung" scheint wie durch ein Wunder gebannt. Bleibt nur noch die Emboliegefahr, die Lösung eines Blutgerinnsels, das dann als Pfropf die Gefäße der Lunge oder des Herzens verstopft. Um diese Gefahr zu bannen, lässt Bier den Patienten schon am zweiten Tag aufstehen. Hugo Stinnes macht zwei Schritte von seinem Bett, dann sinkt er in einen Stuhl. Er muss schwer aufstoßen, immerfort, kann gar nicht mehr aufhören. Dabei windet er sich vor Schmerzen. Ein Zwerchfellkrampf! Also doch Bauchfellentzündung?
Auf die Nachricht hin stürzt Bier ins Westsanatorium, aber Stinnes will ihn nicht sehen. Er hat inzwischen Professor His holen lassen, den Chef der 1. Medizinischen Klinik der Charité. Kollegial erklärt His, dass er nur mit Bier zusammen in die Behandlung eintreten wird. Inzwischen erbricht Stinnes schon schwärzlichen, kotigen Brei – Folge einer Magenlähmung, der gefürchteten Komplikation nach Operationen der Gallenblase. Der Magen wird ausgepumpt und mit Eiswasser gespült, um die schlaffe Muskulatur wieder in Gang zu setzen. Keuchend vor Erschöpfung, die abgrundtiefen schwarzen Augen weit geöffnet, lässt Stinnes die Torturen über sich ergehen. „Ruhe und viel Schlaf", sagen die Ärzte. Aber Stinnes hält sich gewaltsam wach.
„Warum wehrst du dich nur gegen den Schlaf?", fragt seine Frau, die nicht von seinem Bett weicht.
„Ich wehre mich nicht gegen den Schlaf, ich wehre mich gegen den Tod", sagt er. Er beobachtet sich, horcht in sich hinein. Er will wach sein, wenn die entscheidende Krisis eintritt, will dem Tod jene hypnotische Kraft entgegensetzen, mit der er bisher Staatsmänner und Industriefürsten unter seinen Willen gezwungen hat. Bei vollem

Bewusstsein erlebt Hugo Stinnes am 10. April 1924 die erste und letzte Niederlage seines Lebens – den Tod.

Acht Tage verkriecht Bier sich in seinen Wald und geht mit sich selbst zu Gericht. Natürlich dringt das Stinnes-Wort „Ich bin falsch behandelt worden" aus dem Westsanatorium heraus und wird zum Gesprächsthema Nr. 1 in den Ärztezimmern der Charité und in der Ziegelstraße. Aber wer könnte hier den Ankläger spielen, es sei denn, er hielte sich selbst für unfehlbar? Und so wäre über den Fall Bier-Stinnes sicher bald Gras gewachsen, hätte er nicht jenes peinliche Nachspiel gehabt:
Aus dem Kreis um Stinnes wird bekannt, dass Bier ein Honorar von 150.000 Mark berechnet hat, dazu 30.000 Mark für den Operationsassistenten. Die Söhne Edmund und Hugo Stinnes jr. sind empört und wollen es auf eine gerichtliche Auseinandersetzung ankommen lassen. Der Skandal scheint unvermeidlich. Doch Frau Cläre Stinnes, die Witwe, glaubt im Sinne des Toten zu handeln, indem sie stillschweigend die beiden Rechnungen bezahlt.
Jetzt gibt es Kopfschütteln bei den Medizinern. Natürlich, die astronomische Forderung traf keine armen Leute. „Er hätte eine Million von Stinnes fordern können und auch bekommen", sagt einer der führenden Gynäkologen Berlins, „...wenn er ihn durchgebracht hätte!" Auf den strahlenden Nimbus des Geheimrats August Bier ist ein Schatten gefallen. Er soll vollends verdüstert werden, als im selben Zimmer des Westsanatoriums, im selben Bett, in dem Stinnes starb, wieder ein bedeutender Deutscher sein Leben aushaucht: Friedrich Ebert, der erste Reichspräsident der Weimarer Republik.
Wieder heißt der behandelnde Arzt und Chirurg August Bier, und wieder wird man hämisch flüstern, dass bei der Operation nicht alles mit rechten Dingen zugegangen sei. Diesmal jedoch ist das eine glatte Verleumdung, denn nicht am Messer des Chirurgen Bier ist Friedrich Ebert gestorben, sondern er war schon vorher seelisch und körperlich ermordet worden, von Leuten, die Deutschsein und Patriotismus für sich gepachtet zu haben glaubten.

*

„Ach, würden Sie bitte einmal diesen Hut aufsetzen", sagt der schmale, kahlköpfige Herr im schwarzen Gehrock. Aus einer Tüte nimmt er mit spitzen Fingern einen speckigen, verbeulten Hut und legt ihn vor sich auf den riesigen Schreibtisch. Hinter dem Schreibtisch sitzt ein untersetzter würdiger Herr, ebenfalls im schwarzen Gehrock. Eine hohe Stirn unter dunklem Bürstenhaarschnitt, ein vol-

les, sorgendurchfurchtes Gesicht, kräftiger Bart über der Oberlippe, Doppelkinn, durch einen starken Spitzbart verdeckt.
Der Herr hinter dem Schreibtisch betrachtet flüchtig den schmierigen Hut, verzieht angeekelt die Lippen und sagt:
„Nein, diesen Hut fasse ich nicht mal an..."
„Aber Herr Reichspräsident!" Der kahlköpfige Herr schüttelt enttäuscht den Kopf. „Es handelt sich um das Hauptbeweisstück..."
„Beweisstück oder nicht", sagt Reichspräsident Ebert hinter seinem Schreibtisch. „Diesen Hut fasse ich nicht an. Er gehört mir nicht, wie Sie übrigens schon an der Hutnummer feststellen können; ich habe Kopfgröße sechsundfünfzig."
Diese Szene spielt sich im Hause Wilhelmstraße Nr. 73 ab, dem Palais des Reichspräsidenten. Der schlanke Herr vor dem Schreibtisch ist Vernehmungsrichter. Er ist ins Reichspräsidiumspalais gekommen, um das deutsche Staatsoberhaupt peinlich zu verhören. Ein ostpreußischer Gutsbesitzer hat nämlich in öffentlicher Versammlung behauptet, Reichspräsident Ebert habe sich kürzlich derart sinnlos betrunken, dass er seinen Hut verloren und den Verlust nicht einmal bemerkt habe. Der Reichspräsident hat den Beleidiger verklagt, der Beklagte hat als Beweisstück den Hut geliefert, der jetzt auf dem Schreibtisch Friedrich Eberts liegt.
„Ich habe Kopfgröße sechsundfünfzig", wiederholt Reichspräsident Ebert. „Und welche Nummer hat dieser Hut?"
„Da bin ich überfragt, Herr Reichspräsident", sagt der Richter. Ebert drückt auf eine Klingel, und ein livrierter Diener erscheint. „Bringen Sie bitte einen Hut von mir aus der Garderobe, Balzer", sagt der Reichspräsident. Balzer erscheint mit dem Hut. „Setzen Sie ihn bitte einmal auf", sagt Ebert. Der Diener tut das, der Hut sitzt ihm wie angemessen.
„Herr Balzer hat nämlich zufällig die gleiche Hutnummer wie ich", erklärt Ebert dem Richter. Dann wendet er sich wieder dem Diener zu: „Und nun setzen Sie bitte mal diesen Hut auf." Er deutet auf das Beweisstück. Zögernd greift Balzer zu. Wie ein Zündhütchen sitzt der Hut auf seinem Kopf, mindestens fünf Nummern zu klein. Der Richter läuft hochrot an. „Das genügt, Herr Reichspräsident", stottert er.
„Ich danke für Ihre Bemühungen", sagt Ebert. „Allerdings hätten Sie das einfacher ermitteln können." Kaum hat sich die Tür hinter dem Amtsgerichtsrat geschlossen, da bricht Friedrich Ebert hinter seinem Schreibtisch zusammen. Ein Weinkrampf schüttelt ihn, sein Gesicht färbt sich gelb; es ist eine Gallenkolik. Aber schlimmer als

die Schmerzen peinigt die letzte demütigende Zumutung dieses Richters den Reichspräsidenten. „Ich halte das nicht mehr aus", stöhnt Friedrich Ebert.

Seit im Jahre 1919 die deutsche Nationalversammlung in Weimar den ehemaligen Sattler aus Heidelberg zum Reichspräsidenten wählte, hat Ebert über hundert Beleidigungsprozesse führen müssen. Meist sind die Beleidiger rechtsradikale Politiker, Aristokraten, höhere Beamte und Lehrer. Ja, selbst Pfarrer scheuen sich nicht, von der Kanzel herab die Ehre des Staatsoberhauptes mit Dreck zu bewerfen. Anfangs hat Ebert sich geweigert, gegen sie vorzugehen, aber das legte ihm die Rechtspresse als stillschweigendes Eingeständnis aus. Viele Richter stehen innerlich auf Seiten der Beleidiger. Ein Auktionator, der behauptet hatte, Ebert arbeite in seine eigene Tasche und habe Güter erworben, wurde zu lächerlichen 50 Mark Geldstrafe verurteilt. Den tollsten Streich jedoch leistet sich am 23. Dezember 1924 das Große Schöffengericht in Magdeburg. Es verurteilt den Redakteur Nothardt, der dem Reichspräsidenten Ebert Landesverrat im Kriege 1914/18 vorgeworfen hatte, wegen „formaler Beleidigung" zu drei Monaten Gefängnis. In der Urteilsverkündung stellt der Vorsitzende jedoch fest, dass Ebert tatsächlich Landesverrat begangen habe, weil er der Leitung des Munitionsarbeiterstreiks 1918 angehört habe. Zwar haben Generale und kaiserliche Minister vor dem Gericht bezeugt, dass dieser Streik nur durch Eberts Eingreifen vorzeitig beendet worden war, zwar sind zwei Söhne Eberts an der Front gefallen – aber was zählt das schon! „Der Reichspräsident ist ein Landesverräter", jubelt man rechts. „Ebert als Arbeiterverräter entlarvt", toben die Kommunisten. Das ist der Dank des Vaterlandes für den Mann, der in Deutschlands dunkelster Stunde, als der Kaiser floh und die Generale den Krieg für verloren erklärten, die Verantwortung auf sich nahm.
Seit Jahren hat Friedrich Ebert Gallenbeschwerden. Die ungeheure Arbeitslast und die gemeinen Verleumdungskampagnen zehren seine Kräfte auf. Der Hausarzt Dr. Freudenthal rät zu einem Sanatoriumsaufenthalt, doch daraufhin empfängt der Präsident ihn ein halbes Jahr lang nicht mehr. Als wüssten seine Gegner, wie nahe er dem Zusammenbruch ist, verschärfen sie ihre Hetze. Eberts Gesichtsfarbe ist fahl, die Augen sind schwarz umrandet. Am 18. Februar 1925 nimmt er an der Jubiläumssitzung des Zentralkomitees für Krebsforschung teil. Es ist eine historische Stunde: Professor Otto Warburg trägt seine umwälzenden Erkenntnisse über den Stoff-

wechsel der Krebszellen vor. Die anwesende Ärzteelite ist entsetzt über das bedrohliche Aussehen des Reichspräsidenten. Professor Kraus, Chef der 11. Medizinischen Klinik der Charité, macht sich zum Sprecher der Professoren. „Sie müssen dringend ausspannen, Herr Reichspräsident!"
„Ich kann jetzt nicht kneifen", sagt Ebert. Die Wiederaufnahme des Magdeburger Prozesses steht bevor. Im Landtag und im Reichstag sind Untersuchungsausschüsse wegen eines Riesenkorruptionsskandals eingesetzt, in den auch Eberts Name hineingezogen wird. „Noch vier Monate, dann hat die Qual ein Ende", sagt Ebert mit bitterem Lächeln. Am 30. Juni 1925 läuft seine Amtszeit ab; er hat eine neue Kandidatur abgelehnt. Er kann nicht mehr. Am Morgen des 23. Februar wird Dr. Freudenthal ins Reichspräsidentenpalais gerufen. Ebert klagt über Ziehen in der Lebergegend. Freudenthal fürchtet eine neue Gallenkolik und verordnet strenge Bettruhe. Doch als Frau Ebert kurz darauf in sein Zimmer kommt, ist ihr Mann schon fertig angezogen. „Es dauert nicht lange."
Um fünf Uhr nachmittags sitzt Ebert noch immer hinter dem Schreibtisch. Den ganzen Tag hat er Referentenvorträge angehört, Konferenzen gehalten, Schriftsätze diktiert. Jetzt wird ihm ein Bericht über die Nachmittagssitzung des Untersuchungsausschusses des Reichstags vorgelegt. Ebert überfliegt ihn, stutzt.
„Das kann doch nicht sein", flüstert er. Sein Gesicht verzieht sich schmerzhaft. Er liest noch einmal, was da über die Vernehmung seiner früheren Sekretärin steht. Sie sollte darüber aussagen, ob Ebert mit dem Großschieber Barmat intim befreundet gewesen sei. Der Vorsitzende hatte die Vernehmung der Frau mit der Frage eröffnet: „Haben Sie selbst mit dem Herrn Reichspräsidenten irgendwelche Beziehungen gehabt?" Das Protokoll verzeichnet darauf: große Heiterkeit.
Wenige Minuten später findet der Diener Balzer seinen Chef vor, wie er hemmungslos, Kopf und Oberkörper auf die Schreibtischplatte gelehnt, vor sich hin schluchzt. „Dieser Schmutz... dieser Schmutz... wie mich das alles anekelt", stöhnt Friedrich Ebert. Zum ersten Mal lässt er sich ohne Widerstand in sein Bett bringen. Dr. Freudenthal untersucht. Als er auf den rechten Unterbauch drückt, zuckt Ebert schmerzhaft zusammen. Der Arzt glaubt, eine leichte Anspannung der Bauchmuskulatur zu spüren.
„Geben Sie mir sofort Bescheid, wenn die Schmerzen zunehmen", bittet er Frau Ebert. Knapp drei Stunden später wird er wieder gerufen. Die Schmerzen sind jetzt unerträglich, die Bauchdecke hart

gespannt. „Sie müssen sofort in die Klinik", sagt Dr. Freudenthal energisch. „Es ist der Blinddarm."
„Ach, Unsinn", stöhnt Ebert.
„Jetzt geht es um Leben oder Tod", sagt der Arzt leise. „Aber wenn Sie mir nicht glauben..." Er geht aus dem Zimmer und telefoniert.
Eine Viertelstunde später betritt Geheimrat Bier das Schlafzimmer des Präsidenten. „Das muss sofort operiert werden", entscheidet er nach kurzer Untersuchung. Es ist 22.45 Uhr. An Ort und Stelle macht Dr. Freudenthal eine Injektion von Morphium und Atropin zur Vorbereitung der Narkose. Fünfundfünfzig Minuten später wird Ebert in den Operationssaal des Westsanatoriums gebracht. Seit Bier zuletzt bei ihm gewesen ist, hat sich der Zustand rapide verschlimmert.
Der Bauch ist stark aufgetrieben, der Puls von 72 auf 120 angestiegen.
Eine eitrige trübe Flüssigkeit fließt über Biers Hände, als er die Bauchhöhle öffnet. Aufgeblähte, stark gerötete Dünndarmschlingen quellen ihm entgegen und erschweren die Suche nach dem Wurmfortsatz des Blinddarms. Endlich findet er ihn in abnorm hoher Lage, schwer vereitert und bereits durchgebrochen. Fünf Tage und Nächte ringt Friedrich Ebert mit dem Tod, weicht August Bier nicht aus dem Westsanatorium. Er hat strengstens verboten, dem Schwerkranken Zeitungen zu geben; denn die Hetze gegen den Reichspräsidenten geht unvermindert weiter.
Den Gipfel der Geschmacklosigkeit erklimmt eine rheinische Zeitung, die der Schwerindustrie nahesteht:
„Das deutsche Volk kennt kein teureres Leben als das von Fritz Ebert, keinen wertvolleren Blinddarm als den seinigen. Umso grauenvoller muss auf jeden Zeitgenossen die Nachricht wirken, dass der böse Feind, der bekanntlich rechts steht, nun auch den Blinddarm des Herrn Ebert entzündet hat. Nun wissen wir es. Jetzt fehlt wahrhaftig nur noch, dass auf Reichskosten ein Mausoleum für den weggeschnittenen Wurmfortsatz des Herrn Fritz Ebert gebaut wird..."
Am zweiten Tag nach der Operation stellen sich die Symptome der Bauchfellentzündung ein, dazu kommen Magen- und Darmlähmung. In der Nacht vom 25. zum 26. Februar fürchtet Bier, dass Ebert den Morgen nicht mehr erleben wird. Der Reichspräsident phantasiert. „Gebt mir meinen Hut, meinen Stock", ruft er ein ums andere Mal. „Ich will wandern... durch den Wald..." Bier und zwei Schwestern haben Mühe, den Delirierenden festzuhalten. Der Bauch ist stark aufgetrieben, der Puls ist klein, schwach und

wahnsinnig beschleunigt. Unter größten Schwierigkeiten wird eine Magenspülung durchgeführt. Anderthalb Liter Kochsalzlösung spritzt Bier unter die Haut, der Leib wird ganz in Wärmflaschen eingepackt, Neohomonal gegen die bedrohliche Darmlähmung in die Venen injiziert.
Endlich, gegen sechs Uhr morgens, wird der Kranke ruhiger. Der Puls schlägt kräftiger und ist, als der Morgen graut, auf hundert Schläge pro Minute zurückgegangen. „Die Krisis ist überwunden", sagt Bier strahlend. „Die Bauchfellentzündung ist zum Stehen gekommen, jetzt müssen wir nur den Darm wieder in Gang bringen." Merkwürdig still nimmt Friedrich Ebert die Botschaft des großen Chirurgen auf. Als am Nachmittag seine Frau mit den erwachsenen Kindern erscheint, sagt er bewegt: „Ich danke euch für alle Fürsorge, haltet euch munter..." Soll das ein Abschied sein? Weiß Ebert besser als der optimistische Geheimrat, wie es um ihn steht? Spürt er die Nähe des Todesengels, so wie vor fast einem Jahr Hugo Stinnes sie gespürt hat – hier in demselben Raum, in demselben Bett? Ebert weiß nichts von diesem merkwürdigen Spiel des Zufalls. Aber er mag in dieser Stunde trotzdem an Stinnes denken. Vielleicht wäre er ohne Hugo Stinnes noch gesund, ein freier Privatmann in seiner geliebten Heimatstadt Heidelberg. Denn im Sommer 1923 war Eberts Amtszeit eigentlich abgelaufen. Um in dieser kritischen Zeit einen Wahlkampf zu vermeiden, hatte der Reichstag die Amtsperiode um zwei Jahre verlängert. Die Anregung dazu war von Hugo Stinnes ausgegangen. Auf seinen dringenden Rat und unter dem Gewicht seiner Macht hatte die Deutsche Volkspartei die entscheidenden Ja-Stimmen abgegeben.
Am 28. Februar 1925 um 22.15 Uhr stirbt Friedrich Ebert.
Doch schon bevor er den letzten Atemzug getan hat, läuft in Berlin das Gerücht um, er sei ein Opfer des Geheimrats Bier geworden. Die Blinddarmentzündung sei zu spät erkannt, die Operation von Bier hinausgezögert worden, weil er seit dem Fall Stinnes einen Horror vor prominenten Patienten habe. Und schließlich habe er am Krankenbett die internistischen Ratschläge Dr. Freudenthals barsch missachtet und sei nach seinem eigenen, der Schulmedizin bekanntermaßen oft widersprechenden Gutdünken verfahren. Der zweite schwere Schlag gegen das bereits angeknackste Prestige von Geheimrat Bier. Doch in diesem Fall findet Bier einen starken Verteidiger.
Am Morgen nach Eberts Tod trifft im Westsanatorium ein unscheinbar gekleideter Herr ein, der von den Ärzten mit übertriebener Höf-

lichkeit empfangen und in den kleinen Totenraum geführt wird. Niemand, der Menschen nach Äußerlichkeiten beurteilt, würde in dem alten Herrn einen der berühmtesten Pathologen Deutschlands vermuten. Es ist Geheimrat Otto Lubarsch, Direktor des Pathologischen Instituts der Charité, einer der Nachfahren Virchows auf dem berühmten Lehrstuhl, der zugleich ein Richterstuhl ist. Wer Lubarsch zu dem toten Reichspräsidenten gerufen hat, ob Bier auf Öffnung der Leiche gedrungen hat, um den Gerüchten entgegenzutreten, ob es der Wunsch der Familie oder der Reichsregierung war – das wird immer unklar bleiben. Und auch, was Lubarsch in der Bauchhöhle des toten Friedrich Ebert festgestellt hat, wäre wohl für immer ärztliches Geheimnis geblieben, wenn nicht die Gerüchte um Geheimrat Bier immer lauter und schließlich unerträglich geworden wären.

„In Berlin hebt jeder Hund das Bein gegen mich", klagt Bier erbittert. Die Familie Ebert willigt ein, dass Dr. Freudenthal, Bier und Lubarsch ihre Berichte über Eberts Tod in der „Deutschen Medizinischen Wochenschrift" vom 13. März 1925 veröffentlichen.
Lubarsch stellt fest:

1. Der Blinddarm lag anormal hoch und war mit der hinteren Bauchwand verwachsen.

2. Außer der Blinddarmentzündung bestanden: chronische Entzündung der Gallenblase, zwei kleine chronische Magengeschwüre, chronische Entzündung der Magenschleimhaut und schwere Entzündung der Schleimhaut des ganzen Dünndarms.

3. Die Veränderungen am Dünndarm sind älter als die Blinddarmentzündung und haben diese wahrscheinlich erst hervorgerufen. Sie erklären auch die außerordentlich schwere Darmlähmung, die eigentliche Todesursache.

4. Dieses verwickelte Krankheitsbild und die Lage des Blinddarms in der Nähe der Galle machen verständlich, dass die Schmerzen zuallererst für Gallenschmerzen gehalten wurden.

Trotzdem nennt Lubarsch den Eingriff anerkennend eine „Frühoperation" und schließt: „Aller Voraussicht nach hätte die Frühoperation ohne die Darmlähmung zu einer Heilung der Bauchfellentzündung und sogar zu einer primären Verheilung der Bauchwunde geführt, obwohl es sich um einen schweren und ungewöhnlichen Fall von Wurmfortsatz-Entzündung handelt..."

Besser und gründlicher kann ein Chirurg nicht gerechtfertigt werden als August Bier durch den gefürchteten, ja vielfach verhassten Lubarsch. Der gnomenartige Pathologe der Charité aber wird bald darauf selber in einen gewaltigen Skandal verwickelt werden. Ohne es zu ahnen, wird er die tragischste Figur im düstersten Kapitel der Charité-Geschichte.

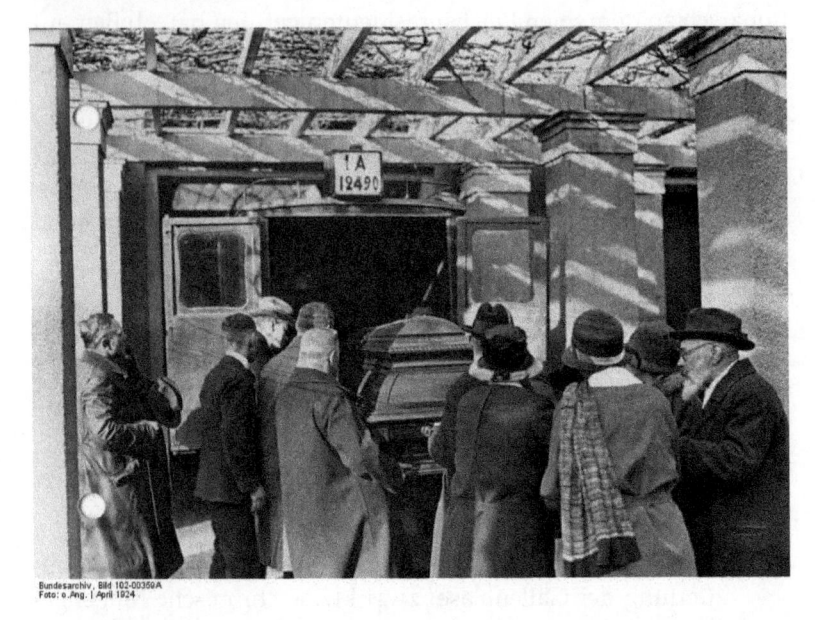

Abbildung 48: Die Leiche Hugo Stinnes (MdR, Deutsche Volkspartei) wird aus dem Auto in die Villa getragen, wo sie im Wintergarten aufgebahrt wurde.

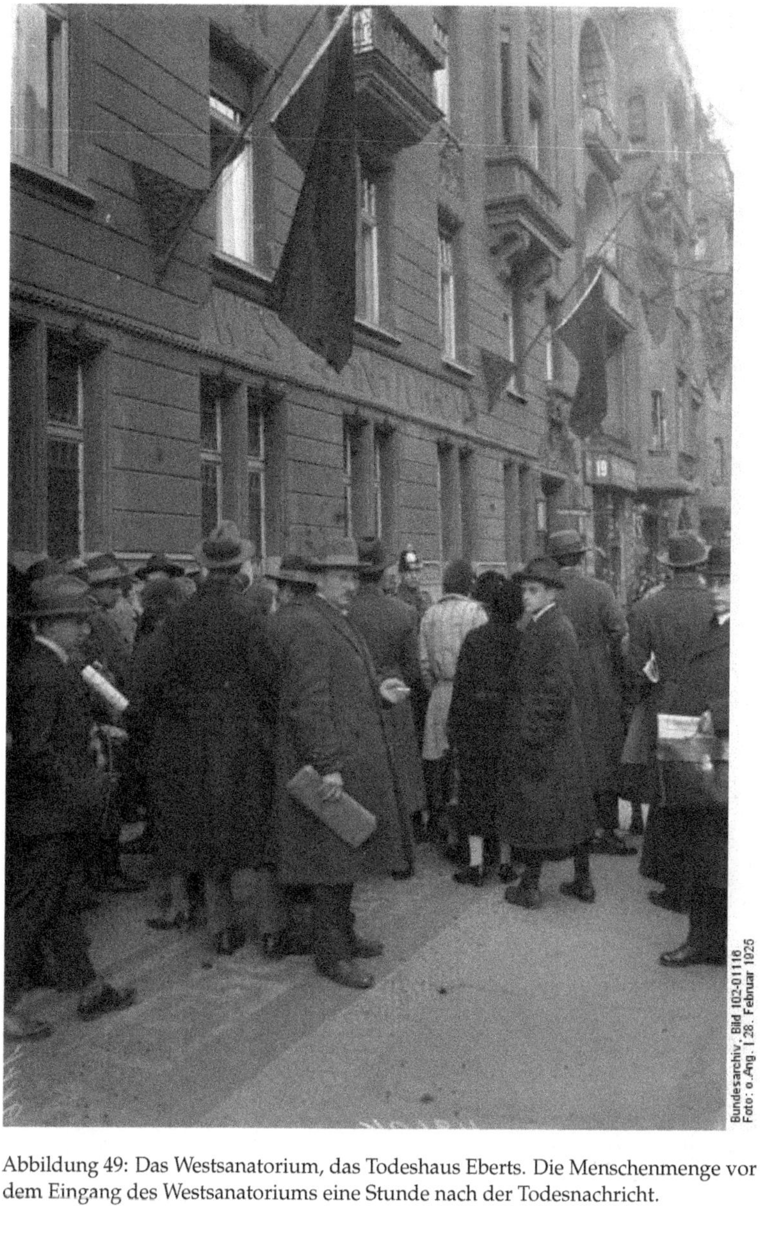

Abbildung 49: Das Westsanatorium, das Todeshaus Eberts. Die Menschenmenge vor dem Eingang des Westsanatoriums eine Stunde nach der Todesnachricht.

489

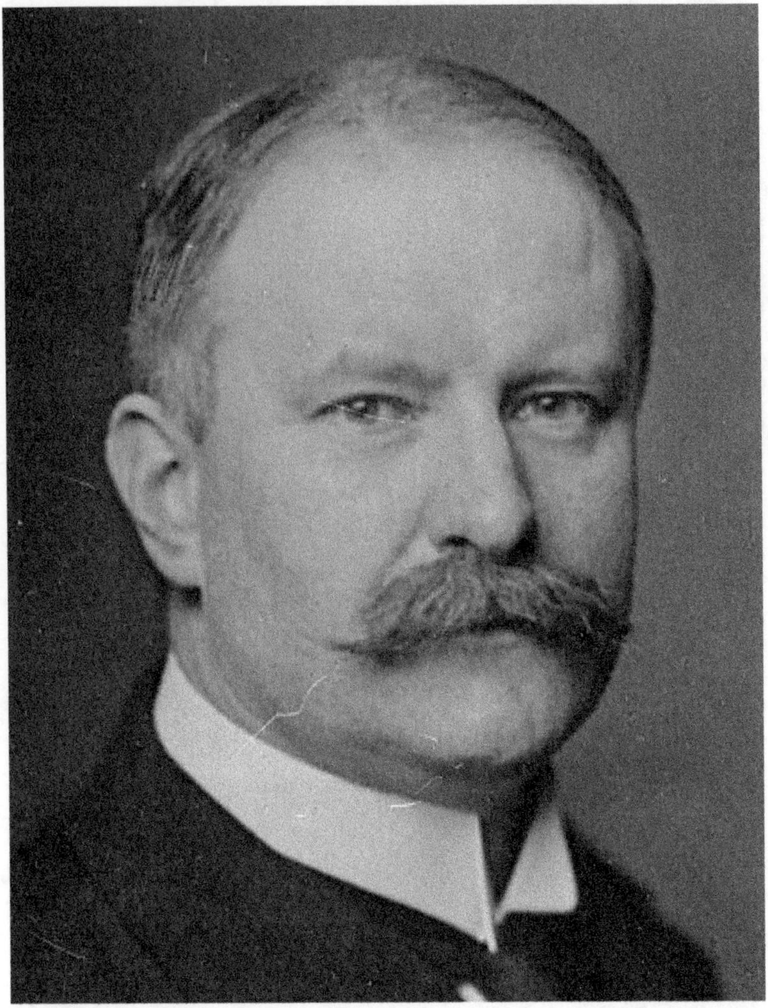

Abbildung 50: August Bier (* 24. November 1861 in Helsen, Waldeck; † 12. März 1949 in Berlin) war nicht nur ein deutscher Chirurg und Hochschullehrer, sondern auch ein bedeutender Forstmann.

Professor Lubarsch und die Juden

> „... Bei der Demonstration von Organen einer Leiche bemerkte der Geheime Medizinalrat Professor Lubarsch: ‚Ich scheue mich nicht, Ihnen den Namen des Verstorbenen zu nennen. Es ist Herr Iwan Kutisker, ein Ostjude, der, wie Ihnen wohl allen bekannt ist, zu fünf Jahren Zuchthaus verurteilt wurde. Er hat sich mit zwanzig Jahren syphilitisch infiziert und rauchte, wie es bei Ostjuden Sitte ist, täglich dreißig bis vierzig Zigaretten.' – Offenbar weiß Herr Lubarsch nicht, daß er sich eines schweren Bruchs des ärztlichen Berufsgeheimnisses schuldig gemacht hat.
> Herr Lubarsch ist ein neuer lebendiger Zeuge dafür, daß die ätzende Satyre Börnes über die ‚Neophyten des Glaubens' auch heute noch zutrifft. Herr Lubarsch sieht sich anscheinend veranlaßt, von Zeit zu Zeit Tiraden von sich zu geben, um seine eigene Abstammung zu verschleiern."

(„Berliner Tageblatt" vom 2. August 1927)

> „Am 1. April 1933 ist Otto Lubarsch an einer schweren, ziemlich plötzlich entstandenen Herzerkrankung gestorben, die im März seine Überführung in die Charité notwendig machte. Hier hörte er noch am 21. März in höchster Ergriffenheit von seinem Krankenbett aus die Übertragung der großen nationalen Feier in Potsdam. Es war wohl das letzte große Erlebnis für ihn, den stets national denkenden und fühlenden Patrioten, der mit dem Mute des Bekenners häufig den vergangenen Regierungsgewalten entgegengetreten war..."

(Professor W. Ceelen in „Deutsche medizinische Wochenschrift" vom 14. April 1933)

Eine Sensation liegt in der Luft, als am 18. Juli 1927, pünktlich 7 Uhr morgens, Professor Lubarsch den Hörsaal des Pathologischen Museums betritt. Prüfend gleitet sein Blick über die Präparate, die der Anatomiediener zur Demonstration aufgestellt hat: eine Schädeldecke, ein aufgeschnittenes Herz, ein paar Nieren. „Ich komme heute zu einem Fall, der bereits von der Tagespresse in höchst unerfreulicher Weise besprochen worden ist", beginnt Lubarsch. „Da Sie aus der Vorgeschichte und dem Krankenbericht sofort erkennen würden, um wen es sich handelt, nenne ich Ihnen auch ausnahmsweise den Namen des Toten."

Ein Raunen geht durch den überfüllten Hörsaal. Was der Geheimrat da ankündigt, widerspricht der geheiligten Tradition und dem Gesetz. Sie sind „Fälle", an denen zum Heile der Wissenschaft demonstriert wird, welche Krankheit welche krankhaften Veränderungen an welchen Organen hervorgerufen hat. Die Person tut dabei nichts zur Sache, ist durch die ärztliche Schweigepflicht geschützt. Allerdings nicht vollkommen; denn jeder „Fall" hat seine Nummer, und diese Nummer ist an jedem Präparat angebracht, das während der Demonstration von Hand zu Hand gereicht wird. Man braucht also nachher nur die Nummer im Sektionsbuch nachzuschlagen, dann hat man den Namen. In diesem Fall weiß tatsächlich jeder Hörer, um wen es sich handelt...

Iwan Kutisker, ein russischer Untertan aus Libau, hatte sich im Kriege 1914/17 als Materiallieferant für die Armeen des Zaren hervorgetan. Als das Zarenreich zusammenbrach und mit den Bolschewisten kein Geschäft zu machen war, hatte er sein Tätigkeitsfeld westwärts verlagert. Aus dem deutschen Zusammenbruch und der Inflation ging er als Generaldirektor eines Bankhauses in der Berliner City und Besitzer mehrerer Industrieunternehmen hervor. Die Preußische Staatsbank schätzte sich glücklich, den gerissenen Kaufmann als Kunden zu haben, und gab jeden Kredit. Zu spät merkte man, dass ein geschickter Kriegsgewinnler nicht unbedingt auch ein erfolgreicher Friedenskaufmann sein muss. Die Geschäftsverbindung endete mit 14,3 Millionen Goldmark Verlust für die Preußische Staatsbank. Iwan Kutisker wurde wegen Wechselbetrugs verhaftet und unter Anklage gestellt.

Das war Weihnachten 1924.

In der Untersuchungshaft bekommt Kutisker einen Schlaganfall. Der Gefängnisarzt lehnt die Verantwortung für die weitere Inhaftierung ab. Ein Ärztekonsilium entscheidet jedoch, dass Kutisker haftfähig sei. Aber sein Zustand verschlechtert sich. Auf eigene Verantwortung lässt der Gefängnisarzt den Häftling in die II. Medizinische Klinik der Charité verlegen. Zur Vorsicht gibt er ihm drei Pfleger aus dem Gefängniskrankenhaus mit. Bald darauf erscheinen in der Klinik drei Kriminalbeamte und erklären, sie müssten die Pfleger ablösen. Kutisker bekommt einen Schreikrampf. Geheimrat Kraus schmeißt die Beamten hinaus, erlaubt aber, dass Kutisker am Krankenbett vom Untersuchungsrichter verhört wird. So geht es hin und her, monatelang, jahrelang. In der ersten Instanz wird Kutisker zu fünf Jahren Zuchthaus verurteilt, doch der Revision wird stattgegeben, weil der Angeklagte während des größten Teils der Verhandlung schwer krank gewesen, das Urteil in seiner Abwesenheit verkündet worden ist.

Zweite Instanz

Aus der Charité wird Kutisker jeden Morgen zur Verhandlung ins Gericht gefahren. In seinem Plädoyer fordert der Staatsanwalt eine Gefängnisstrafe für ihn, die durch die Untersuchungshaft praktisch verbüßt wäre. Am 14. Juli 1927 soll das Urteil verkündet werden. Jedoch einen Tag vorher stirbt Iwan Kutisker in einem Erster-Klasse-Zimmer der I. Medizinischen Charité-Klinik in den Armen des Kriminalbeamten, der ihn bewacht. Der Chefarzt, Professor His, hatte noch wenige Tage vorher dem Gericht erklärt:
„Die Beschwerden des Angeklagten sind im Wesentlichen simuliert, seine Krämpfe hysterisch." Den plötzlichen Tod führt Professor His auf eine Lungenembolie zurück, auf einen Blutpfropf, der die Lungenarterie verstopft hat. Ein unvorhersehbares Ereignis also, das nicht auf ein chronisches, die Verhandlungsfähigkeit ausschließendes Leiden zurückzuführen sei. Dem steht das Urteil gegenüber, das Professor Kraus, Chef der II. Medizinischen Klinik, schon ein Jahr vorher abgegeben hatte: „Der Zustand des Angeklagten ist so ernst, dass der Tod jeden Augenblick eintreten kann." Das Gericht braucht nun nicht mehr darüber zu entscheiden, ob Iwan Kutisker ein übler Schieber und Verbrecher war oder ein Opfer verworrener Verhältnisse. Doch das medizinische Problem bleibt: Hat die Justiz in unmenschlicher Weise einen Schwerkranken in den Tod getrieben, oder war Kutisker ein gerissener Simulant? Das ist eine offene Streitfrage zwischen zwei medizinischen Schulen, zwischen der I. und II. Medizinischen Klinik der Charité, verkörpert durch die Geheimräte Wilhelm His und Friedrich Kraus. Es ist aber auch eine hochpolitische Frage. Denn längst ist der Fall Kutisker zu einer wilden Hetze gegen die Weimarer Republik und gegen alles, was jüdisch ist, aufgebauscht worden.

Das letzte Wort hat nun Lubarsch, der Pathologe. Er hat Kutisker am Tage nach seinem Tod seziert. Nicht nur die zweihundert Hörer im Pathologischen Institut warten gespannt auf seinen Befund.
„Da von der Klinik als Todesursache eine Lungenembolie angenommen wird, musste bei der Obduktion zunächst versucht werden, diese Diagnose zu bestätigen", sagt Professor Lubarsch. „Es hat sich jedoch trotz genauester Untersuchung der Lunge kein Blutgerinnsel feststellen lassen." Sorgfältig weist Lubarsch anhand zahlreicher Präparate nach, dass Kutiskers Hauptleiden in einer schweren, bis in die feinsten Verästelungen nachweisbaren Arterienverkalkung

bestand. Sie hat zur Schrumpfung der Nieren geführt, zu schwerer Herzwassersucht. Also ein chronisches Leiden, wie Professor Kraus es immer behauptet hat.

„Woher aber nun der plötzliche Tod?", fragt Lubarsch. Er nimmt das Herz und legt es unter das Epidiaskop. Plastisch erscheint das Bild auf der grellerleuchteten Leinwand. Mit dem Zeigestab fährt Lubarsch die Herzkrankgefäße entlang, die deutlich wie dicke Stränge an der Oberfläche des Herzens hervortreten. Dann wird das Herz aufgeklappt. In den Schnittflächen bemerkt man mehrere schwielige grauweiße Narben – die Spuren früherer, überstandener Herzinfarkte. Dieses leblose Herz erzählt die Geschichte eines jahrelangen chronischen Leidens und von zahllosen Zusammenbrüchen, deren jeder der letzte hätte sein können. Aber Lubarsch liest aus dem armseligen Leib des Iwan Kutisker noch mehr heraus. Die Verkalkung und Verhärtung der Schlagadern setzt sich bis in die feinsten, zum Teil nur unterm Mikroskop sichtbaren Äderchen der Gliedmaßen fort, besonders in den Beinen. „Normalerweise führt ein solcher Zustand der Beinarterien dazu, dass die Patienten zeitweilig auffallend zu hinken anfangen", doziert Lubarsch. „Man hat dieses intermittierende Hinken besonders häufig bei den Juden des Ostens beobachtet und es mit dem hohen Zigarettenkonsum dieser Bevölkerung erklärt. Da bei Kutisker dieses Hinken nicht festgestellt werden konnte, hat man daraus geschlossen, dass sein arterielles System nicht derart verkalkt sein könne. Aus meiner Erfahrung kann ich jedoch mitteilen, dass die Verengung der Arterien auch zu Ausfällen der Herz- und Gehirntätigkeit führt, gewissermaßen zu einem intermittierenden Hinken des Gehirns oder des Herzens. Vielleicht sind damit auch die bei diesem Patienten immer wieder aufgetretenen plötzlichen Anfälle zu erklären, die man ihm als Simulation ausgelegt hat..."

Ganz zuletzt greift Lubarsch nach der Schädelhälfte vor sich auf dem Tisch. „Ich habe Ihnen jetzt noch einige Veränderungen am Schädel des Patienten zu zeigen, wie sie Ihnen sonst nur noch selten zu Gesicht kommen werden."

An der Innen- und Außenseite weist die knöcherne Schale, die gestern noch Iwan Kutiskers hoffendes, planendes Gehirn beherbergt hat, deutliche Narben auf, eine Spur, wie sie die Syphilis häufig hinterlassen hat, als sie vor fünfhundert Jahren plötzlich in Europa verbreitet wurde. In späteren Zeiten wurden diese Knochenveränderungen bei Syphilitikern seltener – vielleicht ein Erfolg der Behand-

lungsmethoden, vielleicht aber auch deshalb, weil die Krankheit selber sich wandelte und manche ihrer Symptome verlor.
Gebannt folgen die Studenten dem Vortrag. Wie Lubarsch aus totem Fleisch und Bein ein Schicksal erstehen lässt, das kein Gericht vollständig zu klären vermochte, das ist eine der wissenschaftlich bedeutsamsten und lehrreichsten Demonstrationen des Pathologen. Und doch soll es gerade ihretwegen zum bitteren Konflikt kommen. Am 21. August 1927 schreibt das „Berliner Tageblatt": „Bei der Demonstration von Organen einer Leiche bemerkt der Geheime Medizinalrat Professor Lubarsch: ‚Ich scheue mich nicht, Ihnen den Namen des Verstorbenen zu nennen. Es ist Herr Iwan Kutisker, ein Ostjude, der zu fünf Jahren Zuchthaus verurteilt wurde. Er hat sich mit zwanzig Jahren syphilitisch infiziert und rauchte, wie es bei Ostjuden Sitte ist, täglich 30 bis 40 Zigaretten.' – Herr Lubarsch sieht sich anscheinend veranlasst, von Zeit zu Zeit Tiraden von sich zu geben, um seine eigene Abstammung zu verschleiern."
Das ist ein ungeheuerlicher Vorwurf. Als Wissenschaftler und Arzt soll Lubarsch gegen das Ethos seines Standes verstoßen haben. Als Jude soll er das akademische Katheder dazu missbraucht haben, sich durch antisemitische Äußerungen lieb Kind bei rechtsradikalen Kreisen zu machen. Lubarsch wehrt sich. Nicht er habe das ärztliche Geheimnis verletzt, sondern derjenige, der seine Äußerungen im Hörsaal entstellt an einen Journalisten weitergegeben hat. Aber der Fall schlägt politische Wellen, Kampfgeschrei in der Presse, peinliche Anfragen an den Kultusminister Dr. Becker im Preußischen Landtag, Vernehmung aller Teilnehmer an Lubarschs Demonstrationskurs. Der Minister erklärt, dass sich die antisemitischen Äußerungen Lubarschs nicht nachweisen ließen, er ihm aber wegen der Namensnennung bereits seine Missbilligung ausgesprochen habe. Das ist ein öffentlicher Affront gegen Lubarsch, und der kleine streitbare Herr denkt nicht daran, das auf sich sitzen zu lassen.
Ist Otto Lubarsch wirklich Antisemit?
Geboren wurde er in der Berliner Luisenstraße, also in unmittelbarer Nachbarschaft der Charité, als Sohn jüdischer Eltern. Vom Makler an der Produktenbörse stieg sein Vater zum Direktor einer Handelsbank auf, und der zunehmende Reichtum zeigt sich an den Umzügen der Familie Lubarsch: vom Charité-Viertel zum Zietenplatz (später Kaiserhof) und zuletzt in die Gartenvilla Viktoriastraße 1 am Tiergarten. Auf dem Königlichen Wilhelmsgymnasium drückte der kleine Otto die Schulbank, und in ihrer Begeisterung über die Siege im Kriege 1870/71 und die Reichsgründung im Spiegel-

saal zu Versailles waren die adeligen und die bürgerlichen Jungen, die christlichen und jüdischen völlig einig. Wenn ihm wirklich mal einer wegen seiner Abstammung oder seines jüdischen Aussehens krumm kam, schlug der Dreikäsehoch Otto ohne Rücksicht auf die Stärke des Gegners zu und war als kleiner Kampfhahn beliebt und geachtet. Später, als es für ihn darum ging, Korpsstudent, Reserveoffizier und Dozent zu werden, ließ er sich taufen. Vorher zögerte er lange, weil er an gewisse Sätze im lutherischen Glaubensbekenntnis nicht glauben konnte. Erst als mehrere Pfarrer, darunter auch der christlich-soziale Hofprediger und Antisemit Stoecker, seine Bedenken zerstreuten, tat er den Schritt. Später heiratete er ein bildschönes Mädchen aus uraltem preußischem Offiziersadel und lebte bis zu seinem Tod in rührender Liebe mit seiner Frau. Obwohl er sich früh für die Medizin entschieden hatte, wollte er „richtiger" Reserveoffizier werden, kein Sanitätsoffizier. Er schaffte es auch, wurde wegen eines Säbel- und Pistolenduells zwei Monate auf der Festung Rastatt eingesperrt und von der Universität Heidelberg relegiert. Als Wissenschaftler erwarb er sich früh durch konsequentes Weiterdenken der Virchowschen Krebs- und Geschwulstlehre internationalen Ruf. Es gab keinen bedeutenderen pathologischen Anatomen als ihn, und so wurde er im Kriegsjahr 1917 als zweiter Nachfolger Virchows auf den berühmten Berliner Lehrstuhl berufen.

*

Januar 1919
Vom Alexanderufer her schlugen Geschossgarben in das Pathologische Institut der Charité. Draußen kämpften Regierungstruppen gegen Spartakisten; im Gang vor dem Hörsaal nahmen Studenten in abgeschabten Felduniformen volle Deckung. „Warum so nervös, meine Herren?", fragte Professor Lubarsch. Seelenruhig erklärte er den Studenten, dass unten im Keller des Instituts genügend Leichen lägen, um daran eine Generation von Medizinern im Sezieren und Präparieren auszubilden. Doch leider wäre ihm der Zugang zu diesen Leichen versperrt. Der Arbeiter- und Soldatenrat, der auch in der Charité die Macht an sich gerissen hatte, ließ den Leichenkeller durch schwerbewaffnete Posten bewachen. Im Namen der Republik und der Menschenrechte hatten die Räte jene alten Vorschriften außer Kraft gesetzt, wonach jeder Tote in der Charité zum Wohle der Wissenschaft seziert werden durfte. Laut Verfügung des ersten Kultusministers der Republik sollten Leichen nur noch mit ausdrücklicher Genehmigung der Angehörigen seziert werden dürfen.

„So kommt durch die Revolution nicht nur das Reich, sondern auch die Wissenschaft auf den Hund", sagte Geheimrat Lubarsch zu den Studenten, die nach Jahren im Schützengraben endlich wieder etwas lernen und ihre Examina machen wollten. Gleich darauf brach ein Stoßtrupp zum Leichenkeller auf. Die Posten des Arbeiter- und Soldatenrats wichen der Gewalt, und im Pathologischen Institut wurde wieder seziert wie in alten Zeiten. Wenn trauernde Witwen gegen diesen Brauch protestierten, behandelte Lubarsch sie höflich, aber nicht immer taktvoll. „Was wollen Sie denn, liebste gute Frau", sagte er zum Beispiel. „Das Karzinom Ihres seligen Mannes kommt ins Pathologische Museum, und damit wird er unsterblich." Wenn dieser Hinweis nichts nützte, nahm der Geheimrat ein Dokument aus der Schublade seines Schreibtisches und ließ es die trauernden Hinterbliebenen lesen. Es war seine eigene letztwillige Verfügung, mit der er im Falle seines Todes seinen Leichnam der Charité vermachte. Geheimrat Professor Otto Lubarsch liebt die Wissenschaft und hasst die Republik. Sein einziger Sohn war als Flieger an der Westfront gefallen, und er konnte es der Revolution nicht verzeihen, dass man den heimkehrenden Offizieren die Achselstücke heruntergerissen hatte. Dem Generallandschaftsdirektor Kapp aus Ostpreußen, der 1920 die Republik mit Hilfe von Reichswehr und Freikorps stürzen wollte, verhalf er nach missglücktem Putsch zur Flucht nach Schweden. Es trifft ihn bis ins Mark, dass man in „nationalen" Kreisen den Staat von Weimar die „Judenrepublik" nennt. Er ist Jude, er ist Deutscher, er ist Preuße. Er hat die Republik nie gewollt. Als königlicher Geheimrat ist er an diese Charité berufen worden, die von preußischen Königen gegründet worden und unter ihren Nachfolgern zum Mekka der Weltmedizin geworden war. Was die Republik dagegen treibt, erscheint dem Professor Lubarsch als liberale Dekadenz, als Verrat am Preußentum.

Sein Hass versteift sich, als nach der Kutisker-Affäre der Kultusminister im Frühjahr 1928 seine „Entpflichtung" von Virchows Lehrstuhl verfügt. Gesetzlich geht das zwar in Ordnung, denn Lubarsch ist schon drei Jahre über das Pensionsalter hinaus. Aber wer hat früher bei einem Charité-Professor nach dem Alter gefragt? Rudolf Virchow war noch im Amt, als er mit 81 Jahren starb. Also fühlt sich Otto Lubarsch betrogen von der „Judenrepublik", die ihm nicht verzeihen kann, dass er Iwan Kutisker einen „Ostjuden" und Syphilitiker genannt hat. Der Arbeitsplatz in der Charité bleibt dem Pensionär allerdings erhalten. Jeden Morgen fährt Lubarsch in die Charité. Neben der Wissenschaft kennt er nur noch ein Interesse:

Deutschlands Schicksal, und mit Deutschland geht es bergab. Der kurzen wirtschaftlichen Scheinblüte in den Jahren 1925/27 folgt die große Pleite – Zusammenbrüche, Millionen Arbeitslose. „Weltwirtschaftskrise" heißt das Schlagwort. „Die angebliche Weltwirtschaftskrise ist nur eine billige Ausrede, mit der die Judenrepublik ihr völliges Versagen bemänteln will", tönt Adolf Hitler aus München. „Recht hat der Mann", sagt Professor Otto Lubarsch und beschließt, sich diese Nationalsozialisten näher anzusehen. „Deutschland erwache!" brüllen sie im Sprechchor. „Juda verrecke!" Damit können sie nur die Ostjuden meinen, Leute vom Schlage Kutiskers, denkt Otto Lubarsch. – „Und wenn vom Messer spritzt das Judenblut, dann geht's noch mal so gut", singen die Braunhemden beim Marsch über den Kurfürstendamm. Dieser raue Ton wird sich schon geben, sobald die Leute Verantwortung tragen, meint der allzu früh pensionierte Geheimrat und versteht nicht, weshalb Reichspräsident von Hindenburg den Adolf Hitler nicht längst zum Reichskanzler berufen hat.

Endlich, am 30. Januar 1933, ist es soweit. Nun wird es wieder aufwärtsgehen mit Deutschland. Anfang März bricht Lubarsch zusammen, während er angestrengt ein Präparat unterm Mikroskop betrachtet. Ein schwerer Herzanfall, man bringt ihn in die II. Medizinische Klinik. Dort hört er am 21. März 1933 die Übertragung der Reichssitzung in der Garnisonskirche zu Potsdam. Der Generalfeldmarschall von Hindenburg und der Gefreite Adolf Hitler reichen sich über dem Grabe Friedrichs des Großen die Hand. „Dass ich das noch erleben durfte!" Otto Lubarsch sinkt mit verklärtem Lächeln in die Kissen zurück. Am 1. April 1933 stirbt er in der Charité im festen Glauben an die Wiedergeburt Deutschlands. Die verstörten Gesichter der Professoren, die um sein Bett versammelt sind, die hektische Unruhe, die an jenem Tag in der Charité herrscht, nimmt Otto Lubarsch nicht mehr wahr. Dazu ist er dieser Welt schon zu weit entrückt. Und doch geschieht gerade in jener Stunde das Unbegreifliche. Vor allen Hörsälen und Kliniken, in denen jüdische Professoren oder Privatdozenten Vorlesungen, Kurse oder Visite halten, stehen Studenten in SA- und SS-Uniformen. Sie hindern niemanden daran, die Säle und Kliniken zu betreten. Sie weisen nur darauf hin, dass der betreffende Arzt und Dozent Jude sei und daher „von allen anständigen Deutschen boykottiert wird". Empört verbitten sich zahlreiche Studenten den Eingriff in die akademische Freiheit, manche gehen aus Protest erst recht in die Vorlesung, nur wenige kehren um.

Zur gleichen Stunde liegt auf dem Tisch des Verwaltungsdirektors der Charité, Kuhnert, von einer aufmerksamen Sekretärin mit Rotstift angestrichen, ein Artikel des „Völkischen Beobachters". Darin heißt es: „Aufgrund des Boykotts gegen das Judentum wird die Städtische Krankenversicherungsanstalt künftig Erstattungsanträgen ihrer Mitglieder, aus denen hervorgeht, dass die ärztliche Behandlung am oder nach dem 1. April bei einem jüdischen Arzt begonnen hat, nicht mehr stattgeben. Bei bereits begonnener Behandlung durch einen jüdischen Arzt sollen die Mitglieder sich überlegen, ob sie die Behandlung bei diesem fortsetzen..."
Dem Verwaltungsdirektor Kuhnert ist sofort klar, was das für die Charité und für alle Krankenhäuser bedeutet: 95 Prozent der Charité-Betten sind mit Kassenpatienten belegt. Was der Berliner Krankenversicherungsanstalt seit heute recht ist, wird morgen sämtlichen Krankenkassen billig sein. Und es gibt keine Klinik in der Charité, in der nicht entweder der Oberarzt oder ein paar Assistenten jüdischer Abstammung sind. Das bedeutet also, dass in der Kasse vom nächsten Ersten an ein riesiger Fehlbetrag entsteht und man nicht wissen wird, wovon Gehälter, Verpflegung und Arzneien bezahlt werden sollen. Der Charité-Direktor Kuhnert findet diese Vorstellung so irrsinnig, dass er sie schließlich nicht ernst nimmt. Sicher nur eine Schnapsidee wildgewordener untergeordneter Funktionäre. Dieser Meinung schließen sich auch die Klinikdirektoren an. Besonders die Stars der Charité. Der Chirurg Ferdinand Sauerbruch und der Internist Gustav von Bergmann. Doch am Schluss sind sich alle darin einig, dass man die Schwierigkeiten mit der „Partei" ja nicht unbedingt herausfordern muss. Man wird den betreffenden Kollegen – das Wort „jüdisch" spricht man nicht aus – nahelegen, dass sie künftig in den Krankensälen weniger in Erscheinung treten. Ihre Bedeutung liegt ja sowieso mehr auf wissenschaftlicher Ebene und nicht im Krankendienst. Mit solchen diplomatischen Lösungen hofft man, die antisemitische Welle aufzufangen. Doch die Nazis geben keine Ruhe. Im „Völkischen Beobachter" vom 4. April 1933 heißt es: „...Lehnt sich schon der deutsch bewußte Mann gegen die Untersuchung durch einen fremdrassigen Arzt auf, so muß dieser Vorgang empörend und sehr oft sogar seelisch erschütternd wirken, wenn die deutsche Frau zur Duldung der Untersuchung durch einen Juden gezwungen wird. Uns sind Fälle bekannt, in denen ein blondes, deutsches Mädchen beim Ohrenarzt in Behandlung war. Der jüdische Vertrauensarzt verlangte vollständige Entkleidung und völlige Untersuchung. Wir wollen nicht länger dulden, daß unsere Töchter

und Schwestern, Bräute, Frauen und Mütter gegen ihren und unseren Willen der Untersuchung durch jüdische Ärzte zwangsweise ausgeliefert werden – wir fordern für den deutschen Kranken den deutschen Arzt."

Am 22. April 1933 werden alle jüdischen Ärzte von der Kassenpraxis ausgeschlossen. An den Toren der Charité nehmen SA-Trupps zu Beginn des Sommersemesters allen jüdischen Studenten die Ausweise ab. Doch immer noch sehen die Professoren keinen Grund zur Besorgnis, fühlen sie sich sicher im Elfenbeinturm der Wissenschaft. Die kleinen Leute am Wedding und in Moabit, in Lichtenberg, Neukölln und Schöneberg machen sich allerdings Gedanken darüber, dass sie plötzlich aus nationaler Verpflichtung ihrem alten Hausarzt untreu werden sollen. In die Platinpraxen der Modeärzte – jüdischer oder arischer – haben sie sich sowieso nie verirrt. Die Ärzte, mit denen sie zu tun haben, sind meist verhutzelte alte Herren, die mit abgeschabter Besuchstasche treppauf, treppab traben, die zu jeder Tag- und Nachtzeit zur Stelle sind, wenn das Baby den Keuchhusten hat oder die Frau an einer plötzlichen Blutung einzugehen droht. Dass viele dieser Doktoren Levy oder Cohn, Rosenberg oder Freudenthal heißen, hat doch bisher niemanden gestört. Übrigens geht diese große Zahl jüdischer Ärzte in Berlin auf den Alten Fritz zurück, der in Berlin den Juden Studier- und Kurierfreiheit sicherte. Und jetzt soll man einen alten, treuen Arzt einfach schneiden – nur weil er Jude ist? Und doch wird nichts anderes übrigbleiben, wenn die Krankenkasse künftig Scheine von jüdischen Ärzten nicht mehr anerkennt.

Aber die Professoren in der Charité und den anderen großen Krankenhäusern werden sich zu wehren wissen. Schließlich ist es undenkbar, dass ein Sauerbruch seinen jüdischen Oberarzt Dr. Nissen fallen lässt, der als erster die chirurgische Großtat einer totalen Lungenresektion vollbracht hat. Ebenso unmöglich erscheint, dass Geheimrat Frank von der Frauenklinik seine Oberärzte Aschheim und Zondek in die Wüste schickt, die mit der Hormonbehandlung ein neues Zeitalter der Gynäkologie heraufgeführt haben. Und doch geschieht es. Während der Semesterferien 1933, als die meisten Klinikchefs in Urlaub sind, wird jüdischen Professoren und Dozenten vom Kultusministerium die Lehrbefugnis entzogen. In den einzelnen Fachgebieten müssen aus der Charité ausscheiden:

Innere Medizin: 47 von 100; Chirurgie: 14 von 57; Frauenheilkunde; 8 von 40; Psychiatrie und Neurologie: 7 von 17; Dermatologie: 5 von 17; Kinderheilkunde: 8 von 26; Pathologie: 7 von 20. Nicht alle der

Entlassenen sind Koryphäen. Aber sie alle waren jahrzehntelang gut genug, um Kranke zu behandeln und ihr Wissen an kommende Ärztegenerationen zu vermitteln. Nun sind sie plötzlich „untragbar". Und keiner der „arischen" Klinikdirektoren droht aus Protest seinen Rücktritt an, keiner erhebt in öffentlicher Vorlesung seine Stimme für die diffamierten Kollegen. Gewiss, privat bedauert man sie außerordentlich, gibt ihnen gute Ratschläge und schreibt Empfehlungsbriefe an ausländische Kollegen. Aber das ist auch alles! Es ist, als wenn ein wahnsinniger Fanatiker einen gesunden Arm amputiert, und die berühmten Diagnostiker, Therapeuten und Chirurgen lassen es geschehen und sagen: „Man kann ja auch mit einem Arm leben."

So geschieht es auf allen Gebieten des geistigen Lebens. Indem die geistige Elite Deutschlands jenem Akt grausamster Selbstverstümmelung, den je ein Kulturvolk an sich selbst vorgenommen hat, unwidersprochen zusieht, verwirkt sie die Möglichkeit, dem kommenden, noch größeren Unheil Einhalt zu gebieten. Äußerlich mag man sich darüber hinwegtäuschen. Natürlich fallen die Mauern der Charité nicht gleich zusammen, weil jüdische Ärzte sie künftig nicht mehr betreten dürfen. Sauerbruch operiert weiterhin in der Chirurgischen, in der Medizinischen vollendet Gustav von Bergmann sein großes Lehrgebäude der „Funktionellen Pathologie", in der Frauenklinik treibt Professor Carl Kaufmann die Hormonforschung weiter voran. Für die Berliner und für zahllose Patienten aus dem In- und Ausland bleibt die Charité „das" Krankenhaus, für Studierende und Praktikanten „die" große klinische Schule. Aber als Gralsburg der Medizin hat sie zu existieren aufgehört. Die Sünde wider den Geist rächt sich mit alttestamentarischer Konsequenz. Die großen Fortschritte der nächsten Jahrzehnte nehmen – ausgenommen die Entdeckung der Sulfonamide durch Domagk – nicht mehr von Deutschland ihren Ausgang, nicht mehr von der Krankenhausstadt an der Spree.

In den Geschichten, die zu berichten bleiben, kündigt sich das Ende mit Schrecken an.

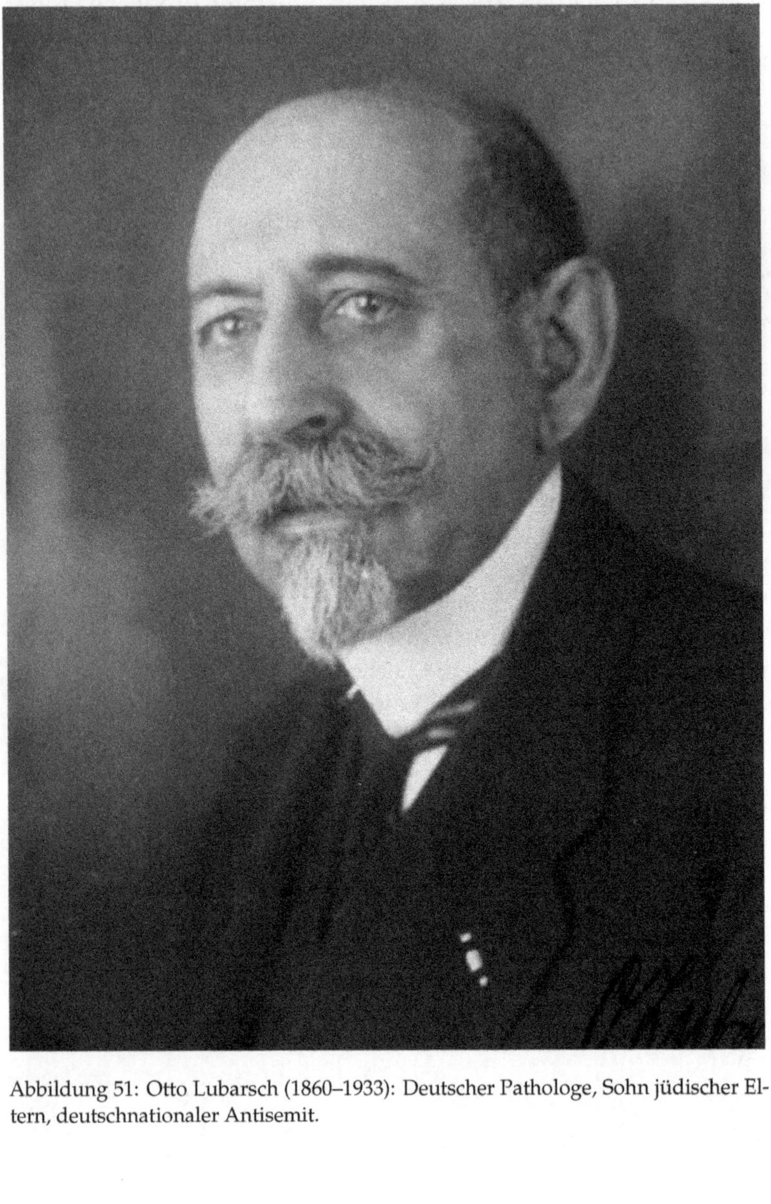

Abbildung 51: Otto Lubarsch (1860–1933): Deutscher Pathologe, Sohn jüdischer Eltern, deutschnationaler Antisemit.

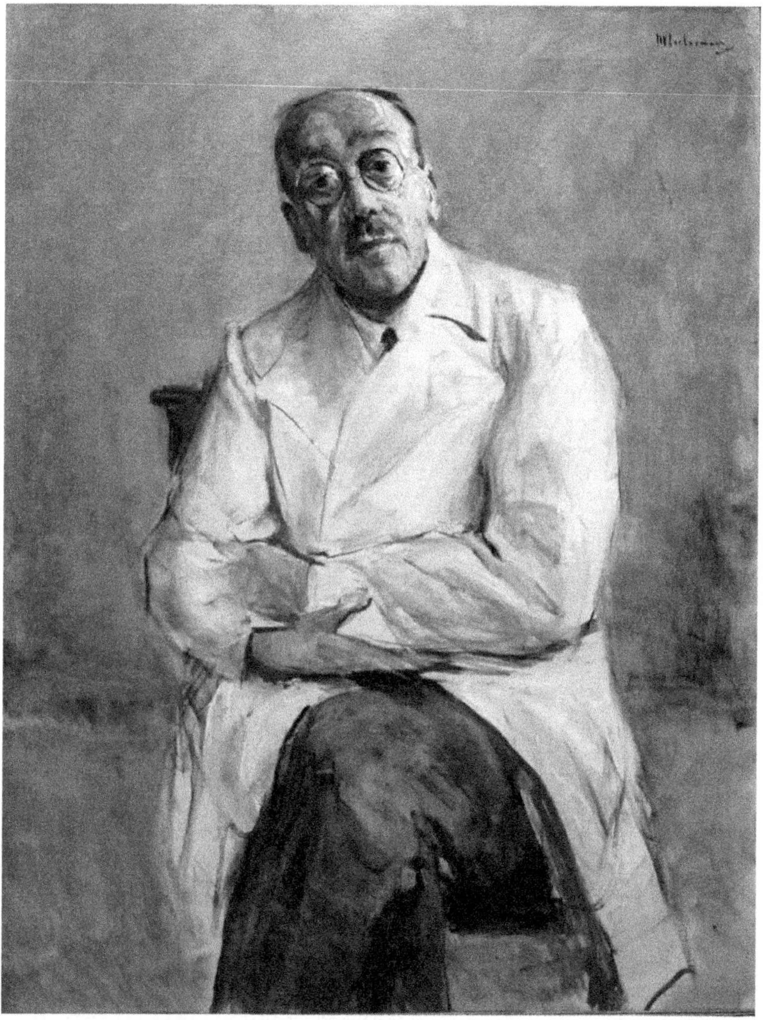

Abbildung 52: Max Liebermann (1847–1935): Der Chirurg Ferdinand Sauerbruch. 1932.

Sauerbruch, Oberpfleger Schmidt und die Weltgeschichte

> *„...Ich habe in meinem Leben viele Patienten gepflegt, aber niemals vorher und nachher war einer unter ihnen so geduldig und bescheiden wie der Generalfeldmarschall und Reichspräsident Paul von Hindenburg. Seine Krankheit verursachte ihm viele Schmerzen, aber in rührender Sorge bemühte er sich, seine Umgebung nicht in ihren Gewohnheiten zu stören. Als ich zum ersten Mal sein Schlafzimmer betrat, konnte ich fast nicht glauben, daß hier der Reichspräsident seine Nächte verbrachte. Kahle Wände, ein einfaches Metallbettgestell, ein einziger Steckkontakt. Für die Pflege und Behandlung eines Kranken also völlig ungeeignet. Ich mußte die größte Diplomatie aufwenden, um den alten Herrn für eine Neuerung zu gewinnen. Nur brummend und kopfschüttelnd über den ‚überflüssigen Luxus' willigte er ein. Ich erhielt mein Zimmer unmittelbar neben dem Schlafraum des Präsidenten..."*

(Josef Schmidt, Oberpfleger in der Chirurgischen Klinik der Charité, über die letzte Krankheit und den Tod des Reichspräsidenten von Hindenburg)

Mitte April 1934 wird Geheimrat Ferdinand Sauerbruch, seit 1927 Chef der Chirurgischen Klinik der Charité, in das Reichspräsidentenpalais in der Wilhelmstraße gerufen. Bevor Sauerbruch den Generalfeldmarschall untersucht, gibt ihm der Hausarzt Hindenburgs, der Facharzt für physikalische Heilmethoden Dr. Hugo Adam , einen knappen Bericht über die Krankengeschichte. Im heißen Sommer des Jahres 1933, so berichtet Dr. Adam , hätten sich bei Hindenburg zum ersten Mal ernsthaftere Alterserscheinungen gezeigt. Die Beine des Reichspräsidenten seien angeschwollen, ein Zeichen dafür, dass die Kraft des Herzens nachlasse. Im Gegensatz zur allgemeinen Meinung, der alte Herr leide an hochgradiger Arterienverkalkung, müsse er sagen, dass die Arteriosklerose bei ihm erstaunlich gering entwickelt sei, wahrscheinlich ein Erfolg seines gesunden und geregelten Lebenswandels. Außer gelegentlichen rheumatischen Beschwerden, einer alten Knieverletzung, die von einem Reitunfall herrühre, und einer Kieferhöhlenvereiterung habe Hindenburg nie in seinem Leben gesundheitlich zu klagen gehabt. Seine extrem langsame Sprechweise und die einfache Art, sich auszudrücken, die

der Öffentlichkeit in letzter Zeit bei Radioansprachen des Präsidenten aufgefallen ist, hätten nichts mit Alterserscheinungen zu tun. Sie entsprächen vielmehr seinem bedächtigen, fast phlegmatischen Temperament und der schlichten, hochgeistigen Gedankenflügen abgeneigten Denkweise des alten Soldaten. Wer ihn für verblödet halte, sollte nur einmal hören, mit welchem Witz der Reichspräsident Persönlichkeiten und Vorkommnisse zu kommentieren pflege. In den letzten Wochen jedoch, erklärte Dr. Adam, funktioniere die Blase nicht mehr richtig. Schmerzen und Schwierigkeiten bei den natürlichen täglichen Bedürfnissen quälten den Präsidenten. Hindenburg selber meine, er habe sich erkältet. Für den Arzt jedoch können kaum Zweifel darüber bestehen, dass es sich um eine Vergrößerung der Prostata , der Vorsteherdrüse, handle.
Sauerbruch nickt zustimmend.
Die Vergrößerung der Prostata, die wie ein Ring den oberen Teil der Harnröhre umschließt, gehört zu den typischen Altersleiden. Sie ist wohl eine der Methoden, mit denen die Natur auch dem Leben des Gesündesten ein Ende zu bereiten pflegt.
Die vergrößerte Drüse behindert die Entleerung der Blase. Stauungen sind die Folge, Giftstoffe und Bakterien bleiben in der ungenügend entleerten Blase zurück. Entzündungen und – wenn die Harnröhre völlig blockiert wird – schließlich eine Vergiftung des ganzen Körpers sind unvermeidlich. Sauerbruchs Untersuchung bestätigt die Annahme Dr. Adams .
Vielleicht, hofft Dr. Adam, kann Sauerbruch operativ eingreifen. Das ist theoretisch möglich. Man könnte die vergrößerte Drüse entfernen. Aber die Sterblichkeit bei dieser Operation ist hoch – besonders bei sehr alten Männern. Und welcher Chirurg, selbst ein Sauerbruch, wollte einen tödlichen Ausgang bei einem Patienten riskieren, der Hindenburg heißt.
Also bleibt nur, die Blase künstlich mit einem Katheter zu entleeren. Aber das muss mindestens zweimal täglich geschehen und ist eine peinliche Prozedur. Sie erfordert nicht nur eine erfahrene, behutsame Hand, sondern kann nur von jemandem ausgeführt werden, der das restlose Vertrauen des Patienten besitzt, vor dem er jede Scham und Scheu fallen lässt. Denn sonst wird der lebensnotwendige Eingriff zu einer ständigen seelischen und körperlichen Pein.
Sauerbruch weiß sofort, wer das machen kann. „Ich werde Ihnen den Josef schicken, Exzellenz", sagt er zu Hindenburg.
„Ist das denn nötig?" Der Reichspräsident kann es noch nicht fassen, dass er nun ständig einen Pfleger um sich haben soll. Doch

Sauerbruch erklärt ihm, dass dieser Josef Schmidt „der" geborene Krankenpfleger sei. Er ist der Sohn eines Münchener Metzgermeisters und hätte eigentlich das väterliche Geschäft übernehmen sollen. Doch alle Versuche Josefs, das blutige Metzgerhandwerk zu erlernen, waren kläglich gescheitert. Da hatte der Vater schließlich nachgegeben und erlaubt, dass Josef sich als Krankenpfleger ausbilden ließ. Im Krieg 1914/18 hatte er dann gelernt, dass auch der Pflegerberuf ein blutiges Geschäft sein kann, doch merkwürdigerweise hatte er sich daran gewöhnt, und es wurde sogar sein Traum, Operationspfleger zu werden. In der chirurgischen Universitätsklinik München ging der Traum in Erfüllung; Sauerbruch wurde sein Chef.

„Dass er es mit mir ausgehalten hat, zeigt schon, dass er eine Seele von Mensch ist", sagt Sauerbruch zu Hindenburg. „Ich habe ihn von München mit nach Berlin genommen, weil ich ohne ihn nicht mehr auskommen kann."

„Und da wollen Sie ihn jetzt mir altem Mann geben?", fragt Hindenburg. „Er wird Sie schnell wieder gesund pflegen", sagt Sauerbruch wider besseres Wissen. Er weiß auch noch gar nicht, wie er in der Charité ohne Josef Schmidt klarkommen soll. Denn dieser Josef ist nicht nur ein glänzender Helfer am Operationstisch und am Krankenbett, sondern kann auch chirurgisch denken. Er tüftelt ständig daran herum, wie man die Patienten auf dem Operationstisch am günstigsten lagert und dem Chirurgen das Operationsfeld besser zugänglich macht. Er hat es darin zu einer solchen Meisterschaft gebracht, dass Sauerbruch ausländische Kollegen, die etwas über Lagerungstechnik wissen wollen, meist gleich an ihn verweist. Oberpfleger Schmidt ist Mitte dreißig, ein kräftiger, mittelgroßer Bayer, dunkelhaarig; ein Lippenbart und eine dunkle Hornbrille lassen ihn über seine Jahre gesetzt und würdig erscheinen.

„Geh nach Hause und zieh dich ein bisschen anständig an", sagt Sauerbruch am Tag darauf zu Josef Schmidt. „Du musst mit mir fahren."

„Wohin, Chef?", fragt Schmidt.

„Das wirst du schon sehen. Nun mach ein bisschen fix!" Zu seiner Wohnung hat Josef Schmidt es nicht weit, denn er wohnt mit seiner Familie in der Charité. Erst als Sauerbruch mit ihm vor dem Portal des Reichspräsidentenpalais vorfährt, schenkt er Josef reinen Wein ein. Und Josef Schmidt weiß, was von ihm erwartet wird. Er wird den Reichspräsidenten und sagenumwobenen Generalfeldmarschall von Hindenburg zweimal täglich katheterisieren. Er wird es so behutsam tun müssen, dass sich nicht die geringste Entzündung entwickelt. Denn das Leben dieses Mannes ist wichtig für ganz Deutschland. Solange er lebt, wird Hitler vor den radikalsten Maßnahmen zurückschrecken; solange besteht noch die Möglichkeit, das verhängnisvolle Regime abzuschütteln. Das glaubt Ferdinand Sauerbruch, und davon ist auch sein Oberpfleger überzeugt. Josef Schmidts Bericht über Krankheit und Tod des letzten Reichspräsidenten wird der umstrittenen Persönlichkeit vielleicht besser gerecht als manche historische Studie.

Josef Schmidt schreibt:
Ich habe in meinem Leben viele Patienten gepflegt, aber nie war einer so geduldig und bescheiden wie der Generalfeldmarschall von Hindenburg. Seine Krankheit verursachte ihm viele Schmerzen, aber in rührender Sorge bemühte er sich, seine Umgebung nicht in ihren Gewohnheiten zu stören. Als ich zum ersten Mal sein Schlafzimmer betrat, konnte ich fast nicht glauben, dass hier der Reichspräsident seine Nächte verbrachte. Kahle Wände, eine einfache Metallbettstelle, ein einziger Steckkontakt. Für die Pflege und Behandlung eines Kranken also völlig ungeeignet. Ich musste größte Diplomatie aufwenden, um den alten Herrn für einige Neuerungen zu gewinnen. Nur brummend und kopfschüttelnd über den „überflüssigen Luxus" willigte er ein. Ich erhielt mein Zimmer unmittelbar neben dem Schlafraum des Präsidenten. Außer dem Diener Karl Putz und Hindenburgs Tochter, Frau von Brockhusen, war niemand da, der sich um sein leibliches Wohl kümmerte.
Täglich erschien der Hausarzt Dr. Adam . Er hatte Hindenburg gegen die Ödeme an den Beinen Gummistrümpfe verschrieben. Aber der Reichspräsident hasste die „verfluchten Dinger". Jeden Morgen, wenn er sich anzog, gab es ein kleines Theater. Den einen Strumpf hatte er nach seinem Hausarzt „Adam" getauft, den anderen „Hugo", so hieß Dr. Adam mit Vornamen. Manchmal traute Dr. Adam dem Präsidenten nicht und glaubte nicht, dass er die unangenehmen Strümpfe angezogen habe. Dann zog Hindenburg seine Hosenbeine hoch und sagte mit seiner tiefen Stimme: „Was wollen Sie denn? Ich hab sie ja schon an die Beene! Da der Hugo und da der Adam."
Die Tage im Palais Wilhelmstraße 73 liefen mit der Regelmäßigkeit eines Uhrwerks ab. Hindenburg war es ja seit seiner Jugend in der Kadettenanstalt so gewöhnt, und vom Staatssekretär bis zum letzten Bediensteten richtete sich alles strikt danach. Nur einer nicht – das war mein Chef. Nie erschien Sauerbruch pünktlich zur Visite; oft kam er erst nach Stunden angekeucht und war dann äußerst erstaunt, dass Hindenburg nun ihn

warten lassen musste. Sauerbruch war wohl der einzige, dem Hindenburg das durchgehen ließ. Als der Chef tatsächlich einmal ein schlechtes Gewissen zeigte, schüttelte der Feldmarschall den Kopf und brummte: „Wenn man so beschäftigt ist wie Sie, kann man Verabredungen nicht so präzise einhalten. Und überhaupt... Sie machen sich viel zu viel Mühe mit mir altem Mann!"

Doch allmählich merkte ich, dass Sauerbruchs Unpünktlichkeit den Reichspräsidenten nervös machte. Ich nahm mir ein Herz und sagte dem Chef: „Der Reichspräsident kann nicht mehr ruhig schlafen, weil er meint, Sie müssten doch jeden Augenblick kommen." Sauerbruch sah mich hinter seinen dicken Brillengläsern beleidigt an und knurrte: „Na schön, dann bin ich eben pünktlich!" Und er gab sich wirklich Mühe.

Ich wusste, weshalb der Chef damals so besonders überbeschäftigt war: Er arbeitete an der Verbesserung seiner berühmten Umkipp-Plastik, einer unerhört schwierigen Operation, die er nach dem Ersten Weltkrieg in München zum ersten Mal ausgeführt hatte. Damit wollte er das Los jener Menschen erleichtern, die an einer bösartigen Geschwulst des Oberschenkelknochens leiden. Bis dahin musste diesen Patienten das Bein total, das heißt im Hüftgelenk, amputiert werden. Sauerbruch wollte durch einen kühnen Kunstgriff aus dem gesunden Unterschenkel einen neuen Oberschenkel machen, sodass der Patient eine Prothese tragen konnte. Wie besessen arbeitete er an dieser Methode, bis tief in die Nacht hinein saß er über Experimenten und Tierversuchen.

Beinahe hätte auch ich es einmal durch Unpünktlichkeit mit dem Präsidenten verdorben. Sauerbruch kam am Nachmittag zur Visite, es war ein Sonnabend. Anschließend saßen wir bei einem Glas Wein zusammen, und unvermittelt sagte Hindenburg zum Chef: „Herr Professor, morgen haben Sie leider bei mir Sonntagsdienst. Denn morgen Nachmittag soll unser guter Josef mal ein bisschen ausgehen."

Wir machten beide wohl kein sehr intelligentes Gesicht.

Hindenburg lachte und sagte: „Der Josef hat mir nämlich gestanden, dass er noch nie ein Autorennen gesehen hat. Und morgen ist doch nun das große Rennen auf der Avus. Da soll er mal hingehen."

Ich wehrte etwas beschämt ab. Aber der Chef war begeistert von dem Vorschlag. „Ja, geh da man hin", sagte er. „Wir beiden möchten uns schließlich auch mal alleine unterhalten."

Am Sonntagmittag fuhr ich also im großen Mercedes des Reichspräsidenten in der Charité vor. Hindenburg hatte bestimmt, dass meine Frau und die beiden Buben auch mitfahren sollten. Das gab natürlich einiges Hallo bei den Kollegenfamilien, die in der Charité wohnten. Noch größer war das Aufsehen, als wir in unserem besten Sonntagsstaat auf der Tribüne der

Avus-Nordkurve erschienen und uns auf die für den Reichspräsidenten reservierten Plätze setzten. Es regnete in Strömen, auf der Rennstrecke standen Pfützen, und die Wagen zogen riesige Heckwellen hinter sich her. Meine beiden Jungen drückten natürlich die Daumen für ihren Liebling Hans Stuck und waren enttäuscht, als der Franzose Chiron gewann.
Ich war so mitgerissen, dass ich nicht auf die Uhr sah, und plötzlich war es zehn Minuten vor halb sechs Uhr. Um halb sollte ich wieder im Präsidentenpalais sein. Ich stürzte durch die Menge hinaus zum Auto, meine Frau mit den Jungen hinterher. „Wir müssen in acht Minuten zu Hause sein", sagte ich zu Hindenburgs Fahrer Demann.
„Wenn's weiter nichts is", meinte der seelenruhig, griff unter seinen Sitz, holte die Standarte des Reichspräsidenten hervor, steckte sie am Kühler auf, und dann ging es mit hundert Sachen los. Von der Avus über den Kaiserdamm und die Charlottenburger Chaussee meldeten die Verkehrsschupos den Wagen weiter. An allen Kreuzungen hatten wir freie Fahrt. Meine Buben fanden das natürlich großartig, besonders, dass auch Soldaten und Offiziere Front machten und vor der Standarte salutierten. Wenn die gewusst hätten... Punkt halb sechs trat ich in das Zimmer Hindenburgs. Er hatte seine Taschenuhr in der Hand. „Das nenne ich Pünktlichkeit", sagte er mit anzüglichem Seitenblick auf Sauerbruch. „So was gefällt mir." Von nun an ließ er an allen Sonntagen meine Familie mit dem Wagen abholen und ins Grüne fahren. Dem Fahrer gab er Geld, damit er Kaffee und Kuchen für alle bezahlen konnte.
Eines Tages wurde ich zum Staatssekretär Meißner gerufen, dem die Präsidialkanzlei unterstand. „Ich muss Sie heute dem Führer vorstellen", sagte er. „Der Führer wünscht das ausdrücklich, er duldet niemand in der Umgebung des Präsidenten, den er nicht kennt."
Meißner ließ mich dann ins Vorzimmer Hindenburgs rufen. Hitler und Hindenburg hatten drinnen eine lange Konferenz. Es war im zweiten Jahr nach der Machtergreifung, und die politische Atmosphäre war schwül. Radikale Kreise der SA sprachen von einer zweiten Revolution, und Hindenburg beschwor Hitler, wie man später erfuhr, endlich für Ruhe und Ordnung bei der SA zu sorgen...
Endlich öffnete sich die Tür. Hindenburgs hohe Gestalt erschien, daneben wirkte Hitler unansehnlich. Hindenburg schmunzelte: „Hier stelle ich Ihnen meinen Alchimisten vor", sagte er zu Hitler. „Das ist also der Josef." Staatssekretär Meißner hatte sich in straffer Haltung neben mir aufgebaut. Fast wie ein Feldwebel, der einen Mann zum Rapport meldet, schnurrte er meine Personalien herunter.
Hitler musterte mich mit Führerblick. Wie alt? kam schroff seine erste Frage. Soldat gewesen? Verheiratet? Kinder? Jungen? Anscheinend war er

mit meinen Antworten zufrieden. Eine Spur freundlicher meinte er: „So, aus München kommen Sie also. Da haben Sie womöglich meine braven Männer gepflegt, die 1923 an der Feldherrnhalle verwundet wurden." Damit hatte er Recht. Die Verwundeten seines verunglückten Putsches vom 9. November 1923 hatten in der Sauerbruchschen Chirurgischen Universitätsklinik in der Nußbaumstraße gelegen. „Bei Herrn von Papel war ich in seiner Sterbestunde", erklärte ich. – „Sehen Sie, dann sind sie ja schon ein berühmter Mann", meinte er gönnerhaft.

Mein Blick fiel auf Hindenburg. Er stand nahe am Fenster, und sein weißes Haar leuchtete in den Sonnenstrahlen auf. Sein Gesicht war wie aus Stein gemeißelt und doch gütig. Wie fremd und fehl am Platze wirkten daneben die unruhigen, fanatischen Züge Hitlers. „Also, jetzt strengen Sie sich an, dass Sie den Herrn Feldmarschall rasch gesund pflegen", sagte Hitler. „Wir brauchen ihn nämlich noch lange." Dabei sah er mich bedeutungsvoll an. Dann wandte er sich zu Hindenburg. Eine Verbeugung, bei der er beinahe im rechten Winkel zusammenklappte, ein überschwängliches Händeschütteln, das auf mich peinlich wirkte. Dann ging er mit steifen Schritten aus dem feierlichen, dunkel getäfelten Empfangsraum. Die Tür schloss sich.

„Nun?" Hindenburg trat auf mich zu. „So schlimm war's ja gar nicht." – Und plötzlich schoss es mir heraus: „Der Herr Hitler stinkt ja zehn Meilen gegen den Wind nach Parfüm." Hindenburg sah mich groß an. Würde jetzt ein Donnerwetter losbrechen? Aber er legte nur einen Finger vor den Mund, verbiss sich ein Lächeln und schüttelte schweigend den Kopf. Es war, als wollte er sagen: „Ich weiß ja, Josef. Aber darüber spricht man doch nicht."

Am nächsten Tag berichtete ich Sauerbruch von meinem Eindruck. Soso, meinte er und sah mich nachdenklich an. „Du kannst schon Recht haben. Wir werden ja sehen. Dir aber würde ich raten, hübsch den Schnabel zu halten." Wie oft sollte er mich später noch an dieses Gespräch erinnern. Er sagte dann: „Gespürt haben wir's beide damals. Aber, Sepp, was hätten wir denn machen sollen!?" Und so ähnlich, glaube ich, hat auch der Reichspräsident damals gedacht.

Oft beobachtete ich Hindenburg, wenn er an schönen Tagen auf der Terrasse saß und grübelte. Wenn wir morgens unseren Spaziergang im Park machten, blieb er oft vor den schönen alten Farnkräutern stehen. Den schönsten Sträuchern hatte er Namen gegeben, die Namen seiner alten Freunde. Und dann sagte er zu so einer Pflanze: „Was ist denn mit dir los heute? Du lässt ja den Kopf so hängen. Musst du nicht machen. Ich darf das doch auch nicht!" Manchmal führte er Selbstgespräche. Dabei konnte er richtig laut und böse werden. Und abends, bevor er einschlief, hörte ich

*ihn sorgenvoll seufzen. An einem besonders schönen Morgen sagte er, er fühle sich so wohl und frisch wie seit langem nicht mehr. Ich musste ihm von der Arbeit in der Charité erzählen. Doch plötzlich wurde er einsilbig, und sein Gesicht verdüsterte sich. „Um elf kommt er", murmelte er vor sich hin. Ihm war plötzlich eingefallen, dass Hitler zum Vortrag angemeldet war. „Die Dinge gehen einen gefährlichen Gang", sagte er oft.
„Wenn ich Reichspräsident wäre...", rutschte mir heraus.
„Na?", fragte er ruhig.
„Dann hätte ich vielleicht manches anders gemacht, Herr Feldmarschall..."
„Ja, das glaube ich schon, Josef." Er nickte schwer. „Aber das verstehen Sie nicht so. Ich habe doch auf die Verfassung geschworen und muss mich dem Willen des Volkes unterordnen. Ich musste ihn heranlassen an die Regierung, das ging doch nicht anders."
Allmählich kamen Professor Sauerbruch und Dr. Adam zur Überzeugung, dass der Betrieb in der Wilhelmstraße für Hindenburg zu aufregend sei. Schonend wurde ihm beigebracht, er solle auf sein Gut Neudeck in Westpreußen übersiedeln. Doch da kamen wir bei dem alten Herrn schlecht an.
„Ihr wollt einen alten Soldaten überreden, dass er seinen Posten verlässt?"
Ich kannte seine Gedanken. Er fürchtete, es würde drunter und drüber gehen, sobald er Berlin den Rücken kehrte. In dieser Situation zeigte Sauerbruch, welche Macht er über seine Patienten hatte, ganz gleich, ob es sich um einfache Menschen oder Berühmtheiten handelte, um Kinder, reife Persönlichkeiten oder Greise. Schließlich drohte Hindenburg ihm mit dem Finger und grollte: „Na, dann gut. Aber auf keinen Fall, bevor der Jasmin blüht."
Am 4. Juni 1934 war es soweit. Am Abend fuhren wir zum Bahnhof Grunewald, dort stand der Salonwagen. Hindenburg hatte darauf bestanden, dass der Waggon an den fahrplanmäßigen Zug nach Marienburg angehängt wurde. Er zog sich gleich in sein Schlafabteil zurück. Nach einer Weile musste ich noch einmal zu ihm hinein. Er war noch vollständig angezogen und stand in tiefen Gedanken am Fenster. Es war, als kämpfe er mit einem Entschluss. Wollte er in letzter Minute die Reise absagen? Endlich seufzte er tief und band sich die Krawatte ab. Wir fuhren also. Hindenburg trat die Reise an, von der er nie wieder zurückkehren sollte.
„Jetzt zeige ich Ihnen meine Felder", sagte Hindenburg am ersten Morgen nach unserer Ankunft zu mir. Langsam gingen wir durch den alten Park. Der Jasmin blühte üppig. Er sog den süßen Duft tief ein und sagte: „Ach, das tut wohl. Ihr guter Chef hat wirklich recht gehabt. Hier finde ich bestimmt meine Kraft wieder."
„Der Chef weiß eben, was einem hilft."
„Sie sind wohl recht gerne bei ihm?" Ich nickte. „Das verstehe ich", sagte*

er, beinahe verlegen. „Aber so schnell können Sie nun nicht wieder zurück zu ihm. Ich habe mich so an Sie gewöhnt. Ich möchte Sie bitten, dass Sie bei mir bleiben, solange ich noch im Amt bin."
„Selbstverständlich", sagte ich. Er glaubte also, dass er wieder gesund werden würde. Und darüber war ich glücklich. Wenn auch der Ausgang seiner Krankheit nicht zweifelhaft war, hatten wir doch die Pflicht, seinen Lebensmut immer wieder anzufachen.
„Das wird bestimmt schön, wenn wir erst wieder in der Wilhelmstraße sind", sagte ich also. „Aber wenn wir im Herbst zurückfahren, ist das früh genug."
„Wenn ich nur Ihrem guten Chef nicht so viel Zeit stehlen würde", seufzte Hindenburg.
Alle acht Tage kam Geheimrat Sauerbruch nach Neudeck. Hindenburg erwartete ihn immer sehnsüchtig. Denn mit seinem überschäumenden Temperament sorgte Sauerbruch für Leben und Abwechslung. Solange er dablieb, war er unbestritten der Gutsherr von Neudeck, und Hindenburg machte das Spaß. Eines Tages hatte Sauerbruch einen Rundgang durch die Stallungen beendet. Mit feierlichem Ernst trat er auf Hindenburg zu und sagte: „Nächstes Mal müssen wir eine Operation durchführen, Herr Feldmarschall."
Hindenburg erschrak: „Wenn's nicht anders geht, dann muss es eben sein. Wer ist denn das arme Opfer? Doch nicht etwa ich?" Sauerbruch deutete auf den Schweinestall: „Nein, nur eine arme Sau. Die hat einen Grützbeutel im Genick. Der muss weg, ist ja nicht anzusehen." Die Woche darauf brachte er tatsächlich einen ganzen Koffer voller Instrumente mit. Mit ein paar freiwilligen Helfern verschwand er im Schweinestall.
Hindenburg stöhnte vor Lachen: „Und von so was soll man sich womöglich operieren lassen!" Gespannt warteten wir. Wir hörten ein kurzes Gequieke, dann Stille. Hindenburg musste immer wieder lachen. Endlich erschien Sauerbruch in der Stalltür. Etwas betreten sah er aus. Das arme Schwein hatte den Eingriff des Meisters nicht überstanden. Ob es vor Angst gestorben war oder an den Folgen der Narkose? „Nun, das Vieh hat sich über Sie totgelacht", meinte Hindenburg. Es war einer der letzten glücklichen Augenblicke in seinem Leben. Dann kam der Umschwung, wie ein Blitz aus heiterem Himmel. Ich traute meinen Ohren nicht, als ich eines Tages im Park militärische Kommandos hörte. Ich stürzte zum Fenster. Überall auf den Wegen feldgraue Uniformen. Gut Neudeck war abgeriegelt. Als ich zum Reichspräsidenten kam, war er aschgrau im Gesicht und erregt. Aber er tat, als sei nichts geschehen. Vorsichtig fragte ich, was die Absperrung zu bedeuten habe. Er machte eine wegwerfende Handbewegung und sagte widerwillig, dass in der Partei eine Revolte ausgebrochen sei. Der

Stabschef der SA, Röhm, habe die Macht ergreifen wollen. Zum Schluss meinte er: „Wenn sie bloß allesamt der Kuckuck holen würde."
Die wildesten Gerüchte schwirrten durch das Haus. Plötzlich hieß es, der Reichspräsident solle in der Schorfheide nördlich Berlins interniert werden. Am Nachmittag erfuhren wir, dass Stabschef Röhm erschossen worden sei. Als Staatssekretär Meißner das meldete, sagte Hindenburg: „Seit Monaten habe ich den Kanzler beschworen, dass er diesen unmoralischen, gefährlichen Röhm absetzt und einsperrt. Aber er hat nicht auf mich gehört. Nun hat es wieder viel Blut gekostet." Erst am folgenden Tag traf die Nachricht ein, dass auch der frühere Reichskanzler General Schleicher und seine Frau in Berlin ermordet worden waren. Hindenburg weinte wie ein Kind.
Ich fürchtete, dass die Aufregung ihm den Tod bringen könnte. Eine furchtbare Unruhe ergriff mich; in der Nacht hörte ich durch die offene Tür meines Zimmers, wie er stöhnte und sich auf seinem Feldbett herumwälzte. Ich mochte kurz eingenickt sein, jedenfalls fuhr ich plötzlich im Bett hoch. Kein Laut aus dem Nebenzimmer. Ich lauschte. Nichts, kein Atemzug. Schweißgebadet sprang ich aus dem Bett und pirschte mich auf allen vieren ganz leise an Hindenburgs Lager. Ich hörte nichts. Tief beugte ich mich über ihn. Jetzt spürte ich seinen leisen Atemzug an meiner Wange. Erlöst schlich ich wieder zurück in mein Zimmer. Das wiederholte sich wohl vier-, fünfmal.
Vielleicht hat Hindenburg doch etwas von meinen nächtlichen Exkursionen gemerkt. Denn als ich ihn am nächsten Morgen um 7.30 Uhr weckte, sah er mich merkwürdig an. Mir war, als hielte er meine Hand länger als gewöhnlich fest. Ich musste mich zusammenreißen, um nicht loszuheulen. Endlich, am 3. Juli, kam Hitler nach Neudeck, um Rechenschaft über die Vorgänge vom 30. Juni abzulegen. Er sah fürchterlich aus. Wirr hing ihm das Haar ins Gesicht, dessen Ausdruck völlig verstört war. Er hatte tiefe schwarze Ringe um die Augen. Damals musste ich mich schon ständig in der Nähe des Kranken aufhalten. Also wartete ich im Nebenzimmer. Was hinter der verschlossenen Tür gesprochen wurde, konnte ich nicht verstehen. Aber die Unterredung verlief sehr heftig. Wenn Hitler nachher behauptete, Hindenburg habe ihn mit den Worten getröstet: „Wer Geschichte macht, darf auch vor Blutvergießen nicht zurückschrecken", dann ist das eine Lüge. Bis dahin hatte Hindenburg in seinem Urteil über Hitler noch geschwankt. Nun aber war der Bruch endgültig geworden. Und Hitler muss das gespürt haben. Er sorgte dafür, dass Hindenburg in Neudeck völlig isoliert wurde. Er allein bestimmte, wer den Reichspräsidenten besuchen und was der alte Herr über die politischen Vorgänge erfahren durfte. Und im Übrigen tat er alles, um die bemessene Lebenszeit des alten Herrn durch ständige Aufregungen noch mehr abzukürzen.

Äußerlich fand Hindenburg allmählich seine Gelassenheit wieder. Das zeigte mir ein kleiner lustiger Vorfall. Zur Sicherheit des Präsidenten war auch ein Kriminalkommissar in Neudeck stationiert, der sich durch ein gewaltiges Schlafbedürfnis auszeichnete. Bei Spaziergängen traf man ihn an irgendeinem lauschigen Plätzchen im Park in süßem Schlummer an. „Das verstehen wir nur nicht", pflegte Hindenburg dann zu sagen. „Vielleicht macht ihn das zum Kriminalkommissar besonders geeignet."
Eines Morgens nach der Röhm-Affäre stand Hindenburg an seinem Schlafzimmerfenster. Er winkte mich heran. Unter dem großen Kastanienbaum schlief das Auge des Gesetzes den Schlaf des Gerechten. Die Zeitung war seiner Hand entfallen und lag im Gras.
„Na, Gott sei Dank, nun ist ja die Ordnung wieder eingekehrt", sagte Hindenburg. „Alles ist beim alten, der Herr Kommissar schläft, und wir passen auf, dass ihm keiner was tut."
Bald hielt Hindenburg das „Faulenzen", wie er es nannte, nicht mehr aus. Empfänge wurden angesetzt, er arbeitete wieder länger am Schreibtisch, als ihm guttat. Seine Kräfte mussten also auf andere Weise geschont werden. Eines Morgens, als ich ihn wieder mit dem Glockenschlag halb acht weckte, wollte er aus dem Bett steigen. „Halt!" sagte ich energisch. „Gefrühstückt wird im Bett."
„Das habe ich in meinem ganzen Leben nicht gemacht", schimpfte er.
„Der Chef hat es angeordnet", erklärte ich unerschütterlich.
„Der Chef?", fragte er misstrauisch. „Na, gegen den Chef zu handeln traue ich mich auch nicht."
Dann ging es an die Morgentoilette. Das wichtigste dabei war der Schnurrbart. Zehn Bürstenstriche musste er haben, ich stand daneben und zählte mit. Waren es einmal nur neun, monierte ich: „Herr Feldmarschall, einer zu wenig."
„Wirklich?" fragte er. „Na, dann hilft's nichts, dann muss ich morgen einen mehr machen." Am nächsten Morgen gab es dann elf Striche mit der Bürste. „So, das war der von gestern", meinte er.
Nie vergesse ich einen Abend in der zweiten Julihälfte 1934. Am Tag vorher hatte sich Hindenburg sehr über den Besuch eines alten Freundes gefreut, der mit seiner Frau gekommen war. Abends hatte er eine kleine Feier herrichten lassen. Das bedeutete bei ihm, dass es nach dem normalen Essen noch eine süße Speise und eine Bowle oder kalte Ente gab. Er war über seine gewohnte Zeit aufgeblieben, und nun fühlte er sich schlecht. Sauerbruch war gerade bei ihm und untersuchte ihn. Unser Oberarzt Dr. Krauß und ich saßen auf der Terrasse und warteten auf den Chef.
Endlich kam er und setzte sich zu uns. Er sagte kein Wort, und wir beide wagten nicht, ihn zu fragen. Doch aus seinen Augen sprach eine Nieder-

geschlagenheit, wie ich sie bei diesem energiegeladenen, vor Tatendrang berstenden Mann nur selten gesehen habe. Über der hohen, schwarzen Waldsilhouette ging der Mond auf. Sauerbruch seufzte tief; es war mehr ein schmerzvolles Stöhnen. Dann stand er auf, und mit einer hilflosen Geste reichte er Dr. Krauß die rechte und mir die linke Hand. Von diesem Abend an kam er, sooft es seine Zeit erlaubte. Oberarzt Dr. Krauß blieb ganz in Neudeck.

Da Spaziergänge für Hindenburg nicht mehr in Frage kamen, überredete Sauerbruch ihn zu Wagenfahrten. Bei der ersten Ausfahrt wollte er selbst kutschieren. Hindenburg machte ein skeptisches Gesicht und meinte: „Hoffentlich geht es mir nicht wie der Sau." Doch der Chef verstand sich nach ein paar Übungsfahrten ausgezeichnet aufs Kutschieren, er besaß ja selber zwei Reitpferde.

Hindenburg wollte nicht mehr allein sein. Besonders gern saß er am Abend mit uns auf der Terrasse und blickte in die untergehende Sonne. Eines Abends winkten wir Dr. Krauß ein Weidmannsheil zu; der Feldmarschall hatte ihm einen Rehbock zum Abschuss freigegeben. „Er ist ja ein sehr guter Doktor", sagte Hindenburg. „Aber dass wir bald Rehrücken mit Preiselbeeren bekommen, glaub ich nicht recht."

Gespannt warteten wir auf die Rückkehr des kühnen Jägers.

Und richtig, Dr. Krauß kam etwas kleinlaut zurück, ganz ohne Hurra und ohne Bock. Es war das letzte Mal, dass ich den Reichspräsidenten herzlich lachen hörte. – In den nächsten Tagen zog Dr. Krauß noch mal los. Hindenburg rief ihm nach: „Halt, Herr Doktor. Wir haben da vorm Haus die zwei erbeuteten Kanonen stehen. Nehmen Sie sicherheitshalber eine mit." Doch diesmal schoss Dr. Krauß seinen Bock – ohne Kanone.

Am 25. Juli kam aus Berlin die Meldung, dass in Wien Bundeskanzler Dollfuß von Nazis ermordet worden sei. Hindenburg war furchtbar erregt. Er fürchtete, dass die Mordtat nur der Auftakt zu einem nationalsozialistischen Aufstand in Österreich sei. Hitler schickte seinen Staatssekretär Lammers nach Neudeck, um den Reichspräsidenten zu beruhigen. Aber inzwischen hatte Mussolini zum Schutz der österreichischen Unabhängigkeit schon Truppen am Brenner aufmarschieren lassen.

„Wo soll das nur hinführen?", hörte ich Hindenburg seufzen.

„Bleiben Sie doch wenigstens hier", bat er, als Sauerbruch kam. „Wenn Sie da sind, geht es mir gleich besser."

Sauerbruch blieb zwei Tage; aber dann musste er zurück in die Charité. Es war ein Konflikt für ihn, denn er wusste, wie sehr Hindenburg ihn brauchte; aber auch die Patienten in der Charité brauchten ihn, besonders ein junges Mädchen, bei dem er zum ersten Mal seine verbesserte Methode der „Umkipp-Plastik" ausführen wollte.

Ein 20-jähriges, blühendes Mädchen – jüngstes Kind einer großen Familie, deren Vater früh gestorben war. Die Mutter hatte alle fünf Älteren die Mittelschule besuchen lassen. Das hieß, dass sie lange Zeit nicht zum Unterhalt der Familie beitragen konnten. Jahrelang hatte sie, eine tüchtige Näherin, als Reinemachfrau auf Neubauten gearbeitet, weil das mehr einbrachte. Inzwischen hatten die älteren Kinder gehobene Stellungen gefunden und verdienten gut. Sie hatten ihren ganzen Ehrgeiz dareingesetzt, nun der Jüngsten, die sie alle abgöttisch liebten, die höhere Schule und das Studium zu ermöglichen. Und dann brach das Unglück herein. Zuerst bemerkte Bärbel M. nur eine kleine Schwellung an der Außenseite des rechten Oberschenkels gleich unterhalb des Hüftgelenks. Sie achtete nicht weiter darauf, zumal sie kaum Schmerzen empfand.

Doch die Schwellung nahm zu. Bald wurde sie so offensichtlich, dass Bärbel sich genierte, baden zu gehen.

Erst da wurden die Geschwister aufmerksam. Bärbel wurde zum Arzt geschickt. Der alte Hausarzt hatte das Mädchen sofort an die Charité überwiesen. Röntgenaufnahmen, Gewebsproben wurden Sauerbruch vorgelegt. Die Diagnose war eindeutig: eine bösartige, von den Sehnen ausgehende Geschwulst, die bereits den Knochen erfasst hatte. Also Knochensarkom – jene furchtbar heimtückische Art von Krebs, die mit Vorliebe auch junge Menschen befällt. Er ist deshalb so bösartig, weil die Geschwulstzellen durch das Blut in den Körper verschleppt werden und sich gern in der Lunge als Tochtergeschwülste ansiedeln. Um das zu verhindern, gibt es nur eins: sofort den gesamten Oberschenkel mit der Geschwulst zu entfernen. Und zwar da, wo die Geschwulst noch nicht übergegriffen hat – im gesunden Hüftgelenk.

Bei Bärbel M. ergab die Röntgenaufnahme der Lunge noch keine Tochtergeschwulst. Es kam also auf jeden Tag an. Warten konnte die Auswanderung der Geschwulst in die Lunge bedeuten. Das Grauenhafte dieser totalen Entfernung des Oberschenkels ist, dass dabei – ebenso notwendig wie unsinnig – auch der völlig gesunde Unterschenkel geopfert wird, also das ganze Bein. Es bleibt kein Stumpf übrig, an den man eine Prothese ansetzen könnte. Zwar hat man sogenannte Hüftkörbe entwickelt, an die man ein künstliches Bein anschließen kann – aber ohne Muskeln des Oberschenkels bleibt die Prothese unbeweglich, ein unbrauchbares, zweckloses Anhängsel.

Sauerbruch erzählt, wie er vor Jahren – gleich nach dem Ersten Weltkrieg – in München eine andere Lösung gefunden hat. In einer blitzartigen Erleuchtung war ihm der Gedanke gekommen: Wie, wenn man den gesunden Unterschenkel, den man sonst in den Abfalleimer warf, als neuen Oberschenkel in das Hüftgelenk einpflanzte? Dann müsste man doch eine brauchbare Prothese anschließen können.

Es gab in der Geschichte der Chirurgie Beweise, dass so etwas möglich war. Schon vor hundert Jahren hatte in Würzburg ein gewisser Jakob von Heine einem Hund das ganze Hüftgelenk und den Gelenkkopf des Oberschenkels entfernt. Und sechs Monate später hatte er gefunden, dass sich nicht nur eine neue Gelenkpfanne gebildet hatte, sondern auch ein neuer Gelenkkopf aus dem abgeschnittenen Knochen. „Umkipp-Plastik" nennt Sauerbruch diese Operation.
Hingerissen hörten die Männer auf der Terrasse von Gut Neudeck den Worten Sauerbruchs zu.
„Und das wird auch bei dem jungen Mädchen geschehen, von dem Sie uns erzählt haben?" Langsam und schleppend kamen die Worte Hindenburgs.
„Ich möchte glauben, ja", sagte der Chef. Langes Schweigen.
Dann sagte Hindenburg :
„Fahren Sie nach Berlin, Herr Geheimrat... Dieses junge Mädchen ist wichtiger als ein alter Mann wie ich."
Der Chef telefonierte mit Berlin, dass man Bärbel M. für den nächsten Morgen zur Operation fertig machen solle.
Soweit der Bericht des Oberpflegers Josef Schmidt.

Die Strahlen der Morgensonne fallen schräg durch die hohen Glasfenster des Operationssaales der Charité, als Bärbel M. hereingefahren wird. Sie ist bereits in tiefer Narkose. Sie liegt auf der linken Seite. Sauerbruchs Operationshelfer haben eine Stunde lang ausprobiert, wie die Patientin für den Eingriff am vorteilhaftesten gelagert werden muss. Wenn der Chef kommt, muss alles sitzen.
Die Tür fliegt auf. Wie ein elektrischer Strom durchzuckt es die Menschen in dem blinkenden Operationssaal.
„Morgen!" Halb verschluckt Sauerbruch den Gruß.
Er tritt an die Waschschüssel, lässt sich langsam auf den Schemel nieder und beginnt die Hände zu bürsten. Das ist fast eine religiöse Handlung. Bei der mechanischen Verrichtung versenkt er sich geistig vollkommen in die Situation des Patienten, in das Problem der vor ihm liegenden Operation...
Er streift die Hände an dem sterilen Tuch ab, das eine Schwester ihm reicht. Er steht auf und schlüpft in den Operationskittel, lässt sich die Gummihandschuhe über die feingliederigen Künstlerhände streifen. Prüfend fährt sein Blick über die Gesichter der Mannschaft, die ihm heute zur Verfügung steht. Erster Assistent ist Dr. Rütz, weil Oberarzt Dr. Krauß in Neudeck auf Hindenburg aufpassen muss. An Operationsschwester Erika hat Sauerbruch sich gewöhnt und sie sich an ihn.

Er tritt an den Operationstisch. Am Kopfe steht eine Traube von Menschen. Der Narkotiseur, die Helfer mit dem Sauerstoffgerät, die Gruppe für Bluttransfusionen. „Alles in Ordnung?", fragt Sauerbruch. Zustimmendes Kopfnicken rundum. „Na, dann haltet aber mal die Ohren steif!" Die Patientin liegt auf der linken Seite. Ihr rechtes Bein ragt von der Hüfte ab aus den abdeckenden Tüchern hervor. Der Oberschenkel ist durch die Geschwulst unförmig aufgetrieben. Sauerbruch greift zum Skalpell.

Mit großen, tiefen Längsschnitten vom Becken bis zum Knie durchtrennt er Haut, Bindegewebe und zuletzt die Muskulatur des Oberschenkels. Haut, Fett und Sehnen werden mit Haken auseinandergezogen, bis der Knochen freiliegt. Es kommt darauf an, die gewaltigen, fingerdicken Blutgefäße zu schonen. Nur kleinere Äste der Arterien und Venen werden doppelt unterbunden und durchtrennt. Eine Handbreit über dem Kniegelenk wird der Oberschenkelknochen durchgesägt. Mit feinem Fingerspitzengefühl löst Sauerbruch den Knochen von unten her aus dem umgebenden Muskelbett. Nur im Bereich der Geschwulst schneidet er in die Muskulatur ein, nur hier kommt es zu einer größeren Blutung. Jetzt liegt das Hüftgelenk frei. Der runde Oberschenkelkopf wird aus der Gelenkpfanne gelöst und der Oberschenkelknochen herausgenommen. Das Gelenk sieht gesund aus, ist also offenbar von der Geschwulst noch nicht angegriffen. Anschließend wird das untere Stück des Oberschenkels aus dem Kniegelenk gelöst. Die Kniescheibe lässt Dr. Adam stehen, denn dort setzen die großen Streckmuskeln des Oberschenkels an. Sie sind für die Beweglichkeit entscheidend. Die riesige klaffende Wunde wird mit steriler, in Kochsalzlösung getränkter Gaze ausgepolstert, während Sauerbruch mit einem Schnitt vom Knie bis zum Fußgelenk das Schienbein freilegt. Die Haut wird zur Seite geklappt. Auch hier darf kein Blutgefäß unnötig verletzt, kein größerer Nerv durchschnitten werden. Nur wenn der gesunde Unterschenkel mit den umgebenden Muskeln und Blutgefäßen, die ihn ernähren, erhalten bleibt, kann er seine Rolle als neuer Oberschenkel erfüllen.

Der Fuß wird im Sprunggelenk abgelöst. Sonst ist das bereits eine große Operation, hier jedoch nur ein Arbeitsgang in einem gewaltigen Plan. Dieser Plan ist allein in Sauerbruchs Hirn entstanden und ist typisch für seinen kühnen Gedankenflug. Schon allein die Auslösung des Oberschenkels hat Generationen von Chirurgen erschreckt, weil sie eine ungeheure Beanspruchung für den Patienten darstellt. Rund ein Fünftel der Körpermasse und des Kreislaufs wird von diesem Eingriff betroffen. Auch bei schnellstem Arbeiten dauert die

Operation Stunden – Stunden, in denen das Leben des Patienten auf dem schmalen Grat zwischen Sein und Nichtsein balanciert. Nun kommt die wichtigste und schwierigste Phase. Der Unterschenkel muss im Knie um 180 Grad nach oben geklappt werden. Die Fläche des unteren Gelenks, die bisher mit dem Fuß das Sprunggelenk bildete, wird in die Pfanne des Hüftgelenks eingestemmt.
Es ist dieser Teil der Operation, der Sauerbruch am meisten Kopfzerbrechen bereitet hat, dem er endlose durchwachte Nächte, Hunderte von Experimenten und viele Tierversuche gewidmet hat. Weil der Unterschenkel länger ist, als für die Prothese gut wäre, muss er bei der „Umkipp-Plastik" verkürzt werden.
Bei den ersten Operationen hatte Sauerbruch den Unterschenkelknochen über dem Fußgelenk abgesägt. Dieses stumpfe Ende hatte er mit Messer und Feile rund modelliert und so in das Hüftgelenk eingesetzt. Er hatte dabei auf die Natur vertraut, die auch tatsächlich innerhalb weniger Monate auf der Schnittfläche wieder ein neues Gelenk gebildet hatte. Aber die Beweglichkeit ließ zu wünschen übrig. Der Patient konnte an dem neuen Oberschenkel zwar eine Prothese tragen. Aber Sauerbruch hat sich in den Kopf gesetzt, dass Bärbel M. nicht nur stehen und gehen kann – sie soll auch tanzen können.
Deshalb erhält er ihr den unteren Gelenkknöchel des Schienbeins und stellt die notwendige Verkürzung des Unterschenkels her, indem er ein Stück von etwa vier Zentimetern Länge aus dem Schienbein heraussägt. Die beiden Teile des Schienbeins fügt er mit einem Bolzen aneinander, den er aus dem Wadenbein nimmt. Die Sehnen der Oberschenkelmuskulatur werden mit Nähten an die Knochenhaut des Schienbeins und die Wadenmuskeln angeheftet. Die Wadenmuskulatur wird später in der neuen Nachbarschaft verkümmern und einschrumpfen. Sie hat nur die Aufgabe, den neuen Oberschenkelknochen während der Zeit des Einwachsens zu stützen und zu ernähren. Die Oberschenkelmuskulatur aber wird den neuen Knochen narbenartig umschließen, wird neue Verbindungen schaffen. Nerven, die bisher am Fuß saßen, werden nun in der Hüftgegend sitzen und werden völlig umlernen müssen. Und umlernen muss auch Bärbel M., wenn sie mit dem neuen Bein leben will. Sie wird viel Energie dazu brauchen.
Allerdings: Es steht weder in der Macht des Chirurgen noch in der des Operierten, Antwort auf die entscheidenden Fragen zu geben: Ist mit der Entfernung des Knochens und der Geschwulst auch der Krebs endgültig ausgemerzt? Oder hat er seine Tochterzellen bereits

über den Blutkreislauf an andere Stellen des Körpers geschwemmt, wo sie sich zu neuen, tödlichen Geschwülsten ansiedeln werden? Ein beschwörender Blick Sauerbruchs folgt Bärbel M., als sie aus dem Operationssaal gefahren wird.

Am Tag darauf, es war der 28. Juli 1934, kam aus Berlin ein Kurier mit wichtigen Staatsdokumenten, die der Reichspräsident unterschreiben musste. Dazu wollte er unbedingt aufstehen und sich vollständig ankleiden. Ich protestierte energisch, aber er brummte: „Man kann doch eine Amtshandlung nicht im Bett vollziehen, lieber Josef." Mit viel gutem Zureden konnte ich ihm schließlich einen Kompromiss abringen. Ein Sessel und ein Tischchen wurden ins Schlafzimmer getragen. Im Morgenrock setzte er sich hin, und sein Sohn, Oberst Oskar von Hindenburg, legte ihm die Schriftstücke vor.
Bei einem der Dokumente stutzte Hindenburg. „Aber der Herr von Papen ist doch Vizekanzler der Reichsregierung", hörte ich ihn sagen. „Und jetzt soll er mit einem Mal als Botschafter nach Wien gehen?"
Sein Sohn machte ein betretenes Gesicht. Er hatte wohl gehofft, dass der Präsident diese Urkunde ungelesen unterschreiben würde. Seit vier Wochen nämlich hatte man Hindenburg ängstlich verheimlicht, dass der Vizekanzler, Herr Franz von Papen, während der Bluttage um den 30. Juni nur ganz knapp dem Tode entronnen war, dass Hitler ihn völlig von der Regierung ausgeschaltet hatte. Und gerade von dem weltgewandten Herrenreiter und Spion des Krieges 1914/18, Herrn von Papen, hatte Hindenburg erwartet, dass er Ordnung in Deutschland schaffen würde. Jetzt musste man Hindenburg die Wahrheit gestehen. Es war ein furchtbarer Schock für den greisen Feldmarschall. Eine ganze Weile starrte er stumm auf das Papier. Seine Lippen zitterten. Dann richtete er sich mühsam auf und setzte seine Unterschrift unter das Dokument. Kaum hatte er die Feder aus der Hand gelegt, als ihm schwindlig wurde. Wir trugen ihn ins Bett. Dr. Krauß untersuchte ihn und entschied, dass sofort nach dem Chef telefoniert werden müsse. Doch in der Charité hieß es, Sauerbruch habe nach der Umkipp-Plastik an der Studentin in größter Eile die Klinik verlassen. Er sei von Hitler nach Bayreuth befohlen, wo der Kanzler sich zu den Wagner-Festspielen aufhielt. Auch in seiner Wohnung war Sauerbruch nicht mehr zu erreichen. Er saß schon im Zug nach Bayreuth.
„Er muss aber kommen!", drängte Dr. Krauß. Frau Sauerbruch versprach, ihren Mann über Reichsbahntelegrafen aus dem Zug holen zu lassen. Auch an den Chef der I. Medizinischen Klinik, Professor Gustav von Bergmann, wurde telegrafiert. Er befand sich auf Urlaub.
Endlich, am 29. Juli abends, traf Sauerbruch in Neudeck ein. In Vertretung

Bergmanns kam sein Oberarzt Professor Kauffmann. An den folgenden Tagen war Hindenburg noch sehr schwach, aber bei klarer Besinnung. Als ich am 31. Juli nach seinem Mittagsschlaf die Fenstervorhänge zurückzog, winkte er mich zu sich: „Kommen Sie mal ein bisschen zu mir, Josef!" Er griff nach meiner Hand und zog mich zu sich heran. „Noch näher. So ist's recht."
Ich spürte seinen Atem. Er flüsterte:
„Sie haben es immer gut mit mir gemeint. Was haben Sie sich für Mühe gegeben, um mir vorzutäuschen, dass ich wieder gesund werde. Das war sehr gut von Ihnen. Aber mein lieber, guter Josef, ich habe längst gewusst, dass mir niemand mehr helfen kann. Ich hab's schon gewusst, als ich noch in der Wilhelmstraße war. Aber es ist so schön, wenn man sich ab und zu ein wenig Hoffnung vorgaukeln kann."
Ich gestehe, dass mir die Tränen kamen.
„Na, na, was ist denn los, Josef?", sagte er. „Sie werden doch wegen eines alten Mannes nicht weinen. Wir sind doch alte Soldaten, nicht wahr? Nie vergessen, dass man den Kopf hoch behalten muss!"
Eine ganze Weile saßen wir schweigend da. Dann lehnte er sich fast behaglich in seine Kissen zurück und sagte: „Und nun, Josef, reichen Sie mir bitte mal das Gesangbuch vom Nachttisch." Ich gab ihm das abgegriffene schwarze Buch. Er schlug es auf und sagte: „Ich glaube, ich muss wohl bald abreisen, dazu will ich mich nun reisefertig machen." Er hatte noch zwei Tage Zeit.
Am 1. August um die Mittagsstunde traf Adolf Hitler in Neudeck ein. Über die letzte Unterredung zwischen ihm und Hindenburg sind sehr viele einander widersprechende Behauptungen verbreitet worden. Hitler selbst ließ verbreiten, dass sich Hindenburg bei ihm „abgemeldet hätte wie ein alter Soldat", ihm also die gesamte Macht in Deutschland ordnungsgemäß übergeben habe. Andere wieder behaupten, Hindenburg hätte im Delirium Hitler mit dem abgedankten Kaiser Wilhelm II. verwechselt und mit „Majestät" angeredet.
Beides stimmte nicht. Als Hitler mit Hindenburgs Sohn Oskar ins Schlafzimmer trat, schlief der Reichspräsident. „Vater, der Reichskanzler ist hier", sagte der Oberst zweimal. Hindenburg hielt die Augen geschlossen und sagte sehr leise:
„Warum ist er nicht früher gekommen?"
„Was hat der Präsident gesagt?", fragte Hitler.
„Der Reichskanzler konnte nicht eher kommen", erklärte Oberst von Hindenburg. Dass sich Hitler in Wirklichkeit nur durch die Bayreuther Festspiele hatte abhalten lassen, erwähnte er nicht.
„Oh, ich verstehe", flüsterte Hindenburg.

„Vater, der Reichskanzler Hitler möchte gern einige Sachen mit dir besprechen!" Jetzt erst schlug Hindenburg die Augen auf und sah Hitler lange an. Aber er sagte kein Wort, gleich fiel er wieder in leichten Schlaf. Nie werde ich Hitlers zerwühltes Gesicht vergessen, als er nach diesem letzten Besuch zu seinem Auto ging.

In den Morgenstunden des 2. August ließ der Puls merklich nach. Um 9 Uhr tat Reichspräsident von Hindenburg seinen letzten Atemzug. Der Chef stellte den Tod fest. Als er vom Bett zurücktrat, schluchzte er, der doch stündlich dem Tod bei seinem Handwerk zuzusehen gewöhnt war, wie ein Kind.

Ich ging hinaus in den Park, um die Familie mit dem Toten allein zu lassen. Unter dem großen Eichenbaum, wo ich so oft mit dem Reichspräsidenten gesessen hatte, machte ich halt. Mir war, als hörte ich seine Worte: „Hier fühle ich mich wohl und hier möchte ich einmal begraben werden." „Jawohl, Herr Feldmarschall", hatte ich darauf immer geantwortet. „Aber bis dahin ist noch eine gute Weile Zeit!" „Mag sein, mein guter Josef. Aber keiner weiß, wann der Herrgott ihn abruft. Deshalb, merken Sie sich diese Stelle hier."

Plötzlich spürte ich etwas Nasses an meiner Hand. Hindenburgs Lieblingshund leckte mir die Hand und sah mich mit einem trostlosen Blick an. „Kopf hoch!", sagte ich leise und kraulte ihm den Hals, wie der alte Herr es immer getan hatte. Der Hund bellte einmal kurz auf, als habe er verstanden. Und dann wanderten wir den Weg durch den Park, den wir so oft mit Hindenburg gegangen waren. Sonst war der Hund immer vor uns hergesprungen; jetzt schmiegte er sich ganz dicht an meine Beine, als hätte er Angst, dass auch ich ihn verlassen könnte. Ich ging zu dem großen Nelkenbeet, das Hindenburg so geliebt hatte. Mit dem Taschenmesser schnitt ich einen großen Strauß ab, rote und weiße. „Den bringen wir jetzt unserem Herrchen", sagte ich zu dem Hund. Behutsam traten wir in das Totenzimmer. Hindenburg lag auf seinem Bett, als schliefe er. Seine Hände waren gefaltet. Vor ihm auf der weißen Bettdecke lag das Gesangbuch. Ich legte ihm die Nelken auf die Brust.

Erst Tage später erfuhr ich, dass Hitler die feierliche Beisetzung im Tannenberg-Denkmal befohlen hatte. Es sollte eine große symbolische Geste sein; der Feldherr ruht auf dem Schlachtfeld seines größten Sieges. „Aber das ist doch gegen seinen ausdrücklichen Wunsch", sagte ich. Man führte mich zu der Eiche, unter der Hindenburg begraben sein wollte. Gutsarbeiter waren dabei, Erde auf einen Wagen zu schippen. Sie sollte zum Reichsehrenmal Tannenberg gefahren und dort um Hindenburgs Gruft aufgeschüttet werden. Mit diesem Trick sollte sein Testament wenigstens dem Buchstaben nach erfüllt werden.

Am 8. August fuhren wir zur Beisetzung nach Tannenberg.
Im riesigen Innenhof des Denkmals war der Sarg aufgebahrt. Der Chef und ich saßen ganz vorn in der Trauergemeinde, gleich hinter den Angehörigen. Nach dem Feldprediger der Wehrmacht sollte Hitler sprechen. Ich sah, wie der Adjutant ihm eine blaue Ledermappe reichte, wahrscheinlich die sorgsam vorbereitete Grabrede. Schon im Stehen klappte Hitler die Mappe auf und warf einen kurzen Blick hinein, ich sah, wie sich sein Gesicht verzerrte. Mit einer wütenden Geste warf er dem Adjutanten die Mappe wieder zu und ging zum Podium – ohne Manuskript.
„Da kannst du mal sehen, was die in Wirklichkeit von ihm halten", flüsterte mir Sauerbruch zu. „Nicht einmal die richtige Rede haben sie mitgebracht. Die sind nur froh, dass sie unsern alten Herrn aus dem Weg haben."
Hitler hielt seine Rede aus dem Stegreif. Sie war nur kurz und schloss mit den Worten: „Und nun, toter Feldherr, zieh ein in Walhall!" Das klang sehr gut, aber es war eine Taktlosigkeit sondergleichen. Wir alle wussten um Hindenburgs strenge christliche Überzeugung, und nun empfahl Hitler ihn den heidnischen Göttern.
Mein Leben ging weiter. Die Charité wartete auf mich, der Chef, die Patienten. Das war meine Heimat, in die ich nun zurückkehren konnte wie von einer schmerzvollen Reise. Hindenburgs Diener Oskar Putz wurde zunächst von Hitler in die Reichskanzlei übernommen. Aber da fühlte er sich todunglücklich. Ich legte beim Chef ein gutes Wort für ihn ein, und er wurde Pfleger bei uns in der Charité, ein guter Pfleger. Die Umkipp-Plastik an Bärbel M. erfüllte Sauerbruchs Erwartungen. Ihre Wunde heilte rasch. Nach vier Wochen konnte sie an einer Krücke gehen. Der Assistensarzt Dr. Wessel leitete sie an, den Stumpf zu bewegen. Das tat ihr zunächst weh, aber sie biss die Zähne zusammen. Die ganze Klinik bewunderte sie. Der Chef strahlte. Herr Biedermann machte ihr nach etwa sechs Monaten eine kunstvolle Prothese. Und etwa zwei Jahre später kam Dr. Wessel glückstrahlend von einem Besuch bei Bärbel zurück. „Sie kann tatsächlich tanzen", rief er völlig außer sich in den Operationssaal, wo sich der Chef gerade auf einen schweren Fall konzentriert hatte. Ich sah, wie ihm Tränen in die Augen traten.
Etwa drei Jahre vergingen. Dann sahen wir Bäbel M. wieder in der Charité. Diesmal waren wir alle bedrückt, denn das blühende Mädchen musste auf die Lungenstation. Die Röntgenaufnahmen zeigten, dass sie einen weit fortgeschrittenen Lungenkrebs hatte. Sie war unrettbar verloren.
„Ich bringe jeden um, der ihr das sagt", drohte Sauerbruch. Es war eine der dunkelsten Stunden des Chefs. Tagelang haderte er mit sich, mit Gott und der Welt. Wer ihn kannte, ging ihm aus dem Weg, denn in solchen Zeiten der Depression konnte der Tüchtigste ihm nichts recht machen. Wer ihn

nicht kannte oder nicht verstand, sah in ihm dann den leibhaftigen Satan. Gut und Böse liegen eben sehr eng beieinander bei einem Menschen, der mit seinem Genie den größten aller Gegner in die Schranken fordert – den Tod.

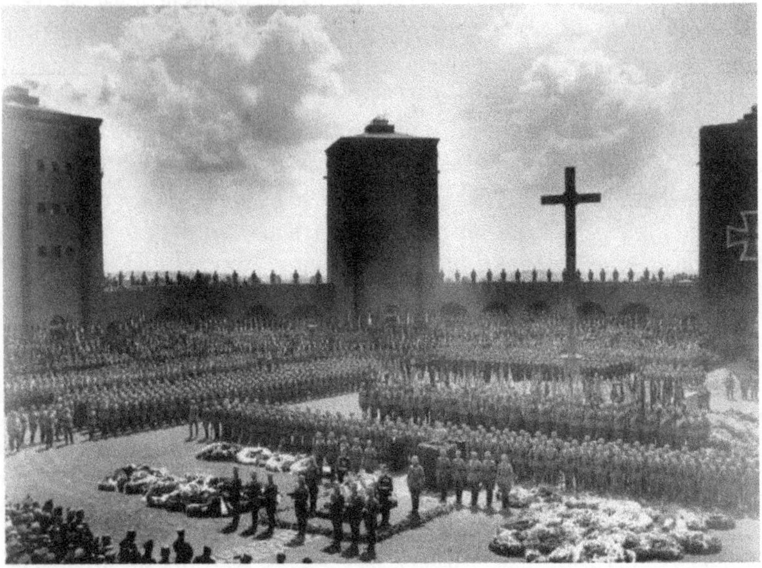

Abbildung 53: Am 2. August 1934 um 9 Uhr starb Hindenburg auf Gut Neudeck, hier sollte er eigentlich auch begraben werden. Hitler, der bereits einen Tag vor Hindenburgs Tod ein Gesetz über die Zusammenlegung der Ämter des Reichskanzlers und des Reichspräsidenten zu Gunsten seiner eigenen Person verabschieden ließ, organisierte stattdessen die Beisetzung im Denkmal der Schlacht bei Tannenberg.

Adolf Hitlers Polypen

„…1935, zur Zeit des englisch-deutschen Flottenvertrages, wurde Hitler vom Zustand seiner Stimme beunruhigt und ließ Professor von Eicken vom Charité- Krankenhaus in Berlin kommen. Von Eicken stellte ein Gewächs an den Stimmbändern fest und entfernte es; Hitler erholte sich danach und blieb, abgesehen von gelegentlichem Ohrensausen und einer Neigung zu Magenkrämpfen, bis 1943 bei guter Gesundheit … Obgleich die Ereignisse vom 20. Juli 1944 eine militärische, politische und psychologische Krise darstellten, waren sie von geringer physischer Bedeutung. Der erste Arzt, der damals herangezogen wurde, war Dr. Erwin Giesing, ein Hals-Nasen-Ohren-Spezialist aus dem nahen Militärspital. Ihm folgte Professor von Eicken. Hitlers Trommelfelle waren in beiden Ohren geplatzt. Er litt auch an einer Reizung des Ohrlabyrinths, die eine Gleichgewichtsstörung verursachte … Wieder und wieder drang Professor von Eicken, der ihn nun regelmäßig behandelte, in ihn, den unhygienischen Unterstand mit seiner muffigen Luft und seinen beunruhigenden Zwangsvorstellungen zu verlassen. Obzwar Hitler schließlich im November diesem Druck nachgab, geschah es nur nach langem Widerstand. Im September und dann wieder im Oktober behandelte von Eicken ihn wegen einer Kieferhöhlenentzündung, er stellte auch geschwollene Halsdrüsen fest. Im Oktober entfernte er einen Polypen…"

(H. R. Trevor-Roper, „Hitlers letzte Tage", Zürich 1948)

Der Hörsaal der Hals-Nasen-Ohren-Klinik in der Charité ist bis zum letzten Platz besetzt. Aber nicht Professor Carl von Eicken, der Chef, hält an diesem 21. Mai 1935 die Vorlesung, sondern – Adolf Hitler. Polternd kommt seine heisere Rachenstimme aus dem Lautsprecher. Er spricht vor den Abgeordneten des Deutschen Reichstags in der Kroll-Oper. Es ist eine von der ganzen Welt mit qualvoller Spannung erwartete Rede. Erst wenige Wochen sind vergangen, seit Hitler die Einführung der allgemeinen Wehrpflicht befohlen hat. Damit ist der Vertrag von Versailles zerrissen, jedenfalls sein wichtigster Punkt, der die deutschen Streitkräfte auf hunderttausend Mann beschränkt. Was wird Hitler nun verkünden – Krieg oder Frieden? In ganz Deutschland stehen die Maschinen still, in Werkhallen, Büros und Kantinen sitzen die Belegschaften vor den Lautsprechern.

„Wenn unser Führer spricht, dann wird jeder Lautsprecher zum Altar und jede Montagehalle zur Kathedrale", hat der Leiter der Deutschen Arbeitsfront, Robert Ley, erklärt. „Und wie neugeboren gehen die Arbeiter der Stirn und der Faust dann wieder an ihre Arbeit." Dass auch Charité-Ärzte als Arbeiter der Stirn diese ermunternde Dusche benötigen, hatte Professor von Eicken, Chef der Hals-Nasen-Ohren-Klinik, nicht einsehen wollen. In der Konferenz der Klinikdirektoren hatte er missgelaunt gegen „solchen Unfug" protestiert. Doch sein Chirurgischer Kollege Sauerbruch hatte ihm den Wind aus den Segeln genommen mit den Worten: „Ich weiß nicht, was Sie wollen, Herr Kollege. Für Ihre Studenten ist das doch die beste Demonstration, die man sich denken kann."

*

Sauerbruch hatte Recht: Für einen Facharzt der Hals-Nasen-Ohren-Medizin ist Adolf Hitler tatsächlich ein interessantes Phänomen. Ein Mann, der zwei Stunden lang mit einer Lautstärke wie Hitler brüllen kann, muss entweder einen Kehlkopf aus Stahl haben oder eines Tages durch Sprachlähmung verstummen.

In der ersten Bankreihe des Hörsaals sitzt inmitten seiner Oberärzte und Assistenten Professor Carl von Eicken. Sein Charakterkopf mit dem vollen Haar, den buschigen Augenbrauen und dem kräftigen Schnurrbart ragt, auch wenn er sitzt, über die anderen hinaus. Ein Hüne von Gestalt. Sein Gesicht ist starr. Niemand kann erkennen, was hinter der hohen Stirn vorgeht. Bei seinen Studenten und den jüngeren Volontärärzten gilt Eicken als kalt und unnahbar. Er ist einer der ganz Großen seines Fachs. Wenn irgendwo in der Welt ein Millionärskind eine Fischgräte verschluckt, schickt man es über die Weltmeere zu ihm, damit er mit seiner sicheren Hand den Fremdkörper herausholt. Über seine Honorare bestehen astronomische Vorstellungen. Dass Professor von Eicken kürzlich einem jungen Mädchen, die sich als Studentin ausgegeben hat, 1.000 Mark geliehen hat, weil es angeblich in Not war, wissen nur seine Sekretärinnen. Sie haben ihm dann allerdings auch klarmachen müssen, dass der Pelz, den die vermeintliche Studentin als Pfand hinterlassen hatte, billigstes Kaninchen war. „Und nicht mal hübsch war das Weib", entrüsteten sie sich. Doch jetzt denkt Professor von Eicken nicht an Honorare und nicht an mehr oder weniger hübsche und falsche Studentinnen. Er versucht, sich auf Hitlers Rede zu konzentrieren. Allerdings, Eicken hört nicht so sehr die Worte, er lauscht mehr auf den Klang. Während Hitler spricht, sieht der Professor einen Kehlkopf vor sich: gerötete, entzündete, gequälte Stimmbänder, die jeden Augenblick versagen können wie die Saiten eines jahrelang misshandelten Musikinstruments.

Erst das Füßescharren der Hörer und das Klappern der Bänke lassen von Eicken hochfahren. Die Führerrede vor dem Reichstag ist zu Ende, aus dem Lautsprecher kommen das Deutschlandlied und das Horst-Wessel-Lied, dann minutenlang ohrenbetäubendes Heil-Gebrüll.

„Noch mal gutgegangen!" Die tiefe Stimme eines Assistenten weckt den Professor aus seinen Betrachtungen. „Ja, eine schöne Rede", sagt von Eicken verwirrt.

„Ja, aber auch ein schöner Polyp", sagt der Assistent. „Unser Führer sollte sich mal zu uns in Behandlung begeben."

Professor von Eicken mustert den Assistenten erstaunt.

„Sehen Sie, das muss mir glattweg entgangen sein", sagt er. „So hat mich die Rede selbst fasziniert." Er dreht sich um und geht mit raschen Schritten zum Ausgang. Verblüfft bleibt der junge Mitarbeiter stehen. Er trägt unter dem weißen Arztkittel das Braunhemd, weil er der Meinung ist, dass auch an der Charité die neue Zeit ihren Einzug halten muss. Den Professor von Eicken hält er zwar für einen genialen Wissenschaftler und Arzt, aber auch für einen restlos verknöcherten Reaktionär, wie die meisten Charité-Professoren. Und jetzt ist dieser alte Eicken von einer Führerrede so hingerissen, dass er nicht merkt, was mit der Stimme Adolf Hitlers los ist? Er, der sonst nicht in die Oper gehen kann, ohne am nächsten Tag wenigstens einen Sänger anzurufen und ihm zu eröffnen: „Wenn Sie weiter so quetschen, dürfen Sie sich nicht wundern, wenn Sie sich einen hübschen Stimmbandpolypen zurechtschreien..." Seine Lieblinge von der Oper behandelt von Eicken oft gratis. Und nun, wo es um Deutschlands wichtigste Stimme geht, will der Professor nichts gehört, nichts bemerkt haben?

„Verbinden Sie mich mit Professor Magnus!", ruft Carl von Eicken seiner Sekretärin zu, kaum dass die Tür seines Sprechzimmers hinter ihm ins Schloss gefallen ist. Gleich darauf klingelt auf seinem Schreibtisch das Telefon. „Kollege Magnus ?", fragt Eicken. „Ich nehme an, Sie haben die Führerrede gehört. Ich muss sofort operieren, sofort, hören Sie... Was, Doktor Brandt muss das entscheiden? Wieso, Doktor Brandt ist doch Ihr Assistent, Herr Kollege... Gut, ich erwarte den Anruf von Brandt."

Kopfschüttelnd legt Professor Eicken auf. Er versteht die Welt nicht mehr. Seit Monaten weiß er, dass Hitler einen Stimmbandpolypen hat. Als Chef der führenden deutschen Hals-Nasen-Ohren-Klinik hat Eicken sich dafür interessiert und erfahren, dass Hitler sich wegen seines Kehlkopfs in Behandlung von Dr. Dermietzel befindet, einem tüchtigen, aber nicht besonders hervorgetretenen Facharzt; und mit Hitlers Stimme ist es von Rede zu Rede immer schlechter geworden. Immer heiserer klang sie, immer öfter überschlug sie sich. Als Mensch war Professor von Eicken nicht besonders berührt davon, aber als Arzt regte es ihn auf. Für die deutsche Hals-Nasen-Ohren-Medizin bedeutet es einfach eine Schlappe, wenn so etwas beim Staatsoberhaupt passiert. Andererseits verbietet das ärztliche Standesgesetz, dass man einem Kollegen ins Handwerk pfuscht.

Anfang Mai 1935 ist es dann soweit. Nicht etwa, dass die Reichskanzlei sich direkt an Professor von Eicken wendet, nein, das geschieht um drei Ecken. Eines Tages fragt Professor Magnus , Chef der 2. Chirurgischen Universitätsklinik, bei Eicken an, ob er seinen Assistenten Dr. Brandt in dringender Angelegenheit empfangen kann. Dr. Brandt, das weiß jedermann in Berliner Ärztekreisen, ist der Begleitarzt Hitlers. Eine gewaltige Position für einen so jungen Mann. Vielleicht wäre er nie so weit gekommen, wenn nicht im Ersten Weltkrieg das Töchterchen des Bochumer Bademeisters Rehborn Päckchen mit selbstgestrickten Pulswärmern an unbekannte Soldaten ins Feld geschickt hätte. Ein solches Liebesgabenpäckchen hatte der unbekannte Gefreite Adolf Hitler bekommen. Und als er nach dem Krieg für seine Partei zu reisen begann, suchte er die Absenderin auf. Das Häuschen des Bademeisters Rehborn wurde sein Bochumer Standquartier. Die bildhübsche Anni, damals Deutsche Meisterin im Rückenschwimmen, verliebte sich eines Tages in den jungen Chirurgen Dr. Karl Brandt vom Bochumer Unfallkrankenhaus „Bergmannsheil". Dieser Karl Brandt war ein Mann mit Idealen. Er kannte den Urwalddoktor Albert Schweitzer und hatte eigentlich als Assistent nach Lambarene gehen wollen. Doch das zerschlug sich, weil Brandt im Elsaß geboren war und die Franzosen ihn in Lambarene erst mal zum französischen Militär geschleppt hätten. So blieb er in Bochum und lernte durch Anni Rehborn den Politiker Adolf Hitler kennen.

Im Sommer 1933 verunglückten der Adjutant und eine Nichte Hitlers in Bayern schwer mit dem Auto. Dr. Brandt versorgte die beiden. Nach diesem Unfall kam Hitler auf die Idee, dass er bei seinen wahnwitzigen Reisen im Auto ständig einen Chirurgen in seiner Nähe gebrauchen könnte. Dieser junge Dr. Brandt war ein Könner, war Hitler kein Fremder mehr und sah außerdem gut aus – groß, schlank, mit schmalem Gesicht und nordischem Langschädel. Um ihn ständig in seiner Nähe zu haben, scheute Hitler keine Mühe. Er ernannte Brandts Chef in Bochum, Professor Georg Magnus, zum Chef der vakanten 2. Berliner Chirurgischen Universitätsklinik in der Ziegelstraße. Karl Brandt leitete dort die Poliklinik, nahm sein Amt als Hitlers Leibchirurg wahr und begann so eine steile Karriere, die ihn schließlich an die Spitze des deutschen Gesundheitswesens emportragen sollte und – an den Galgen.

Dieser Dr. Brandt also erscheint Anfang 1935 bei von Eicken und eröffnet ihm, dass der Führer von ihm untersucht zu werden wünsche. Jedoch müsse alles unter größter Geheimhaltung vor sich gehen. Da Hitlers Adjutant Brückner an Nasenpolypen leidet, soll Eickens Erscheinen in der Reichskanzlei offiziell als Visite bei Brückner gelten. Hitler wünscht außerdem, dass sich der Professor nicht mit seinem bis dahin behandelnden Arzt Dr. Dermietzel in Verbindung setzt.

Am 15. Mai 1935, nachmittags, erscheint von Eicken in der alten Reichskanzlei – der marmorstrotzende Neubau an der Voßstraße ist noch nicht fertig. Der Professor wird in die Privatzimmer des Adjutanten Brückner geführt, eines blonden Riesen von jovialen Manieren. Er hat kaum Platz genommen, als Hitler eintritt. Er trägt einen einreihigen Sportsakko und begrüßt Eicken unerwartet freundlich, fast bescheiden. Er bedankt sich, dass der Professor sich zu ihm bemüht habe. Schon aus diesen ersten Worten glaubt von Eicken eine heimliche Sorge, ja Angst herauszuspüren.

„Ich bin mit meiner Stimme in letzter Zeit nicht zufrieden", sagt Hitler leise. Das weiß Eicken längst, aber er fragt, wie sich denn die Beschwerden äußern. Hitler ist ständig heiser, klagt über Schwierigkeiten beim Schlucken und hat ständig das Gefühl, als sitze ihm ein Kloß im Hals. Manchmal bei seinen Reden befällt ihn plötzlich die Angst, dass er den nächsten Satz nicht mehr herausbringen, dass er plötzlich stumm vor der Versammlung stehen werde.

„Darf ich fragen, was bisher dagegen getan worden ist?", fragt von Eicken. Hitler macht eine wegwerfende Handbewegung. Er hat Medikamente geschluckt, Säfte getrunken, Umschläge gemacht, ist mit Rotlicht bestrahlt worden.

„Haben Sie jemals einen Stimmbildner zu Rate gezogen?", fragt von Eicken.

Unwillig blickt Hitler auf: „Wozu das?"

Eicken erklärt, er habe den Eindruck, dass Hitler den Ton sehr tief im Kehlkopf ansetzt, dass er die Töne herauspresst und dadurch ständig die Stimmbänder reizt. Durch Übung könne man das ver-

meiden. Jeder Sänger wisse das, jeder Mensch, für den die Stimme das tägliche Brot bedeutet.
Das hätte Eicken nicht sagen sollen. Hitler zieht die Stirn in Falten und blickt den Professor missgelaunt an. „Ich habe keine Zeit, noch einmal in die Schule zu gehen", sagt er. „Außerdem kennt das Volk meine Stimme. Es würde mir nicht abnehmen, wenn ich plötzlich wie ein Schauspieler sprechen würde." Dagegen kann Professor von Eicken nichts einwenden. Von Propaganda und Wirkung auf das Publikum versteht Hitler bestimmt mehr als er. Und obgleich seine Diagnose bereits feststand, bevor er in die Reichskanzlei gerufen wurde, fragt er:
„Darf ich mir Ihren Hals einmal ansehen, mein Führer?"
„Ich bitte darum", sagt Hitler.
Eicken lässt den Raum verdunkeln, da für eine Kehlkopfspiegelung künstliches Licht erforderlich ist. Aus seiner Visitationstasche nimmt er einen Kehlkopfspiegel. Über seine Stirn schiebt er ein Gummiband, das vorn den in der Mitte durchlöcherten Stirnreflektor trägt. Interessiert betrachtet Hitler das Gerät. „Im Grunde verdanken wir diese Technik einem Sänger", erklärt von Eicken. Er erzählt, dass der spanische Sänger Manuel Garcia sich einen Zahnarztspiegel in den Kehlkopf einführte und in einem zweiten Spiegel die Bewegungen seiner Stimmbänder während der Gesangsübungen beobachtete. „Hochinteressant", findet Hitler. Und Professor von Eicken ist froh, dass er Hitler mit solchen Geschichten ablenken kann. Das erleichtert das unangenehme Einführen des Instruments durch den empfindlichen Rachenraum, das Niederdrücken der Zunge, die der Patient weit herausstrecken muss. Langsam lässt Eicken den feinen Lichtstrahl über die Stimmbänder gleiten, die Deutschland für den Nationalsozialismus erobert haben. In der linken Hand, die mit einem hakenförmigen Spatel die Zunge heruntergedrückt, spürt er die Würgereflexe an den Zungenwurzeln und lässt mit dem Druck etwas nach. „Ganz ruhig durch die Nase atmen..." Dann erzählt er, dass es in allen Halskliniken bestimmte Pfleger und Stammpatienten gibt, die ihren Rachen so trainiert haben, dass ihnen auch die gröbste Handhabung des Instruments nichts ausmacht. Manche von ihnen verdienen als Übungsobjekte für Studenten sogar ihr Geld.
Professor von Eicken stellt fest, was er erwartet hat: Beide Stimmbänder sind blutunterlaufen; genau an der typischen Stelle des linken Stimmbandes, dort, wo es am meisten schwingt, sitzt der Polyp. Es ist ein Prachtexemplar, bläulich-grau, etwa von der Größe einer

Erbse. Selbst wenn er nur halb so groß wäre, würde er ernsthafte Schwierigkeiten verursachen. Hitler streckt noch immer seine Zunge heraus, als Professor von Eicken schon das Oberlicht anknipsen lässt. Es gibt bestimmt nicht viele Menschen, die von Hitler angstvoll angestarrt worden sind. Eicken ist einer von ihnen.

„Sagen Sie mir die Wahrheit, lieber Professor von Eicken!"

„Die Wahrheit ist sehr einfach", sagt Eicken. „Sie haben einen ganz schönen Polypen, mein Führer."

„Mir hat man immer vorgemacht, es wären nur Sängerknötchen."

„Sängerknötchen entstehen, wenn eine geschulte Stimme überanstrengt wird", erklärt Eicken. „Ihr Polyp dagegen ist die Folge einer Entzündung..."

„Und?"

„Wir werden ihn wegmachen."

„Und dann?"

„Dann werden Sie keine Schwierigkeiten mehr beim Sprechen haben. Allerdings..."

„Was allerdings?" Hitler springt auf und tritt ganz dicht vor den Professor, blickt ihm starr in die Augen.

„Allerdings kann sich nach einiger Zeit wieder ein solcher Polyp bilden, wenn Sie Ihre Stimme weder schonen noch einer gewissen Reform unterziehen wollen", sagt von Eicken.

„Ich habe Sie aufgefordert, mir die Wahrheit zu sagen", fordert Hitler herrisch.

Noch nie hat ein Patient so mit Carl von Eicken gesprochen. Jeder, der ihn kennt, würde von dem stolzen Nachfahr rheinischer Patrizier erwarten, dass er ohne ein weiteres Wort auf der Stelle kehrtmacht und geht. Aber Eicken bleibt. In den Augen und in der Stimme Hitlers hat er erkannt, was diesen Mann so aufbringt: Diesmal ist es nicht das Gefühl seiner Macht, sondern Angst, tiefe Angst vor etwas, das stärker sein könnte als sein Wille, Angst vor dem Krebs.

Geduldig erklärt Eicken, dass nichts, was er im Kehlkopf Hitlers gesehen hat, auf Krebs hindeutet. Schließlich hat er Tausende von Stimmbandpolypen gesehen und operiert. Und er hat auch mehr Stimmband- und Kehlkopfkrebse gesehen, als ihm lieb ist. „Wenn Sie mich als erfahrenen Arzt fragen", sagt Carl von Eicken, „so bestätige ich Ihnen, dass Sie keinen Krebs haben. Wenn Sie mich allerdings als Naturwissenschaftler fragen, so kann die endgültige Feststellung nur der Pathologe treffen, nachdem er Gewebsproben des Polypen mikroskopisch untersucht hat."

„Auch der beste Pathologe kann sich irren", sagt Hitler. „Denken Sie an Virchow ... "
Nun weiß von Eicken, woher Hitlers Angst kommt. Er muss den Fall des 99-Tage-Kaisers Friedrich III. studiert haben. Friedrich III. starb im Juni des Jahres 1888 an Kehlkopfkrebs, obgleich der Medizinpapst des 19. Jahrhunderts, Rudolf Virchow, der unfehlbare Pathologe der Charité, noch wenige Monate vorher an entnommenen Gewebsproben keine bösartige Geschwulst feststellen konnte. Fühlt sich der Österreicher Adolf Hitler vom gleichen bösen Omen bedroht?
„Beim heutigen Stand unserer Wissenschaft hätte Kaiser Friedrich nicht sterben müssen", sagt von Eicken zu Hitler.
„Aber man hätte ihm den Kehlkopf herausgenommen, und er wäre für den Rest seiner Tage ein stummer Mann gewesen..."
Darauf könnte von Eicken zwar antworten, dass man in seinem phonetischen Charité-Institut des Professors Gutzmann auch Patienten mit total exstirpiertem Kehlkopf wieder zum Sprechen gebracht hat. Aber wozu die Möglichkeiten diskutieren, die gar nicht akut sind?
„Falls Sie von mir weiter behandelt werden wollen", sagt von Eicken, „bitte ich, mir einen möglichst baldigen Termin für den Eingriff zu nennen. Es ist eine Sache von drei, vier Tagen, bis Sie wieder voll hergestellt sind."
Doch Hitler schüttelt den Kopf. „Nicht vor der nächsten Reichstagssitzung", sagt er.
„Wann wird die sein?"
„Vielleicht in acht, vielleicht erst in vierzehn Tagen."
„Werden Sie eine große Rede halten müssen?", fragt von Eicken. Hitler antwortet nicht. Vielleicht findet er die Frage idiotisch, denn er hält immer lange Reden, keine unter eineinhalb Stunden. Wahrscheinlich aber weiß er in diesem Augenblick selber nicht, wann und über was er reden wird. Es ist nur die große Unruhe in ihm, die wichtigen Entscheidungen vorausgeht.
Die Rede vom 21. Mai 1935 ist gehalten. Im Direktorenzimmer der Hals- Nasen-Ohren-Klinik sitzt Professor von Eicken dem Dr. Karl Brandt gegenüber, Hitlers Leibarzt.
„Sie können morgen operieren, Herr Professor", sagt Brandt. Er trägt SS-Uniform.
„Ich werde Professor Barth mitbringen", sagt von Eicken.
Professor Barth ist sein Assistent und außerdem Arzt bei der SS. Doch Brandt rät ab: „Der Führer kennt ihn nicht und ist in solchen Situationen allergisch gegen fremde Gesichter."

„Aber ich brauche Assistenz."

„Das kann ich machen."

„Sehr freundlich von Ihnen, Herr Kollege", sagt Eicken. „Soweit es das Kopfhalten betrifft, will ich gern Gebrauch davon machen. Aber die Instrumente..."

Das sieht Brandt sofort ein.

„Am liebsten wäre mir Schwester Maria", meint von Eicken, und zu seiner Überraschung sagt Brandt: „Gegen eine Schwester wird der Führer nichts einwenden. Nur Tracht darf sie nicht tragen."

So kreuzen am Nachmittag des 21. Mai 1935 zwei Schwestern in Zivil in der Reichskanzlei auf und inspizieren den kleinen Zahnarztraum, der im Parterre des Hintergebäudes eingerichtet ist. Sie beginnen mit einem gründlichen Reinemachen und sind erst zufrieden, als die Verdunkelung geprüft und das Funktionieren der letzten Steckdose festgestellt ist.

„Meine Güte, macht der Chef eine Wirtschaft", stöhnt Schwester Milli, von Eickens Operationsschwester. „Da könnte man ja meinen, er soll den Führer selber operieren. Und dabei ist's nur der Adjutant."

„Auch Adjutanten haben wohl Anspruch auf einen tadellosen Operationsraum", sagt Schwester Maria, die Sekretärin und Privatschwester des Professors. Sie allein ist im Bilde, und es fällt ihr so schwer wie noch nie, das Geheimnis zu wahren. Am Morgen des 22. Mai 1935 holt Dr. Brandt in seinem Wagen Professor von Eicken und Schwester Maria an der Privatwohnung des Professors am Lützowplatz ab. Um 8 Uhr 50 fahren sie durch den Eingang der Reichskanzlei am Wilhelmsplatz. Um 8 Uhr 55 inspiziert von Eicken die Instrumente, die Schwester Maria am Abend vorher bereitgelegt und mit einem weißen aseptischen Tuch zugedeckt hat. Punkt 9 Uhr erscheint der Adjutant Brückner, der „Tarnpatient". Gleich hinter ihm kommt Hitler, begleitet von Reichsleiter Bormann. Bevor er den Operationsraum betritt, noch in Hörweite des SS-Postens, reibt sich Hitler die Hände und sagt:

„Jetzt woll'n wir mal sehen, ob der Gruppenführer Brückner wirklich ein Held ist."

Er streckt der Schwester Maria die Hand entgegen, blickt sie forschend aus seinen blauen Augen an. Wie ein Schatten hat sich hinter ihm der Reichsleiter Martin Bormann in den Raum geschoben. Misstrauisch mustert er die Schwester und den Professor, aber der beachtet ihn nicht. Bormann zieht sich schweigend in eine Ecke zurück. Die Verdunkelungsblenden rauschen herunter. Dr. Brandt hat

eine Spritze Morphium-Atropin aufgezogen, die den Würgereiz des Kehlkopfes ausschalten soll.
Hitler ist völlig ruhig. Er wendet seinen Kopf so, wie Brandt es ansagt. Mit einem Ruck sitzt die Spritze, und Hitler zuckt nicht zusammen. Inzwischen hat Professor von Eicken den Stirnreflektor angelegt. Wie ein Mensch vom Mars steht er vor Hitler.
„Kokain", sagt er leise.
Schwester Maria reicht ihm einen Pinsel, der mit dem betäubenden Gift getränkt ist.
Eicken drückt die herausgestreckte Zunge Hitlers leicht mit dem Spatel herunter und pinselt den Kehlkopf aus. Brandt hält von hinten Hitlers Kopf. Währenddessen erzählt von Eicken Anekdoten aus der laryngologischen Praxis – aus der Medizin des Kehlkopfes. Da ist die Sache mit dem Mann aus Essen, dem der Zahnarzt beim Entfernen eines Nervs die Nervnadel auf die Zunge hatte fallen lassen. Der Patient hatte sie verschluckt, und nun steckte sie in den Bronchien, weit unterhalb des Kehlkopfs zwischen Luftröhre und Lunge. Der Mann konnte sich's leisten und fuhr nach Berlin. Erster Klasse natürlich. „Und was soll ich Ihnen sagen", erzählt Eicken, „als der Zug da in die scharfe Kurve bei Potsdam ging, bekam der Mann vor Schreck einen Hustenanfall. Ihm gegenüber saß eine junge Dame, die eine Zeitschrift auf den Knien hatte. Sie schrie plötzlich auf; denn auf dem Glanzpapier lag mit einem Mal eine Nadel. Der Fremdkörper, er hatte ihn ausgehustet. Ist aber trotzdem noch zu mir in die Charité gekommen. Die Nadel habe ich in meiner Sammlung. Müssen Sie sich einmal ansehen, wenn Sie in die Charité kommen, mein Führer. Da gibt es die merkwürdigsten Sachen – Gebisse, die verschluckt worden sind. Ich habe sie den Leuten immer um den Preis einer neuen Prothese abgekauft, denn so was gehört doch in die Sammlung. Den Steppfuß einer Nähmaschine habe ich da, den ein Vierjähriger verschluckt hatte..."
Hitler hört hingerissen zu und scheint seinen Polypen und die Krebsfurcht vergessen zu haben. Carl von Eicken zählt die Minuten und Sekunden. Sein Repertoire an Anekdoten verwendet er nur, um seine Patienten abzulenken. Er weiß genau, was er einem Arbeiter vom Wedding, einer abgehärmten Zeitungsträgerin, einem vierjährigen Mädchen oder einem Führer und Reichskanzler erzählen muss, um ihnen über die Verzögerungszeit des Betäubungsmittels hinwegzuhelfen.
„Wenn Sie bitte mal schlucken wollen", sagt er zu Hitler.
„Fühlt sich ganz taub an..."

„Schlinge bitte!" Schwester Maria reicht ihm ein feines, blinkendes Röhrchen. Vorsichtig, unter Kontrolle des Kehlkopfspiegels, führt Eicken es ein. Durch das Innere des Röhrchens läuft ein feiner Draht aus rostfreiem Stahl, der unten in einer Schlinge endet. Mittels einer Vorrichtung am oberen Ende kann die Schlinge aus dem Rohr herausgelassen oder angezogen werden. Für den Operateur geht es darum, die Schlinge um das zu entfernende Gewächs zu legen und es durch Anziehen des Drahtes gegen den rasiermesserscharf geschliffenen unteren Rand der Röhre zu drücken. Hitler hat die Augen geschlossen.
Schwester Maria folgt jeder Bewegung des Professors. Sie glaubt, er werde erst einmal probieren, wie er mit der Schlinge am besten an den Polypen herankommt. Doch er geht gleich beim ersten Mal mit dem Instrument tief in den Kehlkopf hinein. Sie sieht, wie er zudrückt. Eine rasche Bewegung, und er zieht die Röhre heraus. Schwester Maria hält eine Schale unter Hitlers Kinn. „Sie können ausspucken, mein Führer", sagt von Eicken. Hitler schlägt die Augen auf und sieht ihn fragend an.
„Schon vorbei", sagt von Eicken. „Wollen Sie den Übeltäter sehen?" Er greift nach dem Schälchen, in das Schwester Maria das erbsengroße rötlich blaue Gewächs gelegt hat. Doch Hitler liebt solche Anblicke nicht.
„Sagen Sie mal A", fordert der Professor ihn auf.
„Aaaa", sagt Hitler vorsichtig, erstaunt dann, als höre er seine Stimme zum ersten Mal.
Schon jetzt, unmittelbar nach dem Eingriff, klingt sie so klar wie seit Jahren nicht mehr. Er greift mit beiden Händen nach der Rechten des Professors und drückt sie. Aber dann ist sofort wieder das nagende Misstrauen da.
„Wann können Sie mir das Untersuchungsergebnis mitteilen?" Eicken erklärt, dass Professor Rössle, der Direktor des Pathologischen Instituts, die Untersuchung sofort durchführen wird.
„Aber ich möchte das Ergebnis von Ihnen hören", sagt Hitler. „Sie müssen mir reinen Wein einschenken. Ich bin auf das Schlimmste vorbereitet."
Eicken verordnet Hitler drei Tage Bettruhe und absolute Schonung der Stimme. Gruppenführer Brückner, der Adjutant, macht ein skeptisches Gesicht, aber Hitler verspricht, ein braver Patient zu sein. Um 10 Uhr 15 beginnt Eicken in der Charité seine Vorlesung über die Erkrankungen des Ohres und der oberen Luft- und Speisewege. Nachmittags teilt ihm Professor Rössle, der Pathologe, das Ergebnis

der histologischen Untersuchung des Polypen mit: von Krebs keine Spur. Böse Zungen behaupten, Professor Rössle habe hinzugesetzt: „Leider..."

Bald darauf werden unter den Pathologen der Charité Gewebsschnitte vom „Hitler-Polypen" zu Liebhaberpreisen gehandelt. Jeder behauptet, dass sein Präparat echt sei.

Eicken bringt das Gutachten persönlich in die Reichskanzlei. Doch erst, als Eicken ihm sagt: „Ich versichere bei meinem ärztlichen Eid, dass Sie keinen Krebs haben!", glaubt Hitler dem Befund.

Wenige Tage nach der Operation trifft bei Eicken ein Scheck über 10.000 Mark ein. Doch Eicken will das Geld auf keinen Fall annehmen. „Das Geld können Sie mit gutem Gewissen nehmen", lacht Hitler. „Der Eher-Verlag weiß doch nicht, wohin mit dem Geld, das er an meinem Buch verdient..." Schriftlich bittet von Eicken Hitler um Verständnis dafür, wenn er das Honorar in einer Stiftung zur Förderung der Charité-Assistenten anlegt. Die Zinsen dieses Kapitals, so bestimmt Eicken, sollen jedes Jahr an einen Assistenten gezahlt werden, der die beste wissenschaftliche Arbeit geliefert hat.

Am Pfingstsonntag 1935 wird von Eicken plötzlich per Flugzeug auf den Berghof bei Berchtesgaden geholt. Sollte mit Hitlers Stimmbändern doch etwas Ernstliches sein? Im Berghof herrscht große Aufregung. Hitlers Schwester, Frau Raubal, empfängt den Charité-Professor und berichtet ihm aufgeregt, was vorgefallen ist: Am Vormittag nahm Hitler an der Gartenpforte Huldigungen der herbeigeströmten Besucher entgegen. Einen Berg von Blumensträußen trugen die Ordonnanzen weg. Einen Strauß aber, den ein blondes kleines Mädchen schüchtern in der Hand hielt, nahm der Führer selbst. Sein Leibfotograf Heinrich Hoffmann fotografierte ihn mit der Kleinen von allen Seiten. Dabei riss sich Hitler einen Dorn in den Finger. Er saugte ihn mit dem Mund heraus – und plötzlich war der Dorn weg.

Seither ist Hitler fest und steif davon überzeugt, dass er den Dorn verschluckt hat. In der Speiseröhre muss er steckengeblieben sein. Eicken findet ihn hochgradig aufgeregt, beinahe hysterisch. Er untersucht, aber er findet keinen Dorn. Wenn Hitler ihn wirklich verschluckt hat, dann ist er sicher längst in den Magen gerutscht. Schaden kann er kaum anrichten.

Diesen Sachverhalt erklärt er Hitler. Worauf dieser mit einem Schlag ruhig und sogar fröhlich wird. Er fordert von Eicken auf, ein paar

Tage auf dem Berghof zu bleiben. Aber der Professor lehnt höflich ab.
Kaum ist der Professor zurück in Berlin, da meldet sich die Partei. Man legt ihm nahe, seine private Operationstätigkeit in der Unger-Klinik, Derfflingerstraße 12, aufzugeben. Denn der Besitzer dieser Klinik, der bekannte Chirurg Dr. Ernst Unger, ist Jude, und mit einem Juden darf ein Leibarzt des Führers nicht zusammenarbeiten. Doch Professor von Eicken und Unger sind alte Freunde. 1922, als Eicken gerade nach Berlin gekommen war, hatte er sich bei der Sektion eines an Kehlkopftuberkulose gestorbenen Patienten eine schwere Vergiftung geholt, Leichentuberkulose. Damals hatte Dr. Unger ihm das Leben gerettet. Und nun soll Eicken ihn einfach sitzenlassen?
„Der Mann müsste ja den Glauben an die Menschheit verlieren", sagt er den Parteileuten. Die sehen ihn verständnislos an. Aber von Eicken bleibt der Unger-Klinik treu. Erst als ihm Jahre später das Hin und Her zwischen den Kliniken zu anstrengend wird, richtet er seine Privatstation in der Charité ein wie die anderen Koryphäen.
Seinen Patienten Adolf Hitler sieht Professor von Eicken erst neun Jahre später wieder.
Urplötzlich wird er nach dem Attentat vom 20. Juli 1944 ins Hauptquartier „Wolfsschanze" gerufen. Am meisten regt ihn bei diesem Anlass auf, dass er seit Jahren Generalarzt ist, aber noch keine Uniform besitzt. Zwischen dem Anruf am Morgen und der Abfahrt des Nachtzuges wird sie geschneidert.
Hitlers Trommelfelle sind vom Explosionsdruck der Stauffenbergschen Bombe geplatzt. Er klagt über ständiges Schwindelgefühl und fürchtet eine schwerwiegende Beschädigung des Innenohrs. Sein „Leibarzt" Dr. Morell, ein Facharzt für Haut- und Geschlechtskrankheiten vom Kurfürstendamm, bestätigt ihn in dieser Furcht.
„Sie können völlig beruhigt sein, mein Führer", sagt von Eicken. „Die Ohren sind in Ordnung."
Doch im Übrigen ist Hitler nur noch ein nervöses, von Drogen des Dr. Morell mühsam aufgeputschtes Wrack. Ein wenig Erleichterung verschafft Eicken ihm durch Ausdrücken der Mandeln und gründliche Spülung der Kieferhöhlen.
„Das müssen Sie mir regelmäßig alle vier Wochen machen", sagt Hitler.

Zum letzten Mal sieht von Eicken seinen Patienten im Dezember 1944. Das Hauptquartier liegt bei Usingen, unweit von Bad Nau-

heim. In den Ardennen ist die Wehrmacht zur großen Offensive angetreten. Hitler ist strahlender Laune und anscheinend auch bei bester Gesundheit. Aber das ist nur eine Produktion des hysterischen Fanatikers, der an eine wunderbare Wendung seines Schicksals glaubt. Sobald die Panzer in den Ardennen steckenbleiben und im Osten die Sowjets die Grenzen Ostpreußens überschreiten, ist Adolf Hitler kränker als je zuvor, ein gebrochener Mann.
Nach der Kapitulation im Mai 1945 wird Carl von Eicken von sowjetischen Offizieren tagelang über Hitlers Gesundheitszustand vernommen.
„Sie haben ihn operiert?", fragt der oberste Vernehmer.
Von Eicken nickt.
„Und warum haben Sie ihn nicht umgebracht?", fragt der Russe.
Aus seinen großen braunen Augen sieht Eicken den Sowjetoffizier verständnislos an und sagt:
„Ich bin Arzt, und er war mein Patient."

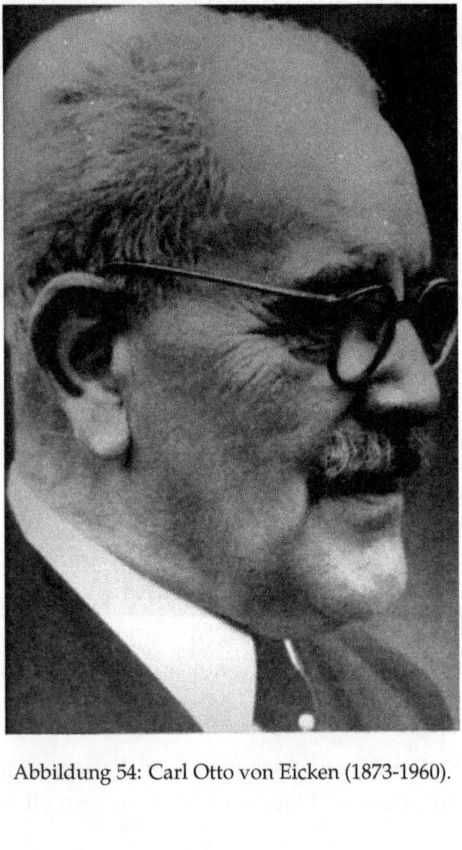

Abbildung 54: Carl Otto von Eicken (1873-1960).

Aktion „Gnadentod"

> „... Reichsleiter Bouhler und Dr. med. Brandt sind unter Verantwortung beauftragt, die Befugnisse namentlich zu bestimmender Ärzte so zu erweitern, dass nach menschlichem Ermessen unheilbar Kranken bei kritischster Würdigung ihres Krankheitszustandes der Gnadentod gewährt werden kann."

(Weisung vom 1. September 1939, die den Mord an 200.000 Geisteskranken einleitete)

> „... Unter vorsichtiger Berufung auf den Führer legt Prof. de Crinis die praktische Durchführung des Euthanasie-Programms dar. De Crinis erwartet keine Opposition seitens der Ärzteschaft. Unterstreicht mehrmals absolute Geheimhaltungspflicht, aber nur mit Rücksicht auf das neutrale Ausland ... Die ganze Fragebogenaktion hat eigentlich nur formale Bedeutung. In zwölf Monaten müssen alle Anstalts-Komplexe als Bildungsstätten erbgesunden, förderungswürdigen Deutschtums zur Verfügung stehen."

(Protokoll über eine Besprechung des Direktors der Charité-Nervenklinik mit den Chefärzten sächsischer Heil- und Pflegeanstalten, 1940)

> „...Wer soll da in Zukunft noch Vertrauen zu einem Arzt haben? Vielleicht wird auch sein Arzt ihn für ‚unproduktiv' erklären, vielleicht hat auch sein Arzt den Befehl, ihn umzubringen ... Unglückliche Menschen, unglückliches Deutschland, wenn ungestraft das Gebot ‚Du sollst nicht töten' übertreten werden kann..."

(Erzbischof Graf Galen in einer Predigt am 3. August 1941 im Dom zu Münster)

Die Chefvisite in der Nervenklinik ist beendet. Der weißgekleidete Schwarm der Oberärzte, Stationsärzte und Assistenten, Schwestern und Pfleger verläuft sich in den Gängen. In Gedanken versunken geht Professor Max de Crinis zu seinem Arbeitszimmer im ersten Stock zurück. Von seinem Fenster blickt er hinunter auf das gepflegte Rasenrondell vor dem Haupteingang, auf das grelle Zinnoberrot der Geranienbeete. Die dreistöckige Fassade der Klinik ist von dichtem Efeu überrankt, mit ihren Türmchen und Mansarden wirkt sie fast wie ein verwunschenes Schloss in der roten Backsteinnüchternheit der Krankenstadt.

Auch die Patienten und Besucher sehen die Psychiatrisch-Neurologische Klinik in einem eigentümlichen Zwielicht. Wer drüben in der Chirurgischen zusammengeflickt wurde, berichtet noch seinen Enkeln stolz, wie Sauerbruch persönlich ihn operiert habe, auch wenn es in Wahrheit „nur" einer der Oberärzte gewesen ist. Wer in einer der beiden Medizinischen Kliniken von Siebeck oder Gustav von Bergmann, in der Frauenklinik von Kaufmann kuriert worden ist, zehrt sein Leben lang von dem Ruhm, einmal ein interessanter Fall gewesen zu sein. Aber wer hat sich jemals laut dazu bekannt, dass er in der Psychiatrisch-Neurologischen gelegen hat – auch wenn es nur wegen eines peripheren Nervenschadens war und nicht etwa, weil er „spann"?

Auf dieses Odium wurde schon 1864 Rücksicht genommen, als der Schwabe Wilhelm Griesinger die erste Psychiatrisch-Neurologische Klinik der Welt in der Charité durchsetzte. In der Person des Chefs wurde die Einheit von Irrenarzt und Nervenarzt anerkannt. Räumlich dagegen musste die Neurologische Abteilung abseits von der Psychiatrischen eingerichtet werden. Man konnte es einem Gelähmten einfach nicht zumuten, Wand an Wand mit Geisteskranken zu liegen. Als dann um die Jahrhundertwende die Charité neu gebaut wurde, nahm man solche Rücksicht nicht mehr. Die neue „Nervenklinik" wurde in Grundriss und innerer Organisation zur steinernen Verkörperung der großen Erkenntnis: „Geisteskrankheiten sind Nervenkrankheiten."

Der Österreicher Max de Crinis ist der sechste Direktor dieser Klinik, Nachfolger so berühmter Psychiater und Neurologen wie Griesinger, Westphal und Bonhoeffer. 1938 hat er Klinik und Lehrstuhl übernommen. Jetzt schreiben wir Ende Juli 1940. Draußen in den Straßen Berlins wehen noch die Siegesfahnen nach dem Blitzfeldzug im Westen.

Mit einer müden Geste wirft Professor de Crinis seinen weißen Kittel über einen Stuhl. Seit der Krieg begann, sieht man ihn meist in Wehrmachtsuniform. Auf der Brust trägt er das Eiserne Kreuz 1. Klasse und das Goldene Parteiabzeichen der NSDAP. Er ist eine prächtige, kraftstrotzende, männliche Erscheinung. Doch sein großflächiges, braungebranntes Gesicht ist von tiefen Sorgenfalten zerfurcht. Er hört kaum zu, als Professor Selbach, der Oberarzt der

Neurologischen Abteilung, ihm einen interessanten Fall berichtet. Schließlich fasst er den jüngeren Kollegen am Ellbogen und seufzt: „Menschenskind, Sie haben's gut."
Erstaunt zieht der junge Professor die Augenbrauen hoch.
„Ist doch wahr", sagt de Crinis. „Sie machen Ihre Klinik und bringen Ihre wissenschaftliche Arbeit voran. Und ich? Ich muss schon wieder verreisen."
Die häufigen Reisen des Chefs sind in der Klinik allerdings auch vermerkt worden. Allmählich ist man dahintergekommen, dass es sich meist nicht um Konsultationen bei auswärtigen Patienten handelt, sondern um Verpflichtungen aus seinen zahlreichen Ämtern und Dienststellungen in der SS, im Kultusministerium und im NS-Gesundheitswesen. Auch recht abenteuerliche Unternehmungen halten ihn zuweilen von der Klinik fern. So nahm er im Spätherbst 1939 an jenem berüchtigten Handstreich des SD teil, bei dem zwei englische Geheimdienstoffiziere auf holländischem Boden gekidnappt wurden. Dafür heftete ihm Hitler persönlich das E. K. an die Brust. Seine Mitarbeiter fragen sich jedoch, was solche Gangsterstückchen mit den Aufgaben eines Klinikdirektors und Lehrstuhlinhabers zu tun haben.
Diesmal scheint es sich bei der Reise nicht um frisch-fröhlichen Menschenraub zu handeln, wie sein gequältes Gesicht verrät.
„Kann ich Ihnen denn die Reise nicht abnehmen?", fragt Professor Selbach.
Professor de Crinis schüttelt den Kopf. „Das ist nichts für Sie", sagt er. „Dazu sind Sie ein zu entschiedener Christ."

Seit Monaten schon fahren die riesigen grauen Omnibusse durch das Städtchen Arnsdorf nördlich von Dresden. Ihre Fenster sind auch bei Tage von innen verhangen. Ihre Fahrt endet hinter den hohen Mauern der Landesheil- und Pflegeanstalt, die weit sichtbar über das Rödertal hinwegblickt. Was hinter den Anstaltsmauern dann aus den Omnibussen herausschwankt, mühsam die Stufen herunterkriecht oder getragen werden muss, das sind nur noch entfernte Abbilder von Menschen. Da schwanken riesige Wasserköpfe über viel zu schwachen Körpern. Da grinsen lidlose Augen aus Gesichtern, die grob wie aus Lehmklumpen geformt scheinen. Da wimmern und lallen die Männer und Frauen wie Säuglinge. Da flattern tote Hände an bizarr verkrümmten Armen, schlürfen einwärts gedrehte Füße an rachitischen Beinen. Die Kranken haben vor der Abfahrt starke Beruhigungsmittel bekommen, einige stecken in Zwangsjacken. Manche aber haben die Reise richtig genossen. Denn nicht alle Kranken sind geistig tot, viele unter ihnen begreifen, was um sie herum geschieht, nehmen Anteil und freuen sich über Abwechslungen. Ihnen hat man bei der Abreise erklärt, dass sie in eine andere, viel schönere Anstalt verlegt würden. Man werde sie dort nach neuen Methoden behandeln.

Nun blicken sie scheu und verwirrt in die neue Umgebung. Hohe Mauern wie dort, wo sie herkommen. Man beruhigt sie. Das hier sei nur eine Durchgangsstation, wo sie sich ausruhen sollen. Auch sei ein berühmter Professor aus Berlin gekommen, der sie morgen untersuchen werde.

Professor Max de Crinis trifft am Abend in Arnsdorf ein.

Nach kurzem Imbiss mit dem Anstaltsleiter zieht er sich auf sein Zimmer zurück. Auf dem Tisch findet er einen hohen Aktenstoß vor. Es sind Fotokopien von langen Fragebögen. Sie betreffen die Kranken, die in den letzten Wochen mit den grauen Omnibussen in der Anstalt Arnsdorf angekommen und einen Tag später wieder weitertransportiert worden sind. In ganz Deutschland ist eine große „Umsiedlungsaktion" für Geisteskranke im Gange. In den deutschen Irrenanstalten sollen die Heilbaren von den Hoffnungslosen, die schwer Geisteskranken von den zu leichter Arbeit noch Fähigen geschieden werden. Ein gewaltiger Papierkrieg ist entfesselt worden. Die in den Heimatanstalten der Kranken ausgefüllten Fragebögen werden vierfach fotokopiert und an vier Gutachter verschickt. Nach den Angaben sollen die Gutachter dann entscheiden, was mit dem Kranken zu geschehen hat. Hält er ihn „zur Verlegung geeignet", macht der Gutachter mit dickem Blaustift – alles ist genau vorgeschrieben – ein Kreuz in die linke untere Ecke, andernfalls einen waagerechten Strich.

Die meisten der Fragebögen, die de Crinis jetzt studiert, sind von allen vier Gutachtern mit einem Kreuz versehen worden. Einige wenige zeigen ein oder zwei Minuszeichen. Das sind die Fälle, die er sich am anderen Morgen vorführen lässt. Bei sieben Kranken wird er sich schon nach kurzer Untersuchung klar und malt das endgültige Kreuz auf das Formular. Doch beim achten Fall stutzt er.

Der etwa vierzigjährige Kranke tritt von einem Fuß auf den anderen, als er vor de Crinis steht. In seinem Gesicht zuckt es, er schneidet Grimassen. De Crinis blickt vom Krankenblatt hoch. Es handelt sich um einen Fall von Schizophrenie, jener geheimnisvollen Spaltung der Persönlichkeit und des Bewusstseins. Auf Insulin- und Elektroschocktherapie soll der Kranke nur noch wenig ansprechen. Ein Endzustand mit fortschreitender Verblödung.

„Ich hoffe, dass sich für Sie bald alles zum Besseren ändern wird", beginnt Dr. de Crinis das Gespräch.

„Das hoffe ich auch", meint der Kranke und zupft an seiner verschlissenen Jacke. „Man hat mich so lange nicht hochkommen lassen, weil meine Entdeckung der Zeit zu weit voraus ist. Aber ich habe gewusst, dass mein Tag einmal kommen muss. Es handelt sich um die Anwendung des Übersinnlichen auf das Gebiet der Hochspannungstechnik."

„Ach so!" De Crinis weiß genug.

Anwendung des Übersinnlichen auf die Hochspannungstechnik, das ist eine jener typisch schizophrenen Kombinationen, einer jener geheimnisvollen Kurzschlüsse des Denkapparates, in denen Unvereinbares in Zusammenhang gebracht und zur Wahnidee wird. Aber solche Menschen sind deshalb geistig nicht tot. Ihr Denken und Fühlen ist zwar schwer gestört, aber nicht erloschen. Oft sind solche Menschen ganz glücklich. Sie können auf Teilgebieten des Lebens fast normal sein und sich nützlich machen. Außerdem verläuft ihre Krankheit in Schüben; auf Perioden der Verwirrtheit und der Erregung folgen ruhige Phasen. Aus dem Stapel der Begleitpapiere, die mit dem Transport angekommen sind, lässt sich de Crinis die ausführliche Krankengeschichte dieses Mannes heraussuchen, einen dicken Schnellhefter. Er blättert auf, schüttelt den Kopf, blättert weiter. Gespannt beobachtet ihn der Kranke.

De Crinis erfährt, dass es sich um den Elektromeister A. P. handelt. Über die Behandlung wird ausführlich berichtet. Da sind die Daten, an denen der Kranke durch Elektroschocks behandelt worden ist. Immer zeigte sich, dass er anschließend für längere Zeit zu verhältnismäßig normalem Verhalten zurückfand. Auch mit Insulininjektionen war er verschiedentlich behandelt worden, immer mit recht guten Ergebnissen. Bis in die jüngste Zeit hatte er Radioapparate, elektrische Kocher und defekte Lichtleitungen in der Anstalt fachmännisch repariert. Das alles steht in schreiendem Widerspruch zu den Angaben im Fragebogen. Unter der Rubrik „Art der Beschäftigung" heißt es dort: „Nur zeitweise zu mechanischen Tätigkeiten wie Graszupfen in der Lage." Dass der behandelnde Arzt sich so fatal über den Zustand des Kranken getäuscht haben sollte, ist ausgeschlossen. Also bewusst falsche Angaben? Es wäre nicht das erste Mal, dass de Crinis bei seinen Stichproben auf solche haarsträubenden Unstimmigkeiten gestoßen ist. Es liegt daran, dass einige Anstaltsleiter bei Beginn der Fragebogenaktion besonders schlau vorgehen wollten. Sie fürchteten, dass man ihnen die wenigen Pfleglinge, die zu nützlichen Arbeiten in der Anstalt verwendbar waren, nehmen und für die Rüstungsindustrie nutzbar machen wollte. Deshalb schilderten sie gerade den Zustand dieser Kranken schwarz in schwarz.

Der Erfolg war, dass ihnen gerade diese Leute von den grauen Omnibussen entführt wurden. Die Verlagerungsaktionen erfolgten so blitzartig und die Transportkommandos bestanden so stur auf ihren Listen, dass Proteste keinen Erfolg hatten.

„Dieser Mann wird vom Transport zurückgestellt", raunt de Crinis dem Begleitarzt zu. Der Kranke scheint zu spüren, dass etwas nicht in Ordnung ist. Er lebt in dem Wahn, dass diese Reise ihn an das Ziel seiner Träume bringen wird. Nun hat er Angst, dass daraus nichts wird.

„Sie werden mich doch nicht zurückschicken, Herr Professor?" Seine Hand krallt sich an de Crinis weißem Kittel fest. Zwei Transportbegleiter müssen ihn gewaltsam losreißen. Sein Wimmern verhallt.

Ungeduldig blickt de Crinis auf die Uhr. Am Nachmittag wird er in der Landes-Heil- und Pflegeanstalt Sonnenstein bei Pirna erwartet, der Endstation dieses Transports. Er möchte zwischendurch einen Abstecher nach Dresden machen und sich wieder einmal satt sehen an den Schönheiten des Zwingers und der Hofkirche, jener steingewordenen Musik des Barocks, die er über alles liebt.

Der Anstaltsleiter von Sonnenstein und sein Stab empfangen den illustren Gast aus Berlin. Die Omnibusse sind pünktlich eingetroffen, die Kranken untergebracht. Wenn es recht ist, kann man gleich anfangen. De Crinis ist es recht.

„Ich habe mir gedacht, wir nehmen zuerst eine Gruppe von ruhigen Kranken", sagt der Anstaltsleiter.

„Ganz wie Sie meinen."

Über blitzblank gescheuerte Fliesen geht es zu einem entlegenen Trakt der Anstalt. Eine Flügeltür öffnet sich, ein kleiner Vorraum, dahinter eine zweite Tür, die ein Assistent aufreißt. „Das ist die neue Badeanlage", erklärt der Chefarzt bedeutungsvoll. Gekachelte Wände, an den Seiten schmale Bänke, an der Decke eine Reihe paarweise angeordneter Duschen. „Die Nebeneinrichtungen befinden sich im angrenzenden Raum", sagt der Chefarzt. „Wenn ich hier hereinbitten darf. Durch dieses Bullauge können Sie alles beobachten."

De Crinis postiert sich vor dem Guckloch.

„Die Kranken sind völlig ahnungslos", sagt ein Pfleger.

„Sie freuen sich alle auf das Duschbad. Zur Sicherheit haben wir ihnen zwei Kubik Morphium-Scopolamin gespritzt." Durch das Guckloch sieht de Crinis sie hereinkommen. Zwanzig nackte Männer. Die Tür des Bades schließt sich hinter den Kranken. Einige blicken zu den Duschen hinauf, andere setzen sich auf die Bänke, stumpf ergeben die einen, voll freudiger Erwartung die anderen.

Der Anstaltsleiter gibt ein Zeichen. Irgendwo wird ein Hebel betätigt. Bald darauf scheinen die Kranken im Blickfeld des Gucklochs müde zu werden. Einer lehnt sich an den Nachbarn; Köpfe sinken herab. Brustkörbe heben und senken sich hastig, Arme und Beine werden schlaff. Nach wenigen Minuten regt sich nichts mehr im „Baderaum" der Heil- und Pflegeanstalt Sonnenstein bei Pirna. Tödliches Kohlenoxydgas, das durch unsichtbare Ventile in den abgedichteten Raum geströmt ist, hat seine Wirkung getan.

Erst nach einer Weile reißt sich Professor de Crinis von dem Guckloch los. Sein Gesicht ist aschfahl. „Es ist wirklich ein schmerzloses Ende", sagt er mit tonloser Stimme. Er wischt sich über die Augen, als könne er so das Bild verscheuchen. Oder gellen ihm die Verzweiflungsschreie des Werkmeisters von heute Morgen in den Ohren, den er von dieser letzten Etappe seiner „Fahrt in eine bessere Zukunft" ausgeschlossen hat? Den Tod hat Max de Crinis in den mannigfaltigsten Formen erlebt, seit er sich der Medizin und der Nervenheilkunde verschrieb. Aber immer hat er am Krankenbett und am Operationstisch auf der Seite des Lebens gestanden, und immer war er erschüttert, wenn der Tod Sieger blieb. Doch nun hat er die Front gewechselt. Nach außen, als Direktor der Charité-Nervenklinik, steht er nach wie vor auf der Seite des Lebens. Als Gutachter in Kriminalfällen ist er großzügig. So rettet er ein jüdisches Mädchen, das einen Mordversuch begangen hat, indem er ihm Unzurechnungsfähigkeit bescheinigt und für die Unterbringung in einer sicheren privaten Erziehungsanstalt sorgt. Insgeheim jedoch ist er auf die Seite des Todes übergetreten, weil es sein Führer Adolf Hitler befahl. – Ende Oktober 1939 hat Hitler auf dem Berghof bei Berchtesgaden folgende Weisung unterschrieben:

„Reichsleiter Bouhler und Dr. med. Brandt sind unter Verantwortung beauftragt, die Befugnisse namentlich zu bestimmender Ärzte so zu erweitern, dass nach menschlichem Ermessen unheilbar Kranken bei kritischster Würdigung ihres Krankheitszustandes der Gnadentod gewährt werden kann. Adolf Hitler." Dieses Schreiben wurde aus taktischen Gründen auf den 1. September 1939 vordatiert, und die Vorbereitungen waren lange vorher im Kreise des Reichsgesundheitsführers Dr. Conti, des Chefs der Privatkanzlei des Führers, Reichsleiter Philipp Bouhler, und des Professors de Crinis getroffen worden. Im Juli 1939 wurde eine ausgewählte Gruppe führender Psychiater nach Berlin in die Reichskanzlei bestellt, darunter die Lehrstuhlinhaber von Berlin, Heidelberg, Göttingen, Bonn und Würzburg. Die Professoren Bumke aus München und Kleist aus Frankfurt hatte man auf Rat von de Crinis nicht eingeladen, weil von ihnen Widerspruch zu erwarten war.

Unter betretenem Schweigen der Professoren erläuterte Reichsleiter Bouhler das ungeheuerliche Vorhaben. Er erklärte, dass die Organisation bei seiner Dienststelle und beim Reichsinnenministerium liegen werde. Die Professoren forderte er zur Mitarbeit als Gutachter auf. Alle Teilnehmer der Sitzung wurden zu strengstem Stillschweigen verpflichtet.

Eine Diskussion gab es nicht. Als die Professoren den Saal verließen, wurden Bedenken laut. Besonders bedrückt schien der junge Professor Werner Heyde, damals Anwärter auf den Lehrstuhl in Würzburg. Zwar war er SS-Mann und grundsätzlich für die „Ausmerzung" der unheilbar Geisteskranken. Doch war er dazu ausersehen, in der Berliner Zentrale der Aktion „Gnadentod" die Stelle des ärztlichen Leiters zu übernehmen. Und davor scheute er denn doch zurück.

Kameradschaftlich legte de Crinis seine Hand auf die Schulter des jungen Kollegen. „Für uns Ärzte kommt es darauf an, dass der Kreis derer, die von der Aktion erfasst werden, richtig abgegrenzt wird", sagte er. „Was dann mit ihnen geschieht, dafür tragen wir keine Verantwortung." So ließ sich Professor Heyde überreden. Einer der wenigen, die sich von den Argumenten des Professors de Crinis nicht überzeugen ließen, war Professor Ewald aus Göttingen. Er verweigerte jede Mitwirkung bei der Aktion, und es ist nicht bekannt, dass ihm daraus Nachteile erwachsen wären.

Im Oktober 1939 gingen die ersten Fragebögen an die Anstalten hinaus. In Brandenburg, Grafeneck, Sonnenstein, Hartheim b. Linz und Hadamar b. Limburg wurden unter Leitung des Stuttgarter Kriminalkommissars Wirth Grabkammern eingerichtet. Ab Januar 1940 rollten die grauen Omnibusse der „Gemeinnützigen Kranken-Transportgesellschaft". Die Todesnachrichten aus Irrenanstalten stiegen schlagartig an. Erst aus dem Kondolenzbrief erfuhren die Angehörigen, dass ihr Kranker kurz vor seinem Tod in eine Anstalt irgendwo in Deutschland verlegt worden war. Manche Anstalten standen bereits nach wenigen Wochen leer. Mancherorts half man dem Tod durch Hungerdiät nach.

Während die Fürsorge für jeden Kranken 3,50 Reichsmark pro Tag zahlte, wurde der Verpflegungssatz auf 21 bis 24 Pfennig herabgeschraubt. Gegen den Hunger wurde den Kranken Paraldehyd gespritzt, das apathisch machte. Trotzdem hörte man in der Umgebung herzzerreißendes Hungergeschrei.

Die Krematorien in der Nachbarschaft der Tötungsanstalten arbeiteten in Tag- und Nachtschicht. Die Urne des am 10. April 1940 in Grafeneck vergasten Herrn Heiner aus Kreuznach trug die Nummer A 498. Als am 28. Juni desselben Jahres Fräulein Else Lenne aus Berlin-Steglitz denselben letzten Weg gehen musste, erhielt ihre Urne die Nummer A 3111. Das waren 2.613 Tote in 79 Tagen, allein in Grafeneck. In den Vernichtungsanstalten wurden Sonderstandesämter eingerichtet, damit Totenscheine ohne Aufsehen ausgestellt werden konnten. Um die Zahl der Opfer zu verschleiern, fing man bei der Nummerierung der Urkunden jeden Monatsersten wieder mit Nummer eins an. Im Frühjahr 1941 „feierte" die Vernichtungsanstalt Hadamar den 10.000. Toten. Die Belegschaft versammelte sich um den aufgebahrten Leichnam. Einer hielt, als Priester verkleidet, eine gotteslästernde Todesrede. Anschließend wurden eine Extraration Bier und Schnaps ausgegeben. Das also war das wahre Gesicht der Aktion „Gnadentod" – eine entsetzliche Fratze, die alle angeblich idealen Beweggründe Lügen straft. Und wie verhält es sich mit der von Hitler angeordneten „kritischen Würdigung des Krankheitszustandes"?

In Grafeneck wird ein Mann getötet, der nach einer Typhuserkrankung Bazillenträger geblieben war, worauf sich bei ihm seelische Depressionen eingestellt hatten, geistig ist er völlig normal. – In die Anstalt Buch bei Berlin ist der vierundzwanzigjährige Jurist Günther Rottmann wegen Überarbeitung und Nervenzusammenbruchs eingeliefert worden. Er wird am 10. Juni 1940 nach Hartheim bei Linz verlegt, ohne dass die Eltern, die ihren Sohn bis dahin regelmäßig besucht haben, gefragt oder benachrichtigt werden. Als sie es schließlich erfahren, rufen sie in Hartheim an. Sie erhalten die Auskunft, er sei vor vier Tagen an Mittelohrvereiterung gestorben. Das sind nur zwei von zahllosen Fällen, die dem Professor Heyde in der Zentrale Berlin W 62, Tiergartenstraße 4, kurz „T 4" genannt, zur Kenntnis kommen. Damit solche „Pannen" in Zukunft vermieden werden, ordnet „T 4" die Zwischenschaltung von Beobachtungsstationen an, in denen die Kranken auf dem Weg zur Vernichtung noch einmal

begutachtet werden sollen. Eine solche Station ist Arnsdorf in Sachsen, wo Professor Max de Crinis den Werkmeister A. P. vor der Gaskammer bewahrt. Tat er es aus Menschlichkeit? Muss man nicht überhaupt jenen Professoren und Ärzten der Aktion „Gnadentod" zugutehalten, dass sie es aus idealen Motiven auf sich genommen haben, Mitmenschen von einem menschenunwürdigen Dasein zu befreien? Nur der Irrenarzt und der Pfleger wissen ja um das Grauen in den geschlossenen Schreckenskammern der Pflegeanstalten, wo im akuten Anfall Menschen sich unter tierischem Brüllen und Grunzen im eigenen Kot wälzen. Und nicht wenigen, die täglich mit diesem Elend zu tun haben, kommt der Gedanke, ob es nicht besser wäre, sie und die Menschheit von diesem Leben zu erlösen. Namhafte Psychiater haben darum gerungen und die „Vernichtung lebensunwerten Lebens" gefordert, bedeutende Rechtsgelehrte haben sich ihnen angeschlossen. Doch die Antwort der Verantwortlichen und Besonnenen war immer wieder ein klares Nein; denn die Heiligkeit des Lebens ist unteilbar, und es steht keinem Irdischen an, über Tod und Leben zu entscheiden. Wie wenig ideale Gedanken bei Professor Max de Crinis im Spiel waren, enthüllt ein Dokument aus den Akten der sächsischen Heilanstalt Hubertusburg. Es handelt sich um das Protokoll einer Besprechung, die der Gauleiter von Sachsen, Mutschmann, zwischen dem 26. Februar und 14. März 1940 mit Vertretern der medizinischen Fakultät Leipzig hatte:
„Der Reichsstatthalter war in Begleitung von Professor de Crinis und den Chefärzten der Heilanstalten Uchtspringe, Haldensleben, Bernburg in Magdeburg-Anhalt und Sonnenstein. Reichsstatthalter Mutschmann wünscht, dass bei Vorlesungen immer wieder auf den Vorrang aller rassepflegenden Maßnahmen hinzuweisen ist. Reichsleiter Bouhler hat ihm persönlich gesagt, dass im grandiosen Kampf Deutschlands mit den äußeren Feinden jetzt auch alles Lebensunerwünschte und Lebensunwerte radikal auszumerzen ist. ‚Die schweinische Psychoanalyse des Juden Freud hat in unseren Hochschulen nichts mehr zu suchen. Meine Herren, was wir brauchen, ist Erbbiologie, ist Eugenik'. – Anschließend Besprechung in Dresden, Professor de Crinis als Referent, anwesend sämtliche Chefärzte der sächsischen Heil- und Pflegeanstalten. Unter vorsichtiger Berufung auf den Führer legt Prof. de Crinis die praktische Durchführung des Euthanasieprogramms dar. Ethische und juristische Seiten des Themas werden nicht berührt. De Crinis erwartet keine Opposition seitens der Ärzteschaft. Unterstreicht mehrmals absolute Geheimhaltungspflicht, aber nur mit Rücksicht auf das neutrale Ausland'.

Behauptet, dass Euthanasie z. B. in den USA vielfach stillschweigend praktiziert werde. – Mit den sächsischen Chefärzten erläutert de Crinis die Auswahlgrundsätze: ‚Die ganze Fragebogenaktion hat eigentlich nur formale Bedeutung. In zwölf Monaten müssen alle Anstaltskomplexe als Bildungsstätten erbgesunden, förderungswürdigen Deutschtums zur Verfügung stehen.' In der Diskussion widerspricht der Vertreter der SS der Verlegung sächsischer Anstaltskranker nach Bernburg; unpraktisch, Benzinvergeudung, Aufsehen in der Bevölkerung. Schlägt Sonnenstein oder Arnsdorf vor. De Crinis dagegen, weil dort kein Krematorium. Chefarzt Sonnenstein hält Beisetzung in einzuebnenden Massengräbern für ‚praktisch und billig'..."

Wo der Mord mit tausend Zungen spricht, nützt keine Geheimhaltung. Bei den Staatsanwaltschaften gehen Anzeigen ein, verzweifelte, anklagende Briefe von Angehörigen. Der Pfarrer Braune aus Lobetal bei Bernau sammelt Beweise. Dabei hilft ihm die Abwehr im Oberkommando der Wehrmacht, vor allem der Reichskriegsgerichtsrat a. D. Hans von Dohnanyi. Dohnanyis Schwiegervater ist Geheimrat Karl Bonhoeffer, der Vorgänger von de Crinis als Leiter der Nervenklinik. Als Bonhoeffer die ersten unwiderlegbaren Tatsachen schwarz auf weiß hat, eilt er in die Charité. Wenn überhaupt ein deutscher Psychiater über diese Scheußlichkeit informiert ist, dann kann es nur de Crinis sein, der Vertrauensmann der SS.

Im Direktorzimmer, von dem aus er selbst 28 Jahre lang die Geschicke der Nervenklinik geleitet hat, stellt der weißhaarige Geheimrat seinen Nachfolger zur Rede. Es wird eine stürmische Unterredung. Man weiß nicht, was der alte Geheimrat Bonhoeffer seinen Nachfolger alles gefragt, was er ihm vorgeworfen hat. Man kennt nur den Ausklang des Gesprächs.

„Stellen Sie sich vor, der Kerl hat mich belogen!", ruft Bonhoeffer dem Oberarzt der Psychiatrischen Station, Dr. Scheller, zu, als er totenbleich von de Crinis herauskommt. Feige ist de Crinis den Fragen Bonhoeffers ausgewichen.

Doch der unermüdliche Pastor Braune findet in der Charité einen Verbündeten in seinem Kampf gegen den Massenmord. Drüben in der Chirurgischen Klinik sieht sich Professor Sauerbruch die Dokumente des Pastors an und brüllt fassungslos:

„Diese Verbrecher ruinieren den Ärzteberuf von der Wurzel her. In Zukunft wird jeder Kranke, wenn der Arzt ihm eine Spritze gibt, fürchten, dass er umgebracht werden soll."

Gemeinsam mit Pastor Braune und Pastor Bodelschwingh, dem Leiter der Missionsanstalten in Bethel, sucht Sauerbruch am 12. Juli 1940 den Reichsjustizminister Dr. Gürtner in dessen Privatwohnung im Grunewald auf. Erschüttert ruft der Minister aus: „Es ist für einen Reichsjustizminister eine fatale Angelegenheit, wenn ihm von glaubwürdiger Seite gesagt wird: In deinem Reich wird am laufenden Band gemordet, und du weißt nichts davon!"
Am gleichen Tag reicht Pastor Braune eine umfangreiche Denkschrift für Hitler bei der Reichskanzlei ein. Sie würde für Hunderte von Mordanklagen ausreichen. Die Denkschrift gelangt tatsächlich an Hitler. Vierzehn Tage später erteilt ein Ministerialdirektor der Reichskanzlei dem Pastor mündlich die Antwort: Die Maßnahmen können nicht eingestellt werden. Aber es wird dafür gesorgt, dass sie „anständig" durchgeführt werden. Wenige Tage darauf, am 12. August 1940, wird der tapfere Pastor Braune von der Gestapo verhaftet. Doch eins hat er wenigstens erreicht: die kirchlich betreuten Anstalten werden von der Aktion „Gnadentod" ausgenommen. Der erst so empörte Reichsjustizminister will jetzt ein Gesetz schaffen, das die Tötungen legalisiert. Über den Entwürfen stirbt er. Sein Nachfolger, Staatssekretär Schlegelberger, erklärt im Frühjahr 1941 nach einer Versammlung von höchsten Richtern: „In einem totalitären Staat hat der ausdrückliche Wille des Staatsoberhauptes Gesetzeskraft. Zur Euthanasie ist, nachdem der Führer sie angeordnet hat, kein besonderes Gesetz mehr erforderlich."
Keiner der Juristen widerspricht.

Doch es gibt noch Menschen in Deutschland, die ein Gewissen haben. Am 3. August 1941 dröhnt von der Kanzel des Doms zu Münster die mächtige Stimme des Bischofs Clemens von Galen: „Die unglücklichen Kranken müssen also sterben, weil sie nach dem Urteil irgendeines Arztes oder dem Gutachten irgendeiner Kommission des Lebens unwürdig geworden sind. Weil sie nach dem Gutachten zur Klasse der ‚unproduktiven' Staatsbürger gehören. Wer soll da in Zukunft noch Vertrauen zu einem Arzt haben? Vielleicht wird auch sein Arzt ihn für ‚unproduktiv' erklären, vielleicht hat auch sein Arzt den Befehl, ihn umzubringen? Wenn diese furchtbare Lehre geduldet, angenommen und befolgt wird, dann werden die grausamsten Instinkte entfesselt, dann bekommen wir das Misstrauen aller gegen alle, bis hinein in die Familien. Unglückliche Menschen, unglückliches Deutschland, wenn ungestraft das Gebot ‚Du sollst nicht töten' übertreten werden kann, das Gott, unser Schöpfer, seit Anbeginn ins Gewissen der Menschen geschrieben hat."

Jetzt wird auch das Ausland aufmerksam. Hitler sieht ein, dass er zu weit gegangen ist. Im September 1941 befiehlt er, die Aktion „Gnadentod" abzubrechen. Etwa hunderttausend Kranke sind von den vierzehn Gutachtern und vier Obergutachtern der Organisation „T 4" in den Tod geschickt worden. Die Gaskammern in Brandenburg, Bernburg, Sonnenstein, Hadamar und Hartheim werden geschlossen, ihre Einrichtungen nach dem Osten geschafft. Dort wartet eine noch furchtbarere Aufgabe auf sie – die „Endlösung der Judenfrage".

Die finstere Rolle des Professors Max de Crinis ist jedoch mit dem offiziellen Ende der Aktion „Gnadentod" noch nicht ausgespielt. Kein anderer Arzt in der 250-jährigen Geschichte der Charité hat sich auch nur entfernt so schwer wie er gegen das oberste Gebot des Stammvaters der Ärzte, des Griechen Hippokrates, versündigt. „Nil nocere – nicht schaden!" Denn die „Vernichtung lebensunwerten Lebens" geht weiter, nicht mehr in Form auffälliger Großaktionen, sondern schleichend und heimtückisch wird jetzt gemordet. Seine Klinik in der Charité allerdings hält de Crinis rein. Nur ein Fall ist bekannt, in dem ein Patient der Charité mit Wissen und auf Veranlassung von Professor Max de Crinis in eine Vernichtungsanstalt gebracht wurde. Es ist der Fall des dreizehnjährigen Hans-Wolfgang Simon. Er musste sterben, damit sein armes Hirn seziert werden konnte. Er wurde geopfert im „Dienste der Wissenschaft".

Dass der kleine Hans-Wolfgang Simon nie ein gesunder Mensch werden würde, erfuhr seine Mutter, als er zwei Monate alt war. Es war kurz vor Weihnachten 1929. Hans-Wolfgang Simon war das erste Kind, und Frau Simon war mit vierzig Jahren keine junge Mutter mehr. Zwar war die Geburt glattgegangen; in der Klinik hatte man ihr zu einem gesunden Jungen gratuliert. Und doch, ihr kam etwas an dem Kind nicht geheuer vor. Sie fuhr mit ihm in die Charité zu Geheimrat Adalbert Czerny, dem bedeutenden Kinderarzt. Czernys Forschungen über Stoffwechsel und Verdauung des Säuglings haben die moderne Säuglingsernährung wesentlich beeinflusst. Er hat erkannt, wie wichtig Vitamine und Minerale für Gedeihen und das Wachstum des kindlichen Körpers sind. Sein Name steht in der ersten Reihe derer, die in diesem Jahrhundert für das Heranwachsen gesünderer Kindergenerationen gesorgt haben.

Frau Simon stellte ihren Säugling dem Professor Czerny vor. Und schon nach dem ersten Blick, den der Kinderarzt auf den Kleinen warf, spürte sie, dass er Krankes, Anomales an ihrem Kind entdeckt haben musste.

Voller Angst fragte sie: „Was ist... was hat er? Ist er krank?"

„Krank..." Der Professor strich sich mit der Rechten über die Stirn, als suche er nach einem Wort. „Ja, er ist krank. Allerdings liegt nichts Akutes vor, keine Gefahr im Augenblick. Aber..." Und nun erfuhr Frau Simon, dass sie zwar ein lebensfähiges Kind geboren hat, aber dass ihr Hänschen nie ein normaler Mensch sein wird. Er wird anders aussehen als andere Kinder. Er wird später als die anderen sitzen, erst Jahre später stehen und gehen lernen. Seine Sprache wird ein Lallen sein, und sein Geist wird schwach bleiben. So spät und unvollkommen, wie er reifen wird, so schnell wird er dann altern – mit 20 bis 25 Jahren ein Greis – wenn er überhaupt dieses Alter erreichen sollte.

Erstarrt saß die Mutter da, aschfahl das Gesicht, mit Augen, in denen das Entsetzen stand. Als erstes brach es aus ihr heraus: „Herr Professor, sagen Sie mir offen: Hat er es von mir? Liegt es an mir, dass er so ist?"

Der weißhaarige Professor nahm die Rechte der Frau zwischen seine beiden Hände und blickte ihr voll ins Gesicht:

„Was ich Ihnen jetzt sage, ist die Wahrheit. Kinder, wie Sie eins geboren haben, gibt es weit mehr, als man glaubt. Auf etwa siebentausend Geburten kommt ein solcher Fall. Das jüngste Kind der Kronprinzessin Cecilie kam so auf die Welt." Hilflos zuckte der alte Gelehrte mit den Schultern: „Wir kennen bisher nur die äußeren Merkmale. Wir wissen heute, dass die Drüsen dieser Kinder ungenügend funktionieren, die Hypophyse vor allem, die Hirnanhangdrüse, und infolgedessen arbeitet auch die Schilddrüse nicht richtig. Aber die Ursache... nein, die Ursache kennen wir nicht. Vielleicht werden wir in ein paar Jahren klüger sein."

Bei seinen letzten Worten sah Czerny einen Hoffnungsschimmer im Gesicht der Mutter aufglimmen. Seine Lippen wurden ganz schmal, und er sagte hart: „Aber das eine muss ich Ihnen deutlich machen. Wenn Ihnen jemals jemand erklärt, man habe ein Präparat gefunden, irgendein Mittel, um Ihr Kind zu heilen – dann lügt er. Es ist hart, aber besser, Sie wissen es. Für Ihr Kind gibt es nur eine Hilfe: Mutterliebe, unendliche Liebe und Nestwärme, tausendmal mehr, als ein normales Kind sie braucht."

Hänschen Simon ist als „mongoloider Schwachsinniger" auf die Welt gekommen. Äußere Merkmale dieser Anomalität sind schon beim Säugling zu entdecken. Auffallendstes Kennzeichen ist eine sichelförmige Hautfalte in den inneren Augenwinkeln, gewissermaßen ein drittes Augenlid, wie es den Angehörigen der mongolischen Rasse eigentümlich ist und daher Mongolenfalte genannt wird. Dieser rein äußerlichen Ähnlichkeit verdankt das Krankheitsbild seinen Namen – als wenn alle Mongolen auch schwachsinnig wären. Der Kopf ist zu kurz geraten, die Schädelfront rund gewölbt, das Hinterhaupt geht ohne Abstufung in den Nacken über. Die Nase ist auffällig kurz, stummelartig, beim Betasten merkt man, dass eines oder beide Nasenbeine fehlen. Die Hände sind plump, mit breiten Handtellern. Der Mittelfinger ist meist nicht länger als die anderen Finger. Ähnlich ist es bei den Füßchen. Hier fällt die tiefe Spalte auf, die die große Zehe vom übrigen Fuß trennt. Die mongoloiden Kinder sehen einander ähnlich, als wären sie alle Geschwister. Sie wirken, als wären sie auf einer Stufe der embryonalen Entwicklung stehengeblieben, geboren, bevor sie im Mutterleib ausgereift sind.

Und so ist auch ihr äußeres Verhalten. Hänschen Simon ist apathischer als andere Säuglinge, er schläft mehr, schreit weniger und reagiert auf die Umwelt nur mit schwachen Reflexen. Stundenlang sitzt die Mutter am Bettchen und betrachtet ihr Kind. Es ist ja ihr erstes und sie hat keine Möglichkeit zu vergleichen. So kommt es, dass sie nach Augenblicken tiefster Verzweiflung plötzlich alles, was Professor Czerny ihr gesagt hat, für Schwarzseherei hält. Auch die größten Ärzte können irren, gibt es dafür nicht zahllose Beispiele? Erst mit seinem zwölften Lebensmonat kann Hänschen sitzen. Erst mit zweieinhalb Jahren lernt er mühsam und unsicher gehen. Andere Kinder seines Alters sprechen längst, Hänschen lallt wie ein Wickelkind. Fast vier Jahre ist er alt, als er zum ersten Mal das Wort „Mami" stammelt.

Frau Simon ist überglücklich. Denn von diesem Zeitpunkt an wandelt sich das Wesen ihres Kindes. In dem Maße, in dem Hänschen die Dinge seiner Umwelt mit Namen belegt, wird er immer munterer. Kaum ist er morgens wach, verlangt er „Siek, siek" – das ist Radiomusik. Mutter und Hausmädchen müssen ihm Lieder vorsingen. Er läuft und kugelt wie aufgedreht in der Wohnung herum, kein Gegenstand ist vor ihm sicher. Er ist fröhlich, immer zu Unfug aufgelegt. Aber was normalen Eltern auf die Nerven geht – für Hänschens Mutter ist es eine Offenbarung.

Es ist 1934, das Jahr nach Hitlers Machtergreifung. Wenn Hänschen beim Spaziergang einem Hitlerjungen in Uniform begegnet, hebt er die kleinen Hände und sagt: „Heil! Heil!" – Fragt man ihn: „Wie machen die Kommunisten?", so ballt er die Fäuste und zieht ein ernstes, finsteres Gesicht.

Frau Simon schöpft neue Hoffnung und spricht über ihre Beobachtungen mit Professor Czerny, der inzwischen emeritiert ist und nur noch seine Privatpraxis abhält. Der Gelehrte schüttelt traurig den Kopf: „Machen Sie sich keine Hoffnungen. Was Sie für Denken halten, ist reiner Nachahmungstrieb. Er kann sich erinnern an das, was er einmal gehört oder gesehen hat. Aber kombinieren, die Dinge zueinander in die richtige Beziehung bringen – das lernt er nie."

Professor Czerny verschreibt ein Schilddrüsenpräparat, das die Drüsenfunktion anregen soll. Hänschen wird darauf immer noch hektischer. Er schläft kaum noch, verlangt nachts Radiomusik, wirft mit den Kissen nach der Mutter, die ihr Bett in seinem Zimmer aufgeschlagen hat. Mit den Füßen stößt er nach den Bildern an den Wänden und freut sich, wenn sie hin- und herschaukeln oder mit Krach herunterfallen. Nächtelang kann die Mutter kein Auge mehr zudrücken. Sie wird dabei zum Nervenbündel. Ihr Mann meint, der Kleine tanze ihr auf dem Kopf herum.

Aber wie erzieht man ein mongoloides Kind?

Weil es nicht hinter den Sinn der Dinge blicken kann, vermag es auch kein Verbot einzusehen. Es lebt aus dem Augenblick und für den Augenblick. Es hat einen ungewöhnlichen Spieltrieb; doch da es die Dinge nur angreifen, nicht aber begreifen kann, bekommt sein Spiel nie einen Sinn. Es taumelt von einem Unsinn zum andern. Daran droht nicht nur Frau Simon zu zerbrechen, sondern auch ihre Ehe. Da spricht der Professor Czerny ein Machtwort:

„Wenn Sie an dem Kind kaputtgehen, nützen Sie weder sich noch ihm. Sie müssen es in ein Heim geben."

Die Mutter wehrt sich mit Händen und Füßen. Doch Professor Czerny macht ihr klar, dass der Kleine zu Hause entweder nie mit Kindern zusammenkommen oder immer ein Außenseiter bleiben wird, von den anderen gehänselt, verspottet, herumgestoßen. Er nennt der unglücklichen Mutter ein privates Heim für zurückgebliebene und schwierige Kinder. Dort wird er als Gleicher unter Gleichen aufwachsen.

Acht Jahre lebt Hänschen in der Nähe von Berlin in einem schönen Heim, das sich „Sonnenhaus" nennt. Es ist teuer dort, fast luxuriös; nur sehr wohlhabende Eltern können ihre Kinder dorthin schicken. Sie kommen zum Teil von weit her, aus dem Ausland und aus Übersee. Fünfzehn Erzieherinnen betreuen die Zöglinge. Viele werden einzeln unterrichtet. Hänschen lernt sogar lesen und schreiben, kommt allerdings über die Texte eines Erstklässlers nicht hinaus. Schon mit zehn und elf Jahren werden seine Fortschritte langsamer. Die einstige Munterkeit weicht einer gewissen Stumpfheit und allgemeinen Trägheit. Aber er bleibt ein liebenswertes, putziges Kerlchen. Wenn irgendwo Musik erklingt oder gesungen wird, lauscht er hingerissen.

Als der Krieg ausbricht, spüren die Kinder im „Sonnenhaus" zunächst nichts davon, das Heim versorgt sich aus eigener Landwirtschaft. Doch eines Tages erscheint eine Kommission von Parteileuten und Ärzten und besichtigt die Kinder. Fast zwei Jahre hindurch schweben Eltern und Erzieher der „Sonnenhaus"-Kinder in furchtbarer Ungewissheit. Dann glauben sie plötzlich aufatmen zu können.

Sie wissen nicht, dass es nur ein Scheinsieg war, den ein paar mutige Geistliche errungen haben. Hänschen Simon ist ein Gezeichneter, als einen Tag vor seinem 13. Geburtstag plötzlich ein Darmvorfall bei ihm festgestellt wird. Die besorgte Heimleiterin fährt sofort mit ihm nach Berlin. Alle Krankenhäuser sind überfüllt. Auch in der Charité-Kinderklinik sind sämtliche Betten belegt. Doch als die Aufnahmeschwester das mongoloid-schwachsinnige Kind sieht, sorgt sie dafür, dass Hänschen Simon zunächst in einem Einzelzimmer der Psychiatrischen Männerabteilung, unruhige Station, untergebracht wird. Das weitere wird sich dann schon finden.

*

Kopfschüttelnd legt Professor Max de Crinis die beiden Röntgenbilder vor sich auf den Schreibtisch. Er lehnt sich weit in seinem Sessel zurück und denkt lange nach. Dann greift er wieder nach den Röntgenbildern, als müsse er sich vergewissern, dass er sich nicht getäuscht hat. Die beiden Aufnahmen zeigen einen menschlichen Schädel in seitlicher Ansicht. Er ist höher gewölbt als bei normalen Menschen. Aber das ist es nicht, was Professor de Crinis beschäftigt. Wie grauer Nebel bildet sich das Gehirn unter der scharf umrissenen Knochendecke des Schädeldachs ab. Die Schatten darin sind die Hohlräume im Inneren der Gehirnmasse. Und auf diese Schatten starrt Professor de Crinis.

Er blickt von der Aufnahme in seiner rechten Hand auf die in seiner linken. Er vergleicht die Umrisse der schwärzlichen Schatten, die sich auf beiden Bildern von der Mitte des Gehirns zur Stirnwand hin erstrecken. Und er zweifelt jetzt nicht mehr daran, dass der Schatten auf dem rechten Bild flacher ist als auf dem linken. Und doch handelt es sich um Bilder desselben Schädels, nur dass die rechte Aufnahme ganz neu ist, während die linke vor fünf Jahren gemacht wurde. Der Unterschied zwischen den dunklen Schatten ist so auffallend, dass kein Irrtum mehr möglich ist. Die erweiterten Hohlräume dieses Gehirns haben sich in den fünf Jahren deutlich zurückgebildet. Also eine Änderung zum Guten; denn erweiterte Gehirnkammern sind ein sicheres Zeichen dafür, dass Störungen im Gehirn vorliegen.

Hastig legt de Crinis die Bilder aus der Hand und nimmt zwei neue Aufnahmen aus einer Mappe, die vor ihm auf dem Tisch liegt. Sie sind von demselben Gehirn, nur zeigen sie diesmal den Zwischenraum zwischen der Hirnoberfläche und dem Schädeldach. Wieder sind es zwei Bilder derselben Ansicht, aufgenommen im Abstand von fünf Jahren, und wieder sind deutliche Unterschiede feststellbar. Während auf dem alten Bild die Hirnoberfläche nur wenige sehr breite und tiefe Furchen aufweist, zeigt sie im neuen Bild eine feinere Gliederung der Gehirnoberfläche. Es kann kein Zweifel bestehen: das unausgebildete, unreife Hirn hat sich entwickelt. Und das bei einem menschlichen Wesen, das von Geburt an zu hoffnungslosem Schwachsinn verurteilt war, dem dreizehnjährigen Hans-Wolfgang Simon.

Hans-Wolfgang liegt stöhnend in dem riesigen Männerbett. Jedes Mal, wenn draußen auf dem Flur jemand vorbeigeht, schreit er laut auf. Er hat wahnsinnige, unvorstellbare Kopfschmerzen, die kleinste Erschütterung lässt sie bis zur Unerträglichkeit anschwellen. Denn Hans-Wolfgang ist erst vor drei Stunden aus dem Röntgenraum zurückgekommen, wo man sein Gehirn von allen Seiten aufgenommen hat. Und dazu gehört eine der schmerzhaftesten Prozeduren, die man sich denken kann.

Um nämlich die Kammern und Hohlräume des Gehirns röntgen zu können, muss zunächst die Flüssigkeit abgelassen werden, mit der diese Räume gefüllt sind. Man sticht also mit einer langen Kanüle den Kanal der Wirbelsäule an und lässt einen Teil der Hirn-Rückenmarks-Flüssigkeit ab. Dann wird Luft eingepumpt, die beim sitzenden Patienten in die Gehirnkammern aufsteigt. Die luftgefüllten Hohlräume zeichnen sich auf dem Röntgenschirm als deutliche Schatten ab. Im Laufe von 24 Stunden bildet sich die Kammerflüssigkeit auf natürliche Weise zurück. Der Patient jedoch steht in dieser Zeit Höllenqualen aus. Hänschen Simon hat das Gefühl, als sei sein

Kopf ein riesiger Luftballon, der jeden Augenblick zu platzen droht. Zur gleichen Zeit wird im Chefzimmer über sein Leben entschieden.

*

Es ist am Nachmittag des 10. Oktober 1942. Professor Max de Crinis richtet sich von den Röntgenbildern auf, als ein junger Arzt ins Zimmer tritt.
Doktor Richard Fischer trägt unter dem weißen Kittel die feldgraue Uniform der Waffen-SS mit den Abzeichen eines Obersturmbannführers des „SD". Er ist seit wenigen Wochen in der Nervenklinik, und keiner der Ärzte und Pfleger weiß so recht, was er eigentlich tut. Niemand in der Charité ahnt zu diesem Zeitpunkt auch, was Dr. Fischer vorher getan hat. Auf den Gedanken, dass dieser kumpelhafte, muntere Mann eine wesentliche Rolle in der Rassenforschung der SS spielt, kommt niemand. Erst Jahre später erfährt man, dass Fischer KZ-Arzt war und einer der schlimmsten Sadisten, die jemals den Titel Dr. med. getragen haben.
Fischer strebt nach akademischen Ehren; nach siegreicher Beendigung des Krieges will er seine Erfahrungen einer neuen Generation von Ärzten mitteilen. Doch dazu muss er sich mit einer Arbeit als Dozent habilitieren. Da er Facharzt für Neurologie und Psychiatrie ist, kam er als Assistenzarzt an die Universitäts-Nervenklinik in der Charité, und Professor de Crinis muss sich den Kopf darüber zerbrechen, wie aus dem Rassenfanatiker ein Professor werden kann.
Um ein Thema für seine wissenschaftliche Arbeit war Fischer zunächst nicht verlegen gewesen. Er wollte nachweisen, dass mongoloider Schwachsinn erblich sei und daher von der Wurzel her ausgerottet werden müsse. Nicht nur die Mongoloiden gehörten umgebracht, sondern auch deren Eltern und Geschwister.
Einem fundierten Wissenschaftler wie Professor Max de Crinis musste diese These reichlich kühn erscheinen. Denn die neuesten Forschungen deuteten auf das Gegenteil hin. So hatte der Charité-Assistent Dr. Horst Geyer Hunderte von Mongoloiden sowie deren Eltern und Geschwister untersucht. Zu seiner großen Überraschung hatte er festgestellt, dass keine dieser Mütter mehr als ein mongoloides Kind zur Welt gebracht hatte, wie es bei einer Erbkrankheit doch zu erwarten gewesen wäre. Die meisten mongoloiden Kinder, die er untersucht hatte, waren Letztgeborene. Ihre Mütter waren, als sie das Kind zur Welt brachten, bereits über 35 Jahre alt oder auffallend jung gewesen. Andere hatten, während sie das Kind austrugen, unter auszehrenden Krankheiten gelitten. Mongolismus ist also keine Erbkrankheit, sondern eine Folge geschwächter oder vor-

übergehend gestörter Funktionen des Hormonhaushaltes der Mütter. Diese These hatte Dr. Geyer mit so vielen exakten medizinischen Feststellungen belegt, dass Dr. Fischer dagegen nicht ankonnte. Er sah ein, dass er in der Wahl seines Themas danebengegriffen hatte. Er muss also ein anderes, weniger schweres Thema wählen.
Und darüber will er an diesem Nachmittag des 10. Oktober 1942 mit Professor de Crinis sprechen.
„Was ist das?"
Voller Interesse beugt sich Dr. Fischer über die Röntgenbilder auf dem Tisch des Professors. Aber er kann sie nicht deuten. De Crinis muss ihm erklären, was hier vorliegt: „Vergleichende Enzephalogramme eines mongoloiden Schwachsinnigen mit auffälligen Veränderungen." Fischer ist Feuer und Flamme. „Das wäre doch etwas für mich."
Vielleicht hat Professor de Crinis dem SS-Mann bei dieser Gelegenheit von den Forschungsarbeiten berichtet, die er viele Jahre vorher als Oberarzt der Nervenklinik in Graz an Hirnen gestorbener Kinder durchgeführt hatte. Damals hatte De Crinis 68 Kinderhirne, von fünf Tage alten Neugeborenen bis zu Dreizehnjährigen, seziert, in hauchdünne Schnitte zerlegt und nach einer neuen, von ihm entwickelten Methode präpariert. Dabei war er zu höchst aufschlussreichen Erkenntnissen über die Entwicklung der Nervenzellen in der Großhirnrinde gelangt.
Wenn man jetzt die Gehirne mongoloider Kinder studierte – wäre das nichts? Vielleicht könnte man dabei manchem Geheimnis dieser rätselhaften Krankheit auf die Spur kommen. De Crinis deutet auf die Röntgenbilder des kleinen Hans-Wolfgang.
Doch da protestiert Dr. Fischer. Mit Röntgenbildern will er sich nicht zufriedengeben. Er will an Gehirnen mongoloider Kinder wiederholen, was de Crinis vor Jahren in mühsamer Arbeit an den 68 Hirnen normal verstorbener Kinder begonnen hat. An sauberen Schnitten in 60-facher Vergrößerung will er zeigen, was in der Großhirnrinde mongoloider Kinder vor sich geht. Noch niemand auf der Welt hat das gemacht.
„Und woher nehmen Sie das Material?", fragt de Crinis.
Doktor Fischer lacht auf: „Das wissen Sie doch so gut wie ich."
De Crinis weiß, was gemeint ist. Es gibt genügend mongoloide Kinder ganz in der Nähe von Berlin. Bei Brandenburg a. d. Havel sind sie untergebracht, in der „Kinderfachabteilung" Görden. Der Leiter Professor Dr. Heinze ist einer der führenden deutschen Spezialisten für Psychologie und Psychiatrie des Kindesalters. Dr. Heinze hat

auch ein weites Herz gegenüber den Kollegen der Hirnpathologie, besonders wenn sie dem SD angehören. Man braucht ihm ein geisteskrankes oder asoziales Kind nur mit den richtigen Anmerkungen zu überweisen, dann wird es termingerecht ins Krematorium oder auf den Seziertisch geliefert.

*

Über das Schicksal des Hänschen Simon liegen die Aussagen eines Oberarztes der Charité, eines Oberpflegers der Psychiatrischen Klinik und der Mutter des Jungen vor. Frau Maria Simon berichtet: „Eines Tages hörte ich bei einem Besuch in der Charité, wie der Stationsarzt zu dem Pfleger sagte: ‚Das Jungchen muss jetzt auch weg.' Sofort ging ich auf den Arzt los: ‚Was meinen Sie, Herr Doktor? Wo soll mein Kind denn hin?' ‚Soviel ich weiß, in die Kinderfachabteilung nach Görden.'
Ich wusste weder, wo Görden lag, noch konnte ich mir unter einer Kinderfachabteilung etwas vorstellen. Ich hätte den Jungen am liebsten sofort zurück ins Sonnenhaus gebracht, wenn er schon nicht in der Charité bleiben konnte..."
Doch Professor de Crinis als Direktor der Nervenklinik schilderte den Eltern Simon die Kinderfachabteilung in leuchtenden Farben. Die herrliche Lage unmittelbar am Wald, die tadellose Pflege nach modernsten Gesichtspunkten der Medizin und der Heilpädagogik. „Allerdings muss ich Sie darauf aufmerksam machen", fügte de Crinis nach kurzem Überlegen hinzu, „dass die Heilverfahren nicht ganz ungefährlich sind. Besonders bei so anfälligen Kindern wie Ihrem Kleinen."
„Heißt das, er könnte die Behandlung nicht überleben?", fragten die Eltern.
Beschwichtigend hob de Crinis die Hände. „Es ist lediglich meine Pflicht, Sie auf diese Möglichkeit aufmerksam zu machen. Dagegen steht allerdings die größere Wahrscheinlichkeit, dass Sie ihn wesentlich gebessert wiederbekommen."
Diese Worte aus dem Munde des Charité-Professors klangen wie Musik in den Ohren der Mutter, der vor dreizehn Jahren in derselben Charité der Professor Czerny erklärt hatte: „Wer Ihnen sagt, Ihr Kind könnte durch irgendein Mittel geheilt werden, der lügt."
Ein Pfleger der Nervenklinik brachte Hänschen von der Charité nach Görden bei Brandenburg.
Frau Simon berichtet: „Im Dezember konnten mein Mann und ich zum ersten Mal nach Görden fahren. Der Chefarzt, Professor Dr. Heinze, und sein Oberarzt waren nicht zu sprechen. Stattdessen

empfing uns eine Ärztin. Sie führte uns in den riesigen Tagesraum der Kinder. Ich werde dieses Bild niemals vergessen.

Etwa sechzig Kinder kullerten, rannten, fielen durcheinander. Fuchtelnde Hände und strampelnde Beine, man konnte kein Gesicht unterscheiden. Aus diesem Chaos wurde schließlich ein Kind eingefangen und zu uns geführt. Ich sah ein apathisches Wesen, das stumpf vor sich hinblickte. Ich erkannte zwar mein Hänschen, aber er war so anders; richtig heruntergekommen und mager stand er vor mir. Sein Gesichtchen war noch kleiner geworden. Er wirkte so arm, so verfallen und krank.

‚Was haben Sie mit meinem Kind gemacht?', schrie ich die Ärztin an.

Böse und kalt gab sie zurück: ‚So habe ich ihn bekommen.' Ich hielt Hänschen eine Packung Kekse hin. Er stürzte mit wahrem Heißhunger darauf.

‚Er ist halb verhungert', sagte ich.

‚Hier braucht keiner zu verhungern', meinte sie. ‚Aber Ihr Junge ist so gierig, er frisst den anderen Kindern alles weg.' Das hatte er früher nie getan. ‚Ich nehme den Jungen sofort mit', sagte ich entschlossen.

‚Das ist nicht so einfach, wie Sie sich das vorstellen', sagte sie patzig. ‚Das hätten Sie sich überlegen müssen, bevor Sie den Jungen hier einweisen ließen.'

Mein Mann meinte, wir würden dann eben die notwendigen Schritte unternehmen. Es gelang ihm auch, mich zu beruhigen. Ich sagte der Ärztin, ich würde Spielsachen und etwas zum Anziehen schicken. Sie sah mich ganz erstaunt an und machte nur: ‚Och'… Es klang etwa wie ‚Wozu denn noch so viele Umstände?'

Die Verhandlungen über Hänschens Entlassung zogen sich bis in den Januar 1943 hin. Endlich hieß es, die ärztlichen Direktoren von Görden hätten ihre Zustimmung gegeben, dass die Behandlung abgebrochen werden durfte. An einem Montag im Januar rief ich draußen an, dass wir am Mittwoch kommen würden. Mir fiel es wie ein Stein vom Herzen. Nur noch zwei Tage! Auch die würden vergehen. Am Dienstag klingelte das Telefon. Mein Mann nahm ab.

Es meldete sich Görden. Er wurde mit der Station verbunden und erkannte die Stimme der unsympathischen Ärztin.

‚Ich wollte Ihnen nur sagen, dass Sie sich nicht herauszubemühen brauchen', sagte sie. ‚Ihr Sohn ist leider heute Nacht gestorben.' – Ich konnte und wollte es nicht fassen. Morgen wollte ich ihn holen, und jetzt sollte er tot sein? Wir fuhren am Mittwoch trotzdem nach

Görden. Diesmal wurden wir von mehreren Ärzten empfangen. Sie erklärten, Hänschen habe ganz plötzlich eine Hirnhautentzündung bekommen. Mongoloide Kinder wären nun einmal sehr anfällig und wenig widerstandsfähig. Ich hörte das alles nur wie durch einen Schleier. Erst allmählich dämmerte die Wahrheit in mir auf. Und nach dem Krieg wusste ich es genau: Hänschens Tod war schon beschlossen, als er nach Görden verlegt wurde."

*

Das Gehirn des toten Hans-Wolfgang Simon wird auf dem schnellsten Weg nach Berlin in die Charité gebracht. Die Präpariermethode nach Professor de Crinis erfordert, dass das „Material" spätestens 24 Stunden nach dem Tod bearbeitet wird. Welche Erkenntnisse Dr. Richard Fischer aus dem Gehirn des Hänschen Simon und anderer ermordeter mongoloider Kinder gewinnt, wird niemals bekannt werden. Er kann seine Arbeit nicht zu Ende führen und überlebt das Ende des Krieges nicht. Bleibt noch zu klären, wie es möglich war, so rasch, so glatt und so ungestraft den kleinen Hans-Wolfgang in ein totes Forschungsobjekt zu verwandeln. Die Möglichkeit dazu bot der sogenannte „Reichsausschuß zur wissenschaftlichen Erfassung von erb- und anlagenbedingten schweren Leiden". Dieses Gremium bestand aus hohen Ministerialbeamten und Psychiatern. Am 1. Juli 1940 stand darüber im Ministerialblatt folgender Erlass des Reichsministeriums:

„Der Reichsausschuß ... hat zur Behandlung der von den Ärzten und Hebammen zu meldenden mißgestalteten usw. Kinder nunmehr in der Landesanstalt Görden eine jugendpsychiatrische Fachabteilung eingerichtet, die unter fachärztlicher Leitung sämtliche therapeutischen Möglichkeiten wahrnimmt, die aufgrund letzter wissenschaftlicher Erkenntnisse vorliegen. Sache der Amtsärzte ist es, die Eltern des in Rede stehenden Kindes von der sich bietenden Möglichkeit in Kenntnis zu setzen und sie zu einer beschleunigten Einweisung des Kindes zu veranlassen."

Weitere Kinderfachabteilungen entstanden in Eichberg bei Kassel, Idstein im Taunus, Steinhof bei Wien und Eglfing-Haar bei München.

Zwar schreibt der Rechtsausschuss offiziell das Einverständnis der Eltern vor. Doch in der Praxis wird den Eltern – soweit sie überhaupt gefragt werden – vorgelogen, ihr Kind würde nach letzten Erkenntnissen behandelt werden. Manche Ärzte weisen auf das Risiko der angeblichen Heilmethode hin. Aber das Risiko gehen die meisten Eltern ein, so wie das Ehepaar Simon. Schließlich sind rettende Operationen meist mit einem Risiko verbunden.

Zunächst will der Reichsausschuss nur Kinder bis zu drei Jahren „erfassen". Bald wird die Altersgrenze auf acht Jahre hinaufgesetzt, dann auf zwölf und schließlich auf siebzehn Jahre. Neben schwachsinnigen und missgebildeten Kindern werden auch völlig gesunde Jugendliche ermordet, die als schwer erziehbar in die Anstalten eingewiesen worden sind. In den meisten Anstalten wird zur Tötung Luminal oder Morphium benutzt. Das tödliche Gift wird in steigenden Dosen dem Essen beigemengt oder auch löffelweise als „Medizin" eingegeben. So zieht sich das Sterben über Tage, manchmal auch Wochen hin.

Auch in der Aktion „Kindermord" steht Professor Max de Crinis an prominenter Stelle als Obergutachter – derselbe Mann, der in seinem Lebenslauf schrieb: „Kinderlos, angemeldet im Lebensborn für ein Erziehungskind." So verstrickt er sich immer tiefer in Schuld. Unfassbar, dass er es noch fertigbringt, in der Charité an ein Krankenbett zu treten, seinen Patienten ins Auge zu sehen, den Schwestern und Pflegern, seinen Studenten, Assistenten und Kollegen. Auch der Gottgläubigste durchschaut ihn allmählich und ahnt, welch obskure Doppelrolle er spielt. Er fühlt sich gemieden; seine engsten Mitarbeiter besprechen nur noch das Notwendigste mit ihm. Seine Direktorenkollegen wahren die Form und – den Abstand. Nur eine Ausnahme gibt es – Ferdinand Sauerbruch.

Der geniale Chirurg, in seinem Leben mal himmelhoch jauchzend, mal zu Tode betrübt, schwankt in der Politik zwischen überschwänglichen Durchhaltereden und Widerstand hin und her – er findet an dem nach außen so charmanten „Ostmärker" de Crinis Gefallen. Ist es echte Freundschaft oder Ahnungslosigkeit, Taktik oder kühle Berechnung? Wer Sauerbruch zu kennen glaubte, sagt: Alles auf einmal. In Wirklichkeit aber sind bei Sauerbruch tiefere, ihm selber vielleicht unbewusste Motive im Spiel. Sie sind nur zu verstehen, wenn man Sauerbruchs eigenartiges Verhältnis zu Geheimrat Bonhoeffer kennt, dem Vorgänger von de Crinis auf dem Lehrstuhl für Neurologie und Psychiatrie. Es ist ein offenes Geheimnis der Charité, dass der große Sauerbruch oft durch den Hinterausgang der Chirurgischen Klinik floh, wenn von der Nervenklinik her Geheimrat Bonhoeffer im Anmarsch gemeldet wurde. Sauerbruch gab diesem Ausreißen nachher stets einen harmlosen, fast lausbubenhaften Anstrich. Im Grunde aber war es eine tiefernste Sache. Denn Sauerbruch fühlte sich von Professor Bonhoeffer, dem Psychiater und

unbestechlichen Menschenkenner, durchschaut. Von Studenten, die nach einer Vorlesung Sauerbruchs ein Kolleg in der Nervenklinik hörten, wurde ein angeblicher Ausspruch Bonhoeffers in Umlauf gesetzt. „Über das Wesen des Manisch-Depressiven brauche ich Ihnen nichts zu sagen, da kommen Sie ja gerade her."
So sicher es ist, dass der zurückhaltende Bonhoeffer das nie gesagt hat, so richtig ist die Bemerkung dem Inhalt nach. Denn Sauerbruch ist „manisch-depressiv". In den Phasen der Manie rast in ihm der chirurgische Genius. Da kommt es zu jenen genialen Operationen, die in die Geschichte der Medizin eingehen. Da wird aber auch operiert um des Operierens willen, da setzt sich der Halbgott kühn über alle Grenzen der Natur hinweg und jagt einer chirurgischen Idee nach. Doch dann folgt die Phase der Depression; die Raserei schlägt um in tiefe Melancholie. Der Mann, der am Operationstisch getobt und Instrumente nach seinen Assistenten geworfen hat, bittet ab, macht sich Selbstvorwürfe, zweifelt an seinem Können und versinkt in tiefe Grübelei.
Und das wusste Geheimrat Bonhoeffer. Er wusste genau, wann er einen schwierigen Hirntumor aus seiner Neurologischen Klinik von Sauerbruch operieren lassen durfte, ohne dass Gefahr für den Patienten bestand. Solange er in der Charité war, blieb er für Sauerbruch ein immer gegenwärtiges unbestechliches Gewissen.
Den Nachfolger des Geheimrates braucht Sauerbruch nicht als lästigen Mahner zu fürchten. Zwar durchschaut auch de Crinis manche Schwäche des großen Kollegen. Dafür spricht eine Geschichte, die er nach seiner ersten mit Sauerbruch durchzechten Nacht erzählte: Sie speisten im Hotel Adlon. Sauerbruch machte de Crinis auf einen älteren Kellner aufmerksam und sagte: „Dem habe ich kürzlich die Frau operiert und gerettet." Der Kellner kam an den Tisch und stammelte: „Herr Geheimrat, ich wollte..." Sauerbruch unterbrach ihn: „Schon gut, schon gut..." Doch der Kellner blieb hartnäckig. – „Sie sind mir keinen Dank schuldig", meinte Sauerbruch. Darauf der Kellner: „Ich wollte Herrn Geheimrat nur sagen, dass meine Frau gestorben ist."
De Crinis erzählte diese Anekdote mit schadenfreudigem Schmunzeln. Zum Mahner und Seelenarzt Sauerbruchs fühlte er sich nicht berufen. Die Freundschaft des Chirurgen stärkte sein nicht allzu großes Selbstbewusstsein. Er und Sauerbruch, so sah es de Crinis, waren zwei Ärzte, die in die neue Zeit Adolf Hitlers passten. Diese Zeit forderte auch rücksichtslose Entschlüsse. Für de Crinis war die Vernichtung der Geisteskranken eine Radikaloperation, ein küh-

ner Schnitt, um den deutschen Volkskörper für alle Zeiten von dem hässlichen Geschwür angeborener Verblödung und Verkrüppelung zu befreien.

So rechtfertigte de Crinis den Massenmord vor sich selbst.

Und Sauerbruch, der dieses Verbrechen doch aus tiefstem Herzen verabscheute, bewahrte dem Freunde de Crinis gegenüber in dieser Frage ein merkwürdiges Stillschweigen.

Wann de Crinis die ersten Zweifel kamen und sein Gewissen zu schlagen begann, wird nie festgestellt werden. Doch sein Verhalten in den letzten beiden Kriegsjahren zeigt, dass er bemüht war, einiges von seiner schweren Schuld gutzumachen. Die erste Gelegenheit dazu ergab sich, als über das Haus des Geheimrats Bonhoeffer das furchtbare Unheil hereinbrach.

Am 5. April 1943 werden drei Mitglieder der Familie Bonhoeffer verhaftet; der jüngste Sohn, Pfarrer Dietrich Bonhoeffer, die Tochter Christel und deren Mann, Reichsgerichtsrat a. D. Hans von Dohnanyi, Mitarbeiter in der Abwehr des Admirals Canaris. Gegen alle drei besteht Verdacht auf Hoch- und Landesverrat. Dohnanyi ist der beste Kopf der Verschwörung gegen Hitler. Dietrich Bonhoeffer hat in Schweden Kontakt mit dem englischen Bischof von Chichester aufgenommen. Doch beweisen kann man ihnen zunächst noch nicht viel. Durch geniale juristische Schachzüge zögert Hans von Dohnanyi die Untersuchung hinaus. Im Dezember 1943 findet man ihn nach einem Luftangriff mit schweren Lähmungserscheinungen in seiner Zelle im Wehrmachtsgefängnis Lehrter Straße.

Der Heeresrichter Dr. Sack, ebenfalls in der Verschwörung, lässt den Kranken in die Chirurgische Klinik schaffen, und Sauerbruch stellt eine übertriebene Diagnose: Hirnembolie. Das Oberkommando der Wehrmacht ist misstrauisch und schickt hohe Richter in die Charité Doch Sauerbruch spielt seinen Rang als Generalarzt aus. Er wirft die Herren buchstäblich aus seiner Klinik hinaus und beschwert sich obendrein noch bei Keitel, dem Chef des Oberkommandos der Wehrmacht.

Aber ohne Hilfe eines weiteren Arztes, der Autorität besitzt, kann er den Gefangenen auf die Dauer nicht seinen Richtern entziehen. Er denkt an de Crinis. Wenn der ein Gutachten zugunsten von Dohnanyi abgäbe? Es ist ein gewagtes Spiel; denn de Crinis ist ein Freund des SS-Reichsführers Himmler, Vertrauensmann des Reichssicherheitshauptamts. Und Sauerbruch weiß auch, wie man im Hause Bonhoeffer über de Crinis denkt.

Doch jetzt zeigt sich Sauerbruch als glänzender Psychologe. Er deutet dem Kollegen de Crinis durch die Blume an, dass der Krieg ja nicht ewig dauern wird und nicht unbedingt mit einem Sieg des Nationalsozialismus enden muss. Und dann wird jeder gewogen werden, auch der Professor de Crinis. In der einen Schale der Waage wird dann liegen, was in den Heil- und Pflegeanstalten geschah, und das wird schwer wiegen gegen de Crinis, sehr schwer. Und was will er als Gegengewicht in die andere Schale legen?
De Crinis erschrickt. Zum ersten Mal sagt einer ihm auf den Kopf zu, dass er seine Rolle in der Aktion „Gnadentod" durchschaut hat. Will Sauerbruch ihn erpressen?
„Ich mache Ihnen das Gutachten", sagt nach langem Schweigen de Crinis. „Aber nur unter der einen Bedingung, dass Herr Bonhoeffer niemals davon erfährt."
De Crinis schreibt das Gutachten. Für den schwer bedrohten Dohnany bedeutet es einen Monat Zeitgewinn. Aber retten kann es den Schwiegersohn Bonhoeffers nicht. Denn inzwischen ist das Attentat vom 20. Juli gescheitert, inzwischen ist auch der ältere Bonhoeffer-Sohn Klaus und ein weiterer Schwiegersohn des Geheimrats verhaftet. Sie alle müssen sterben, bevor der wahnwitzige Krieg zu Ende geht – vier hochbegabte Söhne und Schwiegersöhne.

Keine Familie hat größere Opfer im Kampf gegen den inneren Feind Deutschlands gebracht als die des Charité-Professors Karl Bonhoeffer. Er selber war in die Widerstandsbewegung seiner Kinder nicht eingeweiht. Aber er ahnte davon. Denn was sie taten, war ja eine Folge seiner Erziehung und seines Vorbilds, das in Fragen der menschlichen Sittlichkeit keinen Kompromiss kannte.
Was kann Max de Crinis als dessen Nachfolger dem entgegenstellen? Nichts mehr. Sein Glaube an den Führer Adolf Hitler ist zerbrochen. Im Sanatorium Hohenlychen übergibt er am 10. April 1945 dem Reichsführer der SS Heinrich Himmler, ein Gutachten. Es besagt, dass Adolf Hitler nach seinem fachlichen Dafürhalten an Paralysis agitans (Parkinsonsche Krankheit) leide, im Volksmund Schüttellähmung genannt. Obgleich diese schwere Erkrankung die geistigen Fähigkeiten an sich nicht beeinträchtigt, schließen ihre schweren psychischen Begleiterscheinungen Hitler von der weiteren Führung des Reiches aus.
Ob die Diagnose von de Crinis richtig war, wird wohl niemals geklärt werden. Engste Vertraute behaupten zwar, er habe Hitler mehrmals in aller Heimlichkeit gründlich untersucht. Andere bestreiten

das und sagen, er habe die Diagnose lediglich nach dem äußeren Eindruck gestellt, und außerdem seien sichere Diagnosen nie die besondere Stärke des Professors de Crinis gewesen. Doch Heinrich Himmler trägt am 15., 20. und 23. April 1945 unter Berufung auf das De Crinische Gutachten dem Grafen Folke Bernadotte, einem Angehörigen des schwedischen Königshauses und Vertrauten der westlichen Alliierten, einen phantastischen Umsturzplan vor. Er, Himmler, werde Hitler absetzen, mit den Westmächten einen Sonderfrieden schließen und dann mit den Resten des deutschen Heeres die Sowjets über die Grenzen des Reichs zurücktreiben.
In jenen Tagen zeigt Professor Max de Crinis seinen Mitarbeitern einen unerschütterlichen Optimismus. „Die Lage sieht hoffnungslos aus, aber Sie werden erleben, dass sich alles zum Guten wendet", sagt er geheimnisvoll. Dabei fallen schon die ersten russischen Granaten auf Berlin. Die Psychiatrisch-Neurologische Klinik der Charité besteht nur noch dem Namen nach. Ihre letzten stationären Patienten sind bereits Anfang April in die Ausweichklinik evakuiert worden, das Ludwig-Hoffmann-Krankenhaus in Buch bei Berlin. Doch dort sind seit dem 22. April die Russen.
„Es hat keinen Zweck mehr, ich bleibe bei mir zu Haus in Wannsee", lässt de Crinis dem Geheimrat Sauerbruch ausrichten. Doch der tobt: „Die Chefs gehören in die Klinik, gerade jetzt!"

Am Abend fährt Sauerbruch nach Wannsee hinaus, um de Crinis an seine Pflicht zu mahnen. Seine Überredungsversuche bleiben vergeblich. Trotzdem kehrt er ohne Groll allein in die Charité zurück. de Crinis hat ihn mit gutem Wein bewirtet und ihm zum Schluss noch einen schönen, dicken Wintermantel geschenkt.
„Guck mal an", sagt Sauerbruch zu seiner Frau, „so einen teuren Mantel habe ich noch nie besessen."
So trennen sich die Wege der beiden seelenverwandten und doch grundverschiedenen Männer.

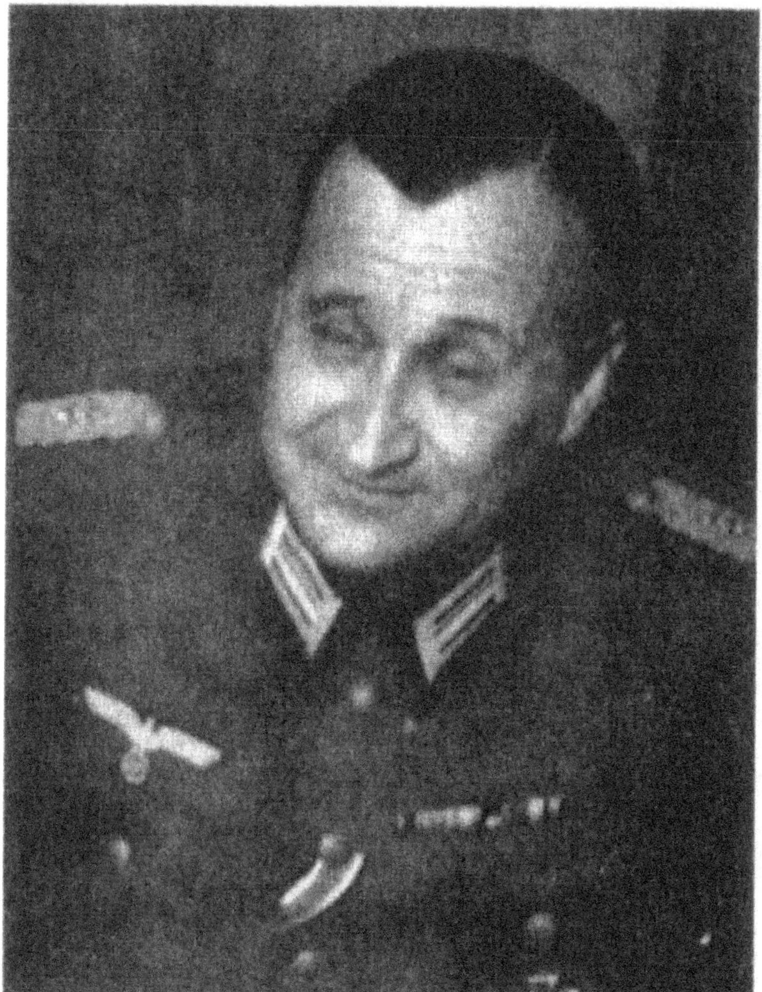

Abbildung 55: Max de Crinis (* 29. Mai 1889 in Ehrenhausen bei Graz; † 2. Mai 1945 durch Suizid in Stahnsdorf), seit 1931 Mitglied der NSDAP, wurde 1938 gegen die Empfehlung der Fakultät zum Nachfolger für Karl Bonhoeffer ernannt und war als Psychiater und Neurologe Ordinarius und Direktor der Psychiatrischen- und Nervenklinik der Charité in Berlin. Als SS-Standartenführer und Ministerialreferent an Vorbereitung und Durchführung der „Euthanasie"-Morde beteiligt.

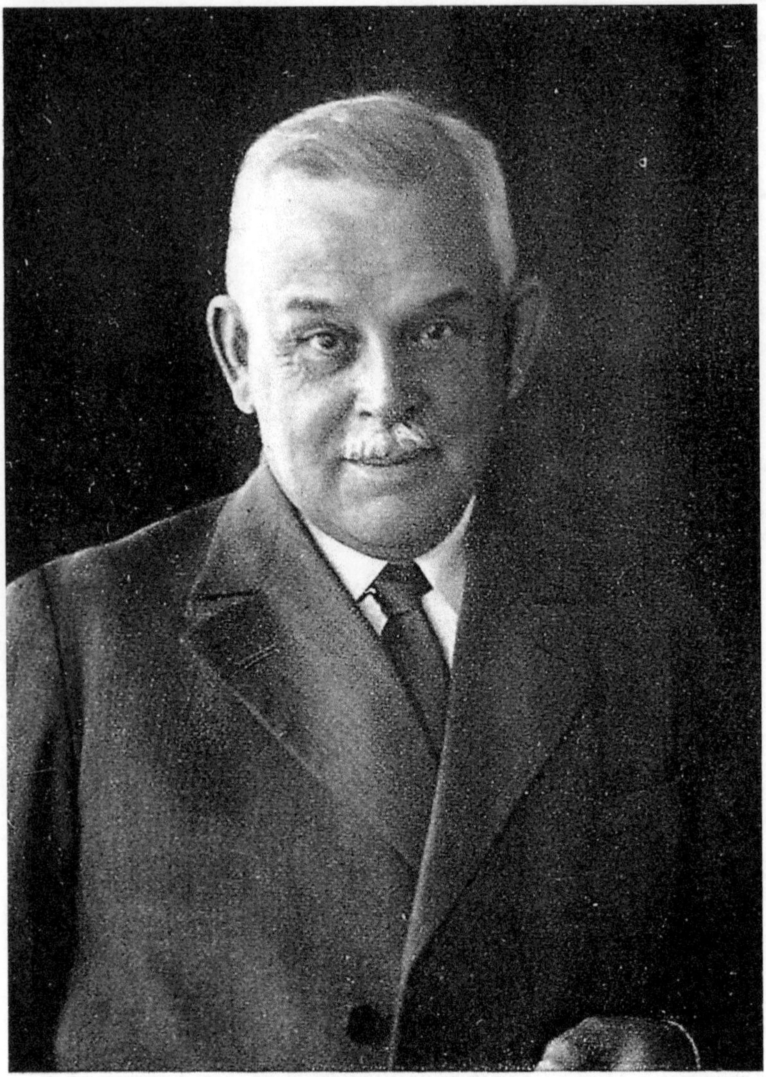

Abbildung 56: Karl Ludwig Bonhoeffer (* 31. März 1868 in Neresheim; † 4. Dezember 1948 in Berlin), deutscher Psychiater und Neurologe, Geheimer Medizinalrat, von 1912 bis 1938 Ordinarius für Psychiatrie und Neurologie an der Charité in Berlin. Seine Söhne Dietrich Bonhoeffer und Klaus Bonhoeffer sowie seine Schwiegersöhne Hans von Dohnany und Rüdiger Schleicher wurden während der NS-Zeit hingerichtet.

Die Russen sind da!

Noch am selben Abend siedelt Ferdinand Sauerbruch ganz in die Charité über. Berlin liegt unter Beschuss, und bald wird der Endkampf beginnen. Da gibt es für ihn nur einen Platz – den Operationsbunker unter den Trümmern der Charité.
Zwei Drittel der Klinikbauten, Laboratorien und Hörsäle liegen in Schutt und Asche. Nur noch in den Kellern kämpfen sie um das verlöschende Leben, während sich oben ein Bomben- und Granatgewitter nach dem anderen entlädt. Eine Woche lang operieren Sauerbruch und seine Assistenten im Operationsbunker an vier Tischen ununterbrochen Tag und Nacht. Sie operieren beim flackernden Licht eines Dieselaggregates und bei Kerzenschein, wenn der Diesel streikt. Die Atmosphäre im Bunker ist zum Schneiden, geschwängert von Schweiß-, Blut-, Eiter- und Exkrementengestank. Ganz dicht über den Köpfen der Operateure hängt eine Betondecke durch, die von einer Dreitonnenbombe aufgesprengt worden ist. Sie haben zu wenig Äther, um die Narkosen tief genug zu machen, und doch müssen sie sich oft die Hände in dem kostbaren Stoff waschen, weil Wasser noch weit kostbarer ist. Nur noch ein Hydrant im ganzen Charité-Gelände ist intakt, aber der liegt unter Beschuss. Ein Dutzend Schwestern und Pfleger haben schon ihr Leben gelassen, als sie draußen Wasser holen wollten. Die Hauptkampflinie der Schlacht um Berlin verläuft am 20. April 1945 durch den nördlichen Teil der Charité. Über der Erde ist sie Kampfgelände geworden, unterirdisch Hauptverbandsplatz. Auf jedem Quadratmeter des Operationsbunkers stehen, liegen, stöhnen und sterben schwerverwundete Soldaten und Zivilisten. Es ist halb dunkel in dem unterirdischen Geviert. Nur in der Mitte beleuchtet der Tiefstrahler die Operationstische.
Als eine der Operationsschwestern sich kurz umwendet, um den Chirurgen ein neues Instrument zu reichen, erblickt sie plötzlich die beiden Russen.
Niemand hat sie hereinkommen sehen.
Der eine hängt in den Armen seines Kameraden, den Kopf mit den wirren, blutverschmierten Haaren auf die Brust gesenkt. Seine Lederjacke ist über der Brust weit aufgerissen, darunter nur blutendes, zerfetztes Chaos. Jetzt stößt der andere mit rauer Stimme ein paar Worte hervor, schiebt die lederne Kopfhaube in den Nacken. Eine blonde, schweißverklebte Haarsträhne fällt über die von Rauch und Pulverdampf geschwärzte Stirn. Jetzt erst erkennt man, dass dieser zweite Russe ein Mädchen ist.

Aus dem Dunkeln starren zahllose Augenpaare auf die ersten Sowjetsoldaten. Erst als ein Pfleger in blutverschmiertem Kittel für den todverwundeten Leutnant der Roten Armee eine Trage heranrückt, löst sich die Starre. Ein ungläubiges Raunen geht durch den Bunker. „Sie sind da ... die Russen ... ein Flintenweib und ein schwerverwundeter Panzerfahrer."
Wie eine Welle pflanzt die Nachricht sich fort vom Bunker in die Nebengänge, durch Heizrohrschächte zu den überfüllten Kellergängen der anderen Kliniken: Die Russen sind da. Draußen stöhnt unvermindert der Kampflärm. Einschläge lassen die Fundamente erzittern. An- und abschwellendes Stakkato von Maschinengewehren, darüber das Brausen von Stalinorgeln.
Sauerbruch wird geweckt. Er operiert sonst in der Schicht von Mitternacht bis Mittag. Aber jetzt muss er auch als Generalarzt und Kommandant der Charité in Aktion treten. Sein Gesicht ist totenblass, seine Augen sind rotgerändert, als er sich über den sowjetischen Leutnant beugt. Mit der Hand greift er in die zerfetzte Brust. Die letzte Sauerstoffflasche, deren Manometer nur noch ½ atü Druck anzeigt, lässt er voll aufdrehen, während er versucht, die zerfetzte Lunge zu nähen. Frau Margot Sauerbruch assistiert.
Noch immer steht die junge Russin in der ledernen Panzerweste da und starrt hinüber zum Operationstisch. Doch plötzlich wendet sie den Kopf. Vielleicht erinnert sie der dumpfe Knall einer in der Nähe krepierenden Granate, dass draußen noch der Kampf tobt. Sie macht kehrt und geht rasch zum Ausgang.
Zweihundertfünfzig Meter sind es vom Bunker der Charité bis zum Nordausgang. Von dorther ist sie mit dem verwundeten Leutnant gekommen. Dort hat ihr Panzer den Volltreffer abbekommen. Dorthin will sie zurück. Zweihundert Meter durch einen Park, der von Bomben und Granaten durchwühlt ist, vorbei an den Ruinen gewaltiger Backsteinbauten.
Dass diese Häuserskelette einst weltberühmte Kliniken waren, Lehr- und Heilstätten, zu denen die Ärzte aus aller Welt pilgerten wie zu einem Mekka der Medizin – davon weiß das Panzermädchen aus der Sowjetunion nichts. Für sie ist es ein Gelände, wo auf jedem Quadratmeter der Tod lauert, wo hinter jeder leeren Fensterhöhle ein Scharfschütze und in jedem Bombentrichter ein MG versteckt sein kann.
Unten im Bunker tritt Sauerbruch vom Operationstisch zurück. Was er als Chirurg für den russischen Leutnant tun konnte, hat er getan. Er hat den Drain gelegt und die Wunde geschlossen, so gut es

geht. Jetzt winkt er seiner Frau und zieht sich mit ihr zurück in sein winziges Kellerzimmer im Röntgentrakt. „Ich muss mit Stahnke sprechen", sagt er. „Der kann Russisch. Er soll Schilder malen mit russischen Aufschriften, dass hier ein Lazarett ist."
„Ist das nicht zu riskant?"
„Wenn sie erst in ganzer Stärke hier sind, ist es zu spät."
„Wenn die SS das spitzkriegt..." Margot Sauerbruch denkt an die leblosen Körper, die überall in der Stadt an Bäumen, Laternenpfählen und Brückengeländern hängen. Gehängt, weil sie angesichts der Beschießung Berlins am Endsieg zu zweifeln wagten, weil man in ihren Wohnungen Tischtücher gefunden hatte, die verdächtig nach weißen Fahnen aussahen.
„Mit Wahnsinnigen muss man fertig werden", murmelt Sauerbruch. „Im Übrigen braucht es ja niemand zu erfahren." Zu Tode erschöpft lehnt er sich auf das schmale Feldbett zurück. Unter dem Kittel trägt er die Uniformhose. Margot Sauerbruchs Augen bleiben an den breiten karmesinroten Generalstreifen haften. Ein Gedanke durchzuckt sie.
„Legst du dich hin?", fragt sie.
„Eigentlich..."
„Zieh dich aber richtig aus", bittet Frau Sauerbruch.
Als sie kurz darauf vorsichtig in den Raum blickt, schläft ihr Mann. Den Kittel und die Hose mit den roten Streifen hat er unordentlich über einen Stuhl geworfen. Sie nimmt die Hose, knüllt sie zu einem Bündel zusammen, wickelt sie in Papier. Draußen wartet Xaver Ranner, Sauerbruchs Faktotum. 1927 ist er mit dem „Chef" aus München nach Berlin gegangen.
„Rasch in die Heizung damit."
Ranner grinst. „Den Generalsrock auch?"
„Auch den", sagt Frau Sauerbruch und holt aus dem Spind die feldgraue Uniform mit den roten Spiegeln und den goldrot durchflochtenen Generalsschulterstücken. Wenn die Russen kommen, soll der Generalarzt Sauerbruch wieder nur der Professor Sauerbruch sein – ganz in Weiß, wenn auch nicht mehr so blendend weiß wie in früheren Zeiten.

Der russische Panzerleutnant liegt unter den Schwerstverwundeten im großen Operationsraum. Noch wirkt die Narkose, aber die Wachschwester merkt, wie er unruhig wird. Plötzlich bäumt er sich auf. Sie will ihn zurück auf sein Lager drücken, aber er hat Riesenkräfte. Sein Mund brüllt raue, unverständliche Laute. Seine Hände suchen am Körper herum. Eine Hand greift in die Tasche der Hose und zieht eine Pistole hervor. Die Schwester schreit auf. Sie fällt ihm in den Arm. Auch andere Verwundete sind unruhig geworden.

Doch plötzlich sinken die Arme des Russen schlaff herunter. Er atmet noch einmal schwer, ein Stöhnen. Dann bricht er zusammen. „Er ist tot", meldet die Schwester, als Sauerbruch herbeistürzt. Aus dem Halbdunkel fühlt Sauerbruch fiebernde, flackernde Blicke auf sich gerichtet. Auf einem Operationstisch ist ein junger Volkssturmmann aus der flachen Narkose erwacht, richtet sich auf und schreit: „Es lebe der Führer!" Dann sinkt er tot zusammen.

Sauerbruch schaudert. Wenn die Russen kommen und einer dieser Delirierenden gibt einen Schuss ab, dann ist die Katastrophe da.

Heimlich lässt er von Pflegern und Assistenten alle Waffen einsammeln, die in Mengen herumliegen.

1. Mai 1945, 19 Uhr 30
In einer Ecke des Charité-Kellers diktiert Sauerbruch Operationsberichte. Neben ihm auf einer Kiste hockt seine Frau, die Schreibmaschine auf den Knien. Plötzlich wildes Rufen vom Bunker her: „Wo ist der Generalarzt Sauerbruch?"

Nagelstiefel poltern durch die Gänge heran. Eine hohe Gestalt mit Stahlhelm und Tarnanzug baut sich vor Sauerbruch auf, grüßt zackig und keucht atemlos: „Herr Generalarzt, Befehl des Kampfkommandanten..."

„Einen Augenblick mal", sagt Sauerbruch. „Sie befinden sich hier in der Charité, und der Kommandant bin ich."

„Wir liegen drüben." Der SS-Mann deutet in die Richtung des Pathologischen Instituts. „Die Russen drücken von allen Seiten. Befehl des Kampfkommandanten: Der Bunker ist sofort zu räumen."

„Das kommt überhaupt nicht in Frage!"

„Es geht um Deutschland, Herr Generalarzt!"

Lange blickt Sauerbruch den jungen Recken an, der da wie der leibhaftige Kriegsgott vor ihm steht. In seinem Gesicht zuckt es. Ängstlich blickt Frau Sauerbruch auf ihren Mann. Wird er jetzt einen seiner gefürchteten Ausbrüche bekommen?

Aber Sauerbruch tobt nicht. Ganz ruhig, beinahe väterlich sagt er: „Aber lieber Junge, ich bin schon Soldat gewesen, als du noch gar nicht auf der Welt warst. Und was für Deutschland gut ist, weiß ich besser als du."

Einen Augenblick stutzt der wilde Kämpfer. Dann bricht es aus ihm hervor: „Lassen Sie die Redensarten, Sie widersetzen sich einem Befehl!"
„Und wer einen Befehl verweigert, wird erschossen", sagt Sauerbruch. „Ja, ich weiß." Er wendet sich zu seiner Frau: „Spann neu ein: Jetzt schreibst du einen Brief an den Führer." Er diktiert: „Mein Führer, wenn das Schicksal Deutschlands durch mein Opfer und das meiner Ärzte und Schwestern sowie von zweitausend kranken und verwundeten Menschen noch zu wenden wäre, würde ich dem mir überbrachten Befehl Folge leisten. Aber es kann sich höchstens um eine ganz kurze Verlängerung dieses mörderischen Kampfes handeln. Deshalb weigere ich mich, diesen Bunker zu räumen. Ich werde an diesem Platz meine Pflicht erfüllen bis zuletzt. Sauerbruch, Generalarzt."
Es ist eine Botschaft ins Nichts. Denn der Adressat Adolf Hitler hat sich bereits vor mehr als 24 Stunden mit einem Pistolenschuss aus dem Endkampf verabschiedet.
Sauerbruch nimmt den Brief und tritt hinaus auf den Gang. „Einer meiner Leute wird das Schreiben zur Reichskanzlei bringen", sagt er zu dem Sturmführer.
„Das ist ausgeschlossen, da kommt keiner mehr durch."
„Verlassen Sie sich drauf, wen ich schicke, der kommt durch." Das Wort erstirbt in Sauerbruchs Mund. Vom Eingang her das Scharren vieler Schritte. Waffengeklirr und fremdartige Laute. Sauerbruchs militärischer Adjutant, Stabsarzt Dr. Close, stürzt herein: „Herr Generalarzt, die Russen, ein großer Pulk."
Die Augen Sauerbruchs treffen auf die des Sturmführers.
„Kommen Sie rasch", raunt er ihm zu. Er führt ihn durch die Gänge, zeigt ihm den Weg, der durch den Bunker ins noch nicht eroberte Gelände mündet. Einen Sekundenbruchteil später dringen von der anderen Seite die Russen ein. Sauerbruch eilt ihnen entgegen.

„Starchy-Wratsch... Oberarzt", radebrecht Frau Sauerbruch mit ihren paar Worten Russisch, aber dann ist auch schon Stahnke da, der Russisch sprechende, deutsch-baltische Masseur Sauerbruchs.
Lichter flackern über wilde Gesichter, über Fäuste, die Maschinenpistolen und Handgranaten umklammern. Explosive Spannung liegt über allem. Die Russen deuten auf den abschüssigen Bunkergang.
„Operationsraum, nur Verwundete, nur Tote", erklärt der Dolmetscher. Nun drängen die Russen erst recht nach vorn. Kurz entschlos-

sen macht Sauerbruch kehrt und geht vor ihnen her zum Bunker. Von drinnen gellt eine Frauenstimme: „Sie kommen!" Geblendet blinzeln die Rotarmisten in das Licht der Operationslampen. Einer tritt an den Operationstisch, starrt in einen aufgeschnittenen Leib, auf die blutigen Hände und blinkenden Instrumente, auf die maskenhaften Gesichter der Ärzte und Schwestern.
Er schüttelt verbiestert den Kopf, tippt dem Operateur auf die Schulter, doch der dreht sich nicht um. Das Gesicht des Russen verfinstert sich. Er knurrt wütende Wortbrocken. Und als noch immer niemand reagiert, feuert er seine Maschinenpistole gegen den Boden ab. Grell peitscht die Salve durch den Raum. Querschläger sirren, Schmerzensschreie. Die Operationsschwester bricht schwer getroffen am Tisch zusammen. Sie wird auf den zweiten Operationstisch gelegt, auf dem gerade ein Gipsverband fertig geworden ist.
Der Russe merkt nun selbst, was er angerichtet hat. Jetzt glaubt auch er, dass hier operiert wird und nicht gemordet, dass es ein Krankenhaus ist und kein KZ. Der Dolmetscher erklärt, dass Sauerbruch ein berühmter Professor sei, der ihren Lenin in Zürich behandelt habe, als in Russland noch Väterchen Zar herrschte. Lebhaft diskutieren die Eroberer die Neuigkeit, werfen scheue Blicke auf den Professor. Der Bunker zittert vor Abschüssen, die jetzt ganz nah sind.
Um Mitternacht kommt durch die unterirdischen Gänge eine Schreckensnachricht aus der Hautklinik. Ihr Chef, Professor Frieböss, hat sich mit Zyankali vergiftet. Am Nachmittag war er noch mit Stahlhelm und Panzerfaust durch die Gänge gehastet, um die Charité zu verteidigen. Er ist der einzige Verantwortliche, der in diesem Inferno die Nerven verloren hat.
Als der Morgen graut, geht in einer Durchfahrt der zerschossenen II. Medizinischen Klinik ein russisches Feldgeschütz in Stellung. Kanoniere mit nackten Oberkörpern feuern auf das AEG-Hochhaus gleich hinter der Charité am Prinz-Friedrich-Karl-Ufer. In den toten Winkeln der Klinikruinen brennen bereits Biwakfeuer, drängen sich Panjewagen mit struppigen Pferdchen und winzige zweirädrige Karren, vor die Hunde gespannt sind. Beute wird herangeschleppt und begutachtet, Rotarmisten probieren duftige Reizwäsche an. Vielstimmiger Gesang und trunkenes Grölen – ein mittelalterliches Heerlager in der traditionsreichen Klinik.
Und schon hebt auch die Jagd der Eroberer auf Frauen an.
Es sind viele Frauen in der Charité – Kranke, Schwestern, Flüchtlinge. Oberarzt Dr. Schimert von der II. Medizinischen Klinik hat einen Geistesblitz. Vom Dolmetscher lässt er in aller Eile Schilder

malen in russischer Schrift: „Infektions-Kranke". Davor haben die Rotarmisten einen heillosen Respekt, und die weibliche Belegschaft der „Inneren" bleibt verschont.

Zu einer Tragödie kommt es in der Frauenklinik. Oberarzt Professor Caffier stellt sich eindringenden Russen entgegen. Unter seinem Kittel ragen die hohen Schäfte seiner Militärstiefel hervor.

„Du Offizier, du SS!", schreit ein Russe. Eine Maschinenpistolensalve bellt auf.

Etwa zur gleichen Stunde endet 15 Kilometer von der Charité entfernt, in einem hohen Kiefernwald am Teltowkanal, die Laufbahn des Professors Max de Crinis. In seinem roten „Steyr"-Kabriolet, mit Ehefrau, Hund, Hausmädchen und Sekretärin hat er in letzter Stunde durch den russischen Einschließungsring nach Westen durchzubrechen versucht. Es war zu spät. Als sie einsahen, dass es für sie keinen Ausweg mehr gab, zerbissen die Eheleute die vom Reichssicherheitshauptamt gelieferten Zyankalikapseln. Für Max de Crinis als einzigem unter den Charité-Professoren wäre Gefangenschaft gleichbedeutend mit Tod am Galgen gewesen.

Für die anderen geht das Leben weiter, ohne Pause; denn Krankheit und Tod fragen nicht danach, welche Fahne über einer Stadt weht. Die Bestandsaufnahme ist grauenhaft. Mehr als zwei Drittel der Kliniken und Wirtschaftsgebäude sind zerstört oder unbrauchbar. Wie soll aus diesem Chaos jemals wieder ein Krankenhaus werden, geschweige denn eine Stätte für Forschung und Lehre?

Aber es bleibt keine Zeit, darüber zu grübeln. Die Leichenberge in den Anlagen und Kellergängen sind noch nicht geborgen, da setzt schon ein neuer Ansturm von Kranken ein. Bei den Professoren melden sich die ersten jungen Truppenärzte und Studenten in zerschlissenen Felduniformen. Zum Glück sind unter den hohen Sanitätsoffizieren der Roten Armee nicht wenige, die sich stolz als einstige Schüler der Charité bekennen. Professor Wisniewski, Direktor des Moskauer Instituts für experimentelle Chirurgie, ist bald nach der kämpfenden Truppe da, drückt seinem Lehrmeister Sauerbruch die Hand und fragt, wo es am ärgsten fehlt. Sowjetische Kommissionen steigen in den Trümmern der Charité herum, holen die Professoren zu schwierigen Fällen in russische Lazarette und Privatquartiere.

Ein sowjetisches Offiziersgremium erscheint bei dem Pathologen Professor Rössle, um sein Urteil über einen zweifelhaften Todesfall einzuholen. In seiner Verwirrung begrüßt der weißhaarige dritte Nachfolger Rudolf Virchows die Uniformierten mit „Heil Hitler!" Der harmlose Versprecher eines von den Zeitläuften durcheinandergebrachten Gelehrten war zugleich ein böses Omen. Die Zeit der Unfreiheit war für die Charité mit dem 2. Mai 1945 noch nicht beendet...

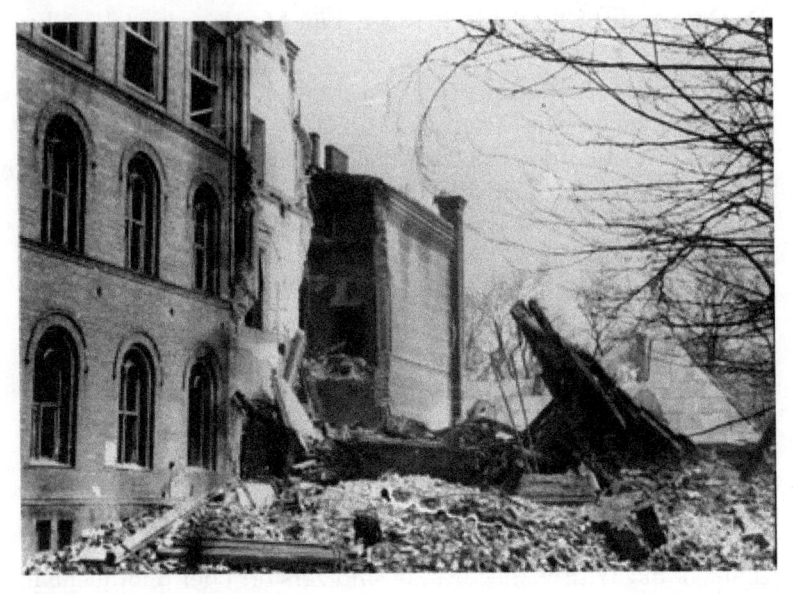

Abbildung 57: Der Ostflügel des Anatomie-Gebäudes, im Februar 1945 durch einen Bombentreffer zerstört.

„Nur der sozialistische Arzt ist der wahre Helfer der Menschheit" – Die Charité 1946–1990
Ein Beitrag von Günter Grau

Leben in Provisorien

Es ist bereits dunkel, als sich am späten Nachmittag des 22. Januar 1946 einige Professoren und Ärzte der Charité vor der russischen Kommandantur in der Luisenstraße 56 einfinden. An die Wache im Eingang sollen sie sich wenden, so hat sie der Kurator informiert. Der Posten sei instruiert, ihnen die Benutzung des Telefons neben ihm zu erlauben.

„Unter der Nummer 420 902 ist Major Musjakoff anzurufen und ihm in jedem Fall zu sagen, dass der Anrufende wegen Kohlen komme und von Stadtrat Winzer geschickt sei. Major Musjakoff wird darauf dem Posten Befehl geben, dass der Anrufende passieren darf. Im Auftrag des Kommandanten der Stadt Berlin, Generalleutnant Smirnow, wird Major Musjakoff Ihnen einen Talon über eine festgelegte Menge Kohlen überreichen. Die Kohlen werden im Raum von ganz Berlin ausgeliefert werden..."

Die Zuteilung ist begehrt. Allerdings erhalten sie nur wenige, nur als „besonders bedürftig" deklarierte Mitarbeiter. Hin und wieder gibt es für sie auch Sonderrationen an Lebensmitteln. Beides ist bitter nötig im ersten Nachkriegswinter in der Trümmerstadt Berlin, müssen doch jeden Tag zwei Fragen immer wieder neu beantwortet werden: Wie kriegen wir es warm? Was haben wir zu essen? Auch an der Charité. Nur mit einem Unterschied: Hier sind Hunderte von Kranken, sind Schwangere und Neugeborene zu versorgen. Und das unter teilweise katastrophalen Bedingungen.

In Provisorien kampiert die einstige „Gralsburg" der Medizin. Wo es möglich war, sind Bombenschäden inzwischen notdürftig ausgebessert worden. Räume, die dadurch gewonnen und als Stationen genutzt werden können, sind mit Betten zugestellt. Auch in Bunkern, in Wirtschaftsgebäuden und in Kellern werden Kranke untergebracht. Zwar kann die Charité Ende 1945 bereits mehr als 1.000 „Belegbetten" melden, doch Patienten und Angehörige klagen über miserable Zustände. Es fehlt so gut wie an allem: an Wäsche, an Verbandsstoffen, an Medikamenten, an Reinigungs- und Desinfektionsmitteln. In den OPs sind die Geräte und Instrumente verschlissen, in den Labors die Regale leer. „Strom kaputt", „Wasser njet" –

mit diesen Hilferufen schicken in besonders kritischen Situationen Klinikdirektoren Boten zur nahe gelegenen russischen Kommandantur. Telefonieren ist in Berlin ein Fremdwort geworden. Auch Post und innerstädtische Verkehrsmittel funktionieren noch nicht wieder. Doch im Klinikum muss der Betrieb aufrechterhalten werden, nicht nur in den Ruinen im Viertel zwischen Robert-Koch-Platz und Invalidenstraße, sondern an allen im Stadtbezirk Mitte verstreut liegenden und von Bomben geschädigten Standorten: an den Instituten in der Hessischen Straße wie an den Kliniken in der Ziegel-, Artillerie- und Philippstraße. Im Herbst spitzt sich die Situation zu. Epidemien drohen. Typhus, Fleckfieber und Geschlechtskrankheiten breiten sich aus. Die ersten Tuberkulose-Kranken werden gemeldet.

Und dennoch gibt es bereits im Juni 1945 Überlegungen, den Vorlesungsbetrieb wieder aufzunehmen. Viele ehemalige Mitarbeiter haben sich zurückgemeldet. Neben Assistenzärzten, Schwestern und Pflegern finden sich auch Studenten, die sogenannten Kriegssemester, ein. Sie wollen weiterstudieren. Voller Stolz meldet im Dezember der Direktor der Frauenklinik, Walter Stoeckel, er unterrichte bereits Famuli und Volontärärzte. „Der Kreis der Zuhörer hat sich schnell vermehrt durch Zuzug aus den benachbarten Kliniken und Krankenhäusern, und der Eifer ist bei allen außerordentlich groß."
Von einem regulären Lehrbetrieb kann allerdings keine Rede sein. Vorstöße, die Medizinische Fakultät – getrennt von der Universität – bereits im Sommer eröffnen zu wollen, hatte die sowjetische Militärverwaltung abgewehrt. Noch ist über das Schicksal der Berliner Universität nicht entschieden. Über ihren Standort gibt es Differenzen, unter anderem auch Bestrebungen, sie dem Einflussbereich der Sowjets zu entziehen und nach Dahlem, also in den Westteil der Stadt, zu verlegen. Schließlich untersteht die Universität (wie die geteilte Stadt) nicht allein der sowjetischen Militärbehörde, sondern wird von der Alliierten Kommandantur, dem Dachgremium aller Besatzungsmächte für Berlin, verwaltet. Doch die Russen sperren sich hartnäckig, den Westalliierten in dieser Frage ein Mitspracherecht einzuräumen. Die Universität sei – so ihre Argumentation – eine Einrichtung des Landes Preußen und Preußen gehöre zu ihrer Besatzungszone, also sei in dieser Frage die neugeschaffene Zentralverwaltung für Volksbildung zuständig. Die Westalliierten nehmen es hin. Ende 1945 laufen die Vorbereitungen zur Wiedereröffnung der Universität am alten Standort auf Hochtouren.

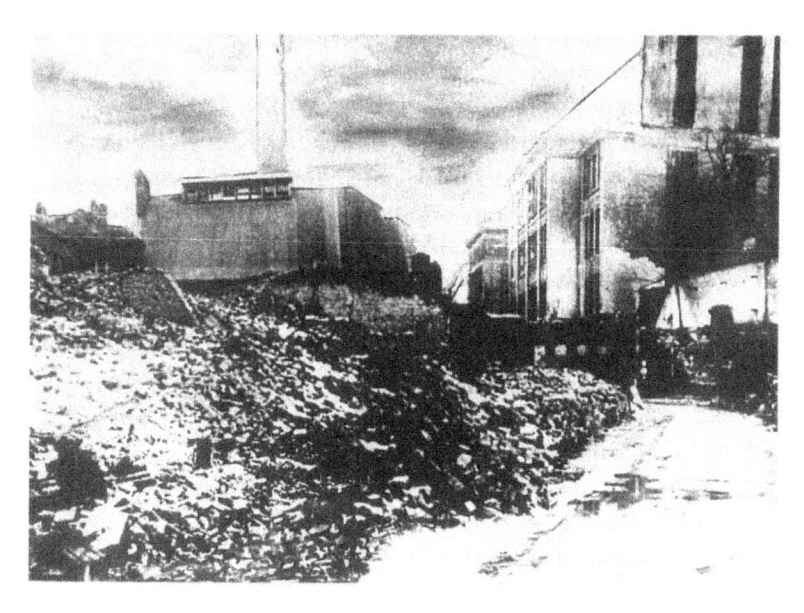

Abbildung 58: Charité-Eingang Robert-Koch-Platz, 1945.

Zu Beginn des Jahres 1946 ist es dann soweit. Mit Befehl Nr. 4 verfügt der Oberkommandierende der Gruppe der Sowjetischen Streitkräfte in Deutschland, Marschall Shukow:
„Dem Gesuch der Deutschen Zentralverwaltung für Volksbildung ist stattzugeben und ab 20. Januar ist der Unterrichtsbetrieb an der Universität Berlin an folgenden Fakultäten wieder aufzunehmen: der naturwissenschaftlichen, philosophischen, medizinischen, veterinärmedizinischen, landwirtschaftlichen, juristischen und theologischen Fakultät". Der Festakt findet am 29. Januar im Admiralspalast in der Friedrichstraße, dem Notquartier der Staatsoper, statt. Auf der Bühne Platz genommen haben der Rektor und die Dekane, alle in Talaren (gepumpt von den Kollegen in Jena). Nach den festlich feierlichen Klängen des 3. Brandenburgischen Konzerts begrüßt Professor Theodor Brugsch – nicht als Direktor der Medizinischen Klinik, vielmehr in seiner Funktion als Leiter der Hochschulabteilung der Deutschen Zentralverwaltung für Volksbildung – Gäste und Teilnehmer, darunter die Vertreter der sowjetischen Militärbehörde, des Magistrats, der neuen Länder sowie der bereits wieder zugelassenen Universitäten Halle, Leipzig, Jena, Rostock, der Bergakademie Freiberg und der Akademie für Forstwirtschaft in Tharandt. Die Festredner beschwören das Vermächtnis namhafter Gelehrter der

Universität, das Programm Wilhelm von Humboldts, die Ideen und Leistungen eines Fichte, Schleiermacher, Niebuhr, Boeckh, Savigny, Göschen und Hufeland. Sie verurteilen den Missbrauch der Wissenschaften durch die Nazis als eine Periode, die in der Geschichte der Universität „mit der *damnatio memoriae* belegt bleiben wird", so der neue Rektor, der Altphilologe Johannes Stroux. Aufgefordert werden die Hochschullehrer, alles daranzusetzen, um die ihnen anvertrauten Studenten im neuen Geist für ein wahrhaft demokratisches Deutschland zu erziehen und sie damit auch, wie es das Mitglied im Zentralausschuss der SPD, Otto Grotewohl, in seiner Grußadresse formuliert, „immun zu machen gegen alles, was den Gedanken der Freiheit und Menschenwürde feindlich ist."

Mit der Aufnahme des akademischen Lehr- und Forschungsbetriebes steht die Leitung der Universität, stehen aber auch die Fakultäten vor schwierigen Aufgaben. Wiederhergestellt werden muss nicht nur die Arbeitsfähigkeit diverser Einrichtungen, zu erfüllen sind auch die Auflagen der Alliierten zur Entnazifizierung. Und für die Charité kommt hinzu: Die medizinische Versorgung großer Teile der Berliner Bevölkerung muss gewährleistet sein. Sie zu stabilisieren, hat uneingeschränkt Priorität. Damit verbundene Aufgaben werden in den Folgemonaten (aber auch noch in späteren Jahren) dazu zwingen, den Auftrag zur personellen Erneuerung mit dem Mangel an qualifizierten und spezialisierten Fachärzten im Ostberlin der Nachkriegsjahre in Übereinstimmung bringen zu müssen. Oder mit anderen Worten: Kompromisse sind unumgänglich.

Im Frühjahr 1946 ist die Personalsituation an der Universität nicht rosig, auch nicht an der Medizinischen Fakultät. Bei ihrer Wiedereröffnung sind lediglich sieben der einstigen Professoren als Hochschullehrer zugelassen, alles klangvolle Namen und durchweg seit vielen Jahren mit dem Haus eng verbunden: Carl v. Eicken, Ordinarius seit 1921 für das Fach Hals-Nasen-Ohrenheilkunde, Robert Rössle, seit 1929 Inhaber des Lehrstuhls für Pathologie, Ferdinand Sauerbruch, seit 1927 Chef der II. Chirurgischen Klinik, Hermann Stieve, seit 1935 Lehrstuhlprofessor am I. Anatomischen Institut, Walter Stoeckel, seit 1926 Direktor der Universitäts-Frauenklinik in der Artilleriestraße. Eine Lehrerlaubnis erhalten auch der sich bereits im Ruhestand befindende Karl Bonhoeffer, bis 1937 Direktor der Psychiatrischen und Nervenklinik, und Friedrich Kopsch, bis 1935 Prosektor am Anatomischen Institut. Theodor Brugsch, der bereits als Oberarzt an der Charité gearbeitet hatte, bevor er 1927 nach Halle berufen wurde, 1937 aber wegen seiner jüdischen Ehefrau aus

dem Hochschuldienst ausschied, wird Chef der I. Medizinischen
Klinik.

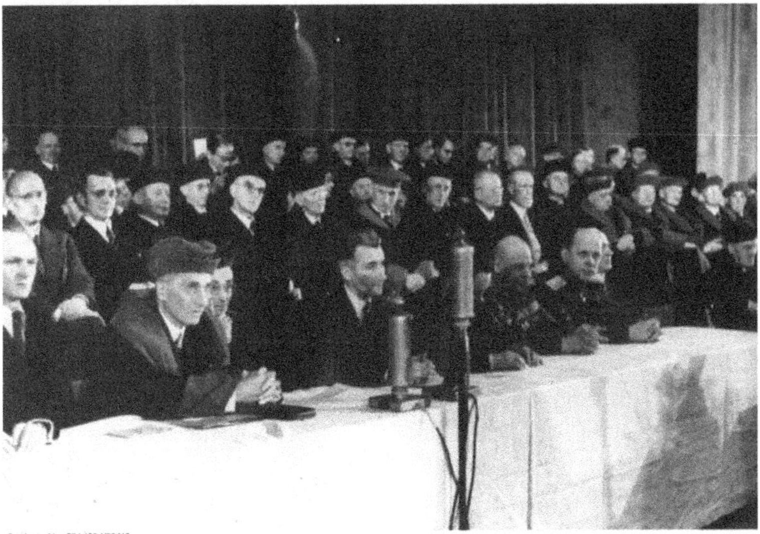

Abbildung 59: Eröffnungsfeier der Humboldt-Universität in Berlin am 29.1.1946
U.B.z.: vorn am Tisch: Prof. Dr. Theodor Brugsch, Paul Wandel, Präsident der
deutschen Zentralverwaltung für Unterricht und Volksbildung der sowjetischen Besatzungszone und Oberst Sergei Tulpanow, Leiter der Politischen Abteilung bei der
Sowjetischen-Militär-Administration (Zentralbild/Vitanova).

Jung ist sie gerade nicht, die erste Riege der Nachkriegsordinarien.
Das Durchschnittsalter liegt bei stattlichen siebzig Jahren. Viel wichtiger aber ist: Alle gelten als „politisch unbelastet", da sie – so das
formale Kriterium – nicht Mitglied der NSDAP waren. Und doch ist
dem aufmerksamen zeitgenössischen Beobachter nicht entgangen,
dass durchaus politische Welten liegen zwischen einem Ferdinand
Sauerbruch oder Walter Stoeckel, beide erklärte Sympathisanten des
NS-Regimes und stets herzlich willkommen geheißen von seinen
führenden Repräsentanten, und einem Karl Bonhoeffer oder Theodor Brugsch, die sehr wohl verstanden hatten, Distanz zu den Nazis
zu halten. Hier deutet sich bereits an, wie widersprüchlich jener
Prozess verlaufen ist, der unter dem Begriff Entnazifizierung die
notwendige personelle Erneuerung der Fakultät bewirken sollte.
Erste Entscheidungen zu einstigen Mitgliedern von NS-Organisationen waren schon im Sommer 1945 zu fällen. Nach einem Befehl
Marschall Shukows hatte die Stadt zum 1. Juli sämtliche ehemaligen

NSDAP-Mitglieder unter ihren Beamten und Angestellten zu entlassen. Schwestern, Pfleger und nichtwissenschaftliche Angestellte mussten von der Charité-Direktion überprüft werden, Wissenschaftler und Ärzte vom Leitenden Ausschuss für Wissenschaft bei der Abteilung Volksbildung des Magistrats (dem sog. Fünfer-Ausschuss). Er hält erstaunlich wenige, nämlich nur 28 der als betroffen Gelisteten für „belastet". Sie werden fristlos entlassen, darunter die acht ordentlichen Professoren (die mitgelieferten, lakonischen Begründungen in Klammern): Henry Chaoui, Strahlenkunde (hat sich nicht zurück gemeldet); Karl Gebhardt, Sportmedizin (Leibarzt Himmlers); Friedrich Koch, Innere Medizin (seit 1933 Mitglied der NSDAP, im NSFK Rang eines Obersturmbannführers); Lothar Kreuz, Orthopädie (seit 1933 NSDAP, SS-Obersturmbannführer, Rektor der Universität seit 1940); Otto Ringleb, Urologie (SS-Standartenführer); Paul Rostock, Chirurgie (NSDAP-Mitglied); Heinrich Zeiss, Hygiene (seit 1933 NSDAP, 1944 Gaudozentenführer). Vierzehn ehemalige NSDAP-Mitglieder dürfen bleiben. Sie werden in ihren Funktionen bestätigt, wenn auch zunächst nur kommissarisch. Sechs erhalten sogar die Lehrbefugnis. Ausschlaggebend für die Voten des Ausschusses waren Anträge der Kliniks- bzw. Institutsdirektoren. Sie hatten die Anregung des Rektors aufgegriffen und die Weiterbeschäftigung ihrer Kollegen als besonders dringlich reklamiert, andernfalls seien Dienstbetrieb und Patientenversorgung ernsthaft gefährdet.

Wenige Monate später steht diese Entscheidung allerdings zur Disposition. In Vorbereitung der Eröffnung des Lehr- und Forschungsbetriebes an den Universitäten und Hochschulen der Sowjetischen Besatzungszone bekräftigt der Befehl Nr. 50 der Sowjetischen Militäradministration (SMAD) vom September 1945 noch einmal ausdrücklich die Notwendigkeit, alle Einrichtungen „von faschistischen und militaristischen Elementen" zu säubern. Und für das geteilte Berlin unterstreicht das Kommuniqué der 17. Sitzung der Alliierten Kommandantur vom 1. November 1945, der Magistrat von Berlin dürfe keine Lehrkräfte beschäftigen, die Mitglied der NSDAP waren. Das zwingt auch die Charité erneut zum Handeln. Anfang Januar 1946 reicht sie der Sanitätsabteilung der russischen Zentralkommandantur eine Liste mit den Namen von 38 Wissenschaftlern und Ärzten, alle einstige Mitglieder der Nazi-Partei, ein und teilt mit, dass diese mit sofortiger Wirkung entlassen wurden. Betroffen von den Professoren sind: Walter Löhlein (Augenheilkunde), Paul Oesterle (Hygiene), Hermann Domrich (Chirurgie), von den Dozenten Helmut Kraatz (Gynäkologie), Gerd Beyer (Chirurgie) und Paul

Berggreen (Dermatologie). Zwei Tage später werden die Kündigungen zurückgenommen. Differenziert werden müsse, so heißt es, zwischen aktiven und lediglich nominellen Mitgliedern der Nazi-Partei. Letztere sollen die Chance zur politischen Bewährung erhalten. Und die sieht so aus: 35 bleiben an der Fakultät, sie werden unter Vorbehalt eingestellt und erhalten sogenannte Notdienstverträge. Ihr Stundenlohn beträgt lediglich 72 Pfennige.

Wieder ist es der dringliche Bedarf an Fachkräften für die medizinische Versorgung, der einen politischen Kompromiss bewirkt. Eine strikte Durchführung der Entnazifizierungsauflagen hätte den Verlust zahlreicher, hochspezialisierter Fachärzte bedeutet und den Betrieb in verschiedenen Kliniken lahmgelegt. Die Notdienstverträge wahren den Schein. Die Betroffenen sind von Lehrveranstaltungen ausgeschlossen, sie dürfen auch keine Leitungsfunktionen übernehmen, wohl aber können sie ihre klinische Arbeit fortsetzen.

Im August 1947 ebnet die SMAD mit dem Befehl Nr. 201 den Weg für eine generelle Rehabilitierung aller nominellen NSDAP-Mitglieder. Ihnen wird das aktive und passive Wahlrecht zugestanden. Das entspannt in erheblichem Maße die Personalsituation, auch an der Charité. Notdienstverträge werden peu à peu aufgehoben, entlassene Ärzte können wieder eingestellt werden. Ein reichliches halbes Jahr später erklärt die sowjetische Militärbehörde den Prozess der Entnazifizierung für abgeschlossen.

Die Entlassung von Mitgliedern der Nazi-Partei und ihrer Organisationen sollte den Weg freimachen für eine Erneuerung des Lehrkörpers und damit auch einen Umbruch bei den Bildungseliten bewirken. Für die Charité blieb die Entnazifizierung im Grunde wirkungslos. Es gab zu viele Möglichkeiten, sie zu unterlaufen. Außerdem waren die Kriterien, nach denen sie vollzogen wurde, fragwürdig. Sie erschöpften sich im Formalen, in der Unterscheidung zwischen aktiven und nominellen Mitgliedern der Nazi-Partei und ihren Organisationen. Denn die Entfernung von Funktionsträgern bedeutete nicht, weitere Unterstützer nationalsozialistischen Ideengutes oder Profiteure des Regimes identifiziert und im Hinblick auf ihre Verstrickung in die antihumane und verbrecherische Politik der Nazis überprüft zu haben.

*

Walter Freund, Mitarbeiter der Deutschen Zentralverwaltung für Volksbildung, kommt ins Grübeln. Ein Brief mit vier Seiten Anlagen liegt auf seinem Schreibtisch. Und das schon seit Monaten, genauer seit Juli 1948. Nun zeigt der Kalender bereits Februar 1949 und noch immer hat die Leitung der Behörde nicht entschieden, wie verfahren werden soll.

Dieter Alexander, Student der Charité und Vorsitzender der Hochschulgruppe der Vereinigung der Verfolgten des Naziregimes (VVN), erhebt darin schwere Vorwürfe gegen den Direktor des Anatomischen Instituts, Hermann Stieve. Während des Krieges habe er Leichen von im Zuchthaus Brandenburg und in Plötzensee hingerichteten politischen Häftlingen in der Anatomie der Charité seziert und zu Lehrzwecken Präparate von den Opfern fertigen lassen. Auch würden Stieves Forschungsergebnisse zur Fertilität der Frau auf Untersuchungen weiblicher Insassen der beiden Hinrichtungsstätten beruhen.

Die Vorwürfe sind nicht neu. Bereits 1945 war Stieve dazu von den Russen vernommen worden. Allerdings ohne Folgen. Das Leichenbuch der Anatomie, das über die Herkunft der Präparate hätte Auskunft geben können, ist nicht auffindbar. Nach Stieves Angaben habe es der Verwaltungssekretär des Instituts, Toepler, bei Einmarsch der Russen eigenmächtig vernichtet – eine Version, die von der Familie des daraufhin Verhafteten energisch bestritten wird. Nie habe Toepler „eine Handlung ohne die besondere Anweisung von Prof. Stieve" vollzogen. Auch spätere Anschuldigungen versteht Stieve abzuwehren. Im Januar 1947 verteidigt er sich gegenüber dem Präsidenten der Deutschen Zentralverwaltung für Volksbildung, Paul Wandel, mit der Behauptung, er habe „seit dem Jahr 1933 bis zum Zusammenbruch stärksten Widerstand gegen alle Maßnahmen des Nationalsozialismus geleistet" und „sei aus diesem Grund dauernd bekämpft worden." Diese Behauptung ist dreist. Es ist eine glatte Verdrehung der Tatsachen, wie ohne große Umstände, nämlich allein durch einen Blick in Stieves Personalakte, hätte festgestellt werden können. Da finden sich keine Anhaltspunkte für „stärksten Widerstand" und „dauernde Bekämpfung", wohl aber zahlreiche Briefe, in denen sich Studenten beim Dekan über Willkürentscheidungen Stieves in Prüfungen, auch über rüde Umgangsformen beklagen. Da sich die Beschwerden häuften, wurde damals der Reichs- und Preußische Minister für Wissenschaft eingeschaltet. Er sieht sich – wenn auch erst nach längerem Zögern – veranlasst, 1943 einen Verweis auszusprechen. Das ist alles an Belegen für Maßnahmen „gegen" Hermann Stieve in den Jahren der braunen Diktatur, in denen er ansonsten ungehindert seine Karriere fortsetzen kann. Doch

offensichtlich scheint – wie schon 1945 – niemand ernsthaft daran interessiert zu sein, den Anschuldigungen gegen Stieve und seinen Rechtfertigungen auf den Grund gehen zu wollen.
Für seine Kollegen an der Fakultät ist er nur eins: „der weltberühmte Anatom und Embryologe", wie der Stomatologe Wolfgang Rosenthal in einem Schreiben an den Rektor als Reaktion auf die Vorwürfe attestiert. Offensichtlich bedeutungslos ist dabei für ihn (wie für die meisten Mitglieder des Lehrkörpers), dass Stieve gerade in den Jahren der braunen Diktatur mit Veröffentlichungen über die Funktion der Keimdrüsen, der Eireifung und Befruchtung reüssierte und dass es die Terrorjustiz der Nazis war, die ihm dafür die Voraussetzungen lieferte. In den nahe gelegenen Vollzugsanstalten, im Zuchthaus Brandenburg und in Plötzensee, wurden 4.200 Menschen hingerichtet, darunter viele junge Frauen. „Widerstandskämpfer" Stieve genoss das Privileg, auf dieses „Material" zurückgreifen zu können. „Prof. Stieve erhielt längere Zeit vor einer Hinrichtung einen diesbezüglichen Anruf von der Strafanstalt Plötzensee und suchte sich aus den zur Wahl gestellten Verurteilten die für ihn besonders wertvollen heraus", heißt es in der eingangs zitierten Anzeige. „Er gab seinem Chauffeur Pachaly die Personalien der zuerst gewünschten Leichen und wies ihn besonders an, auf schnellstem Wege ins Institut zurückzukehren, damit die Leichen noch im warmen Zustand in seine Hände kämen." Im Vorkurs 1946 soll er dann geäußert haben: „Diese Präparate sind einmalige Präparate, weil man früher nie plötzlich vom Leben zum Tode Beförderte hatte wie jetzt, wo man junge Häftlinge, auch politische, hingerichtet hat. Ich habe für die Wissenschaft das Beste daraus gemacht. Selbstverständlich habe ich die Männer des 20. Juli [1944] nicht präparieren lassen." Wohl aber Frauen des politischen Widerstandes.
Im Juli 1944 berichtet Stieve im *Zentralblatt für Gynäkologie*, er habe im letzten Jahr „die Geschlechtsorgane von 123 Frauen genau untersucht". Und eine Seite weiter heißt es: „In der Zwischenzeit hatte ich Gelegenheit, weitere Frauen, die gesund waren und plötzlich starben, zu untersuchen". Zu den Ergebnissen, die er in der Fachpresse publiziert, gehören: Eine Frau kann nicht nur zwischen dem 11. und 17. Tag des menstruellen Zyklus befruchtet werden, sondern zu jeder Zeit zwischen zwei Blutungen und auch während der Menstruation selbst. Und: Die Keimdrüsen des Menschen werden durch Angst und Schrecken schwer geschädigt. Bei Männern kann es zum Schwund der Spermienbildung kommen, bei Frauen zu Störungen der Regel. Die Gebärmutter steht, so Stieve, unter

dem unmittelbaren Einfluss des Nervensystems: Nach aufregenden Ereignissen treten schwere Uterusblutungen auf, nervös bedingte „Schreckblutungen".

Als Stieve im Sommer 1948 von der Anzeige erfährt, drängt er auf eine Entscheidung, zumal er erfahren hat, dass Nachauflagen seiner Schriften gefährdet sind. Die für die Druckgenehmigung verantwortlichen Stellen weigern sich, eine Lizenz zu erteilen. Den amtierenden Dekan, den Pädiater Karl Klinke, lässt er wissen, ihm sei an einer Bereinigung der Fragen gelegen und zur Klärung schwebe ihm eine Art Disziplinarverfahren vor. Das Ergebnis gibt er allerdings gleich vor: Ihm solle „aus der Tatsache, dass er die Leichen Hingerichteter aus Plötzensee und Brandenburg/Havel seziert hat und er die dabei gewonnenen Kenntnisse wissenschaftlich verwertet hat, kein Vorwurf gemacht" werden. Ferner lege er Wert auf die Feststellung, dass „er niemals persönlich eine der Hingerichteten untersucht, befragt, oder gesehen hat. Dass ferner sämtliche Menstruationsaufzeichnungen von dem Gefängnisarzt ihm übergeben wurden, der sich auf die Beobachtungen der Aufseherin stützte."

Zu einem Disziplinarverfahren kommt es nicht. Stieve hat eine andere Taktik eingeschlagen. Er setzt die Fakultät unter Druck. Überraschend stellt er seine Kündigung zum Ende des Sommersemesters 1949 in Aussicht. Er weiß sehr wohl, dass er damit die Charité an einer verwundbaren Stelle trifft. Alle Medizinstudenten der vorklinischen Semester, und das sind 1949 immerhin fast 1.200, müssen seine Vorlesung und den Präparierkurs absolvieren. Stoeckel versucht zu vermitteln. Die Fakultätsleitung schaltet schließlich Paul Wandel ein. Der entschließt sich zu einer recht einfachen Lösung „des Problems Stieve". Er bittet ihn um zwei Textänderungen. In der Arbeit „Über Follikelreifung, Gelbkörperbildung und den Zeitpunkt der Befruchtung beim Menschen" soll er auf Seite 552, Absatz 2 im vorletzten Satz den Namen „Belonoschkin" weglassen (aus politischen Gründen – wie Wandel ausdrücklich vermerkt) und in der Arbeit „Der Einfluss des Nervensystems auf Bau und Leistungen der weiblichen Geschlechtsorgane des Menschen" auf Seite 200, Zeile 1 soll vor die Worte „strafgefangene Frauen" das Wort „kriminelle" eingefügt werden. Sonst sei an den Arbeiten „gar nichts zu beanstanden. Wenn Sie sie, unter Einhaltung der von mir vorgeschlagenen Änderungen in Druck geben, werden Sie von der Hauptverwaltung Gesundheitswesen keine Beanstandungen mehr zu erwarten haben", lässt ihn Wandel wissen. Und weiter: „Im Übrigen wird al-

les getan, was in unserer Macht steht, damit Sie in Zukunft bei Ihren Veröffentlichungen keine Schwierigkeiten mehr haben werden."
Wandels Voraussage trifft ein. Stieve hat keine Schwierigkeiten, weder hinsichtlich seiner Veröffentlichungen noch im Hinblick auf die Anzeige (ihr wird nicht weiter nachgegangen). Eine (überarbeitete) Nachauflage seines Buches „Der Einfluss des Nervensystems auf Bau und Tätigkeit der Geschlechtsorgane" erscheint (aus unbekannten Gründen) allerdings nicht in der DDR, sondern erst 1952 im Thieme-Verlag Stuttgart. Im Vorwort schreibt Stieve unter anderem: „Seit dem Jahre 1933 und besonders während des Zweiten Weltkrieges hatte ich Gelegenheit, die Leichen vieler Männer und Frauen zu untersuchen, die wegen schwerer gemeiner Verbrechen hingerichtet worden waren." Indem er – auf diese perfide Weise – in Plötzensee hingerichtete Männer und Frauen des politischen Widerstandes zu gemeinen Kriminellen umgedeutet hat, versucht er, noch immer gegen ihn schwelende Vorwürfe mit dem verbalen Hinweis zu entkräften, „dass in den folgenden Schilderungen niemals Befunde beschrieben werden, die an Menschen erhoben wurden, die aus politischen Gründen hingerichtet wurden".
Diese Behauptung ist mehr als fragwürdig. Die ihm im Wortlaut bekannte Anzeige des Studenten Dieter Alexander hatte Opfer mit dem Namen, dem Grund und dem Tag ihrer Hinrichtung sowie das Datum der Sektion im Anatomischen Institut der Charité genannt.
Nachzutragen ist: Stieve bleibt an der Charité. Der Student verlässt sie. Er geht, wie ihm nahe gelegt wurde, nach Greifswald, um dort sein Physikum abzulegen. An der Charité ist ihm das nicht möglich. Stieve weigert sich, ihm den erfolgreichen Besuch des Präparierkurses zu attestieren. Außerdem hatte er ihm verboten, das Anatomische Institut zu betreten und ihn auch von einem weiteren Praktikum ausgeschlossen.
Stieve ist bis zu seinem Tod 1952 im Amt. Er ist Mitglied namhafter akademischer Gesellschaften in Ost und West. Die Charité schlägt ihn 1952 für die Auszeichnung mit dem Nationalpreis vor. Posthum ehrt sie den emsigen Leichenverwerter des „Dritten Reichs", indem der Schauraum der Sammlungen im Anatomischen Institut den Namen Hermann-Stieve-Saal erhält (was die Institutsleitung nach der Wende klammheimlich korrigiert).

*

Zu nennenswerten Wandlungen der Struktur und des Lehrbetriebes an der Charité kommt es bis zu Beginn der Fünfzigerjahre nicht. Die

vielfach beschworenen Bemühungen um eine Erneuerung reduzieren sich darauf, mittels Anordnungen der Deutschen Zentralverwaltung für Volksbildung die politische Einflussnahme auf die Fakultät zu verstärken. Ein weiterer Schwerpunkt der Hochschulpolitik ist der Ausbau der Positionen der nach 1946 auch an der Charité gebildeten Parteigruppe der Sozialistischen Einheitspartei Deutschlands. Ihre Aktivitäten werden an der Charité nicht gerade enthusiastisch aufgenommen. Noch sind die Machtpositionen der SED nicht gefestigt, auch ist die politische Perspektive der besetzten und geteilten Stadt (wie generell der vier Besatzungszonen in Deutschland) unklar. Die Reaktionen sind eindeutig: Außer einigen wenigen, einstigen Genossen der KPD agiert die Mehrheit der Mitglieder des Lehrkörpers mit Zurückhaltung bis hin zu offen geäußerter Ablehnung.
Die Vermittlung der neuen Weltanschauung und der politischen Visionen ihrer Vertreter erfolgt in den ersten Nachkriegsjahren vor allem in Form von öffentlichen Vorträgen, in Foren und gesellschaftspolitischen Schulungen. Veranstaltet werden sie aus der Überzeugung, dass es gerade die formell unpolitische Universität der Weimarer Republik gewesen sei, die die Voraussetzungen für die Eroberung der höchsten Bildungsstätten durch die „nationalsozialistische Bewegung" geschaffen habe. Doch der doktrinäre Anspruch, die Auseinandersetzung mit der jüngsten Geschichte könne nur auf der Grundlage der marxistisch-leninistischen Gesellschaftstheorie erfolgen, wirkt mehr abstoßend als gewinnend. Es sind vor allem die Studenten, die sich gegen eine erneute Politisierung der Ausbildung wehren. Sie wollen vor allem eins: Medizin studieren. Die Charité hat großen Zulauf, jeder zweite will Arzt werden. Bei der Wiedereröffnung schreiben sich 949 ein, im August 1946 sind es schon 1.142 Studenten der Allgemeinmedizin und 143 Studierende der Zahnmedizin. Nach den Motiven für den Studienwunsch befragt, antworten viele: „... weil das unpolitisch ist". Dass dies ein Irrtum ist, werden sie bald erkennen, spätestens mit der Zuspitzung der Auseinandersetzungen um die Wahl politisch unabhängiger Studentenräte. Im Jahr 1949 werden sie verboten.
Mit der Gründung der Deutschen Demokratischen Republik im Oktober 1949 bestimmen neue Rahmenbedingungen die Arbeit der Charité in Lehre und Forschung.

„Stürmt die Festung Wissenschaft"

„Was wir brauchen, sind viel mehr Beststudenten. Denkt an Galina Krutopolowa, die Beststudentin des Moskauer Molotow-Instituts, dann wisst ihr, was ihr noch alles nachzuholen habt". Mit diesen Worten will Genosse Professor Gerhard Harig, Staatssekretär für das Hoch- und Fachschulwesen, auch die Studenten der Charité im Herbst 1952 auf die ein Jahr vorher von der SED beschlossene II. Hochschulreform einstimmen. Allerdings wusste mit dem Namen kaum jemand etwas anzufangen. Der Ruhm der molligen 20-jährigen Russin – Schülerin einer Dorfschule, die im Fernstudium die Hochschulreife erwarb und (wie sowjetische Jugendmagazine zu berichten wussten) „mit hervorragenden Ergebnissen im dritten Jahr Landwirtschaftswissenschaften studierte" – war noch nicht bis nach Berlin gedrungen. Wenige Wochen später kennt sie jeder Student. Galina ist zur „Hochschul-Stachanowa"[4] geworden, zur vorbildhaften Beststudentin. Ihre Leistungen verdanke sie – wie in unzähligen FDJ-Versammlungen immer wieder betont wurde – vor allem jenen Methoden, die ab dem 1. September auch für die Studenten der Charité als verbindlich erklärt werden: Abschaffung der Semester-Einteilung, Einführung eines zehnmonatigen Studienjahres mit festgeschriebenen Zwischenprüfungen und obligatorische Teilnahme aller Studierenden an einem Crash-Kurs in Marxistisch-Leninistischer Philosophie, Politischer Ökonomie und Geschichte der Arbeiterbewegung. Und außerdem: Vorbedingung für die Immatrikulation sind ab sofort Elementarkenntnisse der russischen Sprache, die während des Studiums obligatorisch weiterzuentwickeln sind. Bei Ablegung des Staatsexamens soll jeder Student in der Lage sein, russische wissenschaftliche Publikationen aus dem Originaltext zu übersetzen. Hinzu kommen noch zwei Wochenstunden „demokratischer Sport".

Mit der Studienreform bekräftigt das gerade ein Jahr zuvor gegründete Staatssekretariat für Hoch- und Fachschulwesen – ihm obliegt die wissenschaftspolitische Anleitung aller Universitäten, Hochschulen und der ihnen gleichgestellten akademischen Einrichtungen – den Anspruch auf eine in Zukunft stark zentralisierte Steuerung

---

[4] Alexei Grigorjewitsch Stachanow war ein russischer Bergbau-Arbeiter, der am 31. August 1935 als Hauer in einer Kohlegrube im Donezbecken in einer Schicht 102 Tonnen Kohle förderte. Somit übererfüllte er, mithilfe von sieben Zuarbeitern, die gültige Arbeitsnorm um das 13-fache und wurde Namensgeber für die sowjetische Stachanow-Bewegung zur Steigerung der Arbeitsproduktivität. Er starb vereinsamt und depressiv als Alkoholiker.

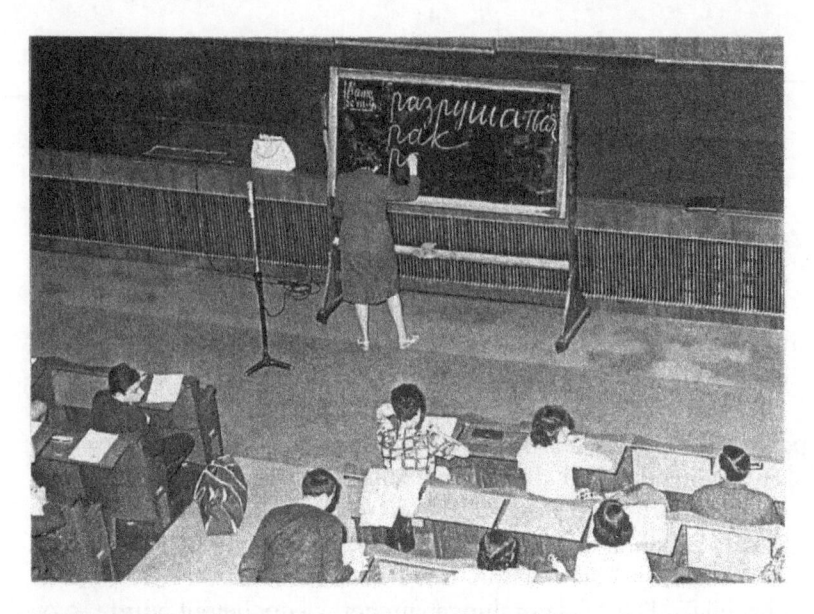

Abbildung 60: Hörübungen in russischer Sprache für Studenten der Medizinischen Fakultät (1963).

der Ausbildung. Dass die SED-Parteiführung hier ansetzt, ist kein Zufall. Die Veränderungen dienen einem Ziel: Sie sollen dazu beitragen, effizient und rasch eine neue Ärztegeneration heranzubilden. Insofern ist die Reform auch keine isolierte Maßnahme, vielmehr ist sie Bestandteil der Intelligenzpolitik der SED. Die sieht sich Anfang der Fünfzigerjahre durch die Republikflucht vieler Ärzte vor zwei schwierige Aufgaben gestellt: Die ältere bürgerliche Ärztegeneration ist für den propagierten Aufbau eines sozialistischen Gesundheitswesens und damit für den Verbleib in der DDR zu gewinnen und zugleich ist eine junge, der Arbeiter- und Bauernmacht treu ergebene Ärztegeneration auszubilden. „Die nachwachsende Intelligenz spielt eine gewaltige Rolle in unserem demokratischen Staat", hatte das Politbüro der SED auf dem 7. Plenum 1952 festgestellt. Die neue Intelligenz soll „in Zukunft die Kader des Staatsapparates, der Wirtschaft und Kultur (bilden), mit deren Hilfe die Arbeiterklasse und die mit ihr verbündeten Werktätigen in Stadt und Land ihre Innen- und Außenpolitik durchführen".

Gegenüber der älteren Ärztegeneration hegt die SED-Führung ein ausgeprägtes Misstrauen. Sie erscheint ihr politisch suspekt und das nicht allein wegen ihrer bürgerlichen Herkunft. Doch weder in der medizinischen Versorgung noch an den Ausbildungsstätten für den Nachwuchs kann auf sie verzichtet werden. Sie wird als „Bündnispartner" gebraucht und insofern heftig umworben. Waren es in den ersten Nachkriegsjahren nur sporadische Zuwendungen – Sonderzuteilungen an Kohlen, an Lebensmitteln, bevorzugte Vergabe von Wohnungen –, so schafft die Partei sofort nach Gründung der DDR ein differenziertes Instrumentarium an Zusatzleistungen und Privilegien. Herzstück sind die sogenannten Einzelverträge.

Wer als Charité-Angehöriger in ihren Genuss kommen will, muss zwei Bedingungen erfüllen: Klinikdirektor oder Oberarzt sein und „hervorragenden Einfluss" auf die Entwicklung der Wissenschaft oder der medizinischen Versorgung nehmen. Vereinbart wurden Sondergehälter bis 12.000 Mark der Deutschen Notenbank, in der Regel werden etwa 3.500 M (Ende der Fünfzigerjahre einigen Klinikdirektoren 6.000 M) gezahlt. Das ist zwar nur etwas mehr als Tarif, war aber damals, gemessen am Durchschnittslohn eines DDR-Facharbeiters von 500 bis 700 M, ein üppiger Verdienst. Was die Einzelverträge jedoch besonders attraktiv macht, sind diverse Zusatzvereinbarungen. Die Inhaber erwerben den Anspruch auf eine zusätzliche Altersversorgung. Ab dem 65. Lebensjahr erhalten sie (neben ihrer Rente aus der Sozialversicherung) zusätzlich zu ihren sonstigen Einkünften 60 bis 80 Prozent ihres vormaligen Bruttogehaltes steuerfrei für den Fall, dass sie weiterhin tätig sein sollten. Zugesichert werden außerdem: die Möglichkeit zum Bezug westlicher wissenschaftlicher Literatur, eine bevorzugte Versorgung mit Wohnraum, die Vergabe zinsgünstiger Kredite für den Hausbau und garantierte Studienplätze für die Kinder.

Letztere sind besonders wichtig angesichts eines politischen Numerus clausus, der den „Kindern der Kapitalisten und des Bürgertums" den Zugang zu den Universitäten und Hochschulen verbaut. Die II. Hochschulreform bekräftigt noch einmal die in der Anweisung Nr. 5 der „Richtlinien für die Zulassung zum Studium" festgelegten Orientierungswerte. Danach müssen vierzig Prozent aller männlichen und dreißig Prozent aller weiblichen Studierenden Absolventen der neu eingerichteten Arbeiter- und Bauernfakultäten sein. Gesetzlich zugesichert ist eine Hochschulausbildung auch den Sprösslingen von Volkskammerabgeordneten, Nationalpreisträgern, Helden der Arbeit, Verdienten Lehrern, Erfindern, Ärzten des Volkes sowie den Arbeiter- und Bauernkindern unter den Abiturienten.

Die von der Reform neu gesetzten Bedingungen bedeuten für die Studenten der Human- und Zahnmedizin zusätzliche Anforderungen, die neben der Fülle des Stoffes in der naturwissenschaftlichen und klinischen Ausbildung zu bewältigen sind. Hinzu kommen Arbeitseinsätze in der Landwirtschaft und bei der Errichtung neuer Industrieanlagen, die, wenn auch als freiwillig deklariert, die Teilnahme Aller stillschweigend voraussetzen und, für den Fall einer Weigerung, Exmatrikulation und „Bewährung in der Produktion" androhen. Davon ist freilich in der Tagespresse nichts zu lesen. Sie feiert enthusiastisch die Einsatzbereitschaft der studentischen Jugend und verschweigt in einer romantischen Verklärung des Aufbauelans jene Konflikte, die aus der Forderung erwachsen, individuelle Interessen zurückzustellen.

Für die Charité gibt es, verglichen mit anderen Medizinischen Fakultäten in der DDR, noch ein zusätzliches Konfliktpotenzial: Sie befindet sich in der geteilten Stadt Berlin an der Schnittstelle von zwei Weltsystemen. In den Jahren des „Kalten Krieges" ist die Gefahr groß, dass sich politische Spannungen zwischen den Supermächten auch auf die Charité auswirken, schon allein wegen eines simplen Umstandes: Nicht wenige Mitglieder des Lehrkörpers, aber auch Ärzte, Schwestern, Angehörige des technischen Personals und Studenten wohnen im Westteil der Stadt.

*

Ratlos ist der Dekan der Charité am Nachmittag des 11. November 1952. Wieder sitzt eine Studentin vor ihm und weint. Es ist bereits die dritte, die ihn in den letzten Tagen in seiner Sprechstunde aufsucht. Und wieder ist es das gleiche Problem: Auch sie ist auf Weisung des Prorektors für Studienangelegenheiten der Universität, Robert Havemann, mit sofortiger Wirkung exmatrikuliert worden. Nicht etwa wegen eines disziplinarischen Vergehens, sondern weil sie – wie der Universitätsleitung „plötzlich" auffiel – den falschen Wohnsitz hat: Westberlin. Ihr Weiterstudium an der Universität sei, so heißt es, „in Anbetracht der gegenwärtig in Westberlin herrschenden Verhältnisse nicht mehr möglich". Aufgefordert ist sie, „ihre im Prorektorat für Studienangelegenheiten aufbewahrten Originalpapiere in Empfang zu nehmen und die Exmatrikulation durchzuführen".

Gemeint mit den in Westberlin herrschenden Verhältnissen sind Verhaftungen von FDJ-Studenten, die in den Westsektoren Flugblätter verteilt hatten, woraufhin die Zeitung *Neues Deutschland* das Vorgehen der „Stumm-Polizei"[5] als „gezielte Provokationen des Klassenfeindes" verurteilt und Gegenmaßnahmen androht.

Betroffen von der Exmatrikulation sind an der Charité 113 Studierende der Humanmedizin und 21 Studierende der Zahnmedizin, darunter nicht wenige in höheren Semestern oder bereits in den Vorbereitungen zum Staatsexamen.

Theodor Brugsch – er ist der amtierende Dekan – versucht zu vermitteln. Er wendet sich an Ministerpräsident Otto Grotewohl und verweist darauf, dass die Betroffenen doch „loyal" seien. Und etwas naiv fügt er hinzu: „Wir wissen auch, dass sie nach dem Staatsexamen mehr oder minder sich alle für den Dienst in der DDR bereit erklären werden, nicht zuletzt darum, weil sie im Westen ja gar keine Existenzmöglichkeit haben". Dieser Prognose scheint Grotewohl doch nicht ganz vertraut zu haben. Die Entscheidung wird nicht rückgängig gemacht. Anfang Dezember lässt Havemann den Dekan wissen: „Ich bedauere... eventuelle Einsprüche dieser Studenten hinsichtlich ihrer Exmatrikulation nicht mehr berücksichtigen zu können und darf Ihnen mitteilen, dass es den in beiliegender Liste namentlich aufgeführten Studenten Ihrer Fakultät nicht mehr gestattet ist, universitätseigene Räume zu betreten..."

Ähnlich harsch reagiert die Universitätsleitung einige Jahre später, als eine große Zahl von Studenten für den Einsatz im Medizinischen Dienst der Nationalen Volksarmee gewonnen werden soll. Studenten, die öffentlich gegen die Werbung für den Eintritt in die gerade gegründete Militärmedizinische Sektion der Universität Greifswald auftreten, werden geext.

*

In die Zeit der II. Hochschulreform fällt der Wiederaufbau und die Erneuerung einiger Institute und Kliniken der Charité. Im Jahr 1953 wird der Bau des Anatomischen Instituts begonnen, 1954 erfolgt die Grundsteinlegung für die neue Hautklinik, wenig später wird die Geschwulstklinik eröffnet. Andere Neu- bzw. Umbauten werden von der staatlichen Planungsbehörde immer wieder verschoben, was Defizite und daraus resultierende Unzufriedenheiten vertieft. Die Studienbedingungen sind – gerade angesichts der von Jahr zu Jahr wachsenden Zahl der Studenten – unzureichend, die Hörsäle brechend voll. Viele Vorlesungen müssen doppelt gehalten werden. Die Versorgung mit modernen Lehrbüchern ist mangelhaft. Und

---

[5] Johannes Richard Reinhold Stumm, ein deutscher Jurist, stand von 1948 bis 1962 als Polizeipräsident an der Spitze der West-Berliner Polizei.

auch die Ausbildung in praktischen Übungen und am Krankenbett leidet unter dem Massenbetrieb.

In Anbetracht der bescheidenen personellen Ressourcen an den Kliniken und Instituten sind die Belastungen für den Lehrkörper beträchtlich, zumal neben den Verpflichtungen in der Lehre und in der Versorgung der Patienten auch noch ein üppiges Quantum an gesellschaftlicher Arbeit geleistet werden muss: Teilnahme an Schulungen, an Gewerkschaftsversammlungen, an „freiwilligen" Arbeitseinsätzen im Nationalen Aufbauwerk (NAW) sowie bei der Betreuung von Seminargruppen. Das alles ist verbunden mit dem Schreiben von Meldungen, von Berichten, der Abfassung von Analysen, von Einschätzungen, von Beurteilungen, kurz: einem immensen „Papierkrieg", der mit den medizinischen Aufgaben nichts zu tun hat. Briefe und Beschwerden von Klinikdirektoren an das Staatssekretariat für Hoch- und Fachschulwesen und an das Ministerium für Gesundheitswesen, sie angesichts des Personalmangels von diesen zusätzlichen Aufgaben zu entlasten, bewirken wenig, allenfalls eine partielle Lösung im Einzelfall.

Im Frühjahr/Sommer 1954 ist die Situation an der Charité derart kritisch, dass die Fakultätsleitung keinen anderen Ausweg sieht, als den Dekan, Theodor Brugsch, zu bitten, seinen bekanntermaßen „guten Draht" zu Otto Grotewohl zu nutzen, um auf diesem Wege auf Probleme aufmerksam zu machen, die, wie diplomatisch formuliert wird, die Fakultät „besonders berühren".

Brugsch schreibt im September. An erster Stelle nennt er die Notwendigkeit, die Arbeitsmöglichkeiten für den Lehrkörper zu verbessern. Man wird überlegen müssen, meint er, „auf welche Weise die Professoren im weitesten Umfang von allen nicht fachlichen Nebenverpflichtungen und Nebenarbeiten befreit werden können, damit sie sich ihren eigentlichen Aufgaben voll und ganz widmen können. So, wie die Dinge heute liegen, sind sie teilweise durch mancherlei Verpflichtungen, oft bis zur Grenze ihrer physischen Leistungsfähigkeit, beansprucht, was sich, auf die Dauer gesehen, sicher für sie persönlich wie für ihre Arbeit ungünstig auswirken wird." Und ferner: „Zur Qualifizierung des Unterrichts gehört, dass die einzelnen Institute mit der modernsten Literatur und den modernsten Apparaten... ausgestattet sind... Auch der bauliche Zustand der einzelnen Institute muss auf einen Stand gebracht werden, der es erlaubt, all diese Forderungen zu erfüllen..., die Anatomie (ist) bereits im Wiederaufbau. Das Physiologisch-Chemische Institut bedarf aber einer grundsätzlichen Reorganisation, Erweiterung und Errichtung eines

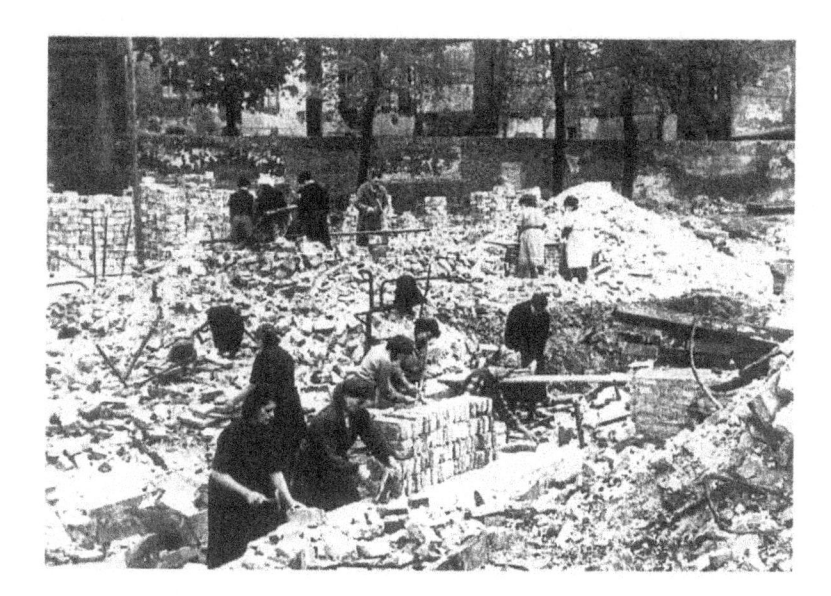

Abbildung 61: Mitarbeiter der Charité beim Einsatz im Nationalen Aufbauwerk (1953).

Hörsaales. Zum anderen bitten auch die klinischen Institute mit Nachdruck darum, dass sie modernisiert (werden)... Hier müssen im Rahmen der Medizinischen Fakultät einmal Kliniken völlig neu erbaut und andere wiederum zur endgültigen Überwindung ihrer Kriegsschäden großzügig weiter ausgebaut werden..."
Ob der Brief Änderungen bewirkte, und falls ja, welche, lässt sich im Nachhinein nicht mehr feststellen. So viel allerdings ist sicher: Einer Anregung Brugschs hat Grotewohl auf jeden Fall die Zustimmung verweigert, nämlich dem Wunsch, „die zukünftige Studienordnung so auszurichten, dass sie bei der von uns allen so sehnlichst erhofften Wiedervereinigung unseres Vaterlandes ohne Schwierigkeiten bindend für beide Teile in Kraft gesetzt werden kann." Da blieb die Partei vor. Und die hatte, wie sich später herausstellen wird, andere Vorstellungen. Also blieb zunächst erst einmal alles beim Alten.

*

Forum ist der Titel der offiziellen „Zeitung der Studenten und jungen Intelligenz". Bereits 1947 von der SMAD lizensiert, zählt sie zwar nicht zu den viel gelesenen Blättern unter Jugendlichen, doch im Frühjahr 1958 sorgt eine Ausgabe für reichlich Unmut. Abgedruckt ist das folgende Gedicht.

Du bist in den Westen gegangen.
Du danktest dem Arbeiterstaat
für Stipendien, Gehälter und Spesen
mit feigem, gemeinem Verrat.

Du bist zur Uni gegangen,
wurdest ein feiner Pinkel;
hast uns von „oben" betrachtet,
umnebelt vom Standesdünkel.

Du hast unser Geld genommen
wie eine Hure – gewissenlos –
dir fiel durch unsere Arbeit
dein Studium in den Schoß.

Die Studentenbeschimpfung ist kein Alleingang des Blattes. Sie ist – wie bei derartigen Kampagnen von Medien in der DDR üblich – abgestimmt mit der Abteilung Hager im Zentralkomitee der SED. Hintergrund ist die Flucht von Ärzten „nach drüben". Die hat wieder stärker zugenommen, darunter vor allem junge Mediziner. Waren es im ersten Halbjahr 1957 lediglich 118, so sind es im zweiten Halbjahr schon 178 Ärzte, die der Republik den Rücken kehrten. Als dann noch ein neues Passgesetz verabschiedet wird, das die Reisemöglichkeiten gen Westen mit der Berufung auf „antisozialistische Aktivitäten" empfindlich einschränkt, steigen die Zahlen der täglich im RIAS gemeldeten Republikflüchtigen bedrohlich an. Die Ursache sieht die Partei – Originalton Hager – „in einer Stagnation der ideologischen Entwicklung", und die bezieht sie vor allem auf die Ausbildung des medizinischen Nachwuchses.
Beklagt wird eine zunehmende Entfremdung der Studenten vom Denken und Fühlen der Arbeiterklasse, ihre fortschreitende „Verbürgerlichung". Bereits im Sommer 1957 meint der Rektor der Humboldt-Universität, Werner Hardtke: „Wir haben die merkwürdige Erfahrung gemacht, dass zum Beispiel gerade Studenten aus Arbeiter- und Bauernkreisen in einer gewissen Weise erzieherisch gefährdet sind. Oft haben wir uns die Frage vorgelegt, wie kann ein intelligenter Arbeiter- und Bauernjunge derartige verquere Ansichten bekommen, wenn er aus einem zweifellos proletarischen Milieu auf die Universität gekommen ist?" Die Antwort auf diese Frage lässt der Rektor offen. Dabei ergab sie sich im Grunde von selbst. Gehörte doch zu den elementaren, auch an der Humboldt-Universität

vermittelten Einsichten der marxistisch-leninistischen Gesellschaftslehre die Erkenntnis, dass das Sein das Bewusstsein bestimmt. Und das Sein, die Verhältnisse in der DDR, speziell im Gesundheitswesen der Fünfzigerjahre mit seinen „Engpässen", der instabilen und lückenhaften Versorgung mit Medikamenten, den hoffnungslos überfüllten Wartezimmern, den maroden technischen Ausrüstungen, dem Abbau der Privatpraxen und der Aussicht für den Nachwuchs, einen an Stress reichen, aber verglichen mit den Kollegen und Kolleginnen in der Bundesrepublik schlecht bezahlten Job zu bekommen. All das ist durchaus nicht dazu angetan, junge Leute zum Bleiben zu motivieren.
Doch die Partei sieht alles anders. Auf der III. Hochschulkonferenz vom 28. Februar bis 2. März 1958 konstatiert die SED-Führung „die Vorherrschaft der bürgerlichen Ideologie in den meisten Fachrichtungen". Notwendig sei ein grundlegender Umschwung, eine „Offensive des Marxismus-Leninismus an den Universitäten." Verordnet werden den Parteileitungen an den Universitäten „neue Aufgaben für die sozialistische Umgestaltung". Bemühen sollen sie sich, so heißt es, um „die Aneignung des dialektischen und historischen Materialismus durch die Lehrkräfte und Studierenden auf der Grundlage der Erfahrungen und Probleme des sozialistischen Aufbaus in der DDR und der Erfahrungen der Entwicklung im sozialistischen Lager"..., „die Anwendung sozialistischer Prinzipien in der Forschung"..., „die sozialistische Orientierung in der Lehre, der Ausbildung und Erziehung"... und um „die Schaffung neuer Grundlagen für die Auswahl und die Zulassung zum Studium". Konkret verbergen sich hinter diesen Worthülsen unter anderem folgende Maßnahmen: Wie an anderen Universitäten wird auch an der Medizinischen Fakultät der Humboldt-Universität die Ausbildung der Studenten in Marxismus-Leninismus intensiviert. Die Professoren und Dozenten sind gehalten, ab sofort an Kolloquien zum Studium des dialektischen und historischen Materialismus teilzunehmen. In die Assistentenordnung wird es als obligatorisch eingefügt. Und die Studenten werden außerdem noch verpflichtet, einen militärischen Ausbildungskurs zu absolvieren. Weigerungen werden mit Exmatrikulationen geahndet.
Ende März 1958 appelliert Ministerpräsident Otto Grotewohl an die Wissenschaftler und Ärzte der Bundesrepublik, in die DDR umzusiedeln, um dort ihre Kraft dem sozialistischem Aufbau zur Verfügung zu stellen. Mitte Juni wendet er sich an die Wissenschaftler der DDR und warnt Hochschullehrer, Naturwissenschaftler und Ärzte vor ei-

ner Flucht in den Westen. Mag der Appell Richtung Westen noch als Scherz belächelt worden sein, seine Aufforderung an die Ärzte im Osten hat einen realen Hintergrund. Allein im ersten Halbjahr 1958 verließen – als Antwort auf die neue Reiseordnung und die rigorose ideologische Offensive der Partei – über 600 Ärzte die DDR. Wenige Monate später sieht sich die SED zum Einlenken gezwungen.
Die sogenannten Ärztekommuniqués vom September 1958 und vom Januar 1959 nehmen viele Maßnahmen zurück. Zwar wird, um nicht ganz das Gesicht zu verlieren, betont, Aufgabe der Universität sei auch weiterhin, Sozialisten zu erziehen, doch die Ausübung des Arztberufes unterliege, heißt es ausdrücklich, „keiner weltanschaulichen Verpflichtung für den dialektischen und historischen Materialismus". Wichtigste gesellschaftliche Aufgabe der Ärzte sei „die gesundheitliche Betreuung der Bevölkerung", von anderen Verpflichtungen und politischen Veranstaltungen seien sie weitgehend zu entlasten. Sie erhalten verbesserte Möglichkeiten für die Fortbildung. Den Kindern von Ärzten und anderen Angehörigen der Intelligenz steht ab sofort der Weg zur Oberschule und zur Universität offen. Noch frei praktizierende Ärzte erhalten die zusätzliche Altersversorgung. Und die Reisebestimmungen nach Westdeutschland werden gelockert. Anträge auf Kongressreisen in die Bundesrepublik oder in das „nichtsozialistische Wirtschaftsgebiet" sind Medizinern zu genehmigen, wenn der zuständige Kreis- oder Bezirksarzt, das Ministerium für Gesundheitswesen bzw. für die Ärzte der Charité das Staatssekretariat für Hoch- und Fachschulwesen sie befürworten.

*

Trotz der enormen Belastungen durch Versorgungsaufgaben und Ausbildungsverpflichtungen beginnt in den Fünfzigerjahren die Forschung an den Einrichtungen der Charité nach und nach wieder einen größeren Raum einzunehmen. Es ist hier nicht der Ort, die Leistungen einzelner Kliniken und Institute ausführlich vorzustellen und zu würdigen. Lediglich zur Illustration sollen einige wenige Beispiele genannt werden.
In der I. Medizinischen Klinik unter Theodor Brugsch und in der II. Medizinischen Klinik unter Alfons Krautwald konzentriert sich die Forschung auf Probleme der Diagnose und Therapie von Herz- und Kreislauferkrankungen. Mit der Berufung des Brugsch-Nachfolgers Friedrich Schulz kommt die Altersforschung hinzu. Die Chirurgische Klinik unter Willi Felix, dem Nachfolger Sauerbruchs, setzt

erfolgreich die großen Traditionen in der Bauchhöhlen- und Thoraxchirurgie fort. Der Gynäkologe Helmut Kraatz, Schüler und Nachfolger Stoeckels an der Frauenklinik, wird bekannt mit Arbeiten zur Früherkennung und Prophylaxe des Gebärmutterkrebses. Die Geschwulstklinik kann auf eine im deutschen Sprachraum einmalige Datenbank verweisen: die von dem Radiologen Fritz Gietzelt eingerichtete Statistik für alle Geschwulstkrankheiten, das sogenannte DDR-Krebsregister. Die Hautklinik unter Karl Linsert widmet sich unter anderem der Erforschung von Ursachen beruflich bedingter Hautkrankheiten und den Möglichkeiten ihrer Vorbeuge und Behandlung. Die Klinik für Kieferchirurgie mit Wolfgang Rosenthal als Direktor kann auf herausragende Ergebnisse in der Kiefer- und Gesichtschirurgie verweisen, und Karl Velhagen, Ordinarius für Augenheilkunde, sieht einen Schwerpunkt der Arbeit an seiner traditionsreichen Einrichtung in der Erforschung spezifisch ophthalmologischer Fragen zum Gesundheitsschutz am Arbeitsplatz.
Auf dem Gebiet der medizinischen Grundlagenforschung sollen die Leistungen des Instituts für Pharmakologie, für Physiologie und biologische Chemie und für Gerichtliche Medizin besonders hervorgehoben werden. Am Pharmakologischen Institut gelingen unter Friedrich Jung bemerkenswerte Fortschritte bei der Lösung von Fragestellungen vor allem auf dem Gebiet der Hämoglobinforschung und des Erythrozytenstoffwechsels. Am Institut für Physiologie und biologische Chemie wird unter der Leitung von Mitja Samuel Rapoport erfolgreich über Probleme der Regulation des Zellstoffwechsels der Phosphorsäureesther, einem Nebenweg des Kohlehydratabbaus (bekannt geworden als sogenannter Rapoport-Zyklus) gearbeitet. Weltweit Ansehen erlangen die Leistungen von Otto Prokop und seinen Mitarbeitern am Institut für Gerichtliche Medizin mit Untersuchungen zum gewaltsamen Tod, zur Beschaffenheit von Schusswunden, zu Blutgruppen wie überhaupt zur forensischen Serologie, zur Genetik und zur Spurenkunde.
Von Hochschullehrern der Charité werden in den Fünfzigerjahren Lehrbücher erarbeitet und publiziert, die dazu beitragen, Literaturlücken zu schließen. Sie finden nicht nur bei den Studierenden, sondern auch im Rahmen der Facharztausbildung eine gute Aufnahme. Dazu zählen – auch hier wieder nur eine kleine Auswahl – das „Lehrbuch der Herz- und Gefäßkrankheiten, zugleich eine Pathologie des Kreislaufs" (Brugsch); verschiedene Schriften zur gynäkologischen Urologie (Stoeckel); Arbeiten zu serösen Entzündungen (Rössle) sowie Untersuchungen zur Bestimmung von Sexualhormonen im Blut

und im Urin (Lohmann). Als Beleg einer intensiven Zuwendung zu längerfristig verfolgten Forschungsaufgaben ist auch zu bewerten, dass allein im Zeitraum 1954 bis 1957 neben zahlreichen Promotionen 61 Habilitationsschriften abgeschlossen werden konnten.

Als das Jahr 1960 zu Ende geht, können die Mitarbeiter der Charité auf fünfzehn Jahre angestrengter Arbeit zurückblicken, deren Ergebnisse in der Ausbildung und Forschung um so schwerer wiegen, als sie unter den komplizierten Bedingungen der Nachkriegsära erzielt wurden. In der medizinischen Versorgung hat die Charité wieder eine führende Rolle im Ostteil der Stadt – oder nach der offiziellen Sprachregelung – in der Hauptstadt der DDR erreicht.

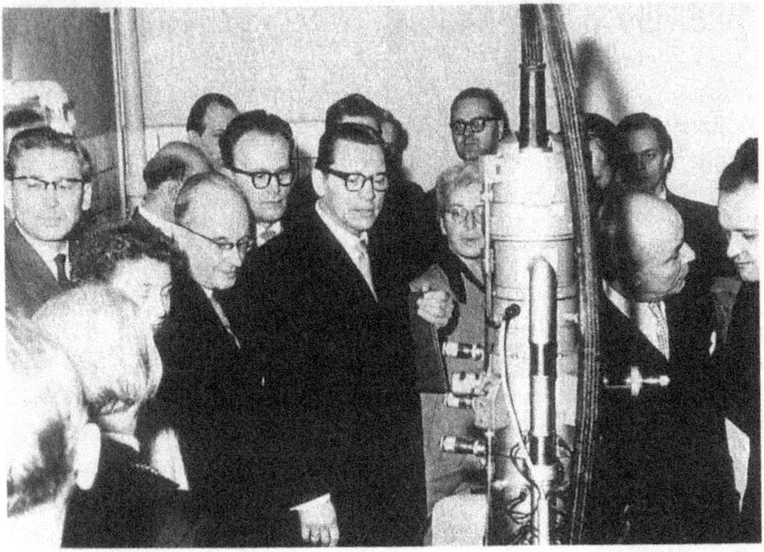

Abbildung 62: Übergabe eines Elektronenmikroskops durch die Stadt Berlin an das Pathologische Institut anläßlich des 250-jährigen Jubiläums 1960. In der Bildmitte: Prof. Dr. Heinz-Louis Kettler, Direktor der Pathologie, 1953-1976.

Mit einem Festakt in der Staatsoper Unter den Linden, mit verschiedenen wissenschaftlichen Veranstaltungen, einem Fackelzug der Studenten und einem Pressefest in den Räumen der Universität feiern im November 1960 die Angehörigen der Fakultät die 250. Wiederkehr der Eröffnung jenes Armenhospitals und Arbeitshauses vor den Toren der Stadt, das später den Namen Charité erhielt. Das Jubiläum ist Anlass, Rechenschaft über das Erreichte abzulegen und – wie bei solchen Anlässen üblich – Zahlen zu einer Bilanz zusammenzutragen. Die Presseverlautbarung zum Jubiläum nennt als Eckdaten: Seit Gründung der DDR wurden etwa 100 Millionen Mark zum Wiederaufbau in Kliniken und Institute investiert; im Jubiläumsjahr sind am Klinikum 60 Professoren und Dozenten, über 500 Ärzte und Wissenschaftler, 1.700 Angehörige des mittleren medizinischen Personals, zusammen fast 4.000 Mitarbeiter beschäftigt. Die Charité verfügt über 2.633 Betten. Jährlich werden 27.000 Kranke stationär und 390.000 Patienten in den poliklinischen Abteilungen und Ambulanzen behandelt. Nahezu 3.000 Medizinstudenten sind in der Ausbildung. Seit 1959 werden jährlich etwa 800 Studenten immatrikuliert.

Groß ist die Zahl der Gratulanten. Unter sie hat sich auch ein Exot gemischt: *Eulenspiegel – Zeitschrift für Humor und Satire*. Das zweite Novemberheft steht ganz im Zeichen des Charité-Jubiläums. *Gesundheit-Sonderheft* verkündet ein Label auf der Titelseite. Im Innenteil nehmen auf der den DDR-Lesern vertrauten Seite „Passivisten und Spassivisten" sogenannte „Kleine Charitérapien" Widrigkeiten aufs Korn, die den sozialistischen Alltag im Klinikum immer wieder bereichern. Hier ein paar Kostproben:

Ungeachtet der nirgends und von niemanden bestrittenen diesjährigen Obstschwemme hat es die GHG Obst und Gemüse fertiggebracht, die Charité mit Früchten so mies zu beliefern, als gäbe es die Losung: ‚Esst weniger Obst und ihr bleibt schön krank' Ordination: Einwecken! Der nächste, bitte!

Die Charité braucht dringend Unterputz-Schuko-Steckdosen. Niemand kann sie liefern, obwohl sich solche Steckdosen aus dem vorhandenen Material genauso leicht produzieren ließen wie herkömmliche Steckdosen. Ordination: Auf den Putz hauen, bis die Schuldigen aktiv werden. Der nächste, bitte!

Gummi-Operationshandschuhe, die der Charité durch die DHZ-Pharmazie geliefert werden, sind, sofern es sich um Erzeugnisse des VEB Rotpunkt Zeulenroda handelt, von so abscheulich schlechter Qualität, dass sie mehrere Sterilisationsprozesse nur selten überstehen. Ordination: Rotpunkt-Handschuhmacher nicht mit Samthandschuhen anfassen, sondern mit Boxhandschuhen. Der nächste, bitte!

Kurzfristig hat der VEB Keramik Dresden die Produktion eines kombinierten Wasch- und Speibeckens eingestellt, angeblich, weil eine Produktionsumstellung von Steingut auf Porzellan erfolgen soll. Bis es soweit ist, liefert Dresden überhaupt keine Porzellanbecken mehr, und die Charité, augenblicklich mit umfangreichen Renovierungsaufgaben beschäftigt, muss sich mit Einzelbecken behelfen, deren Installation doppelte Arbeitszeit und doppelte Kosten verursacht. Ordination: Raus mit den Elefanten aus dem Porzellan! Der nächste, bitte!

Der „Leitartikel", die Kolumne mit der Überschrift „Verständnis einer Zeitungsfrau für ihren Arzt", ist im Ton schärfer. Er persifliert die zahlreichen Privilegien, die die Ärzte genießen. Der Autor lässt seine Figur, die Zeitungsfrau, mit den Sätzen schließen: *„Jetzt habe ich leider keine Zeit mehr. Sie sind seit ein paar Tagen in Essen. Ihr Kollege ist sehr überlastet, und ich brauche die Zeit, um meine kranke Tochter zu pflegen. Was soll ich ihr sagen, wenn sie, von Schmerzen gepeinigt, fragt, weshalb der Doktor nicht kommt? Vielleicht, dass wir ihn herzlos behandelt haben und er jetzt deshalb woanders Menschen für die Armee untersucht? Haben Sie bitte auch mal Verständnis, wenigstens für diese Frage."*
Verständnis für diese Frage hatten die Genossen im Zentralkomitee der SED nicht. Die Abteilung Hager lässt die Auslieferung stoppen und die Ausgabe einstampfen. Das Sonderheft zum Charité-Jubiläum sollte „die Arbeit der medizinischen Intelligenz würdigen". Diese Aufgabe habe die Redaktion, so befand der oberste Pressewächter, ins Gegenteil verkehrt.
Gelöst sind damit die Widersprüche nicht, die die Intelligenzpolitik der SED zur Folge hatte und die zu Unzufriedenheiten in der Bevölkerung beitrugen. Und doch ist die überzogene Reaktion Hagers typisch für den Umgang mit unbequemen Fragen. Ihre öffentliche Diskussion blockt die Parteiführung ab. Damit ist die Ruhe nicht gestört. Und einige Monate später, im Januar 1961, tanzt die Polit- und Ärzteprominenz auf dem ersten Berliner Ärzteball im Roten Rathaus. Die Models des Magdeburger Modekönigs Heinz Bormann führen die neuesten Kollektionen vor und die Gattinnen der Professoren, Ärzte und Funktionäre bieten eine „zarte Symphonie in Samt, Seide und Tüll", wie der Reporter des *Neuen Deutschland* zu berichten weiß.

*

Doch weder mit Bällen noch mittels Zensur ist einer Erscheinung beizukommen, die immer bedrohlichere Ausmaße annimmt: die Flucht von Ärzten in die Bundesrepublik. Allen Zugeständnissen und Privilegien zum Trotz sind auch 1960 die Zahlen weiter gestiegen. Für die DDR-Führung gibt es nur eine Erklärung: Abwerbung durch den Westen.

Von westdeutscher Seite ist das offiziell immer dementiert worden. „Wir sind nicht daran interessiert, dass die volkliche [!] Substanz in Mitteldeutschland durch Abwanderung weiter geschwächt wird", ließ bereits 1958 der Minister für gesamtdeutsche Fragen, Ernst Lemmer, verlautbaren. Und tatsächlich hat es in der BRD keine gesonderten gesetzlichen Bestimmungen gegeben, die die sogenannte Notaufnahme und die Eingliederung speziell von Ärzten (oder anderen Berufsgruppen) erleichterten. Eine Sogwirkung hat zweifellos das „Wirtschaftswunder" ausgeübt. Die Konjunktur der Fünfzigerjahre erleichterte es, „drüben" schnell wieder Tritt zu fassen und hat insofern mit dazu beigetragen, eventuelle Bedenken vor einem solchen Schritt zurückzustellen.

Völlig aus der Luft gegriffen ist das Argument von der Abwerbung jedoch nicht. Auch wenn Skepsis angebracht ist gegenüber den in DDR-Zeitungen groß aufgemachten Meldungen, in denen das „Lemmer-Ministerium" beschuldigt wird, gezielt eine Abwerbung (auch) von DDR-Ärzten zu betreiben, so gibt es doch glaubwürdige Zeugen, die berichten, dass ihnen bei Besuchen von Kongressen attraktive Stellen und jede Hilfe bei der „Übersiedlung" angeboten wurden. Ob das Einzelfälle waren oder ob sich dahinter – wie die SED-Führung zu suggerieren versucht – Aktionen des bundesdeutschen Nachrichtendienstes zur Schwächung der DDR verbargen, wird solange unbeantwortet bleiben müssen, solange in den entsprechenden bundesdeutschen Archiven keine Recherchen möglich sind.

Auch wenn die Motive für eine Flucht *aus* der DDR letztlich *in* der DDR, also in den politischen, wirtschaftlichen und sozialen Verhältnissen, wurzelten, so war doch der Entschluss, das Land zu verlassen, immer eine persönliche Entscheidung. Und für Ärzte der Charité spielten die angespannte Versorgung mit medizinischen Geräten und Medikamenten, die Verschulung des Studiums, die Arbeitsbelastung als Folge des Personalmangels und die Bürokratie der Verwaltung eine wichtige Rolle. Am Ende war es immer eine Vielzahl von Gründen, die Anlass zur Flucht gaben.

Für die an der Charité verbleibenden Wissenschaftler, Ärzte, Schwestern und Pfleger bewirkte der Weggang vieler Kollegen zusätzliche Belastungen, deren Bewältigung ein überdurchschnittliches Maß an Einsatzbereitschaft erforderte. Es ist nicht bekannt, ob sie dabei von einer Losung in besonderer Weise inspiriert wurden, die vor und nach den Feierlichkeiten zum Jubiläum an verschiedenen Orten des Klinikums zu lesen ist: „Nur der sozialistische Arzt ist der wahre Helfer der Menschheit".

Der große Aderlass

Es ist Sonntagmorgen. Die Sonne strahlt. Es scheint ein wunderschöner Tag zu werden: der 13. August 1961. Schwester Heike hat die Nachtschicht in der Chirurgie beendet und ist auf dem Weg zum Bahnhof Friedrichstraße. Sie will nach Hause, nach Charlottenburg. In der Albrechtstraße, auf der Höhe des Christlichen Hospiz', trifft sie auf Passanten, die ihr zurufen: „Die S-Bahn fährt nicht. Gar nichts fährt. Der Bahnhof ist zu. Die Vopos lassen keinen nach drüben".
„Maßnahmen zum Schutz der Staatsgrenze gegen imperialistische Kriegstreiber im Westen", nennt es die Regierung der DDR und hat Kampfgruppen mit Maschinenpistolen und Panzer aufziehen lassen. Die Geschützrohre zielen gen Osten, auf die eigene Bevölkerung, und der Tagesbefehl lautet, keinen nach Westberlin durchzulassen. Was an diesem Sonntagmorgen noch niemand so recht glauben will und in der ganzen Welt Bestürzung und Empörung hervorruft, wird bald traurige Gewissheit: Die Teilung der Stadt wird zementiert, eine Mauer wird gebaut.
Nach Hause ist Schwester Heike an diesem Sonntag noch gekommen, wenn auch Stunden später und nur über ein Schlupfloch. Ein Posten in der Invalidenstraße ließ sie passieren. Ihren Dienst am Montag kann sie nicht antreten. Aus dem Fernsehen, dem Radio und den Zeitungen erfährt sie, dass die Sektorenübergänge geschlossen sind.
Für die Charité sind die sich aus der „Errichtung des antifaschistischen Schutzwalls" ergebenden Folgen schwerwiegend. Nicht nur, dass ein Teil des Geländes zum Grenzgebiet erklärt wird – Geschwulstklinik und Pathologisches Institut liegen in unmittelbarer Nähe des Grenzstreifens und dürfen in den nächsten Wochen und Monaten nur mit Sondergenehmigung betreten werden –, mit der Abriegelung der Grenze verliert die Fakultät erneut zahlreiche hochqualifizierte Mitarbeiter. Der Bau der Mauer fällt in die Semesterferien. Viele Charité-Angehörige sind im Urlaub, nicht wenige verbringen ihn (illegal) im Westen. Wer noch in den Wochen und Monaten vorher Gedanken an eine Flucht verdrängt hatte, sieht sich nun plötzlich vor die Entscheidung gestellt: Rückkehren oder bleiben.

Besonders hart trifft die Grenzschließung die im Westteil der Stadt wohnenden 166 Mitarbeiter der Charité, von denen allein 144 in den Kliniken arbeiten.

Hat die Fakultätsleitung in den ersten Wochen nach dem 13. August noch keinen genauen Überblick, wer sich aus den Ferien zurückmelden wird und was mit den Westberliner Mitarbeitern geschehen soll, sind Anfang September die Entscheidungen gefallen und die Auswirkungen für die Kliniken und Institute zeichnen sich deutlich ab. Die einzelnen Einrichtungen sind unterschiedlich betroffen. Besonders kompliziert ist die Situation in der II. Medizinischen Klinik, der Augenklinik und in der Fachrichtung Zahnheilkunde.

In der II. Medizinischen Klinik kehrte der Leiter der Abteilung Kardiologie nicht aus dem Urlaub zurück. Weiterhin verlor die Klinik acht Mitarbeiter, darunter den Oberarzt und Leiter der Röntgenabteilung und sechs qualifizierte Ärzte und Chemiker. Anfang September arbeiten noch drei Westberliner Ärzte an der Klinik, die Modalitäten ihres Verbleibs sind noch nicht geklärt.

Besonders viele Mitarbeiter büßte die Augenklinik ein. Von 32 Ärzten gingen zehn; ein Oberarzt und zwei Assistenzärzte bereits vor dem 13. August.

Kritisch ist auch die Lage in der Fachrichtung Zahnheilkunde. Der Mangel an Zahnärzten in und um Berlin hatte schon in den zurückliegenden Jahren zu einem starken Patientenandrang geführt, der die Bereiche an die Grenzen ihrer Belastbarkeit brachte. Nach dem 13. August stellt sich die Situation wie folgt dar: Die Leitung der konservierenden Abteilung ist vakant (der frühere Chef war im Frühjahr in den Westen gegangen). Generell ist die Abteilung stark unterbesetzt, sie arbeitet vor allem mit Pflichtassistenten. Die Abteilung Prothetik verlor im Frühjahr ihren Leiter an den Westen. Ihm folgten der Oberarzt, sodann der neue kommissarische Leiter und drei Assistenzärzte. „Die Situation ist dadurch besonders erschwert, weil gerade diese Abteilung stark in den vorklinischen Unterricht eingespannt ist und wir uns zu Anfang dieses Jahres bereit erklärt hatten, in Anbetracht des besonders großen Bedarfs an Zahnärzten 120 Zahnmediziner neu zu immatrikulieren", heißt es in einem Bericht.

Ebenfalls schwierig ist die Lage in der vorklinischen Ausbildung. Während der Unterricht in Anatomie und Chemie abgesichert ist, bereitet er erhebliche Sorgen in Physik (zwei dort tätige Professoren sind West-Berliner) und in Physiologie (der Institutsdirektor ist aus dem Urlaub nicht zurückgekehrt).

Einen Monat später hat die Fakultät einen genaueren Überblick und kann den Personalverlust beziffern. Der Dekan, Anton Waldeyer, beschreibt die Situation im Oktober 1961 in einem Bericht, der an Deutlichkeit nichts zu wünschen übrig lässt.

„Der 13. August 1961 bedeutete eine Zäsur in der Medizinischen Fakultät der Humboldt-Universität. Durch Republikfluchten verlor sie Herrn Prof. Fleischer, Direktor der I. HNO-Klinik, Herrn Prof. Rudolf, Direktor der Polik. f. orthopäd. Stomatologie, den Dozenten Dr. Leonhardt von der I. HNO-Klinik ... Wirtschaftliche Gründe (Wegfall des Geldumtauschs) und mangelnde Bereitschaft, sich den veränderten Verhältnissen anzupassen, führten zu einer großen Zahl von Kündigungen Westberliner Mitarbeiter, Herr Prof. Krautwald, Direktor der II. Medizinischen Klinik, Herr Prof. Schreiber, Direktor des Instituts für Strahlenforschung, Herr Prof. Ostapowicz, Leiter und Oberarzt der Unfallklinik, Herr Prof. Hoffmann-Axthelm, Leiter der Poliklinik f. Chirurgische Stomatologie, Herr Doz. Rottsahl, Oberarzt der Poliklinik f. orthopädische Stomatologie, Herr Prof. Hohlweg, Direktor des Inst. f. experimentelle Endokrinologie (besaß die österreich. Staatsangehörigkeit), Frau Prof. Falck, I. Med. Klinik und Doz. Völpel, II. Med. Klinik baten um Lösung ihres Arbeitsvertrages. Herrn Prof. Pichotka, Direktor des Physiologischen Instituts, der zu dem ihm gesetzten Termin die Arbeit nicht wieder aufnahm, wurde gekündigt...

Anzumerken ist, dass die verbliebenen Professoren und Dozenten trotz ihrer großen Belastung ständig bereit waren, kurzfristig gesetzte Termine für Sitzungen und Besprechungen einzuhalten. Kritisch muss gesagt werden, dass diese außerordentliche Belastung der Mitglieder der Medizinischen Fakultät auf die Dauer physisch nicht durchzustehen ist ... 58 Republikfluchten von Ärzten, das Ausscheiden von 19 Westberliner Kollegen und acht freie Lehrstühle bedeutet eine Situation, die nicht ernst genug eingeschätzt werdet kann..."

Die von Waldeyer angesprochenen außerordentlichen Belastungen betreffen nicht nur die vielen zusätzlichen Dienst- und Überstunden, die auf den Stationen geleistet werden müssen, sie beziehen sich auch auf die von der SED-Parteileitung in den letzten Wochen angesetzten Aussprachen zur „ideologischen Klärung". Auf mehrstündigen Belegschaftsversammlungen gibt es scharfe Auseinandersetzungen. Die Partei will zwei Dinge durchsetzen: eine öffentliche Erklärung der Fakultät, in der die Maßnahmen der Regierung zum Schutz der Staatsgrenze begrüßt und unterstützt werden und sie will außerdem, dass die Flucht von Ärzten und Pflegepersonal als

„Verrat an den Patienten" verurteilt wird. Die Diskussionen sind heftig. Doch öffentlich auszusprechen, was viele dachten, getraut sich im Hörsaal niemand: Ursachen für die Flucht sind nicht im Versagen des Einzelnen zu suchen; die Verurteilung als Verrat an den Patienten ist zu durchsichtig. Ein gläubiger Marxist und einst überzeugter Anhänge der sozialen Utopie vom demokratischen Arbeiter- und Bauernstaat, der 76-jährige Philosoph Ernst Bloch aus Leipzig, hatte bei einer anderen Gelegenheit unverblümt den wahren Grund genannt, der so viele Menschen und damit auch die Ärzte aus der DDR vertrieb: „Nach den Ereignissen des. 13 August, die erwarten ließen, dass für selbständig Denkende überhaupt kein Lebens- und Wirkungsraum mehr bleibt, bin ich nicht mehr gewillt, meine Arbeit und mich selbst unwürdigen Verhältnissen und der Bedrohung, die sie allein aufrecht erhalten, auszusetzen".

Verabschiedet werden schließlich zwei Resolutionen, mit denen sich die Charité an die Öffentlichkeit wendet: ein Appell an die Ärzte der Welt und ein Aufruf an die Mitarbeiter und Studenten. Der „antifaschistische Schutzwall" wird mit keinem Wort erwähnt, auch auf die äußerst komplizierte Situation der Fakultät wird nicht eingegangen. Abgeliefert wird ein Bekenntnis zur „Friedenspolitik der DDR", verbunden mit dem Aufruf an die Fachkollegen in aller Welt, „sich mit ganzer Kraft für die Erhaltung des Friedens und für eine friedliche Regelung der deutschen Frage einzusetzen" – natürlich im Sinne der von der SED favorisierten Idee einer „deutschen Konföderation". Die Resolutionen tragen die Unterschriften aller Fakultätsratsmitglieder. Nach außen hin wird damit die geforderte Geschlossenheit demonstriert. Nur Eingeweihte wissen, dass den Unterzeichnern gar keine andere Wahl blieb. Das Säbelgerassel an der Grenze und die äußerst angespannte Situation in der Stadt hatten ihre Wirkung nicht verfehlt.

Intern führen die Diskussionen um „die Maßnahmen" zu einer Polarisierung unter den Mitarbeitern, vor allem unter dem wissenschaftlichen Nachwuchs. Der für diesen Bereich zuständige Prodekan, Louis-Heinz Kettler, meint im Oktober 1961, es ließen sich dazu „unschwer" drei Gruppen ausmachen.

Die erste setze sich aus „sehr positiven Vertretern" zusammen. Sie würden die Maßnahmen des Staates voll billigen und sich rückhaltlos für ihn einsetzen. „Zu dieser Gruppe gehören die Angehörigen der SED und eine ganze Reihe von Gewerkschaftsfunktionären".

Interessanterweise sei „diese Gruppe in den Instituten stärker vertreten als in den Kliniken".
Die meisten müssten jedoch der zweiten Gruppe, den Loyalen, zugerechnet werden. „Hier finden sich die Wissenschaftler mit indifferenten, z. T. auch schwankendem Verhalten. Sie sind in politischen Gesprächen sehr zurückhaltend und schweigen sich in Diskussionen aus ... Diese Masse von indifferenten Mitarbeitern leistet ihren ärztlichen Dienst tadellos, scheut auch niemals Mehrarbeit."
Die letzte Gruppe sei klein, aber, wie Kettler unterstreicht, „sehr unerfreulich". Hier wären Mitarbeiter zu finden, „die sich nicht bemühen, ja sogar dagegen stemmen, die politischen Maßnahmen unseres Staates zu verstehen. Einige zeigen sogar ein deutlich provokatorisches Verhalten. Das trifft für Aussprüche des Assistenten Dr. Weiss in der Chirurgischen Klinik sowie Vertreter des Anästhesistenkollektivs der Chirurgie zu".
Zum Schluss widmet der Prodekan noch ein paar Sätze den West-Berlinern. „Die Mehrzahl von ihnen hat ordnungsgemäß gekündigt und die Charité verlassen". Aber: „Einer hat dabei Sabotageakte durchgeführt. Zwei West-Berliner wurden von den Staatssicherheitsorganen unseres Staates wegen Menschenhandel verhaftet. Eine Reihe von West-Berlinern ist aber durchaus loyal. Für die II. Medizinische Klinik wird behauptet, dass durch den Weggang der reaktionären West-Berliner die politische Situation ganz wesentlich gebessert worden ist. Lobend hervorzuheben ist ein West-Berliner der Zahnklinik, welcher in den demokratischen Sektor umgezogen ist." Kettler schließt seinen denunziatorischen Bericht mit dem optimistischem Ausblick: Auch wenn das Verhalten der wissenschaftlichen Mitarbeiter recht unterschiedlich zu beurteilen sei, dürfe man nicht nachlassen, „die Schwankenden in Gesprächen zu überzeugen."
Was die West-Berliner Mitarbeiter angeht, herrschte zunächst eine große Unsicherheit, wie mit ihnen weiter verfahren werden soll. Eine entsprechende Anweisung „von oben" fehlte. Kritisch bemerkt Waldeyer (er ist schließlich selbst betroffen), dass „die mangelnde Koordination der verschiedenen Stellen, die mit den Westberliner Mitarbeitern Gespräche führten, nicht schuldlos daran ist, dass so viele Westberliner Mitarbeiter, die auch unter finanziellen Opfern zunächst noch bereit waren, hier weiter zu arbeiten, später um Auflösung ihres Vertrages baten."
Für einige wenige Fachleute, auf die die DDR nicht verzichten kann und will, wird schließlich eine Sonderregelung getroffen. Wie sie

aussah und was die Handhabung für den einzelnen bedeutete, schildert in der Rückschau Professor Volkheimer, einst Oberarzt an der I. Medizinischen Klinik.

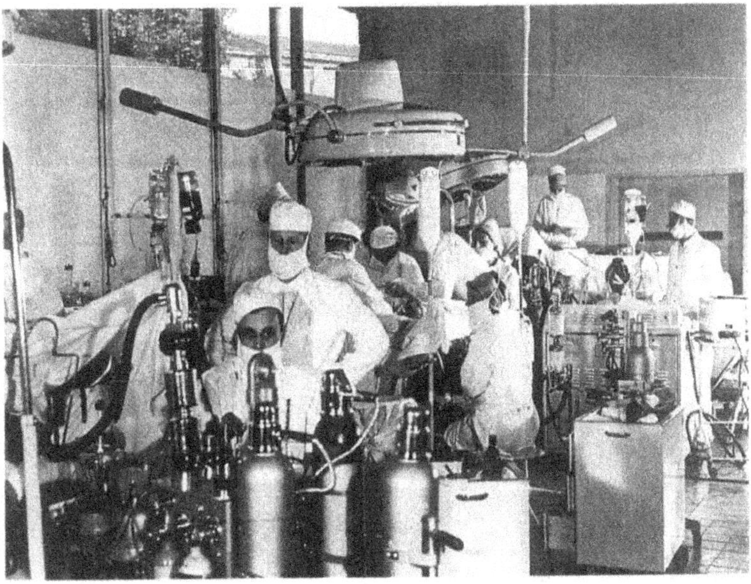

Abbildung 63: Chirurgische Klinik, großer Operationssaal (1966).

„Die Tatsache, dass die Leute nicht mal mehr nach West-Berlin durften, das war wie ein Schock. Und ich habe deshalb auch nicht gekündigt, ich wäre mir schlimm vorgekommen, ich gehörte doch zu denen. Viele Freunde, die mit mir arbeiteten, waren froh, dass ich noch kam. Wir hatten unseren Dienstausweis, da kam jeden Monat eine Marke drauf. Vor der Mauer fuhr ich durchs Brandenburger Tor und nachher musste man über den [Grenz-]Kontrollpunkt Invalidenstraße rüber. Ich fuhr jeden Mittag nach Hause, das Telefon ging ja schon lange vorher nicht mehr. Ich musste also morgens hin, Kofferraum auf, Motorhaube auf, hinten drücken, ob da jemand drin war. Und dann mittags um zwölf wieder raus, gucken, was mit meiner Frau ist, und was hier in der Praxis los ist, Mittagessen, und dann fuhr ich um eins wieder in die Charité: Wieder Kofferraum auf und so weiter ... Irgendwann wurde dann mein Chef wohl beackert – ich kann bis heute nicht verstehen, warum, weshalb, wieso –, sich von mir zu trennen. Ich war der letzte oder vorletzte West-Berliner an der Charité, und eines Tages ließ er mich kommen, das war Ende November 1967, und sagte zu mir: Wir müssen uns trennen..."

Die Regelung mit der Monatsmarke auf dem Dienstausweis war eine Ausnahme. Für die in Westberlin wohnenden Schwestern und Pfleger kam sie nicht infrage. Hier war der Verlust besonders groß, und er hat – wie der Dekan vermerkt – „die Charité schwer getroffen". Sofortmaßnahmen sind nötig. Provisorisch wird zunächst Abhilfe geschaffen, indem die vorimmatrikulierten Studenten zu Hilfsarbeiten auf die Stationen verteilt werden. Außerdem werden die Studierenden des 11. Semesters für die Arbeit am Krankenbett eingesetzt: zur Hälfte in den Kliniken der Charité und zur Hälfte in städtischen Krankenhäusern. Auf diese Weise ist „die ärztliche Versorgung in allen Einrichtungen der Charité sichergestellt, wenn auch erschwert", heißt es in einem Bericht Mitte September 1961.

Vorkehrungen werden getroffen, damit der klinische Unterricht mit Beginn des neuen Studienjahres durchgeführt werden kann, auch der zusätzliche für 110 aus dem Ausland zurückkehrende Medizinstudenten.

Dies alles kann nicht darüber hinwegtäuschen, dass der Aderlass der Charité immens ist. Als Fazit der Bestandsaufnahme sieht sich der Dekan im Oktober zu der Feststellung veranlasst: „Wir sind... um viele Jahre in der Entwicklung zurückgeworfen. Straffe, unbürokratische Zusammenarbeit zwischen der Fakultät, dem Rektorat und dem Staatssekretariat ist unbedingt notwendig, wenn die entstandenen Lücken auch nur befehlsmäßig geschlossen und Lehre, Forschung und Arbeit am Krankenbett in den nächsten Monaten gesichert sein sollen."

Auf dem Weg zum modernen Großklinikum

Siebzehn Jahre später, im Jahr 1978, heißt es in einem Bericht, überschrieben mit „Aktuelles von der Großbaustelle der Charité": „In den zurückliegenden Monaten ist es unseren Kollektiven, Leitern, Projektanten und am Bau beteiligten Medizinern immer besser gelungen, den im Aufruf zum 30. Jahrestag der Gründung der DDR unterstrichenen erfolgreichen Weg unseres Landes auch auf unserem Bauvorhaben mit neuen Wettbewerbsinitiativen zu beantworten. So arbeiten gegenwärtig 39 Kollektive nach der Devise ‚Jeder Tag mit guter Bilanz' und 12 junge Facharbeiter konnten 1978 in die Reihen der Partei aufgenommen werden".

Das Politbüro des Zentralkomitees der SED und die Regierung der DDR hatten 1975 Neubau und Rekonstruktion der Charité beschlossen. Der symbolische Spatenstich zum größten Investitionsvorhaben im Gesundheitswesen der DDR erfolgte am 27. April 1976. Umfang und Kompliziertheit der baulichen Aufgaben am alten Standort sehen vor, das Gesamtvorhaben in Etappen bis zum Ende der Achtzigerjahre zu realisieren.

Der Neubau steht am Anfang einer neuen Entwicklungsphase der Fakultät. Die Zeit vom Mauerbau bis hinein in die Siebzigerjahre war in entscheidendem Maße davon bestimmt, zwei Aufgaben lösen zu müssen: die Überwindung der Folgen der Grenzschließung und die Umsetzung der durch die III. Hochschulreform gestellten Anforderungen.

*

„Störfrei machen" – mit dieser Devise reagiert die Parteiführung auf die durch die Abriegelung entstandenen Versorgungsschwierigkeiten. Medikamente, Heilhilfsmittel, technische Ausrüstungen, die bis 1961 aus der Bundesrepublik importiert wurden, müssen nun aus dem Eigenaufkommen beschafft oder – falls möglich – aus osteuropäischen Ländern importiert werden.

In den ersten zwei Jahren nach dem Mauerbau ist die Situation der Charité äußerst angespannt. Die Leitungsorgane und die Direktoren der Kliniken und Institute werden verpflichtet, entsprechende Pläne aufzustellen, um empfindlich zu spürende Lücken zu schließen und Voraussetzungen für die qualifizierte Wahrnehmung aller Versorgungsaufgaben zu schaffen. Zusätzliche Belastungen ergeben sich aus der staatlichen Auflage, die die Zulassungen zum Medizinstudium erhöhte. Auf diese Weise sollte möglichst rasch ein Ausgleich für die vor 1961 eingetretene Verringerung der Ärzte und Zahnärzte geschaffen werden. Die Folgen sind überbelegte Hörsäle. Wieder müssen – wie in den Nachkriegsjahren – manche Vorlesungen mehrmals gehalten werden. Die Arbeit in den Seminaren, Übungen und Praktika ist erschwert; unzureichend ist auch die Ausbildung in den klinischen Fächern. Erst im Herbst 1963 beginnt sich eine Entspannung abzuzeichnen, die personelle Situation in den Kliniken und Instituten hat sich stabilisiert.

In diesen Zeitraum fallen die ersten Überlegungen zu einer erneuten und tiefgreifenden Reform der medizinischen Ausbildung. Mit ihrer praktischen Umsetzung begonnen wird an der Charité wie an den anderen Fakultäten und Medizinischen Akademien ab dem Studienjahr 1964. Neu eingeführt wird ein dem Studium vorgeschaltetes praktisches Jahr, in dem die künftigen Studierenden der Medizin Grundkenntnisse der Krankenpflege erwerben und zugleich auf ihre Eignung für die ärztliche Ausbildung überprüft werden. In den vorklinischen Fächern werden die Stundenanteile der naturwissenschaftlichen Grundlagenfächer geringfügig reduziert, um in neue Lehrgebiete – wie beispielsweise Medizinische Psychologie – einführen zu können. Experimentiert wird in der klinischen Ausbildung mit interdisziplinären Formen der Wissensvermittlung, unter anderem zu Themengebieten wie „Grundlagen der medizinischen Diagnostik" oder „Allgemeine Krankheitslehre". Am Ende der auf sechs Jahre befristeten Ausbildung steht das in Krankenhäusern zu absolvierende Praktische Jahr.

Zugleich wird in diesen Jahren der ideologischen Erziehung der neu heranwachsenden Ärztegeneration große Aufmerksamkeit gewidmet. „Unsere Hochschulen müssen sozialistische Fachleute ausbilden, die in sozialistischer Gemeinschaftsarbeit die notwendigen Pionierleistungen in Wissenschaft und Fortschritt erzielen." Aufgenommen wird diese Forderung des Ministers für Hoch-und Fachschulwesen, Professor Ernst-Joachim Gießmann, schließlich in dem für die Ausbildung konzipierten „Absolventenbild des sozialistischen Arztes" bzw. in dem wenig später fixierten und zum Studienabschluss zu leistendem Absolventengelöbnis. Beide schließen die Forderung nach aktiver Parteinahme für den Aufbau der sozialistischen Gesellschaft ein.

*

Das Jahr 1967 markiert eine erneute Zäsur. Der VII. Parteitag der SED gibt die Order, akademische Lehre und Forschung langfristig mit den Wirtschaftsplänen zu verbinden. Den „Kampfauftrag" formuliert der Staatsratsvorsitzende Walter Ulbricht: „Entwicklung und Förderung der ideologischen und fachlichen Voraussetzungen, die für die Überwindung der Mittelmäßigkeit und des Nachlaufs in Forschung und Technik und für das Vordringen in international führende Spitzenpositionen notwendig sind." Als wichtiger Schritt hin zu diesem Ziel wird eine radikale Veränderung der Hochschulstruktur angesehen: die III. Hochschulreform. Bis 1975, so beschließt der Staatsrat im Januar 1969, soll die grundlegende Erneuerung der DDR-Universitäten und Hochschulen abgeschlossen sein.

Kernstücke der Reform sind:

- die herkömmlichen Fakultäten und Institute werden aufgelöst und durch Sektionen ersetzt. Sie sollen insbesondere die wissenschaftliche Kooperation der Disziplinen auf Wirtschaft und Technik hin ausrichten;
- die Leitungsformen werden umgestaltet. An die Stelle des akademischen Senats tritt das Konzil. Neu gebildet werden außerdem zwei Gremien: der Wissenschaftliche Rat und der Gesellschaftliche Rat;
- das Studium wird aufgegliedert in ein kombiniertes Grund-, Fach- und Spezialstudium. Es endet – auch in der Medizin – mit dem Abschluss: Diplom.

Am 7. Oktober 1969, dem 20. Jahrestag der Gründung der DDR, will der Wissenschaftliche Rat der Humboldt-Universität, so der Prorektor Professor Erwin Rohde, „der Republik eine neue Universität auf den Gabentisch legen". Sieben Fakultäten mit 169 Instituten werden aufgelöst und daraus 23 Sektionen gegründet. Theologische und Medizinische Fakultät bleiben unangetastet. Zwar wird die Charité umbenannt in Bereich Medizin, doch die traditionelle Gliederung in Kliniken, Institute und selbstständige Abteilungen wird nicht verändert. Neu geschaffen wird die Funktion des staatlichen Leiters, zunächst noch mit der Bezeichnung „Bereichsdirektor", später umgewandelt in die Stellung eines „Prorektors für Medizin". Ihm stehen stellvertretende Direktoren für die folgenden Sachgebiete zur Seite: Ausbildung und Erziehung, Forschung, Internationale Beziehungen, medizinische Betreuung, Ökonomie und Planung sowie Kader und Bildung. Die ursprünglich als Ordinariengemeinschaft existierende Fakultät wird zu einem von allen Hochschullehrern des Bereichs periodisch zu wählendem Gremium von Wissenschaftlern umgebildet. Dieses hat die staatliche Leitung in Grundsatzfragen zu beraten und erhält die Entscheidungskompetenz für die Verleihung der höheren akademischen Grade.

Geknüpft an die Reform ist die Hoffnung, bessere Voraussetzungen zu schaffen nicht nur für die Planung und Leitung der Kooperation mit außeruniversitären Einrichtungen, sondern auch für die interdisziplinäre Ausrichtung der Forschung. Das erweist sich allerdings sehr bald als eine Illusion. Die Neuerungen bewirken vor allem eins: eine starke Zentralisierung von Entscheidungskompetenzen in den Leitungsgremien der Universität sowie des Staatssekretariats für Hoch- und Fachschulwesen und des Ministeriums für Gesundheitswesen. Als besonders belastend wird ein wachsender bürokratischer Aufwand für die Planung und die damit verbundene Berichterstattung empfunden. Einschneidend sind ausufernde Praktiken der Kontrolle von wissenschaftlichen Beziehungen der Kliniken und Institute zu Einrichtungen im westlichen Ausland. Postsendungen aus dem bzw. in das nichtsozialistische Wirtschaftsgebiet sind registrier- und genehmigungspflichtig. Auch für den Empfang von Fachkollegen aus dem Ausland gibt es besondere Richtlinien. Besonders aufwendig ist das Genehmigungsverfahren für Auslandsdienstreisen. Sie sind sowieso nur einem kleinem Kreis, den sogenannten Reisekadern, vorbehalten, vorausgesetzt sie erfüllen – wie sich nach der Wende herausstellen wird – die strengen und teilweise entwürdigenden Kriterien der Sicherheitsüberprüfung durch das Ministerium für Staatssicherheit.

Bundesarchiv, Bild 183-W0721-012
Foto: Weisflog, Rainer | Juli 1980

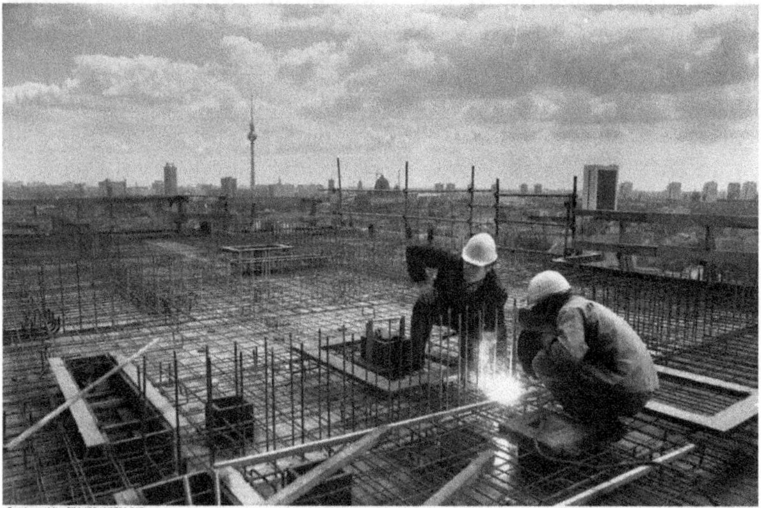

Abbildung 64: Original-Bildunterschrift ADN: Gut voran gehen die Arbeiten am größten Investitionsobjekt des Hochschul- und Gesundheitswesens der DDR, beim Neubau und der Rekonstruktion der Berliner Charité. Gegenwärtig konzentrieren sich die Bauarbeiter, die dieses Objekt im Rahmen der FDJ-Initiative Berlin übernommen haben, auf das Chirurgisch Orientierte Zentrum, das mit 26 Operationssälen und 800 Betten zum Herzstück der Charité werden wird (Juli 1980, Fotograf Rainer Weisflog).

Trotz dieser (nur summarisch angedeuteten) problematischen Folgeerscheinungen bewährt sich die Reform. In der Lehre werden die für das ärztliche Handeln unerlässlichen Fertigkeiten auf hohem Niveau vermittelt, und es erfolgt eine durchaus solide Ausbildung für den ärztlichen und zahnärztlichen Beruf. Wenn über die allzu starke Belastung der Studierenden mit bloßen Lernaufgaben, wenn über das starre Nebeneinander der Fachgebiete oder über Defizite in der praktischen Ausbildung am Krankenbett geklagt wird, werden damit Probleme der medizinischen Ausbildung benannt, die nicht nur in der DDR, sondern auch in anderen Ländern diskutiert werden. Insgesamt hat die Ausbildung des ärztlichen und zahnärztlichen Nachwuchses an der Charité ein Niveau erreicht, das dem internationalen Vergleich durchaus standhält.

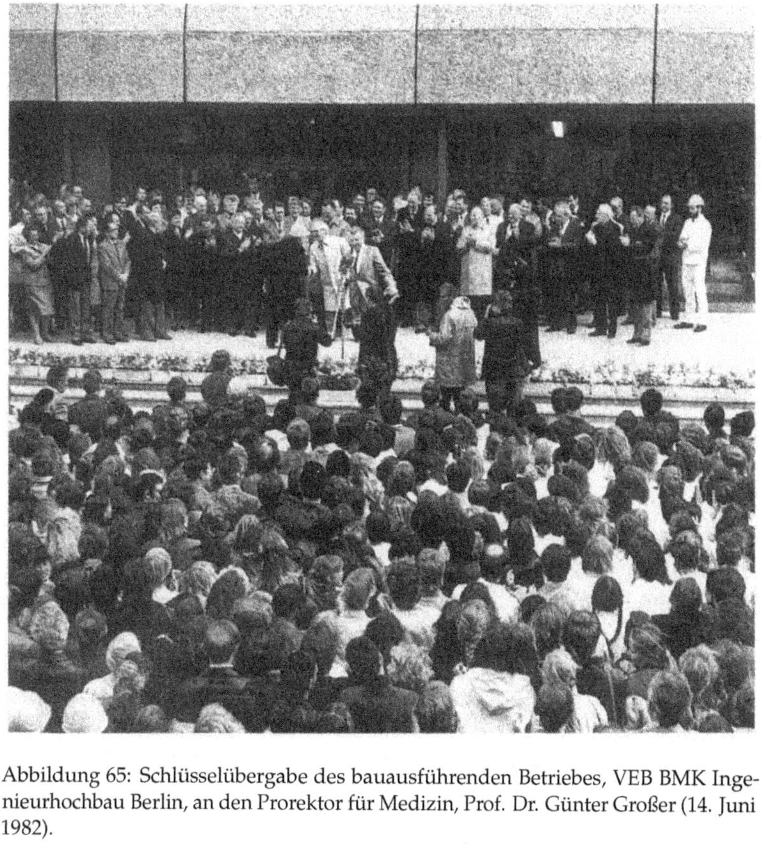

Abbildung 65: Schlüsselübergabe des bauausführenden Betriebes, VEB BMK Ingenieurhochbau Berlin, an den Prorektor für Medizin, Prof. Dr. Günter Großer (14. Juni 1982).

Im Frühjahr 1982 ist es endlich soweit. Die erste Stufe des Neubau-Vorhabens ist abgeschlossen. Nachdem in der Vergangenheit bereits der Wirtschaftsbereich mit der Zentralküche und den Speisesälen, die Wohngebäude für Charité-Mitarbeiter und das neue Heizwerk übergeben wurden, erfolgt nun die Schlüsselübergabe für das 15-geschossige Bettenhaus über dem Funktionstrakt mit dem Chirurgisch Orientierten Zentrum (COZ). Mit seinen 24 Operationssälen, 8 Entbindungsplätzen, 106 Intensivbetten und 1.050 Patientenbetten sowie diversen Einrichtungen der klinischen Diagnostik zählt das Haus nicht nur zu den modernsten Kliniken der DDR, das ehrgeizige Vorhaben der Partei- und Staatsführung lässt die Charité zum renommiertesten Staatsklinikum des Ostblocks aufrücken. Nicht nur die Ostberliner Bevölkerung, Patienten aus der ganzen Republik kommen in die neue Charité. Das ist eine für das Haus durchaus erfreuliche Entwicklung. Freilich darf nicht vergessen werden, dass der Neubau mit all seinen Folgeinvestitionen nur möglich war, indem der Bedarf an Erneuerung und Ersatz anderer medizinischer Fakultäten, der städtischen Krankenhäuser und Polikliniken mangels Bau- und Ausrüstungskapazitäten zusammengestrichen oder generell nicht berücksichtigt wurde.

Die Investitionen in moderne diagnostische Geräte und therapeutische Verfahren schaffen optimale Voraussetzungen, nicht nur in der medizinischen Betreuung und Ausbildung, auch in der Forschung haben sich die Rahmenbedingungen erheblich verbessert.

*

Unter der Rubrik *Wissenschaft im Dienst der Gesundheit* und der Überschrift „Hormone als spezifische Informationsboten" veröffentlicht das *Neue Deutschland* in seiner Ausgabe vom 18./19. März 1989 ein Interview mit Professor Günter Dörner, dem Direktor des Instituts für Endokrinologie der Charité. Bereits die Untertitel „Wichtige Steuerfunktion bei der Entwicklung des Menschen gefunden" und „Fehlprognosen des Gehirns lassen sich zumindest teilweise vermeiden" weisen darauf hin, dass spezifische Ergebnisse der staatlich finanzierten und geförderten Forschung vorgestellt werden sollen, in diesem Fall die Funktion der Neurotransmitter und Zytokine, chemische Substanzen des Zentralen Nervensystems.

Seit Ende der Sechzigerjahre ist Dörner mit der Erforschung ihrer Wirkung beschäftigt. Bereits 1988 fasste er das Ergebnis seiner Untersuchungen zusammen: „Während der letzten zwei Jahrzehnte

wurden in unseren Laboratorien mehrere Befunde erhalten, die dafür sprechen, dass Neurotransmitter ebenso wie Systemhormone, falls sie während der Gehirnentwicklung in anormalen Konzentrationen vorkommen, als Teratogene[6] wirken und damit zu permanenten strukturellen und chemischen Veränderungen des Gehirns führen können, die mit permanenten Fehlfunktionen fundamentaler Lebensprozesse einhergehen". Dörner sieht darin unter anderem eine Erklärung für von der Norm abweichendes Sexualverhalten, so auch für Homosexualität. Bei vor der Geburt gestressten Rattenmännchen, die im Erwachsenenalter mit hohen Dosen weiblicher Sexualhormone behandelt wurden, meint er ein „bi- oder sogar homosexuelles Verhalten" erzeugt zu haben: Die so behandelten männlichen Ratten ließen sich von anderen männlichen Ratten bespringen. Für Dörner ist das ein Beweis experimentell erzeugter „Homosexualität", übertragbar auch auf den Menschen. Er und seine Mitarbeiter ziehen daraus weitreichende Schlussfolgerungen. So behaupten sie unter anderem, Stress während der Schwangerschaft sei „eine Prädisposition für die Entwicklung von Bi- oder Homosexualität". Diese Spekulation meinen sie an zwei Studien bestätigt zu sehen. Erwachsene homosexuelle Männer wurden retrospektiv nach möglichen Stresssituationen während der Schwangerschaft ihrer Mütter befragt. Die Ergebnisse seien „hochsignifikant". Mehr Homosexuelle wären „während der stressreichen Kriegs- und Nachkriegsperiode des 2. Weltkriegs geboren wurden als in den Jahren vor oder nach dieser kritischen Periode". Und: „Bei bi- und vor allem homosexuellen Männern" habe sich „hochsignifikant häufiger pränataler Stress" als bei heterosexuellen Männern gefunden. Dörner zieht daraus den wissenschaftlich höchst spekulativen und ethisch nicht zu rechtfertigenden Schluss: „Sexuelle Variationen scheinen durch Verhinderung von pränatalen Stressereignissen" vermeidbar. Damit führt er den über ein Jahrhundert alten Spekulationen, Homosexualität verhindern zu können, neue Nahrung zu.
Kein Wunder, dass seine Hypothesen im In- und Ausland eine breite Resonanz finden. In der DDR greift sie unter anderem das im Auftrag des Nationalen Gesundheitskomitees der DDR vom langjährigen Direktor des Instituts für Geschichte der Medizin der Charité, Professor Gerhard Misgeld, herausgegebene gesundheitspolitische Magazin „Deine Gesundheit" auf. Auch in der DDR-Gesellschaft ist Homosexualität kein wünschenswertes Merkmal des Erziehungsideals: der sozialistischen Persönlichkeit. „Die Tatsache, dass es in

---

[6] Schadstoffe, die Fehlbildungen beim Embryo hervorrufen können

allen historischen. Perioden der Vergangenheit Homosexuelle gegeben hat, darf nicht als Beweis für ihre gesetzmäßige Existenz und damit als Rechtfertigung angesehen werden", meint der Herausgeber. „Das wäre eine Kapitulation der Wissenschaft vor einer Erscheinung, die auch in Zukunft den von ihr Betroffenen das Leben erschwert." Dörner denkt nicht daran zu kapitulieren. Bereits 1983 hatte er vorausgesagt, dass – für den Fall seine Hypothesen würden bestätigt – „sich zukünftig die Möglichkeit (eröffnet), zumindest in einigen Fällen, abnorme Sexualhormonspiegel... zu korrigieren, um damit die Homosexualität zu verhüten". Als einzige Einschränkung für ein solches Vorgehen nennt er die Bedingung, dass die „Schwangere das dringend wünscht". Sozialistischer Humanismus in Aktion. Allerdings bleibt den Homosexuellen in Deutschland eine Hoffnung. Sollte die These vom wundersamen Zusammenhang zwischen pränatalem Stress und Homosexualität zutreffen, dürfte in den neuen Ländern etwa um das Jahr 2010 der Anteil homosexuell orientierter Männer und Frauen an der Bevölkerung überdurchschnittlich hoch ausfallen, denn: gestresst waren viele schwangere Frauen in den an politischen Erschütterungen und sozialen Krisen reichen Monaten und ersten Jahren nach der politischen Wende vom Herbst 1989.
Dörners Kollegen und Kolleginnen an der Charité schienen jedenfalls keine Zweifel an seiner Prognose umzutreiben. Auf ihren Vorschlag hin ehrte Bundespräsident Johannes Rau im Jahr 2002 den Emeritus Günter Dörner „in Würdigung seiner Verdienste" – wie die Laudatio ausdrücklich hervorhob – „auf dem Gebiet der Erforschung hormoneller Missbildungen" mit der höchsten Auszeichnung Deutschlands: dem Großen Verdienstkreuz des Verdienstordens der Bundesrepublik. Und im Jahr 2008 erhielt er den Preis der mit dem Institut für Sexualwissenschaft der Charité eng verbundenen Wilhelm von Humboldt-Stiftung.

*

Die sexualmedizinischen Forschungsergebnisse gehören zum breiten Spektrum der an den Kliniken und theoretischen Instituten der Charité erbrachten Forschungsleistungen, die allerdings Solidität und Seriosität für sich in Anspruch nehmen können und eine hohe Wertschätzung im In- und Ausland erfahren. Es ist hier nicht der Ort, sie ausführlich darzustellen. Wiederum soll nur – und diesmal für den Zeitraum nach dem Mauerbau – an einigen willkürlich herausgegriffenen Beispielen illustriert werden, wie die Forschung

versucht, den Trends und Erfordernissen der stetig voranschreitenden Spezialisierung zu entsprechen.
An der Medizinischen Klinik „Theodor Brugsch" – sie geht 1980 aus der Vereinigung von I. und II. Medizinischer Klinik hervor – konnten in den zurückliegenden Jahren neben der Abteilung für Allgemeine Innere Medizin und der Poliklinik die Fachabteilungen für Kardiologie, Nephrologie, Gastroenterologie, Hepatologie, Hämatologie und klinische Endokrinologie aufgebaut werden. Die Forschung wird bestimmt von der langjährigen Mitwirkung an den Schwerpunkten: Diagnostik und Therapie von Durchblutungsstörungen des Herzens, Behandlung des sogenannten Bluthochdrucks, der Erkrankungen des Magen- und Darmtraktes, des chronischen Nierenversagens sowie von Fragestellungen der sozialen Altersforschung.
Für die Erforschung der Herz-Kreislauferkrankungen ist die Charité Leiteinrichtung in der DDR. Nachdem bereits in den Fünfzigerjahren mit der Herzkatheterisierung sowie der Darstellung der Herzkranzgefäße wichtige Voraussetzungen für die auf den Sauerbruchschen thoraxchirurgischen Forschungen aufbauenden Operationen am offenen Herzen in Hypothermie (1959) und später mit der Herz-Lungen-Maschine (1964) geschaffen wurden, treten ab Mitte der Sechzigerjahre Fragen der Herzinfarkt-Frühbehandlung und spezielle Probleme der Dispensairebetreuung und der Rehabilitation Infarktkranker in den Vordergrund. Dazu gehören Herzschrittmacher-Implantationen und koronare Bypass-Operationen.
Fortgesetzt werden auch die Traditionen der Charité auf dem Gebiet der plastischen Chirurgie, wobei ab den Siebzigerjahren die Gewebe- und Organtransplantationen in den Vordergrund rücken. Wichtige theoretische und diagnostisch-therapeutische Vorarbeiten leistet dabei unter anderem das aus der zentralen Gewebebank am Pathologischen Institut hervorgegangene Institut für Transfusiologie und Transplantologie, die seit 1973 bestehende Abteilung klinische Immunologie, das Institut für Physiologische und biologische Chemie sowie die Medizinische Klinik. An theoretischen und praktischen Aufgaben wirken folgende Einrichtungen mit: Chirurgische Klinik, Urologische Klinik, Kinderklinik, Orthopädische Klinik, Klinik für Anästhesiologie und Intensivtherapie, Nuklearmedizinische Klinik sowie das Institut für Röntgendiagnostik.
Die Urologische Klinik entwickelt sich – neben den Einrichtungen an den Medizinischen Fakultäten in Halle und Rostock – zum Nierentransplantationszentrum.

In der Chirurgischen Klinik, wo bereits in den Sechziger- und Siebzigerjahren plastische herzchirurgische Operationen (Implantation von Herzklappen, Einsatz von synthetischem Gefäßmaterial) in größerem Umfang ausgeführt und auch erstmals in der DDR Gewebekleber entwickelt, experimentell erprobt und klinisch eingesetzt wurden, stehen Forschungsthemen zur Vervollkommnung der Leber- und Pankreastransplantationen, Gefäß- und neurochirurgische Probleme, später auch die Laserchirurgie im Vordergrund. Gesundheitspolitisches Prestigeprojekt ist die Vorbereitung und Durchführung der ersten Herztransplantation.

In der Orthopädischen Klinik wird in den Achtzigerjahren mit der Einführung moderner Methoden der plastischen Wirbelsäulenchirurgie und der Durchsetzung der Gelenkendoprothetik in der operativen Orthopädie der Anschluss an das internationale Niveau hergestellt.

Auf dem Gebiet der medizinischen Grundlagenforschung soll exemplarisch lediglich auf Leistungen des Instituts für Physiologische und biologische Chemie, des Instituts für Kardio-vaskuläre Diagnostik, des Instituts für Physiologie und des Anatomischen Instituts eingegangen werden. Das Institut für Physiologische und biologische Chemie legt Ergebnisse zur Verbesserung der Gewebekonservierung, der Transplantation sowie zur Erweiterung der Enzymdiagnostik ischämischer Herzerkrankungen vor. Am Institut für Kardio-vaskuläre Diagnostik werden neben diagnostischen auch für die Therapie bedeutsame Methoden entwickelt, wie beispielsweise die Rekanalisierung thrombosierter Gefäße, die Vena-Cava-Sieb-Implantation und die intraoperative Angioplastik.

Biowissenschaftliche Grundlagenforschung betreibt das Physiologische Institut mit der Entwicklung elektro- und verhaltensphysiologischer Methoden zur Untersuchung der Informationsverarbeitung im Zentralnervensystem und im optischen System.

Am Anatomischen Institut bilden neurobiologische Probleme, insbesondere Fragen der Hirndifferenzierung sowie der frühkindlichen Entwicklung Schwerpunkte der Forschung. Sie leiten über zu Untersuchungen an der Kinderklinik, insbesondere der Abteilung für Neonatologie, aber auch der Abteilung Allgemeine Biologie.

Mitte der Achtzigerjahre ist die Charité Trägereinrichtung für die im zentralen Forschungsplan Medizin als Hauptforschungsrichtungen ausgewiesenen Schwerpunkte: Stoffwechselregulation sowie Organ- und Gewebetransplantation, die Projekte Nuklearmedizinische Diagnostik und Gerontologie und die Einzelaufgaben Blutgruppenserologie, Laserentwicklung und Katarakt-Chirurgie. Bedeutende Kapazitäten sind außerdem gebunden in Forschungsprojekte auf den Gebieten Enzymologie, Molekularbiologie, Neurobiologie, Immunologie, Ischämische Herzkrankheiten und Hypertonie, zusammengefasst im Herzzentrum, dem ersten in der DDR.

*

Mit Beginn der Achtzigerjahre lassen sich die Schwierigkeiten, die die DDR-Wirtschaft im zunehmenden Maße bestimmen, auch im Gesundheitswesen nicht länger kaschieren. Deformationen werden deutlich. Spürbar werden sie zunächst in zwei Bereichen: der hausärztlichen und der zahnmedizinischen Versorgung. Lange Wartezeiten gehören zum Alltag. Doch auch die Krankenhäuser bekommen sie sehr bald zu spüren. Selbst die Kliniken und Institute der Charité, die in der Vergangenheit stets bevorzugt mit Medikamenten und Verbrauchsmaterialien beliefert wurden, leiden unter den Engpässen. Hinzu kommt ein mit den Jahren zunehmender Leerlauf. Wertvolle Arbeitszeit wird auf Sitzungen, mit dem Schreiben von Berichten und Abfassen von Statistiken verbracht; und trotz Ärztemangel sind und werden immer wieder Mediziner zur Wahrnehmung gesellschaftlicher Funktionen abgestellt. Allein in der Charité sind Mitte der Achtzigerjahre drei Ärzte hauptamtliche FDJ-Sekretäre, ein weiterer widmet sich ausschließlich der IPPNW (Ärztegruppe zur Prävention des Atomkrieges). Und in der Republik gammeln Hunderte von Ärzten bei der Volksarmee oder in Objekten des Ministeriums für Staatssicherheit. Hinzu kommt ein wachsender Unmut über die zentralistisch-bürokratische und übermäßig politisierte Wissenschaftsverwaltung. Obwohl in den Dienstberatungen angesprochen und überwiegend auch als berechtigt anerkannt, kommt es zu keinen Veränderungen. Etwa bis Mitte 1989 werden kritische Meinungen weitgehend intern geäußert, in der Hoffnung, dass sachliche Argumente auch das Staatssekretariat für Hoch- und Fachschulwesen und das Ministerium für Gesundheitswesen zu wirksamen Maßnahmen veranlassen werden. Erst nach den ersten öffentlichen Aktionen der Bürgerrechtsbewegung *Neues Forum* im September 1989 formiert sich auch an der Charité eine kleine Gruppe von Ärzten, Schwestern und Angestellten, die den politischen Klärungsprozess vorantreiben, der schließlich in eine Neuordnung der Fakultät unter den neuen gesellschaftlichen Kontextbedingungen des wiedervereinigten Deutschlands mündet.

Das Jahr 1998

Die Charité lädt zum Polterabend. Gefeiert wird die Verbindung einer recht alten Dame (Ost) mit einem noch recht jungen Mann (West) – die Charité fusioniert mit dem Virchow-Klinikum. Pure Liebe ist es nicht, die die beiden zusammenführt, der Druck der anderen Umstände, lies: Finanzierungszwänge, hat sie sich zusammentun lassen.

Hinter der Charité liegen stürmische Jahre. Nachdem sich die Euphorie über die Wiedervereinigung gelegt hatte, kehrte Ernüchterung ein. Angesichts einer unsicheren Perspektive verließen noch 1990 mehr als 400 Mitarbeiter das Haus. Zu Beginn des Jahres hatten Skandale um die Stasi-Mitarbeit von Professoren und Ärzten die Charité erschüttert. Nach der Überprüfung durch die Gauck-Behörde wird 20 Professoren gekündigt, bei anderen stillschweigend das Arbeitsverhältnis im beiderseitigen Einvernehmen gelöst. Die ersten Lehrstühle sind zur Neubesetzung ausgeschrieben, da tritt die Journaille Gerüchte breit um angebliche Machenschaften bei Organspenden für Transplantationen. Die Öffentlichkeit ist schockiert. Der neue Dienstherr, der Berliner Wissenschaftssenator Manfred Ehrhardt (CDU), spricht von „krimineller Energie und Phantasie", mit der Charité-Mediziner dem SED-Regime zu Willen gewesen sein sollen. Die Ergebnisse eines unabhängigen Untersuchungsausschusses, der die Vorwürfe nicht bestätigen kann, gehen unter in einem neuen Wirbel: Betten-und Personalabbau. Geschlossen soll sie werden, die Charité, aufgeteilt auf andere Universitätsklinika, neu aufgebaut im Norden. Interessant zu sein scheint sie nur noch in der Verwertung als Immobilie, als „Filetstück" in der Mitte Berlins. Nach langwierigen Verhandlungen wird schließlich 1996 eine Neustrukturierung der Berliner Hochschullandschaft beschlossen. Alle drei Universitätsklinika (UK Steglitz, UK Virchow Wedding und UK Charité Mitte – das UK Westend in Charlottenburg, hier wurde 1954 in Deutschland zum ersten Mal am offenen Herzen operiert und 1963 erfolgte die erste Nierentransplantation in Deutschland, verlor bereits 1991 den Status einer Universitätsklinik und wird seitdem in Trägerschaft des DRK betrieben – verbleiben am alten Standort und in der Bindung an eine der zwei Berliner Universitäten, an denen Medizin gelehrt wird. Das UK Rudolf Virchow fällt an die Humboldt-Universität und fusioniert am 1. Januar 1998 mit der Charité.

Wie schon zweimal in ihrer Geschichte steht die Charité am Ende eines Jahrhunderts vor einem Neubeginn. Nach der Isolation ist sie zurückgekehrt in die weltweite Gemeinschaft der akademischen Lehr- und Forschungsstätten der Medizin. Hier wird sie sich in Zukunft behaupten müssen.

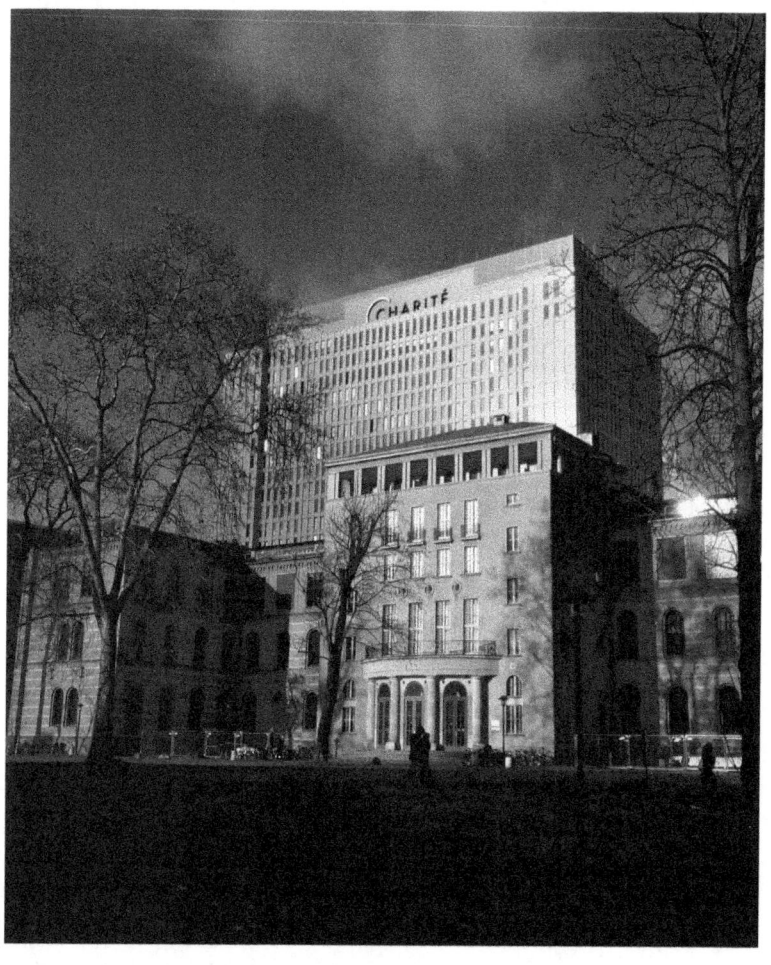

Abbildung 66: Das 2016 fertiggestellte Bettenhaus der Charité.

Register

A

Abbe, Ernst, Physiker 384
Achard, Franz Karl, Chemiker ... 138
Adam, Hugo, Hausarzt Hindenburgs 504 f., 507, 511, 518
Äther 289, 291 ff., 295 ff., 300, 302, 305, 446, 479, 569
Äthernarkose . 285, 289–295, 299, 395
Alchimisten.......... 138 ff., 407, 509
Alexander, Dieter 584, 587
Alliierte Kommandantur für Berlin 578, 582
Ammon, Friedrich August von, Arzt 256, 262
Amputation 367, 370, 376, 380
Anatomie, pathologische 13, 128, 274, 282 f., 396, 461
Anatomisches Theater....... 12, 14 f., 18, 21, 24 f., 48, 93, 97, 100, 102, 118
Anderson, Heinrich, Leibdiener Friedrich II.......... 84–87
Antisepsis .... 367, 380 f., 387
Antiseptik....................... 390
Antitoxin....... 431, 434 f., 439 f., 442
Aschheim, Selmar, Gynäkologe .. 500
Asepsis 393
Augenoperation ... 26, 237, 301, 350 f.
Augenspiegel .... 355 f., 358, 360, 363
August II., König von Sachsen .. 65 f., 68
Augusta von Sachsen-Weimar ... 311, 318, 368
Auzias-Turenne, Joseph-Alexandre, Arzt 334

B

Bärensprung, Friedrich Wilhelm Felix von, Arzt 324–330, 332–347, 460
Bakterien................... 371, 384
Bardeleben, Heinrich Adolf von, Chirurg .... 367 f., 370, 372–381
Bauchfellentzündung ... 45, 107, 380, 480, 485 ff.
Becker, Carl Heinrich, preuß. Kultusminister 495

Behring, Emil von, Bakteriologe 422 f., 425–429, 431–441, 446 ff., 450, 464
Behring-Serum........ 421, 436, 443 f.
Berend, Heimann-Wolff, Orthopäde 292 f., 295
Berggreen, Paul, Dermatologe ... 583
Bergmann, Ernst von, Chirurg .. 390–393, 408 f., 413–416, 418 f., 434 ff., 443, 454, 457, 468
Bergmann, Gustav von, Internist 499, 501, 520, 540
Bethmann, Johannes Georg...... 153
Bethmann, Johannes, Georg... 42, 50, 146, 153 f.
Beyer, Gerd, Chirurg . 158, 167 f., 582
Bier, August, Chirurg....... 472–481, 485–488, 490
Biersche Stauung............... 474
Biester, Johann, Hofbibliothekar 149 f.
Biller, Alexander 33
Billroth, Theodor, Chirurg....... 378
Bindehautentzündung, eitrige ... 351
Bischoffswerder, Johann Rudolf von, Okkultist........ 133–137, 139–143
Bismarck, Otto Fürst von, Reichskanzler 345
Blasenschnitt (Sectio alta) 45, 47
Blasenstein................... 31, 43
Blinddarmentzündung ..... 444, 472, 486 f.
Bloch, Ernst, Philosoph.......... 607
Bloch, Marcus Eliser, Arzt und Geburtshelfer ..... 96, 105 ff., 110
Blutvergiftung.......... siehe Sepsis
Bodelschwingh, Friedrich von, ev. Theologe............. 550
Boeck, Cäsar, Dermatologe..... 334 f.
Boerhaave, Hermann, Professor .. 38
Bonhoeffer, Dietrich 564, 568
Bonhoeffer, Karl, Psychiater..... 549, 562–565, 567 f., 580 f.
Bonhoeffer, Klaus........... 565, 568
Bouhler, Philipp, NS-Reichsleiter 539, 545 f., 548

Brandt, Carl, Chirurg und Begleitarzt Hitlers . 527 ff., 532 ff., 539, 545
Braune, Paul Gerhard, Pastor . . . 549 f.
Bretonneau, Pierre, Arzt 422
Brücke, Ernst, Physiologe 357
Brugsch, Theodor, Internist . . . . . 472, 579 ff., 593 ff., 598 f., 619
Brustgeschwür 190
Brustwassersucht 141
Buddaeus, Augustin, Anatom . 38, 97

C

Calow, Hans, Arzt 200, 204–211, 215–220
Cardiazolschock 91
Chemotherapie 448, 462, 464
Chinin . . . . 70 f.
Chirurgische Eingriffe, Geschichte der 19
Chloroform . . . 300–306, 310, 316, 369
Cholera . . . 91, 198, 200–206, 208–216, 219 f., 395, 399, 417, 447, 453
Cholerabazillus 220
Cirron, Julius, Arzt . . . . 459 f.
Cohn, Ferdinand, Botaniker . . . . . 381, 384 f.
Cohnheim, Julius, Pathologe . . 381 f., 385
Coler, Alwin von, Generalstabsarzt 429, 437
Collegium Medico-Chirurgicum . . 37, 44, 54, 79, 89, 93, 96, 98 f., 101, 103 f., 110, 120
Conti, Leonardo, NS-Reichsärzteführer 546
Cornet, Georg, Arzt . . . . 411 ff.
Cothenius, Christian Andreas, Arzt 112, 120
Crede, Carl, Geburtshelfer 351
Cruveilhier, Jean, Pathologe . . . 275 f.
Czerny, Adalbert, Pädiater . . 551–554, 559

D

Dampfsterilisation 390
De Crinis, Max, Neurologe und Psychiater 539–546, 548 f., 551, 555–559, 561–567, 575
Dementia paralytica 346
Diagnostik . *siehe auch* Psychosomatische Diagnostik
Diagnostik, klinische . . 612, 616, 619 f.
Diakonissen . 264–267, 270 f., 326, 345
Dieffenbach, Johann Friedrich, Chirurg 224–244, 246–263, 270, 285, 290–293, 295–300
Digitalis 333
Diphtherie 212, 421 f., 429–432, 434 f., 440 ff., 444, 447, 453
Dörner, Günter, Endokrinologe 616 ff.
Dohnany, Hans von, Jurist 549, 564 f., 568
Dollhaus (oder Tollhaus) . . 58 f., 83 f., 86 f., 154
Domagk, Gerhard, Chemiker 501
Domrich, Hermann, Chirurg 582
Dorow, Wilhelm, Legationsrat . . 191 f.
Downsyndrom 553, 557, 561
Duchenne, Guillaume, Neurologe 320

E

Ebert, Friedrich, Reichspräsident 472, 481–487, 489
EcoleVeterinaire 151
Ehrlich, Paul, Arzt und Chemiker 424 f., 439 ff., 446, 448 f., 452, 461–466, 471
Eicken, Carl von, Hals-, Nasen-, Ohrenspezialist 525–538, 580
Eierstockgeschwulst 312
Einstein, Albert, Physiker 357
Eisenbarth, Johannes Andreas, Heilkünstler . . . . 26 f., 30–34
Elektroschock 91, 543
Eller, Johann Theodor, Arzt . . . . 38 ff., 42 ff., 46 f., 49, 51, 55, 64 f., 68, 70–75, 99 f.
Embolie . . . 168, 276, 279, 281, 480
Enke, Wilhelmine, verh. Riez, Gräfin Lichtenau . . . . . 131 f., 134
Entbindungsstation 51
Enzephalogramm 558
Epiphyse . . . . 320 f.
Erichsen, John Eric, Chirurg 371
Erman, Paul, Physiker 172
Erysipel (Wundrose) . . 91, 260 f., 345, 369 f., 385

Esmarch, Friedrich, Chirurg 372
Ewald, Gottfried, Psychiater 546
Exsudat 246

F

Falk, Johann Daniel (Scaramuz), Journalist 148–151, 155
Falloppia (Falloppio), Gabriele, Arzt 14
Feigwarzen 339
Felix, Willi, Chirurg 598
Fischer, Richard, Psychologe ... 557 f., 561
Fleckfieber 578
Flesch, Janos, Internist 417
Fliedner, Theodor, Pastor .... 265 f.
Franklin, Benjamin, amerik. Aufklärer und Staatsmann .. 179
Franzosen-Krankheit .. *siehe* Syphilis
Fredersdorf, Michael Gabriel, Leibdiener Friedrich II. ... 85 f.
Freiberg, Hedwig ... 399–402, 416 ff., 579
Frerichs, Theodor, Arzt .... 462 f.
Freud, Sigmund, Psychiater 548
Freund, Walter 583
Fried, Johann Jacob, Arzt und Geburtshelfer 98, 102
Friedrich Heinrich von Brandenburg-Schwedt (1709-1788) .. 75
Friedrich I., Kg. in Preußen (1657-1713) 1–8, 12, 14, 466
Friedrich II., Kg. von Preußen (1712-1786), „Friedrich der Große, der alte Fritz" 41, 65, 69 f., 74 f., 83, 85 f., 96, 98–102, 104, 111 f., 128, 131 f., 134, 141, 146, 498
Friedrich III., Kg. von Preußen und Deutscher Kaiser (1831-1888) ... 307 ff., 311, 314 f., 317 f., 532
Friedrich Wilhelm I., Kg. von Preußen (1688-1740) „Soldatenkönig" . 12–15, 17, 26 f., 34–37, 39 f., 54 f., 58, 61 f., 64 ff., 68 f., 98
Friedrich Wilhelm II., Kg. von Preußen (1744-1797), „der dicke Wilhelm" .. 109, 111 f., 128 f., 131–141, 143
Friedrich Wilhelm III., Kg. von Preußen (1770-1840) ... 41, 144, 147, 151, 182, 190, 213, 351
Friedrich Wilhelm IV., Kg. von Preußen (1795-1861) . 253, 265, 301, 315
Friedrich Wilhelm von Brandenburg, der Große Kurfürst (1620-1688) 54, 135
Friedrich Wilhelm von Brandenburg-Schwedt, Markgraf (1700-1771) 17

G

Galen von Pergamon 14, 419
Galen, Clemens August Graf von, Kardinal 539, 550
Galle 475
Galle, schwarze 80
Gallenblasenentzündung 472
Gallenblasenentzündung, eitrige 478, 487
Gallenblasenoperation ... 476 f., 479 f.
Gallenstein 473, 476
Ganglion submaxillare (Nervenknoten unter dem Oberkiefer) 103
Gebhardt, Karl, Leibarzt Himmlers 582
Geburtshilfe ... 25, 52, 93 f., 98, 102 f., 308, 311, 321
Gefäßverengung (Stenose) .. 167, 276
Gehirnerweichung .... *siehe* Paralyse, progressive
Gerhard, Carl, Internist 444
Geschlechtskrankheiten ..... 72, 150, 331 ff., 339, 578
Geyer, Horst, Psychiater .... 557 f.
Giesing, Erwin, Hals-, Nasen-, Ohrenspezialist 525
Gietzelt, Fritz, Radiologe 599
Glaukom .... 358, 360 ff.
Gonorrhöe .... 73, 331 f., 340, 453
Gontard, Karl von, Architekt 147

Graefe, Albrecht von, Chirurg und Augenarzt 293, 348, 350–356, 358–365, 413
Graefe, Carl Ferdinand von, Chirurg 235 f., 250, 254, 256, 258 f., 261, 263, 293, 350, 363 ff.
Griesinger, Wilhelm, Psychiater . 540
Grotewohl, Otto, Ministerpräsident der DDR . 580, 593 ff., 597
Grüner Star .... siehe Glaukom
Guerin, Alphons François Marie, Chirurg 372
Gürtelrose siehe Erysipel (Wundrose)
Gundling, Nicolaus Hieronymus, Geheimer Hofrat 35
Gynäkologie 308, 311, 313 f., 500, 582

H

Haarseil 159, 174, 189
Habermaaß, Christian, Chirurg ... 39
Hähnel, Friderike (Frau von Kimsky), Medium .... 176 f., 185, 187–190, 193 f., 196 ff.
Hager, Kurt, SED-Politiker .. 596, 602
Halsted, William Steward, Chirurg 391
Hansemann, David, Pathologe .. 442
Hardenberg, Karl August Frhr. von, preußischer Staatskanzler 174, 176 f., 184, 187 ff., 191–198
Hardtke, Werner 596
Harig, Gerhard, Arzt, Staatssekretär 589
Harvey, William, Arzt 14, 23
Hata, Dr. Sahachiro, Bakteriologe 464 ff., 471
Hauttuberkulose 228, 408, 414
Havemann, Robert .... 592 f.
Hebamme .... 17, 50 f., 53, 55, 58, 62, 93–96, 98, 101 f., 105, 116 f., 246, 309 f., 312 f., 318, 561
Hebammenschule 103
Hebra, Ferdinand von, Dermatologe 344
Heim, Ernst Ludwig, Arzt . 204, 217, 329
Heinze, Hans, Arzt .... 558 f.
Heister, Lorenz, Chirurg ..... 33, 47 f.

Helmholtz, Hermann Ludwig Ferdinand von, Physiologe und Physiker .. 356 f., 425
Henckel, Joachim Friedrich, Chirurg 93–107, 109–113, 116 f., 120, 127
Henrici, Heinrich, Physiologe und Pathologe 24, 38
Hermbstädt, Siegmund Friedrich, Hofapotheker ... 122, 129, 139, 141
Herz- und Kreislauferkrankungen 598 f., 619
Heubner, Otto, Pädiater . 421 ff., 430, 438, 441, 443, 451
Hexenprozesse 60
Heyde, Werner, Psychiater ..... 546 f.
Himmler, Heinrich, Reichsführer SS 564 ff.
Hindenburg, Paul von, Reichspräsident ... 498, 504–515, 517, 520 ff., 524
Hippokrates 70, 86, 249, 273, 408, 419, 551
Hirnanhangdrüse .. siehe Hypophyse
Hitler, Adolf, Reichskanzler 498, 507, 509 ff., 513, 515, 520–538, 541, 545, 547, 550 f., 563–566, 573
Hochschulreform (DDR) .... 589, 591, 593, 611 f.
Hoffmann, Erich, Dermatologe . 452–457, 464
Hoffmann, Friedrich, Leibarzt Friedrich I. 7, 14, 37
Holtzendorf, Ernst Conrad, Generalchirurg der preuß. Armee 24 ff., 35–40, 43, 45, 68
Horch, Christian, Arzt 68
Horn, Ernst, Arzt und Hofrat .. 156 f., 159–175, 185, 190, 262, 270, 313 f., 329
Hospitalbrand 228, 370
Hufeland, Christoph Wilhelm, Arzt und preuß. Staatsrat . 169, 172, 181 f., 190, 580
Humboldt, Alexander von, Geograph 209, 260

627

Humboldt, Wilhelm von, preuß. Staatsminister . 183 f., 235, 580, 618
Hypnose 176, 183
Hypophyse 552

I
Immunologie 619, 621
Injektion . 75 f., 173, 292, 364, 402, 404, 409, 414, 416, 485
Inkubationszeit 341, 432
Insulin 173, 444
Insulinschock 91, 542
Intelligenzpolitik der SED . . 590, 602
Irrenabteilung .... 156 f., 159, 162

J
Jenner, Edward, Wundarzt . . 334, 428
Jessen, Willers, Psychiater . 329 f., 337, 346 f., 460
Jodoform .... 426 f., 479
Jüngken, Johann Christian, Arzt 253 f., 274, 285 ff., 290, 293–301, 304, 312 ff., 363 f., 367–370, 373 f., 378
Jung, Friedrich, Pharmakologe . . 599

K
Kaiserschnitt 93, 95 f., 105–109, 111 ff., 138, 314
Kapp, Wolfgang, Politiker 497
Karbol . 367, 374–380, 387 ff., 392, 423, 426, 446
Katatonie 91
Katheder 16, 495
Kaufmann, Carl, Gynäkologe ... 138, 501, 540
Kehlkopfspiegelung 530, 535
Kettler, Louis-Heinz, Pathologe . 600, 607 f.
Kimsky, Frau von ..... siehe Haehnel, Friederike
Kindbettfieber 115, 119 f., 122 f., 127 f.
Kitasato, Shibasaburo, Bakteriologe 432
Klaproth, Martin Heinrich, Chemiker 138
Klinke, Karl, Pädiater 163, 586
Klumpfuß 239, 248, 250–253
Koch, Emmy 398, 416
Koch, Friedrich, Internist 582

Koch, Gertrud 399
Koch, Robert . 186, 220, 228, 381–390, 394–404, 408–414, 416–420, 424, 427–436, 438 f., 447, 453 ff., 464
Koch, Trudel 382
Kohlrausch, Heinrich, Arzt ..... 156, 163 f., 166 f., 172
Konduktor 48
Kopsch, Friedrich, Pathologe ... 580
Koreff, David Ferdinand, Arzt 176 f., 184 f., 187, 189–192, 194 ff.
Kossel, Hermann, Arzt 423, 425, 440
Kraatz, Helmut, Gynäkologe 582, 599
Krätze 91
Krankenkasse .... 499 f.
Krankheitserreger . . 73, 91, 371 f., 374, 376 f., 381–386, 395, 428, 430, 453–458, 464 f., 469
Krauß, Hans, Arzt ... 514 f., 517, 520
Kraus, Friedrich, Arzt 459, 484, 492 ff.
Krautwald, Alfons, Internist 598, 606
Krebs 31, 234, 313, 483 f., 496, 516, 519, 531, 534, 536, 599
Kreuz, Lothar, Orthopäde 582

L
Lamballe, Robert de, Chirurg 289
Langenbeck, Bernhard von, Chirurg 304, 372, 378, 413
Langerhans, Robert, Pathologe . 444–447
Laveran, Charles Louis Alphonse, Arzt 457
Lavoisier, Antoine Laurent de, Chemiker 138, 179
Leeuwenhoek, Antoni van, Naturforscher 371
Leibniz, Gottfried Wilhelm 15, 35, 135
Leichengift 123
Leichensektion . 22, 167, 279, 354, 444, 493
Leothal 289
Leukämie 283
Leukozyten 427
Levy, William, Arzt 405, 412, 500
Leyden, Ernst von, Kliniker ..... 425, 467 f.
Linsert, Karl, Dermatologe 599

Lister, Sir Joseph, Chirurg . . 367, 374–378, 380, 387–390, 392, 470
Liston, Sir Robert, Chirurg . . 288, 290
Little, William John, Arzt . 248, 250 ff.
Loeffler, Friedrich, Bakteriologe . 387, 429 ff.
Löhlein, Walter, Augenarzt 582
Lokalanästhesie 473
Lubarsch, Otto, Pathologe 487 f., 491, 493–498
Ludolff, Michael Mathias, Botaniker 38
Luftröhrenschnitt, (Tracheotomie) 422, 425, 434, 462 f.
Lungenchirurgie unter Druckausgleich 299
Lungenentzündung . . . 277, 279, 453, 463
Lungenschwindsucht . . . . 407 f.

M

Magendie, François, Physiologe . 291
Magnetismus . . . 178–182, 184, 189 ff., 195
Magnus, Georg, Chirurg . . . . 527 ff.
Malaria-Erreger 90, 458
Malgaigne, Joseph-François, Chirurg 287, 289 f.
Martin, Eduard, Geburtshelfer . . 307–318, 320 ff.
Maul- und Klauenseuche 454
Mayer, Robert, Arzt 357
Meckel, Johann Friedrich, Anatom und Lehrer für Geburtshilfe 93, 96, 103, 179
Meißner, Otto, Staatssekretär . 509, 513
Melancholie . . . . 79 f., 90, 563
Mesmer, Franz Anton, Arzt . . 177 ff., 181 f.
Mesmerismus . . . . 182, 184 f.
Metschnikow, Ilja Iljitsch, Mikrobiologe 427, 457
Miasma 202, 210, 371
Mikroben 377, 382, 386, 388, 391, 430, 453 f., 457
Milzbrand 381 f., 388, 395, 427 ff., 431, 453
Ministerium für Staatssicherheit . 614, 621 f.

Misgeld, Gerhardt, Medizinhistoriker 617
Mondeinwirkungen . . . . 125 f.
Mongolismus . . *siehe* Downsyndrom
Mord an Geistigbehinderten 545
Morton, William Green, Zahnarzt 287–290
Müller, Heinrich, Anatom 361
Müller, Johannes, Physiologe . . . 356
Mursinna, Christian Ludwig, Chirurg . . . . 150, 179 f., 183, 190
Musjakoff, sowjet. Major 577
Mutterkorn (Secale cornutum) . . . 316
Muttermilch 119, 122
Muzell, Friedrich Hermann Ludwig, Arzt . 78–84, 86–92, 101 f., 112, 422

N

Nadelstichprobe . . . . 297 f.
Nährboden 215, 387
Narkose . . . . 285, 289, 291 ff., 297, 300, 302, 304 f., 315, 373, 472, 476
Nasenplastik . . 227, 235, 238, 243, 251
Nationalsozialisten . 498 f., 515, 580 f., 583, 585
Neues Forum 621
Neumann, Caspar 38
Nobelpreis für Medizin . . . . . 90, 447 f.

O

Obduktion . . . . . *siehe* Leichensektion
Obermeier, Fritz, Arzt 453
Obermeier, Otto, Arzt 372
Oesterle, Paul, Hygieniker 582
Oken, Lorenz, Naturphilosoph . . 182
Okkultismus 132, 181
Orthopädik 253

P

Palfijin, Jean von Kortrijk, Anatom 52
Pallas, Simon, Chirurg 96, 99 ff., 103, 112
Papen, Franz von, Reichskanzler 520
Paralyse, progressive . 90, 337, 346 f., 460 f.
Pasteur, Louis, Chemiker . . . 388, 428, 430
Pathologie . . . . 37, 278, 500 f.

Perkussion 65
Pest .... 1–4, 8 f., 148, 453, 466
Pesthaus 7, 10, 39, 466
Pettenkofer, Max von, Hygieniker 221
Pirogoff, Nikolai Iwanowitsch, Chirurg 371
Pocken 112, 428, 454
Polypen .... 525, 531, 534 ff.
Prahmer, Wilhelm, Pastor ..... 150 ff.
Priestley, Joseph, Naturwissenschaftler 138
Prokop, Otto, Gerichtsmediziner 599
Prostataektomie 505
Prostatahypertrophie 505
Prothese 508, 516, 519, 534
Protozoen .... 454 f.
Psychosomatische Diagnostik ... 188

Q

Quacksalber 8, 27, 36, 75, 407
Quecksilber ...... 9, 73, 190, 267, 324, 335 ff., 342 ff., 346, 460

R

Rapoport, Mitja Samuel, Arzt und Biochemiker 599
Rapport, magnetischer .... 185, 187 f.
Reil, Johann Christian, Arzt ... 171 f., 182, 191
Republikflucht 590, 596, 606
Ricord, Philipp, Arzt ..... 331 f., 334, 337 f., 342 ff.
Ringleb, Otto, Urologe 582
Röhmputsch .... 513 f.
Rössle, Robert, Pathologe . 535 f., 575, 580, 599
Rohde, Erwin 613
Rolfinck, Moritz, Arzt 13
Rosenkreuzer .... 131, 133–137, 140 f.
Rosenthal, Wolfgang, Zahnarzt . 585, 599
Rostock, Paul, Chirurg 582
Rotlauf .... siehe Erysipel (Wundrose)
Roux, Emile, Bakteriologe 430
Roux, Philibert Josef, Chirurg .. 291 f.
Rückfallfieber 91, 372, 453
Ruhr 101, 453, 458
Rust, Johann Nepomuk .... 196 ff., 202 f., 205, 207–213, 215 f., 220, 236, 250, 252 f., 259

S

Sachs, Milan, Arzt 466
„Sack", Mittel zur Reglementierung Geisteskranker . 156–160, 162 f., 165–168, 170–173
Sack, Karl, NS-Heeresrichter 564
Salivation 73
Salvarsan 448, 466
Sauerbruch, Ferdinand, Chirurg 299 f., 499 ff., 503–512, 514–520, 523, 526, 540, 549 f., 562–566, 569–575, 580 f.
Sauerbruch, Margot 571, 573
Sauerbruchsche Umkipp-Plastik siehe Umkipp-Plastik
Scaramuz .. siehe Falk, Johann Daniel
Schanker, harter (Ulcus durum) .. 73, 332, 335, 337 ff., 341 f.
Schanker, weicher (Ulcus molle) 337 f., 342
Scharlatanerie ... 27, 33, 75, 96, 127 f., 131, 140 f., 181, 363
Schaudinn, Fritz Richard, Zoologe 452–458, 464, 469
Scheele, Carl Wilhelm, Chemiker 138
Schielen .... siehe Strabismus
Schimmelbusch, Curt, Pathologe 390, 413 ff., 435
Schizophrenie 542
Schlafkrankheit .... 453, 464 f.
Schlaganfall 70, 167, 492
Schleich, Carl Ludwig 473
Schleicher, Rüdiger 568
Schmidt, Josef, Oberpfleger . 299, 504, 506 f., 517
Schönlein, Johann Lucas, Internist 262 f., 273 f., 277, 300 f., 309, 312, 314, 318, 332 f., 364
Schramm, Otto, Chirurg 472
Schule für Krankenpfleger 270
Schulz, Friedrich, Internist 598
Schwindsucht .. 12, 25, 65, 68, 79, 135, 395, 415
Secale cornutum ... siehe Mutterkorn
Selbstversuch 293, 331, 401
Selle, Christian Gottlieb, Arzt ..... 3, 120 ff., 128–131, 136–143, 145, 147, 149 f., 179 ff.
Semmelweis, Ignaz, Arzt ... 123, 128

Senff, Gabriel, Chirurg .... 38, 42–45, 47 ff.
Sepsis (Blutvergiftung).... 123, 371 f., 375, 379 f., 384, 426
Serumschock 447
Seuche .... 2, 74, 119, 123, 201 ff., 205, 209, 216, 221, 330 f.
Shukow, Sowjet. Marschall . . 579, 581
Siegel, John, Arzt .... 453 ff.
Siegemundin, Justine, Hofwehemutter .... 53–56, 62 f.
Simpson, Sir James Young, Chirurg 300, 369
Sode, Paul Wilhelm, Chirurg 44, 50–56, 59
Somnambulismus .... *siehe* Hypnose
Sonnenburg, Eduard, Chirurg ... 444
Sowjetische Militäradministration für Deutschland (SMAD) 581 ff., 595
Sozialistisches Gesundheitswesen 586, 590, 594, 597 f., 611, 614, 621
Spener, Christian Maximilian, Anatom . . 12 f., 15 f., 18, 20–24, 37
Spirochaeta pallida . . 452–457, 459 ff., 464 ff., 469
Stahl, Georg Ernst, Leibarzt Friedrich Wilhelm I. 25 f., 35, 37, 64, 68
Steißlage 310, 315, 320
Stieve, Hermann, Anatom 580, 584–587
Stinnes, Hugo, Industrieller ..... 472, 474–478, 480 f., 486, 488
Stockmar, Christian Friedrich von, Arzt 311
Stoeckel, Walter, Gynäkologe ... 578, 580 f., 586, 599
Straßmann, Fritz, Gerichtsmediziner 446
Strabismus ..... 246 f., 254, 257 f., 263
Stromeyer, Louis, Arzt . 250, 253, 258
Stromeyersche Schieloperation . . 258
Stroux, Johannes, Altphilologe . . 580
Suggestion .... 178 f.
Syphilis .... 9, 73, 184, 190, 228, 330–333, 335, 337–344, 346 f., 448, 452–457, 460, 464 f., 494
Syphilistherapie ... 73, 324, 335, 338, 343, 448

T
Tabakskollegium .... 35 f., 67
Tetanus ...... *siehe* Wundstarrkrampf
Teufelspakt 60
Theden, Johann Christian, Chirurg 134
Therapie, heroische 91
Thermometrie 332
Thrombosis 276, 281
Tierversuche .... *siehe* Vivisektion
Toggenburg, Karl, Feldscher . . 78–82, 88 ff.
Tollhaus .... *siehe* Dollhaus
Tracheotomie *siehe* Luftröhrenschnitt
Transplantation ..... 232 f., 619 f., 622
Traube, Ludwig, Internist . 277 f., 333, 365, 378
Trendelenburg, Friedrich, Chirurg 367
Tuberkelbazillen .... 186, 228, 395 f., 401, 406, 412, 415 f., 418, 453, 458
Tuberkeln .... 186, 408, 414 f.
Tuberkulin ...... 394, 417 ff., 422, 424, 432 ff., 437
Tuberkulose ... 358, 365, 396 ff., 400 f., 403, 407 f., 411 f., 415 ff., 419, 447, 459, 463, 578
Typhus 578

U
Umkipp-Plastik . . 508, 515, 517, 519 f., 523
Unger, Ernst, Chirurg 537
Urban III., Pabst 19

V
Velhagen, Karl, Augenarzt 599
Velpeau, Louis Marie, Chirurg . 291 f., 372
Vertreibung jüdischer Ärzte 500
Vesalius, Andreas, Anatom 14, 29
Virchow, Rudolf, Pathologe 264, 266–269, 272–283, 295–298, 304 f., 312, 335 ff., 344 f., 367, 372 f., 378, 385 f., 389,

397 f., 421, 425, 433, 442 ff., 497, 532
Vivisektion ... 277, 291, 300, 362, 427, 430, 464, 508, 519
Voitus, Johann Christoph, Chirurg 127 f., 147

W

Wagner-Jauregg, Julius, Psychiater 90 f.
Wahlländer, Louis, Leibzahnarzt 302, 305
Waldeyer, Anton, Anatom .. 606, 608
Wandel, Paul, Präsident der Deutschen Zentralverwaltung für Volksbildung 581, 584, 586
Warburg, Otto Heinrich, Biochemiker 483
Warburgsche Krebstheorie 484
Wassermann, Adolf Paul, Bakteriologe 458–461, 464
Wassermannsche Reaktion . 460, 465 f.
Wechselfieber 64, 70, 91
Westphal, Carl, Psychiater 540
Wiedereröffnung der Universität nach 1945 ... 578, 580, 588

Wilhelm I., preuß. Kg. und Deutscher Kaiser (1797-1888) ... 315
Wilhelm II., preuß. Kg. und Deutscher Kaiser (1859-1941) 307 f., 318, 320, 413, 453, 468, 521
Winzer, Otto, SED-Politiker 577
Wöllner, Johann Christoph, Kammerrat 134, 136
Wolfart, Carl Christian, Arzt .. 176 f., 181–191, 195
Wolfskrankheit (Lupus) 228
Wundbehandlung 19 f., 372, 375, 380, 393
Wundbrand 101, 374, 379
Wundstarrkrampf 429, 432, 453
Wytink, Andreas ...... siehe Vesalius, Andreas

Y

Yersin, Alexandre, Bakteriologe .. 430

Z

Zeiss, Carl, Mechaniker und Unternehmer 384
Zeiss, Heinrich, Hygieniker 582
Zellularpathologie 386
Zondek, Bernhard, Gynäkologe . 500

Bildquellen

1	unbekannt	10
2	Anathomisches Theater Berlin – Kupferstich 1729/1730	11
3	Deutsche Acta Eruditorum, 28. Theil (1714)	28
4	Wellcome Library, London	29
5	Matthäus Seutter (1678–1757) Luisenstädtischer Bildungsverein	41
6	Aus: Wikipedia	41
7	Daniel Chodowiecki, ca. 1782	48
8	Stich G.F. Schmidt, nach A. Pesne	49
9	Justina Siegmundin, ca. 1690	62
10	Justina Siegmundin	63
11	Urheber unbekannt	76
12	J. Ch. Thieme, Haus- Feld- Arzney- Koch- Kunst- und Wunder-Buch (Nürnberg 1682)	77
13	Stich von Daniel Berger (1786) nach Anton Graff (1773)	92
14	National Library of Medicine	113
15	Wellcome Library, London. Wellcome Images	114
16	Wellcome Library, London. Wellcome Images	114
18	Stich von Charles Townley	145
19	BSB	155
20	M. A. Jamin. Manuel de petite Chirurgie. Paris 1860	174
21	Ökonomische Encyklopädie, Band 140, 1829	175
22	P. J. Schneider: Entwurf zu einer Heilmittellehre gegen psychische Krankheiten, Tübingen 1824	175
23	Ebenezer Sibly, 1794	199
24	Waldemar Titzenthaler (1869–1937)	221
25	Ausgabe 1829	244
26	Foto: Peter Geymayer	245
28	Traube's Beiträge zur experimentellen Pathologie und Physiologie. Berlin 1846, Heft II	283
29	NLM	284
30	Southworth & Hawes/LC	305
31	Wellcome Library, London	306
32	Wellcome Images	321
33	unbekannt	322
34	Ernest Edwards, 1867	323
35	Unbekannter Fotograf	347
36	Julius Hirschberg	366
37	1882, unbekannt	392
38	Wellcome Library, London CC BY 4.0	393
39	Unbekannt, ca. 1898	419
40	Unbekannt	420
41	Wellcome Images	449
42	Uni Marburg	450
43	NLM	451
44	„Die Woche", Heft 10 vom 8. März 1913, Seite 398	451
45	Fritz Schaudinn, Verlag Leopold Voss, Hamburg und Leipzig 1911	469
46	University of Toronto	470
47	Hata Memorial Museum, Shimane/Wellcome Images	471
48	Bundesarchiv, Bild 102-00359A / CC-BY-SA 3.0	488

49	Bundesarchiv, Bild 102-01116 / CC-BY-SA 3.0	489
50	Nicola Perscheid (1864–1930)/LoC	490
51	NLM	502
52	Max Liebermann, 1932	503
53	Bundesarchiv, Bild 183-2006-0429-502 / CC-BY-SA 3.0	524
54	Unbekannte Urheberschaft, ca. 1920	538
55	unbekannt	567
56	unbekannt	568
57	unbekannt	576
58	Ehemaliges Bildarchiv des Instituts für Geschichte der Medizin der Charité an der Humboldt-Universität (vor der Fusion mit dem gleichnamigen Institut der Freien Universität)	579
59	Bundesarchiv, Bild 183-H29413 / CC-BY-SA 3.0	581
60	Ehemaliges Bildarchiv des Instituts für Geschichte der Medizin der Charité an der Humboldt-Universität (vor der Fusion mit dem gleichnamigen Institut der Freien Universität)	590
61	Ehemaliges Bildarchiv des Instituts für Geschichte der Medizin der Charité an der Humboldt-Universität (vor der Fusion mit dem gleichnamigen Institut der Freien Universität)	595
62	Ehemaliges Bildarchiv des Instituts für Geschichte der Medizin der Charité an der Humboldt-Universität (vor der Fusion mit dem gleichnamigen Institut der Freien Universität)	600
63	Ehemaliges Bildarchiv des Instituts für Geschichte der Medizin der Charité an der Humboldt-Universität (vor der Fusion mit dem gleichnamigen Institut der Freien Universität)	609
64	Bundesarchiv, Bild 183-W0721-012 / CC-BY-SA 3.0	614
65	Ehemaliges Bildarchiv des Instituts für Geschichte der Medizin der Charité an der Humboldt-Universität (vor der Fusion mit dem gleichnamigen Institut der Freien Universität)	615
66	Benjamin Zuckschwerdt	623